G. Wirth
Sprachstörungen
Sprechstörungen
Kindliche Hörstörungen

Günter Wirth

Sprachstörungen Sprechstörungen Kindliche Hörstörungen

Lehrbuch für Ärzte, Logopäden und Sprachheilpädagogen

4. überarbeitete Auflage

Deutscher Ärzte-Verlag Köln

Prof. Dr. med. Günter Wirth
Ärztlicher Direktor der Abteilung für Stimm-
und Sprachstörungen sowie Pädaudiologie der
Universitäts-HNO-Klinik Heidelberg
Im Neuenheimer Feld 400, 69120 Heidelberg

1. Auflage 1977
2. Auflage 1983
3. Auflage 1990
4. Auflage 1994

Mit 41 Abbildungen und 43 Tabellen

ISBN 3-7691-1110-9

Die Deutsche Bibliothek – CIP-Einheitsaufnahme

Wirth, Günter: Sprachstörungen, Sprechstörungen, kindliche Hörstörungen: Lehrbuch für Ärzte, Logopäden und Sprachheilpädagogen/von Günter Wirth. – 4., überarb. Aufl. – Köln: Dt. Ärzte-Verl., 1994
ISBN 3-7691-1110-9

Die Wiedergabe von Gebrauchsnamen, Handelsnamen, Warenbezeichnungen usw. in diesem Werk berechtigt auch ohne besondere Kennzeichnung nicht zu der Annahme, daß solche Namen im Sinne der Warenzeichen- oder Markenschutz-Gesetzgebung als frei zu betrachten wären und daher von jedermann benutzt werden dürfen.

Das Werk ist urheberrechtlich geschützt. Jede Verwertung in anderen als den gesetzlich zugelassenen Fällen bedarf deshalb der vorherigen schriftlichen Genehmigung des Verlages.

Copyright © by
Deutscher Ärzte-Verlag GmbH, Köln 1994

Gesamtherstellung:
Deutscher Ärzte-Verlag GmbH, Köln

Inhaltsverzeichnis

Vorwort zur 4. Auflage		33
Vorwort zur 1. Auflage		34

A	Allgemeiner Teil	
1	Anatomie der Sprech- und Sprachorgane	37
1.1	Das Ansatzrohr	37
1.1.1	Pharynx	37
1.1.2	Mundvorhof und Mundhöhle	39
1.1.3	Nasenhaupthöhle	42
1.1.3.1	Funktion der Nase	43
1.1.3.2	Funktionsprüfungen	44
1.1.4	Nasennebenhöhlen	44
1.2	Die Muskulatur	45
1.2.1	Gaumenmuskulatur	45
1.2.2	Rachenmuskulatur	48
1.2.2.1	Schlundschnürer	50
1.2.2.2	Schlundheber	51
1.2.3	Zungenmuskulatur	52
1.2.3.1	Äußere Zungenmuskulatur	52
1.2.3.2	Innere Zungenmuskulatur	54
1.2.4	Zungenbeinmuskulatur	55
1.2.4.1	Obere Zungenbeinmuskulatur	56
1.2.4.2	Untere Zungenbeinmuskulatur	58
1.2.5	Zusammenwirken der Muskulatur beim Schluckvorgang	60
1.2.6	Kaumuskulatur	61
1.2.6.1	Zusammenwirken der Muskulatur bei den Bewegungen des Unterkiefers	63
1.2.7	Mimische Muskulatur	64
1.3	Sprachzentren	66
1.4	Blutversorgung des Gehirns	68

2	Die „Sprache" der Tiere	72
3	Entstehung der menschlichen Sprache	73
4	Physiologie der Sprache	74
5	**Zerebrale Dominanz, Lateralität und Sprache**	76
5.1	Zerebrale Dominanz (Hemisphärendominanz)	76
5.2	Zerebrale Dominanz und Lateralität	77
5.2.1	Zerebrale Dominanz und Händigkeit	77
5.2.1.1	Linkshändigkeit als Zeichen einer Lateralitätsstörung	78
5.2.1.2	Legasthenie und Linkshändigkeit	79
5.2.1.3	Erlernung des Schreibvorgangs bei Linkshändigkeit	79
5.2.1.4	Präferenzdominanz und Leistungsdominanz	80
5.2.1.5	Lateralität und Direktionalität	80
5.2.2	Zerebrale Dominanz und Ohrigkeit	81
5.2.3	Zerebrale Dominanz und Sprache	81
5.2.3.1	Beziehungen zwischen zerebraler Dominanz und Sprachstörungen	82
5.2.3.2	Experimentelle Befunde in den Beziehungen zwischen zerebraler Dominanz und Sprache	84
5.2.4	Zerebrale Dominanz und Leseschwäche	85
5.3	Methoden zur experimentellen Bestimmung der dominanten Hemisphäre	85
6	**Entwicklung der kindlichen Sprache**	89
6.1	Einleitung	89
6.2	Die Sprachentwicklung bestimmende Faktoren	91
6.2.1	Anlagebedingte Faktoren	91
6.2.1.1	Ansatz nach CHOMSKY	93
6.2.1.2	Ansatz nach MCNEILL	96
6.2.1.3	Ansatz nach LENNEBERG	96
6.2.2	Umweltbedingte Faktoren	97
6.2.2.1	Ansatz nach SKINNER	97
6.2.2.2	Theorie des Spracherwerbs nach MCNAMARA	98
6.2.3	Interaktionelle Faktoren	99
6.2.4	Kognitive (intellektuelle) Faktoren	101

6.3	Modell der kindlichen Entwicklung nach PIAGET	102
6.3.1	Sensomotorische Phase	103
6.3.2	Phase des Spracherwerbs	104
6.3.3	Phase der Wahrnehmungsentwicklung	104
6.3.4	Entwicklung höherer kognitiver Funktionen	104
6.4	Vorbedingungen der Sprachentwicklung	105
6.4.1	Audiovisuelle Entwicklung	106
6.4.2	Motorisch-kinästhetische Entwicklung des Muskelsinnes	107
6.4.3	Ideomotorische Entwicklung	107
6.4.4	Allgemeine körperlich-geistige Entwicklung	107
6.5	Vorstufen der Sprachentwicklung nach KUSSMAUL	108
6.5.1	Reflektorisches Schreien und Gurren	108
6.5.2	Instinktives Lallen (l. Lallperiode)	109
6.5.3	Absichtliche Lautnachahmung (2. Lallperiode)	110
6.5.4	Sprachverständnis	111
6.6	Entwicklung des Sprechens	112
6.6.1	Reihenfolge des Lauterwerbs	112
6.6.1.1	Theorie nach JAKOBSON	112
6.6.1.2	Theorie nach SCHULTZE	115
6.6.1.3	Theorie nach RIEDER	115
6.6.2	Erwerb von Syntax und Grammatik	115
6.6.3	Einwortsätze	120
6.6.3.1	Einteilung der Entwicklung des selbständigen Sprechens nach MEUMANN	120
6.6.3.2	Einteilung des Erwerbs der Wortkategorien nach C. und W. STERN	121
6.6.4	Mehrwortsätze	122
6.6.4.1	Spracherwerbsphasen nach H. CLAHSEN	122
6.6.4.2	Pivot-Grammatik	123
6.6.4.3	Rich-Interpretation nach BLOOM	124
6.6.5	Hierarchische Konstruktionen	126
6.6.6	Stadium der Generalisierung	126
6.6.7	Stadium der Transformation	126
6.7	Sprachebenen	126
6.8	Entwicklung des Satzverständnisses	129
6.9	Zeitlicher Ablauf der kindlichen Sprachentwicklung	129

7	**Physiologie der Sprachlaute**	132
7.1	Einleitung	132
7.2	Beschreibung und Darstellung von Sprachlauten	133
7.2.1	Grundbegriffe	133
7.2.2	Notation der Sprachlaute	137
7.3	Vokale (Öffnungslaute)	139
7.3.1	Vokale der deutschen Hochlautung	139
7.3.2	Bildung der Vokale	139
7.3.3	Vokaltheorien	141
7.3.3.1	Obertontheorie (Resonanztheorie) nach Helmholtz	141
7.3.3.2	Anblasetheorie nach Hermann	141
7.3.4	Einteilung der Vokale	141
7.3.4.1	Oralvokale	142
7.3.4.2	Nasalvokale	142
7.3.4.3	Diphthonge	142
7.3.4.4	Halbvokale (Liquidae)	144
7.3.5	Quantität und Qualität der Vokale	145
7.3.6	Formanten der Vokale	146
7.3.6.1	Bestimmung der Stimmgattung	148
7.3.7	Bildung der Vokale	150
7.3.7.1	A-Laute	150
7.3.7.2	E-Laute	150
7.3.7.3	I-Laute	150
7.3.7.4	O-Laute	151
7.3.7.5	U-Laute	151
7.4	Konsonanten (Hemmlaute)	151
7.4.1	Konsonanten der deutschen Hochlautung	151
7.4.2	Bildung der Konsonanten	151
7.4.3	Einteilung der Konsonanten nach dem Ort der Lautbildung	154
7.4.4	Einteilung der Konsonanten nach dem Bildungsmechanismus	155
7.4.4.1	Verschlußlaute (Explosivae)	156
7.4.4.2	Reibelaute (Engelaute, Frikativae)	156
7.4.4.3	Nasallaute (Resonantes)	157
7.4.4.4	Zitterlaute (Schwinglaute, Vibrantes)	157
7.4.4.5	Lateralengelaute (Laterallaute)	157
7.4.4.6	Affrikaten (Verschlußengelaute)	158

7.4.5	Einteilung der Konsonanten nach dem beigemischten laryngealen Stimmklang	158
7.4.6	Kombinationslaute	158
7.4.7	Quantitätsunterschiede bei Konsonanten	159
7.4.8	Formanten der Konsonanten	159
7.4.9	Bildung der Konsonanten	160
7.4.9.1	Seitenengelaut l	160
7.4.9.2	Nasal m	160
7.4.9.3	Nasal n	160
7.4.9.4	Nasal ng	161
7.4.9.5	Hauchlaut h	161
7.4.9.6	Engelaut f	161
7.4.9.7	Engelaut w	161
7.4.9.8	Verschlußlaute p und b	162
7.4.9.9	Verschlußlaute t und d	162
7.4.9.10	Verschlußlaute k und g	162
7.5	Die Einzellaute in Verbindung miteinander	163
7.5.1	Einzellaute und Sprachlaute	163
7.5.2	Ziele der Artikulationstherapie	164
7.6	Apparativer Sprachaufbau	165
8	**Akzente der Sprache**	166
8.1	Vorbemerkung	166
8.2	Melodischer Akzent	166
8.3	Dynamischer Akzent	166
8.4	Temporaler (rhythmischer) Akzent	167
B	**Spezieller Teil**	
9	**Sprachliche Frühreife**	171
9.1	Faktoren, die die sprachliche Leistung des Kindes prägen	171
9.2	Ursachen der sprachlichen Frühreife	171
10	**Verzögerte Sprachentwicklung**	172
10.1	Definition	172
10.2	Symptome der verzögerten Sprachentwicklung	174
10.2.1	Leitsymptome	174

10.2.2	Fakultative Symptome	175
10.3	Einteilung der verzögerten Sprachentwicklung	175
10.4	Ursachen der verzögerten Sprachentwicklung	176
10.4.1	Mangelnde sprachliche Anregung (Deprivationssyndrom)	177
10.4.2	Unterdrückung der angeborenen Lateralität	178
10.4.3	Mehrsprachigkeit (Plurilinguismus)	178
10.4.4	Erkrankungen der peripheren Sprechorgane	180
10.4.5	Psychogene Faktoren	180
10.4.5.1	Differentialdiagnose	182
10.4.6	Sehbehinderung	183
10.4.6.1	Symptome	183
10.4.6.2	Therapie	184
10.4.7	Erbliche Faktoren	184
10.4.8	Allgemeine körperliche Entwicklungsverzögerung	185
10.4.9	Globale Beeinträchtigung der Hirnreifung	185
10.4.10	Apraxie oder Dyspraxie der Mundmotorik (Lippen, Zunge)	187
10.4.11	Taktil-kinästhetische und feinmotorische Störungen	188
10.4.12	Frühkindlicher Hirnschaden	189
10.4.12.1	Definition	189
10.4.12.2	Durch frühkindliche Hirnschäden hervorgerufene Krankheitsbilder	189
10.4.13	Teilleistungsstörungen	193
10.4.13.1	Definition	194
10.4.13.2	Auditive Teilleistungsstörungen	195
10.4.13.3	Einteilung der Teilleistungsschwächen nach AFFOLTER (auf der Grundlage nach PIAGET)	196
10.4.13.4	Einteilung der Teilleistungsschwächen nach GRAICHEN	198
10.4.13.5	Einteilung der auditiven Teilleistungsstörungen	199
10.4.13.6	Teilleistungsstörungen im visuellen Bereich	203
10.4.14	Beidseitige Schwerhörigkeit und Taubheit	204
10.4.14.1	Entwicklung des Hörvermögens	204
10.4.14.2	Schwerhörigensprache	206
10.4.14.3	Gehörlosensprache	208
10.4.14.4	Differentialdiagnose hörbedingter Sprachstörungen	211
10.4.14.5	Ursachen kindlicher Innenohrschwerhörigkeit und Taubheit	211

10.4.14.6	Hereditär bedingte Progredienz	212
10.4.14.7	Untersuchungen	213
10.4.14.8	Häufige, mit Innenohrschwerhörigkeit einhergehende Syndrome	216
10.4.14.9	Kindliche Schalleitungsschwerhörigkeit	220
10.4.14.10	Vererbungsregeln und Erkrankungsrisiko bei Innenohrschwerhörigkeit	221
10.4.14.11	Genetische Beratung bei Innenohrschwerhörigkeit	224
10.5	Diagnostik bei verzögerter Sprachentwicklung	224
10.5.1	Untersuchung der Sprache, der kognitiven Fähigkeiten und des emotionalen Bereiches	225
10.5.1.1	Logopädische Untersuchungsverfahren	226
10.5.1.2	Entwicklungstests zur Untersuchung des Sprechalters und Sprachverständnisalters	231
10.5.2	Untersuchung des taktil-kinästhetischen Empfindens	234
10.5.3	Untersuchung der Motorik	235
10.5.3.1	Prüfung der Grobmotorik	236
10.5.3.2	Prüfung der Feinmotorik	237
10.5.3.3	Prüfung der serialen Motorik	239
10.5.4	Diagnostik auditiver Teilleistungsstörungen	241
10.5.4.1	Untersuchung der zentralen auditiven Wahrnehmung	241
10.5.4.2	Prüfung der akustischen Merkfähigkeit	241
10.5.5	Untersuchung der visuellen Wahrnehmung	247
10.5.5.1	Sehprüfung	247
10.5.5.2	Prüfung der Schriftzeichenwahrnehmung	247
10.5.5.3	Prüfung der visuellen Wort- und Satzwahrnehmung	248
10.5.6	Visuomotorische und visuell-perzeptive Untersuchungen	248
10.5.6.1	Tests zur Untersuchung der visuomotorischen Gestaltfunktion	249
10.5.7	Standardisierte Tests zur Untersuchung der sprachlichen Fähigkeiten	252
10.5.7.1	Landauer Sprachentwicklungstest für Vorschulkinder	252
10.5.7.2	Heidelberger Sprachentwicklungstest (HSET)	252
10.5.7.3	Psycholinguistischer Entwicklungstest nach ANGERMAIER (PET)	253

10.5.7.4	Weitere Sprachtests	254
10.5.8	Untersuchung des Gehörs	254
10.5.8.1	Pädaudiologische Verfahren	254
10.5.8.2	Erläuterung einzelner Untersuchungen	256
10.5.8.3	Fehlerquellen bei der Beurteilung des Hörvermögens	263
10.5.8.4	Einteilung der Schwerhörigkeit aufgrund des Tonschwellenaudiogramms	264
10.5.9	Untersuchung des körperlichen Entwicklungszustandes	266
10.5.10	Ergänzende Untersuchungen	267
10.5.11	Hals-Nasen-Ohrenärztliche Untersuchung	267
10.6	Therapie der verzögerten Sprachentwicklung	267
10.6.1	Allgemeine Gesichtspunkte	267
10.6.2	Therapie auf vorsprachlicher Stufe	269
10.6.2.1	Aufbau imitativen Sprachverhaltens bei Kindern	269
10.6.2.2	Ingangbringen der Selbstnachahmung	270
10.6.2.3	Elternberatung	270
10.6.2.4	Übung des phonematischen Gehörs	270
10.6.2.5	Operantes Konditionieren	271
10.6.3	Spezielle Behandlungsmethoden	271
10.6.3.1	Assoziationsmethode nach MCGINNES	271
10.6.3.2	Therapieprogramm nach FROSTIG	272
10.6.4	Geräte für die Sprachtherapie	272
10.6.5	Kindergarten für Sprachbehinderte	273
10.6.6	Schulen für Sprachbehinderte	273
10.6.7	Therapie bei Mangel an sprachlicher Anregung	275
10.6.8	Therapie bei minimaler zerebraler Dysfunktion	275
10.6.9	Therapie bei Sehschädigung	276
10.6.10	Therapie bei Teilleistungsschwächen	276
10.6.10.1	Allgemeines Training der Wahrnehmung	276
10.6.10.2	Training der auditiven Wahrnehmung	277
10.6.10.3	Training nichtsprachlicher kognitiver Leistungen	278
10.6.10.4	Training der taktilen Wahrnehmung	278
10.6.10.5	Training der kinästhetischen Wahrnehmung	279
10.6.10.6	Training der visuellen Wahrnehmung	279
10.6.10.7	Training der visuomotorischen Koordination	280
10.6.10.8	Training der Motorik	280
10.6.10.9	Weitere Teilleistungsübungen	280

10.6.10.10	Sprachliche Übungen	281
10.6.11	Sprachanbildung bei Gehörlosen und hochgradig Schwerhörigen	282
10.6.11.1	Lautsprache	283
10.6.11.2	Gebärdensprache	283
10.6.11.3	Totale Kommunikation	284
10.6.11.4	Formen der Kommunikation	285
10.6.11.5	Hausspracherziehung	285
10.6.11.6	Lautsprach-Früherziehung	286
10.6.11.7	Sprachanbildung im Kindergarten	286
10.6.11.8	Absehtraining	286
10.6.11.9	Voraussetzungen für die Entwicklung des Hörens beim hörgeschädigten Kind	288
10.6.11.10	Hörgeräteversorgung im Kindesalter	289
10.6.11.11	Hörgeräte-Typen	297
10.6.11.12	Einsatz von Hörgeräten bei einseitiger Taubheit, einseitiger Schwerhörigkeit und Hochtonschwerhörigkeit	308
10.6.11.13	Einschulung gehörloser und schwerhöriger Kinder	310
10.7	Prognose der verzögerten Sprachentwicklung	313
11	**Stammeln (Dyslalie)**	**314**
11.1	Definitionen	314
11.1.1	Stammeln als Sprechstörung	314
11.1.2	Stammeln als Sprachstörung	314
11.2	Einteilung des Stammelns	316
11.2.1	Einteilung in quantitativer Hinsicht	316
11.2.2	Einteilung in qualitativer Hinsicht	316
11.3	Häufigkeit des Stammelns	318
11.4	Ursachen des Stammelns	319
11.4.1	Physiologisches Stammeln (Entwicklungsstammeln)	319
11.4.2	Funktionelles Stammeln	319
11.4.3	Verzögerte Sprachentwicklung	320
11.4.4	Erbliche Faktoren	320
11.4.5	Fehlerhafte oder mangelnde sprachliche Anregung	320
11.4.6	Sensorisches (dysgnostisches) Stammeln	320
11.4.6.1	Partielle Lautagnosie	320
11.4.6.2	Phonematische Differenzierungsschwäche	321
11.4.6.3	Akustische Unaufmerksamkeit	321

11.4.6.4	Symptome des sensorischen Stammelns	321
11.4.7	Konditioniertes Stammeln	322
11.4.8	Motorisches (dyspraktisches) Stammeln	322
11.4.8.1	Ursachen	323
11.4.9	Geistige Entwicklungsstörungen (Intelligenzmangel)	323
11.4.10	Zentrales (enzephalopathisches) Stammeln	323
11.4.10.1	Störung der Speicherfunktion (Ultrakurzspeicher und Kurzspeicher)	323
11.4.10.2	Störung der motorischen Sequenzbildung	324
11.4.10.3	Störung der Antizipationsvorgänge	324
11.4.10.4	Störung der zeitlichen Koordination	324
11.4.10.5	Gedächtnisabrufstörung für Artikulationsmuster	324
11.4.11	Mechanisches Stammeln (Dysglossie)	325
11.4.11.1	Veränderungen der Lippenlaute	325
11.4.11.2	Veränderungen der Zungen- und Gaumenlaute	325
11.4.11.3	Zungenveränderungen als Ursache des mechanischen Stammelns	328
11.4.12	Audiogenes Stammeln	331
11.4.12.1	Schalleitungsschwerhörigkeit	331
11.4.12.2	Innenohrschwerhörigkeit	331
11.4.12.3	Spätertaubung	332
11.4.13	Psychogenes Stammeln	332
11.4.14	Taktil-kinästhetische Störungen	332
11.4.15	Myofunktionelle Störungen	332
11.5	Diagnostik bei Stammeln	333
11.5.1	Diagnostische Übersicht	333
11.5.2	Nachsprechtests und Bilder als Sprachanreiz zur Lautüberprüfung	333
11.5.3	Psychologische Gesichtspunkte der Untersuchung	335
11.5.3.1	Prüfung der Intelligenz	335
11.5.3.2	Untersuchung von Verhaltensstörungen und neurotischen Fehlhaltungen	336
11.5.4	Untersuchungsmethoden bei Verdacht auf partielle Lautagnosie (sensorisches Stammeln)	337
11.5.4.1	Prüfung der Sprachlautunterscheidungsfähigkeit	337
11.5.4.2	Problematik der Lautprüfungstests	339
11.5.4.3	Störung der Visuomotorik	339
11.5.4.4	Hörprüfung bei sensorischem Stammeln	340
11.5.4.5	Dichotischer Diskriminationstest	340

11.6	Therapie des Stammelns	340
11.6.1	Allgemeine Gesichtspunkte	340
11.6.1.1	Ziele und Probleme der logopädischen Therapie	341
11.6.1.2	Elternberatung	342
11.6.1.3	Einschulung	342
11.6.2	Therapeutische Ansätze	343
11.6.2.1	Erlernen eines neuen Lautes	343
11.6.2.2	Korrektur des falschen Lautes	344
11.6.2.3	Absehmethode	344
11.6.2.4	Ganzheitliche Methode	344
11.6.3	Therapie des Vokalstammelns	344
11.6.4	Therapie des Konsonantenstammelns	345
11.6.4.1	Erste (labiale) Artikulationszone	345
11.6.4.2	Zweite (linguodentale) Artikulationszone	346
11.6.4.3	Dritte (palatale) Artikulationszone	346
11.6.5	Therapie des sensorischen Stammelns	346
11.6.5.1	Grundlagen der Artikulationsbehandlung nach van Riper und Irwin	347
11.6.5.2	Therapieprinzipien der Artikulationsbehandlung nach van Riper und Irwin	348
11.6.5.3	Feedback-Methode nach Mysak	349
11.6.5.4	Assoziationsmethode nach McGinnis	349
11.6.6	Therapie des motorischen Stammelns	350
11.6.6.1	Therapie des Stammelns bei infantilen Zerebralparesen	350
11.6.7	Therapie des konditionierten Stammelns	351
11.6.8	Therapie des mechanischen Stammelns	351
11.7	Prognose bei Stammeln	351
12	**Sigmatismus (Lispeln)**	352
12.1	Definition	352
12.2	Normale S-Bildung	353
12.3	Diagnostik bei Sigmatismus	354
12.4	Ursachen des Sigmatismus	354
12.5	Labiodentale Sigmatismen	354
12.6	Linguale Sigmatismen (abnorme Zungenlage)	355
12.6.1	Sigmatismus interdentalis	355
12.6.2	Sigmatismus interdentalis lateralis	356
12.6.3	Sigmatismus addentalis	356

12.6.4	Sigmatismus lateralis (Hölzeln)	356
12.6.5	Sigmatismus stridens	357
12.6.6	Sigmatismus lateroflexus (pseudolateralis)	357
12.6.7	Sigmatismus palatalis	358
12.7	Nasale Sigmatismen (abnorme Gaumensegelfunktion)	358
12.7.1	Sigmatismus nasalis	358
12.7.1.1	Sigmatismus nasalis partialis	358
12.7.1.2	Sigmatismus nasalis totalis	359
12.7.2	Sigmatismus velaris	359
12.7.2.1	Sigmatismus velaris partialis	359
12.7.2.2	Sigmatismus velaris totalis	359
12.8	Pharyngeale Sigmatismen (abnorme Rachenfunktion)	360
12.8.1	Sigmatismus pharyngealis simplex	360
12.8.2	Sigmatismus pharyngealis nasilatus	360
12.9	Laryngeale Sigmatismen (abnorme Kehlkopffunktion)	360
12.9.1	Sigmatismus laryngealis simplex	360
12.9.2	Sigmatismus laryngealis nasilatus	361
12.10	Therapie der Sigmatismen	361
12.10.1	Passive Methode	361
12.10.2	Aktive Methoden (Ableitungsmethoden)	361
12.10.2.1	Anmerkungen	362
12.10.3	Myofunktionelle Therapie	363
12.10.3.1	Der korrekte Schluckvorgang	364
12.10.3.2	Falscher Schluckvorgang	365
12.10.3.3	Indikationen für eine myofunktionelle Therapie	371
12.10.3.4	Therapeutisches Vorgehen	371
13	**Schetismus, Kappazismus, Gammazismus**	374
13.1	Schetismus	374
13.1.1	Normale Bildung des sch	374
13.1.2	Fehlerhafte Bildung des sch	374
13.1.3	Therapie der Fehlbildungen des sch	375
13.2	Kappazismus, Gammazismus	375

14	**Rhotazismus (Schnarren)**	376
14.1	Normale Bildung des R-Lautes	376
14.2	Fehlerhafte Bildung des R-Lautes	377
14.2.1	Einteilung der Rhotazismen nach der Artikulationsstelle	377
14.2.2	Einteilung der Rhotazismen nach der Lautbildung	377
14.3	Ursache der Rhotazismen	379
14.4	Therapie der Rhotazismen	379
14.4.1	Anbildung des Zungenspitzen-R	379
14.4.2	Anbildung des Zäpfchen-R	380
15	**Auditive (akustische) Agnosie**	381
15.1	Vorbemerkung	381
15.2	Definition	381
15.3	Störungen des normalen akustisch-gnostischen Vorgangs	382
15.4	Symptome der auditiven Agnosie	383
15.5	Formen der auditiven Agnosie	384
15.5.1	Totale akustische Agnosie	384
15.5.2	Verbale Agnosie	384
15.5.3	Partielle Lautagnosie	384
15.5.4	Phonematische Differenzierungsschwäche	384
15.5.5	Akustische Unaufmerksamkeit	385
15.6	Vermutliche Ursachen	385
15.7	Diagnose	385
15.7.1	Differentialdiagnose	387
15.8	Therapie	388
15.9	Prognose	388
16	**Dysgrammatismus**	389
16.1	Definition	389
16.2	Grammatik-Erwerb	390
16.3	Symptome	390
16.4	Einteilung nach dem Schweregrad	391
16.4.1	Einteilung nach LIEBMANN	391
16.4.2	Einteilung nach REMMLER	392
16.5	Diagnostik	393
16.5.1	Allgemeine Diagnostik	393
16.5.1.1	Prüfung der Hör-Merk-Spanne	393

16.5.1.2	Weitere Untersuchungen	393
16.5.2	Spezielle Untersuchungsmethoden	393
16.5.3	Differentialdiagnose	394
16.6	Ursachen und Folgen des Dysgrammatismus	394
16.7	Therapie	396
16.7.1	Behandlung der impressiven Form des Dysgrammatismus	397
16.7.2	Behandlung der expressiven Form des Dysgrammatismus	397
16.8	Prognose	398
17	**Legasthenie (Lese-Rechtschreibschwäche)**	399
17.1	Definitionen	399
17.2	Lesen und Schreiben	401
17.2.1	Leistungsstufen des Lesens	402
17.2.2	Analyse des Schreibens nach Luria	402
17.2.3	Erlernen des Lesens und Schreibens	403
17.3	Ursachen der Legasthenie	403
17.4	Symptome	404
17.4.1	Formen und Manifestationszeitpunkt der Legasthenie	404
17.4.2	Primäre Symptome	405
17.4.3	Sekundäre Symptome	407
17.5	Diagnostik	408
17.6	Differentialdiagnose bei Legasthenie	409
17.7	Therapie	411
17.7.1	Vorbeugende Maßnahmen	411
17.7.2	Therapie bei bestehender Legasthenie	411
17.7.3	Lese- und Schreiblehrmethoden	413
17.7.3.1	Leselehrmethoden	413
17.7.3.2	Schreiblehrmethoden	414
17.7.3.3	Sondermaßnahmen	415
17.7.3.4	Versicherungs- und sozialrechtliche Beurteilung der Legasthenie	415
17.8	Prognose	416
17.9	Angeborene Rechenstörung	417
18	**Näseln (Rhinophonie)**	418
18.1	Definition	418

18.2	Nasallaute	418
18.3	Nasalität, Nasalierung, Resonanz, Dämpfung	419
18.3.1	Nasalität	419
18.3.2	Nasalierung	419
18.3.3	Resonanz	421
18.3.3.1	Erweiterter Resonanzbegriff	421
18.3.4	Dämpfung	422
18.4	Funktion des Gaumensegels beim Sprechen	422
18.4.1	Beurteilung des velopharyngealen Abschlusses	423
18.5	Nasalität in der Gesangspädagogik und Sprecherziehung	424
18.6	Hyperrhinophonie	427
18.6.1	Definition und Einteilung	427
18.6.2	Symptome	428
18.6.3	Phonetik des offenen Näselns	428
18.6.3.1	Veränderungen bei Vokalen	429
18.6.3.2	Veränderungen bei Konsonanten	429
18.6.4	Spektralanalytische Merkmale des offenen Näselns (qualitative Nasalitätsanalyse)	430
18.6.5	Organische Ursachen des offenen Näselns (Rhinophonia aperta organica)	431
18.6.5.1	Angeborene Ursachen	431
18.6.5.2	Erworbene Ursachen	435
18.6.6	Funktionelle Ursachen des offenen Näselns (Rhinophonia aperta functionalis)	437
18.6.6.1	Differentialdiagnose des funktionell-offenen Näselns	438
18.6.7	Diagnose des offenen Näselns	439
18.6.8	Therapie des offenen Näselns	443
18.6.8.1	Konservative (logopädische) Maßnahmen	443
18.6.8.2	Operative Maßnahmen	445
18.7	Hyporhinophonie	447
18.7.1	Organisches geschlossenes Näseln (Rhinophonia clausa organica)	447
18.7.1.1	Differentialdiagnose	448
18.7.1.2	Therapie	448
18.7.2	Funktionelles geschlossenes Näseln (Rhinophonia clausa functionalis)	448
18.7.2.1	Symptome	449
18.7.2.2	Diagnose	449

18.7.2.3	Therapie	450
18.8	Gemischtes Näseln	450
18.8.1	Diagnose	450
18.8.1.1	Spektralanalytische Merkmale des gemischten Näselns	451
18.8.2	Therapie	451
19	**Gaumenspaltensprache (Palatolalie, Rhinolalie)**	**452**
19.1	Anatomie des Gaumens	452
19.2	Entwicklungsgeschichte	452
19.3	Einteilung der Spalten	453
19.3.1	Lippen-Kiefer-Gaumen-Spalten	454
19.3.2	Gaumenspalten	454
19.3.2.1	Verlauf der Gaumenspalten	455
19.4	Häufigkeit	455
19.5	Ursachen	456
19.6	Symptome	457
19.6.1	Offenes Näseln	457
19.6.1.1	Hyperrhinophonie	457
19.6.1.2	Rhinophonia mixta	458
19.6.2	Störungen der Artikulation (Palatolalie)	458
19.6.3	Störungen der Mimik	460
19.6.4	Störungen des Stimmklanges (Palatophonie)	460
19.7	Kombination von Gaumenspalten mit weiteren Funktionsstörungen	461
19.7.1	Zentrale Entwicklungshemmungen der Sprache	461
19.7.2	Tubenfunktionsstörungen	461
19.7.3	Kompensatorische Rachenmandelhyperplasie	463
19.7.4	Nasenmißbildungen	463
19.8	Sekundäre Folgen von Lippen-Kiefer-Gaumen-Spalten	464
19.9	Therapie	464
19.9.1	Postoperative logopädische Therapie	465
19.9.2	Operationszeitpunkt bei Spaltbildungen	468
19.9.3	Operationstechniken	470
19.9.4	Prophylaxe von Spaltbildungen	472
19.9.5	Ergebnisse der logopädischen und operativen Therapie	472
19.9.6	Prognose	473

19.9.7	Schnarchen	473
19.9.7.1	Definition	473
19.9.7.2	Entstehung und Einteilung	473
19.9.7.3	Therapie	474
20	**Stottern**	**475**
20.1	Definition	475
20.2	Häufigkeit	475
20.3	Entstehungstheorien	476
20.3.1	Vorbemerkung	476
20.3.2	Genetische Erklärungsversuche	477
20.3.2.1	Familiäre Disposition	477
20.3.2.2	Familiärer Sprachschwächetypus	478
20.3.2.3	Komplikation eines Polter-Syndroms	478
20.3.2.4	Neuropathische familiäre Veranlagung	478
20.3.2.5	Dysplasien	478
20.3.2.6	Psychogene Faktoren	478
20.3.2.7	Nachahmung	478
20.3.3	Organische Erklärungsversuche	478
20.3.3.1	Frühkindliche Hirnschäden	479
20.3.3.2	Schädel-Hirn-Trauma	479
20.3.3.3	Zerebrale Bewegungsstörungen	479
20.3.3.4	Zerebrovaskuläre Erkrankungen	479
20.3.3.5	Funktionsstörung des striopallidären Systems	479
20.3.3.6	Neuromuskuläre Koordinationsstörung	480
20.3.3.7	Verzögerte Sprachrückkopplung	480
20.3.3.8	Dominanzstörung	480
20.3.3.9	Reaktionszeit	480
20.3.3.10	Wahrnehmungsstörung (nach Cherry u. Sayers)	481
20.3.3.11	Fehler in der zentralen Steuerung periphermotorischer Abläufe und deren Koordination	481
20.3.3.12	Beibehaltung der akustischen Sprachkontrolle (van Riper)	482
20.3.3.13	Defekte in der sensorischen Rückkopplung (Lee)	482
20.3.3.14	Linkshändigkeit	482
20.3.4	Sprachliche Faktoren	483
20.3.4.1	Poltern	483
20.3.4.2	Verzögerte Sprachentwicklung	483
20.3.5	Faktoren der sozialen Umwelt	483

20.3.6	Psychologische Erklärungsversuche	484
20.3.6.1	Lerntheoretische Erklärungsversuche	484
20.3.6.2	Neurosetheorien	492
20.3.6.3	Individualpsychologische Erklärungsversuche (Konzept von SCHOENAKER)	492
20.3.6.4	Psychische (seelische) Erklärungsversuche	493
20.3.6.5	Psycholinguistische Erklärungsversuche	495
20.3.6.6	Psychosoziale Erklärungsversuche	495
20.3.6.7	Neuropsychologische Erklärungsversuche (GRAICHEN)	496
20.3.6.8	Weitere psychologische Erklärungsversuche	497
20.3.7	Stottermodelle	498
20.3.7.1	Drei-Faktoren-Modell (M. J. WALL und F. L. MEYERS)	498
20.3.7.2	Komponentenmodell (G. D. RILEY und J. RILEY)	498
20.4	Beginn des Stotterns und vermutliche Auslösemechanismen	499
20.4.1	Beginn des Stotterns	499
20.4.2	Vermutliche Auslösemechanismen	499
20.5	Entwicklung des Stotterns	500
20.5.1	Entwicklungsstottern	500
20.5.1.1	Definition	500
20.5.1.2	Ursachen	500
20.5.1.3	Symptome	500
20.5.1.4	Abgrenzung zum echten Stottern und Übergang	501
20.5.2	Beginnendes Stottern (Kleinkind)	502
20.5.3	Chronisches Stottern	502
20.5.3.1	Schulkinder	502
20.5.3.2	Ältere Jugendliche und Erwachsene	502
20.6	Stadien des Stotterns	503
20.7	Formen des Stotterns und Symptome	504
20.7.1	Formen des Stotterns	504
20.7.2	Stottern auslösende „Cues"	504
20.7.3	Symptome	504
20.7.3.1	Primärsymptome	505
20.7.3.2	Sekundärsymptome	505
20.8	Charakterisierung der Persönlichkeit von Stotterern	508
20.8.1	Reaktionen der Umwelt auf Stotterer	509
20.9	Gruppeneinteilung der Stotterer nach VAN RIPER	509

20.10	Untersuchung von Stotterern	509
20.10.1	Der Untersuchungsgang	509
20.10.2	Quantifizierung der Stottersymptome	513
20.10.2.1	Intraindividueller Sprecherfolgsvergleich	513
20.10.2.2	Interindividueller Sprecherfolgsvergleich	514
20.10.3	Beobachtung des verbalen Kommunikationsverhaltens	514
20.10.3.1	Adaptionseffekt	514
20.10.3.2	Konsistenzeffekt	514
20.10.4	Beobachtung des nonverbalen Kommunikationsverhaltens	514
20.10.5	Achten auf Konfliktlösungsversuche	515
20.10.6	Zusätzliche Untersuchungen	515
20.11	Therapie des Stotterns	515
20.11.1	Behandlung von Kindern	517
20.11.1.1	Therapieformen	517
20.11.1.2	Therapeutisches Vorgehen bei Entwicklungsstottern	519
20.11.1.3	Therapeutisches Vorgehen bei echtem Stottern	521
20.11.1.4	Therapeutisches Vorgehen bei Schulkindern (echtes Stottern)	523
20.11.2	Therapeutisches Vorgehen bei Jugendlichen	525
20.11.2.1	Wesentliche Elemente der Therapie (nach HEINEMANN)	526
20.11.3	Therapie des Stotterns bei Erwachsenen	527
20.12	Behandlungsverfahren	528
20.12.1	Atemtechnische Hilfen	528
20.12.2	Sprechübungsverfahren und sprechtechnische Hilfen	529
20.12.2.1	Systematische Sprachübungen nach A. und H. GUTZMANN	529
20.12.2.2	Anhauchen (A. GUTZMANN)	529
20.12.2.3	Anblastechnik beim Sprechen nach SCHWARTZ	530
20.12.2.4	Änderung der Sprechgewohnheiten nach AZRIN und NUNN	530
20.12.2.5	Unisono-Methode (Mitsprechmethode) nach LIEBMANN	530
20.12.2.6	Shadowing-Methode nach WALTON und BLACK	530
20.12.2.7	Leerlaufübungen nach HEYER	531
20.12.2.8	Stoppen	531

20.12.2.9	Präventives Stoppen	531
20.12.2.10	Sprechen mit Dehnung der Vokale	531
20.12.2.11	Atem- und Sprechübungsbehandlung nach FERNAU-HORN	531
20.12.2.12	Direkte Sprachförderungsmaßnahmen nach GREGORY, HILL und SHINE	531
20.12.3	Weitere Behandlungsmethoden	532
20.12.3.1	Verzögerte auditive Sprachrückkopplung (delayed feedback)	532
20.12.3.2	Masking des Aussprachefeedbacks	533
20.12.3.3	Kaumethode nach FRÖSCHELS	533
20.12.3.4	Vorgehen nach SMITH (Akzentmethode)	534
20.12.3.5	Vorgehen nach SEEMAN	534
20.12.3.6	Metrisches Sprechen (Taktiermethoden)	534
20.12.3.7	Apparative Sprechhilfen	535
20.12.3.8	Logopädischer Rhythmus	535
20.12.3.9	Sprachgebärden als Therapiemedien nach CALAVREZO	535
20.12.3.10	Kombiniertes logopädisch-psychotherapeutisches Verfahren nach T. u. TH. SCHOENAKER	536
20.12.3.11	Integrierte Psycho- und Übungstherapie nach HEESE	536
20.12.3.12	Vorgehen nach WESTRICH	537
20.12.3.13	Biokybernetische Stottertherapie	537
20.12.3.14	Rollentherapie nach SHEEHAN	537
20.12.3.15	Precision Fluency Shaping Program nach WEBSTER	537
20.12.3.16	Vocal Control Therapy nach WEINER	538
20.12.3.17	Akzentuiertes Sprechen	538
20.12.4	Verhaltenstherapeutische Behandlung	538
20.12.4.1	Verhaltenstherapeutische Methoden zur Behandlung des Stotterns auf der Grundlage des funktionalen Verhaltensmodells von KANFER	539
20.12.4.2	Negative Praxis	541
20.12.4.3	Operantes Konditionieren (CH. SCHULZE)	541
20.12.4.4	Systematische Desensibilisierung	542
20.12.4.5	Vorgehen nach WENDLANDT	543
20.12.4.6	Vorgehen nach VAN RIPER	544
20.12.5	Weitere kombinierte Verfahren	545
20.12.5.1	Sprachheilpädagogisch-(logopädisch)-verhaltens-therapeutische Konzeption nach INGHAM, ANDREWS, WINKLER	545

20.12.5.2	Kombination verhaltenstherapeutischer Prinzipien mit Sprechhilfetraining	545
20.12.5.3	Generalisierungstechniken	546
20.12.5.4	Veränderung der funktionalen Beziehungen (Kontingenzen) zwischen Bezugspersonenverhalten und Stottersymptomatik	546
20.12.5.5	Stottertherapie nach BOBERG und KULLY	546
20.12.6	Psychotherapeutische Behandlung	547
20.12.6.1	Psychoanalyse	547
20.12.6.2	Individualpsychologie	548
20.12.6.3	Neopsychoanalyse	548
20.12.7	Entspannungstechniken	548
20.12.8	Tiefenpsychologisches Vorgehen nach FREUD	549
20.12.9	Hypnotische Verfahren	550
20.12.10	Musiktherapie	550
20.12.11	Behandlung sekundärer Sozialstörungen bei Stotternden	550
20.12.12	Gruppentherapie	550
20.12.13	Medikamentöse Zusatzbehandlung	551
20.13	Folgen des Stotterns	551
20.14	Differentialdiagnose des Stotterns	552
20.14.1	Entwicklungsstottern — echtes Stottern	552
20.14.2	Poltern	556
20.14.3	Poltern — Stottern	556
20.14.4	Traumatisches Stottern	556
20.14.5	Hysterisches (psychogen verursachtes) Stottern	557
20.14.6	Zentrale Sprach- und Sprechstörungen (Aphasie, Dysarthrie)	558
20.14.7	Situationsstottern (Logophobie, inneres Stottern, Lampenfieber)	558
20.14.8	Weitere Differentialdiagnosen	559
20.15	Prognose des Stotterns	560
21	**Poltern**	562
21.1	Definition	562
21.2	Symptome	563
21.3	Formen des Polterns	566
21.4	Untersuchung	568
21.5	Ursachen des Polterns	568

21.6	Differentialdiagnose des Polterns	570
21.7	Therapie und Prognose	571

22 Aphasien — 575

22.1	Definition	575
22.2	Allgemeines	575
22.3	Lokalisation der Schädigung	577
22.3.1	Die Sprachregion	578
22.3.2	Zuordnung der Aphasien zu den Bereichen der Sprachregion	578
22.4	Symptome bei Aphasien	579
22.4.1	Sprachliche Symptome	579
22.4.2	Nichtsprachliche Symptome	586
22.5	Ursachen der Aphasien	591
22.6	Einteilung der Aphasien	592
22.6.1	Klassische anatomische Einteilung	592
22.6.2	Einteilung der Aphasien nach LEISCHNER auf der Grundlage linguistischer Kriterien	592
22.6.3	Einteilung der Aphasien nach POECK auf der Grundlage von neuropsychologischen Gefäßsyndromen aus dem Versorgungsgebiet der A. cerebri media	594
22.6.3.1	Amnestische Aphasie	594
22.6.3.2	Broca-Aphasie	596
22.6.3.3	Wernicke-Aphasie	598
22.6.3.4	Globale Aphasie	601
22.6.3.5	Sonderformen	602
22.6.4	Einteilung der Aphasien nach der Sprachproduktion (Bostoner Schule: BENSON, GESCHWIND, GOODGLASS, HOWES)	604
22.6.5	Einteilung der Aphasien nach LURIA (1974)	604
22.6.6	Einteilung der Aphasie nach WEPMAN (1951)	605
22.6.7	Aphasie bei Kindern	605
22.6.8	Aphasie bei Mehrsprachigen (Polyglotten)	606
22.6.9	Paroxysmale Aphasie	608
22.6.10	Aphasie bei Linkshändern	608
22.7	Prognose der Aphasien	608
22.7.1	Syndromwandel	608
22.7.2	Rückbildungsdauer einer Aphasie	609
22.7.3	Weitere Hinweise zur Prognose	610

22.8	Untersuchung bei aphasiologischen Syndromen	612
22.8.1	Geprüfte Leistungen	612
22.8.2	Probe der drei Papiere (Drei-Blatt-Test) nach Marie (1883)	613
22.8.3	Token-Test	614
22.8.4	Drei-Figuren-Test (DFT) nach Peuser	615
22.8.5	Aachener Aphasie-Test (AAT)	616
22.8.6	Tübinger Luria-Christensen Neuropsychologische Untersuchungsreihe (TÜLUC) (Hamster et al.)	617
22.8.7	Basel-Minnesota-Test zur Differentialdiagnose der Aphasien von Schuell (BMTDA)	618
22.8.8	Aphasie-Test von Goodglass und Kaplan	618
22.9	Differentialdiagnose der Aphasien	619
22.10	Psychologische Gesichtspunkte	622
22.11	Therapie der Aphasien	623
22.11.1	Allgemeine Hinweise	623
22.11.1.1	Formen der Aphasietherapie	625
22.11.1.2	Gliederung der Therapie	626
22.11.2	Therapiemethoden	627
22.11.3	Therapie der verschiedenen Aphasieformen	631
22.11.3.1	Therapie der motorischen Aphasie	631
22.11.3.2	Therapie der sensorischen Aphasie	632
22.11.3.3	Therapie der amnestischen Aphasie	633
22.11.3.4	Therapie bei globaler Aphasie	634
22.11.3.5	Aphasie-Therapie bei Kindern	638
22.11.3.6	Aphasie-Therapie bei Polyglotten	639
22.11.4	Therapie nichtsprachlicher Symptome bei Aphasikern	639
22.11.4.1	Behandlung bei Halbseitenlähmung rechts	639
22.11.4.2	Betätigungstherapie	640
22.11.4.3	Behandlung der Agraphie	640
22.11.4.4	Behandlung der Alexie	642
22.11.5	Umgang mit Aphasikern	643
23	**Sprachstörungen bei neurologischen Erkrankungen**	**644**
23.1	Dysglossien	644
23.1.1	Schädigung des N. trigeminus (V)	645
23.1.2	Lähmung des N. facialis (VII)	646

23.1.3	Lähmung des N. glossopharyngeus (IX)	648
23.1.4	Lähmung des N. vagus (X)	650
23.1.5	Lähmung des N. hypoglossus (XII)	651
23.1.6	Myopathien	654
23.1.6.1	Myasthenia gravis pseudoparalytica	654
23.1.6.2	Progressive Muskeldystrophie	655
23.2	Dysarthrophonien (Dysarthrien)	656
23.2.1	Definition	656
23.2.2	Allgemeine Symptome	656
23.2.3	Ursachen	656
23.2.4	Differentialdiagnose	657
23.2.5	Hemisphärendysarthrie (kortikale Dysarthrie)	659
23.2.6	Pyramidale (kortikobulbäre oder pseudobulbäre) Dysarthrie	660
23.2.6.1	Die Pyramidenbahn	660
23.2.6.2	Pyramidale Bewegungsstörungen	662
23.2.6.3	Pyramidale (kortikobulbäre oder pseudobulbäre) Dysarthrie	665
23.2.7	Störungen des extrapyramidalen Systems	667
23.2.7.1	Die Stammganglien (extrapyramidales System)	667
23.2.7.2	Extrapyramidale (subkortikale) Dysarthrie	668
23.2.8	Bulbäre Dysarthrie	671
23.2.8.1	Progressive Bulbärparalyse	671
23.2.8.2	Amyotrophische Lateralsklerose	672
23.2.8.3	Syringomyelie	673
23.2.9	Störungen des Kleinhirns (Cerebellum)	673
23.2.9.1	Zerebellare Dysarthrie	674
23.2.9.2	Friedreich-Ataxie	675
23.2.9.3	Zerebellare Heredoataxie (NONNE-PIERRE MARIE)	675
23.2.9.4	Multiple Sklerose	675
23.2.10	Neurologische Krankheitsbilder, die mit Dysarthrien einhergehen	676
23.2.10.1	Hirntumoren	676
23.2.10.2	Epilepsie	677
23.2.10.3	Commotio cerebri (Hirnerschütterung) und Contusio cerebri (Hirnquetschung) nach Schädeltrauma	679
23.2.11	Untersuchungen bei Verdacht auf Dysarthrie	680
23.2.12	Therapie bei Dysarthrien	681
23.2.12.1	Vorgehen nach EISENSON	681

23.2.12.2	Vorgehen nach DARLEY, ARONSON und BROWN	681
23.2.13	Zerebrale Bewegungsstörungen (infantile Zerebralparesen)	682
23.2.13.1	Definition	682
23.2.13.2	Formen der Zerebralparesen	682
23.2.13.3	Diagnose zerebraler Bewegungsstörungen	685
23.2.13.4	Sprachtherapie (Dysarthrietherapie) bei zerebralen Bewegungsstörungen	689
24	**Apraxie (Dyspraxie)**	**709**
24.1	Ideomotorische Apraxie	709
24.1.1	Definition	709
24.1.2	Ursachen	709
24.1.3	Symptome	710
24.1.4	Schema der Apraxie-Untersuchung	711
24.1.5	Therapie und Prognose	712
24.1.6	Bukkofaziale Apraxie	712
24.2	Konstruktive Apraxie	713
24.3	Ideatorische Apraxie	714
25	**Störungen der Sprache bei psychiatrischen Erkrankungen**	**715**
25.1	Störungen der Sprache bei Hirnerkrankungen	715
25.1.1	Morbus Pick	715
25.1.2	Morbus Alzheimer	715
25.1.3	Senile Demenz	716
25.1.4	Apallisches Syndrom	716
25.1.5	Psychoorganisches Syndrom	717
25.2	Störungen der Sprache bei Psychosen (Dysphrasien)	717
25.2.1	Endogene Psychosen	718
25.2.1.1	Schizophrenie	718
25.2.1.2	Manisch-depressive Erkrankung	721
25.2.2	Exogene Psychosen	722
25.2.2.1	Progressive Paralyse	722
25.2.2.2	Akuter Alkoholrausch	722
25.2.2.3	Delirium tremens	722
25.2.2.4	Korsakow-Syndrom	723
25.3	Autismus	723
25.3.1	Definition	723

25.3.2	Ursache	724
25.3.3	Symptome	724
25.3.4	Einteilung	726
25.3.5	Psychodiagnostik des kindlichen Autismus	730
25.3.6	Differentialdiagnose	730
25.3.7	Therapie und Prognose	731

26	**Psychogene, neurotische (Logoneurosen), hysterische und psychopathische (Dysphrenien) Störungen der Rede**	**733**
26.1	Erläuterung der Begriffe	733
26.2	Mutismus	734
26.2.1	Totaler Mutismus	734
26.2.2	Elektiver (partieller) Mutismus	737
26.3	Depressionsdemenz (Pseudodebilität)	738
26.4	Surdomutismus	739
26.5	Elektive Aphonie (freiwilliges Flüstern)	739
26.6	Logophobie (inneres Stottern, Lampenfieber)	739
26.7	Logasthenie	740
26.8	Hysterische Aphasie	741
26.9	Hysterische Dysarthrie	741
26.10	Hysterisches Stottern	741

27	**Störungen der Sprache bei Schwachsinn (Dyslogien)**	**742**
27.1	Definition der Dyslogie und des Begriffs der geistigen Behinderung	742
27.2	Symptome	743
27.3	Sprachprüfung bei geistiger Behinderung	747
27.4	Therapie bei geistiger Behinderung	748
27.4.1	Sprachaufbau	749
27.5	Differentialdiagnose	751
27.6	Ursachen des Schwachsinns	752
27.6.1	Endogen-hereditär bedingter Schwachsinn	753
27.6.2	Chromosomal bedingter Schwachsinn	753
27.6.2.1	Down-Syndrom	753
27.7	Prüfung der Intelligenz	761
27.7.1	Definition der Intelligenz	761
27.7.2	Intelligenztests	761

27.7.2.1	Bestimmung des Entwicklungsstandes	763
27.7.3	Bestimmung des Intelligenzquotienten (IQ)	764
27.7.3.1	Frühere Bestimmung des IQ	764
27.7.3.2	Heutige IQ-Bestimmung	764
27.7.4	Verbale Intelligenztests (Entwicklungstests)	766
27.7.5	Nichtverbale Intelligenztests für sprachgestörte Kinder und Jugendliche	766
27.7.5.1	Snijders-Oomen nichtverbale Intelligenzreihe (SON)	767
27.7.5.2	Baars sprachfreie Entwicklungstests	768
27.7.5.3	Peabody Picture Vocabulary Test	768
27.7.5.4	Progressiver Matrizen-Test von J. C. Raven	768
27.7.5.5	Grundintelligenztest CFT (Culture Fair Test) 2 Skala 2	769
27.7.5.6	Columbia Mental Maturity Scale (CMM) 1—3	769
27.7.5.7	French-Bilder-Intelligenz-Test (FBIT)	769
27.7.5.8	Merril-Palmer Scale of Mental Tests	769
27.7.6	Kombinierte, d. h. nichtverbale und verbale Intelligenztests	770
27.7.6.1	Wechsler Preschool and Primary Scale of Intelligence (WPPSI)	770
27.7.6.2	Hamburg-Wechsler-Intelligenztest für Erwachsene (HAWIE)	770
27.7.6.3	Hamburg-Wechsler-Intelligenztest für Kinder (HAWIK)	771
27.7.7	Intelligenztests bei schwerer geistiger Behinderung.	772
27.7.7.1	Testbatterie für geistig behinderte Kinder (TBGB)	772

C Anhang

28 Begutachtung ... 777

28.1	Begutachtung im Rahmen des Versorgungswesens, der gesetzlichen und privaten Unfallversicherung sowie der Rentenversicherung	777
28.1.1	Rechtliche Grundlagen und Fragestellung in der Rentenversicherung der Arbeiter u. Angestellten	777
28.1.2	Rechtliche Grundlagen und Fragestellung im Versorgungswesen	779
28.1.2.1	Verschlimmerung	780

28.1.2.2	Schadensbewertung	780
28.1.3	Rechtliche Grundlagen und Fragestellung in der gesetzlichen Unfallversicherung	781
28.1.3.1	Schadensbewertung	781
28.1.4	Rechtliche Grundlagen und Fragestellung in der privaten Unfallversicherung	781
28.1.4.1	Schadensbewertung	782
28.1.5	Rechtliche Grundlagen und Fragestellung bei Haftpflichtansprüchen	783
28.1.6	Grad der Behinderung (GdB) bei Stimm-, Sprech- und Sprachstörungen	783
28.1.7	Begutachtung von Kehlkopflosen	787
28.1.8	Begutachtung bei Teilresektion des Kehlkopfes	787
28.1.9	Begutachtung bei Stimmlippenlähmung nach Strumaoperation	787
28.1.10	Begutachtung bei Stottern	788
28.2	Begutachtung im Rahmen des Schwerbehindertengesetzes	788
28.2.1	Taubheit	789
28.2.2	Geistige und seelische Behinderung	793
28.2.3	Maligne Neubildungen	794
28.2.4	Stottern	795
28.3	Begutachtung im Rahmen des Bundessozialhilfegesetzes	795
28.4	Wichtige Grundbegriffe	795
29	**Anwendung des Bundessozialhilfegesetzes bei Stimm- und Sprachstörungen**	798
30	**Kostenübernahme logopädischer Behandlungen von den gesetzlichen Krankenkassen**	801
Literatur		807
Sachverzeichnis		809

Vorwort zur 4. Auflage

Infolge der schnellen Weiterentwicklung der Erkenntnisse auf den Gebieten der Sprache und der kindlichen Hörstörungen mußte das Buch nochmals insgesamt überarbeitet werden. Dies betraf besonders die Kapitel Entwicklung der kindlichen Sprache, Gaumenspaltensprache, Stottern und Begutachtung. Bei der Diagnostik und Therapie kindlicher Hörstörungen war eine Aktualisierung im Hinblick auf die otoakustischen Emissionen und das Kochlea-Implantat erforderlich. Um den Umfang des Buches nicht zu sehr zu vergrößern, wurde das Kapitel über Aphasie gestrafft. Die Kapitel Tiersprachen, Entstehung der menschlichen Sprache und Physiologie der Sprache wurden aus diesem Grunde ganz weggelassen.

Heidelberg, im März 1994　　　　　　　　　　　　　　　　　Günter Wirth

Vorwort zur 1. Auflage

Störungen des Sprechens und der Sprache sind in den letzten Jahren stark in den Vordergrund des allgemeinen Interesses gerückt. Dies mag damit zusammenhängen, daß einerseits solche Störungen an Häufigkeit zugenommen haben; andererseits sind diagnostische und therapeutische Zentren an Universitäten, großen Hals-Nasen-Ohrenkliniken und an rehabilitativen Einrichtungen entstanden, die sich speziell mit der Erkennung und Behandlung solcher Krankheitsbilder befassen. An den Kliniken sind es die Phoniater, Otolaryngologen, Pädiater, Neurologen, Neurochirurgen und Internisten, draußen in der Praxis die Ärzte für Allgemeinmedizin, die Hals-Nasen-Ohrenärzte und die Kinderärzte, die mit diesen Problemen konfrontiert werden. Die Behandlung sprech- und sprachgestörter Patienten erfolgt im allgemeinen durch Logopäden und im schulischen Bereich durch Sprachheilpädagogen. Alle genannten Berufszweige sollen in dem vorliegenden Buch Hinweise auf die Symptome, Ursachen, Differentialdiagnose und die anatomischen Grundlagen der einzelnen Krankheitsbilder finden, um die Patienten entsprechend beraten zu können. Auch sind kurz die jeweiligen Therapiemöglichkeiten aufgezeigt.

Sprech- und Sprachstörungen lassen sich oft nicht voneinander trennen. Die seelisch-geistige Leistung Sprache und die Betätigung der Sprechwerkzeuge sind als untrennbare Einheit anzusehen. Eine schematische Einengung der Begriffe Sprach- und Sprechstörungen ist daher abzulehnen und wurde im vorliegenden Buch nicht durchgeführt.

Heidelberg, im Dezember 1976   Günter Wirth

A
Allgemeiner Teil

1
Anatomie der Sprech- und Sprachorgane

1.1
Das Ansatzrohr

Als Ansatzrohr wird der Hohlraum bezeichnet, der kaudal von den Stimmlippen und kranial von den Mundlippen und Nasenöffnungen begrenzt wird. Es besteht aus:
- dem oberhalb der Stimmlippen gelegenen Kehlkopfanteil,
- dem Rachen,
- der Mundhöhle,
- der Nasenhaupthöhle und
- den Nasennebenhöhlen.

Im Ansatzrohr werden die verschiedenen Vokale und Konsonanten gebildet.

1.1.1
Pharynx (Abb. 1-1)

Der Pharynx (Rachen) wird in drei Abschnitte unterteilt.

Hypopharynx (Kehlkopfrachen)
Obere Begrenzung: Epiglottis (Kehldeckel).
Untere Begrenzung: Ringknorpelhinterfläche; hier Übergang am Ösophagusmund in den Ösophagus (Speiseröhre).
Durch den davorliegenden Kehlkopf spaltförmige Ausbildung des Hypopharynx. Zwei seitliche Schleimhautbuchten werden als Recessus piriformes bezeichnet.

Oropharynx (Mundrachen, Mesopharynx)
Obere Begrenzung: Uvula (Zäpfchen).
Untere Begrenzung: Oberer Rand der Epiglottis.
Zum Oropharynx gehören Teile des Zungengrundes, die Valleculae epiglotticae und die vorderen und hinteren Gaumenbögen mit den dazwischenliegenden Gaumenmandeln. Die vorderen Gaumenbögen

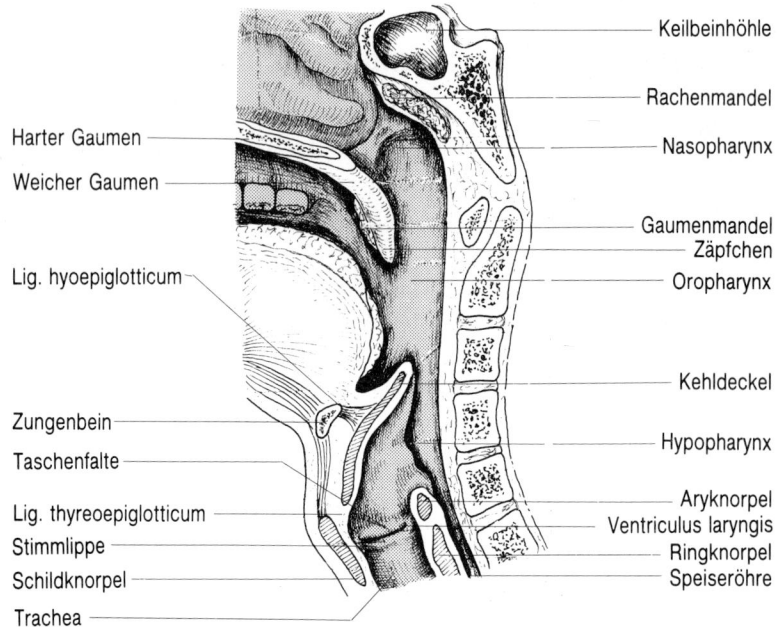

Abbildung 1-1:
Anatomische Unterteilung des Rachenraumes

bilden zusammen mit dem Zäpfchen den Isthmus faucium (Rachenenge) und damit den Übergang in die Mundhöhle.

Nasopharynx (Nasenrachen, Epipharynx)
Obere Begrenzung: Rachendach; es wird von einem Teil der Schädelbasis gebildet, und zwar von der unteren Fläche des Keilbeinkörpers.
Untere Begrenzung: Uvula.
Am Rachendach und an der hinteren oberen Pharynxwand befinden sich die Rachenmandel, seitlich rechts und links die Tubenöffnungen. Zur Nase führen die beiden Choanen (hintere Nasenlöcher).

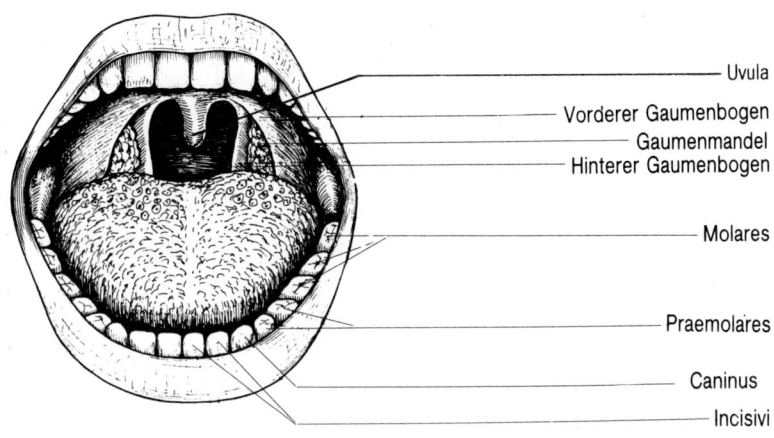

Abbildung 1-2:
Ansicht der Mundhöhle

1.1.2
Mundvorhof und Mundhöhle (Abb. 1-2)

Mundvorhof. Von der Mundhöhle ist der Mundvorhof durch die Alveolarfortsätze des Unter- und Oberkiefers und durch die Zahnreihen getrennt. Die vordere Begrenzung des Mundvorhofes bilden die Lippen, die seitliche Begrenzung die Wangen.

Ober- und Unterkiefer enthalten im Erwachsenengebiß insgesamt 32 Zähne. Jede Hälfte der beiden Kiefer enthält 2 Schneidezähne (Incisivi), 1 Eckzahn (Caninus), 2 Backenzähne (Praemolares), 3 Mahlzähne (Molares); Zahnformel somit: $\underrightarrow{2\ 1\ 2\ 3}$ (Abb. 1-2). Für die Sprache sind die Schneidezähne am wichtigsten, da sie an der Erzeugung der zischenden Geräusche der Zischlaute (s, sch) beteiligt sind. Fehlende Zähne oder Fehlstellungen (Stellungsanomalien) können Teilursache des Lispelns sein.

Das kindliche Gebiß enthält 20 Milchzähne. Jede Hälfte der beiden Kiefer trägt 2 Schneidezähne, 1 Eckzahn und 2 sogenannte Milchmolaren, die anstelle der Backenzähne (Prämolaren) des bleibenden Gebisses stehen und eine eigenständige Zahnform repräsentieren; Zahnformel: $\underline{2\ 1\ 2}$; im 6.–8. Lebensjahr beginnt der Zahnwechsel mit den Schneidezähnen. Im 13. Lebensjahr ist der Zahnwechsel beendet (Abb. 1-3).

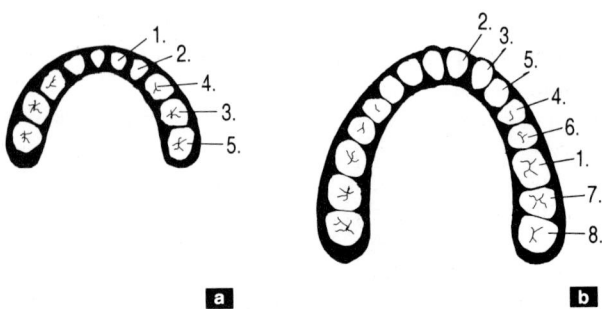

Abbildung 1-3:
Zahndurchbruch im Milchgebiß (a) und im bleibenden Gebiß (b). Die Ziffern geben die Reihenfolge des Durchbruchs an.

Tabelle 1-1:
Das FDI-System zur Kennzeichnung der Zähne (FDI Fédération Dentaire Internationale)

Bleibendes Gebiß, rechts	**Bleibendes Gebiß, links**
Kennziffer 1	Kennziffer 2
18 17 16 15 14 13 12 11	21 22 23 24 25 26 27 28
48 47 46 45 44 43 42 41	31 32 33 34 35 36 37 38
Kennziffer 4	Kennziffer 3
Milchgebiß, rechts	**Milchgebiß, links**
Kennziffer 5	Kennziffer 6
55 54 53 52 51	61 62 63 64 65
85 84 83 82 81	71 72 73 74 75
Kennziffer 8	Kennziffer 7

1.1 Das Ansatzrohr

Kennzeichnungssystem für die Zähne (FDI-System): Die Zähne einer jeden Kieferhälfte werden von 1–8 unter Voranstellung der Quadrantenbezeichnung durchnumeriert. Das Zahnschema gibt den Blick auf das Gebiß des Patienten wieder (Tab. 1-1). Dadurch wird links zu rechts und rechts zu links. Jeder Quadrant des bleibenden Gebisses bekommt eine Kennziffer (1–4). Jeder Quadrant des Milchgebisses erhält ebenfalls eine Kennziffer (5–8). Dabei verfährt man im Uhrzeigersinne; man beginnt im rechten Oberkiefer des Patienten und endet unten rechts. Man bezeichnet den Einzelzahn also z. B. als „dreier rechts oben" und kennzeichnet diesen im Sinne des FDI-Systems durch die Ziffer 13 (zu lesen eins-drei). Nach dem früher benutzten sog. Winkelschema wird die Zahnnummer in den betreffenden Winkel des Zahnschemas gesetzt: 3⌋. Bei dem ebenfalls älteren Haderup-System würde die Bezeichnung lauten: 3+ für rechts oben, +3 für links oben, 3– für rechts unten und –3 für links unten.

Mundhöhle. Das Dach der Mundhöhle wird vom harten Gaumen und vom weichen Gaumen (mit dem Zäpfchen) gebildet. Nach hinten geht die Mundhöhle durch den Isthmus faucium in den Mundrachen über. Die Zunge füllt bei geschlossenem Mund die Mundhöhle aus. Am Zungengrund befindet sich die Zungenmandel. Am Mundhöhlenboden schlägt sich die Schleimhaut der Mundhöhle auf die Unterfläche der Zunge über. In der Mittellinie bildet sich dabei eine Falte (Zungenbändchen).

Ein verkürztes Zungenbändchen ist nie die Ursache einer Sprachstörung, nur das Zungen-R kann nicht gebildet werden.

Unbedingte Notwendigkeit der operativen Verlängerung eines zu kurzen Zungenbändchens besteht aus sprachlicher Hinsicht nicht. Aus kieferorthopädischer Sicht ist sie jedoch zu empfehlen, da sonst ein Reiz auf das Paradontium besteht mit Schleimhautretraktion. Weiterhin Oberkieferkompression wegen Tieflage der Zunge insbesondere beim Schlucken (siehe auch Abschn. 11.4.11.3).

Folge eines verkürzten Lippenbändchens: Diastema mediale.

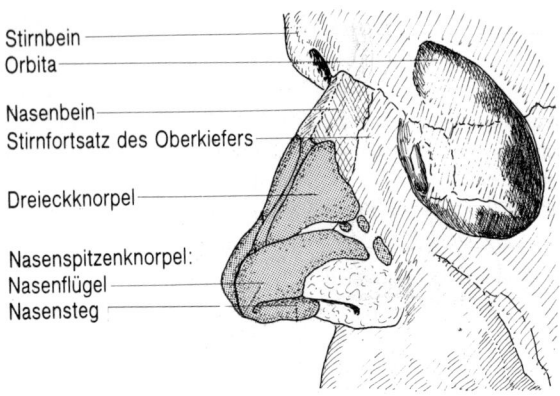

Abbildung 1-4:
Knöcherner und knorpeliger Aufbau der äußeren Nase

1.1.3
Nasenhaupthöhle

Der knöcherne und knorpelige Aufbau des Nasenskeletts ist in den Abbildungen 1-4 und 1-5 wiedergegeben.

Nasenboden. Der vordere Teil des Nasenbodens besteht aus den Gaumenfortsätzen der Oberkieferbeine, der hintere Anteil aus den Gaumenbeinen. Der Nasenboden entspricht dem harten Gaumen.

Seitliche Nasenwand. Sie wird gebildet vom Stirnfortsatz des Oberkiefers, Teilen des Tränenbeins, Gaumenbeins und Keilbeins.

An der seitlichen Nasenwand befinden sich die untere, mittlere und obere Nasenmuschel:
– Unter der unteren Muschel (= unterer Nasengang) mündet der Tränengang.
– Unter der mittleren Muschel (= mittlerer Nasengang) münden die Ausführungsgänge der Kiefer- und Stirnhöhle und der vorderen Siebbeinzellen.
– Unter der oberen Muschel (= oberer Nasengang) münden die hinteren Siebbeinzellen.
Der Ausführungsgang der Keilbeinhöhle liegt hinter der oberen Muschel.

1.1 Das Ansatzrohr

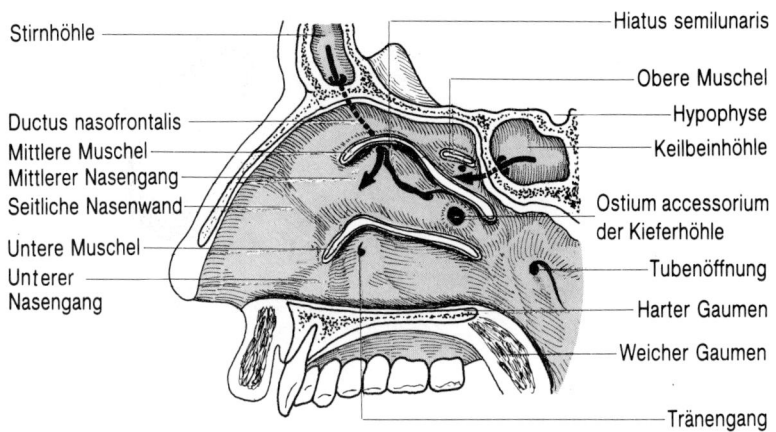

Abbildung 1-5:
Darstellung der seitlichen Nasenwand

Nasendach. Es wird gebildet vom Nasenbein, vom Nasenfortsatz des Stirnbeins, von der Lamina cribriformis des Siebbeins und vom Keilbeinkörper.

Nasenscheidewand (Septum nasi) (Abb. 1-6). Die Nasenscheidewand, aus einem vorderen knorpeligen und hinteren knöchernen Anteil bestehend, trennt rechte und linke Nasenhöhle. Verbiegungen und Subluxationen der Nasenscheidewand können die Nasenatmung behindern. Die Nasenhöhlen reichen hinten bis in die *Choanen*.

1.1.3.1
Funktion der Nase

Die Nase dient der Anfeuchtung, Säuberung und Anwärmung der Atemluft und der Geruchsempfindung, ferner als Resonanzraum beim Sprechen, insbesondere für die Nasallaute m, n, ng sowie zum Regulieren des Atemstromes.

Beim Singen verstärkt die Nasenhaupthöhle wahrscheinlich gewisse Teiltöne. Der Sänger versucht daher, in gewissen Stimmbereichen durch Absenken des weichen Gaumens den Schallwellenweg in diese Räume frei zu machen. Ausatmungsluft darf dabei nicht durch die Nase entweichen (siehe auch Abschn. 18.5).

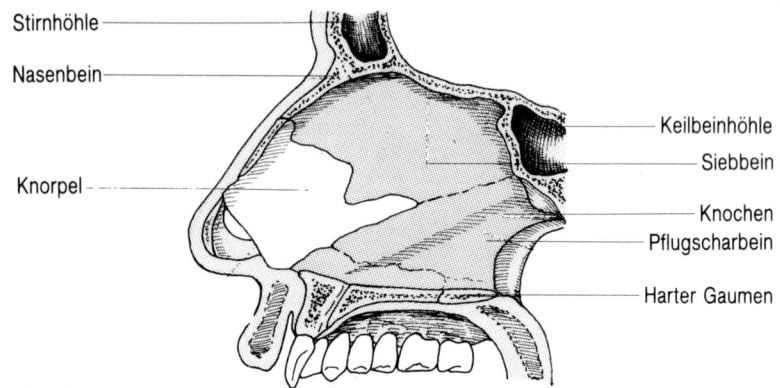

Abbildung 1-6:
Darstellung des knöchernen und knorpeligen Aufbaus der Nasenscheidewand

1.1.3.2
Funktionsprüfungen. Prüfung der Luftdurchgängigkeit
Der Proband atmet auf eine Metallplatte aus, die vor seine Nasenlöcher gehalten wird. Größe und Form des Atemniederschlages links und rechts werden festgestellt.

Rhinomanometrie. Messung der Druckdifferenz zwischen Naseneingang und Nasenrachenraum bei der Einatmung und bei der Ausatmung durch automatisch registrierende Manometer, wobei gleichzeitig die Strömungsgeschwindigkeit (der Volumenfluß) gemessen wird. Das Verhältnis von Widerstand zur Strömungsgeschwindigkeit — der sog. Widerstandskoeffizient — gibt Auskunft über den respiratorischen Funktionszustand der Nase.

1.1.4
Nasennebenhöhlen (Abb. 1-7)

Die Nasennebenhöhlen (Kieferhöhlen, Siebbeinzellen, Stirnhöhlen, Keilbeinhöhlen) sind wahrscheinlich ohne Bedeutung für die nasale Resonanz. Die Begriffe Kopf- und Brustresonanz sind daher irreführend. Es werden in diesen Bereichen nur Vibrationen empfunden.

Nach endonasaler Siebbeinausräumung oder Muschelkaustik Änderung der Resonanzverhältnisse möglich (Aufklärung vor Operation bei Sängern daher erforderlich).

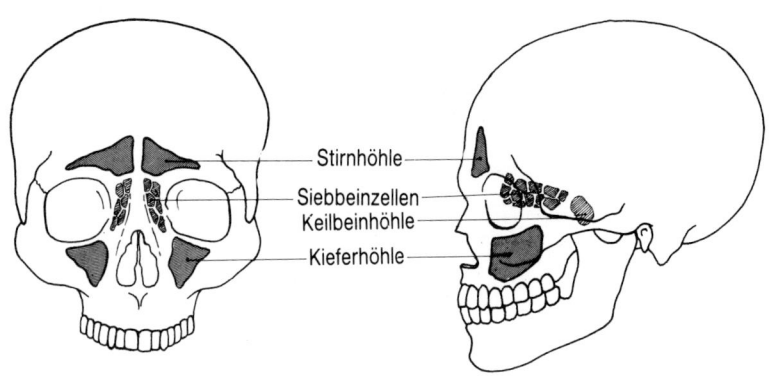

Abbildung 1-7:
Schematische Darstellung der Nasennebenhöhlen

1.2
Die Muskulatur

1.2.1
Gaumenmuskulatur (Abb. 1-8)

Gaumensegel. Der harte Gaumen setzt sich ohne sichtbare Grenze in den weichen Gaumen fort (Gaumensegel). Anstelle der Knochenplatte befindet sich hier eine Bindegewebsplatte *(Gaumenaponeurose)*, in welche die Muskeln des Gaumensegels einstrahlen. Seitlich vom Zäpfchen gehen bogenförmig zwei hintereinanderliegende Falten zur Seitenwand (vordere und hintere Gaumenbögen) (Abb. 1-2):
– Der vordere Gaumenbogen (Plica glossopalatina) zieht zum seitlichen Zungenrand.
– Der hintere Gaumenbogen (Plica pharyngopalatina) zieht zur Seitenwand des Rachens.

Vordere Gaumenbögen, hintere Gaumenbögen und Zäpfchen bilden die Rachenenge (Isthmus faucium). Zwischen vorderen und hinteren Gaumenbögen liegen die Gaumenmandeln.

Funktion: Die primäre Aufgabe des Gaumensegels besteht in der Trennung des Nahrungskanals von den Nasenwegen während des Schluckvorganges durch Kontraktion. Beim Schlucken wird durch das gehobene Gaumensegel und gleichzeitige Kontraktion der seitlichen und

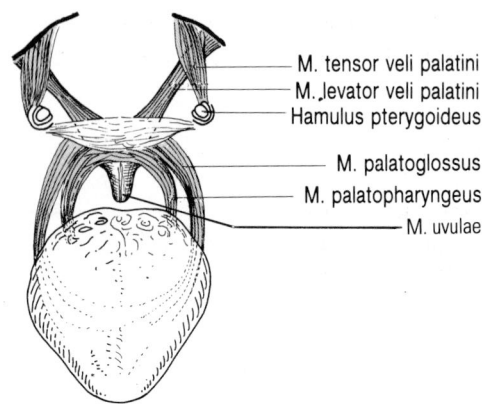

Abbildung 1-8:
Schema der Gaumenmuskeln (n. BENNINGHOFF)

hinteren Rachenmuskulatur ein ringförmiger Abschluß des Mundrachens vom Nasenrachen erreicht (velopharyngealer Sphinkter).

Die phylogenetisch spätere Aufgabe des Gaumensegels liegt in der Verhinderung der Nasenresonanz während der Aussprache der Mundlaute. Bei Respiration (Atmung) und Bildung der Nasallaute m, n, ng wird das Gaumensegel entspannt. Der Vokal a benötigt die geringste, die Vokale u und i sowie die Zischlaute der S-Reihe benötigen die stärkste und höchste Anhebung des Gaumensegels. Bei Kontraktion der Gaumensegelmuskulatur entsteht eine Velumquerfalte.

M. levator veli palatini (Gaumensegelheber): Zieht von der Unterfläche der Felsenbeinspitze (Pars petrosa des Schläfenbeines), der Schädelbasis und dem Tubenknorpel zur Aponeurose des Gaumensegels (Levatorschlinge).

Funktion: Hebung und Zug des Gaumensegels nach rückwärts. Nebenfunktion: Zusammen mit dem M. tensor veli palatini Öffnung der Tube beim Schlucken durch Verlagerung des rinnenförmigen Tubenknorpels (Druckausgleich zum Mittelohr). Unterhalb des Tubenostiums wölbt der sich kontrahierende Muskel die Rachenschleimhaut zum Levatorwulst vor (siehe Abschn. 18.7.2.2).

1.2 Die Muskulatur

Innervation: Äste des Plexus pharyngeus; dieser wird von Ästen des N. vagus (X), des N. glossopharyngeus (IX), des Sympathikus und des N. facialis (VII) gebildet.

M. tensor veli palatini (Gaumensegelspanner): Zieht von der lateralen membranösen Wand der Ohrtrompete und von der Unterseite des Keilbeins zur Aponeurose des Gaumensegels. Die Sehne schlingt sich um den Hamulus pterygoideus als Hypomochlion (Drehpunkt). Dadurch erfolgt eine Änderung der Wirkungsrichtung des Muskels im Sinne eines mehr horizontal angreifenden Zuges auf das Gaumensegel.

Funktion: Öffnung der Ohrtrompete. Nebenfunktion: Spannung und Hebung des Gaumensegels.

Innervation: N. pterygoideus, Ast des N. mandibularis des N. trigeminus (V, 3).

M. uvulae (Zäpfchenmuskel): Erstreckt sich in der sagittalen Mittellinie des Gaumensegels.

Funktion: Hebung und Verkürzung des Gaumensegels, Vorwulsten der hinteren Gaumenseite in der Mittellinie.

Innervation: Plexus pharyngeus.

M. salpingopharyngeus (Tuben-Rachen-Muskel): Verläuft vom unteren Rand des Knorpels der Ohrtrompete zum hinteren seitlichen Anteil des Pharynx.

Funktion: Tubenöffnung, Nachobenziehen der Rachenmuskulatur, Vorwulsten der seitlichen Rachenwand, Verengung des Pharynx.

M. palatoglossus (Gaumen-Zungen-Muskel): Zieht im vorderen Gaumenbogen vom Gaumen zur Zunge.

Funktion: Zieht je nach Fixation den Gaumen abwärts oder den Zungengrund aufwärts (siehe Probe nach G. BOENNINGHAUS bei latenter Schwäche des Gaumensegels (Abschn. 18.6.7). Verengung der Rachenenge.

Innervation: Plexus pharyngeus.

M. palatopharyngeus (Gaumen-Rachen-Muskel): Zieht im hinteren Gaumenbogen vom Gaumen zur seitlichen Rachenwand.

Funktion: Nähert die hinteren Gaumenbögen einander, zieht den Gaumen abwärts.

Innervation: Plexus pharyngeus. Folgen einer Schädigung der Innervation:
- Bei peripheren (infranukleären und nukleären) Schädigungen der den Plexus pharyngeus bildenden Nerven (besonders des N. vagus), schlaffe einseitige oder doppelseitige Gaumensegellähmungen. Bei einseitiger Lähmung Abweichen des Zäpfchens infolge Muskelzuges zur nicht gelähmten Seite. Symptome: Offenes Näseln, Austritt von Flüssigkeit durch die Nase beim Schlucken. Bei dem Versuch der Auslösung des Würgreflexes bei infranukleärer Schädigung keine Kontraktion des Gaumensegels, d. h. kein Würgreflex. Bei zentralen (supranukleären) Schädigungen ist der Würgreflex vorhanden; man spricht daher hier von einer dissoziierten Lähmung.
- Bei pyramidalen Schädigungen spastische ein- oder doppelseitige Gaumensegellähmungen. Symptome: offenes Näseln infolge aktiven Herabziehens des Gaumensegels durch die Antagonisten der Levatoren.
- Bei extrapyramidalen Schädigungen Wechsel zwischen offenem und geschlossenem Näseln.

Siehe auch Abschn. 18.6.5.1, 23.1.3, 23.1.4 und 23.2.6.3.

1.2.2
Rachenmuskulatur (Abb. 1-9 und 1-10)

Die primäre Funktion des Rachens besteht im peristaltischen Transport der Nahrung von der Mundhöhle in den Speiseröhrenmund.

Die sekundäre Funktion liegt in der Wirkung des Rachens als Resonator des Stimmklanges:
- Erweiterung des Rachens: Vermehrung der Resonanz (Stimmklang wird voll, kräftig).
- Verengung des Rachens: Verminderung der Resonanz (Stimmklang wird dünn, scharf, gedämpft oder kehlig).

1.2 Die Muskulatur

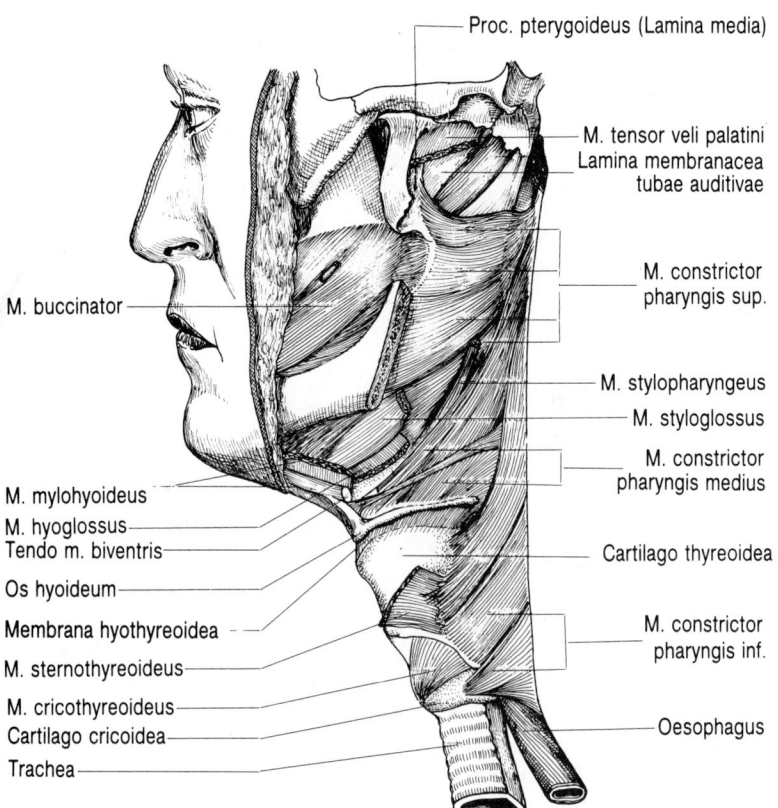

Abbildung 1-9:
Darstellung der Rachenmuskulatur von lateral

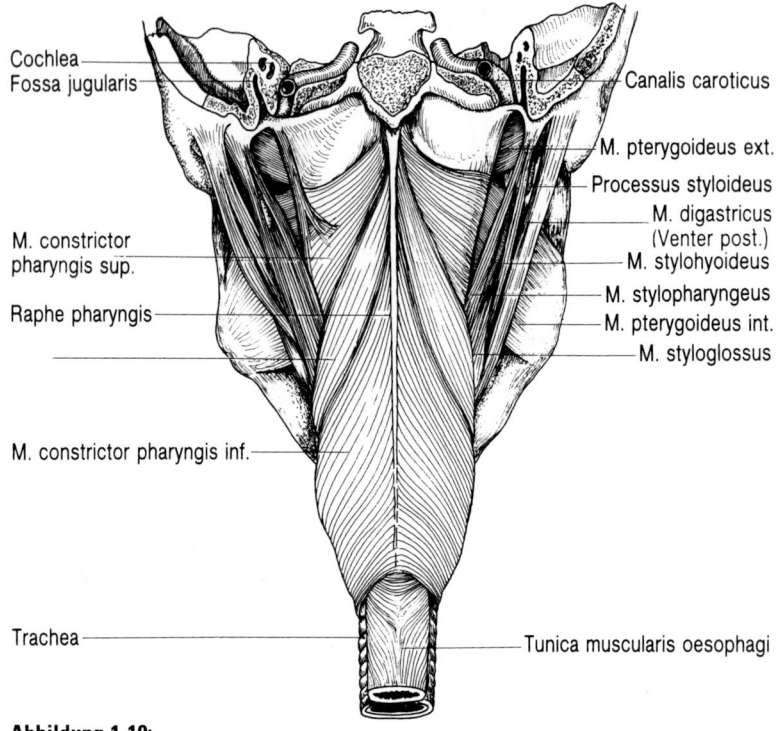

Abbildung 1-10:
Darstellung der Rachenmuskulatur von dorsal

1.2.2.1
Schlundschnürer

M. constrictor pharyngis superior: Zieht vom Processus pterygoideus des Keinbeins, der Innenseite des Unterkieferkörpers, dem Bindegewebe des Zungengrundes zur Rachenhinterwand (Raphe pharyngis). Er bildet einen konzentrischen Halbring an der hinteren Rachenwand in Höhe des harten Gaumens.

Funktion: Bei Kontraktion halbringförmige Verengung des oberen Rachenraumes und Aufwerfung einer leistenförmigen Falte (*Passavant-Wulst*). Er liegt der Rückenseite des kontrahierten Gaumensegels gegenüber (velopharyngealer Verschluß). Kompensatorische Hypertrophie

1.2 Die Muskulatur

des Passavant-Wulstes bei Gaumenspalten, verkürztem Gaumen, Gaumensegelschwäche.

Innervation: N. glossopharyngeus (IX).

M. constrictor pharyngis medius (mittlerer Schlundschnürer): Zieht von den Zungenbeinhörnern zur Rachenhinterwand.

Funktion: Teil des Schlucksystems (erste Phase des Schluckaktes).

Innervation: Plexus pharyngeus.

M. constrictor pharyngis inferior (unterer Schlundschnürer): Zieht vom Schildknorpel und Ringknorpel zur Rachenhinterwand.

Funktion: Teil des Schlucksystems, Zug des Kehlkopfes nach hinten.

Innervation: Plexus pharyngeus und Ramus externus des N. laryngeus superior des N. vagus und der Rami pharyngei des N. laryngeus recurrens des N. vagus.

Funktionsverlust des M. constrictor pharyngis: Schlucklähmung, offenes Näseln.

1.2.2.2
Schlundheber

(außer dem M. palatopharyngeus, siehe Abschn. 1.2.1).

M. stylopharyngeus (Griffel-Schlund-Muskel): Zieht vom Processus styloideus (Griffelfortsatz) des Schläfenbeins zur hinteren und seitlichen Pharynxwand, zum Seitenrand der Epiglottis und zum Oberrand des Schildknorpels.

Funktion: Aufwärtsziehen des Kehlkopfes (zweite Phase des Schluckaktes).

Innervation: Ramus stylopharyngeus des N. glossopharyngeus (IX).

1.2.3
Zungenmuskulatur

Primäre Funktion der Zunge: Wichtigstes Organ für die Geschmacksempfindung (süß, sauer, bitter, salzig); von Bedeutung für den Mechanismus von Kauen und Schlucken. Beim Schluckreflex, der durch die auf den Zungengrund gelangte Nahrung ausgelöst wird, erfolgt der Verschluß des Kehlkopfeinganges durch Höhertreten des Kehlkopfes und damit Druck des Zungengrundes auf die Epiglottis, die sich vor den Kehlkopfeingang legt. Der Speisebrei wird über die Recessus piriformes in den Anfangsteil des Ösophagus geschluckt (siehe auch Abschn. 1.2.4.1, 1.2.5).

Sekundäre Funktion: Beteiligung an der Lautbildung. Die linguale Artikulation ist wichtig bei der Vokalbildung und Bildung der Zungenkonsonanten:
- Linguodental: d, t, l, n, s, sch, z, Zungenspitzen-R;
- linguoalveolar; amerikanisches s;
- linguopalatal: g, k, vorderes ch, ng;
- linguopharyngeal: hinteres ch.

Die linguolabiale Lautbildung ist physiologisch nur bei primitiven Sprachen oder pathologisch, z. B. bei Gaumenspalten.

Es besteht ein Zusammenhang zwischen physischer Leistung der Zunge und Qualität der Sprache. Bei stammelnden Kindern kann die psychophysische Koordination der Zungenbewegung und ihre Kraft herabgesetzt sein; dies sind Symptome einer allgemeinen Störung der motorischen Koordination.

1.2.3.1
Äußere Zungenmuskulatur (Abb. 1-11 und 1-12)

M. genioglossus (Kinn-Zungen-Muskel): Strahlt vom inneren Kinnwinkel des Unterkiefers von unten fächerförmig in die Zunge ein; reicht bis zur Zungenspitze. Größter Zungenmuskel.

Funktion: Zieht die ruhende Zunge nach vorn unten, die vorgestreckte Zunge nach hinten.

Innervation: N. hypoglossus (XII).

1.2 Die Muskulatur

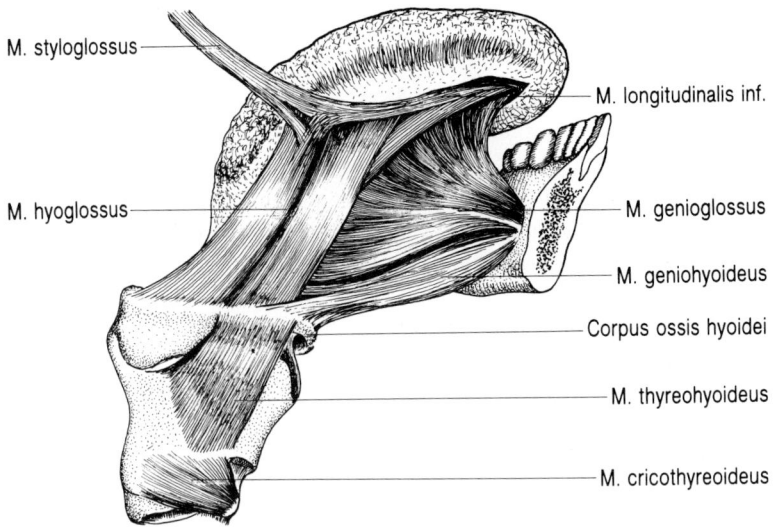

Abbildung 1-11:
Die äußere Zungenmuskulatur von der rechten Seite gesehen

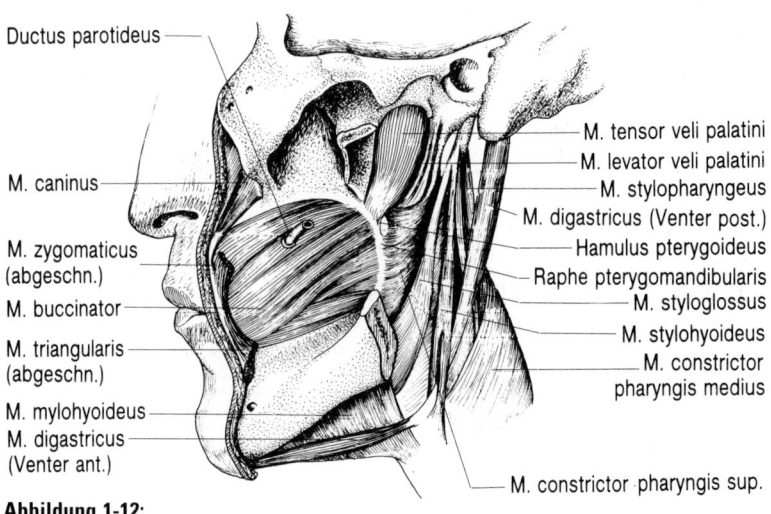

Abbildung 1-12:
Die vom Processus styloideus entspringenden Muskeln von der linken Seite gesehen

M. hyoglossus (Zungenbein-Zungen-Muskel): Zieht vom Zungenbein zur Seite der Zunge.

Funktion: Zieht die Zunge nach hinten unten.

Innervation: N. hypoglossus (XII).

M. styloglossus (Griffel-Zungen-Muskel): Vom Griffelfortsatz des Schläfenbeines zum seitlichen Zungenrand.

Funktion: Zug nach hinten oben.

Innervation: N. hypoglossus (XII).

M. palatoglossus — siehe Gaumenmuskulatur.

1.2.3.2
Innere Zungenmuskulatur (Abb. 1-13)

Unter Zungenbinnenmuskulatur versteht man die Gesamtheit der im Zungenkörper verlaufenden Muskelbündel. Diese vereinigen sich in einem Geflecht und verlaufen längs, quer und senkrecht. Sie bewirken die Formveränderungen der Zunge (Abflachung, Verkürzung, Streckung).

M. longitudinalis (Längsmuskel): Von der Zungenwurzel zur -spitze.

M. transversus (Quermuskel): Von der Mitte der Zunge zum Rand.

M. verticalis (Senkrechtmuskel): Von der unteren Zungenfläche zum Zungenrücken.

Funktion: Zwei Synergisten arbeiten immer gegen den dritten Antagonisten.

Beim Herausstrecken der Zunge wird durch Kontraktion des M. verticalis und M. transversus der M. longitudinalis passiv gedehnt und die Zunge aus der Mundhöhle geschoben; Unterstützung des M. genioglossus.

1.2 Die Muskulatur

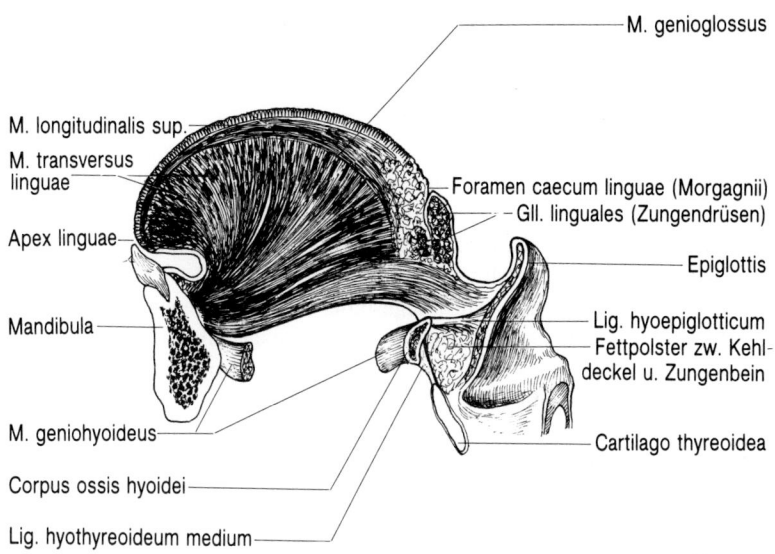

Abbildung 1-13:
Darstellung der inneren Zungenmuskulatur

Innervation: N. hypoglossus (XII).

Funktionsausfall: Bei einseitiger peripherer Hypoglossusparese Abweichen der Zunge im Mund infolge Muskelzuges zur nicht gelähmten Seite; Abweichen der herausgestreckten Zunge zur gelähmten Seite. Fibrillieren der gelähmten Zungenhälfte.

Erklärung: Durch Kontraktion des intakten M. genioglossus auf der gesunden Seite wird die Zunge hier stärker herausgeschoben und weicht deshalb zur gelähmten Seite ab.

1.2.4
Zungenbeinmuskulatur

Das Zungenbein dient den Muskeln des Kehlkopfes und der Zunge als Ansatzpunkt. Es hat trotzdem keine eigene Funktion. Seine Entfernung bleibt ohne Folgen. Alle oberen Zungenbeinmuskeln liegen zwischen Schädelbasis, Zungenbein und Unterkiefer.

Bedeutung für den Schluckakt: In der ersten Phase des Schluckaktes Unterstützung der Zungenbewegungen.

Bedeutung für die Phonation: Lageveränderungen des Zungenbeines beeinflussen die Position des Kehlkopfes. Positionsveränderungen des Kehlkopfes ziehen andere Grundspannungszustände der inneren Kehlkopfmuskeln nach sich; dadurch kommt es zu einer Änderung der Innervationsstärke der inneren Kehlkopfmuskeln. Aufwärtsbewegung des Kehlkopfes als mögliche Folge einer Aufwärtsbewegung des Zungenbeines bedeutet eine Verkleinerung des Ansatzrohres (Änderung der Resonanz). Fehl- und Überspannung der oberen Zungenbeinmuskulatur beeinflussen daher die Phonation ungünstig.

1.2.4.1
Obere Zungenbeinmuskulatur (Abb. 1-14)
M. digastricus (zweibäuchiger Kiefermuskel); zieht von der medialen Fläche des Warzenfortsatzes des Schläfenbeines (Incisura mastoidea) zum Unterkiefer.

Venter posterior (hinterer Muskelbauch): Vom Warzenfortsatz nach vorn abwärts zum Zungenbein; am Zungenbein Übergang in eine Zwischensehne, die durch eine fibröse Schlinge am Zungenbein festgehalten wird. Die Zwischensehne geht über in den Venter anterior (vorderer Muskelbauch): Vom Zungenbein nach vorn aufwärts zum Unterkiefer.

Funktion: Anhebung des Zungenbeines (damit unter Umständen Aufwärtsbewegung des Kehlkopfes), bei fixiertem Zungenbein Absenken des Unterkiefers.

Schluckakt: In der ersten Phase erfolgt durch Kontraktion des vorderen und hinteren Bauches eine Anhebung des Zungenbodens und dadurch Förderung des Abschlusses am harten Gaumen durch den Zungenrücken. In der zweiten Phase Entspannung des vorderen Bauches bei anhaltender Kontraktion des hinteren Bauches; dadurch wird ein Zug von Zungengrund und Kehlkopf nach hinten oben ausgeübt und so das Eindringen von Nahrung in den Kehlkopf verhindert.

1.2 Die Muskulatur

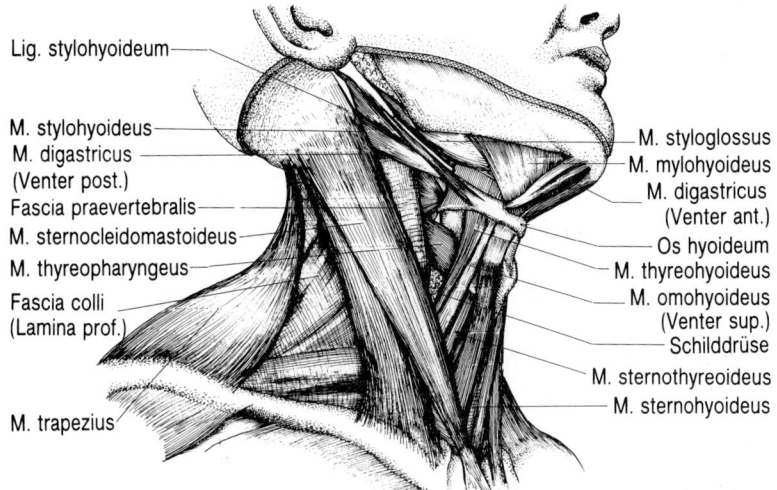

Abbildung 1-14:
Darstellung der oberen Zungenbeinmuskulatur

Innervation: Hinterer Muskelbauch durch den Ramus digastricus des N. facialis (VII): vorderer Muskelbauch durch den N. mylohoideus, Ast des N. mandibularis des N. trigeminus (V, 3).

M. stylohyoideus (Griffel-Zungenbein-Muskel): Vom Processus styloideus (Griffelfortsatz) des Schläfenbeins nach unten vorn zum großen Horn des Zungenbeines. Vor seinem Ansatz spaltet sich der Muskel in zwei Zipfel, die die Zwischensehne des M. digastricus umfassen.

Funktion: Anhebung des Zungenbeines nach oben rückwärts, Unterstützung des M. digastricus.

Innervation: Ramus stylohyoideus des N. facialis (VII).

M. mylohyoideus (Kiefer-Zungenbein-Muskel): Von der Innenseite des Unterkiefers schräg rückwärts zur Mitte des Mundbodens an einen fibrösen Streifen (Raphe) und zum Zungenbeinkörper.

Funktion: Hebung des Zungenbeines beim Schlucken durch Aufwärtsbewegung des Mundbodens; Andrücken der Zunge gegen den harten Gaumen.

Innervation: N. mylohyoideus; Ast des N. mandibularis des N. trigeminus (V, 3).

M. geniohyoideus (Kinn-Zungenbein-Muskel): Von der Mitte der Unterkieferinnenseite zum Zungenbeinkörper; er liegt über dem M. mylohyoideus.

Funktion: Zieht das Zungenbein nach vorn oben.

Innervation: N. hypoglossus (XII).

1.2.4.2
Untere Zungenbeinmuskulatur (Abb. 1-15)
Die Wirkung der unteren Zungenbeinmuskulatur besteht vor allem in der Feststellung des Zungenbeines. Dieses wird damit Stützpunkt für die Arbeit der oberen Zungenbeinmuskulatur an Unterkiefer und Zunge.

M. sternohyoideus (Brustbein-Zungenbein-Muskel): Zieht von der Rückfläche des Brustbeines zum Zungenbeinkörper.

Funktion: Herabziehen des Zungenbeines.

Innervation: Ansa n. hypoglossi (auch Ansa cervicalis genannt). Sie wird gebildet aus einem Ast des N. hypoglossus (XII), der Radix superior ansae cervicalis, die jedoch keine Hypoglossusfasern enthält, und ihrer Verbindung mit der Radix inferior des Plexus cervicalis (Halsgeflecht) aus C II bis C IV.

M. thyreohyoideus (Schildknorpel-Zungenbein-Muskel): Zieht von den äußeren seitlichen Schildknorpelflächen zum Zungenbein.

Funktion: Bei fixiertem Zungenbein Anheben des Kehlkopfes. Bei fixiertem Kehlkopf Abwärtsbewegung des Zungenbeines.

1.2 Die Muskulatur 59

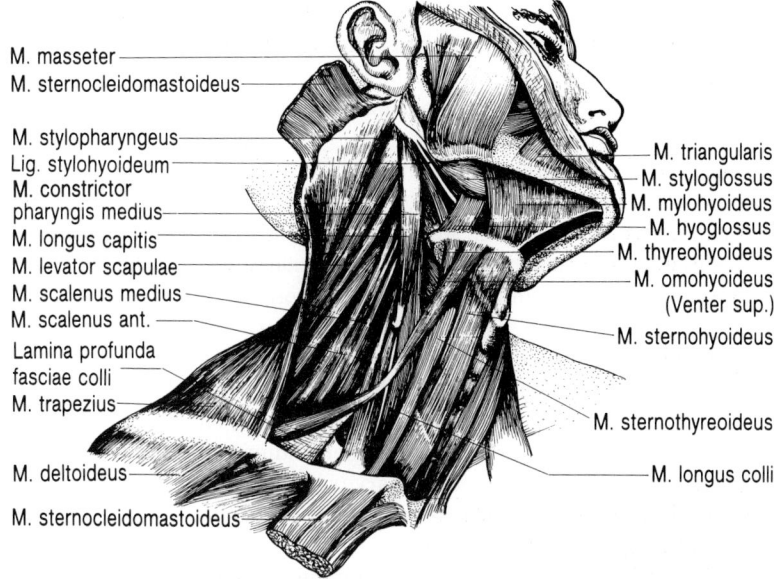

Abbildung 1-15:
Darstellung der unteren Zungenbeinmuskulatur

Innervation: Ramus thyreohyoideus des N. hypoglossus (XII). Seine Fasern kommen jedoch aus dem Halsmark (oberster Teil des Rückenmarkes), also aus dem Plexus cervicalis.

M. omohyoideus (Schulter-Zungenbein-Muskel): Zweibäuchiger Muskel, zieht vom oberen Rand des Schulterblattes zum Zungenbein. Zwischen beiden Muskelflächen liegt eine Zwischensehne, die mit der mittleren Halsfaszie verwachsen ist.

Funktion: Feststellung des Zungenbeines, somit Stützpunkt für die Arbeit der oberen Zungenbeinmuskulatur an Unterkiefer und Zunge; Mitwirkung beim Schluckakt; Spanner der Halsfaszien und damit Erweiterer der tiefen Halsvenen.

Innervation: Ansa n. hypoglossi (XII).

1.2.5
Zusammenwirken der Muskulatur beim Schluckvorgang

Die Zunge führt eine Nahrungsportion am Gaumen entlang nach hinten. Hierzu ist erforderlich,
- daß die Zunge durch Kontraktion der Mundbodenmuskulatur gegen den Gaumen gepreßt wird und
- daß unter Führung der Mm. hyoglossi und Mm. styloglossi eine Massenverlagerung des Zungenkörpers nach hinten erfolgt.

Diese Phase allein kann willentlich intendiert werden. Durch Kontakt des Schluckgutes mit der Schleimhaut der Gaumenbögen und des Zungengrundes wird der reflektorische Teil des Schluckaktes ausgelöst (Schluckzentrum in der Medulla oblongata).

Durch kurzfristige Öffnung des zur Erzeugung eines Überdrucks in der Mundhöhle zunächst geschlossenen Isthmus faucium wird eine Nahrungsportion schnell in den Pharynx befördert.

Unmittelbar nach Passage des Isthmus faucium setzen folgende Mechanismen ein:
- Verschluß des Rückweges in die Mundhöhle durch Kontraktion des Sphinkter-Systems im Bereich des Isthmus faucium (M. transversus linguae, Mm. palatoglossi, Gaumensegelaponeurose);
- Verlegung des Weges zum Nasenrachenraum durch Kontraktion des Gaumensegels, welches sich dem durch Kontraktion des M. constrictor pharyngis superior gebildeten Passavant-Wulst anlegt (Mm. levator et tensor veli palatini sowie M. palatopharyngeus);
- Verschluß des Atemweges. Durch Kontraktion der suprahyoidalen Muskulatur und des M. thyreohyoideus werden Zungenbein und Kehlkopf nach oben und vorn unter den Zungengrund gezogen, wodurch der Kehldeckel passiv auf den Kehlkopfeingang gepreßt wird. Die Glottis wird dabei reflektorisch verschlossen, und die Atemmuskulatur wird gehemmt.

Durch Kontraktion des Systems der Schlundschnürer (N. glossopharyngeus und N. vagus über den Plexus pharyngeus) wird die geschluckte Speise weiter beschleunigt und in die Speiseröhre befördert. Hierbei wirkt eine Hebung und Verkürzung des Rachens (M. stylopharyngeus, M. palatopharyngeus) mit, wodurch der Rachen gewissermaßen über den Bissen hinweg nach oben gezogen wird (siehe auch Abschn. 1.2.3, 1.2.4.1).

1.2.6
Kaumuskulatur (Abb. 1-16 und 1-17)

Für die Mahlbewegungen des Kauens sind seitliche Drehungen des Unterkiefers wichtig. Für die Sprache sind nur vertikale Kieferbewegungen von Bedeutung.

Seitliche Abweichungen des Unterkiefers während der Artikulation sind pathologisch.

Die Ursachen dafür können folgende sein:
- Kiefergelenksstörungen
- Lähmungen einzelner Kaumuskeln mit der Folge von Dysarthrie oder Dysglossie
- Psychomotorische Verziehungen der Sprechbewegungen, z.B. bei hysterischer Dysarthrie.

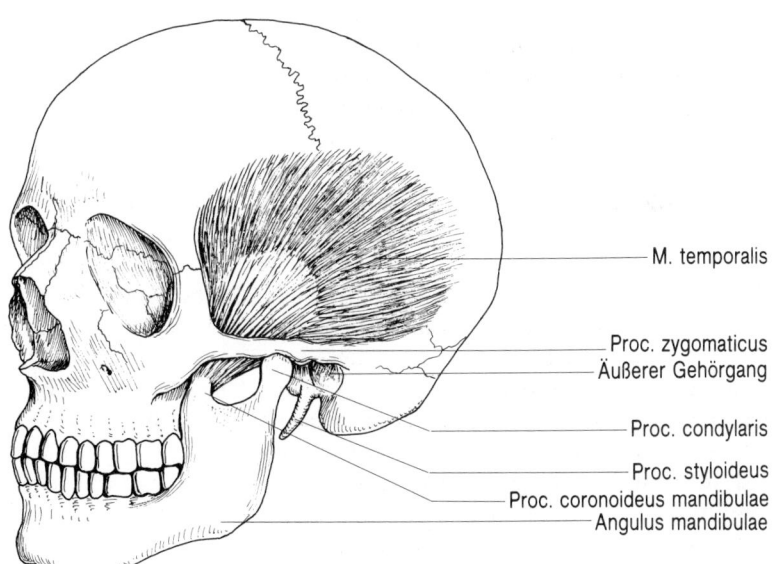

Abbildung 1-16:
Darstellung der Kaumuskulatur: M. temporalis

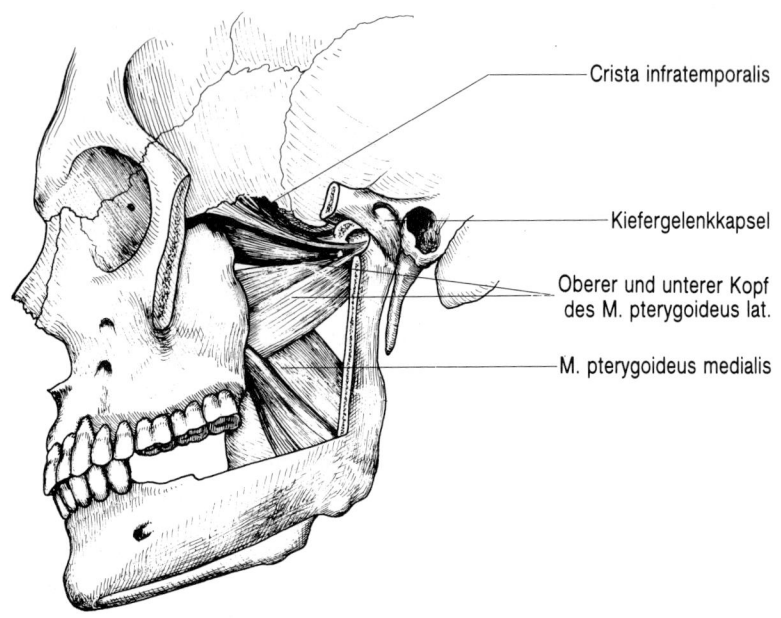

Abbildung 1-17:
Darstellung der Kaumuskulatur: M. pterygoideus medialis und lateralis

M. temporalis (Schläfenmuskel): Zieht vom Schläfenbein (Os temporale) zum Processus coronoideus (muscularis) des Unterkiefers.

Funktion: Adduktor des Unterkiefers (Hebung), Zurückziehen des Gelenkkopfes des Unterkiefers in die Gelenkpfanne.

Innervation: Nn. temporales profundi; Äste des N. masticatorius, letzterer ist ein Ast des N. mandibularis des N. trigeminus (V, 3).

M. masseter (Kaumuskel): Zieht von der Außenfläche des Jochbogens zur Außenfläche des Unterkieferwinkels.

Funktion: Adduktor. Anhebung des Unterkiefers.

1.2 Die Muskulatur

Innervation: N. massetericus; Ast des N. masticatorius, letzterer ist ein Ast des N. mandibularis des N. trigeminus (V, 3).

M. pterygoideus medialis (innerer Flügelmuskel): Zieht von der Fossa pterygoidea des Keilbeines abwärts und rückwärts zur Innenfläche des Unterkieferwinkels.

Funktion: Adduktor; Hebung (bedeutet hier Hebung nach oben) und Vorschieben (Protrusion) des Unterkiefers.

Innervation: N. pterygoideus medialis; Ast des N. masticatorius, letzterer ist ein Ast des N. mandibularis des N. trigeminus (V, 3).

M. pterygoideus lateralis (externus) (äußerer Flügelmuskel): Zieht vom Processus pterygoideus des Keilbeines seitlich abwärts zum Processus condylaris (articularis) und zur Gelenkkapsel des Unterkiefers.

Funktion: Bei beidseitiger Kontraktion Vorwärtsbewegen (Vorschieben) des Unterkiefers und Senkung. Bei wechselseitigen Kontraktionen Verschiebung des Unterkiefers seitlich (Mahlbewegungen). Senker und Adduktor des Unterkiefers (Adduktion bedeutet hier Bewegung zur Mitte).

Innervation: N. pterygoideus lateralis; Ast des N. masticatorius, letzterer ist ein Ast des N. mandibularis des N. trigeminus (V, 3).

1.2.6.1
Zusammenwirken der Muskulatur bei den Bewegungen des Unterkiefers

Nachfolgend werden die Bewegungen des Unterkiefers getrennt angegeben mit den jeweils daran beteiligten Muskeln:
- Der Unterkiefer wird *gesenkt* durch sein Gewicht, das Platysma (unterhalb der Halshaut liegende Muskelplatte vom Unterkieferrand zur Brusthaut in Höhe der zweiten Rippe ziehend; Innervation: N. facialis), den vorderen Teil des M. digastricus, den M. mylohyoideus und den M. geniohyoideus.
- Der Unterkiefer wird *gehoben* durch den M. temporalis, den M. masseter, den M. zygomaticomandibularis und den M. pterygoideus medialis.

- Der Unterkiefer wird *vorgeschoben* durch den M. masseter, die vorderen Fasern des M. temporalis und den M. pterygoideus lateralis.
- Der Unterkiefer wird *zurückgezogen* durch den M. masseter, die hinteren Fasern des M. temporalis und den M. pterygoideus medialis.
- Der Unterkiefer wird *gedreht* durch wechselseitige Kontraktionen der Mm. pterygoidei laterales.

1.2.7
Mimische Muskulatur (Abb. 1-18)

Die mimische Muskulatur ist für die Sprache von Bedeutung hinsichtlich:
- mimischer Sprechgesten (Lächeln, Staunen, usw.)
- der Gestaltung der Mundhöhle (Wangenmuskulatur) und
- der Artikulation (Lippenmuskeln).

M. orbicularis oris (Lippenmuskel): Umschließt kreisförmig den Mund (Ringmuskel).

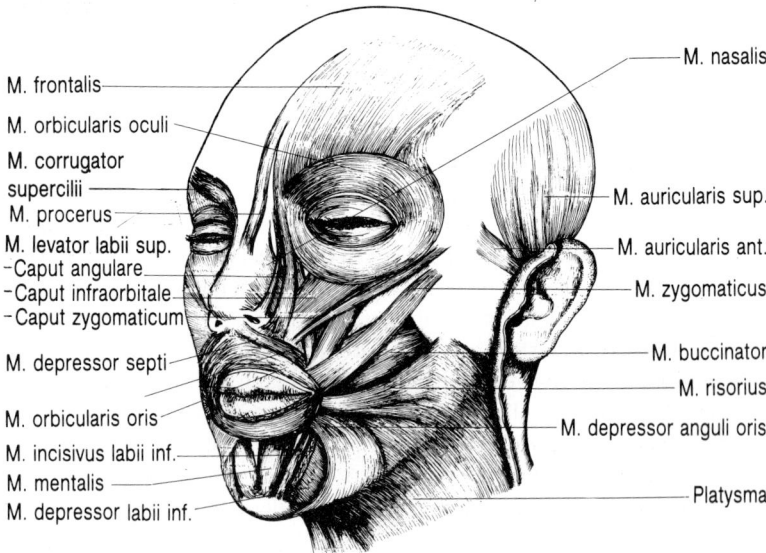

Abbildung 1-18:
Die mimische Muskulatur des Gesichts

1.2 Die Muskulatur

Funktion: Schließen und Spitzen der Lippen.

M. zygomaticus (Jochbeinmuskel): Zieht vom Jochbein zum Mundwinkel.

Funktion: Auf- und Seitwärtsziehen (Breitziehen) der Mundwinkel (Lachmuskel).

M. depressor anguli oris (Mundwinkelherabzieher): Verläuft von der Basis des Unterkiefers zum Mundwinkel.

Funktion: Abwärtsziehen des Mundwinkels (Trauer).

M. levator labii superioris (Oberlippenheber): Dreiteilig, vom Processus frontalis des Oberkiefers, Infraorbitalrand und Jochbein zur Oberlippe und zum Nasenflügel.

Funktion: Hochziehen von Oberlippe und Nasenflügel.

M. depressor labii inferioris (Unterlippenherabzieher): Verläuft von der Basis des Unterkiefers zur Unterlippe.

Funktion: Ab- und Seitwärtsziehen der Unterlippe.

M. buccinator (Wangenmuskel): Er bildet die muskuläre Grundlage der Wange. Seine Ursprungslinie ist hufeisenförmig. Sie beginnt am Processus alveolaris des Oberkiefers in Höhe des ersten Mahlzahnes. Sie endet an der gleichen Stelle an der Pars alveolaris des Unterkiefers. Der Muskel verläuft zum Mundwinkel und den Lippen.

Funktion: Andrücken von Lippen und Wange gegen die Zähne.
– Beim Kauen werden die seitlich ausgewichenen Nahrungsteile wieder zwischen die beiden Zahnreihen geschoben.
– Beim Lachen und Weinen Verbreiterung der Mundspalte.
– Bei Kontraktion beider Muskeln Sprengung der geschlossenen Mundspalte. Es wird ein gerade gerichteter Luftstrom erzeugt.

Bei einseitiger Lähmung kann eine mitten vor das Gesicht gehaltene Kerze nicht ausgeblasen werden, da durch Kontraktion nur eines M. buccinator ein schiefer Luftstrom erzeugt wird.

M. risorius (Lachmuskel): Verläuft vom Mundwinkel zur Wangenhaut.

Funktion: Kontraktion beim Lachen (Lachgrübchen an der Wange).

Innervation der mimischen Muskulatur: N. facialis (VII).

1.3
Sprachzentren (Abb. 1-19 und 1-20)

Die Sprache gehört zu den sekundären Hirnfunktionen. Als sie sich im Verlaufe der phylogenetischen menschlichen Entwicklung allmählich ausbildete, fand sie das Gehirn als ein vollendetes Funktionssystem vor. Die einzelnen Rindenabschnitte des Gehirns waren für bestimmte Grundfunktionen zuständig. Die Sprache mußte sich daher als Netzwerk sekundär in das bereits fertige Gerüst der primären Hirnfunktionen einfügen. Sie konnte sich also nur auf der Basis ihrer Grundelemente verankern, d. h. der motorischen, sensorischen, kinästhetischen, akustischen und optischen Anteile ihrer Funktion.

Es gibt somit keine umschriebene Lokalisation der Sprache.

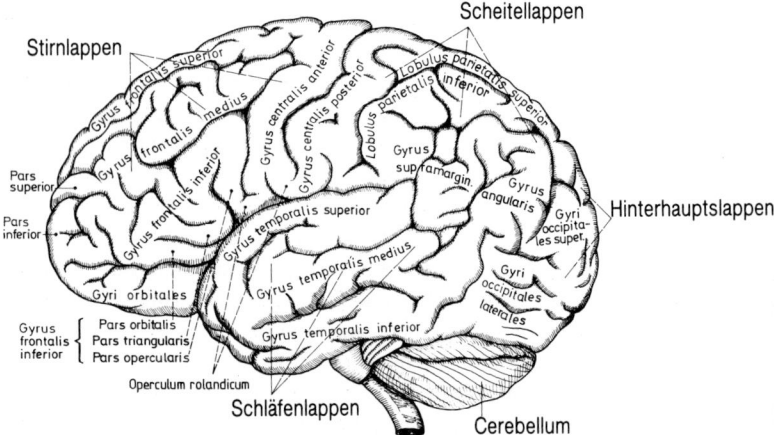

Abbildung 1-19:
Die konvexe Fläche der linken Großhirnhemisphäre in der Seitenansicht: Stirnlappen, Scheitellappen, Schläfenlappen und Hinterhauptslappen

1.3 Sprachzentren

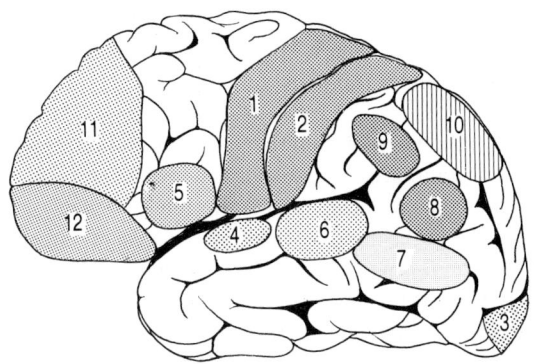

Abbildung 1-20:
Psychomotorische und psychosensible Zentren an der Konvexität des Gehirns. 1 motorische Zentralregion; 2 sensible Zentralregion; 3 Regio optica; 4 Hörzentrum; 5 Broca-Zentrum; 6 Wernicke-Zentrum; 7 bei amnestischer Aphasie betroffene Region; 8 Déjerine-Zentrum; 9 bei Apraxie betroffene Region; 10 bei Astereognosie betroffene Region; 11 Antrieb, Konzentration; 12 Gesinnung, Takt.

Es handelt sich vielmehr um ein Funktionsnetz, welches über das gesamte Versorgungsgebiet der mittleren Hirnarterie mit verschiedener Schwerpunktbildung ausgebreitet ist. Dieses Funktionsnetz kann bei verschiedenen Individuen je nach ihrer individuellen zerebralen Grundstruktur und auch in den verschiedenen Entwicklungsstadien des Hirns in seiner Form variieren. Die Sprachzentren lassen sich deshalb in ihrer Lokalisation nur auf den Spuren ihrer den primären Hirnfunktionen entsprechenden Grundelemente verfolgen.

Unter einem *Zentrum* versteht man einen Teil des zentralen Nervensystems, der für das Zustandekommen eines zentralnervösen Vorganges eine ausschlaggebende Bedeutung besitzt. Es handelt sich daher bei den „Sprachzentren" nicht um den Sitz bestimmter Funktionen, sondern um *Störungszentren*, von denen aus bestimmte, die Sprache betreffende Hirnfunktionen gestört werden können.

Die Sprachregion (Sprachzentrum) ist somit kein Primärzentrum; sie wird sekundär durch Funktionseinstimmung für die Sprache herangezogen. Die linke Hemisphäre ist bei Rechtshändern für die Sprache wichtiger. *Subsidiärregionen* sind auch an analogen Stellen der rechten Hirnhälfte vorhanden. Im Säuglingsalter sind beide Hirnhälften noch gleichwertig. Die stärkere *Funktionseinstimmung* links erfolgt später. Nur bei schwierigen Aufgaben wird beim Erwachsenen die rechte Seite zusätzlich benötigt (siehe Tab. 5-1).

Schädigungen der verschiedenen Sprachregionen und sonstiger Zentren führen zu motorischer, sensorischer oder amnestischer Aphasie, akustischer Agnosie, Alexie oder Agraphie.

Im Laufe der kindlichen Entwicklung wechseln einzelne Knotenpunkte im Gehirn ihren Funktionsanteil (*dynamische Lokalisation*). Dies erklärt, warum ähnliche Verletzungen auf verschiedenen Altersstufen unterschiedliche Störungsbilder hervorrufen.

Anatomische Lokalisation der Sprach- und sonstiger Zentren.
Sprachmotorik: Broca-Zentrum; Sitz in der Pars opercularis des Gyrus frontalis inferior, dritte (untere) Stirnwindung. Beim Rechtshänder in der linken, beim Linkshänder in der rechten Hemisphäre.

Sprachsensorik: Wernicke-Zentrum; Sitz im hinteren Abschnitt des Gyrus temporalis superior, erste (obere) Schläfenwindung.

Hörzentrum: Heschl-Querwindung; Sitz im Gyrus temporalis transversus anterior (vordere Querwindung). Die erste (obere) Schläfenwindung hat an der Innenfläche Querwindungen; die vorderste ist die Heschl-Querwindung.

Lesen und Schreiben: Déjerin-Zentrum; Sitz in der sprachoptischen Region des Gyrus angularis.

Schreibmotorik: Gyrus frontalis medius oder Gyrus centralis anterior (Gyrus praecentralis).

1.4
Blutversorgung des Gehirns (Abb. 1-21 und 1-22)

Die Blutversorgung des Gehirns wird nur in dem Umfang dargestellt, in dem sie für das Verständnis der Aphasien notwendig ist.

A. carotis communis (gemeinsame Kopfschlagader). Sie teilt sich in die Aa. carotis externa (äußere) und interna (innere Kopfschlagader). Die

1.4 Blutversorgung des Gehirns

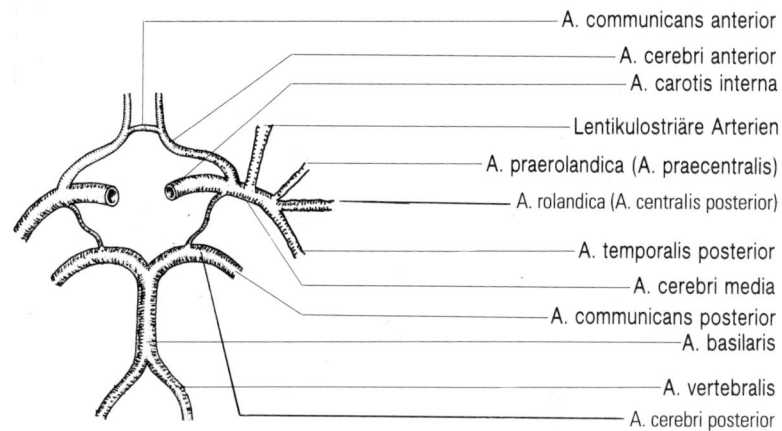

Abbildung 1-21:
Darstellung der A. basilaris und des Circulus arteriosus cerebri (Willisi)

A. carotis interna versorgt das Gehirn, das Auge und Teile der inneren Nase. Im Gehirn teilt sich die A. carotis interna in die A. ophthalmica und die Gehirnarterien, A. cerebri media (mittlere Hirnschlagader), A. cerebri anterior (vordere Hirnschlagader) usw. auf.

A. cerebri media. Sie ist der eigentliche Endast der A. carotis interna. Die A. cerebri media teilt sich u.a. auf in die A. praerolandica (A. praecentralis), die A. centralis anterior, die A. rolandica (A. centralis posterior) und die A. temporalis posterior. Durch die A. communicans anterior ist die rechte A. cerebri anterior mit der linken verbunden und schließt den Circulus arteriosus cerebri (Willisi) vorn.

Bei Verschluß der A. cerebri media (Mediastammverschluß) vor dem Ursprung der lentikulostriären Arterien auf der dominanten Seite kommt es zur globalen Aphasie und Dysarthrie, andernfalls nur zur Dysarthrie.

A. vertebralis (Wirbelschlagader). Sie vereinigt sich im Schädelinneren mit der A. vertebralis der anderen Seite zur A. basilaris (Grundschlagader). Die A. basilaris endet nach Abgang zahlreicher Arterien in der rechten und linken A. cerebri posterior. Die A. cerebri posterior gibt

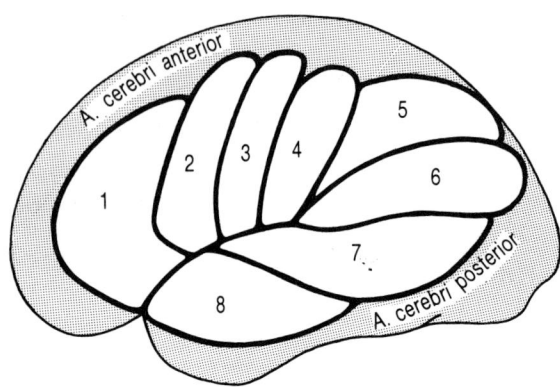

Abbildung 1-22:
Versorgungsgebiete der Äste der A. cerebri media (n. Foix und Levy). 1 A. orbitofrontalis; 2 A. praerolandica (A. praecentralis, A. centralis anterior); 3 A. rolandica (A. centralis posterior); 4 A. parietalis anterior; 5 A. parietalis posterior; 6 A. gyri angularis; 7 A. temporalis posterior; 8 A. temporalis anterior.

einen Ast (A. communicans posterior) zur A. cerebri media ab; sie ist somit Teil des Circulus arteriosus cerebri (Willisi).

A. praerolandica. Sie versorgt die hinteren Bezirke des Gyrus frontalis und des Gyrus medius sowie die basale Hälfte des Gyrus praecentralis. Beim Verschluß der Arterie kommt es zur motorischen Aphasie.

A. rolandica (A. centralis posterior, Ramus sulci centralis). Sie versorgt den Gyrus praecentralis und den Gyrus postcentralis sowie angrenzende Gebiete des Frontal- und Parietallappens.

A. temporalis posterior. Sie versorgt mittlere und hintere Abschnitte der Gyri temporales superior und medius sowie dorsale Teile des Gyrus temporalis inferior.

Bei Verschluß der Arterie auf der dominanten Seite entwickelt sich eine sensorische Aphasie und Dysarthrie, letztere unabhängig von der Hemisphärendominanz.

Anmerkung. Bei der amnestischen Aphasie liegt die Läsion retrorolandisch, d. h. temporoparietal. Eine Zuordnung zu einem bestimmten Gebiet der Gefäßversorgung der Sprachregion ist nicht möglich.

Beim Verschluß der A. cerebri anterior ist die Dysarthrie fakultatives Symptom.
Der Verschluß der A. basilaris oder ihrer Äste führt zum Ponsinfarkt (Brückeninfarkt). Beim ventralen Ponssyndrom infolge eines bilateralen Infarktes kommt es zu Anarthrie.

Beim oberen lateralen Ponssyndrom infolge eines Verschlusses der A. cerebelli superior kommt es zu skandierender Sprache (zerebellare Dysarthrie).

Bei Verschluß der A. cerebelli inferior posterior entwickelt sich ein Infarkt der Medulla oblongata (Wallenberg-Syndrom): herdseitige Gaumensegel- und Rachenhinterwandparese, Stimmlippenparese.

2
Die „Sprache" der Tiere

Tiere können sich z.B. mittels Duftstoffen, optischen Signalen oder Klopfsignalen mit der Umwelt in Verbindung setzen. Die Insekten besitzen sog. Stridulationsapparate (Umbildung einer Flügelader zur Schrillader, auch Feile genannt, und Verbreiterung einer Kante der Flügeldecke, auch Schrillkante genannt).

Bei den niederen Amphibien hat sich aus dem unteren Anteil des Kiemenskeletts das Laryngotrachealskelett entwickelt mit Stimmbändern. Bei den höheren Amphibien Zweiteilung in Krikotrachoid und Stellknorpel.

Bei den Reptilien Dreiteilung in Ringknorpel, Aryknorpel und Trachealknorpel.

Vögel verwenden zur Tongebung den Syrinx. Es handelt sich um schwingende Paukenmembranen an der Wand der Hauptbronchien. Vögel haben keine Stimmbänder.

Erst bei den Säugetieren findet sich ein Thyreoid (Schildknorpel), an dem die Stimmbänder inserieren (Vierteilung des Laryngotrachealskelettes).

Es gibt somit „Tiersprachen", d.h. Verständigungsmöglichkeiten bei Tieren. Tiere können einander etwas mitteilen, sie „antworten" einander; aber sie reden nicht miteinander, d.h. sie können keine Gespräche führen.

3
Entstehung der menschlichen Sprache

In der Frühzeit der menschlichen Entwicklung hat die Gebärdensprache eine entscheidende Rolle bei der Verständigung gespielt. Gebärden, Gesten, Körperhaltungen, Körperbewegungen und das Mienenspiel werden als Körpersprache bezeichnet. Die Körpersprache wird auch heute noch im Rahmen der verbalen Sprache miteingesetzt.

Wie und wann die verbale Sprache entstanden ist, läßt sich nur vermuten, da die heute gesprochenen primitiven Sprachen keine Rückschlüsse mehr auf die Entstehung der Sprache zulassen. Vermutet wird, daß zunächst einsilbige Urwörter produziert wurden, die dem Ausdruck starker Empfindungen dienten, dann lautmalerische Wortbildungen usw. Die Entwicklung der Sprache war wahrscheinlich zur Zeit des Neandertalers zwischen 120000 und 40000 v. Chr. beendet. Die ersten Spuren der Schrift reichen in das Zeitalter des Cro-Magnon Menschen bis 30000 v. Chr. zurück.

Von der kindlichen Sprachentwicklung lassen sich keine Rückschlüsse auf die Entstehung der historischen Sprache ziehen. Die Kindersprache dient jedoch als Modell für den Sprachwandel und die Entstehung neuer Sprachen.

4
Physiologie der Sprache

Sprache läßt sich hinsichtlich dreier Variablen beschreiben und unterscheiden
- Lautsystem (Phonologie)
- Wortschatz und Regeln der Wortbildung (Morphologie)
- Regeln der Wortkombination (Syntax)

Es gibt 4000 bis 5000 Sprachen. Alle Sprachen lassen sich mit nur ca. 50 phonetischen Zeichen und 30 zusätzlichen, sog. diakritischen, Zeichen transkribieren.

Innere Repräsentation. Wir besitzen ein bildhaftes Vorstellungsvermögen, eine Art „inneren Bildschirm", auf den unabhängig von äußeren Reizen Vorstellungen projiziert werden können. Jedes Sich-Erinnern, Vorausplanen, Verstehen, Formulieren, Vergleichen und Entscheiden läuft über dieses Repräsentationssystem ab.

Sprachanlage. Jeder Mensch verfügt über eine Sprachanlage. Diese kann zur Sprachbegabung gesteigert werden. Unterschiede in der Sprachbefähigung sind nicht durch Umwelteinflüsse zu erklären, sondern durch besondere Ausbildung kortikaler Bezirke.

Sprachverstehen. Das Hörsinnessystem leitet auf Nervenbahnen die Schalleindrücke zunächst zum akustischen Wahrnehmungszentrum (Heschl-Querwindung), von dort zum Erinnerungszentrum und schließlich zur sensorischen Sprachregion (Wernicke-Zentrum). Dort wird das gehörte Wortmaterial als Sprache erkannt und verstanden. Oft wird nur ein Teil der geäußerten Worte tatsächlich gehört, der andere Teil wird durch eine spontane Auffassungsleistung ergänzt. Wir hören nur selten Einzellaute, wir erfassen vielmehr ganzheitliche Sinngehalte. Verstehen ist leichter als Sprechen. Kinder verstehen daher mehr, als sie äußern können.

Aufgrund unserer Gesamtkenntnisse erkennen wir auch dann korrekte Wortgestalten, wenn sie unrichtig und unvollständig gesprochen werden. An den vom Sprecher produzierten Schallwellen ist nicht die

Gesamtheit ihrer physikalischen Strukturmomente wichtig, sondern lediglich bestimmte Merkmale, die im Sinne der Phoneme einer Sprache geformt sind.

Der Hörer muß vom Wortklang die wesentlichen Elemente, die den eigentlichen Informationsgehalt in sich schließen, isolieren können. Die nicht völlig korrekte Produktion eines Lautes braucht diesen daher noch nicht unverständlich zu machen, denn die sprachliche Kommunikation ist in zweifacher Hinsicht abgesichert:
– Die gehörte Sprache wird durch hinzugebrachtes Erfahrungswissen gedeutet.
– Informationswichtiges wird mehrfach zur Geltung gebracht (Phänomen der Redundanz).

Infolge der Beeinflussung des Gehörten durch höhere Aktionsschichten hört man nicht immer das, was faktisch gesagt wurde, sondern dasjenige, worauf man von gewissen vorgreifenden Sinneserwartungen her eingestellt war.

Sprechen ist ein Auswählen. Beim Sprechen wird der Gesamtsinn der Mitteilung aufgelöst und auf geeignete Worte und Wendungen verteilt. Der Hörer muß beim Verstehen das Aufgegliederte wieder vereinen; dadurch gelangt er wieder zum Sinn des Gesagten.

5
Zerebrale Dominanz, Lateralität und Sprache

5.1
Zerebrale Dominanz (Hemisphärendominanz)

Es handelt sich um eine spezifische menschliche Fähigkeit zur asymmetrischen Spezialisierung der beiden Hirnhälften für verbale und nichtverbale Funktionen.

Eine anatomische und feingewebliche Differenzierungsmöglichkeit der dominanten von der nicht dominanten Hirnhälfte gibt es nicht. Lediglich das Planum temporale, ein Gebiet an der inneren Oberfläche der temporalen Sprachregion neben der primären Hörwindung, ist bei 65 % der Bevölkerung links 1 cm^2 größer als rechts. Diese Asymmetrie läßt sich bereits bei Föten und bei Neugeborenen feststellen. Die Hemisphärendominanz für die sprachlichen Leistungen ist somit angeboren.

Die zerebrale Dominanz wird beim Menschen erst in den ersten Lebensjahren manifest durch stärkere Funktionseinstimmung einer Hemisphäre. Anfangs sind beide Hemisphären gleichwertig. Die Sprachfunktionen werden schon vor dem 4. Lebensjahr vorwiegend links lokalisiert. Im Alter von 5 Jahren ist die dominante Hirnhälfte festgelegt. Die Hirnreifung erstreckt sich bis zur Pubertät.

Der Austausch von Informationen zwischen beiden Großhirnhälften erfolgt über das Kommissurensystem, insbesondere über das Corpus callosum. Jede Hemisphäre kann nur dann ihre volle Leistungsfähigkeit entfalten, wenn sie die zur Aufgabenlösung notwendige Information auf dem direkten Weg über die kontralateralen sensorischen Bahnen erhält. Bei Vermittlung der Information zunächst an die funktionell unterlegene „falsche" Hemisphäre resultiert eine weniger effiziente Aufgabenlösung.

Unterschiede der Funktionsdominanz nach Geschlecht. Das männliche Gehirn zeigt eine wesentlich stärkere Tendenz zur Spezialisierung als das Frauengehirn, obwohl die gesamte Reifung des Gehirngewebes beim Mädchen schneller verläuft und auch eher abgeschlossen ist. Eine Schädigung der linken Hemisphäre ruft somit bei erwachsenen Frauen mit geringerer Wahrscheinlichkeit eine Aphasie bzw. eine weniger stark ausgeprägte Aphasie hervor als bei Männern.

Die Dominanz einer Hirnhemisphäre entsteht auf zwei Wegen:
- Angeboren, Erbfaktoren.
- Erworben:
  - Reifungsbiologische Faktoren.
  - Lernprozesse während des Spracherwerbs; Aufwachsen in sprachfreier Umgebung hat eine nicht normale Ausbildung der Dominanz zur Folge.
  - Mitprägung durch soziokulturelle Faktoren.
  - Einwirkung pathologischer Prozesse: Große prä- und perinatale Läsionen links führen zu einer Dominanz der rechten Hemisphäre.

5.2
Zerebrale Dominanz und Lateralität

Bei der Lateralität handelt es sich um Seitigkeiten vorwiegend im motorischen, visuellen und auditiven Bereich. Händigkeit ist nur ein Teil der Seitigkeit bzw. Lateralität.

Lateralität kann ererbt oder erworben sein. Anfänge der Dominanz und Lateralität finden sich bereits im Säuglingsalter. Kinder drehen den Kopf öfters nach rechts. Im Alter von 9 Monaten beginnt die bevorzugte Händigkeit sich auszubilden. Zwischen $1^1/_2$ und 2 Jahren findet man erste Äußerungen der bevorzugten Lateralität. Mit 5 Jahren ist die Lateralität ausgebildet. Mädchen entwickeln die Lateralität früher als Knaben.

5.2.1
Zerebrale Dominanz und Händigkeit

Zerebrale Reife und Dominanz sind direkt proportional. Der Erwerb der bevorzugten Händigkeit und die Entwicklung der Sprache hängen somit beide vom Fortschritt der Hirnreifung ab. Mit der Prüfung der Händigkeit wird jedoch nur ein Kriterium der Hemisphärendominanz erfaßt, welches außerdem exogenen Einflüssen ausgesetzt sein kann. Mit der Prüfung der Händigkeit kann somit nur der Verdacht auf eine verzögerte Hirnreifung geäußert werden.

Rechtshändigkeit. Bei über 95% der Rechtshänder ist das Sprachzentrum in der linken Hemisphäre lokalisiert.

Linkshändigkeit. Bei 60–70% der Linkshänder liegt die Sprachdominanz in der linken Hemisphäre (nicht erblich). Bei 15% der Linkshänder liegt die Sprachdominanz beiderseits und bei 15% der Linkshänder rechts (fast immer erblich).

Linkshändigkeit kann folgende Ursachen haben:
- Angeboren bei rechtshirniger Dominanz ohne frühere Schäden der linken Hemisphäre. Im Gegensatz zur eindeutigen Rechtshändigkeit, Extrem einer Reihe von Ambilateralität verschiedener Grade.
- Erworben nach frühkindlichen Hirnschädigungen der linken Hemisphäre (pathologische Linkshändigkeit).
- Angeborener oder früher Verlust der rechten Hand. Die rechte Großhirnhälfte ist oder wird in solchen Fällen für die Sprachleistungen dominant.

Häufigkeit des Vorkommens von Rechtshändigkeit, Linkshändigkeit und Beidhändigkeit:
- Rechtshändigkeit (Dextralität): 85–90%
- Linkshändigkeit (Sinistralität): 5–15%
- Beidhändigkeit (Bilateralität): 5–10%.

Prüfung der Händigkeit. Die Prüfungsergebnisse sind nur für die Rechtshänder zuverlässig. Bei 95% der Rechtshänder und bei 60% der Beidhänder liegt das Sprachzentrum in der linken Hemisphäre, d. h., die linke Hemisphäre ist dominant. Demnach besteht keine kausale Beziehung zwischen Händigkeit und Sprachdominanz.

5.2.1.1
Linkshändigkeit als Zeichen einer Lateralitätsstörung
Linkshändigkeit ist nur ein Teilsymptom einer Lateralitätsstörung. Sie geht einher mit Linksäugigkeit, Linksohrigkeit, Linkszüngigkeit, Linksfüßigkeit, betonter Funktion der linken Kehlkopfhälfte (stroboskopisch angedeutete Amplitudeneinschränkung links). Linkshändigkeit bedeutet in höherem Maße Beidhirnigkeit; diese ist Ausdruck einer geringeren Spezialisierung einer Körperseite, also auch einer Hand.

Linkshändigkeit bedeutet aber keine einfache Umkehrung der

5.2 Zerebrale Dominanz und Lateralität

Rechtshändigkeit. Die Dominanz einer Hirnhemisphäre und Lateralität (Händigkeit) brauchen nicht identisch oder völlig übereinstimmend zu sein. Linkshänder mit Diskrepanzen bezüglich der Händigkeit schreiben zwar rechts, führen jedoch Mengenleistungen links durch. Bei zwei Dritteln dieser Linkshänder ist die linke Hemisphäre für die Sprache dominant; bei einem Drittel findet man rechtsseitige Dominanz oder Bizerebralität.

Gekreuzte Seitigkeit. Linksohrigkeit kann mit Rechtshändigkeit verbunden sein.

Cave: Umerziehung. Eine Lateralitätsstörung braucht nicht behindernd zu sein. In der Schule sollte keine Umerziehung zum Rechtshänder mehr erfolgen, da die Linkshändigkeit in diesem Alter bereits eine organische Gegebenheit ist, sonst besteht evtl. die Möglichkeit des Auftretens von Stottern bei vorhandener Disposition (siehe auch Abschn. 5.2.3.1, 20.3.3.14), von Verhaltensstörungen und Schulversagen.

Auch rein motorisch gesehen ist der Erfolg einer Umerziehung zum Rechtshänder meist zweifelhaft:
- Das Kind verliert die linkshändige Fertigkeit und erwirbt auch mit der rechten Hand kein hohes Fertigkeitsniveau. Es wird beidhändig auf motorisch niederem Niveau („zwei linke Hände").
- Diese sekundäre Beidhändigkeit von an sich eindeutigen Linkshändern kann zu Orientierungsstörungen führen.

Beim Pseudorechtshänder, also beim umgeschulten Linkshänder, bleibt, bei vorher bestehender Dominanz der rechten Hemisphäre, die rechtsseitige Hemisphärendominanz bestehen.

5.2.1.2
Legasthenie und Linkshändigkeit

Linkshändigkeit, Beidhändigkeit sowie nicht ausgeprägte Körperdominanz werden häufig im Zusammenhang mit einer Legasthenie vorgefunden. In welchem Zusammenhang sie zur Legasthenie stehen, ist bisher nicht bekannt.

5.2.1.3
Erlernung des Schreibvorgangs bei Linkshändigkeit

Eine Schräglage des Blattes um 30° ist am günstigsten. Die linke obere Ecke wird nach oben gedreht. Das Blatt muß links von der Mittelachse des schreibenden Kindes liegen. Die Schräglage ermöglicht ein aufrechtes Sitzen beim Schreiben; eine übertriebene Seitneigung des Kopfes ist nicht mehr notwendig. Das Licht sollte von rechts einfallen. Zeitpunkt für den Beginn des Schreibtrainings liegt im letzten Jahr des Kindergartenbesuches oder unmittelbar nach Schulbeginn. Zusätzlich grobmotorisches und feinmotorisches Training der linken Hand.

5.2.1.4
Präferenzdominanz und Leistungsdominanz

Präferenzdominanz äußert sich in dem vorwiegenden spontanen Gebrauch einer Hand. Sie ist bereits mit 16 Monaten zuverlässig zu bestimmen, während die Leistungsdominanz erst mit 5–6 Jahren exakt erfaßbar ist.

Mit Hilfe von *Leistungsdominanztests* wird der Grad der funktionellen Überlegenheit der leistungsstärkeren Hand bezüglich bestimmter psychomotorischer Aufgaben gemessen. Verwendet werden z. B. der Leistungsdominanztest von Schilling (1971) für 5- bis 12jährige Kinder oder der Handdominanztest (HDT) von Steingrüber und Lienert.

Die Leistungsdominanz wird durch Tätigkeiten wie z. B. nach Kraft, Schnelligkeit, Impulsvermögen und Bewegungsgenauigkeit geprüft. Das Ergebnis der *Präferenzdominanztests* gibt Aufschluß über die Einstellung des Kindes zu seiner eigenen Händigkeit. Die Händigkeitsdiagnose ist wichtig, um ambidextrischen Kindern helfen zu können.

Leistungsdominanz links und starke Rechtspräferenz sind Folge von Dressur der rechten Hand durch die Eltern. In 90% der Fälle findet sich sonst eine Übereinstimmung. Ist das Ergebnis von Präferenz- und Leistungsdominanztests widersprüchlich, so kann man als zusätzliche Entscheidungshilfe z. B. mit beiden Händen Kreise gleichzeitig zeichnen lassen.

5.2.1.5
Lateralität und Direktionalität

Direktionalität bedeutet Sinn für räumliche Verhältnisse. Lateralität und Direktionalität sind an dieselbe Seite gebunden, also z. B. dextrale Direktionalität und dextrale Orientierung, d. h. bevorzugte Orientierung zur rechten Seite. Umgelernte Linkshänder haben Schwierigkeiten mit der dextralen Direktionalität; sie verwechseln oft rechts und links.

5.2.2
Zerebrale Dominanz und Ohrigkeit

Bei der visuellen Wahrnehmung werden die Eindrücke aus dem rechten Gesichtsfeld über den ungekreuzten Anteil des Tractus opticus vom linken Auge und dessen im Chiasma opticum kreuzenden nasalen Anteil des rechten Auges ausschließlich in die Sehrinde der linken Hemisphäre weitergeleitet. Hierdurch ergibt sich eine nahezu vollständige Lateralisierung der visuellen Sinneseindrücke.

Grundsätzlich besteht bei der akustischen Sinneswahrnehmung dagegen keine primäre Lateralisierung. Anatomisch (die Mehrzahl aller Nervenfasern der Hörbahn kreuzen) und funktionell überwiegt jedoch bei der akustischen Sinneswahrnehmung der gekreuzte Anteil der Hörbahn.

Bei dichotisch, d. h. auf beiden Ohren gleichzeitig angebotenen, verschiedenen Wörtern werden bevorzugt am rechten Ohr angebotene Wörter richtig gehört (Rechts-Ohr-Effekt), melodische Stimuli (Tonfolgen) jedoch auf dem linken Ohr. Dieser Lateralisationseffekt beim dichotischen Hören erklärt sich dadurch, daß normalerweise eine Inhibition (Unterdrückung) der schwächeren (nur wenige Nervenfasern kreuzen nicht) ipsilateralen Hörbahnanteile durch den stärkeren, vom kontralateralen Ohr kommenden Anteil erfolgt.

5.2.3
Zerebrale Dominanz und Sprache

Die Entwicklung von Dominanz und Sprache läuft parallel (LENNEBERG). Beide Begriffe dürfen jedoch nicht gleichgesetzt werden. Sprache und Handgeschicklichkeit setzen eine exakte Steuerung der feinen Motorik voraus. Die sprachdominante Hemisphäre steuert die rasche Koordination komplexer motorischer Abläufe. Die Sprachfunktion wird vom subkortikalen System gesteuert und induziert, besonders vom Thalamus. In der Hirnrinde sind nur die Daten gespeichert.

Bei 1–2% der Menschen ist das Sprachzentrum nicht in der linken, sondern in der rechten Hirnhälfte lokalisiert. Bei ebenfalls 1–2% der Menschen findet sich die Sprachrepräsentation in beiden Hirnhälften.

Bei Rechtshändern ist die linksseitige Lokalisation der Sprachfunktion stärker ausgeprägt als bei Linkshändern.

Bei gemischter Händigkeit oder Mehrsprachigkeit findet sich eine beidseitige Lokalisation der Sprachfunktion. Bei Linkshändigkeit kann eine linksseitige Lokalisation der Sprachfunktionen, Bizerebralität oder rechtsseitige Lokalisation der Sprachfunktion vorkommen.

Bei einem sehr kleinen Prozentsatz von Rechtshändern besteht jedoch eine rechtshirnige und bei ganz wenigen Personen keine stark ausgeprägte Dominanz. Bei der letzten Gruppe sind beide Hemisphären in bezug auf die Sprachsteuerung jedoch nicht gleichwertig; eine Seite — meist die linke — ist stärker beteiligt.

Die nicht dominante Hirnhälfte soll normalerweise die nichtsprachlichen Leistungen steuern wie Diskrimination, Perzeption und räumliche Aufgaben. Sie arbeitet synthetisch — holistisch (ganzheitlich), die dominante Hirnhälfte arbeitet analytisch (Tab. 5-1). Wörter und Buchstaben, die im rechten Gesichtsfeld dargeboten werden, werden häufiger richtig und rascher erkannt als im linken Gesichtsfeld infolge der funktionellen Spezialisierung der linken Hemisphäre für Sprache.

5.2.3.1
Beziehungen zwischen zerebraler Dominanz und Sprachstörungen

Aphasie. Bei Linkshändern ist eine aphasische Störung von kürzerer Dauer und hat eine bessere Prognose.

Durch inhibitorische Einflüsse der geschädigten sprachdominanten linken Hemisphäre kommt es bei Aphasien auch zu einer Beeinträchtigung der nichtsprachlichen kognitiven Funktion der linken Hemisphäre. Bei schweren Aphasien erfolgt daher die Aktivierung des latenten Sprachpotentials der rechten Hemisphäre mit Hilfe rechts lateralisierter visueller und taktiler Aufgabenstellungen (nonverbale Stimulation).

Stottern. Es sind keine eindeutigen Beziehungen zwischen umgelernter Händigkeit und Stottern vorhanden. Es besteht jedoch die Möglichkeit, daß Störungen der Lateralität und Dominanz mit einem Sprach-Schwäche-Syndrom einhergehen.

Stottern und Legasthenie kommen gehäuft bei gemischter Dominanz vor: z. B. Rechtshänder, aber Linksfüßler. Die Tendenz zur gemischten Dominanz ist wahrscheinlich erblich.

Stammeln und Lese-Rechtschreib-Schwäche. Es bestehen keine eindeutigen gesicherten Beziehungen zur Händigkeit, ein Zusammenhang wird jedoch vermutet.

Die Rechtshändigkeit nimmt in der Ausprägungsstärke ab, vom

Tabelle 5-1:
Funktionen der beiden Großhirnhemisphären bei der Verarbeitung akustischer Reize bei Rechtshändern

Linke Hemisphäre	Rechte Hemisphäre
– Linguistische, d. h. phonetische oder semantische, über das Klangbild oder die Wort- bzw. Buchstabenbedeutung führende Informationsverarbeitung – Verstehen komplexer syntaktischer Strukturen – Erkennen von abstrakten Substantiven – Analytisches, logisches Denken; linear, d. h. einander folgend – Intellekt – Bearbeitung von Klängen isolierter Laute, Tierstimmen, Lachen, Nießen	– Erfassen nichtsprachlicher akustischer Strukturen – Identifizierung verschiedener Melodietypen, Melodiegedächtnis – Zugriff auf die Wortbedeutung erfolgt über die ganzheitliche Auffassung des Lautbildes, der visuellen Wortgestalt oder des visuellen Wortbildes – Zugriff auf einen bestimmten Teil des Wortschatzes (z. B. leicht visualisierbare Substantive und Adjektive) über visuelle Vorstellungsbilder – Erfassen figuraler Sachverhalte auf nichtsprachliche, intuitive, ganzheitliche Weise – Sprachfreies Ausdrucksverständnis – Synthetisches, ganzheitliches Denken – Räumliches und perspektivisches Vorstellungsvermögen, bildhafte Vorstellung – Wortzerlegung in einzelne Laute beim Diktat und ihr Zusammensetzen zu Einheiten zu Beginn des Leseprozesses.

Stammeln ohne Lautdifferenzierungsschwäche bis zum Stammeln mit Lautdifferenzierungsschwäche.

Sprachschwäche. Der Erwerb der bevorzugten Lateralität und die Entwicklung der Sprache hängen vom Fortschritt der zerebralen Reifung ab. Ein Entwicklungsrückstand von beiden ist Ausdruck einer verzögerten Hirnreifung.

Amusie. Bei Schädigung der rechten Hemisphäre bei ausgebildeten Musikern tritt Amusie auf. Bei nicht ausgebildeten Musikern tritt eine Amusie bei Schädigung der linken Hemisphäre auf.

5.2.3.2
Experimentelle Befunde in den Beziehungen zwischen zerebraler Dominanz und Sprache

Aphasie. Infolge der Plastizität des kindlichen Gehirns kommt es bei Kindern oft zu einer schnellen und vollständigen Rückbildung einer Aphasie.

Bei isoliert vorhandener linker Hemisphäre bei Kindern (Entfernung der rechten Hemisphäre in den ersten Lebensmonaten) findet ein umfassenderer Erwerb syntaktischer Fähigkeiten statt als bei isolierter rechter Hemisphäre.

Verletzung der linken Hemisphäre vor dem 6. Lebensjahr. Hier kann die rechte Hemisphäre noch eine Sprachdominanz entwickeln.

Die sprachlichen Leistungen, die allein mit der rechten Hemisphäre erworben werden, sind jedoch geringer als diejenigen, die mit der linken Hemisphäre erworben werden können, besonders bezüglich der Syntax. Eine Verlagerung der Sprachfunktionen von der anlagemäßig sprachdominanten zur anderen Hirnhälfte ist im frühen Kindesalter somit noch möglich; die volle Höhe der sprachlichen Leistungsfähigkeit wird jedoch nicht erreicht.

Bei Verletzung bzw. Zerstörung der linken Hemisphäre im Alter von 1–2 Jahren treten indessen nur kurze reversible Sprachstörungen auf, später in der Vorschulzeit entstehen länger anhaltende reversible Sprachstörungen.

Durchtrennung der Kommissurenfasern zwischen beiden Hemisphären. Benennen, lautes Lesen und Schreiben ist nicht möglich, wenn sprachliches Stimulusmaterial über die linke Hand oder das linke Gesichtsfeld angeboten wird. Nur das Verständnis für vertraute Wörter und Phrasen ist in der rechten Hemisphäre möglich. In der isolierten linken Hemisphäre sind dagegen die sprachlichen Funktionen intakt.

Entfernung der sprachdominanten Hemisphäre bei Erwachsenen. Nur Singen, Fluchen und Äußerung vertrauter Wörter und Phrasen sind möglich. Therapieerfolge der genannten Art bei schwerer Aphasie beruhen allein auf der Funktion der rechten Hemisphäre.

Intraoperative Reizung des Gehirns. Bei Reizung im Bereich der sog. Sprachareale der sprachdominanten Seite, d. h. der Anteile von Frontal-, Parietal- und Temporallappen, die um die Sylvische Furche angeordnet sind, kommt es zu kompletter Sprachhemmung, fehlerhafter Produktion (Paraphasien) oder Schwierigkeiten der Wortbildung.

Wortfindungsstörungen und Hemmung der Sprache treten auch bei Elektrostimulation im Thalamus auf.

5.2.4
Zerebrale Dominanz und Leseschwäche

Bei Legasthenikern ist die Lateralisation weniger ausgeprägt als bei normalen Menschen. Es findet sich im dichotischen Hörtest eine Dominanz des linken Ohres für Wörter bzw. eine reduzierte Dominanz des rechten Ohres im Vergleich mit Nicht-Legasthenikern.

Legastheniker erkennen Figuren in beiden Gesichtsfeldern gleich gut. Nicht-Legastheniker erkennen Figuren im linken Gesichtsfeld besser. Legastheniker erkennen Formen mit beiden Händen gleich gut. Nicht-Legastheniker erkennen Formen mit der linken Hand besser.

5.3
Methoden zur experimentellen Bestimmung der dominanten Hemisphäre

Wada-Test. Injektion von 0,5%iger Natriumamytal-Lösung in die A. carotis interna verursacht eine einige Minuten dauernde Aphasie mit kontralateraler Hemiparese, wenn in das die dominante Hemisphäre versorgende Gefäß injiziert wird.

Messung der regionalen Hirndurchblutung bei gleichzeitiger sprachlicher Aktivität. Verstärkte Hirndurchblutung in der sprachdominanten Seite.

EEG. Sprachliche Stimuli rufen auf der dominanten Seite stärker ausgeprägte evozierte Potentiale hervor.

Untersuchungen von Davis und Waga. Bei der Registrierung kortikaler Reizantworten im EEG auf Hörreize und optische Reize erfolgen seitenunterschiedliche Reaktionen an beiden Hemisphären. Bei akustischen Reizen kommt es in der linken und bei optischen Reizen in der rechten Hemisphäre zu stärkeren Reaktionen. Daraus schließt man, daß die Analyse der zeitlichen Struktur in der linken Hemisphäre, die der räumlichen Struktur in der rechten Hemisphäre erfolgt.

Dichotisches Hören. Rechtshänder bevorzugen beim Feldmann-Test bei gleichzeitiger Vorgabe von unterschiedlicher Sprache beiderseits die über das rechte Ohr angebotenen Informationen; bei Geräuschen, Musik und emotionalen Ausrufen dagegen das linke Ohr. Voraussetzungen für die Durchführungen des Tests sind gleiche Hör- und Aufmerksamkeitsbedingungen beiderseits.

Der Rechts-Ohr-Effekt ist für Vokale geringer als für Silben, die aus Konsonanten oder Zahlen zusammengesetzt sind.

Zahlenwiedergabe. Linkstemporal Geschädigte können beim dichotischen Hörtest weniger Zahlen prozentual richtig wiedergeben als rechtstemporal Geschädigte. Die Leistungen sind immer besser auf dem der dominanten Hemisphäre gegenüberliegenden Ohr. Erklärung: Die kontralateralen Hörbahnen sind leistungsfähiger als die ipsilateralen. Die ipsilateralen Bahnen werden durch die kontralateralen Bahnen infolge Hemmung blockiert.

Tachistoskopische Darbietung sprachlichen Materials. Die Leseleistungen sind schneller und genauer im rechten äußeren Gesichtsfeld.

Elektrische Reizung der Sprachzone der dominanten Hirnhälfte während neurochirurgischer Eingriffe führt zu passageren Störungen der Sprache.

Okulographische Untersuchung. Während der Lösung verbaler Testaufgaben erfolgen kurze Blickbewegungen zur nicht dominanten Seite.

Phi-Test. Mehrere Lichtpunkte werden in großer Geschwindigkeit nacheinander eingeschaltet, so daß der Eindruck von Bewegung entsteht. Die Richtung, in der die Bewegung wahrgenommen wird, ist ein Hinweis auf die dominante Hemisphäre des Gehirns. Rechtshänder

5.3 Bestimmung der dominanten Hemisphäre

nehmen die Bewegung zwischen zwei abwechselnd aufleuchtenden Punkten nach rechts wahr, Linkshänder sehen die Bewegung zwischen zwei abwechselnd aufleuchtenden Punkten nach links. Ambilaterale sehen sie unbeständig — einmal zur einen, dann zur anderen Seite wechselnd.

Kopfwenden auf leise Geräusche.

Benutztes Ohr beim Telephonieren.

Amplitudeneinschränkung der Stimmlippenschwingungen einer Seite.

Prüfung der Züngigkeit. Ein seitlicher Klicklaut, den der Prüfer nach Bedeckung seines Mundes mit der Hand vorgemacht hat, soll nachgemacht werden. Anschließend Erzeugung eines Klicklautes auch mit der anderen Seite der Zunge. Falls möglich, Vergleich, auf welcher Seite der Klick lauter war. 70% der Rechtshänder sind rechtszüngig, 70% der Linkshänder linkszüngig.

Prüfung der Händigkeit. Als starke Kriterien für Linkshändigkeit gelten Essen und Schreiben mit der linken Hand.
- Prüfung der Händigkeit mit Ballwerfen, Einfädeln von Perlen, Streichholz anzünden, Turm bauen, Einführen eines Fadens in ein Nadelöhr, Zeichnen des gleichen Bildes mit der rechten und mit der linken Hand.
- Handdominanztest (HDT, nach STEINGRÜBER und LIENERT). Anwendungsalter 6–10 Jahre. Aufgaben: Spuren nachzeichnen, Kreise punktieren, Quadrate punktieren. Die Leistungen der rechten und der linken Hand werden getrennt bewertet.

Beurteilung der Beinigkeit. Hüpfen auf einem Bein, Ball mit einem Fuß stoßen, auf einen Stuhl steigen: 20–30% der Rechtshänder sind linksbeinig und linksäugig.

Weitere Untersuchungsmethoden rechtshemisphärischer Funktionen:
- Links-Rechts-Diskriminierung (Selbst/Gegenüber/Raum)
- Körperschema (Mann-Zeichen-Test, Fingergnosis, Körperteile benennen, Körperstellungen und Gesten imitieren)
- Raumbezogene, visuovisuelle Diskriminierung (Lamb Chop Test, match)

- Taktotaktile Diskriminierung (Haptischer Test)
- Raumbezogenes, visuelles KZG (Lamb Chop Test, recall)
- Taktiles Kurzzeitgedächtnis (Haptischer Test)
- Taktoverbale Koordination (Haptischer Test)
- Sprachliche Raumorientierung (Zahlenraum, Zeitabfolge, grammatikalische Relationen).

6
Entwicklung der kindlichen Sprache

6.1
Einleitung

Beim Menschen muß man eine arteigene und einzigartige Lerndisposition für Sprechen und Sprachverständnis annehmen. Schon die Lallmonologe des Säuglings weichen von der Lautproduktion der Affen ab. Sie sind von vornherein auf das Sprechen angelegt. Säuglinge im ersten Lebensmonat sind in der Lage, Sprachlaute (Phoneme) von anderen Lautgemischen zu unterscheiden. Ihr Hörsystem ist von vornherein auf Sprachwahrnehmung eingerichtet.

Die entscheidenden Faktoren der Sprachentwicklung sind nicht im äußeren Milieu des Kindes, sondern in den Reifungsprozessen des wachsenden Organismus zu suchen. Es handelt sich bei den sprachlichen Abläufen um arttypische motorische Koordinationen, d. h., um Erbkoordinationen.

Auch die mimische Entwicklung verläuft nach einem Zeitplan. Das Mimikerkennen erfolgt in den ersten zwei Lebensjahren. Die Stimm-Mimik des Erwachsenen kommt erst beim einjährigen Kind zur Geltung, der zurechtweisende Blick erst mit eineinhalb Jahren. Auch blindgeborene und taubblindgeborene Kinder können lächeln.

Bis zur Pubertät können Sprachen ohne Unterricht gelernt werden.

Aufwachsen in Zweisprachigkeit soll keine Nachteile haben, das Denken soll sogar flexibler sein, und Zweisprachige sollen eher auf ausgefallene Möglichkeiten kommen. Die beiden Sprachen können in ganz verschiedenem Verhältnis zueinander stehen:
a) Nebenordnende Zweisprachigkeit. Beide Sprachen bestehen sauber abgegrenzt nebeneinander.
b) Unterordnende Zweisprachigkeit. Die dominante Sprache beeinflußt die andere stark.
c) Vermischende Zweisprachigkeit. Beide Sprachen beeinflussen sich gegenseitig. Dies betrifft nicht die Grammatik, sondern die Semantik; z. B. Beibehaltung der deutschen Syntax mit Einsetzen zahlreicher englischer Wörter.

Bei Fremdsprachenunterricht entsteht eine unterordnende Zweisprachigkeit.

Werden beide Sprachen im Elternhaus gesprochen, so entsteht eine vermischende Zweisprachigkeit.

Werden beide Sprachen in verschiedenen Milieus erworben, z. B. die eine Sprache zu Hause, die andere in der Schule, so entsteht eine nebenordnende Zweisprachigkeit.

Eine nebenordnende Zweisprachigkeit sollte angestrebt werden. Hier werden die besten sprachlichen Leistungen erzielt (siehe auch Abschn. 10.4.3).

Verschiedene Sprachen sind im Gehirn in gleichen Arealen lokalisiert. Bei Aphasie sind sie nicht voneinander abhängig. Sie können in der Rekonvaleszenz unabhängig voneinander sich verbessern oder verschlechtern.

Der Wortschatz ist im Gedächtnis nach Bedeutung, nach Lautgestalt und nach Schreibweise organisiert.

Ein Kind erlernt Sprache nicht der Sprache wegen, sondern ausschließlich, um mit seinen Bezugspersonen zu kommunizieren. Neben dem Spracherwerb erfolgt also auch der Erwerb der sozialen Regeln, Sprache anzuwenden.

Die neuere Spracherwerbsforschung machte folgende Entwicklung durch:
- Zuerst befaßte man sich mit dem Erwerb der Grammatik, also der Form.
- Dann wurde die Bedeutung kindlicher Äußerungen untersucht, d. h., man fragte sich, welche Erkenntnisse ein Kind denn wohl mit seinen Ein-, Zweiwortäußerungen ausdrückt und wie es eigentlich mit inhaltlichen Bedeutungen von Wörtern bei Kindern aussieht. Man stellte fest, daß Kinder Begriffe nicht über Wörter (also über Sprache) lernen, sondern daß Begriffe sich durch die Erfahrung mit der Welt der Dinge und Menschen bilden. Nichtsprachliche Erkenntnisse gehen also den Mitteilungen, die mit Zweiwortäußerungen des Kindes beabsichtigt sind, voraus. Somit wurde die Sprachentwicklung nun in Zusammenhang mit der Entwicklung der kindlichen Erkenntnis gesehen.
- Anschließend befaßte man sich mit dem Gebrauch sprachlicher Äußerungen des Kindes im Kontext, d. h., im Zusammenhang mit der sozialen Interaktion. Der Gebrauch der Sprache von Mutter und Kind in Dialogen und Situationen stand also im Mittelpunkt des Interesses.

Für die Erklärung des kindlichen Spracherwerbs gibt es heute vier bedeutende Denkrichtungen:
- Nativismus, auch Innatismus oder Mentalismus genannt. Sprache soll sich aus angeborenen sprachlichen Kategorien entwickeln, d. h., aus einem angeborenen Wissen um ihre Grundstruktur.
- Behaviorismus. Erste sprachliche Strukturen sollen durch Imitaiton der Sprache Erwachsener entstehen, d. h., durch Anregungen aus der Umwelt in Gang gesetzte Lernprozesse.
- Kognitivismus, auch Konstruktivismus genannt. Erste sprachliche Strukturen sollen aus sensomotorischen Strukturen entstehen.
- Interaktionismus. Erste sprachliche Strukturen sollen aus gemeinsamen Handlungsmustern zwischen Mutter und Kind entstehen.

Keine dieser vier Therorien hat die anderen drei Theorien bisher völlig widerlegt. Jede Theorie hat in einem bestimmten Bereich recht.

Auf welche Weise der Spracherwerb erfolgt, ist bisher also nicht geklärt. Als wahrscheinlich gelten ererbte (anlagebedingte Sprachbereitschaft nach CHOMSKY und LENNEBERG) und umweltbedingte (SKINNER) Faktoren.

6.2
Die Sprachentwicklung bestimmende Faktoren

6.2.1
Erbliche, d. h. anlagebedingte Faktoren

Die Vertreter der nativistischen Position (Erbfaktoren) nehmen an, daß Kinder ein gewisses angeborenes Wissen um sprachliche Strukturen haben. Was das im einzelnen bedeutet, wird von den einzelnen Vertretern unterschiedlich interpretiert.

Generative Linguistik. Die mentalistische Sicht der Sprachfähigkeit ist mit der generativen Linguistik eng verbunden. Darin wird das Wissen um die Sprachstruktur als Kern der Sprachfähigkeit angesehen. Angenommen wird, daß die Sprachfähigkeit in ihrem Anfangszustand genetisch bestimmt, artspezifisch und allen Menschen gemeinsam ist. Ausgehend davon können verschiedene Einzelsprachen erlernt werden, je nachdem, mit welchem sprachlichen Input das Individuum konfrontiert wird.

Den Erwerb der Sprachstruktur in der frühen Kindheit stellt man sich als einen weitgehend deterministischen Prozeß vor. Es ist nicht erforderlich, daß das Kind etwas aktiv tut, sondern daß etwas mit dem Kind geschieht.

Eine der wesentlichen Annahmen der mentalistischen Sicht ist die Autonomiehypothese. Es handelt sich um die Vorstellung, daß der Mensch über eine spezielle formale Kompetenz für den Gebrauch und den Erwerb natürlich sprachlicher Grammatiken verfügt.

Eine weitere Grundvorstellung des mentalistischen Ansatzes ist, daß das menschliche Gehirn ein Informationsverarbeitungssystem ist. Beim Spracherwerb führt die Wahrnehmung von bestimmtem Sprachmaterial aus dem Input dazu, daß bestehende mentale Repräsentationen (Vorstellungen) verändert werden. Diese neuen mentalen Repräsentationen ermöglichen es dem Kind, Sätze hervorzubringen, die vorher nicht möglich waren. Entscheidend ist, daß in der mentalistischen Sicht eine indirekte Beziehung zwischen wahrgenommenem Input und den sich entwickelnden Fähigkeiten angenommen wird.

Es ist unmöglich, auf Grund des Inputs, den das Kind erhält, vorherzusagen, was es zu produzieren imstande ist. Dies zeigt, daß die vom Behaviorismus unterstellte direkte Beziehung zwischen Reiz und Reaktion nicht richtig sein kann.

Generative Grammatik. Den Erwerb der Sprachstruktur in der frühen Kindheit stellt man sich als einen weitgehend deterministischen Prozeß vor. Bei der Grammatikentwicklung sei es nicht so sehr der Fall, daß das Kind etwas aktiv tue, sondern eher so, daß etwas in vorher bestimmter Weise mit dem Kind geschähe, etwa so wie beim körperlichen Wachstum oder beim Lernen des aufrechten Gangs. Das soll nicht heißen, daß Umwelterfahrungen für irrelevant gehalten werden. Im Gegenteil, die Umwelt bestimme, wie anfangs vorhandene Wahlmöglichkeiten gewählt bzw. festzulegen seien. D. h., welche Einzelsprache das Kind lerne, werde von der Umgebung bestimmt, der Anfangszustand, aber auch Teile der sprachlichen Entwicklung werden jedoch als genetisch festgelegt angenommen.

Das Problem des Spracherwerbs wird neuerdings durch zwei Hypothesen zu erklären versucht: durch den reifungstheoretischen Ansatz und die sog. Kontinuitätshypothese.

Der reifungstheoretische Ansatz (FELIX 1987) führt die beobachtbaren Entwicklungsschritte beim Spracherwerb auf einen genetisch festgelegten Reifungsplan zurück, der genau bestimmt, in welcher zeitlichen Reihenfolge die Prinzipien und Parameter, die zur Sprachfähigkeit gehören, ausgelöst werden. Hervorgehoben wird hierbei, daß die Prinzipien nicht im üblichen Sinn gelernt werden müssen, sondern — wie viele andere Fälle von biologischer Reifung — erst nach einiger Zeit wirksam werden. In diesem Ansatz wird also das Entwicklungsproblem durch Maximierung der angenommenen genetischen Ausstattung gelöst. Zusätzlich zu Annahmen über den Spracherwerbmechanismus selbst muß auch noch ein externes Ordnungsschema als Teil des genetischen Programms festgelegt werden, um die Reihenfolge, in der die Prinzipien und Parameter der Sprachfähigkeit in der Entwicklung heranreifen, erklären zu können.

Als Alternative dazu gilt die sog. Kontinuitätshypothese, die ursprünglich von PINKER (1984) stammt. Nach dieser Vorstellung sind sämtliche Prinzipien und Parameter, die die kindliche Spracherwerbsfähigkeit ausmachen, von Beginn an verfügbar. Zur Lösung des Sprachentwicklungsproblems wird hier zusätzlich die Hypothese des lexikalischen Lernens vertreten. Sie besagt, daß der Aufbau der Sprachstruktur durch das Erlernen lexikalischer und morphologischer Elemente gesteuert wird. Die Grammatikentwicklung soll wesentlich durch Lernfortschritte im lexikalischen Bereich bestimmt sein. Dem Kind komme nicht die Aufgabe zu, einzelne syntaktische Regeln zu erlernen, es sollte vielmehr durch den Erwerb von lexikalischen und morphologischen Elementen syntaktische Parameter automatisch auf die erforderlichen Werte festlegen können.

Die Kontinuitätsannahme in Verbindung mit der Hypothese des lexikalischen Lernens wird der Annahme spezieller Reifungspläne vorgezogen.

6.2.1.1
Ansatz nach CHOMSKY

CHOMSKY nimmt an, daß Sprache sich aus angeborenem sprachlichen Wissen entwickelt. Andere vor- oder nichtsprachliche Fähigkeiten des Kindes sind nicht notwendig. CHOMSKY sieht die Sprachentwicklung als ein Phänomen an, das isoliert dasteht und zu anderen geistigen Entwicklungen des Kindes in keiner Beziehung steht. Sprache erkläre sich aus sich selbst.

Die generative Grammatik nach CHOMSKY leitet sich aus der Tatsache ab, daß Sprache durch eine unendliche Reihe von Sätzen dargestellt wird. Mit ihrer Hilfe läßt sich eine unendliche Reihe grammatikalischer Sätze produzieren. CHOMSKY beschrieb 3 Arten generativer Grammatiken, die sich durch ihre Kapazität, d. h., durch ihre Fähigkeit der Erklärung der Sprachfähigkeit, unterscheiden:
- die Endgrammatik mit endlicher Anzahl der Zustände,
- die Grammatik der Wortphrasen,
- die transformatorische Grammatik.

Die Endgrammatik. Grundregel dieser Grammatik ist, daß ein Satz von links nach rechts entsteht (sich generiert), d. h., ein Wort bedingt das folgende. In jedem Satz kommt hierbei das Kind zu einem Endzustand und beginnt dann wieder einen neuen Satz.

Die Grammatik der Wortphrasen. Verwendung finden Transkriptionsregeln. Sie definieren, wie ein Symbol in ein anderes umzuschreiben ist. Dabei gibt es 2 Arten von Symbolen: End- und nicht Endsymbole.

Die transformatorische Grammatik. Unter Transformationsgrammatik versteht man eine Grammatik, die Regeln zur Umwandlung von Sätzen in andere Sätze enthält. Kinder eines bestimmten Alters beherrschen nicht alle Transformationen. So können beispielsweise die Transformationen eines Verbs ins Futur oder Passiv nicht durchgeführt werden.

Nach CHOMSKY ist das Kind prädisponiert, eine Transformationsgrammatik mit Tiefenstruktur und Oberflächenstruktur auszubilden.

Tiefen- und Oberflächenstruktur der Sätze sind durch Transformationsregeln miteinander verbunden. Tiefenstrukturen sind abstrakte Schemata, die in der gesprochenen Sprache nicht in Erscheinung treten.

Beispiel: Manche Menschen sind schwer zu verstehen.

Manche Menschen sind unfähig, zu verstehen.

Die Oberflächenstrukturen beider Sätze sind gleich, die Tiefenstruktur, d. h., die Bedeutungen, sind aber ganz verschieden. Im ersten Satz ist „manche Menschen" Objekt (wie in: es ist schwer, manche Menschen zu verstehen), im zweiten Satz Subjekt (wie in: manche Menschen verstehen nicht).

Das Kind ist nach CHOMSKY mit einem Spracherwerbsmechanismus ausgestattet, der ihm auf der Basis von sprachlichen Universalien gestattet, Hypothesen über die zu erlernende Sprache aufzustellen und zu bewerten. Mit diesen drei Faktoren bildet das Kind aus der Erwachsenensprache, die es hört, die Regeln der Grammatik.

Nach CHOMSKY gibt es also drei anlagebedingte (angeborene) Faktoren für den Spracherwerb:
- Sprachliche Universalien. Durch diese weiß das Kind im Groben, wie Sprache überhaupt gestaltet ist, d. h., es weiß, daß alle Sprachen aus Vokalen und Konsonanten bestehen (substantielle Universalien), daß sie grammatische Funktionen wie Subjekt, Prädikat, Objekt (formale Universalien) erfüllen usw.
- Hypothesenbildungsverfahren. Das Kind entdeckt gleichbleibende Muster und Lautfolgen und konstruiert sich dann Hypothesen über die Regeln, die diesen gleichbleibenden Mustern zugrunde liegen.
- Hypothesenbewertungsverfahren. Der Spracherwerbsmechanismus bietet dem Kind eine Reihe von möglichen grammatischen Regelsystemen automatisch an. Das Kind hat nun die Aufgabe, auf Grund des verfügbaren Inputs eine Grammatik gegen die andere abzuwägen und diejenige Grammatik auszuwählen, die mit dem angebotenen Sprachmaterial verträglich ist und sich für die leistungsstärkste zu entscheiden. Spracherwerb bedeutet nach dieser Vorstellung Regelsysteme auszuwählen und zu bewerten, d. h., Hypothesen zu testen. Das Kind ist also mit einem Spracherwerbsmechanismus ausgestattet, der ihm auf der Basis von sprachlichen Universalien gestattet, Hypothesen über die zu erlernende Sprache aufzustellen und zu bewerten.

Neuere Untersuchungen von CLAHSEN zeigen dagegen, daß der Erwerb der Sprachstruktur nicht so sehr ein Prozeß des Auswählens, sondern eher des Konstruierens einer Grammatik ist.

Neuerdings spricht CHOMSKY von einem angeborenen Wissen des Kindes über eine „universelle Grammatik". Im Gegensatz zu früheren Äußerungen CHOMSKYS muß das Kind nicht mehr Regeln erwerben. Die Prinzipien („Module") und Optionen sind alle schon angelegt. Das Kind muß nur zwischen ihnen wählen. Die Sprachfähigkeit soll getrennt von anderen kognitiven Fähigkeiten sein.

Weiterhin sollen Kinder Sprache nicht über Verstärkung seitens Erwachsener lernen, sondern über eigene Regelbildung.

CHOMSKYS Ansicht, daß Sprachentwicklung durch Regelbildung gekennzeichnet ist, ließ sich bestätigen. Seine Ansicht, daß Kinder prädisponiert sind, eine Transformationsgrammatik mit Tiefen- und Oberflächenstruktur auszubilden, ließ sich jedoch nicht bestätigen.

Die Existenz einer genetischen Prädisposition zur Sprache schließt den Einfluß der Umwelt auf die Sprachentwicklung nicht aus. Sprache ist ein reifungsabhängiges Verhalten. CHOMSKYS Annahme über die

Fehlerhaftigkeit der Erwachsenensprache, die Kinder hören, ist falsch. Die Erwachsenensprache enthält nicht so viele Fehler, wie Chomsky annimmt. Man kann sehr wohl davon ausgehen, daß die Sprache Erwachsener geeignet ist, daß die Kinder die Regeln der Grammatik daraus erlernen können. Einige von Chomskys Universalien können zutreffen: Babys unterscheiden schon recht früh Sprachlaute; die Entwicklung von Nominalphrase und Verbalphrase ist unabhängig von Variationen in der Erwachsenensprache.

Chomskys Annahme eines Hypothesenbildungs- und Hypothesenbewertungsverfahrens ist in neuen Spracherwerbstheorien kritisiert worden; insbesondere die Feststellung Chomskys, daß es sich beim Spracherwerb um einen Lernprozeß mit systematischen Entwicklungsabfolgen und Zwischenstufen handeln soll.

6.2.1.2
Ansatz nach McNeill

Nach McNeill sind die grammatischen Basisrelationen, wie Subjekt des Satzes, Objekt, Prädikat, angeboren. McNeills Vorschlag der angeborenen syntaktischen Basisrelationen muß abgelehnt werden.

6.2.1.3
Ansatz nach Lenneberg

Lenneberg sieht in der Sprache eine artspezifisch-kognitive Funktion (kognitiv bedeutet: Erkennen und Verstehen).

Er sagt, daß Sprache ein durch Reifung gesteuertes Verhalten sei. Die Sprachentwicklung laufe daher spontan und natürlich ab.

Die Entwicklung der Sprache beruht seiner Auffassung nach auf biologisch determinierten Prozessen (d. h., auf einer latenten Sprachstruktur). Ist eine bestimmte Reife des Organismus (Sprachbereitschaft) erreicht, so wird die latente Sprachstruktur aktualisiert, d. h., in realisierbare Sprache umgewandelt. Der Aktualisierungsprozeß bezieht sich auf interne Prozesse der Ausdifferenzierung sprachlicher Strukturen, nicht auf das „Gesagte". Letzteres kann blockiert sein. Aktualisierung ist dann am Sprachverständnis nachweisbar. Eine sprachliche Umwelt ist jedoch für die Realisierung erforderlich. Angeboren ist nur eine allgemeine Form der Kategorisierungsprozesse, wie Erkennen von Ähnlichkeiten zwischen akustischen Strukturen und deren Zurückführung auf ein abstraktes Schema usw. Sowohl physiologische Reifungsvorgänge als auch Sprache in der Umwelt sind Voraussetzungen für den Spracherwerb. Physiologische Reifung bringt den Organismus in einen Zustand der Sprachbereitschaft. Dieser wird dann im Laufe der Zeit und im Kontakt mit der Sprache der Umwelt aktualisiert, d. h., in realisierte Sprachstruktur umgewandelt. Es gibt jedoch eine kritische Periode von etwa 2–13 Jahren, während der die Sprachentwicklung stattfinden muß.

Nach LENNEBERG erfolgt somit die Ausdifferenzierung einer vorgegebenen Ganzheit (latente Sprachstruktur) durch Transformationen. Das Kind lernt keine Einzellaute, sondern globale Muster und Strukturen, die dann immer weiter ausdifferenziert werden.

In welchem Sinne also sprachliche Strukturen angeboren sind, ist bisher ungeklärt. Man kann nur sagen, daß Sprache im Sinne eines artspezifischen Verhaltens des Menschen angeboren ist.

6.2.2
Umweltbedingte Faktoren

6.2.2.1
Ansatz nach SKINNER

Nach SKINNER (Behaviorist, Verhaltensforscher) erfolgt der Spracherwerb durch äußere Faktoren. Umweltreize (Stimuli) lösen eine sprachliche Reaktion aus (Response). Zusätzlich kann z. B. soziale Anerkennung (Lob) „verstärkend" wirken (Reinforcement = Verstärkung).

Erlernen der Sprache in Form von Einzellauten im Gegensatz zu LENNEBERG, der vom Erlernen globaler Strukturen ausgeht.

Alles tierische und menschliche Verhalten ist nach SKINNER ausschließlich erlernte Reaktion auf Außenreize. Es gibt keine angeborenen Denk- und Verhaltensschemata. Nichts ist ererbt, außer einem universalen Lernmechanismus, alles wird durch Lernen erworben. Kinder lernen die Sprache, weil sie die Sprache der Erwachsenen imitieren. Richtige Imitationen werden belohnt und damit verstärkt, oder sie belohnen und verstärken sich selber durch den größeren Erfolg, den sie bringen. Kinder sollen registrieren, wie häufig in der Erwachsenensprache einzelne Wörter neben anderen aus einzelnen Wörtern bestehenden Wortgruppen erscheinen. So erwerbe das Kind ein Sprachmodell, das alles über die relativen Häufigkeiten der einzelnen Wörter weiß. Bringt das Kind selber Sprache hervor, verknüpfe es die Wörter nach diesen relativen Häufigkeiten zu Ketten, und das seien dann seine Sätze.

Kritik. Behavioristische Variablen, wie Nachahmung, Generalisierung (Gewinnen allgemeiner Regeln aus Einzelfällen) und Verstärkung, können den Spracherwerb nicht erklären, denn Kinder zeigen eine stark ausgeprägte Neigung zur Regelbildung. Die Eltern bekräftigen nicht die grammatikalische Wohlgeformtheit eines Satzes, sondern dessen Wahrheitsgehalt. Sprache ist grundsätzlich anderer Natur als Verhalten, das nach lerntheoretischer Auffassung als assoziative Aneinanderreihung von „Responses" (durch Reize ausgelöste Sprechhandlung) charakterisiert wird. Sätze haben einen hierarchischen Aufbau. Sie werden durch Anwendung von abstrakten Regeln gebildet.

Kinder imitieren die Erwachsenensprache in keinem nennenswerten Maß. Sie erlernen nicht Einzelfälle von Sprachanwendung. Sie entnehmen der Tiefe der Sprache Regeln (oder das Kind kennt diese schon vor jeder Bekanntschaft mit einer bestimmten Sprache), die es anwendet, um neue, nie dagewesene Sätze zu bilden. Daß Kinder auf sprachliche Belehrungen nicht oder sogar negativ durch Nichtlernen reagieren, spricht ebenfalls gegen den behavioristischen Ansatz.

6.2.2.2
Theorie des Spracherwerbs nach McNamara

Das Kind hat bereits verstanden, was der Sprecher meint; es kann von daher die Bedeutung dessen erschließen, was er sagt. Den anderen verstehen ist somit eine Vorstufe des Sprachverständnisses. Dieses Verständnis kann das Kind als Schlüssel zur Erhellung des sprachlichen Kodes einsetzen.

Sprachliche Äußerungen sind Ausdruck gedanklicher Inhalte. Nach McNamara lernen Kinder Sprache über die Bedeutung. Kinder ahnen, was der Sprecher meint und erschließen sich allmählich die genauen Bedeutungen von Wörtern.

Zusammenfassung

Der Spracherwerb erfolgt also nicht durch Imitation der Erwachsenensprache nach den Prinzipien des klassischen und instrumentellen Konditionierens. Beweis: Kinder verwenden Formen, die sie von Erwachsenen nie gehört haben.

Der Spracherwerb erfolgt durch Entfaltung angeborener Sprachfähigkeiten. Die Umwelt hat auslösende Funktionen.

Spracherwerb ist daher Interaktion zwischen linguistischen Erfahrungen des Kindes und seiner angeborenen Sprachfähigkeit.

6.2.3
Interaktionelle Faktoren

Interaktionismus (JEROME BRUNER, CATHERINE SNOW). Der Interaktionismus geht von der Beobachtung aus, daß die Sprache, in der Erwachsene mit Kindern sprechen, sich konsequent und systematisch von der Erwachsenensprache unterscheide. Sie sei immer in ihrem Komplexitätsgrad auf das Niveau des Kindes abgestimmt. Der Spracherwerb vollziehe sich also in der Interaktion von Mutter und Kind. Dem Kind werde im Rahmen dieser Interaktion Sprache in einer Weise angeboten und abgefordert, die auf die jeweilige Verarbeitungskapazität seines Gehirnes abgestimmt sei.

Kritik: Die Babysprache der Mütter ist zwar einfach und grammatisch richtig, aber sie ist immer komplexer als die Sprache des Kindes. Der Interaktionismus ist somit keine Erklärung des Spracherwerbs, sondern nur eine Beschreibung der Bedingungen, unter denen der Spracherwerb normalerweise vonstatten geht.

<u>Babysprache Erwachsener.</u> Sie ist eine Oktave höher, d. h., sie liegt über der normalen Sprechstimmlage. Sie ist weiterhin charakterisiert durch eine stark übertriebene Sprachmelodie, durch überdurchschnittliche Betonungen der markanten Redeteile. Sie ist syntaktisch richtig, aber es handelt sich um klein und niedlich machende Wörter. Diese sind Erfindungen der Erwachsenen, nicht des Kindes.

Nach BRUNER und BATES entsteht also im Gegensatz zu CHOMSKY die Sprache aus der vorsprachlichen Kommunikation des Babys.

BRUNER (1974/75) sieht gemeinsame Handlungen von Mutter und Kind als Vorbedingung der Sprache — auch im Sinne von Grammatik.

Dadurch, daß Mütter vorsprachliche kindliche Äußerungen konsistent interpretieren, lehren sie das Kind Bedeutungen.

Auf dieser pragmatischen Basis erwirbt das Kind die Grammatik. Gewisse vorsprachliche Handlungsstrukturen können als Vorläufer gewisser sprachlicher Strukturen gesehen werden.

Gemeinsame Handlungskontexte können auf die Sprachentwicklung förderlich wirken.

Als Kritik an Bruners Position ist zu sagen:
a) Das Problem der Entstehung kommunikativer Absichten beim Kind ist ungelöst.

b) Die theoretische Ableitung sprachlicher Strukturen aus vorsprachlichen gemeinsamen Handlungen ist wenig präzise.
c) Vorhandene empirische Belege berechtigen nicht zu dem Schluß, daß gemeinsame Handlungen eine Vorbedingung der Grammatik sind.

Es ist unklar, ob eine vereinfachte Sprache für den Spracherwerb notwendig ist.

Effekte und mangelnde Effekte des mütterlichen Sprachcodes auf die Sprachentwicklung des Kindes sind beobachtet worden.

Das einfachste Sprachangebot ist nicht das günstigste für das Kind, sondern ein mäßig komplexes.

Ein vereinfachter Sprachcode der Mutter ist nicht die Ursache einer schnellen Sprachentwicklung.

Die Sprachentwicklung wird in erster Linie durch die Art und Weise, wie das Kind das Sprachangebot verarbeitet, bestimmt.

Nach GRIMM (1977 u. 1983) müssen für die Sprachentwicklung sowohl sensomotorische Fähigkeiten als auch spezifische genetische Strukturen vorhanden sein; es müssen aber auch noch *Dialogstrukturen* hinzukommen. Kinder müssen also sehr früh im ersten Lebensjahr auf einer sozialaffektiv-emotionalen Ebene eine Beziehung zu anderen Menschen erlernen. Das bedeutet, daß die vorsprachliche Zeit nicht als vorkommunikative Zeit verstanden werden darf. Denn gerade diese nicht-verbalen Dialogstrukturen sind Voraussetzung für den Spracherwerb. Nach GRIMM bereiten die kommunikativ-sozialen Regeln des Dialogs den Boden für das linguistisch-strukturelle Regelinventar vor.

Evolutive Grammatik nach GIPPER. Die ersten sinnlosen Laute des Kindes ziehen Sinn auf sich. Eine sehr leicht artikulierbare und daher schnell auftretende Lautverbindung ist die von Nasal m plus Grundvokal a, also mamama. Diese Lautung wird von Kleinkindern nach Abklingen der Lallphase spontan, absichtslos und noch sinnfrei erzeugt. Sie zieht sofort die Aufmerksamkeit der Bezugsperson auf sich. Bei uns fühlt sich unmittelbar die Mutter angesprochen. Sie meint, das Kind habe sich an sie gewandt und eilt herbei. Wenn sich dies wiederholt, merkt das Kind, daß seine Lautproduktion eine Wirkung erzielt, und dieses Erfolgserlebnis führt dazu, daß sich mit der Lautung der Inhalt „Mutter" verbindet. Das erste Wort ist entstanden.

Gerade bei den ersten Anfängen des Sprachaufbaus ist also das generative Vermögen des Kindes selbst der eigentliche Motor der Entwicklung. Neben der spontanen generativen Leistung des Kindes kommen Angebote von der Seite der Sprachbesitzenden. Diese benutzen meist kindertümliche Wörter.

6.2.4
Kognitive (intellektuelle) Faktoren

Kognitivismus. Der Kognitivismus versucht zu beschreiben, in welchen aufeinander aufbauenden Stufen sich die geistige Reifung, d. h., die Entfaltung der Intelligenz, vollzieht, von den ersten Wahrnehmungen und Bewegungen bis hin zum abstrakten Denken. Der Kognitivismus sieht den Spracherwerb als eine besondere Anwendung des allgemeinen geistigen Zugewinns. Er glaubt also, ohne geistige Mechanismen auszukommen, die sich allein auf die Sprache beziehen. Es gibt für ihn ein allgemeines kognitives Organ, das u. a. auch Sprache erwirbt. Die allgemeinen Prinzipien menschlicher Kognition und ihre allmähliche Reifung seien genetisch vorgegeben. Nach diesem Modell unterliegt der Spracherwerb also indirekt genetischer Kontrolle. Ein Vertreter des Kognitivismus ist PIAGET.

Zusammenfassung
Wie der Spracherwerb erfolgt, ist somit noch nicht geklärt. Jede der vier genannten Theorien hat irgendwo recht: Der Nativismus, der Interaktionismus, der Kognitivismus und an untergeordneter Stelle der Behaviorismus, denn auch Lernen durch Imitation, Assoziation und Verstärkung ist beim Spracherwerb mit im Spiel.

Eine Spracherwerbstheorie, die eine hinreichende Erklärung der diversen Phänomene in einer kohärenten Theorie bietet, gibt es bisher nicht und ist auch zur Zeit nicht zu erwarten.

6.3
Hierarchisches Stufenmodell der kindlichen (Sprach-)Entwicklung nach PIAGET

Dieses Stufenmodell bezieht sich auf Ergebnisse von Beobachtungen, wonach die Reihenfolge des Erscheinens von Leistungen, die unterschiedlich komplexen Entwicklungsstufen entsprechen, bei normalen Kindern in verschiedenen Kulturen erstaunlich regelmäßig ist. Aufgrund solcher Beobachtungen kann man annehmen, daß Leistungen, die entwicklungsmäßig einer hierarchisch höheren Stufe entsprechen, erst dann erscheinen, wenn genügend Leistungen vorhanden sind, die entwicklungsmäßig einer tieferen Stufe entsprechen. Das bedeutet also, daß ein direkter hierarchischer Zusammenhang zwischen einzelnen Entwicklungsstufen besteht. Eine komplexere Leistung wird erst dann beobachtbar sein, wenn das Kind ein gewisses Ausmaß an einfacheren Leistungen erworben hat. Wahrnehmungsleistungen beginnen sich also bereits auf einer früheren Stufe zu entwickeln als die Sprache. Angemessene Wahrnehmung ist daher eine Voraussetzung für die Entwicklung der Sprache.

Wahrnehmungsschwierigkeiten bei sprachgestörten Kindern sind daher grundlegender als die Sprachstörungen. Fortschritte sprachgestörter Kinder im Verlauf einer Therapie betreffen daher zuerst vorsprachliche, sensomotorische Leistungen. Die Reihenfolge des Erscheinens von Entwicklungsleistungen bei Kindern mit Wahrnehmungsstörungen (Störungen der taktil-kinästhetischen Wahrnehmung oder Störungen der intermodalen oder serialen Organisation der Wahrnehmung) entspricht nicht der Reihenfolge bei normalen Kindern. Im Gegensatz zu Kindern mit Wahrnehmungsstörungen im weiteren Sinne (blinde und gehörlose Kinder) ist bei Kindern mit Wahrnehmungsstörungen im engeren Sinne (taktil-kinästhetische Wahrnehmung, Störung der intermodalen oder serialen Organisation der Wahrnehmung) die Entwicklung nicht einfach verlangsamt, sondern sie verläuft andersartig, abwegig. Diese Andersartigkeit des Entwicklungsverlaufs umfaßt auch sprachliche Leistungen (AFFOLTER).

Die kindliche Entwicklung und damit auch die der Sprache verläuft nach PIAGET in vier Stufen bzw. Phasen:

6.3.1
Sensomotorische Phase (0–1,6 Jahre)

In der Zeit von der Geburt bis zum Alter von 1,6 Jahren verläuft die Entwicklung der motorischen Fähigkeiten und der Sinne besonders rasch. Nach Affolter wird die Phase der sensomotorischen Entwicklung unterteilt in:
- Modalitätsspezifische Stufe
- Intermodalitätsstufe
- Serialstufe.

Die Entwicklung der Intelligenz ist eng an die Ausbildung sensomotorischer Funktionen gekoppelt.

Störung während der Entwicklung der sensomotorischen Phase: Bei Spastikern, Hörgestörten und Sehgeschädigten entwickeln sich die sensomotorischen Schemata unzureichend.
Folge: Die Entwicklung der Symbolfunktion, der Wahrnehmung und des Denkens ist beeinträchtigt und kann bis zur Lernbehinderung führen.

Wahrnehmung und Sprache. Ist bei einem Kind die Sprache gestört, stellt sich die Frage, ob nur sprachliche Leistungen auffällig sind oder auch andere, nichtsprachliche und vorsprachliche Leistungen.

Nach Piaget und Inhelder dauert es etwa 18 Monate, bis ein normales Kind Sprache entdeckt. Die anschließende Phase des Spracherwerbs dauert mindestens bis zum 14. Lebensjahr. Die Zeit vor der Entdeckung der Sprache nennen Piaget und Inhelder die Stufe der sensomotorischen Intelligenz. Auf dieser vorsprachlichen Stufe beginnt das normale Kind, die ersten Sprachlaute zu produzieren und Inhalte von Wörtern dann zu verstehen, wenn diese sich auf eine aktuelle Situation beziehen. Nach Piaget sind dies jedoch keine sprachlichen Leistungen, da die Inhalte der Wörter sich nur auf eine aktuelle Situation beziehen, nicht aber auf Handlungen (problemlösende Geschehnisse), die erst in der Zukunft geschehen oder bereits vergangen sind. Piaget spricht daher nur von Signalleistungen. Auf dieser sensomotorischen Stufe der Entwicklung erscheinen auch Leistungen, die als Anzeichen einer Entwicklung der Wahrnehmung interpretiert werden.

6.3.2
Phase des Spracherwerbs (1,6 – 4 Jahre)

Zwischen 1,6 und 4 Jahren Entwicklung der Fähigkeit, mit Symbolen umzugehen. Auch die Sprache ist ein Symbolsystem. Die Sprache entwickelt sich aus Spielhandlungen des Kindes und den Nachahmungen von Tätigkeiten Erwachsener, die zunehmend von Sprache begleitet werden.

Störung während der Entwicklung der Phase des Spracherwerbs: Bei fehlendem Symbolverständnis bleibt die Sprache auf dem Niveau des 1. Signalsystems (PAWLOW) stehen.

Folge: Geringer Wortschatz, Dysgrammatismus. Denken bleibt an die Anschauung gebunden.

6.3.3
Phase der Wahrnehmungsentwicklung (4 – 8 Jahre)

Im Alter zwischen 4 und 8 Jahren versucht das Kind, die Welt direkt durch die Sinne intuitiv zu verstehen (voroperationale oder intuitive Phase). Unterscheidung von Größe, Gestalt, Farbe, Richtung der Dinge, ohne diese zu berühren.

Störung während der Entwicklung der Phase der Wahrnehmungsentwicklung: mangelhafte Fähigkeiten der visuellen und auditiven Differenzierung, der Aufnahme und Speicherkapazität.

Folge: Lernstörungen, Lernbehinderungen, Denkschwäche.

6.3.4
Entwicklung höherer kognitiver Funktionen (8 – 12 Jahre)

Mit 7–8 Jahren folgt die Entwicklung der Denkprozesse höherer Ordnung. PIAGET unterscheidet:
- Phase der konkreten Operationen (8.–11. Lebensjahr); das Kind beobachtet, handelt und denkt über seine Beobachtungen und Handlungen nach.

- Phase der formalen Operationen (12.–13. Lebensjahr); Beginn des abstrakten Denkens.

Störung während der Entwicklung höherer kognitiver Funktionen. Abstraktes Denken fällt schwer, nur manuelle Berufe werden erlernt.

6.4 Vorbedingungen der Sprachentwicklung nach MEUMANN

Das Erlernen der Sprache ist abhängig von der richtigen Funktion der körperlichen und geistigen Entwicklung, d. h., von einer intakten Sensomotorik (siehe auch Abb. 6-1). Sprache ist eng mit dem Denken gekoppelt und Voraussetzung für viele abstrakte Denkleistungen. Spra-

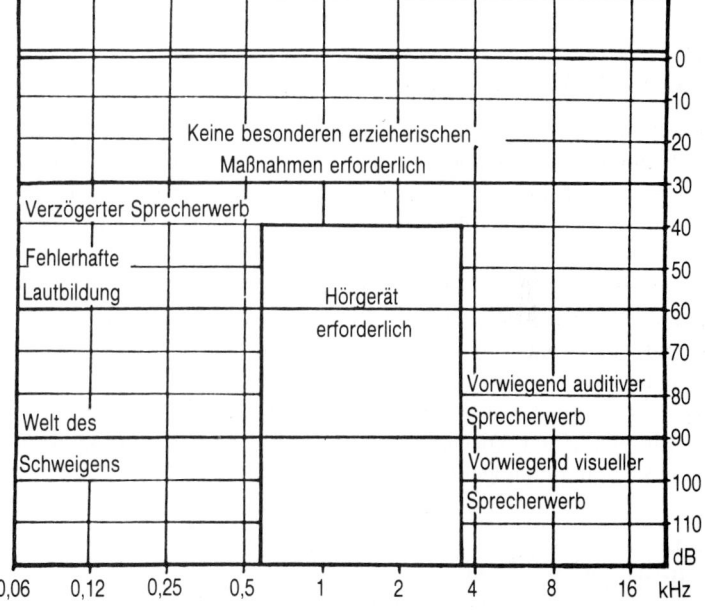

Abbildung 6-1:
Einfluß von Hörstörungen auf die Sprachentwicklung, Indikationsbereich für Hörgeräte und Arten der adäquaten Sprachanbildung in Abhängigkeit vom Tonschwellenaudiogramm des besser hörenden Ohres (n. BAUER)

che ist jedoch nicht die Ursache für die Entwicklung des Denkens. Das Denken strukturiert vielmehr den Sprachgebrauch. Die Sprache wird über den Gedanken erarbeitet. Nach der Theorie von WYGOTSKY entwickelt sich das Denkvermögen mit der Sprache.

Anmerkung: Gegen die Auffassung, Denken sei notwendigerweise an die Sprache gebunden, werden immer mehr Zweifel geäußert. Wir benötigen zwar zum höheren Denken ein Kodierungssystem, z. B. visuelle Kodierungsweise, bildhafte Darstellungen (natürliche Symbole), konventionelle Symbole usw. Der Begriff Sprachschwäche kennzeichnet daher nur die individuelle Denkstruktur und sagt nichts über die absolute Leistungsfähigkeit aus. Die Bevorzugung nichtsprachlicher Kodierungsformen bedeutet zwar eine Andersartigkeit des Denkens, jedoch keine Minderwertigkeit. Auch die IQ-Trennung des HAWIK in eine sprachliche und eine nichtsprachliche Intelligenz weist darauf hin, daß Denken nicht notwendigerweise an Sprache gebunden ist oder überhaupt erst durch die Sprache ermöglicht wird.

Begriffliches Denken ist daher auch anhand nichtsprachlicher Zeichen möglich.

Anfangs entwickeln sich Sprache und Denken unabhängig voneinander, später bedingen sie sich wechselseitig. Für die praktische Intelligenz ist keine Sprache erforderlich. Ebenso erfolgen manche sprachliche Leistungen ohne Denken, z. B. Rezitieren eines auswendig gelernten Gedichtes.

Aristoteles: Wie man denkt, so spricht man.

Wilhelm von Humboldt: Wie man spricht, so denkt man.

Sapir-Whorf-Hypothese: Sprache ist mit dem Erkenntnisprozeß eng verbunden. Sprache wird als aktiver Faktor gesehen, der unsere Art der Wahrnehmung der uns umgebenden Welt bestimmt und gestaltet. Da die Sprachsysteme nicht gleich sind, ist diese Wahrnehmung für die Mitglieder verschiedener Sprachgemeinschaften unterschiedlich.

Heute kann man sagen: Es gibt nichtsprachliche Formen des Denkens; das Denken ohne Sprache ist jedoch beschränkt.

Die Einteilung der Vorbedingungen für die Sprachentwicklung nach MEUMANN ist in den folgenden Abschnitten wiedergegeben.

6.4.1
Audiovisuelle Entwicklung

Taube Kinder lernen von selbst nicht sprechen. Schwerhörigkeit und manchmal auch Blindheit verursachen eine Verzögerung der Sprachentwicklung. Bei Neugeborenen sind die zentralen Hörbahnen nur bis zur Höhe des Zwischenhirns ausgereift, höhere Bahnen und kortikale

Zentren erst nach dem 2. und 3. Monat. Apperzeptives (bewußtes) Erkennen und Verstehen entwickeln sich um die Mitte des 1. Lebensjahres.

6.4.2
Motorisch-kinästhetische Entwicklung des Muskelsinnes

Für alle motorischen und damit auch die sprachlichen Äußerungen ist der Übungsvorgang wichtig. Er wird von Tastempfindungen an den Sprechorganen und Gehörwahrnehmungen gesteuert. Angeborene Instinkthandlungen (Saug-, Schluck- und Atemreflexe) bilden die motorische Grundlage für die Entwicklung der Sprechbewegungen. Die frühesten Lautäußerungen sind reflektorische Affektentladungen (Reflexschreie). Säuglingsschreie sind Tierlauten analog.

Die Höhe der Stimme des Neugeborenen hat ein Häufigkeitsmaximum bei a^1 = 440 Hz (sog. Kammerton a), bewegt sich aber innerhalb 5 Oktaven (a bis f^4). Zwei Register sind unterscheidbar: Bruststimme und Kehlkopfpfeifen, das sich im Umfang von 3 Oktaven über der Bruststimme bewegt.

Inspirationsschreie entstehen anfangs durch lautes Einatmen zwischen zwei Schreien, später treten sie bei emotionalen Äußerungen wie Lachen oder Weinen auf.

6.4.3
Ideomotorische Entwicklung

Ideomotorisch bedeutet: durch Vorstellungen ausgelöste motorische Entwicklung. Sie unterwirft alle anfangs nur automatisch-reflektorisch ablaufenden motorischen Entladungen dem bewußten Willen. Das Kind wiederholt die einmal für die Befriedigung eines Bedürfnisses als erfolgreich erkannten Lautäußerungen zur Erreichung des gleichen Zweckes.

6.4.4
Allgemeine körperlich-geistige Entwicklung

Zum Festhalten der Assoziationen zwischen Wort und Objektbild sind Gedächtnisleistungen (Aufmerksamkeit, Merkfähigkeit) erforderlich. Bleibt die psychomotorische Reifung hinter dem körperlichen Wachstum zurück, dann kommt es oft zu verzögerter Sprachentwicklung oder Stammeln.

6.5
Vorstufen der Sprachentwicklung nach Kussmaul

Nach den Untersuchungen Piagets entwickelt sich die Sprache und mit ihr die begriffliche Intelligenz aus der sensomotorischen, also vorsprachlichen Intelligenz. Die Entwicklung der Sprache beruht also nach Piaget auf der Ausbildung von Wahrnehmung und Motorik. Voraussetzung für den Spracherwerb ist, daß die sensomotorischen Fähigkeiten ein gewisses Entwicklungsniveau erreicht haben. Es besteht hier eine hierarchische Gesetzmäßigkeit: Können aus irgendeinem Grunde die sensomotorischen Fähigkeiten nicht ausreichend entwickelt werden, so wird auch der Spracherwerb behindert.

Vor der Entwicklung des Bedeutungsgehaltes der Sprache und der syntaktischen Regeln erfolgt bereits in den ersten Lebensmonaten eine Art Vortraining der zur Sprache notwendigen Funktionen. Die Entwicklung der Sprache erfolgt vom Schreien, Saugen, Schlucken und Kauen über das Lallen zum Wort in ständiger Wechselwirkung angeborener Funktionen mit Stimulation durch die Umwelt. Das Schreien erhält bereits in der ersten Lebenswoche eine situationsbezogene Bedeutung. Saugen und Schlucken sowie Kauen bereiten also für die künftige Sprachentwicklung artikulomotorische Koordinationen vor.

Die jetzt zu besprechenden Vorstufen der Sprachentwicklung überschneiden sich in der Zeitfolge, zeigen vielfache Übergänge und gegenseitige Einflüsse.

In den folgenden Abschnitten ist die Einteilung der Vorstufen der Sprachentwicklung (vorsprachliche Zeit) nach Kussmaul wiedergegeben.

6.5.1
Reflektorisches Schreien und Gurren

Beim Neugeborenen handelt es sich noch um undifferenzierte Reflexschreie auf innere und äußere Reize. Charakteristische Veränderungen bei Erkrankungen wurden nachgewiesen. Ab der 3. Woche sind Unterschiede erkennbar bei Hunger, Schmerz, Zufriedenheit, Freude. Ab der 5. Woche enthält das Schreien die Hälfte der Vokale, aber keine Konsonanten.

Ab der 6. Woche treten Gurrlaute auf, z. B. erre, grr bei Zufriedenheit und in gesättigtem Zustand. Die Artikulationsstelle der Konsonanten wandert von hinten nach vorn, die der Vokale von vorn nach hinten. Dauer der Phase des reflektorischen Schreiens und Gurrens bis zur 7.–8. Woche.

6.5.2
Instinktives Lallen (1. Lallperiode)

Dauer 2.–6. Monat. Ab dem 2. Monat beginnt die 1. Lallperiode. Es handelt sich um ein triebmäßiges Lallen, auch Kodern genannt, von spielerisch angewandten und spontan aufgetretenen Lauten.

Die erste Lallphase ist international; man findet bei Kindern aller Nationen ähnliche Laute. Beginnend mit den Kehllauten werden Laute und Konsonantenverbindungen gebildet, die für die Muttersprache nicht alle gebraucht werden.

Lallen bedeutet undifferenziertes, neutrales Sprachpotential für alle Sprachen. Es kommen dabei z. B. englische, amerikanische oder polnische Formen von l und r vor oder afrikanische Klixe. Charakteristisch sind Reduplikationen, z. B. bababa usw.

Die zufällig entstehenden Lautbildungen gehen weit über den endgültigen Lautbestand hinaus. Ein großer Teil geht wieder verloren. Diese Lautbildungen müssen dann mit dem endgültigen Lautbestand wieder neu erworben werden. Zu einem gewissen Teil bleiben solche Laute erhalten, die das Kind in der Sprache Erwachsener hört. Sprechen lernen heißt also nicht nur, Fähigkeiten zu erwerben, sondern auch erworbene Fähigkeiten wieder zu reduzieren.

Nach neuerer Ansicht soll es eine *„Lalldrift"* geben, in der das Lautrepertoire auf die Laute der Muttersprache hinstrebt. Die Annahme, daß beim Lallen alle Laute jeder menschlichen Sprache vorkommen, soll nicht stimmen.

Äußerung der Laute nach dem Prinzip der Affektkonstanz: Gleiche Gefühle und Wünsche erregen die gleichen Laute. Durch Lallen wird die motorische Geschicklichkeit des Sprechapparates als Vorbereitung für das spätere Sprechen gefördert.

Lallen klingt bei allen Kindern gleich (Hinweis auf die ererbten Kräfte der Sprachentwicklung).

Die **Konsonanten** entstehen durch Modifikation der Saug-, Kau- und Schluckreflexe.

Die *Vokale* entstehen durch Resonanzänderung der Stimme. Es findet sich bereits eine Differenzierung der Stimmeinsätze in harte Unlusteinsätze und weiche Lusteinsätze.

Gelallte Laute entstehen im hinteren Teil des Mundes und Rachens als Gurgel- und Sprudelgeräusche. Sie verlagern sich im Verlauf der ersten 3–4 Monate in den vorderen Mundbereich und werden unter dem Einfluß von Saug- und Schluckbewegungen zu Schnalz-, Schmatz- und Zischlauten.

Eine Lallperiode ist auch bei Gehörlosen (aber melodisch verzerrt) und Schwachsinnigen vorhanden; autistische Kinder lallen dagegen auffallend wenig. Taube Kinder erweitern vom Ende der ersten Lallperiode ab ihre Lautproduktionen nicht mehr oder stellen sie ein.

Bis zum Alter von 18 Monaten besteht kein Unterschied in der Sprachentwicklung zwischen Knaben und Mädchen. Später sind Mädchen in ihrem Phonembestand und in der Festlegung der Lateralität den Knaben voraus.

Mit 3–4 Monaten beginnt die Bildung von Blas-Reibe-Lauten, die mit den Lippen gebildet werden. Erste Reaktionen des Kindes auf sprachliche Zuwendung.

6.5.3
Absichtliche Lautnachahmung (2. Lallperiode)

Dauer 6.–12. Monat. Die Sprachentwicklung benötigt eine intensive sensorische Aktivierung, indem Lautwahrnehmung und Lautbildung einander fördern.

Während der 1. Lallperiode Nachahmen von selbstgesprochenen Lauten (Selbstnachahmung) und solchen der Umgebung (Fremdnachahmung), zum Teil ohne Sinnverständnis (= Echolalie) mit rhythmischem Wiederholen von gelungenen Lautfolgen. Diese zufällig entstandenen Urlaute werden im 6. bis 9. Monat auf das typische Lautsystem der Muttersprache reduziert. Dieses Stadium fehlt bei tauben Kindern. Die motorischen Wurzeln der Sprachentwicklung aus der Funktionsreifung her verebben allmählich.

Für das Gelingen der Nachahmung sind drei Voraussetzungen notwendig:
– Die Genauigkeit der akustischen Wahrnehmung. Das Gehör muß im Bereich von 250 bis 4 000 Hz intakt sein (Bereich der Formanten der Vokale und stimmhaften Konsonanten). Die stimmlosen Konsonanten

haben ihre charakteristischen Bestandteile bei Frequenzen bis zu 8 000 Hz, zum Teil sogar bis zu 12 000 Hz.
- Die optische Absehbarkeit der Laute.
- Die motorische Sprechgeschicklichkeit.

Die 2. Lallperiode hört Ende des 1. Lebensjahres auf. Es beginnt dann mit den primären sinnbezogenen Wörtern die eigentliche Sprachentwicklung.

6.5.4
Sprachverständnis

Das Sprachverständnis entwickelt sich im dritten Vierteljahr, also während der 2. Lallperiode. Assoziationen zwischen Dingen und den zugehörigen Sprachelementen treten auf. In diesem Zeitabschnitt beobachtet man manchmal ein völliges Verstummen *(physiologische Hörstummheit)*. Das Kind beobachtet mit größter Aufmerksamkeit und entwickelt seine Merkfähigkeit für Laut- und Wortklänge. Das Kind achtet in diesem Stadium auf Gebärden und Tonfall des Sprechers (vorsprachliche Verständigungsmittel).

Diese Zeit vorübergehender Stummheit gegen Ende des 1. Lebensjahres darf nicht mit dem Verstummen des hörgeschädigten Kindes verwechselt werden.

Es folgt eine Phase der echten Kindersprache *(genuine Idioglossie)*. Selbst erfundene Lautfolgen und Wortgebilde werden bestimmten Dingen zugeordnet.

Die kindliche *Echolalie* ist dagegen dem gehörten Wortschatz der Umgebung entnommen. Bei der Echolalie werden Wörter zum Vergnügen wiederholt, ohne damit etwas zu bezwecken. Zwei Grenzsituationen sind dabei möglich:
- Das Kind erfaßt die Bedeutung der Wörter nur zum Teil.
- Das Kind verkennt ihren Sinn und ordnet sie falsch in seinen Bestand an sprachlichen Formen ein.

Die Motortheorie der Sprachwahrnehmung (LIBERMANN) besagt: Sprachlaute werden erst dadurch verschieden wahrgenommen, daß sie auch gesprochen werden können.

6.6
Entwicklung des Sprechens

Mädchen beginnen früher als Knaben zu sprechen, ebenso Einzelkinder.

6.6.1
Reihenfolge des Lauterwerbs

6.6.1.1
Theorie nach Roman Jakobson

Das Erlernen der einzelnen Sprachlaute wird nach der Theorie des Linguisten Jakobson nicht mit einer Zunahme der motorischen Geschicklichkeit der Sprechorgane erklärt. Es besteht also kein Zusammenhang mit dem artikulatorischen Schwierigkeitsgrad der Sprachlaute.

Jakobson geht vielmehr davon aus, daß es bestimmte universelle, für alle Sprachen der Welt geltende elementare Lautentwicklungsreihen sowohl auf der vokalischen als auch auf der konsonantischen Seite gibt. Der Weg führt vom Einfachen zum Komplexen. Der Lautbildungsprozeß beginnt vorne im Mundraum bei den Lippenlauten und setzt sich nach hinten über die Zahnlaute zu den Gaumenlauten fort. Jakobson spricht von einem schichtenförmigen Aufbau der Sprache (entwicklungsphonetische Reihenfolge). Der Erwerb des Phonemsystems erfolgt stufenweise. Er gehorcht dabei dem Grundsatz des maximalen Kontrasts und dem kleinsten Kraftmaß.

Es werden jedoch nicht Einzelformen, sondern Kontraste von Phonemen erworben. Die Reihenfolge, in der diese Kontraste erworben werden, ist universal.

Der Erwerb des Phonemsystems schreitet vom Einfachen und Ungegliederten zum Abgestuften und Differenzierten vor. Jeder später auftretende Sprachlaut ist in einem älteren begründet. Die alten, d. h., die frühesten, Konsonanten sind diejenigen, die beim Kauen hervorgebracht werden.

Im Gegensatz zu anderen Auffassungen (z. B. im Gegensatz zur sog. Lalldrift) geht Jakobson davon aus, daß das Kind während der ersten Lallperiode weder Vokale noch Konsonanten erzeugt, sondern einfach Laute. Das Kind verliert beim Übergang vom Vorsprachstadium zum ersten Worterwerb, d. h., am Ende der ersten Lallperiode, beinahe sein gesamtes Lautbildungsvermögen, auch Artikulationen, die in der Umgangssprache vorkommen.

Für die Reihenfolge des Lauterwerbs bleibt in allen Sprachen die relative Zeitfolge die gleiche. Das Tempo dieses Nacheinander, d. h., der Reihenfolge, ist unbeständig und individuell.

Reihenfolge: Lippenlaute, Zahnlaute, Gaumenlaute. Vordere Verschlußlaute (b, p), hintere Verschlußlaute (k, g), vordere Engelaute (w, f), hintere Engelaute (ch). Vordere Konsonanten, hintere Konsonanten. Die dentalen Verschlußkonsonanten werden also vor den velaren Verschlußkonsonanten erworben.

Anmerkung: Bei Imbezillen kann die Sprachentwicklung lebenslang auf einer der genannten Sprachentwicklungsstufen erstarren. Der infantile Lautbau bleibt dann unverändert erhalten, z. B. bleiben die Engelaute (= Reibelaute: w, f, v, j, s, sch, ch, h) durch Verschlußlaute (b, p, g, k, t, d) ersetzt.

Am Anfang der ersten Sprachentwicklungsstufe wird der Aufbau des Vokalismus durch einen breiten Vokal mit maximaler Mundöffnung (a) und gleichzeitig der Aufbau des Konsonantismus durch einen labialen Verschlußlaut mit maximalem Mundschluß (p) eingeleitet. Der erste Vokal verbindet sich mit dem ersten Konsonanten zu einer Silbe „Papa"; d. h., in der ersten Lautkombination (pa) liegt ein maximaler Kontrast vor. Gleichzeitig wird beim Erwerb dieses Kontrasts auch die Unterscheidung von Konsonant und Vokal eingeführt.

Darauf folgt ein konsonantischer Gegensatz (maximaler Kontrast), und zwar der des Mundlautes (p) und Nasenlautes (m), d. h., Labiallaut und Nasallaut. Das orale bilabiale (p) wird dem nasalen bilabialen (m) gegenübergestellt (Papa — Mama).

Als nächster Schritt tritt eine zweite konsonantische Spaltung auf; in Kontrast zum labialen (p) erscheint das dentale (t), (papa — tata; mama — nana).

Diese Gegensätze (Labiallaut — Nasallaut und Labiallaut — Dentallaut) bilden den sogenannten *minimalen Konsonantismus*.

Es folgt der erste vokalische Gegensatz. Dem offensten Vokal (a) mit niedriger Zungenstellung kommt der engste Vokal (i) mit hoher Zungenstellung hinzu (papa — pipi).

Es folgt weiter der Gegensatz (Kontrast) vorderer Vokal (a) — hinterer enger Vokal (u) (papa — pipi — pupu). Diese drei Vokale bilden den *minimalen Vokalismus*.

Oder es folgt statt ‚u' ein Vokal mittleren Öffnungsgrades (e) (papa — pipi — pepe).

Weitere Beispiele der Lauterwerbsfolge nach JAKOBSON: Der Erwerb der Engelaute setzt den Erwerb der Verschlußlaute voraus. Die Gaumenlaute können vor dem Auftreten der Engelaute gebildet werden.

Der Erwerb der hinteren Konsonanten setzt den Erwerb der vorderen Konsonanten, d. h., der Labialen und Dentalen, voraus.

Der Erwerb der hinteren Engelaute setzt gleichfalls den der vorderen Engelaute voraus und andererseits den der hinteren Verschlußlaute.

Zu den frühen Konsonanten gehören: m, p, n, t, d. Zu den späteren Konsonanten gehören: k, g, alle Reibelaute wie f, w, stimmloses und stimmhaftes s, sch, ch, j. ‚R' soll sich erst spät von ‚l' abgelöst haben.

Die zuletzt erlernten Laute werden nach JAKOBSON von Stammelfehlern häufiger betroffen.

JAKOBSON hat sich nicht nur mit dem Aufbau des Lautsystems beschäftigt, sondern auch mit dem Abbau desselben. Er hat daher die Prozesse des Spracherwerbs mit den Aphasien in Zusammenhang gebracht. In genau der Folge, wie das Kind die Laute erwirbt, soll der Aphasiker sie abbauen. Nach JAKOBSON gehen also bei den Aphasien — je nach Schweregrad — die Sprachlaute in umgekehrter Reihenfolge verloren, wie sie erlernt wurden.

Kritik der Theorie des Spracherwerbs nach JAKOBSON. Die Theorie der Reihenfolge des Lauterwerbs nach JAKOBSON scheint einleuchtend, aber die genaue Beobachtung des Spracherlernungsprozesses hat gezeigt, daß er in dieser strikten Form nicht haltbar ist. So können z. B. auch am Anfang durchaus schon Gaumenlaute auftreten. Das Kind erwirbt weiterhin die Phoneme seiner Sprache nicht vereinzelt — wie JAKOBSON es darstellt —, sondern in einer Folge von Phonemen.

Ein Phonem wird nicht immer zur gleichen Zeit im Anlaut und Auslaut erworben. Konsonanten werden früher im Anlaut als im Auslaut gefestigt. Dies hängt unmittelbar mit der Struktur der verwendeten Silben und Morpheme zusammen. Zuerst treten nur offene Silben vom Typ Konsonant-Vokal auf, z. B. bu für Blume, oder Reduplikationen dieser Grundform (KVKV), z. B. bala für Ball.

Typisch für dieses Stadium sind die Tilgung auslautender Konsonanten, die Tilgung unbetonter Silben vor dem Akzent (toni für Zitrone), die Vereinfachung von Konsonantengruppen, z. B. balume für Blume, der häufige Gebrauch von Verkleinerungsformen, ausgedrückt durch den Vokal i, die Substitution von noch nicht erworbenen Lauten durch bereits beherrschte Laute.

Bei Sprachentwicklungsstörungen treten die gleichen Substitutionen auf, allerdings in viel größerem Ausmaß und über eine viel längere Periode.

6.6.1.2
Theorie nach Schultze

Nach Schultze soll der Aufbau der Laute nach dem Prinzip der geringsten physiologischen Anstrengung erfolgen, d. h., zuerst werden die Lippenlaute, dann die Zahnlaute und schließlich die Gaumenlaute gebildet.

6.6.1.3
Theorie nach Rieder

Die Beobachtungen von Rieder scheinen entgegen den Annahmen von Schultze für eine langsam fortschreitende, ganzheitliche motorische Aufgliederung des Artikulationsapparates zu sprechen. Gutturaler und labialer Artikulationsbereich sollen sich zur gleichen Zeit ausbilden.

6.6.2
Erwerb von Syntax und Grammatik

Die Theorie der *Generativen Transformationsgrammatik* (Chomsky) geht davon aus, daß ein Wissen um die Grammatik angeboren ist. Dieses Wissen ermöglicht es, aus der gehörten Sprache Regeln zu abstrahieren. Dadurch sei es möglich, in immer neuen, vorher nie gehörten Kombinationen Sätze zu bilden.

Nach Lenneberg entfaltet sich Sprache als Auswirkung biologischer Grundlage in Reifeprozessen, die wiederum durch Umweltfaktoren gefördert werden.

Lernmechanismen, mit denen die formalen Eigenschaften der Sprache erworben werden:
- Der funktionalistische Ansatz (Bates/McWhinney),
- die Theorie der Operating Principles (Slobin) und
- die Lernbarkeitstheorie (Pinker) in Verbindung mit dem Parametermodell des Spracherwerbs.

Der funktionalistische Ansatz (BATES/MCWHINNEY). Er versuchte, die grammatischen Gesetzmäßigkeiten der Sprache allein aus semantischen und pragmatischen Prinzipien und Erfordernissen der Kommunikation abzuleiten. Die Grundannahme dieser Forschungsrichtung ist, daß grammatische Prozesse identisch mit semantischen Prozessen seien und man deshalb auf einen eigenständigen Beschreibungsbereich Grammatik verzichten könne.

Die Unzulänglichkeiten des funktionalistischen Ansatzes liegen offenbar in einer Überschätzung des Einflusses semantischer und pragmatischer Faktoren auf den Grammatikerwerb.

Der operationelle Ansatz (SLOBIN). Es handelt sich um ein Modell eines Lernmechanismus, das als wesentliche Komponenten funktionale und semantische Strategien, formale Prinzipien sowie eine Menge von zwischen ihnen vermittelnden, für die eigentliche Konstruktion von Sprache zuständigen „Operating Principles" enthält. Ein wesentlicher Unterschied zum funktionalistischen Ansatz besteht darin, daß der Lernmechanismus sowohl eine semantische Komponente mit universellen Basiskonzepten als auch einen eigenständigen formalen Bereich mit sprachlichen Mitteln und Prinzipien enthält. Nach der Theorie von SLOBIN zum Erwerb der Sprache baut das Kind unter Anwendung von Operating Principles eine sog. Basis-Kinder-Grammatik auf. Entscheidend für den Verlauf der Sprachentwicklung sind die von SLOBIN entwickelten Operating Principles, die in Form aufgabenspezifischer Verarbeitungsstrategien bestimmen, auf welche Art und Weise Sprache wahrgenommen, analysiert und produziert wird.

Lernbarkeitstheorie (PINKER) in Verbindung mit dem Parametermodell. In der Lernbarkeitstheorie stellt man sich vor, daß die dem Menschen eigene Fähigkeit zum Erwerb der Sprache gemäß der Grundannahmen aus der Generativen Sprachtheorie (Autonomiehypothese und Modularitätshypothese) auf die Existenz und Funktionsweise eines a priori vorhandenen, angeborenen und hochspezialisierten Lernmechanismus zurückzuführen ist. Ein Teil unseres sprachlichen Wissens ist in Form universeller Prinzipien bereits in dieser angeborenen Komponente enthalten. Es handelt sich dabei um genau die sprachlichen Strukturen und Regeln, die unter den üblichen Bedingungen des Spracherwerbs nicht erworben werden können, weil sie durch die im sprachlichen Input enthaltenen Informationen in mehrfacher Hinsicht unterdeterminiert sind. Fortschritte beim Grammatikerwerb werden in der Lernbarkeitstheorie hauptsächlich auf die Expansion des lexikalischen Wissens zurückgeführt.

Grammatikerwerb. Der Grammatikerwerb bzw. die Grammatikentwicklung beim Kind kann einigermaßen verläßlich beschrieben werden. Völlig unklar bleibt jedoch weiterhin, warum die Grammatikentwicklung so verläuft, wie sie verläuft.

Kinder bilden beim Grammatikerwerb Regeln. Es handelt sich dabei oft um eigene Regelbildungen, die (noch) nicht die Regeln der Erwachsenengrammatik sind. Es gibt beträchtliche Ähnlichkeiten beim Grammatikerwerb zwischen den einzelnen Kindern, sowohl die Erwerbsreihenfolge als auch die Art der Regelbildung betreffend. Bei der Schnelligkeit der Erwerbsreihenfolge grammatischer Strukturen zeigen Kinder jedoch beträchtliche individuelle Unterschiede. Diese Unterschiede machen eine genaue Festsetzung von Altersnormen in der Sprachentwicklung unmöglich.

Sätze haben bereits bei Kindern einen hierarchischen Aufbau. Sie werden durch Anwendung von abstrakten Regeln (Tiefenstruktur eines Satzes, s. auch Abschn. 6.2.1.1) abgeleitet (generiert). Sätze haben also eine Tiefenstruktur und eine Oberflächenstruktur. Die Tiefenstruktur (abstrakte Form eines Satzes) steht der Bedeutung eines Satzes näher als die Oberflächenstruktur. Tiefenstruktur und Oberflächenstruktur sind durch Transformationsregeln miteinander verbunden. Transformationsregeln bewirken die korrekte Verbflexion, das Umordnen von Subjekt und Objekt usw. Die Regeln zum Generieren von Sätzen werden nicht bewußt angewandt. Diese Regeln stellen das eigentliche sprachliche „Wissen" des Kindes dar. Sie werden vom Kind erworben, während es Sprache erlernt. Das Kind kann beliebig viele neue Sätze produzieren und verstehen. Es muß die produzierten Sätze vorher nicht erlernt haben. Es gibt vier Stufen des Grammatikerwerbs:
- Einwortäußerungen
- Zweiwortäußerungen
- Drei- und Mehrwortäußerungen
- komplexe Strukturen.

Kinder gehen nicht plötzlich von einer Entwicklungsstufe des Grammatikerwerbs zur anderen über, d. h. z. B., von Einwort- zu Zweiwortäußerungen. Es gibt vielmehr beide zunächst nebeneinander, wobei schließlich die Einwortäußerungen abnehmen, während die Zweiwortäußerungen zunehmen.

Zwischen
1;0–1;8 Einwortäußerungen
1;6–2;3 Zweiwortäußerungen
2;0–4;0 Drei- und Mehrwortäußerungen
ab 3;0 od. ab 4;0 komplexe Strukturen (Nebensätze, Passiv usw.)

In der *Einwortphase* werden meistens die Wortklassen der Nomen, Verbpartikel, Adverbien und Demonstrativa verwendet.

In der *Zweiwortphase* dominiert die Verbendstellung. Verben stehen meist noch im Infinitiv. Artikel werden noch weggelassen. Einzelne Flexionsmorpheme werden bereits verwendet.

In der *Drei- und Mehrwortphase* werden die Artikel sowie die meisten Flexionsmorpheme erlernt, also diejenigen für Kasus und Numerus an Artikeln, Nomen, Adjektiven und Pronomen. Die Verbendstellung wird aufgegeben. Verschiedene Arten von Nebensätzen treten auf, das Passiv sowie Vergangenheits- und Zukunftsformen, Nominativ und Akkusativ sowie Vergangenheits- und Pluralformen werden übergeneralisiert; z. B. gingte statt ging; die Tellern statt die Teller.

Kinder lernen ohne Probleme die Verbendstellungsregeln und das grammatische Geschlecht (Artikel) der Substantive. Sie haben jedoch Schwierigkeiten mit dem Erlernen der Kasusmarkierungen (Deklination), z. B. Genitiv-s-Markierung. Es dauert lange, bis sie diese fehlerfrei gebrauchen. Ursache ist, daß die deutschen Kasusmarkierungen ein uneindeutiges und perzeptuell unklar markiertes System sind.

Einige Prozesse, mittels derer Kinder Sprache lernen, lassen sich identifizieren:
– Nachahmung und Verkürzung: Das Kind ahmt Erwachsenenäußerungen verkürzend nach. Die Verkürzungen sind systematisch: Sie behalten Inhaltswörter bei und lassen Funktionswörter aus.
– Nachahmung mit Erweiterung: Dies ist der reziproke Prozeß zur Nachahmung und Verkürzung. Erwachsene erweitern die Äußerungen von Kindern und fügen das Ausgelassene zu.

Es wird angenommen, daß Erwachsenenerweiterungen in der natürlichen Situation förderlich für die Sprachentwicklung sind. Ein Training mit Satzerweiterungen bewirkt dagegen wenig.

In der frühen Kindersprache findet außerdem ein Bedeutungswandel der Wörter statt: Überdehnung, Unterdehnung (Einengung) sowie Unstabilität und Flexibilität des Wortgebrauches.

6.6 Entwicklung des Sprechens

- Erschließung einer latenten Struktur: Syntaktische Strukturen werden gelernt, indem das Kind sie langsam herausdifferenziert. Es bildet dabei zunächst im Vergleich zur Erwachsenensprache undifferenziertere Wortklassen. Mit der Ausdifferenzierung dieser Klassen geht deren gleichzeitige Integrierung in das Satzganze einher.
- Die ersten sprachlichen Strukturen sind semantische Beziehungen oder Relationen. Syntaktische Relationen folgen.

Die frühe *Grammatikentwicklung* verläuft sehr ähnlich bei Kindern. Gewisse Regeln beim Erwerb der Sprache lassen sich feststellen:
- Die Abfolge des Erwerbs grammatischer Strukturen ist invariant.
- Beim Erwerb grammatischer Strukturen bilden Kinder ihre eigenen Regeln, die bis zur korrekten Bildung der Erwachsenen-Form von den Regeln der Erwachsenensprache unterschiedlich sind.
- Sowohl der begriffliche als auch der formal-sprachliche Schwierigkeitsgrad bestimmen die Erwerbsreihenfolge grammatischer Strukturen.
  Es ist ungeklärt, ob die Häufigkeit des Gebrauchs grammatischer Strukturen durch die Eltern als determinierend für die kindliche Erwerbsreihenfolge angesehen werden kann.
- Imitation ist eine Lernstrategie, die nicht notwendig ist zum Spracherwerb, da es Kinder gibt, die gar nicht imitieren.
- Die Bedeutungen von Wörtern werden gelernt, indem das Kind zunächst ein oder zwei kritische semantische Merkmale als die Bedeutung eines jeweiligen Wortes ansieht. Allmählich werden mehrere semantische Merkmale kombiniert und so die Erwachsenenbedeutung gelernt.
- Bevor sich eine Wortbedeutung bilden kann, entsteht eine nichtsprachliche Erkenntnis des Objektes. Das Wort wird der nichtsprachlichen Erkenntnisformation zugeordnet.
- Nicht alle beim Erwerb sprachlicher Formen auftretenden Phänomene können durch den Primat der kognitiven Entwicklung erklärt werden.
  Spezifisch sprachliche Fähigkeiten und rein formal-sprachliches Lernen sind beim Erwerb sprachlicher Strukturen auch wirksam.

6.6.3
Einwortsätze

Selbständiges Sprechen und Wortentwicklung beginnen am Anfang des 2. Lebensjahres, bei langsamer lernenden Kindern am Ende des 2. Lebensjahres. Perioden des Stillstandes wechseln mit Zeiten rascher Entwicklung. Die innere Bedeutung der Wörter wird anfangs nicht richtig begriffen. Die ersten Wörter werden global erfaßt und erfüllen Satzfunktionen. Wörter werden zunächst auf Objekte überdehnt, auf die Erwachsene sie nicht anwenden würden. Es ist noch unbekannt, ob das Anbieten vereinfachter Sprache zum Spracherwerb erforderlich ist.

Kinder sprechen ein halbes Jahr in Einwortsätzen.

In der *Ein-Wort-Phase* kann man zwischen der Verwendung von substantiellen und relationalen Wörtern unterscheiden. *Substantielle Wörter* leiten sich aus der Klasse der Substantive in der Erwachsenensprache her. Sie beziehen sich auf einzelne Gegenstände oder auf eine Klasse von Gegenständen, z. B. Decke, Auto. *Relationale Wörter* beziehen sich auf das, was mit Gegenständen geschehen kann und in welchem Zustand sie sein können, z. B. „kein, dies, da".

Es gibt eine Entwicklung vom Gebrauch nur eines Wortes zum Gebrauch aufeinanderfolgender Ein-Wort-Äußerungen.

6.6.3.1
Einteilung der Entwicklung des selbständigen Sprechens nach MEUMANN

Emotionell-volitionale Stufe der Wunschwörter. Sie umfaßt die ersten im befehlenden Ton geäußerten Wünsche, z. B. „afi" = ich will den Apfel. Ein solches Wort kann aber auch das Erkennen des Apfels ausdrücken (= das ist ein Apfel) oder eine Beziehung enthalten (= der Apfel schmeckt gut).

Assoziativ-reproduktive Stufe. Ein bestimmtes Wort wird beim Wiedererkennen eines bestimmten Wahrnehmungsinhaltes geäußert. Das Kind hat jedoch den genauen Symbolcharakter des Wortbegriffes noch nicht erfaßt. „Eis" wird z. B. für kalt und warm gebraucht.

Logisch-begriffliche Stufe. Der Symbolwert eines Wortes wird erkannt, d. h., die Zusammengehörigkeit bestimmter Dinge mit bestimmten sprachlichen Gestalten. Durch Ähnlichkeitsassoziation gelangt das

Kind vom Individualbegriff zum Gattungsbegriff. Im 5. Vierteljahr erfolgt daher die Intellektualisierung der Sprache. Dieser Vorgang reicht bis in die Schulzeit hinein.

6.6.3.2
Einteilung des Erwerbs der Wortkategorien nach C. u. W. Stern (1928)

Der Erwerb der Wortkategorien (Wortklassen, Wortgattungen), d. h., die Differenzierung des Wortschatzes, beginnt Mitte des 2. Lebensjahres und gliedert sich in folgende Schritte:
- Infolge egozentrischer Einstellung zunächst Benennung der konkreten Dinge der nächsten Interessensphäre, dann
- Bezeichnung von Vorgängen,
- Merkmalsbeschreibungen,
- Substanzstadium der Sachbezeichnungen (d. h., Auftreten von Substantiven),
- Funktionales Aktionsstadium der Tätigkeitswörter (d. h., Auftreten von Verben),
- Qualitäts- und Relationsstadium der Beschreibung von Merkmalen und Beziehungen (d. h., Auftreten von Eigenschafts- u. Beziehungswörtern, also Beschreibung von Merkmalen und Beziehungen).

Am Ende des 2. Lebensjahres beträgt der Wortschatz etwa 300 Wörter.

Im Alter von 2–2,6 Jahren entwickeln sich die Flexionen, Konjugationen, Deklinationen und Komperationen. Satzbau in Parataxe (Nebenordnung).

Ab einem Alter von 2,6 Jahren lernt das Kind, Gedanken durch Hypotaxe (Über- und Unterordnung) auszudrücken. Es entwickeln sich verschiedene Typen von Nebensätzen. Bildung von Neuwörtern, z. B. Naseputzschnupfen.

C. u. W. Stern sagen: „Nur in dem ständigen Zusammenwirken der inneren, zum Sprechen drängenden Anlagen und der äußeren Gegebenheiten der Umweltsprache, die jenen Anlagen Angriffspunkt und Material zu ihrer Realisierung bietet, kommt der kindliche Spracherwerb zustande" (1928).

6.6.4
Mehrwortsätze

Mit 18 Monaten werden ungegliederte Mehrwortsätze mit mindestens zwei Wörtern gesprochen, z. B. Wauwau ada = der Hund ist weg = Subjekt-Prädikat-Relation. Dann folgen
- Wunschsätze,
- Aussage- und Fragesätze gegen Ende des 2. Lebensjahres und
- ungeformte Worthaufen, d. h., physiologischer Dysgrammatismus, partikellose Aneinanderreihung von Haupt- und Nebensätzen am Ende des 3. Lebensjahres.

Die Nebensatzbildung beginnt mit Frage- u. Bedingungssätzen. Zuletzt erscheinen irreale Bedingungssätze; ihre richtige Anwendung kann als Kriterium der Schulreife gelten.

Zweiwortsätze können bestehen aus:
- Subjekt + Objekt
- Subjekt + adverbiale Bestimmung
- Subjekt + Prädikatsnomen
- Subjekt + Verbum.

Das erste Fragealter liegt zwischen $1^{1}/_{2}-2^{1}/_{2}$ Jahren („Isndas?"). Mit 3 Jahren erscheint das Fragewort „warum" und leitet das 2. Fragealter ein.

6.6.4.1
Spracherwerbsphasen nach H. CLAHSEN

Nach CLAHSEN vollzieht sich der kindliche Spracherwerb in fünf Phasen:
- *Phase I* (1–1,5 Jahre)
  nach Abschluß der Lallphase, ist charakterisiert durch Einwortäußerungen wie Nomen („ball"), deiktische Elemente („da"), Verbpräfixe („mit" oder „auf"), die Verneinung durch „nein" und intonatorische Fragen.
- In *Phase II* (1,5–2 Jahre)
  sind Zweiwortäußerungen vorherrschend, wobei die Wortstellung beliebig ist. Die Wortarten werden um pronominale Ausdrücke („der"), Adjektive („schön") und Adverbien erweitert; erste Kasusansätze treten beim Genitiv auf (Mama Hut). Auch in den Bereichen Negation und Fragesätze kommen neue Konstruktionen hinzu: „nicht ball" oder „wo ball". Im Bereich der Verbflexion sind erste unsystema-

tische Versuche erkennbar, das Verb zu markieren: „ich hab'", „du haben", „ich hat" u. ä.

- Ab *Phase III* (2–2,5 Jahre)
  realisieren Kinder zunehmend Mehrwortäußerungen (ab 3 Wörtern pro Äußerung), wobei keinerlei Angaben zum Verhältnis zwischen Ein-, Zwei- und Mehrwortäußerungen gemacht werden können. Das Verbinventar wird komplexer: Hilfsverben (haben, sein), Modalverben (müssen, sollen z. B.) und Kopula (sein + Ergänzung z. B.). Bezüglich der Verbflexion wird jetzt die Endung für die erste Person Singular verwendet, jedoch noch immer ohne eindeutige Kongruenz zum Subjekt: „du habe".

- Ab *Phase IV* (ab 3 Jahre)
  ist die Verbzweitstellung beim finiten Verb zu beobachten, die verbunden ist mit einer eindeutigen Subjekt-Verb-Kongruenz: „du hast hunger". Auch im Bereich der Frageentwicklung können Kinder jetzt schon die Inversion bilden: „hast du hunger?". Der korrekte Gebrauch von Artikeln und Präpositionen ermöglicht weitere Fortschritte im Bereich der Kasusentwicklung: „er wirft den ball".

- Erst in *Phase V* (ab 3,5 Jahre)
  mit dem Gebrauch bei- und unterordnender Konjunktionen zur Satzverknüpfung wird der Satzbau komplexer, die korrekte Stellung des finiten Verbs in Haupt- und Nebensatz deutlich: „er läuft sehr schnell, weil er angst hat".

6.6.4.2
Pivot-Grammatik

Sie beruht auf Distributionsanalysen (Verteilungsanalysen). Die Distributionsanalysen wurden von BRAINE 1963 durchgeführt auf dem Zwei-Wort-Stadium von 3 Kindern im Alter von 19–24 Monaten. Die Pivot-Grammatik gehört zum generativen Typ der Grammatikmodelle (angeborene Anlage zur Erlernung der Grammatikregeln).

BRAINE fand, daß die Zwei-Wort-Sätze und später die Mehr-Wort-Sätze nach bestimmten Regeln kombiniert werden, nämlich nach der Pivot-Grammatik (Angelpunktgrammatik). Verwendet werden von den Kindern zwei Klassen von Wörtern: Inhaltswörter (vorwiegend Substantive) und Pivots, auch Operatoren genannt (verwendet werden Modifikatoren, z. B. Demonstrativpronomina, Possessivpronomina, Adjektive, Artikel). Einem Wort der Pivot-Klasse wird ein Inhaltswort zugefügt, z. B. „mehr Kaffee". Seltener kommt die Kombination offenes Wort plus

Pivot vor. Die Pivot-Wörter in Anfangsposition sind andere als die in Endposition. Die Pivot-Grammatik läßt sich also folgendermaßen beschreiben:
- Es gibt Wörter, die häufig gebraucht werden, in fester Position im Satz stehen und mit Wörtern in Kombination treten, die weniger häufig gebraucht werden und in variabler Position im Satz stehen.
- Die Wörter in fester Position werden Pivot-Wörter genannt.
- Pivot-Wörter in 1. Position sind andere als die in 2. Position.
- Pivot-Wörter können nicht miteinander kombiniert werden.

Es ergeben sich somit folgende Möglichkeiten (Regeln der Pivot-Grammatik):
- P_1 + O (mehr Milch);
- O + P_2 (Schuhe an);
- O + O (Max Hose).

P_1 Pivot in 1. Position; O offenes Wort; P_2 Pivot in 2. Position.

Nach neueren Untersuchungen ist die Pivot-Grammatik nicht für die Sprachentwicklung aller Kinder gültig, und es gibt sie bei einem Kind auch nicht ausschließlich. Man hat festgestellt:
- Pivot-Wörter können auch in variabler Position stehen.
- Sie kommen nicht immer aus der Klasse der Funktionswörter.
- Sie treten auch in Kombination miteinander auf.
- Es gibt individuelle Unterschiede hinsichtlich der Bildung von Pivot-Grammatiken.

Nach BLOOM liegt der Grund, warum es keine Pivot-Grammatik gibt, in dem, was Kinder inhaltlich sagen wollen und nicht darin, daß Kinder feste Positionen von Wörtern in Sätzen lernen.

Man kann somit sagen, daß es die Pivot-Grammatik mit den von BRAINE 1963 formulierten Regeln nicht gibt, wohl aber einen „Pivot-look" (BROWN 1973). D. h., es gibt eine kleine Anzahl von Wörtern, die häufig gebraucht werden. Diese Pivot-Wörter kombinieren sich mit anderen Wörtern, deren Anzahl größer ist, die aber weniger häufig gebraucht werden. Die Ursache solcher Pivot-Strukturen liegt in dem, was die Kinder inhaltlich sagen wollen.

6.6.4.3
Rich-Interpretation nach LOIS BLOOM (1970)
Es handelt sich um eine neuere Art der Analyse der frühen Kindersprache, die sich bemüht, die Bedeutungen der kindlichen Äußerungen zu

identifizieren und diese Bedeutungen in Beziehung zur kognitiven Entwicklung des Kindes zu setzen.

Die Wortbedeutungsentwicklung besteht zunächst in der Überdehnung von Wörtern, z. B. „sch" (Wort):
- Geräusch eines Zuges (erstes Bezugsobjekt);
- dann alle sich bewegenden Maschinen (neue Anwendung und Überdehnung.

Diese Überdehnung trifft auch für Zwei-Wort-Sätze zu.

Zwei-Wort-Sätze können verschiedene Bedeutungen im Kontext je nach Situation beim Kind haben; z. B. Possessiv-Relation oder Subjekt-Objekt-Relation (possessiv = besitzanzeigend). Z. B. „Mami Strumpf" = das Kind will, daß seine Mutter ihm den Strumpf anzieht (Subjekt-Objekt-Relation) oder „das ist Mamis Strumpf" (Possessiv-Relation).

Eine andere Alternative zur Pivot-Grammatik ist daher die „Rich interpretation", d. h., „reiche" Interpretation von BLOOM. Die Grammatik der Zwei-Wort-Äußerungen nach BLOOM zeigt, daß formal-identische Zwei-Wort-Äußerungen unterschiedliche Bedeutungen haben können. Die vom Kind beabsichtigte Bedeutung eines Zwei-Wort-Satzes ist daher reichhaltiger, als es der formal-realisierte sprachliche Ausdruck offenbart. Sie ist daher „reicher" zu interpretieren. Das Kind macht also Zwei-Wort-Äußerungen nicht nach dem Standard der Erwachsenensprache, d. h., hinsichtlich richtiger oder adäquater Formulierung. Es möchte mehr an Inhalt oder Bedeutung aussagen, als es dies mit sprachlichen Mitteln adäquat zustande bringt. Sprache ist ein Kode, in den die Erkenntnisse, die das Kind aus seinen Erfahrungen gewonnen hat, übertragen werden.

Eine weitere Möglichkeit, bestimmte Beziehungen auszudrücken, ist durch unterschiedliche Betonung von zwei Wörtern oder Änderung der Reihenfolge von zwei Wörtern gegeben.

Die kindliche Grammatik ist demnach keine verkürzte Erwachsenengrammatik. Sie folgt eigenen Regeln.

Kinder verbessern Äußerungen von Erwachsenen im Sinne ihrer Grammatik.

6.6.5
Hierarchische Konstruktionen

Sobald Äußerungen produziert werden, die länger als zwei Wörter sind, nehmen die Sätze eine hierarchische Struktur an. Es handelt sich also nicht um Ketten von drei oder mehr als drei Wörtern. Solche Sätze sind aus einer Nominalphrase und einer Prädikatsphrase aufgebaut. Letztere setzt sich aus Verb und Nomen zusammen, z. B. „Uschi baut Haus".

6.6.6
Stadium der Generalisierung

Man findet eine Übergeneralisierung von Flexionswendungen. Die Vergangenheitsformen unregelmäßiger Verben werden zunächst korrekt verwendet, z. B. „kam", „ging". Sie werden als eigene Vokabeln erlernt. Sobald das Kind die Vergangenheitsform regelmäßiger Verben lernt („lachte", „spielte"), ersetzt es die unregelmäßige Vergangenheitsform eine Zeitlang durch regelmäßige Vergangenheitsformen („gehte", „kommte").

6.6.7
Stadium der Transformationen

Im Grammatikerwerb folgen nun grammatische Transformationen, z. B. Negations- und Fragetransformationen und Inversionen (Umstellungen).

6.7
Sprachebenen

Die kindliche Sprachentwicklung kann in 4 verschiedene Sprachebenen aufgeteilt werden. Auf allen 4 Sprachebenen geht das Sprachverständnis der Sprachproduktion voraus.
– Die pragmatisch-kommunikative Ebene ist den anderen Sprachebenen übergeordnet. Die pragmatisch-kommunikative Ebene verweist darauf, daß das Kind nicht nur Sprache im engeren Sinne lernt, sondern letztlich die Fähigkeit zu einer situationsadäquaten Kommunikation. Dies setzt wiederum die Fähigkeit voraus, den Interaktionskontext richtig zu interpretieren.

6.7 Sprachebenen

Tabelle 6-1:
Lautäußerungen in den einzelnen Lebensmonaten und Sprachverständnis

Zeitraum	Sprechalter	Sprachverständnisalter
10. Monat:	Beantwortet vorgesprochene Silben.	Erfaßt erste Begriffe häufig vorgesprochener Wörter. Kopfwendung auf die Frage: „Wo ist der Papa?"
11. Monat:	Gebraucht frei erfundene, aber sinnvolle Silben für bekannte Situationen, Gegenstände oder Personen.	Versteht Verbote wie „Nein".
12. Monat:	Spricht sinnvolle Kinderwörter wie „Wau-wau".	Versteht Aufforderungen wie „Komm her!".
13.–15. Monat:	Zeigt Wünsche an durch sinnvolle Lautäußerungen, spricht außer „Mama" und „Papa" drei sinnvolle Wörter.	Reagiert durch Kopfdrehen auf die Frage nach einem bekannten Gegenstand, versteht Ge- und Verbote und kann sie befolgen.
16.–18. Monat:	Spricht wenigstens sechs sinnvolle Wörter, benennt auf Aufforderung wenigstens einen bekannten Gegenstand. Spricht Wörter auf Aufforderung.	Zeigt auf Befragen auf mindestens einen Körperteil. Erkennt Testbilder.
19.–21. Monat:	Gebraucht Substantive, Adjektiva, Verben. Verwendet Wortkombinationen aus mindestens zwei verschiedenen Wörtern, die in sinnvollem Zusammenhang stehen.	Zeigt auf Befragen auf mindestens drei Körperteile.
22.–24. Monat:	Nennt seinen Vornamen auf Befragen. Benutzt Pronomina (mein). Verwendet Wortkombinationen aus mindestens drei verschiedenen Wörtern.	Wiederholt zwei in Zusammenhang stehende Aufforderungen.

Tabelle 6-2:
Entwicklung des passiven Wortschatzes (Anzahl der Wörter, deren Sinn verstanden wird)

Alter	Wortschatz (durchschnittliche Anzahl Wörter)	Streubreite
1,5 Jahre	25	(2 – 60)
2 Jahre	250	(5 – 150)
3 Jahre	1 000	(250 – 1500)
4 Jahre	1 500	
Zum Einschulungstermin	2 500	
Im Erwachsenenalter	20 000 – 250 000	

- Die phonetisch-phonologische Ebene bezieht sich auf die Lautdiskrimination und Lautbildung. Die Reihenfolge der Lautbeherrschung richtet sich nach dem Schwierigkeitsgrad der einzelnen Laute: b, m/n, d, f/w; l in Verbindungen; pf, t, ch_1, ch_2, sch; r in Verbindungen; s in Verbindungen; g/k; sch in Verbindungen; s (stimmlos/stimmhaft).

  Die Lautbeherrschung schreitet somit kontinuierlich von den Bilabialen zu den Sibilanten (Zischlauten) fort. Es werden keine isolierten Einzellaute erworben, sondern komplexe Muster und Strukturen im Rahmen der Begriffsbildung. Das Kind erweitert seinen Wortschatz und verwendet dabei Lautverbindungen. Dieser Vorgang ist von motivationalen, situativen und interaktionalen Aspekten abhängig.

  Beim Stammeln sind vorwiegend die altersspezifisch zuletzt beherrschten Laute betroffen, also g, k, r, sch, s.

- Die semantisch-lexikalische Ebene bezieht sich auf die Begriffsbildung sowie den passiven und aktiven Wortschatz. Es erfolgt eine Zuordnung zwischen Gegenständen und den betreffenden Bezeichnungen im konkreten Situationszusammenhang. Dabei spielen emotionale und nonverbale Elemente eine wichtige Rolle. Dieser Prozeß erfolgt auf der Grundlage der Kategorisierung, Differenzierung und Transformation, wobei über eine allmähliche Bedeutungserweiterung und Bedeutungsverengung der Zusammenhang von Begriff und zu bezeichnendem Objekt immer weiter präzisiert wird. Die Entwicklung

der Wortbedeutung ist Teil der gesamten geistigen Entwicklung des Kindes.
- Die syntaktisch-morphologische Ebene bezieht sich auf das Verständnis und den Gebrauch grammatischer Regeln. Man nimmt an, daß das Kind nicht einfach Wörter lernt, sondern Konstruktionsregeln aus der Erwachsenensprache extrahiert, die es ihm durch Transformation erlauben, eigenständige und dabei grammatisch richtige Sätze zu erzeugen. Über die Generalisierung von Regeln erwirbt das Kind die Fähigkeit, morphologische Strukturen zu beherrschen und durch Analogiebildung zu erweitern.

6.8
Entwicklung des Satzverständnisses
Competition Model nach BATES und MACWHINNEY

Zum Satzverständnis verwenden Kinder während der Sprachentwicklung semantische Merkmale, Wortstellungsmuster und morphologische Markierungen (Kasus). Welches Gewicht diesen 3 Kategorien zukommt, ist in den einzelnen Sprachen verschieden. Im Italienischen hat das semantische Merkmal besondere Bedeutung, im Englischen die Wortstellung, im Türkischen die Kasusmorphologie.

Es gibt somit keinen einzelnen, universellen Entwicklungsverlauf des Satzverstehens. Kinder können zunächst sowohl auf die Wortstellung, auf semantische Eigenschaften und/oder auf morphologische Markierungen achten; dies hängt ab von der relevanten Validität dieser Cues in ihrer Muttersprache.

6.9
Zeitlicher Ablauf der kindlichen Sprachentwicklung

Einen Überblick über den normalen Ablauf der Sprachentwicklung zu geben ist problematisch, weil die Norm so wenig exakt zu definieren ist und die Streubreite innerhalb der normalen Entwicklung sehr groß ist. Zeitangaben können somit lediglich als Orientierungsdaten dienen.

Im ersten Lebensjahr versteht das Kind nicht Sprache an sich, sondern es interpretiert die Situation und den Menschen, der zu ihm spricht. Neben emotionalen Faktoren spielen dabei die Intonation, der Rhythmus und der Tonfall eine wesentliche Rolle. Sie werden leichter

nachgeahmt als Laute und Wörter. Diese Tatsache hat auch Konsequenzen hinsichtlich der Therapie bei schwerst sprachbehinderten Kindern.
Erste stimmliche Aktivität ist das Schreien. Mit dem Schreien werden die für das spätere Sprechen nötigen Grundleistungen der Atmung und Stimmgebung vortrainiert.

Bereits in den ersten Lebenswochen wird eine Differenzierung des Schreiens beobachtet in ein monotones Schreien bei Hunger, ein schrilles, kräftiges Schreien bei Schmerz. Erfaßt der Säugling den Schreierfolg anläßlich der durchgeführten Versorgung, so wandelt sich das Schreien zum gezielten Rufen.

Im Laufe des 2. Monats treten die ersten Lallaute auf. Die ersten Lallaute werden auch als Gurrlaute bezeichnet. Im 6. Monat findet sich eine deutliche Differenzierung in vokalische und konsonantische Bestandteile. Hierbei kommt es zu Lautprodukten, die in der Muttersprache nicht vorkommen. Die Bildung der Spontanlaute wird erst eingeschränkt, wenn im 8. oder 9. Monat die Nachahmung der sprachlichen Umweltbeispiele einsetzt. Mit einem ³/₄ Jahr lernt das Kind verschiedenen Lauten und Lautkombinationen Bedeutung zuzuordnen. Zunächst versteht das Kind Mimik, Stimmton, Redetonfall und Gebärden. Ein Sprachverständnis wird vom Kind erreicht, wenn es ihm gelingt, eine worthafte Lautgestalt einem bestimmten Begriff als Zeichen für einen Sachverhalt oder Gegenstand zuzuordnen. Das Sprachverständnis geht dem Sprachgebrauch etwa um 3 Monate voraus. Die vorsprachliche Lallphase und die Anfänge des Sprechens fließen zeitlich ineinander, so daß sich Grenzen kaum ziehen lassen. Wenn das Kind also schon erste Worte sinnrichtig gebraucht, bringt das Kind weiterhin seine willkürlichen Lallgebilde hervor. Die ersten Wörter haben bereits syntaktische Funktion. Mit ein- und demselben Wort kann das Kind je nach Stimmungslage und Situation verschiedene Aussagen machen. Man spricht daher vom Stadium der Einwortsätze. Dieses dauert mehrere Monate und beginnt ungefähr mit der Vollendung des 1. Lebensjahres.

Im 2. Lebensjahr beginnt die eigentliche Sprachentwicklung, bei der das Kind den Zusammenhang von Wortbedeutung und Gegenstand erkennt und den Begriff zielgerichtet verwendet. Dabei wird die Sprache des Erwachsenen nicht einfach nachgeahmt, sondern über eine selektive Wahrnehmung und aktive Rekonstruktion mit eigenen Mitteln gestaltet. Das Kind erwirbt und speichert nicht nur isolierte Wörter, sondern es eignet sich sprachliche Einheiten im situativen Kontext an.

6.9 Zeitlicher Ablauf der kindlichen Sprachentwicklung

Als wesentlich erweist sich hier das gemeinsame Handeln von Eltern und Kind.

Zwischen 12 und 18 Monaten gebraucht das Kind 10–50 Einwortäußerungen.

Mit 2 Jahren durchschnittlich 2-Wortsätze, 10 Monate später 3-Wortsätze, 15 Monate später 4-Wortsätze, 22 Monate später 5-Wortsätze.

Die mittlere Länge der Sätze gilt heute als sicherster Maßstab für den Stand der Sprachentwicklung.

Mit 2 $^1/_2$ Jahren Satzverbindungen (z. B. und, dann). Ende des 3. Lebensjahres Relativsätze (z. B. welcher, welche).

Mit 3 Jahren beherrscht ein Kind bis zu 2000 Wörter aktiv, und unter Einschluß zugehöriger Formen, bis zu 3000 Lexemen.

Der zeitliche Ablauf der kindlichen Sprachentwicklung läßt sich in folgenden Schritten darstellen (siehe auch Tab. 6-1 und 6-2):
- Schreiperiode bis 7. Woche (Reflexschreie).
- Gurren, 6. Woche.
- Erste Lallperiode (Affektäußerung), 6. Woche bis 9. Monat.
- Zweite Lallperiode (melodische Muster, absichtliche Lautnachahmung), 6. Monat bis 9. Monat.
- Sprachverständnis, 8. Monat bis 9. Monat.
- Zuordnung von lautlicher Äußerung, Geste und Situation, 9. Monat bis 10. Monat.
- Beginn zweckbestimmter Sprachäußerungen, 9. Monat bis 12. Monat.
- Entstehung der Symbolfunktion der Sprache, 13. Monat bis 15. Monat.
- Ein-Wort-Sätze, 12. Monat bis 18. Monat (50 Wörter).
- Zwei-Wort-Sätze und ungeformte Mehr-Wort-Sätze, 18. bis 24. Monat; erstes Fragealter (200 Wörter).
- Geformte Mehr-Wort-Sätze (Flexionen, Frage-, Negativsätze mit 2 Jahren 3 Monaten), 3. Lebensjahr (900 Wörter).
- Satzentwicklung und Vollzug des Spracherwerbs, 4. Lebensjahr; zweites Fragealter.
- Komplexe und seltene Konstruktionen, 6. Lebensjahr.
- Verständnis schwieriger komplexer Satzkonstruktionen mit 10 Jahren.

7
Physiologie der Sprachlaute

7.1
Einleitung

Der Vorgang der lautsprachlichen Kommunikation wird in drei Hauptteile aufgeteilt:
- Die Erzeugung lautsprachlicher Zeichen durch den Sprecher,
- die Übermittlung der akustischen Form lautsprachlicher Zeichen und
- die Perzeption derselben durch den Hörer.

Die genetische Phonetik behandelt daher den Vorgang, in dem lautsprachliche Zeichen vom Sprecher erzeugt werden, die akustische Phonetik bezieht sich auf die speziellen Eigenschaften der akustischen Form lautsprachlicher Zeichen, und die perzeptive Phonetik behandelt die besonderen Tätigkeiten, die bei der Aufnahme und Verarbeitung der lautsprachlichen Zeichen vom Hörer geleistet werden müssen.

Im zusammenhängenden Sprechen bereiten die nicht unmittelbar beteiligten Organe bereits die Position der folgenden Laute vor. Unter *Koartikulation* versteht man daher lautübergreifende Prozesse der Sprechbewegungen im Gegensatz zur isolierten Lautbildung. Die einzelnen Laute werden somit von der Lautumgebung modifiziert und erreichen nicht immer ihre Idealform.

Am deutlichsten werden die Sprechbewegungen im Sonagramm (akustisches Abbild) an den Übergängen von Vokalen und Konsonanten. Sie bilden sich als „Verbiegungen" der vokalischen Formantstruktur aus und werden als *Transienten* bezeichnet.

Darstellung der Artikulatoren mit Kernspintomographie und Ultraschall. Mittels der kernspintomographischen Snapshot-FLASH-Technik können Lippen, Zunge und Gaumensegel während der Artikulation dargestellt werden. Die Gestaltung der Zungenoberfläche läßt sich in den gleichen Artikulationspositionen mittels Ultraschall sichtbar machen. Beide Verfahren erlauben die Beobachtung und Dokumentation von Funktionsstellungen; sie sind daher als Ergänzung der Diagnostik und Therapie von Artikulationsstörungen von Bedeutung.

7.2
Beschreibung und Darstellung von Sprachlauten

7.2.1
Grundbegriffe

Die Wörter der menschlichen Sprache setzen sich aus Sprachlauten zusammen. Man kann die Sprachlaute von verschiedenen Gesichtspunkten her betrachten:
- als Lautgebilde, d. h. nach Bau und Verhalten;
- als Lauteinheiten, d. h. nach Entwicklung und Veränderung im Laufe der Zeit;
- als Lautvorstellungen, d. h. nach bedeutungsmäßiger Funktion. Hier sollen nur die Sprachlaute als Lautgebilde interessieren.

Phonem. Kleinste bedeutungsunterscheidende Einheit innerhalb eines Sprachsystems.

Ein Phonem ist jedoch selbst nicht bedeutungstragend. Es handelt sich also um das kleinste Glied eines Lautgegensatzes, das die Bedeutung eines Wortes ändern oder unverständlich machen kann; zum Beispiel a, o und ö in Rasen — Rosen — Rösen.

Die Phoneme unterscheiden sich durch sog. distinktive Merkmale. Die deutsche Sprache hat 35 Phoneme bei Einbeziehung der lang/kurz-Distinktionen von sieben Vokalen (siehe Abschn. 10.6.11.10).

Morphem. Kleinste bedeutungstragende Einheit einer Sprache.

Somit ist es das kleinste sprachliche Zeichen (nächsthöhere Ebene des Phonems). Es handelt sich daher um die niedrigste sprachliche Einheit, mit der sich in unserem Bewußtsein eine Bedeutung verbindet, also um eine Einheit von Ausdruck (Lautung) und Inhalt (Bedeutung). Ein Morphem kann z. B. ein aus Phonemsequenzen bestehendes Wort sein. Sätze bestehen aus Morphemfolgen.

Im Wort „Tage" gibt es zwei Morpheme, „Tag" und „e". „Tag" stellt den Begriff einer Zeiteinheit dar, „e" vermittelt die Bedeutung der Mehrzahl.

Morphem ist nicht mit Silbe identisch. Unterschieden werden lexikalische Morpheme und grammatische Morpheme (z. B. Flexionsmorpheme, Wortbildungsmorpheme).

Graphem. Kleinste bedeutungsunterscheidende Einheit geschriebener Sprache. Grapheme werden im Text durch Buchstaben realisiert. Der Buchstabe ist die Darstellung des Phonems in der Schrift. Unserer Orthographie liegt eine phonematische Schreibweise zugrunde. Nicht in allen Wörtern stimmt die Zahl der Laute und Grapheme überein. Manche Grapheme bezeichnen mehrere Laute. Umgekehrt kann ein Laut durch mehrere Grapheme wiedergegeben werden.

Syntax. Lehre vom Satzbau; wichtigstes Gebiet der Grammatik (Sprachlehre). Beschäftigt sich mit Regeln, wie aus Morphemen Satzglieder (z. B. Subjekt, Prädikat), aus Satzgliedern einfache Sätze (z. B. Hauptsatz, Nebensatz) und aus diesen komplexe Sätze oder Satzgefüge konstruiert werden können.

Morphologie. Lehre des Flexionssystems, z. B. Deklination, Konjugation, Komparation.

Segment. Entsteht bei künstlicher Zerteilung des Lautstromes (siehe segmentale Phonologie). Als Phonem werden die Segmente bezeichnet, die als kleinste Lauteinheiten Wörter unterscheiden können.

Minimalpaare. Wörter, die sich nur durch ein einziges Phonem unterscheiden.

Substitutionen. Ersetzungen kommen vor bei umgangssprachlicher oder nachlässiger Aussprache:
– Assimilation: Phonetische Angleichung;
– Dissimilation: Entähnlichung.
Phonologische Sprachstörungen kommen z. B. als literale Paraphasien vor.
   Phonetische Störungen sind z. B. artikulatorische Störungen bei Dysarthrie.

Silbe. Die geschlossene Silbe besteht aus Silbenanlaut, Silbenkern (meist vokalisch), Silbenauslaut. Bei der offenen Silbe fehlt der Silbenauslaut, z. B. da.

Wortfeld. Bedeutungsähnliche Wörter, die einen wichtigen gemeinsamen Bedeutungsbestandteil haben, z. B. Farbwörter.

7.2 Beschreibung und Darstellung von Sprachlauten

Gegenwörter. Sie sind durch eine große Bedeutungsverwandtschaft, aber zugleich durch einen Bedeutungsgegensatz gekennzeichnet, z.B. alt — jung.

Allophon. Klangliche Variante eines Phonems, die keine Bedeutungsänderung hervorruft. Aspiriertes und nicht aspiriertes t gehören als Allophone demselben Phonem an. Es handelt sich somit um insignifikante, d.h. keinen Unterschied machende Lautgebilde. Ebenso bilden vorderes und hinteres ch verschiedene Allophone desselben Phonems, jedoch z.B. im Arabischen verschiedene Phoneme, d.h. die Wortbedeutung ändert sich.

Sprachlaute (Phone). Alle artikulierten Laute des Menschen. Die Anzahl der Sprachlaute, die eine bestimmte Sprachgemeinschaft zu einer bestimmten Zeit zum Zweck der Verständigung benutzt, ist begrenzt. In der Regel werden 30–50 Sprachlaute verwendet.

Ein Sprachlaut ist die Realisation eines Phonems durch den Sprecher.

Die Entstehung der Sprachlaute bei der kindlichen Sprachentwicklung nach dem Gesetz vom Schichtenbau des Sprachlautsystems nach JAKOBSON ist in Abschnitt 6.6.1.1 beschrieben.

Lautcharakter. Eigenschaften, die einem Laut als solchem anhaften und ihn dadurch geeignet erscheinen lassen, bestimmte Bedeutungen auszudrücken. L hat z.B. einen glatten, r einen rauhen Charakter.

Zeichenkörper. Sinnfreie Silben.

Hochlautung. Als Hochlautung oder Standardaussprache wird ein Vorbild bezeichnet, das als Aussprachenorm für das deutsche Sprachgebiet erarbeitet wurde. Es ist im Wörterbuch der deutschen Aussprache niedergelegt. Ermittelt wurde die Aussprachenorm empirisch.

Das System der deutschen Laute besteht je nach phonematischer Analyse aus ca. 19 Vokalen und 21 Konsonanten.

Teils stimmt es mit dem Buchstabensystem überein, teils gibt es wesentliche Abweichungen zwischen Schreibung und Aussprache.

Artikulation. Bildung der Sprachlaute mit Hilfe der Sprechwerkzeuge. Der Luftstrom aus der Lunge wird durch die Stimmlippen oder ein Hindernis in der Mundhöhle in Schwingungen versetzt. Für die Artikulation der Vokale sind Zunge, Lippen und hinterer weicher Gaumen von besonderer Bedeutung.

Distinktive Merkmale der Sprachlaute sind Merkmale, durch die sich zwei Sprachlaute voneinander unterscheiden:
- vokalisch / nicht vokalisch
- konsonantisch / nicht konsonantisch
- kompakt / diffus
- gespannt / ungespannt
- stimmhaft / stimmlos
- nasal / oral
- abrupt / kontinuierlich
- scharf klingend / sanft klingend
- gehemmt / ungehemmt
- dunkel / hell
- erniedrigt / nicht erniedrigt
- erhöht / nicht erhöht

Vokalphoneme. Für die Unterscheidung der Vokalphoneme wirken die Dauer (lang / kurz), die Beteiligung der Lippen (labialisiert / nichtlabialisiert) und die Hebung der Zunge (im Mundraum vorn / hinten) als distinktive Merkmale (Tab. 7-1)

Tabelle 7-1:
Vokalphoneme (siehe Text)

Betonung	Nichtlabialisiert		labialisiert
betont	lang	/i:/ /e:/ /a:/ /ä:/	/ö:/ /ü:/ /o:/ /u:/
	kurz	/i/ /e/ /a/	/ö/ /ü/ /o/ /u/
unbetont			/e/ /ə/

7.2 Beschreibung und Darstellung von Sprachlauten

Tabelle 7-2:
Konsonantenphoneme (siehe Text)

Aussprache	Beide Lippen	Oberzähne und Unterlippe	Vorderzunge am Gaumen	Hinterzunge am Gaumen	Zungenrand	Im Kehlkopf
Fortis	/p/	/f/	/t/ /s/ /ɕ/ /ç/	/k/ /x/		
Lenis	/b/	/v/	/d/ /z/ /ʒ/ /j/	/g/ /r/		
nasal	/m/		/n/	/ŋ/		
isoliert					/l/	/h/

Konsonantenphoneme. Für die Konsonantenphoneme dienen 4 Gruppen von Merkmalen zur Unterscheidung: fortis, lenis, nasal, isoliert. Lenis bedeutet schwach artikuliert, fortis stark artikuliert; z. B. packen und backen. Isoliert bedeutet: l und h stehen nicht in Gruppen wie die anderen Phoneme.

Nach der Artikulationsstelle und bei Berücksichtigung der Korrelationen fortis — lenis sowie nasal — nichtnasal ergibt sich die in Tabelle 7-2 wiedergegebene Anordnung der Konsonantenphoneme.

7.2.2
Notation der Sprachlaute

Es gibt verschiedene Transkriptionssysteme. Am meisten verwendet wird das Alphabet der „International Phonetic Association (IPA)".

Jedes Transkriptionszeichen ist zu verstehen als eine zeichenhafte Darstellung der wesentlichen phonetischen Merkmale eines Lautes. Mit Hilfe eines Systems diakritischer Zeichen (Unterscheidungszeichen) ist es möglich, den begrenzten Bestand alphabetischer Transkriptionszeichen zu erweitern.

Auch für die Notation einiger Stammelfehler gibt es Zeichen.

Hervorhebungszeichen. Eine Haupthervorhebung wird durch einen hochgestellten senkrechten Strich vor der hervorzuhebenden Silbe ['arbart] dargestellt.

Eine Nebenhervorhebung wird durch einen tiefgestellten Strich vor der hervorzuhebenden Silbe [ˈaizən͵bɑːn] wiedergegeben. Nichthervorhebung bleibt unbezeichnet.

Längenzeichen. Zur Darstellung der Länge gibt es die drei Möglichkeiten Länge: [eː], Halblänge: [e·] und Überlänge: [eːˑ, eːː]. Kürze bleibt unbezeichnet.

Silbigkeitszeichen. Wird ein Konsonant nach Vokalausfall zum Silbenträger, so erhält sein Schriftzeichen einen untergesetzten vertikalen Strich: [rɑːtn̩].

Stimmhaftigkeitszeichen. Soll ein Laut, dessen orthographisches Zeichen Stimmlosigkeit anzeigt, als stimmhafte Bildung angedeutet werden, so erhält das Schriftzeichen einen untergesetzten Winkel, wenn nicht die Verwendung eines anderen Buchstabens vorgezogen wird: gehört [gəhøat].

Nasalierungszeichen. Erscheint ein sonst oraler Laut als nasalierte bzw. genäselte Bildung, so erhält sein Schriftzeichen eine übergesetzte Tilde: [õ].

Zur Bezeichnung des Nasendurchschlags läßt sich ein über- bzw. untergesetztes Häkchen (Komma) verwenden: [pʼã, țã].

Dentalzeichen. Soll eine Lautbildung als interdental bezeichnet werden, so erhält ihr Schriftzeichen einen untergesetzten Bogen: [t̪, n̪].
Für interdental gelispelte s, z stehen die griechischen Buchstaben Θ, δ zur Verfügung. Addentale Bildungen können durch untergesetzte Doppelstriche oder Doppelpunkte gekennzeichnet werden: [t̤, d̤].

Lateralzeichen. Laterale Bildung eines normalerweise nichtlateralen Lautes läßt sich durch eine untergesetzte Tilde anmerken: [s̰, z̰].

Zeichen für Silbentonhöhen werden wie folgt wiedergegeben:
- Tiefton: _so
- Hochton: ¯so!
- Steigender Ton: /so?
- Fallender Ton: \so!!

7.3
Vokale (Öffnungslaute)

Die Zahl der möglichen Vokalklänge auf der Welt ist sehr groß.

7.3.1
Vokale der deutschen Hochlautung (Tab. 7-3)

Der Doppelpunkt hinter einem Vokalzeichen bedeutet, daß der vorausgehende Vokal lang gesprochen wird. Nasalvokale werden mit einer Tilde [ã] über dem Vokalsymbol gekennzeichnet.

7.3.2
Bildung der Vokale

Das vokalische Artikulationsprinzip besteht in der Gestaltung von *Resonanzräumen*. Vokale entstehen daher durch Resonanz der vom Stimmklang angeblasenen und für jeden Vokal verschieden geformten Mundhöhle (Veränderung der Zungen- und Lippenstellung = stimmhafte Öffnungslaute). Im akustischen Sinne sind Vokale aus verschiedenen Tönen zusammengesetzte Klänge mit periodischem Bau der Schwingungskurve (Klänge verschiedener Farben). Jeder Vokal hat eine für ihn charakteristische und bei allen Menschen annähernd gleiche Grundtonhöhe. Im Vokalklang kommen nur harmonische Teiltöne vor.

Der Kehlkopf steht bei i hoch, bei u tief. Ideal ist ein fast unbewegter Kehlkopf in verhältnismäßig tiefer Stellung.

Vokale unterscheiden sich nur durch die *Klangfarbe*. Diese entsteht im Ansatzrohr. Dort werden vom Kehlkopf zusammen mit der Grundfrequenz (Grundton) abgestrahlte Vielfache der Grundfrequenz (Partialtöne oder Harmonische = primärer Kehlkopfklang) *durch Resonanz* verstärkt. Neue Frequenzen (Töne) können im Ansatzrohr durch Resonanz nicht erzeugt werden. Nicht alle Partialtöne sind wichtig. Bestimmte Partialtongebiete von großer Stärke sind für die Klangfarbe der Vokale verantwortlich *(Formanten)*. Ein Formant ist daher ein Partialtongebiet besonderer Intensität.

Die Resonanzerscheinungen im Ansatzrohr wirken ihrerseits wieder auf die Stimmlippenschwingungen zurück. Die schwingenden Stimmlippen wirken daher bereits an der Formung der Vokale und ihrer Klangfarbe mit.

Tabelle 7-3:
Phonetische Beschreibung der Vokale der deutschen Sprache

[a] – vorderes (helles, kurzes) a: *A*st, h*a*t, M*a*nn
[α] – hinteres (dunkles, langes) a: *A*bend, T*a*t, d*a*
[e:] – geschlossenes (langes) e: *e*ben, l*e*ben, B*ee*t, Schn*ee*
[e] – geschlossenes (kurzes) e: l*e*bendig
[ɛ] – offenes (kurzes) e: *E*gge, B*e*tt, h*ä*lt, F*e*ld
[ɛ:] – offenes (langes) e: *ä*hnlich, P*är*chen, B*är*
[i:] – geschlossenes (langes) i: *I*da, M*ie*ne, s*ie*
[i] – geschlossenes (kurzes) i: *i*nnen, b*i*tte
[I] – offenes (kurzes) i: *i*nnen, b*i*tte
[ı] – unsilbisches i: Ser*i*e, Rebell*i*on
[o:] – geschlossenes (langes) o: *o*ben, B*oo*t, w*o*
[o] – geschlossenes (kurzes) o: L*o*kom*o*tive, s*o*gleich, m*o*dal
[ʊ] – offenes (kurzes) o: *o*ffen, Schl*o*ß
[ʊ:] – offenes (langes) o: Sh*a*w
[u:] – geschlossenes (langes) u: *U*fer, H*u*t, K*u*h
[u] – geschlossenes (kurzes) u: Akk*u*m*u*lator, *u*v*u*lar, B*u*tan
[ʋ] – offenes (kurzes) u: *u*nd, B*u*tter
[ø] – geschlossenes (langes) ö: *Ö*l, b*ö*se
[ø] – geschlossenes (kurzes) ö: Z*ö*lom, (déj*eu*ner)
[œ] – offenes (kurzes) ö: *ö*ffnen, G*ö*nner
[y:] – geschlossenes (langes) ü: *ü*ber, f*ür*, G*ü*te
[y] – geschlossenes (kurzes) ü: parf*ü*mieren, Ph*y*sik
[Y] – offenes (kurzes) ü: H*ü*tte
[ə] – halboffener (kurzer) Mittelzungenvokal: Wett*e*
[a] – halboffener (kurzer) Mittelzungenvokal: e*r*, wi*r*, Oh*r*, nu*r*
[a] – halboffener (langer) Mittelzungenvokal: Wett*er*, *er*halten
[ae] – Diphtong, dt. orthogr. ai, ei: *Ei*, R*ai*n
[ao] – Diphtong, dt. orthogr. au: *au*s, H*au*s
[ɔø] – Diphtong, dt. orthogr. eu, äu, oi: h*eu*te, l*äu*ten

7.3.3
Vokaltheorien

7.3.3.1
Obertontheorie (Resonanztheorie) nach Helmholtz

Danach wird die Erregung erzwungener Schwingungen des Ansatzrohres durch den primären, obertonreichen Stimmklang angenommen. Je nach Formung des Ansatzrohres werden bestimmte Teiltöne gedämpft oder durch Resonanz verstärkt. Diese Theorie hat sich als prinzipiell richtig erwiesen.

7.3.3.2
Anblasetheorie nach Hermann

Nach dieser Theorie soll das Ansatzrohr in gedämpft abklingende Eigenschwingungen versetzt werden. Diese hingen nur von der Einstellung des Ansatzrohres ab, nicht von der Frequenz der Anblaseimpulse. Es brauche daher kein harmonisches Verhältnis zwischen Frequenz der Anblaseimpulse und der Teiltöne der erregten Vokale zu bestehen.

Die Anblasetheorie ist heute ohne wesentliche Bedeutung, nachdem die Formanten der gesungenen, gesprochenen, stimmhaften und geflüsterten Vokale als harmonische Teiltöne erkannt worden sind. Es scheinen jedoch auch Teiltöne im Stimmklang aufzutreten, die im primären Stimmbandklang zunächst nicht vorhanden sind. Sie müßten dann durch „Anblasen" des Luftraumes durch den aus der Stimmritze austretenden und mit den Stimmlippenschwingungen periodisch schwankenden Luftstrom entstehen. Die Anblasetheorie wäre daher ein Sonderfall der allgemeinen Vokaltheorie von Helmholtz.

7.3.4
Einteilung der Vokale

Die Vokale werden in Oralvokale, Nasalvokale, Diphthonge und Halbvokale eingeteilt.

7.3.4.1
Oralvokale

Sie sind am häufigsten. Der Phonationsstrom entweicht nur durch die Mundhöhle. Die Einteilung der Oralvokale erfolgt hinsichtlich ihrer physiologischen Merkmale (Zungenlage); dazu stehen das Vokaldreieck von Hellwag und das Vokalviereck zur Verfügung.

Hellwags Vokaldreieck. Die Eckpunkte (a, i, u) bedeuten Extremstellungen der Zungenlage. Die übrigen Vokale liegen dazwischen (Abb. 7-1).

```
    i       ü       u
      e       ö       o
            ä     ä
               a
```

Das Vokalviereck. Heute ist vorwiegend das Vokalviereck im Gebrauch. Die Basisfläche wird von zwei möglichen a-Lautformationen gebildet (Abb. 7-2 und 7-3):
– Langer, hinterer (dunkler) a-Laut: da;
– Kurzer, vorderer (heller) a-Laut: hatte.

Acht Kardinalvokale stellen ein Bezugssystem für die in einer Sprache tatsächlich vorkommende Vokalbildung dar (Abb. 7-4).

7.3.4.2
Nasalvokale

Der Phonationsstrom entweicht durch Mund und Nase, die Klangcharakteristika der Vokale bleiben erhalten (Vorkommen im Französischen, Polnischen, Portugiesischen). Ein Vokal braucht nicht nasal zu klingen, obwohl Luft durch die Nase entweicht. Bei mangelhaftem Nasenabschluß durch das Gaumensegel erfolgt keine Nasalierung,
– wenn die orale Öffnungsweite der Vokalbildung groß ist, z. B. bei a;
– wenn die Stärke des Phonationsstromes gering ist.

Nasalierung von Vokalen kommt vor Nasalkonsonanten vor.

7.3.4.3
Diphthonge

Es handelt sich um eine durch eine Gleitbewegung der Zunge (mit eventueller Veränderung der Lippenform) zustande gekommene Verbindung zweier Vokale innerhalb einer Silbe.

7.3 Vokale

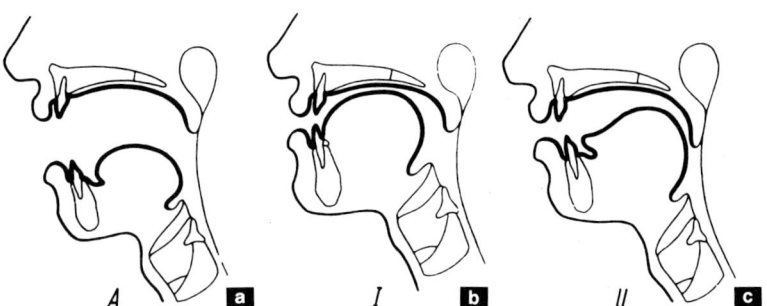

Abbildung 7-1:
Schematische Darstellung des Ansatzrohres bei den Vokalen a, u und i. Die Mundstellungen bei den anderen Vokalen und Zwischenvokalen liegen zwischen diesen Extremen entsprechend ihrer Lage im „Vokaldreieck" (n. GRÜTZNER).

a) Der Unterkiefer wird gesenkt, die Zunge abgeflacht (großer Resonator im vorderen und mittleren Mundhöhlenbereich): „a".

b) Der Unterkiefer wird leicht angezogen, der Zungenrücken nach vorne gehoben: „i". Die Lippen nähern sich einander, ihre Öffnung verbreitert sich, die Mundhöhle wird kleiner, der Klang heller.

c) Der Unterkiefer wird leicht angezogen, der Zungenrücken nach hinten geschoben: „u". Die Mundhöhle ist vergrößert, der Klang dunkler.

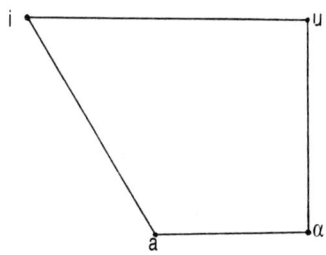

Abbildung 7-2:
Das Vokalviereck (siehe Text)

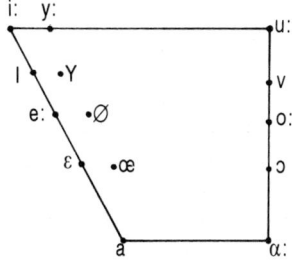

Abbildung 7-3:
Vokalviereck der deutschen Sprache

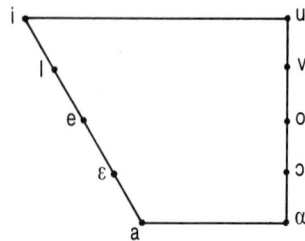

Abbildung 7-4:
Die Kardinalvokale im Vokalviereck (siehe Text)

Nach anderer Auffassung werden die Diphthonge ai, au, oi durch eine Gleitbewegung von einem betonten zu einem unbetonten Vokal erzeugt. Sie werden deshalb als „fallende" Diphthonge bezeichnet.

Diphthonge haben den sprachlichen Wert langer Vokale. Phonetisch sind sie Zwielaute, d. h. während ihrer Dauer werden die Artikulationseinstellungen von zwei aufeinanderfolgenden Vokalen realisiert:
– Fallender Diphthong: Gleitbewegung von höherer zu tieferer Artikulationseinstellung.
– Steigender Diphthong: Gleitbewegung von tieferer zu höherer Einstellung.
Im Deutschen gibt es drei Diphthonge; alle sind steigend: a^i, a^u, o^i.

Unter der *Diphthongierung von Vokalen* versteht man die artikulatorischen Einstellungsänderungen während der Dauer der Vokalbildung, z. B. in Hinsicht auf die folgende Sprachlautbildung.

7.3.4.4
Halbvokale (Liquidae)

Als solche werden Vokalbildungen bezeichnet, die auf der Grenze zwischen Vokal- und Konsonantendefinition liegen, bei denen z. B. der Geräuschcharakter größer ist als der Resonanzcharakter.

Bilabialer Halbvokal: Englisches w; verschiedene Arten des r, l, stimmhaftes j.

Tabelle 7-4:
Phonetische Beschreibung der Vokale der deutschen Sprache (n. WÄNGLER).

ɑː	–	langer, hinterer (dunkler) a-Laut: Abend, Tat, da
a	–	kurzer, vorderer (heller) a-Laut: hatte, Mann
e	–	langer, geschlossener e-Laut: eben, lesen, see
ɛ	–	kurzer, offener e-Laut: Ebbe, Bett, Held, hält
ɛː	–	langer, offener e-Laut: ähnlich, Märchen
i	–	langer, geschlossener i-Laut: Igel, Miete, nie
ɪ	–	kurzer, offener i-Laut: immer, bitte
o	–	langer, geschlossener o-Laut: oben, Not, so
ɔ	–	kurzer, offener o-Laut: oft, hoffen
u	–	langer, geschlossener u-Laut: Uhr, Mut, du
ʊ	–	kurzer, offener u-Laut: uns, Mutter
ø	–	langer, geschlossener o-Umlaut: Öl, Flöte
œ	–	kurzer, offener Umlaut: öffnen, plötzlich
Y	–	langer, geschlossener u-Umlaut: Übel, Schüler
y	–	kurzer, offener u-Umlaut: üppig, fünf
ɑ	–	kurzer, unbetonter Mittelzungenvokal: hatte

7.3.5
Quantität und Qualität der Vokale (Tab. 7-4)

Man unterscheidet lange und kurze Vokale. Der Unterschied liegt in ihrer Dauer (Quantität). Die langen Vokale sind zweimal so lang wie die kurzen. Mit der Dauer verändert sich meistens auch die Qualität der Vokale. Mit zunehmender Dauer klingen die Vokale meistens geschlossener.

Der Qualitätsunterschied im Klang der Vokale besteht darin, daß sie entweder geschlossen oder offen klingen. Bei den geschlossenen Vokalen ist die Zungenhebung so stark, wie sie sein kann, ohne daß der Vokal in Gefahr kommt, sich in einen Reibelaut zu verwandeln.

Beispiel einer Vokaldefinition: [o:] ist der hintere (velare), gerundete, mittelhohe, gespannte Vokal lang.

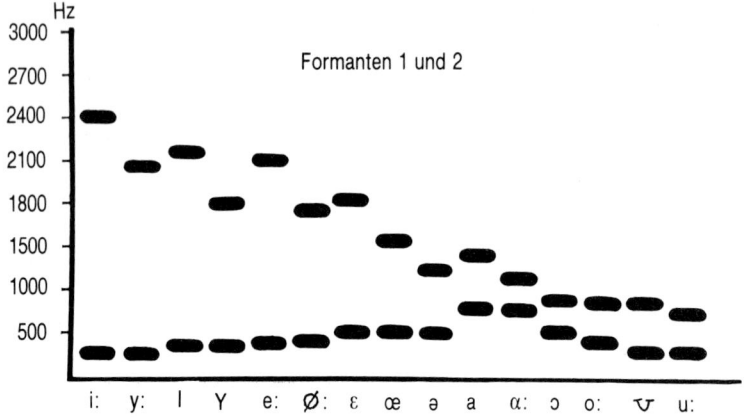

Abbildung 7-5:
Die Lage der deutschen Vokalformanten (n. WÄNGLER) (siehe Text)

7.3.6
Formanten der Vokale (Abb. 7-5 und 7-6)

Als Formant wird ein Partialtongebiet besonderer Intensität bezeichnet, welches die Klangfarbe eines Vokales bewirkt.

Die Lage der Formanten in der Tonskala bleibt bei den einzelnen Vokalen unverändert, d. h., sie ist unabhängig von der Tonhöhe, in der der Vokal gesungen oder gesprochen wird. Die Formanten sind nur abhängig von der Hohlraumgestalt des Ansatzrohres. Werden i und u auf dem gleichen Grundton gesprochen, so scheint i höher zu klingen. Wir empfinden einen Vokal dann als hoch oder tief, wenn das Stärkemaximum innerhalb eines Formantbereiches hoch oder tief liegt. Außerdem wird die Vokalfarbe dann dunkler, wenn tiefere bzw. höhere Teiltöne außerhalb der typischen Formantbereiche verstärkt werden.

Eine gewisse Abhängigkeit besteht von der Größe des Resonanzraumes. Frauen und Kinder haben daher eine um etwa 10% höhere Lage der Formanten. Für die Klangfarbe (Klassifikation) eines Vokales sind die zwei unteren Formanten verantwortlich, für e und i die drei unteren Formanten. F_3 und F_4 beeinflussen die Klangfarbe der Vokale. Sie sind wesentlich für die Identifikation des Sprechers.

An der Bildung der Vokale ist immer das gesamte Ansatzrohr beteiligt.

7.3 Vokale

F_1 hängt jedoch wesentlich vom Volumen des Mund-Rachen-Raumes ab. Bei u hebt sich der hintere Zungenrücken (Hinter-Zungen-Vokal), bei i der vordere Zungenrücken (Vorder-Zungen-Vokal). Dadurch entsteht die unterschiedliche Lage der Formanten. Bei Vorwärtsbewegung des Zungenrückens (Erweiterung des Mund-Rachen-Raumes) kommt es zu einer *Frequenzabnahme* von F_1.

F_1 liegt um so tiefer, je geringer die Kieferöffnung ist und je stärker der Zungenrücken an den Gaumen angenähert ist. Deshalb haben Vokale mit gleicher Kieferöffnung (u und i) den gleichen tiefliegenden 1. Formanten.

Bei Unterkiefersenkung kommt es zu einer *Frequenzzunahme* von F_1.

F_2 hängt von der Größe des vorderen Resonanzraumes zwischen Lippen- und Zungenrücken ab. Er wird daher von der Lage und Form

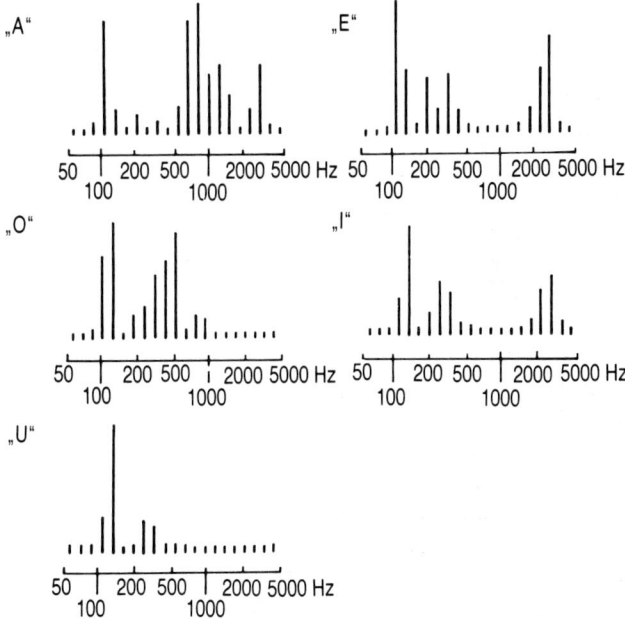

Abbildung 7-6:

Frequenzspektrum der Vokale, die auf einem Grundton von etwas über 100 Hz gesungen werden (n. Freystedt)

des Zungenkörpers bestimmt. Je weiter die Zungenmasse nach vorn verlagert ist, desto höher liegt der 2. Formant. I hat daher den höchstgelegenen 2. Formanten und den tiefstgelegenen 1. Formanten, u hat den tiefstgelegenen 2. Formanten.

F_3 hängt ab von den Interaktionen zwischen ventralem (vorderem) und dorsalem (hinterem) Resonanzraum.

F_4 hängt ab von der Größe des supraglottischen Raumes und von der Größe der Kehlkopfventrikel.

Im Alter kommt es infolge von Gewebsschrumpfung und Elastizitätsverlust zu einer Erweiterung des Rachens und einer Formantverschiebung nach unten.

7.3.6.1
Bestimmung der Stimmgattung (Tab. 7-5 bis 7-7)
Sie wird unter anderem anhand der Mittelwerte aus den Formantfrequenzen $F_1 - F_4$ festgestellt. Der Mittelwert liegt beim Baß tiefer als beim Tenor usw.

Kompakte akustische Merkmale eines Vokals. Die Formanten F_1 und F_2 liegen wie bei a in der Mitte des Spektrums dicht beisammen.

Diffuse Merkmale eines Vokals. Die Formanten F_1 und F_2 liegen auseinander wie bei i.

Die zwei Formanten entfernen sich bei der Reihe a-e-i zunehmend. Im

Tabelle 7-5:
Lage der Formanten F_1 bis F_4 (siehe Text)

Formant	Frequenz (Hz)
F_1 (1. Formant)	200– 800 Hz (beim Mann 150– 850 Hz)
F_2 (2. Formant)	600–2500 Hz (beim Mann 500–2500 Hz)
F_3 (3. Formant)	1900–3000 Hz (beim Mann 1500–3500 Hz)
F_4 (4. Formant)	3000–4000 Hz (beim Mann 2500–4500 Hz)

7.3 Vokale

Tabelle 7-6:
Lage der Formanten der Hauptvokale in der Tonskala (n. Lullies)

Vokal	Formantbereich
U	$g - g^1 = 200 - 400$ Hz
O	$g^1 - d^2 = 400 - 600$ Hz
A	$g^2 - d^3 = 800 - 1200$ Hz
E	$cis^4 - e^4$ und $g^1 - d^2 = 2200 - 2600$ und $400 - 600$ Hz
I	$fis^4 - a^4$ und $g - g^1 = 3000 - 3500$ und $200 - 400$ Hz

Tabelle 7-7:
Formantfrequenzen (F_1, F_2, F_3) der fünf Hauptvokale für Männer, Frauen und Kinder

Formant-frequenz	Männer Frauen Kinder	Hz /aː/	/eː/	/iː/	/oː/	/uː/
F_1	M	730	530	270	570	440
	F	850	610	310	590	470
	K	1030	690	370	680	560
F_2	M	1090	1840	2290	840	1020
	F	1220	2330	2790	920	1160
	K	1370	2610	3200	1060	1410
F_3	M	2440	2480	3010	2410	2240
	F	2810	2990	3310	2710	2680
	K	3170	3570	3730	3180	3310

Verlauf der Reihe a-o-u senken sich die Formanten parallel.

Bei bis unter 1000 Hz reichender *Schwerhörigkeit* werden die Vokale i, e, a wie dumpfes o gehört. Diese Vokale haben einen Nebenformanten, der — wie der Hauptformant des o — unter 1000 Hz liegt. Sängerinnen können daher in hoher Lage kein o oder u singen.

7.3.7
Bildung der Vokale

7.3.7.1
A-Laute

A wird mit mäßig weiten, hochrund geöffneten Lippen gebildet. Der Zahnkantenabstand beträgt etwa 15–25 mm. Die Zunge liegt flach im Mund; sie ist etwas nach unten gespannt. Der vordere Zungenrand berührt die unteren Schneidezähne. Man unterscheidet ein vorderes, helles, kurzes a wie in „acht" und ein hinteres, dunkles langes a wie in „Abend". Beim ersten a erfolgt eine leichte Hügelbildung der Zunge etwas weiter vorn, beim zweiten etwas weiter hinten.

7.3.7.2
E-Laute

Die Lippen sind weniger offen als beim a. Der Kieferwinkel ist kleiner als beim a. Der vordere Zungensaum liegt den unteren Schneidezähnen an. Der Zungenrücken wölbt sich nach oben zum harten Gaumen. Die Zungenränder stoßen an die oberen Backenzähne an. Man unterscheidet vier E-Laute:
– Einen kurz-offenen E-Laut, z. B. helfen, Bäcker;
– einen lang-offenen E-Laut, z. B. ähnlich, grämlich;
– einen lang-geschlossenen E-Laut mit vorn hohem Zungenrücken, z. B. Elend, leer, lehren;
– einen kurzen E-Laut, wie er in unbetonten Silben angewendet wird, bei dem der Mund nur wenig geöffnet und die Zunge in der Mitte leicht aufgewölbt ist.

7.3.7.3
I-Laute

Beim i sind die Mundwinkel etwas zur Seite gezogen. Der Kieferwinkel ist klein, da sich die Zahnkanten nur etwa 10 mm voneinander entfernen. Der vordere Zungensaum liegt an den unteren Schneidezähnen. Die Vorderzunge wölbt sich steil zum harten Gaumen hoch, beim geschlossenen i mehr als beim offenen. Die Zungenränder berühren die oberen Backenzähne. Die Randflächen des Zungenrückens legen sich an den harten Gaumen an. Man unterscheidet zwei I-Laute:
– Kurzes offenes i, z. B. ist, Licht;
– langes geschlossenes i, z. B. Igel, wieder, ihr.

7.3.7.4
O-Laute

Die gerundeten Lippen sind leicht vorgeschoben. Der Kieferwinkel entspricht etwa dem des offenen, kurzen e. Der vordere Zungensaum berührt die unteren Schneidezähne. Dahinter senkt sich der Zungenrükken ein wenig oder ist flach, um dann nach dem weichen Gaumen zu anzusteigen. Beim geschlossenen o wölbt er sich höher als beim offenen. Man unterscheidet zwei O-Laute:
– Kurzer offener O-Laut, z. B. offen, Frosch;
– langer geschlossener O-Laut, z. B. Ofen, Moor.

7.3.7.5
U-Laute

Die Lippen sind vorgeschoben und nur in der Mitte geöffnet. Der vordere Zungensaum stößt an die unteren Schneidezähne an. Die Zunge senkt sich hinter der Spitze etwas, steigt nach der Ansatzstelle des weichen am harten Gaumen zu an und fällt dann nach hinten ab. Beim langgeschlossenen U-Laut (Schuh) steigt sie höher als beim kurz-offenen U-Laut (dumm).

7.4
Konsonanten (Hemmlaute)

7.4.1
Konsonanten der deutschen Hochlautung

Tabelle 7-8 zeigt die Konsonantengruppen.

7.4.2
Bildung der Konsonanten

Das konsonantische Artikulationsprinzip besteht in der Bildung von Hemmstellen; das heißt in der Verengung des Luftweges in Mundhöhle, Rachen, Kehlkopf oder Sprengung eines Verschlusses, der dann eine zweite Schallquelle bildet. Sie tritt bei den stimmhaften Konsonanten zu dem von den Stimmlippen erzeugten Klang hinzu. Bei den stimmlosen Konsonanten ist sie die einzige Geräuschquelle.

Konsonanten bestehen daher im physikalischen Sinne entweder aus Geräuschen *(stimmlose Konsonanten)* oder aus Klanggemischen (Arti-

Tabelle 7-8:
Gliederung der Konsonantengruppen (sth. stimmhaft; stl. stimmlos)

Nasenlaute (Nasale)

[m] — sth. bilabialer Nasal: *m*att, A*m*t, ka*m*
[n] — sth. alveolar-koronaler Nasal: *n*un, Ka*nn*e, we*nn*
[ŋ] — sth. postpalatal-postdorsaler Nasal: e*ng*, Gesa*ng*

Verschlußlaute (Explosive)

[b] — sth. bilabialer Verschlußlaut: *B*ad, we*b*en
[p] — stl. bilabialer Verschlußlaut: *P*ost, Wa*pp*en, salo*pp*
[d] — sth. alveolar-koronaler Verschlußlaut: *d*ie, O*d*e
[t] — stl. alveolar-koronaler Verschlußlaut: *T*ag, We*tt*e
[g] — sth. postpalatal-postdorsaler Verschlußlaut: *g*ehen, lie*g*en
[k] — stl. postpalatal-postdorsaler Verschlußlaut: *k*ahl, le*ck*en, Sa*ck*
[ʔ] — Kehlkopfverschlußlaut: ʔAal, beʔeilen

Schwinglaute (Zitterlaute, Vibranten)

[r] — sth. alveolar-koronaler Schwinglaut: *R*at, fah*r*en, He*rr*
[R] — sth. uvular-postdorsaler Schwinglaut: *R*at, fah*r*en, He*rr*
[r] — kann auch als geschlagener Laut gesprochen werden, d. h. mit nur einer Vibration der Zungenspitze. In diesem Falle wird das Zeichen [r] verwendet. Auch [R] kann als geschlagener Laut artikuliert werden, er wird jedoch nicht gesondert bezeichnet.

Seitenlaut (Lateralengelaut)

[l] — sth. alveolar-koronaler Lateralengelaut: *L*aut, Ha*ll*e, Ba*ll*

Reibelaute (Engelaute, Frikative, Spiranten)

[v] — sth. dentilabialer Engelaut: *W*eg, e*w*ig
[f] — stl. dentilabialer Engelaut: *f*ast, *V*ater, Ha*f*en, Ru*f*
[z] — sth. alveolar-koronaler Engelaut: *s*o, Be*s*en
[s] — stl. alveolar-koronaler Engelaut: e*ss*en, wa*s*, *S*kala
[ʒ] — sth. präpalatal-koronaler Engelaut: *G*enie, Gara*g*e
[ʃ] — stl. präpalatal-koronaler Engelaut: *sch*ön, wa*sch*en, fe*sch*
[j] — sth. palatal-prädorsaler Engelaut: *j*a, Ma*j*or
[ç] — stl. palatal-prädorsaler Engelaut: *Ch*ina, Re*ch*t, i*ch*
[ɣ] — sth. velar-postdorsaler Engelaut: *R*at, fah*r*en, He*rr*
[R] — sth. uvular-postdorsaler Engelaut: *R*at, fah*r*en, He*rr*
[x] — stl. velar-postdorsaler Engelaut: wa*ch*en, au*ch*, a*ch*

7.4 Konsonanten

Tabelle 7-8 (Fortsetzung)

[χ] – stl. uvular-postdorsaler Engelaut: wa*ch*en, au*ch*, *ach*
[h] – Hauchlaut, stl. behauchter Vokaleinsatz: *H*auch

Affrikaten
[pf] – *Pf*ennig
[ts] – *Z*aun
[tʃ] – *tsch*echisch
[dʒ] – *Gi*orgio

kulationsgeräusch + laryngealer Stimmklang = *stimmhafte Konsonanten)*.

Bei echten Konsonanten führt die Hemmstellenbildung zu einer Geräuschbildung.

Bei Sonanten kommt es zu keiner Geräuschbildung durch die Hemmstelle: m, n, l (vokalischer Charakter).

Bei den Konsonanten gibt es gleitende Übergänge von Klängen zu Geräuschen:
– Konsonanten mit Klangübergewicht: r, l, m, n, ng,
– Konsonanten mit Geräuschübergewicht: w, z, b, d, g,
– Reine Geräuschlaute: f, s, ch, p, t, k.

M, n, l haben Eigenschaften, die man sonst nur Vokalen zuschreibt. Jeder Laut kann von seinem Vorgänger oder Nachfolger verändert werden. Durch benachbarte Nasallaute werden besonders offene Vokale nasaliert. Auch die Artikulationszone kann sich ändern, z. B. beim Nachvornrücken des K-Lautes bei ku, ko, ka, ke, ki.

Im Deutschen gibt es 21 Konsonanten.

Konsonanten werden durch sog. *Bestimmungsstücke* gekennzeichnet. Das artikulierende Organ ist der aktive Teil der Sprechwerkzeuge bei der Lautbildung (Tab. 7-9). Es stellt ein Bestimmungsstück bei der Konsonantenbildung dar.

In dem in Tabelle 7-9 genannten System befinden sich Inkonsequenzen: Mit der Bezeichnung Labiales und Laryngeales können sowohl artikulierende Organe als auch Artikulationsstellen gemeint sein. Labiodental bedeutet: Die Unterlippe bewegt sich als artikulierendes Organ gegen die obere Zahnreihe als Artikulationsstelle.

Tabelle 7-9:
Artikulierendes Organ und Lautbezeichnung der Konsonanten der deutschen Sprache

Artikulierendes Organ	Lautbezeichnung
– Unterlippe	– Labiales (Lippenlaute)
– Zungenkranz (Zungensaum)	– Coronales (apikal = Zungenspitze)
– Vordere Zungenoberfläche	– Praedorsales
– Mittlere Zungenoberfläche	– Mediodorsales
– Hintere Zungenoberfläche	– Postdorsales
– Stimmlippen	– Laryngeales

7.4.3
Einteilung der Konsonanten nach dem Ort der Lautbildung

Die Artikulationsstelle (Tab. 7-10) bezeichnet den Ort der Lautbildung, d. h. die Hemmstelle des Luftstromes. Man unterscheidet fünf Artikulationszonen:

- Labiale Zone: Die Lautbildung erfolgt zwischen Ober- und Unterlippe (bilabial). Labiale Laute: m, p, b.
– Labiodentale Zone: Sie liegt zwischen Unterlippe und oberen Schneidezähnen. Labiodentale Laute: f, w, v.
- Linguodentale Zone: Zungenspitze (apikale Artikulation) oder vorderster Teil der oberen Zungenfläche (dorsale Artikulation) artikulieren gegen die oberen Schneidezähne (dental) oder deren Alveolarrand (alveolar). Linguodentale Laute: t, d, l, m, Zungenspitzen-R, Zischlaute (s, sch). Bildungsmöglichkeiten apikal artikulierter Laute:
– Interdental, d. h. Zunge zwischen den Zähnen; Sigmatismus interdentalis.
– Postdental, d. h. Zungenspitze an der hinteren Fläche der oberen Schneidezähne; Sigmatismus addentalis.
– Alveolar, d. h. Zunge am Zahnwulst, Lautbildung zwischen Zungenspitze und Gaumenrand (d, t).
– Retroflex, d. h. mit nach hinten gebogener Zungenspitze (amerikanisches l und r).
- Palatale Zone: Der Zungenrücken artikuliert gegen den harten und weichen Gaumen. Vorn (prä- und mediopalatal) bildet die retroflek-

7.4 Konsonanten

Tabelle 7-10:
Artikulationsstelle und Lautbezeichnung der Konsonanten der deutschen Sprache

Artikulationsstelle	Lautbezeichnung
– Oberlippe	– Labiales (Lippenlaute)
– Oberzahnreihe	– Dentales (Zahnlaute), unterteilt in Addentales und Interdentales
– Oberer Zahndamm	– Alveolares (Zahndammlaute)
– Vorderer Hartgaumen	– Praepalatales (Gaumenlaute)
– Mittlerer Hartgaumen	– Mediopalatales (Gaumenlaute)
– Hinterer Hartgaumen	– Postpalatales (Gaumenlaute)
– Weichgaumen	– Velares (Gaumensegellaute)
– Zäpfchen	– Uvulares (Zäpfchenlaute)
– Rachen — Schlund	– Pharyngeales (Rachenlaute)
– Kehlkopf	– Laryngeales (Kehllaute)

tierte Zunge das amerikanische l und r. Weiter rückwärts (postpalatal und velar) artikuliert der gehobene Zungenrücken die palatalen Laute:
- J, vorderes ch (harter Gaumen = mediopalatal). Vorderes ch (ich) ist vor und nach den Vokalen e, i ein stimmloser Reibelaut, ebenso nach n, l, r und im Anlaut der Deminutivsilbe -chen.
- X, k, g (weicher Gaumen = velar).
- Ng, Zäpfchen-R (uvular).
- Dorsofaukale Zone: Der Zungengrund artikuliert gegen die hintere Rachenwand; hinteres ch (ach). In der Gaumenspaltensprache finden sich pharyngeale Ersatzlaute.
- Laryngeale Zone: Zwischen den Stimmlippen glottal werden der Hauchlaut h (stimmloser Spirant) und der harte Stimmeinsatz erzeugt. Bei der Gaumenspaltensprache entstehen laryngeale Ersatzlaute durch zentripetale Artikulationsverlagerung.

7.4.4
Einteilung der Konsonanten nach dem Bildungsmechanismus

Der Artikulationsmodus (Tab. 7-11) beschreibt die verschiedenen Schließungsgrade, die ein artikulierendes Organ erreicht. Er kennzeichnet Lautklassen.

Tabelle 7-11:
Artikulationsmodus und Lautbezeichnung der Konsonanten der deutschen Sprache

Artikulationsmodus	Lautbezeichnung
– Öffnung (Phonationsstrom unbehindert)	– Öffnungslaute (Vokale)
– Enge (Phonationsstrom behindert)	– Frikativae (Engelaute, Reibelaute)
– Verschluß (Phonationsstrom abgesperrt)	– Explosivae (Explosivlaute, Verschlußlaute)
– Intermittierender Verschluß (Unterbrechung des Phonationsstroms durch schnelle Folgen von Verschlüssen und Öffnungen)	– Vibrantes (Schwinglaute)
– Nasalöffnung (Phonationsstrom wird nur oral abgesperrt, kann die Nasenhöhle aber passieren)	– Nasales (Nasallaute, Nasenlaute)
– Seitliche Enge (Phonationsstrom nur in der oralen Mittelpassage abgesperrt, nicht lateral)	– Lateralengelaute

7.4.4.1
Verschlußlaute (Explosivae)

Sprengung eines Verschlusses der Mundhöhle oder im Rachenraum durch die von hinten durchgepreßte Luft. Sie bestehen aus drei Phasen: Verschlußbildung (Implosion), Verschlußhaltung (Okklusion) oder Haltephase sowie der Verschlußsprengung (Explosion). Verschlußlaute sind b, p, g, k, t, d, unterteilt in:
– Fortes: p, t, k; großer Exspirationsdruck, stimmlos, behaucht.
– Lenes: b, d, g; kleiner Exspirationsdruck, stimmhaft, nicht behaucht.
– Bilabiale Verschlußlaute: p, b.
– Alveolar-koronale Verschlußlaute: t, d.
– Postpalatal-postdorsale Verschlußlaute: k, g.

7.4.4.2
Reibelaute (Engelaute, Frikativae)

Luftaustritt durch artikulatorische Enge. Entwicklungsgeschichtlich sind sie jünger als Verschlußlaute und schwerer zu bilden. Reibelaute sind w, f, v, j, s, sch, vorderes und hinteres ch, h.

Die Zischlaute s und sch werden an der 2. Artikulationszone gebildet. Das vordere ch wird an der 3. Artikulationszone, das hintere ch an der 4. Artikulationszone gebildet. Ch wird zuweilen zu den Zischlauten gerechnet.

H wird an der 5. Artikulationszone gebildet.

Die stimmhaften Reibelaute bestehen aus einen Gemisch von laryngealem Stimmklang und Artikulationsgeräusch.
- Labiodentale Reibelaute: w, f, v;
- Palataldorsale Reibelaute: j, vorderes ch;
- Velarpostdorsale Reibelaute: hinteres ch.

7.4.4.3
Nasallaute (Resonantes)

Die Mundhöhle ist an einer der drei Hauptartikulationszonen durch die Zunge verschlossen. Luftaustritt durch die Nase. Nasallaute sind m, n und ng.

7.4.4.4
Zitterlaute (Schwinglaute, Vibrantes)

Intermittierende Unterbrechung (zehn- bis zwölfmal pro Sekunde) des tönenden Luftstromes durch primäres Schwingen muskulärer Gebilde (Zungenspitze, Uvula) gegen ihre Artikulationsstellen. Zitterlaute sind das Zungenspitzen-R und das Zäpfchen-R. In der Umgangssprache werden die Vibranten im Silbenauslaut durch die Approximanten ersetzt, d. h., r tritt meist als Reibe-R in Erscheinung oder wird reduziert bis zur vokalischen Auflösung bzw. bis zur Ersatzdehnung des vorausgehenden langen Vokals.

7.4.4.5
Lateralengelaute (Laterallaute)

Die Zungenspitze liegt dem oberen Alveolarrand an. Die Zungenränder geben dem stimmhaften Phonationsstrom freie orale Passage, daher entsteht keine Geräuschbildung. Der Luftstrom entweicht auf einer oder beiden Seiten seitlich gegen den Mundwinkel, da die Zunge in der Mitte liegt. Lateralengelaut ist das l.

Lateralengelaute und Zitterlaute werden als *Liquidae* zusammengefaßt.

Approximanten sind stimmhafte, reibungslose Engelaute.

7.4.4.6
Affrikaten (Verschlußengelaute)

Verzögerte Verschlußlösung von Explosivlauteinstellungen. Charakteristisch ist der Anfangsverschluß, der sich in eine Enge umwandelt. Affrikaten sind pf, ts, tsch und ks (plosives und frikatives Geräusch).

7.4.5
Einteilung der Konsonanten nach dem beigemischten laryngealen Stimmklang (Tab. 7-12)

Stimmhafte Konsonanten (laryngealer Stimmklang + Artikulationsgeräusch) sind w, l, r, g, b, d, m und n.

Stimmlose Konsonanten (nur Artikulationsgeräusch) sind f, s, sch, ch, k und t.

B und p, d und t, g und k, w und f sind paarig, d. h., sie werden doppelt gebildet: B = stimmhaft, p = stimmlos usw.

Die übrigen Konsonanten sind unpaarig.

B, d, g, s werden am Ende des Wortes oder der Silbe stimmlos ausgesprochen, z. B. gib, Hund, Berg, las.

S, sch, vorderes ch werden stimmhaft und stimmlos ausgesprochen.

7.4.6
Kombinationslaute

Kombinationslaute sind c (ts), z (ts), x (ks), qu (kw), y (i, ü oder j).

S und r sind die schwierigsten Laute der deutschen Sprache. Die S-Laute erscheinen während der kindlichen Sprachentwicklung am spätesten. Der S-Laut hat die geringste physiologische Breite; daher rufen geringste Veränderungen schon hörbare Klangveränderungen hervor. Deshalb ist der S-Laut auch am häufigsten gestört. Das S wird im Anlaut und nach langem Vokal stimmhaft (singen, leise), im Auslaut und nach kurzem Vokal stimmlos (essen, was) gesprochen.

Tabelle 7-12:
Phonetische Beschreibung der Konsonanten der deutschen Sprache
(modifiziert nach WÄNGLER)

b	– stimmhafter, bilabialer Lenis-Verschlußlaut
p	– stimmloser, bilabialer Fortis-Verschlußlaut
m	– stimmhafter, bilabialer Nasal
d	– stimmhafter, linguo-dentaler Fortis-Verschlußlaut
t	– stimmloser, linguo-dentaler Fortis-Verschlußlaut
n	– stimmhafter, linguo-dentaler Nasal
g	– stimmhafter, velar-postpalataler Lenis-Verschlußlaut
k	– stimmloser, velar-postpalataler Fortis-Verschlußlaut
ŋ	– stimmhafter, velar-postdorsaler Nasal: Menge
v	– stimmhafter, labio-dentaler Reibelaut: Welt
f	– stimmloser, labio-dentaler Reibelaut: Feld, Vater
z	– stimmhafter, linguo-dentaler Reibelaut: singen, leise
s	– stimmloser, linguo-dentaler Reibelaut: essen, was
ʃ	– stimmloser, linguo-dentaler Reibelaut: Schule
j	– stimmhafter, palataler Reibelaut
ç	– stimmloser, palataler Reibelaut: ich
x	– stimmloser, dorso-faukaler Reibelaut: ach
l	– stimmhafter, linguo-dentaler Lateralengelaut
r	– stimmhafter, linguo-dentaler Zitterlaut: Zungenspitzen-R
R	– stimmhafter, palataler Zitterlaut: Zäpfchen-R
h	– stimmloser, gehauchter Vokaleinsatz

7.4.7
Quantitätsunterschiede bei Konsonanten

Reibelaute und Nasallaute sind im Anlaut kurz, im Auslaut nach betonten Vokalen lang.

7.4.8
Formanten der Konsonanten

Auch Konsonanten haben Formanten, die Partialtöne stehen jedoch nicht wie bei den Vokalen in einem einfachen mathematischen Verhältnis zueinander. Dennoch ergeben sich für die Konsonanten hohe

Frequenzbereiche von besonderer Intensität, welche die Konsonanten kennzeichnen. Der Frequenzbereich liegt um so höher, je kleiner die artikulatorische Enge ist, die der Phonationsstrom passieren muß. Die obere Grenze dieses Bereiches liegt für:
- s bei 8000 Hz;
- sch bei 7000 Hz;
- ch bei 6400 Hz (dis^4-cis^5);
- f bei 6400 Hz (cis^4-cis^5).

Für das Erkennen der Zischlaute ist normale Hörschärfe erforderlich. Bei Innenohrschwerhörigkeit für die drei-, vier- und fünfgestrichenen Oktaven (1000-8000 Hz) können diese Konsonanten nicht mehr richtig oder gar nicht erkannt und unterschieden werden.

7.4.9
Bildung der Konsonanten

7.4.9.1
Seitenengelaut l

Lippen und Kiefer sind geöffnet. Der vordere Zungensaum liegt breit an oder hinter den oberen Schneidezähnen. Die Luft strömt über die Zungenränder hinweg aus. Die Zungenspitze kann auch an den unteren Schneidezähnen liegen, während der Zungenrücken sich hebt, um den L-Klang hervorzurufen.

7.4.9.2
Nasal m

Die Lippen sind geschlossen. Der Unterkiefer ist leicht gesenkt. Die Zunge berührt die untere Zahnreihe und liegt flach im Mund.

7.4.9.3
Nasal n

Die Stellung der Lippen und der Kiefer ist beliebig. Der vordere Zungensaum liegt hinter den oberen Zähnen oder am Zahndamm (apikale Bildung). Bei dorsaler Bildung liegt der vordere Zungensaum an den unteren Schneidezähnen, und der Zungenrücken legt sich an obere Schneidezähne und Zahndamm an.

7.4.9.4
Nasal ng

Lippen und Kiefer sind beliebig geöffnet. Der vordere Zungensaum bleibt hinter den unteren Schneidezähnen liegen. Der Zungenrücken ist bis zum Gaumen hochgewölbt. Ng ist ein einheitlicher Laut, keine Lautverbindung. Vor k oder x bezeichnet der Buchstabe n den Laut ng (Dank), jedoch nicht in Zusammensetzungen (unklar). Folgt dem ng ein vollstimmiger Vokal, so wird der Verschlußlaut g mitgesprochen (Kongo). Beim gemurmelten e oder schwachen i wird g nicht mitgesprochen (Engel, abhängig).

7.4.9.5
Hauchlaut h

H ist der gehauchte Einsatz des folgenden Vokals. H wird nur vor einem vollstimmigen Vokal gesprochen (Gehalt). Folgt h einem Verschlußlaut, ist es stumm (Mathilde). Das Dehnungs-H wird nicht ausgesprochen (ruhig).

7.4.9.6
Engelaut f

Die Unterlippe ist leicht an die oberen Schneidezähne gelegt. Die Zunge liegt flach am Mundboden. Die Zungenspitze findet sich in gleicher Höhe wie bei der jeweiligen S-Bildung. Der Luftstrom streicht breit zwischen dem mittleren, leicht eingekerbten Teil der Unterlippe und den Zahnschneiden hindurch. Ph wird als f gesprochen, v wird im Anlaut deutscher und früh eingedeutschter Wörter wie f gesprochen (Vater). Im Inlaut schwankt die Aussprache zwischen f und w. Bei Fremdwörtern wird v im An- und Inlaut wie w gesprochen (Villa, Lava), im Auslaut wie f (Substantiv).

7.4.9.7
Engelaut w

Die Stellung der Sprechorgane beim w ist die gleiche wie beim f; die Enge ist jedoch nicht so schmal. W wird mit Stimme gesprochen. Qu wird wie kw gesprochen. In Fremdwörtern spricht man v im An- und Inlaut wie w (Vase, Klavier). Am Ende deutscher Orts- und Personennamen wird das w nicht gesprochen (Lützow).

7.4.9.8
Verschlußlaute p und b

Die Lippen werden aufeinandergelegt. Der Kieferwinkel befindet sich in leichter Öffnungsstellung. Die Zunge liegt flach im Mund. Bei p sind die Lippen stärker als bei b gespannt. P wird stimmlos und mit starkem Hauch, b dagegen stimmhaft und wenig behaucht gesprochen. B im Auslaut eines Wortes oder Zusammensetzungsgliedes oder wo es im Wortinneren mit einem stimmlosen Verschlußlaut eine Lautgruppe bildet, ist stimmlos und verhaucht zu sprechen (ab, Obmann, gibt). Im Silbenanlaut ist es stimmhaft zu sprechen (Liebe). Vor stimmhaft anlautenden Endungen wie -lich, -lein, -ling, -nis, -bar, -sam, -sal, -sel ist b nicht behaucht zu sprechen und stimmlos (Liebling).

7.4.9.9
Verschlußlaute t und d

Die Lippen sind beliebig geöffnet. Der Unterkiefer ist mäßig gesenkt und leicht bewegt. Der vordere Zungensaum berührt die oberen Schneidezähne oder die dahinter befindlichen Zahnfächer (apikal). Die Zungenränder liegen an den Oberzähnen. T wird mit kräftig gespannter, d mit weniger gespannter Zunge gebildet. Der vordere Zungensaum löst den Verschluß bei t mit, bei d ohne Behauchung.

Bei der dorsalen Bildungsform liegt die Zungenspitze an den unteren Schneidezähnen. Der Verschluß wird zwischen der stark nach oben gewölbten Vorderzunge und dem Gaumen gebildet. Vordergaumen und Gaumenseiten werden in breiten Streifen berührt.

T ist stimmlos, d im Silbenanlaut stimmhaft zu sprechen (da). D im Silben- oder Wortauslaut oder mit stimmlosem Verschlußlaut in derselben Lautgruppe ist stimmlos und behaucht (Rad).

Vor stimmhaft anlautenden Endungen wie -lich, -lein, -ling, -lis, -bar, -sam, -sal, -sel ist d behaucht zu sprechen und verliert den Stimmton (kindlich).

7.4.9.10
Verschlußlaute k und g

Lippen und Kiefer sind den Nachbarlauten entsprechend geöffnet. Die Zunge berührt mit dem Rücken den harten Gaumen oder die Grenze zwischen hartem und weichem Gaumen je nach angrenzendem Vokal. Der Verschluß wird durch aktive Innervation ausgelöst und nicht nur durch die sich stauende Luft gesprengt. Der vordere Zungensaum soll an den unteren Schneidezähnen liegen.

Beim k ist die Zunge etwas mehr gespannt als beim g; sie berührt bei g einen größeren Teil der Gaumenfläche als bei k. Der K-Verschluß ist stimmlos und mit Hauch zu lösen. G ist stimmhaft und wenig behaucht.

G im Auslaut eines Wortes oder Zusammensetzungsgliedes, oder wo es im Wortinneren mit einem stimmlosen Verschlußlaut zusammenstößt, ist wie stimmloses, behauchtes k zu sprechen (Schlag). Vor stimmhaft anlautenden Endungen wie -lich, -lein, -ling, -nis, -bar, -sam ist g stimmlos, aber nicht behaucht zu bilden und nur mäßig zu verhärten (Feigling). G in der Silbe -ig wird meist ich gesprochen.

Für die Bildung von den Lauten der S-Reihe und r siehe Kapitel 12 und 14.

7.5
Die Einzellaute in Verbindung miteinander

Während der erste Laut ertönt, wird der nächste schon vorbereitet.

Gleiche Konsonanten, die in aufeinanderfolgenden oder zusammengesetzten Wörtern nebeneinanderstehen, werden nicht wiederholt (einnehmen). Bei gleichen Vokalen wird jedoch beim zweiten neu eingesetzt.

Einzelne Konsonanten werden besonders stark von den Vokalen beeinflußt, vor allem k, g und ng. Ihre Artikulationsstelle am Gaumen rückt mit der Reihe u, a, e, i von hinten nach vorn.

Nasallaute verändern den Klang sowohl des folgenden wie auch des vorangehenden Vokals.

Das Zäpfchen-R zieht den Vokalklang nach hinten, das Zungen-R nach vorn. Die Endsilbe -er wird neuerdings als kurzes offenes a, o oder ä mit dem halbvokalischen Hinterzungen-R verschmolzen.

7.5.1
Einzellaute und Sprachlaute

Sprachlaute als solche gibt es — im Gegensatz zu ihrer orthographischen Kennzeichnung durch Buchstaben — weder als physiologische Produktionseinheit noch als akustische Folgeerscheinungen solcher Bildungen. Sprachlaute sind keine Bausteine, die sich zu sprachlichen Einheiten zusammenfügen lassen. Ein Sprachlaut ist also lediglich eine Fiktion, die als typenkategorische Orientierungshilfe dienen kann.

Die akustischen Merkmale eines Einzellautes lassen sich daher oft nicht mehr wiederfinden, wenn dieser Laut in einen Sprechkontext eingebunden ist. Dagegen bleibt ein Einzelbuchstabe in einem Schreibkontext gut erkennbar, auch wenn sich nicht alle seine Einzelmerkmale erhalten haben.

Tatsächlich gesprochene und zu verstehende Sprachlaute gibt es innerhalb einer gegebenen Sprache genauso viele, wie sprachgerechte Kontextbedingungen für den betreffenden Sprachlaut zugelassen sind. So lassen sich z. B. Einflüsse des Anfangskonsonanten eines Wortes auf den folgenden Vokal und des Endkonsonanten auf den vorhergehenden Vokal nachweisen. Eventuell geht dieser Einfluß bis zur Aufgabe eigenwertiger Merkmale des Vokals. Es gibt also eine große Anzahl phonetischer, kontextabhängiger Modifikationen eines Sprachlautes. Diese Modifikationen sind jedoch die Realgrößen des Sprech- und Hörgeschehens.

7.5.2
Ziele der Artikulationstherapie

Die Artikulationstherapie dient dazu, Fehlartikulationen durch normgerechte Bildung der betreffenden Sprachlaute zu ersetzen. Bei Stammelfehlern handelt es sich jedoch um Schwierigkeiten, die über die Unfähigkeit, bestimmte Sprachlaute normgerecht zu bilden und aufzufassen, weit hinausgehen. Phonetisch besteht daher die Arbeit an Artikulationsfehlern darin, dem Betreffenden nicht nur die isolierte Bildung eines Sprachlautes beizubringen, sondern auch seine zahlreichen Kontextmöglichkeiten. Oft stellt man nämlich fest, daß Kinder einen Sprachlaut isoliert richtig bilden können, ihnen dies jedoch im Wortzusammenhang unmöglich ist.

Auch Erwachsene lernen artikulatorisch ständig dazu, d.h., sie erlernen neue kontextbedingte Modifikationen von Sprachlautbildungen. Diese werden nicht nur bei Einführung neuer Wörter nötig, sondern auch zwischen dem Endlaut eines vorhergehenden Wortes und dem Anfangslaut eines folgenden Wortes innerhalb eines zusammen gesprochenen Sinnabschnittes.

7.6
Apparativer Sprachaufbau

Apparativer Sprachaufbau, d.h. künstlich erzeugte, fortlaufende Sprache, ist technisch durchführbar. Der Vocoder z.B. kann sogar Stimm- und Sprachstörungen imitieren.

8
Akzente der Sprache

8.1
Vorbemerkung

Akzente der Sprache werden auch als Prosodie (das Hinzugesungene) bezeichnet. Es bestehen enge Beziehungen zwischen Emotionen und musischen Sprachelementen (Akzenten). Betonung eines Wortes wird erreicht durch Erhöhung der Stimmhöhe und Zunahme der Lautstärke und längere Dauer der Laute.

8.2
Melodischer Akzent

Es handelt sich um eine Veränderung der Stimmhöhe innerhalb einzelner Wörter, Silben oder Sätze. Physikalisch handelt es sich um den Verlauf der Grundfrequenz sprachlicher Klänge. Registrierung durch subjektive Eindrücke oder mittels des Sprachmelodieschreibers. Normalerweise findet sich ein gleitendes Schwanken der Stimmhöhe innerhalb der Laute, Silben, Wörter und Sätze. Daraus entsteht die Sprechmelodie.

Einengung des melodischen Akzentes bei zerebralen Bewegungsstörungen, Parkinson-Syndrom, Epilepsie, progressiver Paralyse und als Teilsymptom des Stotterns wird als *Monotonie* bezeichnet.

Bei spät Ertaubten und bei Vertäubung der Ohren, z.B. durch Lärmtrommeln, kommt es zur Abflachung des melodischen Sprachakzentes. Durch Fehlen der auditiven Rückkopplung entsteht eine verschlechterte phonatorische Kontrollfähigkeit mit Einschränkung auch der Stimmdynamik.

8.3
Dynamischer Akzent

Es handelt sich um eine Veränderung der Tonstärke. Physikalisch handelt es sich um den Verlauf des Schalldruckes bzw. der Schallintensität sprachlicher Klänge. Die Lautstärke nimmt bei der hervorzuhebenden Silbe zu. Betonte Silben werden höher und lauter gesprochen. Der Stärkeakzent liegt im Deutschen auf der Hauptsilbe des Wortes.

Bei extrapyramidalen Erkrankungen kommt es zu Veränderungen der Lautstärke und abnormer Ermüdbarkeit beim Sprechen.

Die Tonstärke kann in verschiedener Weise verändert sein:
- Mikrophonie: Stimmstärke herabgesetzt.
- Makrophonie: Stimmstärke verstärkt.
- Megaphonie: Schreiende Stimme.
- Erlöschen: Allmähliches Leiserwerden der Sprechstimme.
- Monodynamie: Abnorm unveränderte Lautstärke, z. B. bei Dysarthrien. Veränderungen des dynamischen Akzentes sind oft kombiniert mit Störungen der melodischen Bewegung.

8.4 Temporaler (rhythmischer) Akzent

Es handelt sich um eine Veränderung der Tonlänge, d. h. um einen Wechsel zwischen langen und kurzen Silben und Wörtern sowie der Pausenlängen zwischen den Wörtern. Normales Sprechtempo liegt bei 4–5 Silben pro Sekunde.

Takt (abgemessenes Zeitmaß einer rhythmischen Bewegung) ist mit Rhythmus nicht identisch.

Bei spät Ertaubten kommt es infolge der fehlenden Kontrolle durch das Ohr zu einförmigem Verschleifen der Sprechrhythmik, Verminderung der Sprechgeschwindigkeit und Zunahme der Silbenlänge.

Beispiele für Veränderungen des rhythmischen Akzentes:
- Bradylalie: Verlangsamtes Sprechen.
- Bradyarthrie: Verlangsamte Artikulationsbewegung bei der Bildung einzelner Laute, z. B. bei geistigen Entwicklungsstörungen, Parkinson-Syndrom.
- Skandieren: Einzelne Silben werden durch Pausen getrennt, z. B. bei multipler Sklerose.
- Tachylalie: Beschleunigung des Sprechtempos (Sprechpulsion); zeitlicher Akzent verkürzt.
- Erlöschen des Artikulationsantriebes: Zuerst scheinbar beschleunigtes Sprechtempo, die Stimme wird leiser, die Artikulation undeutlicher. Schließlich entstehen unartikulierte Wortfolgen mit Verlangsa-

mung des Sprechablaufes, z. B. bei postenzephalitischen Erkrankungen (Parkinson-Syndrom).
- Parole explosive (explosiver Sprechvorgang): Hastig-explosive Redeweise mit raschem Hervorstoßen der Wörter und skandierender Rhythmisierung. Folge eines ungehemmten Rededranges, z. B. bei Schwachsinnigen; ähnelt dem Poltern (symptomatisches Poltern).

B
Spezieller Teil

9
Sprachliche Frühreife

9.1
Faktoren, die die sprachliche Leistung des Kindes prägen

Die sprachliche Leistung eines durchschnittlichen Kindes ist einerseits von der Art der sprachlichen Vorbilder, andererseits von der Genauigkeit der Auffassung des Gehörten bestimmt. Optische und akustische Aufmerksamkeit, Merkfähigkeit, die akustische und kinästhetische Selbstkontrolle sowie die Bewegungsgeschicklichkeit der Sprechorgane sind dafür maßgebend.

Einzelkinder und Kinder alter Eltern sind anderen Kindern sprachlich voraus.

9.2
Ursachen der sprachlichen Frühreife

Eine sprachliche Frühreife kann sich unter den folgenden Bedingungen entwickeln:
- Anlagemäßig bevorzugte Entwicklung des Sprechhirns;
- Pubertas praecox infolge von Tumoren der reifungssteuernden Drüsen: Hypophyse, Nebennieren, Keimdrüsen;
- Kindheitsschizophrenie;
- Umweltbedingte künstliche Überzüchtung bei Neigung zu sprachlicher Aufnahme und Wiedergabe (mechanisch memorierte Aufsageleistungen).

Die Merkfähigkeit erlaubt keinen Rückschluß auf den Intelligenzgrad.

10
Verzögerte Sprachentwicklung

Synonym werden die Begriffe Sprachentwicklungsverzögerung, fehlender oder verzögerter Spracherwerb, Sprachentwicklungsstörung, Sprachentwicklungsrückstand und Sprachentwicklungsbehinderung verwendet. Unterschiedliche Definitionen der Begriffe Verzögerte Sprachentwicklung, Sprachentwicklungsstörung und Sprachentwicklungsbehinderung haben sich nicht durchsetzen können.

10.1
Definition

Verzögerte Sprachentwicklung kann definiert werden als das Ausbleiben (Alalie) oder als ein verlangsamtes, spärliches und fehlerhaftes Einsetzen der kindlichen Sprache.

Die Entwicklung sprachlicher Leistungen (Sprachverständnis, Lautbildung, Satzbildung) weicht von der Altersnorm ab. Da die physiologische Sprachentwicklung nicht in fest begrenzten Stufen, sondern fließend verläuft, kann erst von einer Sprachentwicklungsverzögerung gesprochen werden, wenn eine sprachliche Stufe im Gegensatz zur überwiegenden Mehrzahl gleichaltriger Kinder noch nicht erreicht ist.

Ab welchem Lebensalter man von einer verzögerten Sprachentwicklung sprechen kann, ist bisher noch nicht festgelegt. Es ist nämlich unklar, ab welchem Lebensalter der eigentliche Spracherlernungsprozeß beginnt, der dann verzögert sein kann; z.B., ob man von einem Spracherlernungsprozeß bereits ab dem Beginn der ersten oder zweiten Lallperiode sprechen kann, d.h. ab dem 2. Lebensmonat oder ab dem 6. Lebensmonat; oder aber erst ab der Entwicklung des Sprachverständnisses im dritten Vierteljahr der kindlichen Entwicklung oder evtl. erst ab dem Auftreten erster Wörter, d.h., ab dem 2. Lebensjahr.

Der Sprechbeginn (Einwortsätze) liegt normalerweise im 12. bis 18. Lebensmonat.

Verzögerungen im Spracherwerbsprozeß sind nicht ungewöhnlich und daher nicht immer Folge einer Erkrankung. Kinder mit einem

10.1 Definition

verspäteten Sprechbeginn können diese Verzögerung später wieder aufholen.

Eine verzögerte Sprachentwicklung soll dann vorliegen, wenn die Eckdaten der Sprachentwicklung innerhalb der physiologischen Entwicklungszeiträume nicht erreicht werden. Diese Eckdaten variieren jedoch bei den einzelnen Spracherwerbsforschern.

Eine verzögerte Sprachentwicklung im Sinne eines Störungsbildes, eben einer Sprachentwicklungsstörung, liegt vor, wenn sich die Sprachfunktion bis zum 3. Lebensjahr nicht normal entwickelt hat. Bis zum Alter von 2 Jahren kann daher nur von einer sich anbahnenden Sprachentwicklungsstörung gesprochen werden. Es besteht jedoch bei dieser Betrachtungsweise die Gefahr des Fehlschlusses, daß bei Rückständen in der Sprachentwicklung auch mit diagnostischen und therapeutischen Maßnahmen bis zum 3. Lebensjahr gewartet werden könne. Ein verspätetes Einsetzen des Sprechens braucht keine Verzögerung der weiteren Entwicklung zu bedeuten. Die sensitive Phase der Sprachentwicklung liegt zwischen 9 Monaten und 3 Jahren.

Eine verzögerte Sprachentwicklung ist kein einheitliches Krankheitsbild, sondern ein Symptomenkomplex (Syndrom) und damit nur Ausdruck einer bestimmten Grundkrankheit oder einer von außen einwirkenden Störung. Man faßt unter dem Begriff der verzögerten Sprachentwicklung mehrere uneinheitliche Zustandsbilder mit verschiedenen Ursachen zusammen.

Von nichtphoniatrischer Seite her wird eine stark verzögerte Sprachentwicklung bei normaler nonverbaler Intelligenz als Entwicklungsaphasie, Entwicklungsdysphasie oder nur als Dysphasie bezeichnet. Es handelt sich bei diesen sog. Dysphasien um eine von Anfang der Sprachentwicklung an bestehende Verzögerung des Sprachverständnisses bzw. der Sprachproduktion ohne geistige Behinderung, ohne wesentliche Hörstörung, ohne massive zentralnervöse oder peripher bedingte Störungen der Sprechwerkzeuge und ohne extreme deprivatorische Erziehungsbedingungen. Den sog. Dysphasien soll vielmehr eine verzögerte Reifung der Sprachfunktion zugrunde liegen. Gemäß einer solchen Auffassung kann das genannte Störungsbild nur eine inhaltlich arme, strukturell einfache oder verstammelte Sprache hervorrufen, aber keine eigentliche Dysphasie.

Unter Dysphasie bzw. Aphasie wird phoniatrischerseits vielmehr der teilweise oder völlige Verlust der vorher bereits vorhandenen sprachlichen Fähigkeit verstanden (siehe Kap. 22). Die sprachlichen Auffälligkeiten verlagern sich bei der Entwicklungsdysphasie oft von der Phonologie (Stammfehler) zur Syntax (Wortstellungsprobleme), dann zur Morphologie und später zu Schriftspracherwerbsproblemen.

Nach H. GRIMM kann eine Entwicklungsdysphasie bisher nur durch Ausschluß dessen, was sie nicht ist, von anderen Sprach- und Sprechstörungen im Kindesalter abgegrenzt werden. Sie kann ohne Dyslalie vorkommen. Dysphasische Kinder bauen nach verzögertem Sprechbeginn ihr Sprachsystem außerordentlich langsam und schwerfällig auf. Sie gelangen nicht zu den Sprachleistungen normaler Kinder, sondern bleiben auf einer früheren Entwicklungsstufe stehen. Der Leistungsabstand zu normalen Kindern vergößert sich mit zunehmendem Alter. Dysphasische Kinder bilden einerseits fehlerhafte Sätze mit Verb- oder Subjekt-Endstellung, wie sie auch von normalen Kindern und Kindern mit verzögerter Sprachentwicklung gebildet werden (Verb-Endstellung im Infinitiv), andererseits aber auch qualitativ anders strukturierte Sätze, d. h. Sätze, bei denen *flektierte* Verben fälschlicherweise am Satzende stehen. Diese Tatsache spricht gegen das Zutreffen der sog. Verzögerungshypothese.

Die Entwicklungsdysphasie geht einher mit einer Beeinträchtigung der feinmotorischen Geschicklichkeit sowie verlangsamter Verarbeitung schnell aufeinander folgender auditiver und visueller Reize; weiterhin mit einem eingeschränkten Kurzzeitgedächtnis (Zahlenfolgegedächtnis). Dysphasische Kinder verarbeiten die Sprache anders.

10.2
Symptome der verzögerten Sprachentwicklung

10.2.1
Leitsymptome

Als Leitsymptome einer verzögerten Sprachentwicklung gelten:
- Stammeln (Störung des phonologischen Systems);
- Dysgrammatismus (Störung des morphologisch-syntaktischen Systems: unvollständiger Satzbau);
- Reduzierter Wortschatz, unzulängliche Begriffsbildung (Störung des semantischen Systems).

Die Ausprägung der genannten Symptome sowie das Hinzutreten weiterer Symptome ist je nach Ursache verschieden.

10.2.2
Fakultative Symptome

Das Lallen in der Mitte des 1. Lebensjahres ist reduziert. Verspätete körperlich-motorische Entwicklung (Sitzen, Kriechen, Stehen, Gehen). Das erste Auftreten der Wörter „Mama", „Papa" kann rechtzeitig sein, dann kommt es zum Stillstand bis zum 3. Lebensjahr. Weitere fakultative Symptome sind:
- Verständigung mit Gebärden;
- Ungeschicklichkeit (kongenitale Dyspraxie);
- Zurückgezogenheit;
- Motorische Hyperaktivität (Zeichen einer Hirnschädigung);
- Störung der Koordination von Artikulation, Phonation und Respiration bei Dysarthrien;
- Fehlender Blickkontakt bei Autismus;
- Poltern;
- Entwicklungsstottern.

Symptome bei Störungen der auditiven Wahrnehmung:
- Störung des Wortverständnisses;
- Unaufmerksamkeit gegenüber akustischen Phänomenen wie Geräuschen, Musik, Sprache;
- Verkürzte Aufnahmespanne und Merkfähigkeit;
- Phonematische Differenzierungsschwäche;
- Diskriminationsschwierigkeiten bei gleichzeitig auftretenden Schallereignissen: Unfähigkeit, das Standardmuster der Lautsprache zu perzipieren.

10.3
Einteilung der verzögerten Sprachentwicklung

Die Einteilung kindlicher Sprachentwicklungsrückstände ist immer noch uneinheitlich. Auch die Nomenklatur für eine abweichende Sprachentwicklung ist uneinheitlich (siehe Abschn. 10.1)

Umstritten ist, ob es sich bei Störungen der Sprachentwicklung nur um einen zeitlich verzögerten oder aber qualitativ andersartigen Entwicklungsverlauf handelt.

Die Einteilung kann *ohne direkte Festlegung der Ursache* vorgenommen werden. Die Bezeichnung des Störungsbildes lautet hierbei: Sprachentwicklungsverzögerung einhergehend mit Schwerhörigkeit, Mehrsprachigkeit, familiärer Sprachschwäche, geistiger Behinderung, frühkindlichem Hirnschaden usw. D. h., die genannten Faktoren können die Ursache einer verzögerten Sprachentwicklung sein, brauchen es aber nicht zu sein. Die Ursache bleibt also offen. Unser heutiger Wissensstand läßt oft nur Vermutungen über die Ursache einer verzögerten Sprachentwicklung zu.

10.4
Ursachen der verzögerten Sprachentwicklung

Man hat versucht, die Ursachen der Sprachentwicklungsverzögerung in große Gruppen zu unterteilen. Beispiele:
– Einteilung in genetische Faktoren (Schwachsinn), frühkindliche Hirnschäden, Umweltfaktoren.
– Einteilung in frühkindliche Hörstörungen, Hirnschäden, geistige Behinderung, zentralorganische Spracherwerbsstörungen, familiäre Sprachschwäche, Störungen im psychischen, emotional-affektiven Bereich.
– Einteilung in Funktionsstörungen im Input, in der zentralen Hör-Sprach-Verarbeitung, im Output.

Im einzelnen lassen sich folgende Ursachen für eine verzögerte Sprachentwicklung anführen:
– Mangelnde sprachliche Anregung und Anforderung (Zwillinge);
– Unterdrückung der angeborenen Lateralität;
– Mehrsprachigkeit;
– Erkrankung peripherer Sprechorgane;
– Psychogene Faktoren (Milieuschaden, Einzelkindsituation, Über- oder Unterbehütung, Konfliktsituationen);
– Sehbehinderung;
– Hörstörungen (Schalleitungsschwerhörigkeit oder Innenohrschwerhörigkeit);
– Erbliche Faktoren (familiärer Sprachschwächetypus, familiär bedingte Reifungsstörungen der Sprachanlage, anlagebedingte Sprachgestaltungsschwäche);
– Allgemeine körperliche Entwicklungsverzögerung (Entwicklungsrückstand);

- Apraxie oder Dyspraxie von Lippen oder Zunge;
- Globale Beeinträchtigung der Hirnreifung;
- Rückstände in der statischen und allgemein-motorischen Reife;
- Taktil-kinästhetische und feinmotorische Störungen;
- Frühkindlicher Hirnschaden (minimale zerebrale Dysfunktion, isolierte zerebrale Bewegungsstörung der Mundmotorik, infantile Zerebralparese);
- Intelligenzmangel (geistige Behinderung);
- Teilleistungsschwächen in auditiven und/oder visuellen Bereich.

10.4.1
Mangelnde sprachliche Anregung (Deprivationssyndrom)

Ein Deprivationssyndrom kann verursacht werden durch:
- Krankenhausaufenthalt;
- Heimunterbringung (Hospitalismus);
- Fehlende feste Bindung an die Mutter (Berufstätigkeit der Mutter);
- Mangelnde sprachliche Anforderung;
- Aufwachsen bei Schwerhörigen oder in Mehrsprachigkeit (Vater und Mutter gehören verschiedenen Sprachgruppen an, s. 10.4.3);
- Schlechtes Vorbild der Eltern.

Bei Deprivationsretardierung unterscheidet man zwei Verhaltensweisen hinsichtlich der kommunikativen Beziehungen:
- Das Kind nimmt eine positive Haltung ein. Die Prognose der sprachlichen Entwicklung ist gut.
- Das Kind stellt sich zu den Bemühungen der Erwachsenen negativ ein. Es kommt zur völligen Ablehnung einer sozialen Annäherung. Die Prognose ist ungünstiger. Eine emotionale Beeinflussung muß in solchen Fällen der sprachlichen Therapie vorausgehen.

Mangelnde sprachliche Anforderung. Zwillinge bleiben lange gegenseitige Gesprächspartner und orientieren sich gegenseitig an ihrer Babysprache.

Von Radio oder Fernsehen kann Sprache nicht erlernt werden. Nur direkte Kommunikation zwischen Erwachsenem und Kind fördert den Spracherwerb. Kinder mit Geschwistern sind daher benachteiligt.

Das Kind entnimmt akustischen Anregungen nur, was seiner Entwicklungsphase entspricht. Die sensorische Leistung eilt dabei der motorischen Leistung voraus.

Soziale Schicht und Spracherwerb. Formale Sprache in der Mittelschicht, d. h. differenzierte, ausgearbeitete Sprache. Öffentliche Sprache in der Unterschicht, d. h. verkürzte, eingeengte, begrenzte Sprache. Je niederer der Sozialstatus der Eltern, desto häufiger kommt eine verzögerte Sprachentwicklung bei den Kindern vor.

10.4.2
Unterdrückung der angeborenen Lateralität

Die Entwicklung der Dominanz einer Hirnhälfte und der Sprache laufen parallel. Ein Entwicklungsrückstand von Lateralität und Sprache ist Ausdruck einer verzögerten Hirnreifung.

Ein Zusammenhang zwischen Umziehung linkshändiger Kinder im Vorschulalter und nachfolgender Störung der Sprachentwicklung wird vermutet (s. 5.2.3.1). Verzögerte Lateralisierung, Linkshändigkeit, Beidhändigkeit sowie gekreuzte Lateralisierung von Hand, Fuß, Ohr, Auge sind gehäuft mit verzögerter Sprachentwicklung vergesellschaftet.

10.4.3
Mehrsprachigkeit (Plurilinguismus)

Ein intelligentes Kind kann infolge seiner Auffassungs- und Lernfähigkeit zwei Sprachen (Bilinguismus) oder mehrere Sprachen zugleich lernen. Diese Fähigkeit endet nach der vollen Ausbildung der für die Sprachentwicklung zuständigen Hirnregionen, d. h. nach der Ausbildung der Lateralität. Mit der Pubertät erlischt dann auch die Fähigkeit, Sprache überhaupt zu erlernen. Diese Tatsache ist von Bedeutung für die Erlernung der Sprache bei Gehörlosen und geistig Behinderten.

Bei sensiblen Kindern kann die sprachliche Zweigleisigkeit zu Störungen vor allem im seelischen Bereich führen. Sie bedeutet eine erhöhte Gefahr für das Entstehen einer verzögerten Sprachentwicklung mit Dysgrammatismus, Stammeln, eventuell Stottern. Es ist daher zu empfehlen, daß ein Kind zuerst seine Muttersprache bis zum freien Gebrauch von kleinen Mehrwortsätzen — also bis zum 4. Lebensjahr — erlernt, bevor es mit einer zweiten oder dritten Sprache intensiver bekannt gemacht wird. Der geeignetste Zeitpunkt für den Beginn der Erlernung einer Fremdsprache ist die 2. oder 3. Klasse der Regelschule.

10.4 Ursachen der verzögerten Sprachentwicklung

Die zeitlich begrenzte Reduktion auf die Muttersprache hat einen therapeutischen Effekt, da die Sprachfähigkeiten der Muttersprache als Grundlage für den Zweitspracherwerb dienen.

Natürlicher Zweitspracherwerb. „Natürlich" besagt, daß die zweite Sprache unter natürlichen Bedingungen der alltäglichen Kommunikation zustande kommt, nicht aufgrund eines systematischen Unterrichts.

Ausgewogene Zweisprachigkeit. Ausgewogen besagt, daß beide Sprachen so beherrscht werden, daß jede der Sprachen in allen wichtigen Lebensbereichen verfügbar ist. Allerdings kann die Kompetenz innerhalb eines bestimmten thematisch-inhaltlichen Bereichs in einer Sprache größer sein als in der anderen.

Doppelspracherwerb. Zweisprachigkeit kann auch das Ergebnis eines Doppelspracherwerbs sein. Die Eltern des Kindes haben verschiedene Muttersprachen und sprechen jeweils in ihrer Sprache mit dem Kind. Gleich gutes Erlernen beider Sprachen ist nur möglich, wenn das Prinzip herrscht: Eine Sprache — eine Person; d.h. die Mutter spricht mit dem Kind konsequent in ihrer Sprache, der Vater in seiner.

Doppelte Halbsprachigkeit. (Synonyma: Semilingualismus, subtraktive Zweisprachigkeit). Sie ist Folge eines Bruches im Erwerb der Muttersprache bei ausländischen Kindern, der sich in der Entwicklung beider Sprachen auswirkt. Das Kind beherrscht weder die Muttersprache noch die deutsche Sprache richtig. Symptome:
- fehlende Trennfähigkeit, d.h. Mischen beider Sprachen;
- geringer aktiver und passiver Wortschatz;
- Artikulationsschwierigkeiten;
- Störungen der Redeflüssigkeit;
- Unsicherheiten, zeitliche Abläufe und Sinnzusammenhänge richtig wiederzugeben.

Ursachen:
- Verbot der Muttersprache im Kindergarten;
- inkonsequenter Gebrauch der zweiten Sprache (die Eltern sprechen mal in der Muttersprache, mal in (gebrochenem) Deutsch;

- zu frühes Angebot der Zweitsprache bei allgemeinem Entwicklungsrückstand. Folge ist eine Überforderung durch die Zweitsprache. Hier muß die muttersprachliche Entwicklung erst in den Grundzügen abgeschlossen werden;
- keine Weiterförderung der Muttersprache;
- Überforderung durch Drei- oder Viersprachigkeit.

Therapie: In der Familie verstärkt in der Muttersprache sprechen, auch wenn Geschwister des Kindes sich deutsch unterhalten. Keine Sprachmischung der Mutter oder des Vaters, sondern konsequent in der eigenen Sprache mit dem Kind reden. Sprachtherapie in beiden Sprachen, zweisprachiges Lesen- und Schreibenlernen.
Mit 3 Jahren Erlernen der Zweitsprache (siehe auch Abschn. 6.1).

10.4.4
Erkrankungen der peripheren Sprechorgane

Erkrankungen der peripheren Sprechorgane kommen eigentlich nur als Ursache von Dyslalien und Dysglossien in Frage.

Lippen-Kiefer-Gaumenspalten, verkürztes Gaumensegel, schwere Kiefer- und Zahnstellungsanomalien sowie eine Makroglossie treten jedoch häufig zusammen mit zentralen Entwicklungshemmungen der Sprache auf (siehe Abschn. 12.7.1)

Ein verkürztes Zungenbändchen ist nie Ursache einer verzögerten Sprachentwicklung.

Vergrößerten Gaumenmandeln oder einer Rachenmandelhyperplasie kommen nur im Rahmen einer allgemeinen Entwicklungsbehinderung eine Bedeutung zu. Bei starker Hyperplasie der Gaumenmandeln kloßige Sprache.

10.4.5
Psychogene Faktoren

An psychogenen Faktoren als Ursache einer verzögerten Sprachentwicklung kommen in Frage:
- Eine größere Anzahl von Geschwistern, die den Sprechbeginn verzögern kann;
- Milieuschaden;
- Einzelkindsituation;

10.4 Ursachen der verzögerten Sprachentwicklung

- Gestörte Eltern-Kind-Beziehung;
- Konfliktsituation bei gestörter Beziehung zu Vater oder Mutter;
- Rivalität zwischen Geschwistern;
- Überforderung in sprachlicher und leistungsmäßiger Hinsicht;
- Erziehungsfehler;
- Sprachentwicklungsverzögerung einhergehend mit psychischer Reaktion des Kindes auf ein gestörtes Familiensystem und umgekehrt. In einem dialoggestörten machtausübenden Familiensystem kann eine phobische Fixierung auf die Sprache deren Erwerb ängstlich überwachen und dadurch hemmen. Oder es handelt sich um eine psychosoziale Verstärkung einer verzögerten Sprachentwicklung in einer Problemfamilie.

Oft sind erbliche oder enzephalopathische Dispositionen gleichzeitig vorhanden.

Neglektionsretadierung. Vernachlässigte Kinder sind nicht mit pflegegeschädigten, deprivierten Kindern gleichzusetzen. Bei vernachlässigten Kindern handelt es sich um ein bestimmtes Milieu, in das die Kinder hineinwachsen, d. h. um eine sozial benachteiligte Gruppe. Man hat für die Kinder wenig Zeit; sie lernen früh, sich selbst zu helfen. Verhalten und Sprache werden durch die Gruppe geformt, d. h. durch die zu Banden zusammengeschlossenen Kinder und Jugendlichen.

Under- oder Overprotection (Unter- oder Überbehütung). Bei der Hyperprotektionsretardierung werden alle Wünsche gegenüber dem Kind erfüllt, die Förderung der Sprachentwicklung wird überzogen. Ursachen für beide Verhaltensweisen der Mutter können sein:
- Unmöglichkeit, weitere Kinder zu bekommen;
- Hohes Alter der Mutter bei der Geburt;
- Vorausgegangenes schweres Leid des Kindes;
- Ehekrisen;
- Tod des Vaters;
- Geltungsstreben der Mutter.

Gesunde Kinder leisten Widerstand, sie lassen sich nicht in zu hohem Maße verwöhnen. Es handelt sich daher bei der Hyperprotektionsretardierung um primär in ihrem Wesen geschädigte Kinder. Durch Überbehütung wird ein Auseinandersetzen mit der Umwelt erschwert. Es besteht keine Möglichkeit, eigene Erfahrungen zu sammeln. Durch die

Angst der Mutter selbst ängstlich, meidet das Kind den Kontakt mit der Umwelt.

Störungen im emotionalen Bereich. Je nach Vitalität des Kindes lassen sich zwei Formenkreise unterscheiden:
- Gehemmtheit mit Ängstlichkeit, Schüchternheit, Antriebsarmut, Unsicherheit, Passivität;
- Aggressvitität mit Trotzreaktionen, Unbeständigkeit, krankhafte Unruhe.

10.4.5.1
Differentialdiagnose
Mutismus siehe Abschnitt 26.2. Elektiver Mutismus (freiwilliges Schweigen). Es handelt sich um psychogenes Verstummen nach bereits vollzogenem Sprecherwerb gegenüber bestimmten Personen.

Die meist seelisch empfindlichen Kinder machen vorübergehend infolge einer schweren Gemütshemmung von der Sprache keinen Gebrauch. Bei frühem Einsetzen wird der Eindruck einer verzögerten Sprachentwicklung erweckt.

Freiwilliges Flüstern ist eine als Stimmstörung erscheinende Sprechhemmung.

Therapie: Milieuwechsel, Korrektur der Erziehungsfehler, heilpädagogische Beratung.

Autismus siehe Abschnitt 25.3.

Kindliche Schizophrenie. Knickartige Sprachentwicklungsstörung im 3. und 4. Lebensjahr. Die Sprache kann erlöschen (Aphrasie), oder es kommt zu Rededrang, bizarren Wortneubildungen, Modulationsverlust der Stimme. Denkablaufstörungen, unharmonisch wirkende Bewegungsmuster kommen vor. Hemmungen im Denken sind schwer von Konzentrationsstörungen zu unterscheiden. Beziehungsabbruch ist schwer vom Autismus abzugrenzen.

Ebenso schwierig ist die Abgrenzung von zerebral geschädigten Kindern: Im Gegensatz zu schizophrenen Kindern reagieren diese auf vorübergehende Abwesenheit der Eltern mit großer Angst und auf Antischwerkraftspiele (z. B. Hochwerfen) mit starker Abwehr (siehe auch Abschn. 25.2.1.1).

10.4.6
Sehbehinderung

Die visuelle Wahrnehmung erleichtert dem Kind das Erlernen der Artikulation, da es die Sprechbewegungen seines Gesprächspartners sehen und mit Hilfe kinästhetischer Rückkopplung nachahmen kann. Das Sehvermögen ist am lautsprachlichen Kommunikationsprozeß mit 30% beteiligt. Gleichzeitig mit den Sprechbewegungen prägen sich auch die sie begleitende Mimik und die Gebärden ein, die von einer normalen Sprachentwicklung nicht zu trennen sind. Ablesen vom Mund und das Erkennen der feindifferenzierten Mundbewegungen ist für die physiologische Entwicklung des Sprechens und der Sprache wichtig.

Farbbezeichnungen werden ab 4 Jahren angegeben.

Es besteht jedoch auch die Auffassung, daß Blindheit nur indirekt zu Sprachentwicklungsstörungen führe, da die Kinder infolge ängstlicher Abwehr oder mangelnder Förderung in ihrer Bewegung im Raum und dem Umgang mit Objekten eingeschränkt seien. Denn räumliche Orientierung, taktil-kinästhetisches und feinmotorisches Erfassen von Gegenständen seien am Aufbau der Aktivsprache und des Sprachverständnisses beteiligt.

Visuell-räumliche Wahrnehmungsstörungen. Kinder mit einer visuell-räumlichen Wahrnehmungsstörung haben vermehrt Schwierigkeiten, verschiedene Gesichtsausdrücke zu unterscheiden. Es kommt zu einer Störung der Entwicklung des Sprachverständnisses, da sich der referentielle Blickkontakt als Grundlage für die Assoziation von Wörtern mit entsprechenden Situationen verzögert.

In den ersten 2 Lebensjahren verbringen diese Kinder lange Zeit mit dem Bestaunen eines Gesichtes und reagieren kaum oder in verwirrter Art, wenn sie zum Spielen mit einem Gegenstand aufgefordert werden.

Hirnorganische Schäden können in Kombination mit geistiger Behinderung gemeinsame Ursache für Seh- und Sprachstörungen sein.

10.4.6.1
Symptome

– Bei akustisch ähnlich klingende Phonembildungen fehlt die visuelle Kontrolle der Mundbewegungen als Diskriminationshilfe und Sprachverständnishilfe. Dadurch entstehen Stammelfehler, aber keine verzögerte Sprachentwicklung. Am häufigsten findet man einen Sigmatismus.

- Verwechslung von m und n;
- Sprachentwicklungsverzögerung nur sekundär bedingt als Folge des Verhaltens der sozialen Umwelt auf die Sehbehinderung; z.B. inadäquates Erziehungsverhalten wie Nichtbeachtung, Ablehnung, Überbehütung. Hierdurch entsteht ein Mangel an Stimulation für nachahmendes Sprachverhalten.

10.4.6.2
Therapie

Diese unterscheidet sich nicht von der bei sehenden Kindern. Hör- und Tastsinn müssen jedoch besonders geschult werden.

10.4.7
Erbliche Faktoren

Der familiäre Sprachschwächetypus (Spätentwickler) stellt eine angeborene familiäre, d.h. meist erblich bedingte konstitutionelle Minderung der sprachlichen und sprecherischen Begabung (*Sprachgestaltungsschwäche*) sowie eine Eigentümlichkeit der gesamten psychophysischen Struktur der Persönlichkeit dar. Knaben sind doppelt so häufig wie Mädchen betroffen. Die Erbanlage kommt meist von der väterlichen Seite her.

In typischen Fällen äußert sich der Sprachschwächetyp in charakteristischer zeitlicher Reihenfolge:
- Bei Kindern
- Verzögerter Sprecherwerb bis ins 3. und 4. Lebensjahr;
- Hartnäckiges Stammeln bis ins Schulalter;
- Dysgrammatismus, Lese-Rechtschreibschwäche;
- Poltern, evtl. Poltern-Stottern;
- Unmusikalität;
- Im Verhältnis zur Intelligenz schlechte schulische Leistungen in Lesen, Rechtschreiben (Legasthenie), Sprachen.
- Im Erwachsenenalter
- Undifferenzierter sprachlicher Ausdruck;
- Sprachliche Ungewandtheit;
- Geringer Wortschatz;
- Stockende, gehemmte, mühsame Wortwahl und Satzbildung mit diskretem Dysgrammatismus (Formulierungsschwäche);
- Die Sprache klingt verwaschen, monoton, leise, evtl. rasch.

10.4.8
Allgemeine körperliche Entwicklungsverzögerung

Als Ursachen kommen Frühgeburt (Geburtsgewicht unter 2500 g), Dyspepsie, Herzfehler und andere schwere Erkrankungen sowie stark vergrößerte Mandeln in Betracht. Somatische und motorische Reifungsverzögerung: Sitzen, Gehen und Stehen werden später erlernt.

10.4.9
Globale und isolierte Beeinträchtigung der Hirnreifung

Sprachentwicklungsbehinderungen können durch eine globale Beeinträchtigung der Hirnreifung oder durch eine isolierte Reifungsverzögerung des kortikalen sensomotorischen Sprachareals hervorgerufen werden. Ursache ist möglicherweise ein Ineinandergreifen von genetischen und umweltbedingten Ursachen.

Sprachentwicklungsstörungen betreffen Jungen doppelt so häufig wie Mädchen. Eine geringere Hirnreifungsgeschwindigkeit bei Jungen wird hierfür verantwortlich gemacht. Außerdem besteht eine höhere Sprachgewandheit bei Mädchen.

Zentrale Sprachschwäche. Ursache ist meist eine Hirnschädigung, auch wenn sie nicht durch neurologische Untersuchung nachweisbar ist, oder eine Beeinträchtigung der Hirnreifung.

Wenn die kortikalen auditiven Analysatoren und ihre übergeordneten Integrationszentren (rezeptiver und/oder expressiver Art) sowie deren Verbindungswege nicht altersgerecht reifen, kann sich die Sprache des Kindes nicht normal entwickeln. Die Prozeßstörungen, die der zentralen Sprachschwäche zugrunde liegen, sind noch unklar.

Man unterscheidet zentral rezeptive und zentral expressive Sprachstörungen.

Zentral rezeptive Sprachstörungen. Die Sprachverständnisleistung steht im Vordergrund. Man findet eine normale Intelligenz im nonverbalen Bereich infolge isolierter Lernschwäche für sprachliche Inhalte im Sprachverständnisbereich.

Symptome: Bei gestörter sprachlicher Aufnahme fehlt die Basis für die Entwicklung semantischer und syntaktischer Regeln. Normalerweise werden akustische Reize zunächst sensorisch aufgenommen, dann wahrgenommen und schließlich verstanden. Der komplexe Ablauf des auditorischen Prozesses ist bis jetzt noch nicht geklärt. Das Störungsspektrum bei der zentral rezeptiven Sprachstörung reicht von schweren Behinderungen im zentralen Hörbereich bis zu leichten Ausfällen in der auditiven Diskrimination.

Ursachen: Ursache zentral rezeptiver Sprachstörungen sind Störungen der auditiven Dekodierung.

Bei nicht intakter Kodierfähigkeit können Wörter nicht adäquat gespeichert und wieder abgerufen werden. Wörter werden immer wieder falsch ausgesprochen, obwohl der Ausdruck mehrfach korrekt vorgesagt wurde und die falschen Laute eigentlich ausgesprochen werden können (also kein Stammeln).

Folgende Parameter tragen zur auditiven Kodierung bei und können gestört sein:
– peripheres Hörvermögen.
– Sprachverständnis. Es beinhaltet das Verständnis von Wörtern und Sätzen sowie das richtige Erfassen des Bedeutungsgehaltes. Sätze können z. B. richtig akustisch verstanden werden, aber deren Bedeutung nicht oder falsch.
– Auditive Merkfähigkeit. Abhängig vom Alter eines Kindes wird eine bestimmte Anzahl von Lauten, Silben und Wörtern in einer Reihenfolge erinnert, d. h. auditiv gespeichert. Dieses Speichervermögen ist Vorbedingung für das Erlernen und Behalten von Sprache. Die Entwicklung dieses Speichers ist im Vorschulalter abgeschlossen.
– Auditive Diskriminationsfähigkeit. Störung wirkt sich bei ähnlich klingenden Wörtern aus. Bei einer verzögert reifenden Diskriminationsfähigkeit können sinnvolle Silbenfolgen erst gebildet werden, wenn der akustische Analysator so weit gereift ist, daß Sprachlaute genau diskriminiert und damit erst speicherfähig gemacht werden können.
– Richtungshören.
– Auditive Figur-Grund-Unterscheidung.
– Auditive Aufnahmegeschwindigkeit.

Zentral-expressive Sprachstörungen. Infolge guten Sprachverständnisses realisieren die betreffenden Kinder ihre mangelhafte Ausdrucksfähigkeit. Hieraus resultieren Verhaltensbesonderheiten.

Ursachen:
- Störung im Zugriff auf das *Lexikon*. Die Wörter stehen im Augenblick des aktuellen Geschehens nicht zur Verfügung. Bei nicht intakter intermodaler Verknüpfung zwischen ertasteten sowie gesehenen Dingen und Lauten, die diesen Dingen Name und Bedeutung geben, resultieren Wortfindungsstörungen, da dem Kind nicht automatisch die richtige Bezeichnung einfällt. Im Gegensatz zu geistig behinderten Kindern werden Funktion und Bedeutung visueller Objekte genau erkannt.
- Nicht altersentsprechende seriale Leistung. Durch altersentsprechende seriale Leistung ist gewährleistet, daß Wörter bzw. Sätze sinnvoll in der richtigen Reihenfolge aneinandergereiht werden können. Andernfalls findet man verdrehte Sätze und Äußerung der Gedanken in einer unlogischen Reihenfolge.
- Orale oder artikulatorische *Apraxie*. Es handelt sich um eine Störung im Handlungsablauf der mundmotorischen Muster zum Umsetzen der sehr wohl erinnerten Wörter in die entsprechenden artikulatorischen Bewegungsfolgen. Solche Kinder können evtl. allein die Bewegungsfolgen zum Sprechen von Wörtern nicht abrufen. Meist können solche Kinder einfache Silbenfolgen und einfache Wörter bilden. Sie müssen also nicht vollständig stumm sein.

Bei einer umfassenden oralen Apraxie kann ein Kind lutschen, saugen, kauen oder sich die Lippen ablecken; solche Bewegungen können aber nicht auf entsprechende Aufforderung hin ausgeführt werden (siehe auch Abschn. 10.4.10).

10.4.10
Apraxie oder Dyspraxie der Mundmotorik (siehe auch Kap. 24)

Eine Dyspraxie der Zungen-Mund-Motorik ist eine reine Störung in der Geschicklichkeit der Zunge und anderer Artikulationsorgane. Diese führt nicht zu einer Verzögerung der Sprachentwicklung. Sie geht jedoch häufig mit einer zerebralen Dysfunktion, Reifungsverzögerung und Verspätung der Entwicklung der Zerebralität und daher mit einer Sprachentwicklungsverzögerung einher. Ursachen sind eine mangelnde taktil-kinästhetische Rückmeldung oder ein Kodierungsmangel im integrierenden Gedächtnisabruf.

10.4.11
Taktil-kinästhetische und feinmotorische Störungen

Saugschwäche und Saugungeschicklichkeit können Frühsymptome späterer artikulatorischer Sprachfehler sein. Saugen kräftigt Lippen und Zunge, Schlucken die Gaumenmuskulatur.

Die Entwicklung der Feinmotorik (Finger-Motorik) steht in engem Zusammenhang mit der Sprachentwicklung. Wenn die Entwicklung der Fingerbeweglichkeit der Altersnorm entspricht, so ist auch die Sprachentwicklung im Normbereich. Bleibt die Fingerbeweglichkeit zurück, dann auch die Sprachentwicklung.

Eine retardierte Grobmotorik braucht nicht mit einer Sprachentwicklungsverzögerung einherzugehen.

Bei einem motorischen Rückstand ergibt sich die Frage, ob dieser die Folge davon ist, daß das Kind mit den entsprechenden Anregungen noch nicht in Berührung gekommen ist und dementsprechend keine Erfahrungen bilden konnte. Man muß daher den jeweiligen Geübtheitsgrad für eine angemessene Beurteilung des derzeitigen Standes von Kenntnissen und Fertigkeiten abschätzen.

Eine verzögerte Sprachentwicklung kann infolge gestörten Tastgefühls gegenüber Druck, Berührung, Vibration, Schmerz und Temperatur verursacht sein. Säuglinge erfahren die Welt, lange bevor sie sprechen lernen, indem sie sie anfassen, also „begreifen". Kinder mit taktil-kinästhetischen Störungen können Reize aus ihrer Umwelt und ihrem eigenen Körper nicht angemessen aufnehmen und verarbeiten, sie bekommen zu wenig Informationen, weil ihr mangelhaft ausgebildetes Körper- und Tastempfinden dem Gehirn zu wenig Feedback liefert.

Symptome bei Störung des taktil-kinästhetischen Empfindens:
- Asymmetrien bei gleichzeitigen Bewegungen auf beiden Seiten
- Mitbewegungen
- Verkrampfungen
- Ein sequentielles Bewegungsmuster kann nur wiederholt werden:
  - unter Verlust der körperlichen und räumlichen Präzision,
  - mit Störung des flüssigen Zusammenspiels der Muskeln,
  - bei gestörten Antizipationsleistungen,
  - bei Absetzen zwischen den einzelnen Ausführungen und
  - bei Fehlern in der Reihenfolge und Veränderungen des vorgegebenen Musters.

Die Folge ist eine mangelnde Präzisierung der Artikulation. Durch die taktil-kinästhetische Störung kommt es zu einer Beeinträchtigung des inneren Mitartikulierens des Gehörten.

Anmerkung: Sensomotorische Störungen sind Störungen der Wahrnehmungs-Handlungs-Einheit. Die Folge sind veränderte Bewegungsverhaltensmuster.
Psychomotorik: Stimmungen, Gefühle, Affekte drücken sich in Haltung und Bewegung aus.

10.4.12
Frühkindlicher Hirnschaden

10.4.12.1
Definition

Frühkindliche Hirnschädigung sind alle neurologischen und psychischen Defektsyndrome, die auf Störungen der Entwicklung und der Reifung des Gehirns zurückgehen. Störungen des Zentralnervensystems, die nicht ausgeprägt sind, fallen oft erst im Laufe der Entwicklung des Kindes auf.

Die Sprache ist ontogenetisch und phylogenetisch die jüngste und höchste psychophysische Leistung des Menschen. Sie ist daher gegenüber schädigenden Einflüssen auf das kindliche Nervensystem besonders anfällig. Die Reifung des Hirns ermöglicht Anpassungen und Kompensationen, so daß der Schaden später vielleicht klinisch schwer erfaßbar wird. Es liegen oft schwer diagnostizierbare mikrosymptomatische Enzephalopathien vor oder lokalisierte Schäden in der Nähe der kortikalen Sprachzentren (monosymptomatische Schädigungen der Sprachbahnen und Sprachzentren im motorischen und sensorischen Bereich). Die organischen Veränderungen schreiten später nicht mehr fort. Sie hinterlassen aber Defektheilungen mit motorischen, psychischen und intellektuellen Behinderungen.

10.4.12.2
Durch frühkindliche Hirnschäden hervorgerufene Krankheitsbilder

Minimale zerebrale Dysfunktion (minimale zerebrale Bewegungsstörungen). Es handelt sich weder um ein Syndrom noch um eine Diagnose, sondern um die Begriffsbestimmung einer Konstellation von Störungsbildern, denen in den meisten Fällen Teilleistungsschwächen oder Hirnfunktionsstörungen zugrunde liegen. Der Begriff findet Anwendung bei Kindern mit durchschnittlicher oder überdurchschnittlicher Intelligenz, die Lern- und/oder Verhaltensauffälligkeiten aufweisen und bei denen sich Beeinträchtigungen von Wahrnehmung, Begriffsbildung, Sprache, Gedächtnis, Aufmerksamkeit und Motorik nachweisen lassen.

Eine übereinstimmende verbindliche Definition konnte bisher nicht entwickelt werden. Ein einheitliches für die MCD spezifisches klinisches Bild existiert nicht.

Der Sammelbegriff „minimale zerebrale Dysfunktion" kann in drei Symptome unterteilt werden:
- MCP-Syndrom,
- Hyperaktivitätssyndrom,
- Syndrom der zerebral bedingten Leistungsstörungen.

Diese leichten Formen frühkindlicher Hirnschädigungen sind schwierig zu erfassen, da sie ohne äußerlich erkennbare Veränderungen der Grobmotorik einhergehen. Bei der neurologischen Untersuchung finden sich keine Ausfälle im Sinne einer Lähmung.

Ein frühkindlicher Hirnschaden kann sich ausschließlich als motorische Behinderung äußern (Zerebralparese). Solche monosymptomatisch geschädigten Kinder findet man besonders oft unter den ehemaligen Frühgeborenen. Bei den meisten Zerebralparetikern treten zu den motorischen Störungen solche im Bereich anderer Hirnfunktionen hinzu. 40–45% der zerebralparetischen Kinder haben Sehstörungen. 3–5% Schwerhörigkeit (meist Hochtonverluste). Häufig Verminderung der Tast- und Tiefenempfindung. 2/3 haben Einbußen im Intelligenzbereich (die Hälfte davon ist lernbehindert, die andere Hälfte geistig behindert). Retardierung der Intelligenz im Säuglings- und Kleinkindalter wirkt sich geradlinig auf die motorische Entwicklungsgeschwindigkeit aus. Die Ausfälle Hirngeschädigter sind dysharmonisch.

Hyperaktive Kinder. Besondere Probleme bei der Untersuchung der Sprache ergeben sich beim unruhigen, hyperaktiven, erethischen Kind (Attention Deficit Disorder [ADD] oder Strauß-Syndrom genannt). Hyperaktivität führt zu Wahrnehmungsstörungen. Ein von Unruhe getriebenes Kind wird immer nur Teilaspekte dessen wahrnehmen, was in der Umwelt geschieht, sei es visuell oder akustisch, ohne daß das zentral-auditorische System primär betroffen ist.

Obligatorische Symptome: Gestörte Feinmotorik. Normale Intelligenz.

Fakultative Symptome: Verzögerte Sprachentwicklung, Stottern, Dysarthrie, Perzeptionsstörungen, mangelhaftes Aufmerksamkeitsvermögen, geschwächte Merkfähigkeit, Verhaltensstörungen, diskrete neurologische Ausfälle (keine Lähmungen), eingeschränkte Zungen-Mund-Mo-

10.4 Ursachen der verzögerten Sprachentwicklung

torik, Wahrnehmungsstörungen, heterogenes Leistungsplateau in den Hirnleistungsbereichen; keine Epilepsie.

Mehrfachschädigungen: Sind mehrere Behinderungen gleichzeitig vorhanden, so führt die Kombination dieser Schädigungen zu einer Potenzierung der Behinderung, z. B. Körperbehinderung, Hörstörung, Sprachstörung und zerebrale Bewegungsstörungen. Das Ausmaß des Intelligenzpotentials entscheidet über die Sprachentwicklung und Bildungsfähigkeit solcher Kinder.

Ursachen frühkindlicher Hirnschädigungen (zentrale Läsionen pyramidaler, extrapyramidaler oder zerebellarer Gebiete):
- Pränatale Schädigungen: Virale Infektionskrankheiten, (Masern, Röteln, Toxoplasmose), Diabetes mellitus, Hyperthyreose, Nephropathien, chemische Faktoren (Medikamente, Alkohol, Nikotin), Uterusblutungen, intrauterine Mangelernährung.
- Perinatale, d. h. im Verlaufe der Geburt und bis zum 10. Tag danach auftretende Schädigungen. Anoxie, Geburtstraumen, Blutgruppenunverträglichkeit mit Ikterus (Erythroblastosis foetalis infolge Rhesus-Inkompatibilität). Stark erniedrigte Apgarwerte.
- Postnatale Schädigungen: Meningitis, Enzephalitis, Schädeltraumen, Ernährungsstörungen.

Der *Apgarindex* ist ein Punktsystem zur Vitalitätsbeurteilung des Neugeborenen. Atmung, Puls, Grundtonus, Aussehen und Reflexe werden mit je 2 Punkten bei normalem Befund bewertet (normal daher 10 Punkte). Die Beurteilung erfolgt 1,5 und 10 Minuten nach der Geburt Apgarindex = Asphyxieindex.

Diagnostisches Vorgehen: In der Diagnostik der minimalen zerebralen Dysfunktion stehen zur Verfügung:
- neurologische Untersuchungen (Erfassung subtiler neurologischer Befunde, da Mikrosymtomatik), EEG;
- kinderpsychiatrische Untersuchung;
- Wahrnehmungsdiagnostik: visuell, auditiv;
- Motodiagnostik incl. Prüfung der Zungen-Mund-Motorik;
- Händigkeitsdiagnostik;
- psychologische Diagnostik: Erfassen unterschiedlicher Leistungen bei den Subtests der Intelligenzprüfung. Bei familiärem Schwachsinn finden sich gleichmäßig herabgesetzte Leistungen.

- Experimentalpsychologische Tests: Benton-Test, Bender-Test, Marble-Board-Test;
- Erfassen retardierter, normwidriger Motorik mittels des Oseretzky-Tests (für 4- bis 16jährige);
- Hörprüfung;
- Vestibularisprüfung.

Bei der minimalen zerebralen Dysfunktion stützt sich die Diagnose auf die Vorgeschichte, auf diskrete neurologische Symptome, den testpsychologischen Nachweis von Störungen insbesondere auf den Gebieten der Konzentration und der Sinneswahrnehmung, wie z.B. mangelndes Figur-Hintergrund-Unterscheidungsvermögen. Verdächtig sind daneben eine allgemeine motorische Unruhe, motorische Ungeschicklichkeit sowie eine Reihe typischer Verhaltensauffälligkeiten. Bei der Bestimmung des Intelligenzquotienten sieht man oft deutliche Diskrepanzen zwischen Verbal- und Handlungsteil; schlechteres Abschneiden im Handlungsteil, besonders beim Mosaiktest (Untertest des Handlungsteils). Beim Frostig-Test bestehen besonders große Schwierigkeiten bei der Figur-Grund-Wahrnehmung.

Therapie bei minimaler zerebraler Dysfunktion:
- Logopädisch, oft nicht erforderlich,
- ergotherapeutisch,
- motherapeutisch (Schwimmen) und durch
- Perzeptionstraining (z.B. visuell nach FROSTIG)

Prognose: Relativ gut. Bis zur Pubertät sind die verbalen Störungen verschwunden.

Zerebrale Bewegungsstörungen (s. Abschn. 23.2.13). Infantile Zerebralparesen zeigen Abweichungen in den motorischen Mustern als Folge von nichtprogressiven neurologischen Störungen, häufig mit intellektuellen Entwicklungsbehinderungen und sensorischen Defiziten. Wahrnehmungsstörungen finden sich bei 95% aller Spastiker.

Intelligenzmangel (geistige Behinderung, siehe Abschnitt 27.1). Spricht ein Kind verspätet oder gar nicht, so kann der Grund in einer mentalen Repräsentationsschwäche (Vorstellungsschwäche der Wirklichkeit) liegen. Intelligenzmangel ist Folge eines frühkindlichen Hirnschadens oder genetisch bedingt. Es kommt zu einer harmonischen Entwicklungsverzögerung in allen Hirnleistungsbereichen. Das durch Hirnschaden geistig behinderte Kind ist in der verbalen Imitation und in der Sprachproduktion besser, in den assoziativen und integrativen Leistungen schlechter als das durch genetische Einflüsse behinderte Kind.

Eine Abgrenzung von Pseudodebilität (Depressionsdemenz) ist erforderlich, die z. B. durch Trennung von der Mutter im 1. Lebensjahr hervorgerufen wird.

10.4.13
Teilleistungsstörungen

Teilleistungsstörungen oder Teilleistungsschwächen sind übergeordnete Begriffe, unter die auch Wahrnehmungsstörungen fallen. Der Begriff der Teilleistungsschwäche wurde von GRAICHEN 1973 eingeführt. Teilleistungsschwächen werden meist im Zusammenhang mit der Entwicklung gesehen und als Entwicklungsverzögerung oder umschriebene Entwicklungsrückstände aufgefaßt.

Normalitäts- und Diskrepanzannahme
Die *Normalitätsannahme* beinhaltet, daß Kinder mit Teilleistungsschwächen über eine normale Intelligenz verfügen, keine Sinnesschädigung oder eine umschriebene neurologische Störung aufweisen. Darüber hinaus dürfen evtl. bestehende emotionale Probleme nur Folge und nicht Ursache der Teilleistungsschwäche sein. Eine adäquate Förderung der Kinder wird für die Normalitätsannahme verlangt.

Die *Diskrepanzannahme* fordert eine bedeutende Differenz zwischen allgemeinem Leistungsniveau und spezifischer Teilleistung, bzw. zwischen den aufgrund von Intelligenz und Lerngeschichte zu erwartenden und den realisierten Leistungen.

Zu den Teilleistungsstörungen werden z. B. folgende Störungsbilder gerechnet:
– Umschriebene (d. h. nicht insgesamte Einschränkung der Leistungsfunktionen eines Kindes) Rückstände der Sprachentwicklung,
– Lese-Rechtschreibschwäche (Legasthenie),
– umschriebene Rechenschwäche,
– umschriebene Rückstände der Motorik,
– umschriebene Lernschwäche,
– multiple Entwicklungsrückstände.

Eine Klassifikation der Teilleistungsschwächen kann nach der International Classification of Diseases (ICD-10) erfolgen:
- Störungen des Sprechens und der Sprache
  - einfache Artikulationsstörung
  - expressive Sprachstörungen
  - rezeptive Sprachstörungen
- Umschriebene Entwicklungsstörungen schulischer Fertigkeiten
  - umschriebene Lesestörung
  - umschriebene Rechtschreibstörung
  - umschriebene Rechenstörung
- Umschriebene Entwicklungsstörungen der motorischen Funktionen. Empfohlen wird hier auch der Einschluß sensomotorischer Funktionen.

Teilleistungsschwächen hindern ansonsten gut begabte Kinder, eine ihrem Intelligenzniveau angemessene schulische Entwicklung zu durchlaufen. Sie können bei normal oder fast normal intelligenten Kindern auftreten und auch bei Kindern mit verminderter Intelligenz bis hin zur geistigen Behinderung.

Da die überwiegende Zahl der umschriebenen Entwicklungsstörungen verbaler Art ist, sollte zur Bestimmung der allgemeinen Intelligenz ein Verfahren verwendet werden, das nonverbale Intelligenzleistungen mißt. Insbesondere sollte das schlußfolgernde Denken in Form des Erkennens von Regeln und Gesetzmäßigkeiten gemessen werden.

Kriterien einer umschriebenen Entwicklungsstörung sollten sein:
- IQ über 70,
- eine Diskrepanz zwischen Teilleistung und Intelligenzleistung von mehr als 2 Standardabweichungen und
- eine Teilleistung, die mindestens 2 Standardabweichungen unter dem Mittelwert der Altersgruppe für diese Teilleistung liegt.

10.4.13.1
Definition

Unter Teilleistungsstörungen versteht man die Minderentwicklung (Leistungsminderung) nur eines oder einzelner Teilfunktionssysteme des zentralen Nervensystems im Vergleich zu anderen sowie zu dessen gesamter Leistungsfähigkeit. Teilleistungsstörungen sind somit Leistungsminderungen einzelner Faktoren und Glieder innerhalb eines größeren funktionellen Systems, das zur Bewältigung einer bestimmten komplexen Leistungsaufgabe erforderlich ist (GRAICHEN). Diese Definition

10.4 Ursachen der verzögerten Sprachentwicklung

läßt offen, ob Teilleistungsstörungen reifungs- oder entwicklungsbedingt sind oder auf organisch fixierten Defekten beruhen. Viele äußerlich erkennbare Lernstörungen sind Folge solcher Schwächen in Wahrnehmung (Perzeption), in Verstehen und einsichtiger Verarbeitung (Kognition) sowie in der Sprache oder in der Motorik und in produktivkonstruktiven Leistungen. Die Folgen der Teilleistungsstörungen können sich in Hyperaktivität äußern sowie Schwierigkeiten in der Fähigkeit, sich mit neuen Situationen auseinanderzusetzen.

Einer verzögerten Sprachentwicklung kann somit ursächlich eine umschriebene Entwicklungsstörung zugrunde liegen, d.h. bei sonst intakten Leistungen eine isolierte Minderleistung im sprachlichen Bereich, z.B. in der Sprachproduktion.

Ursachen der Teilleistungsstörungen: genetische Disposition, Störungen der Hirnfunktion, familiäre und Umgebungseinflüsse, gestörtes Zusammenwirken der beiden Hirnhälften.

Mögliche Folgen: Neurotische Fehlentwicklungen (Depressionen, Angstsyndrome, Kontaktstörungen) und dissoziale Entwicklungen (Verwahrlosung).

10.4.13.2
Auditive Teilleistungsstörungen

Auditive Wahrnehmungsstörungen finden sich bei:
– Kindern mit verzögerter Sprachentwicklung,
– Kindern mit Schulschwierigkeiten (Konzentrationsstörungen, Lese-Rechtschreibschwäche),
– Kindern mit übersteigerten Reaktionen auf akustische Umweltreize (Schreckhaftigkeit, Lärmempfindlichkeit).

Kinder mit auditiven Wahrnehmungsstörungen halten sich daher zuweilen bei lauten Tönen oder lautem Sprechen die Ohren zu und beginnen zu weinen. Sie können sich im Alltag wie schwerhörige Kinder verhalten.

Symptome sind Störungen der Aufnahme, Speicherung, Selektion, Differenzierung, Analyse, Synthese, Ergänzung und Integration.

Klinische Einteilung der auditiven Teilleistungsstörungen:
– Störung der auditiven Aufmerksamkeit (Konzentration).
– Störung der auditiven Merkfähigkeit bzw. Speicherfähigkeit (auditive

Gedächtnisspanne, Kurzzeitgedächtnis für Schallvorgänge); kommt beim hyperkinetischen Syndrom vor.
- Störung des Analysierens von Klanggestalten (Funktionsschwäche des auditiven Analysators). Es bestehen Schwierigkeiten in der Verarbeitung des anflutenden Informationsvolumens bzw. Schwierigkeiten in der Reduzierung der Informationsmenge durch Strukturierung. Die akustische Umwelt erscheint als chaotisches Durcheinander, dem nichts entnommen werden kann. Laute oder Silben können nicht herausgegliedert werden. Die Folge ist ein Desinteresse an auditiven Eindrücken. Geht mit einer Störung des Synthetisierens von Einzellauten einher.
- Störung des Differenzierens von Klanggestalten (Phonem-Diskrimination).
- Störung der Beziehung zwischen Wortklangbild und Wortbedeutung (Sinnbezug, Begriffsdifferenzierung, Wortfeld).
- Störung der Wahrnehmung der richtigen Lautfolge, d.h. des Erkennens auditiver Sequenzen. Diese Kinder können nur die einzelnen Laute richtig hören, erfassen und behalten, aber nicht die richtige Reihenfolge. Ebenso bleibt ihnen die Bedeutung der Wörter unklar. Es entstehen Mißverständnisse durch Sequenzverwechslungen und Irrtümer im Bedeutungsverständnis.
- Störung des Richtungshörens, d.h. der auditiven Lokalisation. Panikreaktionen sind die Folge. Die Identifizierung von Stimmen der umgebenden Personen mißlingt.
- Störung der Trennung von Nutzschall und Hintergrundschall (Figur-Hintergrund-Unterscheidung).

10.4.13.3
Einteilung der Teilleistungsschwächen nach Affolter (auf der Grundlage nach Piaget)

Die Entwicklungspsychologische Konzeption Affolters liefert Ansätze zu einem Verständnis gestörter Spracherwerbsprozesse. Es handelt sich um eine ontogenetische Betrachtungsweise. Wahrnehmung ist der entscheidende Faktor bei der Beeinträchtigung neuer komplexer Anforderungen. Wahrnehmungsstörungen führen daher zu einer gestörten Sprachentwicklung, die sich auf der phonetisch-phonologischen und der morphologisch-syntaktischen Sprachebene äußert.

Zentrale Wahrnehmungsstörungen. Unterschieden werden:
- Zentrale auditive Störungen;
- Zentrale visuelle Störungen;
- Zentrale taktil-kinästhetische Störungen.

Die Entwicklung der auditiven, visuellen und taktil-kinästhetischen Prozesse verläuft nach P‍IAGET und A‍FFOLTER in drei Stufen:
- Die modalitätsspezifische Stufe umfaßt die Entwicklung innerhalb eines Sinnesgebietes, unabhängig von anderen.
- Supramodale Stufe
  - Auf der Intermodalitätsstufe beginnt der Austausch von Informationen zwischen den Sinnesbereichen.
  - Auf der Serialstufe erfolgt die sequentielle Integration, d.h. die Aufnahme und das Einhalten vorgegebener Reihenfolgen.

Die modalitätsspezifische Stufe muß entwickelt und intakt sein, damit die Intermodalitätsstufe erlernt werden kann usw.

Störung der zentralen auditiven Wahrnehmung. Symptome bei Störungen der zentralen auditiven Wahrnehmung auf den drei Wahrnehmungsstufen:
- Modalitätsspezifische Stufe: Störung des Merkens auf einen akustischen Reiz (Innehalten bei einer Tätigkeit); Störung des Lauschverhaltens (Verweilen bei einem akustischen Reiz).
- Supramodale Stufe
  - Intermodalitätsstufe: Störung der Koordination, z.B. des akustischen mit dem visuellen Sinnesgebiet; keine Zuwendung zu einer Schallquelle. Inwieweit Übereinstimmung mit der akustischen Agnosie besteht, ist nicht geklärt (siehe Abschn. 15.5).
  - Seriale Stufe: Eine sukzessiv angebotene Reihe von Reizen kann nicht wahrgenommen bzw. integriert werden. Bei einer Tätigkeitsfolge A-B-C kann das Kind nicht voraussehen, welche Tätigkeit nach A und welche nach B kommt.

Eine Störung auf der serialen Stufe geht mit einer *Sprachentwicklungsverzögerung* einher.

Kritik der Einteilung von P‍IAGET und A‍FFOLTER. Mangel dieser Einteilung ist das Fehlen der Berücksichtigung des
- Produktionsapparates; der Abrufsysteme im Gedächtnisbereich sowie der

– Aktivierungssysteme, der Aufmerksamkeitslenkung und der Gedächtnissteuerung.

Es gibt z. B. viele konstruktive Dyspraxien trotz intakter visueller und körperschematischer Form- und Raumlagewahrnehmung; weiterhin existieren zahllose motorische-produktive-expressive Sprachstörungen bei intaktem Wahrnehmungsapparat. Bei Gedächtnisprozessen (Kurzspeicherverfügbarkeit) unterscheiden sich Input-Prozesse (Einspeicherung) ganz deutlich von Output-Prozessen (Abruf).

10.4.13.4
Einteilung der Teilleistungsschwächen nach GRAICHEN

Auch die neuropsychologische Konzeption von GRAICHEN liefert Ansätze zu einem Verständnis gestörter Spracherwerbsprozesse. Hierbei werden situative und aktualgenetische Faktoren des Sprachvollzuges berücksichtigt, d. h. Faktoren der jeweils aktuellen Sprachperzeption, Sprachverarbeitung und Sprachproduktion. Sprachentwicklungsstörungen sind nach dieser Konzeption Ausdruck einer strukturellen Teilleistungsstörung. Diese gliedert sich in drei Gruppen.

Strukturelle Teilleistungsschwächen. Man unterscheidet dabei:
- Störung der Aufnahme, Analyse, Speicherung;
  - Störung der intramodalen Aufnahme;
  - Störung der intermodalen Aufnahme;
  - Störung der supramodalen Integration.
- Störung der Programmierung, Regulation, Ausführung von Aktivitäten
  - Störung der Zielantizipation mit Erfolgsregulation;
  - Störung der Zeitteilung und Programmantizipation;
  - Störung der Ausführung und Verlaufsregulation der körperkoordinierten sowie zeitlich-sequentiellen, kinästhetischen und taktilen, räumlich und kraftmäßig integrierten Ablaufmuster.

Funktionale Teilleistungsschwächen. Störung der momentanen, in einer Dimension wichtig/unwichtig oder reizintensiv/reizschwach ausbalancierten Regulation von Tonus, Aktivierung, Bewußtheit durch
- Störung der Stoffwechsel- und Hormonregulation;
- Störung der Signale aus dem Umwelt- und dem körperlichen Erleben (Orientierungsreaktionen; Gedächtnissteuerung);

10.4 Ursachen der verzögerten Sprachentwicklung

– Störung von Plänen, Absichten, Vorsätzen, Programmen, Wertungen mit (inner)sprachlicher Steuerung und deren Integration.

Interhemisphärische Teilleistungsschwächen. Störung der partnerschaftlichen Funktionsaufteilung zwischen den beiden Hirnhemisphären.

10.4.13.5
Einteilung der auditiven Teilleistungsstörungen

Diese Einteilung wurde im Hinblick auf die Verursachung von Sprachentwicklungsstörungen in Anlehnung an die Einteilung der Teilleistungsschwächen nach GRAICHEN vorgenommen. Ursachen sind:
– zentrale Schäden (frühkindlicher Hirnschaden), Hirnreifungsverzögerung;
– geburtsbedingte, erbliche, neuropsychologische, anlagebedingte Schäden;
– grobfehlerhaftes Lernangebot auf frühen Entwicklungsstufen, das ebenfalls den morphologischen und funktionalen Aufbau des zentralen Nervensystems beeinflußt;
– nicht erkennbare Verursachungsmomente.

Strukturelle Teilleistungsschwächen. Beim Vergleich der gehörten mit den gespeicherten Strukturen kann nicht zwischen richtig und falsch unterschieden werden. Die Folge ist eine Diskriminations- und Klassifikationsschwäche.

Störung der Aufnahme, Analyse, Speicherung. Die drei Bereiche können in unterschiedlicher Weise betroffen sein:
a) Störung der intramodalen Aufnahme
● Störung des auditiven Lernens,
– trotz normalen Gehörs bestehen Schwierigkeiten bei der Interpretation von Geräuschen oder Lauten;
– Störung der Schallokalisation *(akustische Agnosie, s. 15.5)*;
– verkürzte Aufmerksamkeitsspanne;
– Störung der auditiven Aufmerksamkeit (gehört auch in die funktionalen Teilleistungsschwächen);
– gestörte Reizintensitätsbeurteilung (Amplituden).
– extrem bei vielen Autisten.

- Störung des auditiv-verbalen Verständnisses *(verbale Agnosie)*. Geräusche werden interpretiert, Wörter oder Sprachlaute nicht.
- Störung der phonematischen Analyse. Die Verständnisstörung ist nur auf einzelne Sprachlaute, meist wenige Konsonanten beschränkt *(partielle Lautagnosie)*. Die Sprachklänge werden zwar gehört, sie können aber schlecht in ihren phonematischen Klanggestalten unterschieden werden. Betroffen sind klangverwandte und nach dem Bildungsmechanismus ähnliche Sprachlaute. Die Folge ist eine Verlangsamung der Spracherfassung mit auditiven Verwechslungen. Keine Selbstkorrektur über das Gehör möglich. Rechtschreibschwierigkeiten.
  - Differentialdiagnose: Stammeln.
- Störung des auditiven Ultrakurzspeichers mit vermindertem zeitlichem Auflösungsvermögen für die im Klangspektrum sich überlappenden, raschen Phonemfolgen.

Die Störung der intramodalen Aufnahme kann sich auf folgende Teilbereiche beschränken:

- Störung des Erkennens auditiver Sequenzen. Einzelne Laute oder Wörter können nicht in der richtigen Reihenfolge gehört werden. Ihre Bedeutung ist daher unklar, obwohl die einzelnen Laute oder Wörter richtig gehört werden.
  - Folgen: Verdrehung von Lauten innerhalb eines Wortes: Anemone — Amenone. Austauschung von Vorsilben, Vertauschung von Wortteilen: Bootshaus — Hausboot.
  - Anmerkung: Verdrehung von Lauten innerhalb eines Wortes sind meist jedoch Folge einer Produktionsstörung. Eine Prüfung ist daher erforderlich, ob wirklich bereits die Erfassung unsicher ist oder erst die aktive Verwendung.
- Störung der auditiven Ergänzung (fehlende Verzerrungsresistenz). Fehlende Laute, Wortteile oder Wörter können nicht aufgrund inhaltlicher Anhaltspunkte ergänzt werden.
  - Folgen: Schnell sprechende, kauende oder beim Sprechen den Mund verdeckende Menschen werden nicht verstanden.
- Störung der syntaktischen Analyse
  - Folgen: Normalerweise erfolgt eine syntaktische Analyse (Beziehungen zwischen Wörtern in einem Satz) nach der Subjekt-Prädikat-Objekt-Regel. Bei Störung der syntaktischen Analyse z. B. Verwechslung von Subjekt und Objekt oder Analyse aller Sätze nach der Subjekt-Prädikat-Objekt-Regel.

10.4 Ursachen der verzögerten Sprachentwicklung

- Störung der semantischen Analyse
- Folgen: Störung der exakten Diskrimination (auditiven Segmentation) der aneinandergereihten Wörter eines Satzes oder der Beziehungen zwischen Wortkomponenten und dem gesamten Wort. Beispiel: Blumentopfperde — Blumento-Pferde.
- Störung der Differenzierung semantischer Bedeutungsmerkmale. Beispiel: Tiger, Löwe; Gabel, Messer.
- Störung des *Symbolisierungsprozesses* oder der Transformation.

b) Störung der intermodalen Kodierung. Intramodale Informationen können nicht zu Blöcken zusammengeschlossen werden. Beispiel: Der Begriff Vogel beinhaltet auditive Aufnahme (zwitschern), visuelle Aufnahme, taktile Empfindung (leicht).

- Störung der multidimensionalen Verankerung
- Folge: Entfremdung des Wortsinns. Eine intramodale, auditive Analyse ist möglich, jedoch kein Zusammenschluß und damit keine mehrdimensionale Rückmeldung; z. B. gleichzeitiges Achten auf die auditive Wahrnehmung und die motorisch-kinästhetische Steuerung beim Sprechen.
- Störung bei der Verknüpfung linguistischer Ebenen.
- Folgen: Störung der Fähigkeit, einzelne Sprachelemente zu stabilen Sequenzen zu verbinden, z. B. aus Einzellauten ein Wort zu bilden, oder das Herstellen von Verbindungen zwischen Artikel und Substantiv.
- Störung der Verknüpfung der syntaktischen Ebene mit der semantischen Ebene (Dysgrammatismus).
- Störung der Fähigkeit, Verknüpfungen zwischen semantischem Feld und artikulatorischem Muster herzustellen (Wortfindungsstörung).
- Mangelnde Fähigkeit, gemachte Erfahrungen mit dem zugehörigen Begriff zu verbinden.

c) Störung der simultanen Stabilisierung und supramodalen Integration. Zwei oder mehrere intramodale Kode-Systeme können nicht gleichzeitig aufgenommen und abgerufen werden: z. B. Größe von Gefäßen und Menge in PIAGETS Umfüllversuchen.

- Störung der simultanen Analyse
- Folge: Zwei auditive Informationen können nicht gleichzeitig aufgenommen und analysiert werden; z. B. ein Gespräch und das Geräusch eines näherkommenden Autos. Relevante Informationen können daher nicht von Nebengeräuschen unterschieden werden.

Somit gestörte Diskrimination von Figur und Hintergrund im auditiven Bereich.
- Anmerkung: Die Simultanagnosien und die Minderung der Kapazität zur Simultanbeobachtung mehrerer Merkmaldimensionen ist eigentlich eine Aufmerksamkeitsstörung, wahrscheinlich infolge einer Thalamusschwäche.
- Störung der simultanen Produktion bzw. der Simultanregelung verschiedener Modalitäten.
- Folge: Gleichzeitiges Sprechen und Klatschen oder Vorlesen und gleichzeitiges Sinnverständnis des Gelesenen sind nicht möglich.

Störung der Programmierung, Regulation und Ausführung von Aktivitäten. (Ggf. in unterschiedlicher Weise betroffen.)
a) Störung des Entwurfs eines Sprachzieles. Notwendig ist eine Antizipation der erforderlichen sprachlichen Vorstellung.
b) Störung des Sprachentwurfs
- Störung der semantischen Kodierung (vokabularspezifische Störung oder Wortfindungsstörung). Schwierigkeiten bereitet vor einer sprachlichen Äußerung das Herausfinden der notwendigen Begriffe aus der semantischen Ebene. Meist kombiniert mit Formulierungsschwäche. Da das Sprachverständnis intakt ist, versuchen die Kinder, ihre Fehler durch Nichtsprechen zu vermeiden, oder verwenden Zeichen und Gebärden. Oft wird ein zu dem Gegenstand gehörender Laut produziert. Nachsprechen intakt.
- Störung der morphologischen und syntaktischen Kodierung.
- Folge: Schwierigkeiten beim Aufbau des Sprachentwurfs nach den Regeln der Wort- und Satzlehre.
- Störung der artikulo-motorischen Kodierung
- Folge: Bei überleichter Auslösbarkeit der motorischen Produktion Versprechen, Wortverdrehungen, Silben- und Lautvertauschungen.
- Störung der Zeitteilung
- Folge: Schwierigkeiten bei der Festlegung der Reihenfolge der Wörter. Satzunterbrechungen und Wortwiederholungen.
- Störung der Übermittlung der gedanklich konzipierten Information im Bewegungsmuster bei korrektem Sprachentwurf. Wird auch als Dyspraxie bezeichnet.
- Störung der Sprachflüssigkeit
- Folgen: Unterbrechungsvorgänge, Nichteinhalten von Sprechpausen.
- Schwierigkeiten bei komplexen Konsonantenverbindungen.

10.4 Ursachen der verzögerten Sprachentwicklung

Funktionale Teilleistungsschwächen. Reize der Umwelt können nicht als wichtig oder unwichtig (intensiv oder schwach) empfunden werden. Die Folge sind Reizüberflutung, Ablenkbarkeit, Abschweifen, programmfremde Nebenaktivitäten, mangelnde Konzentration mit Störung der Oberprogrammsteuerung; Störung der Reizintensitätswirkung in der Erzeugung von Orientierungsreaktionen. Reize der Umwelt und eigene Aktivitäten werden nur ungenügend mit dem Repertoire an Bekanntem verglichen; Folge ist eine mangelnde Habituierung bei wiederkehrenden Erlebnissen. Stereotypien usw.

Eine *Störung des unmittelbaren Behaltens* (Störung der Hörgedächtnisspanne, d. h. des Kurzspeichers) kann bestehen durch:
- Zu wenige Einheiten;
- Filterschwäche gegenüber programmfremden Intrusionen;
- Anfälligkeit gegen Perseverationen (ungenügende Lösung nach Verarbeitung).

Die Folge ist ein Leistungsdefizit des Kurzspeichers, d. h.:
- Satzanfang am Ende eines Satzes nicht mehr im Gedächtnis.
- Die Inhalte werden von programmfremden Eindrücken oder eigenen Aktivitäten herausgeworfen (Ablenkbarkeit, schweifendes, ruheloses Denken).
- Elemente aus vorausgegangener Tätigkeit mengen sich unter die momentane Verarbeitung.

Eine weitere funktionelle Teilleistungsschwäche ist die *Störung der Langzeitspeicherung*. Die in den Kurzspeicher aufgenommene intramodale Einheit muß in den multidimensionalen Langzeitspeicher überführt werden durch einen Stabilisierungsprozeß, entweder über
- bewußt-willkürliche Wiederholungen (rehearsals),
- oft wiederholte Darbietung (Kindergarten-Verse) oder
- emotional-affektive Valenz (Nicht-aus-dem-Sinn-gehen).

10.4.13.6
Teilleistungsstörungen im visuellen Bereich

Zentralvisuelle Wahrnehmungsstörungen (Perzeptionsstörungen) äußern sich in:
- Störungen des visuellen Kurzzeitgedächtnisses;
- Störungen der Stereognosie (Links-rechts-Diskriminierung und visuelle räumliche Integration);
- Störungen des visuellen Sequenzgedächtnisses;
- Störung der Figur-Grund-Wahrnehmung;

- Störungen der Wahrnehmungskonstanz;
- Störungen der visuo-motorischen Koordination.

Visuelle Perzeptionsstörungen zeigen sich bei durchschnittlich intelligenten sowie bei über- und unterdurchschnittlich intelligenten Kindern. Gerade bei überdurchschnittlich intelligenten Kindern kommen in Zusammenhang mit den häufig isoliert auftretenden Perzeptionsstörungen in einem oder mehreren der fünf Wahrnehmungsbereiche auffallend unausgeglichene Intelligenzprofile vor. Nichtverbale Untersuchungstests bereiten besondere Schwierigkeiten, da zu deren Lösung meist visuell-perzeptive Fähigkeiten vorausgesetzt werden.

Bei visuell-perzeptiv gestörten Kindern finden sich häufig Rechts-Links-Diskriminierungsstörungen. Zusätzliche Untersuchung der Handdominanz ist daher erforderlich. Häufig bestehen gleichzeitig Störungen der sensomotorischen Funktionen, der Fein- und Grobmotorik. Der Entwicklungszustand der Psychomotorik muß daher genau ermittelt werden.

10.4.14
Beidseitige Schwerhörigkeit und Taubheit

Sowohl eine lange bestehende beidseitige Schalleitungsschwerhörigkeit als auch eine beidseitige Innenohrschwerhörigkeit können Ursache einer verzögerten Sprachentwicklung sein, wobei der Innenohrschwerhörigkeit die größere Bedeutung zukommt. Taubheit, d.h. fehlende Hörreaktionen auch nach Hörgeräteanpassung, ist bei Kindern selten. Fast immer sind mit Hörgeräten verstärkbare Hörreste da.

10.4.14.1
Entwicklung des Hörvermögens

In der 6. Schwangerschaftswoche ist das Hörorgan angelegt. Die Strukturen sind zwischen der 12. und 16. Woche ausgebildet. Die Kochlea ist mit 18 Wochen voll ausgereift und damit funktionsfähig. In der 22. Schwangerschaftswoche kann man erste Reaktionen des Fötus auf akustische Reize nachweisen. Dabei handelt es sich um Veränderungen der Herzfrequenz und allgemeiner Bewegungen.

Vom Neugeborenen werden hörschwellennahe Reize noch nicht beantwortet. Die Ursache liegt wohl mehr in der Unreife des zentralen

10.4 Ursachen der verzögerten Sprachentwicklung

Analysators als in einem Defekt des Ohres. Nach der Geburt reagieren die Kinder auf überschwellige akustische Reize mit Veränderungen der Atmung und Innehalten bei Körperbewegungen.

Ab dem 3. bis 4. Lebensmonat beginnt der Säugling, seinen Kopf einer Schallquelle zuzuwenden. Das Kind lernt, daß etwas, was klingt, auch gesehen werden kann (intermodale Entwicklung). Ab dem 6. Lebensmonat faßt das Kind nicht nur nach einer Glocke, sondern läutet sie (seriale Integrationsentwicklung mit umfangreicheren Handlungsabläufen). Lokalisation oben und unten mit 15–18 Monaten.

Frühe stimmliche und vorsprachliche Lautäußerungen stark schwerhöriger oder tauber Kinder ähneln denen Normalhörender. Die erste Lallperiode ist vorhanden (6. Woche–6. Monat). Die zweite Lallperiode im 6. bis 9. Monat mit Reduktion der zufällig entstandenen Urlaute auf das typische Lautsystem der Muttersprache fehlt.

Aufgrund optischer Beobachtung und durch Nachahmung können Lautgebilde wie „Papa" und „Mama" hervorgebracht werden (Carpenter-Effekt). Entsprechende Bewegungsmodelle für diese Lautprodukte sind durch den Saugakt vorgebildet. Stark schwerhörige oder taube Kinder verstummen spätestens im 2. Lebensjahr, da die akustische Wahrnehmung der eigenen Schalläußerung als spezifischer Anreiz für neue, vermehrte Lautprodukte fehlt. Ein intaktes Gehör ist auch Voraussetzung für die geistige und intellektuelle Entfaltung (innere Sprache = Denkhilfe und Bewußtseinsstütze).

Bis zu einem Hörverlust von 30 dB im Tonschwellenaudiogramm treten keine Störungen der Sprache auf. Bei mehr als 30 dB Hörverlust im Sprachbereich (500–3000 Hz) kommt es zu verlangsamter Sprachentwicklung und Lautfehlbildung.

Bei Hörresten unterhalb von 60–70 dB ist ohne Hörgeräte keine Sprachentwicklung mehr möglich (siehe Abb. 6-1).

Eine Hörstörung muß vor der sprachsensiblen Phase und vor Abschluß der Ausreifung der Hörbahn im 12.–18. Monat — also im Entwicklungsalter von 3–4 Monaten — erkannt werden, da sonst der günstigste Zeitpunkt für eine Hörgeräteanpassung und somit für die Sprachentwicklung verstrichen ist. Für die Sprachentwicklung entscheidend ist das Hörvermögen auf dem besseren Ohr im Bereich der Hauptsprachfrequenzen (500–3 000 Hz).

Einseitige Taubheit hat keine Auswirkungen auf die Sprachentwicklung.

Ein Paukenerguß mit einer Schalleitungsschwerhörigkeit während des ersten Lebensjahres kann eine zentrale auditive Perzeptionsstörung bewirken, die sich erst im 4. Lebensjahr sprachlich bemerkbar macht. Für die normale Perzeption der Sprache sind drei Sinne notwendig: Akustischer, visueller Sinn und Gefühlseindruck (Lagegefühl der Zunge, Berührungsempfindlichkeit der Zunge und damit verbundener Ortssinn).

10.4.14.2
Schwerhörigensprache

Bei einer *Schalleitungsschwerhörigkeit* wird die Sprache quantitativ schwächer, aber qualitativ gut gehört. Das Hören erfolgt über Knochenleitung. Die Eigensprache wird dabei als offen genäselt empfunden. Daher Korrekturversuch durch stärkere Kontraktion des weichen Gaumens; dies führt zum Auftreten eines leichten geschlossenen Näselns mit Verschiebung der Artikulation nach hinten. Die Stimme klingt zu tief und zu leise.

Bei einer *Innenohrschwerhörigkeit* wird die Sprache nicht nur quantitativ schwächer, sondern auch qualitativ anders gehört. Die Stimme klingt zu hoch und zu laut, da die Innenohrschwerhörigkeit oft besonders die hohen Frequenzen betrifft.

Symptome bei Innenohrschwerhörigkeit.
Veränderung der Sprachgestaltung. Die Sprache bleibt lange agrammatisch, da die Kinder nur einige Wörter aus einem Satz verstehen. Schwerhörige müssen daher lernen, Mundbewegungen bei der Aussprache von Wörtern und Sätzen global zu erfassen. Weitere Veränderungen der Sprache sind:
– Seltenere Verwendung von Adjektiven, Präpositionen, Konjunktionen, Pronomen und Hilfsverben. Substantive und Artikel werden übermäßig oft gebraucht.
– Unsicherheiten bei der Wortbeugung und Wortfolge.
– Vereinfachungen und Abweichungen der syntaktischen Strukturen (fehlerhafte Kombination von Wörtern); Verwendung einfacher und unvollständiger Sätze; telegrammartige Sprechweise. Einfache Aus-

sagesätze werden bevorzugt: sie stehen beziehungslos nebeneinander. Auslassen unbetonter Silben.
- Der Wortschatz ist begrenzt, die Wortwahl teilweise falsch.
- Störungen des Sprachverständnisses: Eine wesentliche Eigenschaft des Hörsinnes ist die Fähigkeit zur Informationsauswahl. Beim fortlaufenden Sprechen wird ein Informationsgehalt von 100000 bit (Einheit der Informationsmenge) pro Sekunde ausgesandt. Das Bewußtsein kann nur 50 bit/s verarbeiten. Eine der Aufgaben der Hörwahrnehmung besteht in einer Reduktion des Informationsstromes auf die Informationen, die für die Sinnentnahme wesentlich sind.
- Mangelhaftes Erfassen von Beziehungsbedeutungen: Besonders emotionale Wortinhalte sind verändert. Die sprachlichen Auffassungsschwierigkeiten zeigen sich sowohl bei einer Sinnentnahme aus laut- als auch aus schriftsprachlichen Informationen. Der Grund hierfür liegt in dem unzureichenden Erfassen der sachlichen Beziehungszusammenhänge bei der Sinnentnahme aus Texten infolge mangelhafter Perzeption oder Kenntnis der verschiedenen syntaktisch-grammatischen Fügungsmittel und der durch sie getragenen Inhalte. Da Wortwendungen, Vorsilben und unbetonte kleine Wörter (z. B. Präpositionen) nicht aufgefaßt werden, bleiben wesentliche Beziehungen zwischen den Wörtern unberücksichtigt. Eine ungenügende Wortdifferenzierung läßt den Inhalt eines Satzes nicht erfassen, da die intendierte Bedeutung eines Wortes nicht bekannt ist. Es bestehen Schwierigkeiten der Sinnentnahme unanschaulicher Sachverhalte aus sprachlichen Darstellungen.

<u>Veränderungen des Sprechens bei Innenohrschwerhörigkeit.</u> Veränderungen der Artikulation: Verschluß- und Reibelaute werden unzureichend oder überhaupt nicht gebildet, offenes Näseln. Bei Hochtonverlusten um c^5 kommt es zu einer Störung des Vokales i, dessen Hauptformant zwischen 3000 und 4000 Hz liegt, und des Vokales e, dessen Hauptformant zwischen 2000 und 3000 Hz liegt.

A klingt wie o, e wie ö, i wie ü. Die Nebenformanten von i, e, a liegen unterhalb von 1000 Hz. Daher klingen bei Innenohrschwerhörigkeiten, die bis 1000 Hz hinunterreichen, die Vokale i, e, a wie ein dumpfes o.

Wegen der tiefen Lage der Hauptformanten bei o und u können Sängerinnen in hohen Lagen kein o oder u singen.

Veränderungen der sprechmelodischen Akzentuierung: Veränderung der Sprachakzente, verlangsamte Sprechdauer eines Satzes (dreimal so lang wie bei Normalhörigen), verwaschene Sprache, Monorhythmie. Dynamische und zeitliche Akzentuierung erfolgen ohne Beziehung zum Inhalt des Gesprochenen. Konsonanten werden gegenüber Vokalen zeitlich hervorgehoben.

Ein sprechdynamischer Abglitt von der betonten zur unbetonten Silbe ist kaum wahrzunehmen; statt dessen werden Anfangs- und Endsilbe eines Satzes betont. Sprechpausen innerhalb der Wörter sind länger als die Pausen zwischen den Sätzen. Der Ausdrucksgehalt der Sprechweise wirkt unsympathisch und abstoßend. Verlagerung der Wortakzente auf unrichtige Stellen.

Es finden sich Rhythmus- und Atemstörungen.

Veränderungen der Stimme: Die mittlere Sprechstimmlage ist zu hoch. Die Stimme ist zu laut, monoton, Monodynamie, plötzlicher Registerwechsel vom Brust- zum Kopfregister.

Symptome bei Eintritt der Schwerhörigkeit im Erwachsenenalter. Kein Verfall der bestehenden Sprachfähigkeit. Das akustische Erinnerungsvermögen für die Sprachlaute nimmt jedoch ab, oder es werden falsche (fehlgehörte) Informationen gespeichert. Die S-Laute klingen stumpf, werden durch t ersetzt oder ausgelassen. Vorderes ch kann durch das hintere ch ersetzt werden, f durch w. Entstellung der Sprachakzente.

10.4.14.3
Gehörlosensprache

Von Geburt an taube Kinder wurden früher als „Taubstumme" bezeichnet. Jetzt hat sich der Begriff „Gehörlose" durchgesetzt, obwohl diese Kinder auch im Erwachsenenalter sprachauffällig und sprachbehindert bleiben. Es wird daher auch das Wort „Hörgeschädigte" verwendet. Eine korrekte Formulierung gibt es bisher nicht.

Stimmliche Unterschiede zwischen hörenden und tauben Kindern können sich schon während der ersten Lallphase bemerkbar machen. Die Stimme hat bei tauben Kindern keine natürliche Modulation und nicht den natürlichen Klang. Diese Kinder lallen weniger, dem Lallen fehlt der regelmäßige Rhythmus.

10.4 Ursachen der verzögerten Sprachentwicklung

Das gehörlose Kleinkind entwickelt von sich aus individuelle, symbolhafte Zeichen, sogenannte Gebärden, um seine Wünsche auszudrücken. Diese werden von den Bezugspersonen — falls sie nicht selbst gehörlos sind — nicht verstanden.

Störungen der Artikulation. Die Artikulation wird mit übertriebener Kraft ausgeführt, übertriebene Lippenkontraktionen. Die Artikulationszeit der einzelnen Laute ist verlängert. Häufig vorhandenes funktionell offenes Näseln resultiert aus der Verlangsamung des Sprechtempos (ebenso wie beim Normalhörenden) (siehe auch Abschn. 10.4.14.2). Falsche Artikulationsmuster der Zunge, übermäßiges Öffnen des Mundes. Manchmal zusätzlich Dyspraxie der Zungen-Mund-Motorik und kinästhetische Störung im Bereich des Mundraumes.

Bei Tauben finden sich höhere Grundtöne und ein Überlappen der einzelnen Vokalbezirke; nur 32% der Vokale können daher vom Hörer richtig identifiziert werden. Starres Festhalten an den Artikulationsmustern wegen verstärkter propriozeptiver Kontrolle.

Die Artikulation von u und i (Vokale der extremen Stellungen) sowie von a wird richtig ausgeführt.

O und e werden undeutlich artikuliert. Die akustische Zusammensetzung aller Vokale weicht von der Norm ab, da Gehörlose mit größeren Hörresten die Laute anders hören und sie deshalb auch anders bilden. U und i, die den unteren Formanten gemeinsam haben, nähern sich klangmäßig, so daß u wie ü klingt. Die Explosivlaute werden gut gebildet. Die Aussprache der Zischlaute ist oft unscharf und addental. Besonders S-Laute sind stark gestört. Hart, verlängert und grob sind die Vibrationen des R-Lautes.

Veränderte Sprachakzente. Artikulatorische, rhythmische, dynamische und melodische Verzerrung. Zwecklose Stimmlaute, Grunzen, Schnalzen, Räuspern.

Die Sprache klingt unmelodisch. Eine verlangsamte Artikulation beeinträchtigt das Sprechtempo. Die veränderten Sprachakzente stören die Verständlichkeit der Sprache der Gehörlosen mehr als die schlechte Artikulation. Die Bewegungen der Höhe und der Stärke der Stimme sind gleichlaufend. Die Melodieschwankungen der Silben und Wörter sind größer als beim Normalhörenden. Keine Monotonie.

Stimmveränderungen. Wechselnde, vorübergehend zu große Lautstärke, zu hohe Stimmlage, beschränkte Modulationsfähigkeit. Kein Unterschied in der Stimmführung in den ersten Lebensmonaten. Noch beim Kleinkind zeigen die positiven, mit Lachen verbundenen Gefühlsäußerungen keine Abweichungen; sie sind jedoch bei Intonation der negativen oder komplizierteren emotionellen Kundgebungen vorhanden. Eventuell veränderte Stimme beim Weinen (schrille Stimme) sowie kürzere und weniger intensive Lallmonologe.

Die Mutation ist verlängert; manchmal bleibende Fistelstimme, da das akustische Vorbild der tiefen Männerstimme und die akustische Selbstkontrolle fehlen.

Unvollständiger Stimmlippenschluß oder krampfhaftes Zusammenpressen der Stimmlippen. Harte Stimmeinsätze; die Folge sind Stimmlippenknötchen bei Frauen, Epithelverdickungen oder schließlich eine sekundäre hypofunktionelle Dysphonie.

Bei langem Phonieren eines Vokals Absinken der Stimme. Bei Gehörlosen ist eine Kontrolle der Stimme nur durch Vibrations- und Körperempfindungen möglich.

Veränderungen der Sprechatmung. Schnaufende Atmung, seufzerartige Atemzüge, Schnalzen, Rülpsen, Unterbrechungen der Ausatmung. Im Augenblick des Sprechbeginns fehlt der physiologische Asynchronismus der Bauch- und Brustatmung.

Normalerweise setzt die Bauchausatmung ein, während die Brusteinatmung noch zunimmt. Die Bewegungen beider Zwerchfellhälften sind bei Gehörlosen unkoordiniert und unrhythmisch. Tachypnoe, Polypnoe.

Sprachliche Beeinträchtigung der Gehörlosen. Kommunikative Situationen sind für den Gehörlosen nur schwer einzuschätzen; daher vergreift dieser sich leicht in den sprachlichen Mitteln. Dem Gehörlosen fehlen überindividuelle, sprachbestimmte Orientierungsdaten, die das Zusammenleben der Menschen beeinflussen. Eine völlige Beseitigung des sprachlichen Mangelzustandes ist nicht möglich. Die Störungen im einzelnen:
- Beeinträchtigung der Sprachkapazität.
- Auslassen von Zeitwörtern, Verwechslung der Wortordnung. Reduktion der Umstands- und Fürwörter, Einschränkung in der Verwendung der Worttypen, hauptsächliche Benutzung von Substantiven.

10.4 Ursachen der verzögerten Sprachentwicklung

Psychische Folgen. Flache, lückenhafte Welt, abnorme Reaktionen oder Verhaltensweisen, mehr extro- als introvertierte Verhaltensstörungen. Aggressionen der Hörgeschädigten werden durch erhöhtes Bedürfnis nach Verteidigungsmechanismen erklärt. Abstrakte Begriffe fehlen oder werden erschwert gelernt. Die seelische Entwicklung ist eingeschränkt.

Veränderung der Sprache bei Spätertaubung. Bei Ertaubung bis zum 7. Lebensjahr geht die Sprache wieder verloren. Nach Eintritt der Ertaubung verschwinden aus den Sprachlauten zuerst die hohen Teiltöne, wodurch die Sprache eine besondere dunkle Färbung erhält. Später kommt es zu einer Veränderung der Artikulation und der Sprachakzente.

10.4.14.4
Differentialdiagnose hörbedingter Sprachstörungen
Geistige Behinderung oder eine Verhaltensstörung müssen abgegrenzt werden.

10.4.14.5
Ursachen kindlicher Innenohrschwerhörigkeit und Taubheit
Hereditäre Hörstörungen
- Autosomal dominant erbliche Innenohrschwerhörigkeit
- Autosomal rezessiv erbliche Innenohrschwerhörigkeit
- X-chromosomal erbliche Innenohrschwerhörigkeit (heterosomal)
- Chromosomenaberrationen
  - Trisomie 13–15 (Patau-Syndrom)
  - Trisomie 21 (Down-Syndrom)
  - Trisomie 17–18 (Edwards-Syndrom)
  - X-Chromosomenaberrationen (Turner-Syndrom).
- Weitere Ursachen einer hereditären Innenohr- oder Schalleitungs-Schwerhörigkeit
  - Mißbildungen des äußeren Ohres
  - Mißbildungen des Mittelohres
  - Mißbildungen der Schnecke
  - Hauterkrankungen
  - Augenerkrankungen
  - Nierenerkrankungen
  - Erkrankungen des Nervensystems

- Stoffwechselstörungen
- EKG-Veränderungen
- Skelettanomalien
- Blutveränderungen.

Erworbene Hörstörungen
- Pränatale Ursachen
- Rötelnembryopathie (l.–3. Monat): Gregg-Syndrom
- Masern
- Grippe
- Herpes-zoster-Viren
- Toxoplasmose
- Lues
- Nichtinfektiöse Noxen (Röntgenstrahlen, O_2-Mangel, Diabetes, elterliche Thyreopathie),
- Chinin
- Nephritis
- Aminoglykoside (Neomyzin, Kanamyzin, Gentamizin, Tobramyzin, Amikazin).
- Perinatale Ursachen
- Frühgeburt
- Schwere Asphyxie
- Morbus haemolyticus neonatorum
- Frühgeborenen-Hyperbilirubinämie
- Mechanische Geburtsschäden.
- Postnatale Ursachen
- Medikamente: Streptomycin, Chinin
- Impfschaden
- Erkrankungen: Masern, Meningitis, Scharlach, Mumps, Typhus, Labyrinthitis, Diabetes mellitus, chronische Leber- und Nierenerkrankungen, rheumatische Erkrankungen, Schilddrüsenerkrankungen (Myxödem, endemischer Kretinismus, sporadischer Kretinismus, Pendred-Syndrom), Rachitis
- Psychogen, auditive Teilleistungsschwäche.

10.4.14.6
Hereditär bedingte Progredienz (Tab. 10-1)
Dominant vererbte monosymptomatische Hörstörungen neigen häufiger zur Progredienz. Rezessiv und chromosomal vererbte Hörstörungen führen seltener zum Fortschreiten.

10.4 Ursachen der verzögerten Sprachentwicklung

Tabelle 10-1:
Genetische Syndrome mit progredientem Verlauf

- Alport-Syndrom
- Didmoad-Syndrom (Wolfram-S.)
- Hellweg-Larsen-Syndrom
- Hurler-Syndrom
- Refsum-Syndrom
- Alström-Syndrom
- Hammerschlag-Syndrom
- Hunter-Syndrom
- Pendred-Syndrom
- Schie-Syndrom

Ebenso findet sich eine progrediente Innenohrschwerhörigkeit bei renaler tubulärer Azidose und Parathormonstoffwechselstörung.

Assoziierte pathologische Veränderungen an anderen Organen können später als die Innenohrschwerhörigkeit auftreten, z. B. Mikrohämaturie beim Alport-Syndrom oder Retinopathia pigmentosa beim Usher-Syndrom. Im Alter zwischen 10 und 14 Jahren ist daher eine nochmalige kinderärztliche und augenärztliche Untersuchung erforderlich.

10.4.14.7
Untersuchungen

Zur rechtzeitigen und exakten Erkennung einer Innenohrschwerhörigkeit und ggf. komplexerer Syndrome sollen hier einige Hinweise gegeben werden.

Neugeborenen- oder Säuglingsaudiometrie. Die Audiometrie ist bei folgenden Risikofaktoren erforderlich:
- Pränatal
  - Hereditäre Schwerhörigkeit
  - Röteln während der ersten Schwangerschaftshälfte
  - Schwerer Diabetes während der Schwangerschaft
  - Schwere Blutungen während der Schwangerschaft
  - Alkoholfetopathie
  - Chromosomenaberration.
- Perinatal
  - Geburtsgewicht unter 1 500 g
  - Schwere Asphyxie mit längeren Wiederbelebungsmaßnahmen (Apgar 1–3)
  - Neonatale Sepsis/Meningitis
  - Ikterus gravis (Bilirubin im Serum über 20 mg%)

- Postnatal
  - Meningitis/Enzephalitis
  - Schwere Mumps- und Maserninfektion im Säuglingsalter
  - Unfälle mit Schädeltraumen.

Risikokinder im Sinne eines Verdachtes auf eine Hörstörung zeigen folgende Hinweise:
- Gesichts- und Schädeldysmorphien
- Ohrmuschelmißbildungen (auch einseitige)
- Ohr- und Halsfisteln
- Kiefer-Gaumen-Spalten
- Langdauernde Säuglingsotitis
- Nephropathien
- Struma
- Retinopathien
- Zerebrale Bewegungsstörungen (besonders Athetosen)
- Schwere toxische und virale Infektionen im Säuglingsalter
- Schwere angeborene Stoffwechselstörungen
- Mißbildungen innerer Organe
- Medikation ototoxischer Präparate.

Der früheste Zeitpunkt einer sicheren Hördiagnose ist der 5.–6. Lebensmonat.

Zu diesem Zeitpunkt ist spätestens eine Untersuchung aller Kinder erforderlich, bei denen Verdacht auf eine Hörstörung besteht, die einer Risikogruppe angehören und die bei der Neugeborenenaudiometrie auffällig wurden.

Wegen der mit Schwerhörigkeit einhergehenden Syndrome ist bei Kindern mit einer Innenohrschwerhörigkeit eine augenärztliche, hautärztliche und kinderärztliche Untersuchung sowie gegebenenfalls eine genetische Beratung notwendig.

Hinweise für die kinderärztliche Untersuchung bei Vorliegen einer Innenohrschwerhörigkeit oder Taubheit zur Erkennung von Syndromen.

Niere: Hämaturie, renale tubuläre Azidose (Defekt der Carboanhydrase), Hyperprolinurie, Amyloidose der Niere.

Schilddrüse: Struma, Hypothyreose, Fehlen der Peroxydase (Pendred-Syndrom), Schilddrüsenhormone.

10.4 Ursachen der verzögerten Sprachentwicklung

Zentrales Nervensystem: Kleinhirnataxie, Epilepsie, Bulbärparalyse, progressive periphere Neuropathie, Hirnnervenausfälle, geistige Entwicklungsverzögerung.

Skelett: Osteosklerose, Hyperostosis corticalis generalisata, Epiphysendysplasie des Femurs, fehlende Tibia, Handmißbildung, Dysostosis craniofacialis, mandibulofaziale Mißbildungskombination.

Herz: EKG-Anomalien (z.B. verlängerte QT-Zeit), Ohnmachtsanfälle, Reizleitungsstörungen, Herzmißbildung.

Haut: Pigmentstörungen, Nagelkrankheiten, Hyperkeratose, Hypotrichosis, Anhidrosis, Erythrodermie, Urtikaria, Alopezie, atopische Dermatitis, Nageldystrophie, weiße Haarsträhne.

Blut: Thrombozytopenie, Makrothrombozytose, Mukopolysaccharidose, Hyperlipoproteinämie, Sichelzellanämie, Thalassaemia major.

Stoffwechsel: Mukopolysaccharid-Stoffwechsel, Adipositas, Phytansäure, Diabetes mellitus, Aminosäurestoffwechsel-Screening, Stoffwechsel-Screening für komplexe Kohlehydrate, Parathormonstoffwechsel (Hypokalzämie).

Bei der kinderärztlichen Untersuchung halten wir für wichtig:
- Serologische Untersuchung auf Röteln, Cytomegalie, Herpes simplex, Mumps, Toxoplasmose, Listeriose, u. U. bei klinischem Verdacht auch auf Lues;
- Schilddrüsenfunktionsuntersuchung z.B. Hypothyreose, Jodverwertungsstörung (Pendred-Syndrom);
- Urinstatus und ggf. weiterführende Nierenfunktionsdiagnostik, z.B. Alport Syndrom ab 10.–12. Lebensjahr;
- EKG; z.B. Jervell-Lange=Nielsen-Syndrom;
- Hämatologische Untersuchung, z.B. Sichelzellanämie (bes. bei Negern, negroiden Patienten und Patienten aus dem Mittelmeerraum) und z.B. Thalassaemia major (bes. bei Patienten aus den Mittelmeerländern, Indien, Indochina und Indonesien);
- Screening-Tests auf Stoffwechselstörungen: Glukosestoffwechsel, z.B. Herrmann-Anguilar-Sacks-Syndrom; Aminosäurestoffwechsel, z.B. Hyperprolinämie-Syndrom; bei klinischem Verdacht Ausschluß einer Mukopolysaccharidose;
- Immunologische Untersuchung eventuell bei erhöhter Infektanfälligkeit; Bestimmung der Immunglobuline;
- HLA-Typisierung wird in der Literatur empfohlen, da bei den HLA-Typen B18 und Bw16 Hörstörungen gehäuft auftreten sollen.

Hinweise für die augenärztliche Untersuchung bei Vorliegen einer Innenohrschwerhörigkeit oder Taubheit. Eine Innenohrschwerhörigkeit kann von folgenden Befunden begleitet sein:
- Myopie;
- Katarakt;
- Retinaveränderungen (Retinitis pigmentosa);
- Optikusatrophie;
- Heterochromie der Iris;
- Hypopigmentation der Iris;
- Nystagmus;
- Abduzensparese.

Die augenärztliche Untersuchung empfehlen wir u. a. zum Ausschluß tapetoretinaler Degenerationszeichen, z. B. Usher-Syndrom, v. Graefe-Sjögren-Syndrom, Refsum-Syndrom, Diallinas-Amalric-Syndrom, Cogan-Syndrom (I). Die augenärztliche Untersuchung und eine Beurteilung der *Nierenfunktion* müssen ggf. im Alter von 10–15 Jahren wiederholt werden!

Hinweise für die serologische Untersuchung bei Vorliegen einer Innenohrschwerhörigkeit oder Taubheit. Die virologische Untersuchung sollte auf Röteln, Zytomegalie, Herpes simplex und Mumps (bei einseitiger Taubheit) erfolgen.

Die bakteriologische Untersuchung sollte eine eventuelle Lues, Toxoplasmose, abklären.

Hautärztliche Untersuchung. Die hautärztliche Untersuchung empfehlen wir u. a. zum Ausschluß der Albinismus-Syndrome mit vielen Sonderformen, außerdem z. B. Leopard-Syndrom, Neurofibromatose.

10.4.14.8
Häufige, mit Innenohrschwerhörigkeit einhergehende Syndrome
Ein Drittel aller Fälle von Innenohrschwerhörigkeit im Kindesalter sind erblich bedingt (35–50%).

Albers-Schönberg-Syndrom. Rezessiv erblich; im Kindesalter beginnende Osteosklerose aller Knochen, progrediente kombinierte Schwerhörigkeit; Fazialislähmung; Optikusatrophie.

10.4 Ursachen der verzögerten Sprachentwicklung

Alport-Syndrom. Dominant erbliche, progrediente Niereninsuffizienz und progrediente Innenohrschwerhörigkeit; Hämaturie, hämorrhagische Glomerulonephritis; Beginn am Ende des 1. oder im 2. Lebensjahrzehnt; Innenohrschwerhörigkeit besonders im hohen Frequenzbereich, Haarzellschädigung, Untererregbarkeit der Gleichgewichtsorgane.

Alström-Hallgren-Syndrom. Autosomal-rezessiv erblich, Beginn im Schulalter (Präpubertät); progrediente Innenohrschwerhörigkeit (Beginn ab dem 7. Lebensjahr), Haarzellschaden; Nystagmus; Adipositas; Pigmentdegeneration der Netzhaut von früher Kindheit an; Diabetes mellitus; kein Schwachsinn.

Van Buchem-Syndrom. Autosomal-rezessiv erblich. Kombinierte Schwerhörigkeit, im 2. oder 3. Lebensjahrzehnt beginnend; Hyperostose des Schädels, Abnahme des Sehvermögens, Fazialislähmung.

Cogan-Syndrom. Erkrankungsbeginn im Jugendalter, progrediente Innenohrschwerhörigkeit, Ohrensausen; Schwindel; Nystagmus; Ataxie; interstitielle Keratitis.

Crouzon-Syndrom. Autosomal-dominant erblich; nicht obligate Innenohrschwerhörigkeit; Dysostosis craniofacialis, Turmschädel; Exophthalmus; Hypertelorismus; Schwachsinn.

Diallinas-Amalric-Syndrom. Angeborene Innenohrschwerhörigkeit oder Taubheit; Makuladystrophie (tapetoretinale Degeneration ohne Pigmentation).

Didmoad-Syndrom. Diabetes mellitus und insipidus, Optikusatrophie, Innenohrschwerhörigkeit (Beginn innerhalb der ersten drei Lebensjahrzehnte).

Feinmesser-Zelig-Syndrom. Kongenitale Innenohrschwerhörigkeit oder Taubheit, Onychohypoplasie (Nageldystrophie).

Gardner-Turner-Syndrom. Autosomal-dominant erbliche, beidseitige Akustikusneurinome mit progredienter Innenohrschwerhörigkeit (Taubheit), Minderung der Erregbarkeit der Gleichgewichtsorgane, Neurofibromatose; Beginn im 2. und 3. Lebensjahrzehnt.

Von Graefe-Sjögren-Syndrom. Rezessiv erblich; angeborene Innenohrschwerhörigkeit oder Taubheit; vestibulärer Nystagmus; vestibulozerebellare Ataxie; Retinitis pigmentosa; Katarakt; Oligophrenie.

Gregg-Syndrom. Rötelnerkrankung der Mutter während der ersten 16 Wochen der Schwangerschaft. Um den 46. Tag Herzmißbildung, um den 36. Tag Katarakt. Taubheit bei Erkrankung im 1. Schwangerschaftsmonat, Schwerhörigkeit bei Infektionen im 2. und 3. Monat.

Morbus Hallgren. Autosomal-rezessiv erblich; Retinitis pigmentosa; angeborene Innenohrschwerhörigkeit; zerebellare Ataxie, Retinitis pigmentosa; Schwachsinn, Psychose.

Herrmann-Aguilar-Sacks-Syndrom. Autosomal-dominant erbliche, im Erwachsenenalter beginnende Epilepsie, einige Jahre später progrediente beidseitige Innenohrschwerhörigkeit. Nephropathie; Diabetes mellitus.

Innenohr-Otosklerose. Autosomal-dominant vererbbar.

Jervell-Lange=Nielsen-Syndrom. Angeborene, rezessiv-autosomal erbliche Innenohrschwerhörigkeit oder Taubheit. EKG-Anomalien (QT-Verlängerung), synkopale Anfälle evt. mit tödlichem Herzstillstand.

Klippel-Feil-Syndrom. Autosomal-dominant erbliche Mißbildung hauptsächlich der Halswirbelsäule; Gehörgangsatresie; Innenohrmißbildungen; Taubheit.

Lawrence-Moon-Biedl-Syndrom. Schwerhörigkeit; Retinitis pigmentosa; geistige Retardierung; Adipositas; Polydaktylie; Hypogonadismus.

Leopard-Syndrom. Autosomal-dominant erbliche, angeborene oder früh manifest werdende multiple Muttermale der Haut; Herzmißbildung, häufig Innenohrschwerhörigkeit.

Moebius-Syndrom. Angeborene Aplasie von Hirnnervenkernen mit Augenmuskellähmung, einseitiger Fazialislähmung mit Ohrmuschelmißbildung, Gehörgangsatresie, Schwerhörigkeit oder Taubheit.

10.4 Ursachen der verzögerten Sprachentwicklung

Patau-Syndrom. Autosomale Trisomie der Chromosomengruppe D 13–15: Angeborene Taubheit, Ohrmuschelmißbildungen, Hypoplasie der Nasenknochen, angeborener Augendefekt, angeborene Hautdefekte, Mißbildungen innerer Organe.

Pendred-Syndrom. Autosomal-rezessiv erbliche, endokrine Störung mit Struma infolge enzymatischer Jodfehlverwertung. Progrediente Innenohrschwerhörigkeit besonders im hohen Frequenzbereich. Häufig Mondini-Dysplasie der Kochlea. Das Pendred-Syndrom tritt bei 5% aller kindlichen Innenohrschwerhörigkeiten auf. Beginn bald nach der Geburt; Haarzellschädigung, evtl. schwankendes Gehör, Hörstörung durch Schilddrüsenbehandlung nicht reversibel.

Die Diagnose erfolgt mit dem Depletions-Test mit Jod[123], da Struma und Hyothyreose fehlen können. Der Depletions-Test beruht auf dem angeborenen Fehlen der Peroxydase beim Pendred-Syndrom.

Pfaundler-Hurler-Syndrom. Rezessiv bzw. X-chromosomal erblich: Mukopolysaccharidose, Hypertelorismus, Wasserspeiergesicht, wulstige Lippen, Kyphose, Hornhauttrübungen, Debilität; nicht obligate Taubheit.

Pyle-Syndrom. Kraniometaphysäre Dysplasie, Auftreibung und Verbreitung der langen Röhrenknochen; progrediente kombinierte Schwerhörigkeit (Steigbügelankylose mit Verengung des inneren Gehörganges).

Refsum-Syndrom. Autosomal-rezessiv erbliches Stoffwechselleiden (erhöhter Phytansäurespiegel im Blut): Ataxie, Anosmie, Polyneuropathie, Retinitis pigmentosa, Adipositas, Ichthyosis; Anosmie; progressive Innenohrschwerhörigkeit, Beginn im 2. Lebensjahrzehnt oder später.

Robin-Syndrom. Ohrmuscheldysplasie; Taubheit; Mikrogenie; Gaumenspalte, Glossoptose.

Small-Syndrom. Autosomal-rezessiv erblich: Progressive Muskeldystrophie; Schwachsinn; Retinaveränderungen; kongenitaler Hörverlust.

Takayasu-Syndrom. Innenohrschwerhörigkeit, Taubheit, Ohrensausen, Mangeldurchblutung der oberen Körperhälfte mit trophischen Störungen.

Usher-Syndrom. Autosomal-rezessiv erblich: Angeborene oder früh manifest werdende, nicht progressive Innenohrschwerhörigkeit vor allem im Hochtonbereich, Haarzellschaden; Untererregbarkeit der Gleichgewichtsorgane. Sehstörungen beginnend um das 10. Lebensjahr; Retinitis pigmentosa. Falls ein Kind erkrankt, beträgt das Wiederholungsrisiko für weitere Kinder 25%.

Waardenburg-Syndrom. Autosomal-dominant erblich: Ein- oder doppelseitige Innenohrschwerhörigkeit, tief oder verschieden hoch angesetzte Ohrmuscheln, als Späterscheinung zusätzliche Schalleitungsschwerhörigkeit; Akrozephalosyndaktylie; Pigmentstörungen der Augen (Heterochromie der Iris), der Haare (weiße Locke in der Mitte des Stirnhaares) und der Haut (partieller Albinismus). Audiometrisch findet sich ein Hörkurvenanstieg im Hochtonbereich; vestibulär Unter- oder Unerregbarkeit der Gleichgewichtsorgane.

Wildervanck-Syndrom. Angeborene kombinierte Schwerhörigkeit; Halswirbelfusion; Abduzenslähmung; Ohrmuschelmißbildungen; Gehörgangsatresie.

10.4.14.9
Kindliche Schalleitungsschwerhörigkeit
Ursachen. Es kommen in Frage:
- Tubenkatarrh,
- Paukenerguß,
- Adhäsivprozeß,
- Chronische Mittelohrentzündung,
- Gehörgangsatresie,
- Mißbildung der Gehörknöchelchenkette.

Schalleitungsschwerhörigkeit in Verbindung mit Erkrankungen anderer Organe.
Edwards-Syndrom: Autosomale Trisomie der Chromosomengruppe E (17–18); variable multiple Mißbildungen, geistige und körperliche Retardierung; Ohrmuscheldysplasie und Ohrmuscheltiefstand; evtl. Gehörgangsatresie mit Schalleitungsschwerhörigkeit; schwaches, katzenartiges Schreien.

10.4 Ursachen der verzögerten Sprachentwicklung

Fanconi-Anämie mit angeborener Schalleitungsschwerhörigkeit (angeborene Fehlbildung der Gehörknöchelchen): Strukturanomalie des Hämoglobinmoleküls.

Franceschetti-Syndrom (Treacher-Collins-Syndrom): Dominant erblich; Dysostosis mandibulofacialis; antimongoloide Augenstellung; Vogelgesicht; Ohrmuschelmißbildung; Mittelohrmißbildung; evtl. Gehörgangsatresie; hoher Gaumen.

Van der Hoeve-Syndrom: Dominant erblich; Osteogenesis imperfecta; blaue Skleren; Schalleitungsschwerhörigkeit (Otosklerose), Manifestation der Schwerhörigkeit am Ende der Kindheit.

Kearn-Sayre-Syndrom: Myopathatische Ophthalmoplegie; Pigmentdegeneration der Retina; Reizleitungsstörungen des Herzens; meist Innenohrschwerhörigkeit; Manifestation vor dem 20. Lebensjahr.

10.4.14.10
Vererbungsregeln und Erkrankungsrisiko bei Innenohrschwerhörigkeit

Ursachen genetisch bedingter Innenohrschwerhörigkeiten:
- Genmutationen (monogen)
- Chromosomenaberation
- Polygen-multifaktorielle Einflüsse.

Die größte Gruppe stellen dabei die monogen bedingten isolierten Innenohrschwerhörigkeiten. Sie werden hinsichtlich des Erbgangs unterteilt in:
- autosomal-dominant (die Schwerhörigkeit ist bei Neugeborenen noch nicht voll ausgebildet; sie entwickelt sich oft erst im späteren Kindes- oder Jugendalter),
- autosomal-rezessiv (größter Anteil der erblichen Schwerhörigkeiten) und
- X-chromosomal rezessiv, d. h. heterosomal.

Genetisch bedingte Hörschäden können mit weiteren Mißbildungen oder Fehlanlagen einhergehen und lassen sich in über 160 Syndrome einordnen.

Bei der erblichen Taubheit findet sich in 75% aller Fälle Taubheit ohne andere Symptome. Daher wird innerhalb dieser Gruppe nur zwischen dominant-autosomal und rezessiv-autosomal vererbend unterschieden.

Bei fehlendem Hinweis für Schädigungsmöglichkeiten oder für die Zuordnung zu einem der bekannten Syndrome bei einem hörgestörten Kind besteht ein Wiederholungsrisiko von 9% (empirische Belastungsziffer, errechnet aus großen Familienstudien).

Wenn bei der Beratung gehörloser Paare keine Hinweise auf zugrunde liegende Syndrome gewonnen werden können, ist man auf empirische Risikozahlen angewiesen. Die Wahrscheinlichkeit, daß die Gehörlosigkeit eines Kindes erblich bedingt ist, beträgt 80%, wenn die Gehörlosigkeit bereits in der Familie bekannt ist; aber nur 35%, wenn die Familienanamnese leer ist. Sind die übrigen Kinder gesund, dann besteht ein Wiederholungsrisiko in Höhe von 20%, im 2. Fall von 10%. Verwandtschaft der Eltern läßt das Risiko auf 25% ansteigen. Ist bereits einer der Eltern taub, dann beträgt das Risiko für ein weiteres gehörloses Kind 41%.

Unter den Nachkommen von Gehörlosen und selbst gehörlosen Paaren stellt Gehörlosigkeit die Ausnahme dar.

Anmerkung zu den Begriffen autosomal und heterosomal: Die Gene der dominant und rezessiv vererbbaren Schwerhörigkeit liegen auf den Autosomen, d.h. dominant autosomale und rezessiv autosomale Vererbung. Autosomale Vererbung verläuft bei Männern und Frauen völlig gleich. Gene, die auf dem Y-Chromosom liegen, sind nicht bekannt. Es gibt jedoch Gene, die auf dem X-Chromosom liegen (heterosomal), daher geschlechtsgebundene Vererbung.

Autosomal-dominante Vererbung. Falls ein Elternteil taub ist, erbt die Hälfte der Kinder die Veranlagung für Taubheit. Das Risiko für die Nachkommen der tauben Kinder beträgt 50%. Nachkommen der nicht erkrankten Geschwister haben kein erhöhtes Erkrankungsrisiko.

Autosomal-rezessive Vererbung. Falls beide Eltern verborgene Erbträger sind (heterozygote Erbträger für ein und dieselbe Erkrankung), beträgt das Erkrankungsrisiko für jedes Kind 25% (homozygote Erbträger). Zwei Drittel der Geschwister des tauben Kindes sind verborgene Erbträger. Innerhalb der Geschwisterreihe ist das Risiko für jedes weitere Geschwister — soweit ein Kind betroffen ist — 25%. Das Erkrankungsrisiko der Kinder der nächsten Generation ist geringfügig, bei Heirat mit einem Blutsverwandten stark erhöht.

Wenn zwei verborgene Erbträger ein taubes Kind geboren haben, so ist also die Wiederholungsmöglichkeit 25%.

Heterosomale Vererbung. X-chromosomal rezessiv vererbte Innenohrschwerhörigkeit, die Mutter ist Konduktorin: Erkrankungsrisiko ihrer Söhne 50%, Übertragungsrisiko ihrer Töchter 50%. Töchter der tauben Söhne der Mutter sind zu 100% Konduktorinnen.

Ehen von tauben Menschen. In 20% der Ehen werden nur taube Kinder geboren. In 10–15% der Ehen werden sowohl hörende als auch taube Kinder geboren. Es gibt auch Ehen mit nur hörenden Kindern.

Ehen von tauben Menschen mit Hörenden: 10% aller tauben Menschen haben eine autosomal-dominant erbliche Taubheit. Die Hälfte der Kinder wird taub sein.

Bei autosomal-rezessiver Taubheit erben alle Kinder die Veranlagung. Das Erkrankungsrisiko der Kinder ist nicht erhöht, obwohl alle Kinder verborgene Träger sind.

Ehen von zwei tauben Menschen:
- Bei nicht erblicher Taubheit beider Ehepartner besteht kein erhöhtes Erkrankungsrisiko.
- Ein Ehepartner erbliche Taubheit, der andere Ehepartner nicht erblich bestimmte Taubheit: siehe vorangehend „Ehen von Tauben mit Hörenden".
- Beide Partner mit erblich bestimmter Taubheit: Liegt bei einem Elternteil eine dominante Form vor, dann Erkrankungsrisiko der Kinder 50%, liegt bei beiden Eltern eine dominante Form vor, so beträgt das Erkrankungsrisiko der Kinder 75%.

Haben beide Eltern eine autosomal-rezessiv erbliche Form der Taubheit mit identischer Veranlagung, z.B. beim Pendred-Syndrom, werden alle Kinder taub sein. Falls keine identische Veranlagung vorliegt, sind alle Kinder hörend. Das erste Kind einer solchen Ehe liefert die Antwort auf die Frage, ob eine identische Veranlagung vorliegt. Bei beidseitiger autosomal-rezessiv erblicher Veranlagung ist das Erkrankungsrisiko immer beträchtlich erhöht.

10.4.14.11
Genetische Beratung bei Innenohrschwerhörigkeit

Für eine genetische Beratung sind folgende Angaben wichtig:
- Ist die Hörstörung einseitig oder doppelseitig?
- Ist die Hörstörung seit der Geburt vorhanden oder erst im frühkindlichen Alter aufgetreten?
- Bleibt die Hörstörung stationär oder ist sie progredient?
- Sind hohe oder niedere Frequenzen betroffen?
- Wie ist die Funktion der Gleichgewichtsorgane?
- Sind zusätzlich Krankheitssymptome anderer Organe vorhanden (Syndrome)?

Zur Klärung einer genetisch determinierten Innenohrschwerhörigkeit stehen der Humangenetik folgende Untersuchungsmethoden zur Verfügung:
- Chromosomenanalyse;
- genealogische Erhebungen;
- Zwillingsuntersuchungen;
- Ausschluß exogener Faktoren.

10.5
Diagnostik bei verzögerter Sprachentwicklung

Zur Einschätzung, ob und in welchem Entwicklungsbereich ein nicht altersentsprechender Verlauf vorliegt, gehört die Bestandsaufnahme in den bereits erreichten Kenntnissen oder Fertigkeiten. Tests oder Untersuchungen auf der Verhaltensseite zur Wahrnehmung, zur Aufmerksamkeit, zur motorischen Geschicklichkeit, zur Intelligenz in verschiedenen Bereichen, zur Sprache mit Laut- und Wortbestandsaufnahmen und mit linguistischen Profilanalysen für den grammatikalischen Bereich sind unerläßlich. Weder einzelne Tests noch ganze Testbatterien können jedoch die Intuitionen eines erfahrenen Untersuchers überflüssig machen. Nur durch die Intuition eines erfahrenen Untersuchers ergeben sich Hinweise bezüglich des Problems, ob im Einzelfall eine bloße Verzögerung oder eine Störung der Entwicklung vorliegt, d.h. ob Strukturlinien vorliegen, die eine normale Entwicklung nicht erwarten lassen.

Was heißt überhaupt sprachauffällig? Aufgrund fließender Übergänge eines als normal oder auffällig erlebten Sprachverhaltens ergeben sich Schwierigkeiten bei der Abgrenzung. Man kann sich bei einer

Abgrenzung nicht auf Punkt- und Tabellenwerte verlassen, sondern man muß sich indirekt auf ein — wenn auch noch so diffuses — Sprachgefühl beziehen. Eine praktische Erfahrung ist daher erforderlich. Entscheidungen müssen immer vor dem Hintergrund der Gesamtsituation des betreffenden Kindes getroffen werden. Isolierte Daten aus der Anamnese und der Sprachüberprüfung haben daher auch wenig Aussagefähigkeit für die Prognose.

Von einzelnen Variablen (Länge und Intensität der Lallphase, Zeitpunkt der ersten Einwort- und Zweiwortsätze) kann nicht auf die spätere Gesamtsprachentwicklung geschlossen werden.

Ein verzögerter Sprechbeginn mit 2 bis $2^1/_2$ Jahren ist jedoch häufig ein Zeichen für eine nachfolgende verzögerte oder andersartig verlaufende Sprachentwicklung des Kindes.

10.5.1
Untersuchung der Sprache, der kognitiven Fähigkeiten und des emotionalen Bereiches

Die Diagnostik gliedert sich in logopädische Untersuchungsverfahren und psychologische Untersuchungsmethoden.

Bei den logopädischen Untersuchungsverfahren handelt es sich um informelle Prüfungen ohne testatische Absicherung.

Trotz zahlreicher Testverfahren behält die Beurteilung sprachlicher Leistungen durch den erfahrenen Logopäden weiterhin ihren Wert. In der Spontansprache erkennt man die *Performance* (Sprachverwendung); die *Kompetenz* (der Sprachbesitz) ist jedoch nur mit gezielten Tests zu erfassen.

Ergebnisse der Erstuntersuchung müssen häufig an weiteren Tagen hinsichtlich des Interaktions-, Anpassungs- und Spielverhaltens ergänzt werden. Man erhält hierdurch zusätzliche Hinweise auf das Vorliegen von Hirnfunktionsstörungen.

Anamnese. Die Anamnese sollte nach folgenden Gesichtspunkten aufgebaut werden:
- Eigenanamnese
  – Wievieltes Kind?
  – Wie viele Geschwister?
  – Krankheiten der Mutter während der Gravidität (Röteln);

- Schwangerschaftsverlauf, Geburtsverlauf (Frühgeburt, mechanische Schäden, Asphyxie);
- Rh-Inkompatibilität;
- Saugschwierigkeiten;
- Beginn der Lallphase;
- Sprechenlernen von Wörtern und Sätzen;
- Körperliche und motorische Entwicklung (sitzen, kriechen, stehen, gehenlernen);
- Kindergartenbesuch;
- Krankenhausaufenthalte, Krankheiten (Unfälle, Krämpfe, Meningitis, Enzephalitis);
- Konzentration;
- Handdominanz;
- Allgemeines Verhalten.

● Familienanamnese
- Geburtsjahr und Alter der Mutter bei der Geburt;
- Sprachentwicklung von Eltern und Geschwistern;
- Sprachstörungen in der Familie;
- Familienverhältnisse (Beruf der Eltern, Wirtschaftslage, Erziehung);
- Verhalten der Eltern gegenüber der Sprachstörung;
- Wurde krankengymnastische Behandlung durchgeführt?

10.5.1.1
Logopädische Untersuchungsverfahren.
Untersuchung des Lautbestandes (siehe auch Abschn. 11.5). Es stehen folgende Verfahren zur Verfügung:
- Möhringsche Lauttreppe;
- Lautstreifen nach Lüking;
- Lautprüfbogen für Stammler der Deutschen Gesellschaft für Sprachheilpädagogik;
- Phonetisches Bilder- und Wörterbuch nach Cerwenka und Demmler;
- Werscherberger Lautprüfmappe nach Gey;
- Stammler-Prüfbogen von Metzker;
- Lautprüfscheibe nach Aschenbrenner;
- Lautbildungstest für Vorschulkinder (LBT/DLBT), er eignet sich nur für Siebuntersuchungen grobauffälliger Kinder.
- Der Bremer Artikulationstest (BAT) wird angewendet bei Kindern mit Artikulationsstörungen und Lese-Rechtschreibschwäche.

10.5 Diagnostik bei verzögerter Sprachentwicklung

Anhand eines Lautprüfkastens mit Bildkarten, die nach Lautgruppen geordnet sind (z. B. R-Laute und -Verbindungen), wird der Lautbestand aufgenommen. Das Kind nennt selbst den abgebildeten Gegenstand oder spricht die Bezeichnung dem Untersucher nach. Die Laute der einzelnen Artikulationszonen werden als Anlaut, als Laut innerhalb des Wortes und als Schlußlaut getrennt geprüft. Oder die Prüfung des Lautbestandes erfolgt nach Schwierigkeitsgrad der Laute.

Prüfung der Artikulation. Geprüft werden Lautverbindungen. Wichtige Lautverbindungen sind: bl, pl, gl, kl, fl, fr, br, pr, dr, tr, gr, kr, kn, pf, st, str, sp, spr, ps, zw, schl, schm, schr, schw, ge.

Beobachtung der Artikulation von vorn oder von der Seite. Dabei soll auf Bewegungen der Lippen, des Unterkiefers, der Zungenspitze und des Mundbodens geachtet werden. Die Öffnungsweiten der Lippen betragen bei a etwa 25 mm, bei i 10 mm.

Untersuchung des Wortschatzes. Man unterscheidet zwischen passivem Wortschatz (alle Wörter, deren Sinn verstanden wird) und aktivem Wortschatz (alle Wörter, die zum spontanen Gebrauch zur Verfügung stehen). Die Entwicklung des Wortschatzes wird sowohl vom Lebensalter als auch von der Umwelt geprägt, eine Festlegung verbindlicher Normwerte ist daher nicht möglich. Es gibt gegenwärtig keinen Test zur Erfassung des Wortschatzes. Der passive Wortschatz wird ermittelt, indem der Untersucher bestimmte Gegenstände, Eigenschaften oder Handlungsabläufe nennt und das Kind mit entsprechenden Aktivitäten reagiert. Der aktive Wortschatz ergibt sich aus spontanen Äußerungen des Kindes. An Testverfahren stehen zur Verfügung:
- Peabody Picture Vocabulary Test: Nichtverbale Überprüfung des Wortschatzes, der Begriffsbildung und des Sprachverständnisses. Anwendungsalter: 2½–18 Jahre. Das Hörvermögen muß normal sein. Andererseits ist der PPVT auch bei gehörlosen, sprachentwicklungsgestörten und lernbehinderten Kindern anwendbar. Es handelt sich bei diesem Test eher um einen verbalen Intelligenztest. Er ist trotzdem der am häufigsten eingesetzte passive Wortschatztest.
- Der Frankfurter Test für Fünfjährige — Wortschatz (FTF-W): Dieser Test bewertet nur die dem Hochdeutschen entnommenen Benennungen.
- Komplexere Sprachtests: Landauer Sprachentwicklungstest für Vorschulkinder, Psycholinguistischer Entwicklungstest (ANGERMAIER).

- Aktiver Wortschatztest für 3- bis 6jährige Kinder (AWST 3-6) von KIESE und KOZIELSKI. Bildertest zur Messung des substantivischen und Verbwortschatzes: 82 Schwarzweißzeichnungen werden dem Kind sukzessive zur Benennung vorgelegt; Testdauer 15 Minuten. Die Anzahl der richtig benannten Bilder stellt das quantitative Ergebnis dar, dessen Prozentrangplatz für Jungen und Mädchen getrennt, bezogen auf ihr Lebensalter, zu transformieren und anschließend zu interpretieren ist.
- Heidelberger Sprachentwicklungstest (HSET).

FTF-W und Wortschatztest für Schulanfäger (WSS1) sowie der AWST 3-6 haben sich inzwischen als ungeeignet herausgestellt.

Untersuchung des Satzbaues (siehe auch Abschn. 16.5.2). Der Satzbau kann nach folgenden Verfahren geprüft werden:
- Nachsprechenlassen von Sätzen und Satzreihen. Beschreibung von Bildern und Gegenständen, Achten auf die Spontansprache.
- Spontansprachanalyse-Verfahren: Profilanalyse nach H. CLAHSEN (1985). Der Profilbogen stellt ein verkürztes grammatisches Analyseverfahren dar und ermöglicht dadurch die Rekonstruktion des linguistischen Regelsystems, das für das untersuchte Kind handlungsleitend ist.

Die Profilanalyse ist ein linguistisches Verfahren zur Diagnose von Sprachentwicklungsauffälligkeiten bei Vorschulkindern. Untersuchungsgegenstand einer Profilanalyse sind grammatische Phänomene insbesondere aus der Flexionsmorphologie und der Syntax. Die Datengrundlage für eine Profilanalyse ist eine Spontansprachprobe, die mittels Tonband- oder Videogeräten aufgezeichnet und transkribiert werden muß. Anschließend werden die im Transkript verzeichneten sprachlichen Äußerungen des zu untersuchenden Kindes grammatisch analysiert und auf einem Profilbogen kodiert. Die abschließende Interpretation des Profilbogens ermöglicht eine differenzierte Beurteilung des erreichten Sprachentwicklungsstandes sowie der individuellen Schwierigkeiten und Stärken des untersuchten Kindes im grammatischen Bereich.
- Language Sampling von TYACK und GOTTESLEBEN (1977). Es handelt sich um eine transkribierte Sammlung von individuellen Äußerungen, die auf systematische Art erfaßt wurden. Dem Kind werden Bilder vorgelegt, die Personen bei verschiedenen Tätigkeiten zeigen, und es wird die Aufforderung gegeben, etwas darüber zu sagen. Fragen, die

auf bestimmte Wertkategorien zielen, sollten vermieden werden.
- Untersuchung nach Liebmann, Remmler, Staps, Meixner.
- Prüfung der Grammatik: Achten auf den richtigen Gebrauch von Hauptwörtern in Ein- und Mehrzahl, von bestimmtem und unbestimmtem Artikel, Zeitwörtern in Gegenwart, Zukunft und Vergangenheit, persönlichen Fürwörtern, Eigenschaftswörtern, Verhältniswörtern.
- Prüfung der Syntax: Achten auf den Gebrauch von Erzählsatz, Fragesatz, Rufsatz, Bedingungssatz.

Untersuchung des Sprachverständnisses.
Zum Ausschluß von zentral rezeptiven auditiven Störungen Prüfung der auditiven Merkfähigkeit (Hörgedächtnisspanne), der Figur-Grund-Unterscheidung, des Richtungshörens und der auditiven Diskriminationsfähigkeit für Sprachlaute; die Prüfung des Erfassens des Sinnverständnisses von Sätzen, d. h. die Prüfung integrativer Prozesse zum Ausschluß einer semantischen Störung, ist erforderlich. Bei den verbalen auditiven Dysgnosien ist nämlich die Ebene des Verständnisses der Wortinhalte und Wortbedeutungen nicht beeinträchtigt. Bei den semantischen Störungen kann trotz gut entwickelter Intelligenz die Bedeutung von Sprache nicht richtig erfaßt werden, obwohl Wörter und Sätze im wesentlichen akustisch richtig wahrgenommen werden. Es handelt sich hierbei um eine den zentral auditiven Prozessen übergeordnete Störung.

Wortverständnisprüfung: Unter einer Anzahl vorgezeigter Bilder soll das Kind einen genannten Gegenstand oder eine Tätigkeit zeigen (Prüfung der Erfassung einer Verbindung von Wort und Gegenstand). Erklärenlassen vorgesprochener Wörter unter Zuhilfenahme von Gegenständen oder Abbildungen.

Satzverständnisprüfung: Erteilung einfacher Aufträge ohne hinweisende Geste.
  Bei der Prüfung des Satzverständnisses geht es um das Verstehen komplexer Strukturen. Obwohl mit dem Satzverständnis das Erkennen und Verstehen morphologischer Merkmale und syntaktischer Formen gemeint ist, läßt es sich nicht ohne lexikalisches Material, d. h. ohne Beanspruchung des Wortverständnisses oder des Wortschatzes überprüfen.

Der Schwierigkeitsgrad der Aufträge kann gesteigert werden durch Verlängern der Sätze, Mehrteiligkeit der Aufgaben, Verwendung von Negationen.

Eine testmäßige Prüfung ist möglich durch den Untertest „Wer ist wer?" aus der Testbatterie „Grammatische Kompetenz (PGK)" von Tewes und Thurner, bei dem das Verständnis der gelesenen Prüfsätze durch Zuordnung von Namen zu bildlich dargestellten, handelnden Personen nachgewiesen werden kann.

Es kann auch die Untersuchung mittels des Peabody Picture Vocabulary-Tests durchgeführt werden.

Weitere Möglichkeit der Untersuchung des Sprachverständnisses in steigenden Schwierigkeitsstufen:
- Ausführenlassen verschiedener Handlungen („Schließe die Augen!"),
- Zeigenlassen benannter Dinge („Zeige den Bären!"),
- Zeigenlassen von Körperteilen,
- Zeigenlassen von Gegenständen auf Bildern,
- Zeigenlassen bestimmter Tätigkeit auf Bildern („Zeige, welcher Junge schläft!")
- Prüfung des Verständnisses für die Gerichtetheit einer Tätigkeit, für das Objekt einer Handlung sowie den Ort und Zweck einer Handlung. Z. B.: „Womit ißt der Junge?" „Wohin hängt der Junge das Handtuch?",
- Prüfung des Verständnisses für Aufforderungen, die mit der räumlichen Beziehung bekannter Gegenstände verbunden sind, z. B.: „Räume das Spielzeug vom Tisch und stelle es in den Schrank!",
- Prüfung des Erkennens von Gegenständen (anhand von Bildern) nach ihrer Zweckbestimmung, z. B.:„Woraus trinkst Du Kaffee?",
- Ausführenlassen von 2 bis 3 Handlungen, die in einer Aufforderung formuliert sind, z. B.: „Nimm die Bleistifte und lege sie in den Schrank!",
- Prüfung, welche Eigenschaftsbezeichnungen von Gegenständen bekannt sind, z. B.: „Zeige, wo meine Handschuhe und wo Deine Handschuhe sind!" — „Zeige, wo ein großer Hund und wo ein kleiner Hund gezeichnet ist!" — „Welcher Ball ist größer?",
- Prüfung des Verständnisses für Zeitbezeichnungen (gestern, heute),
- Prüfung des Verständnisses für grammatische Wortformen, z. B. Einzahl, Mehrzahl von Substantiven und Verben; Aktiv- und Passivformen von Verben, z. B.: „Wo kämmt sich der Junge selbst?" — „Wo kämmt man den Jungen?" Präpositionen, z. B.: „Lege den Ball hinter die Schachtel!",
- Prüfung des Erkennens der Geschlechtsmerkmale von Gegenständen,
- Prüfung des Erkennens von grammatischen Konstruktionen, die Beziehungen von Personen und Gegenständen untereinander ausdrücken. Z. B.: „Der Hund läuft hinter der Frau." Frage: „Wer läuft voraus?",
- Prüfung des Verständnisses für Texte unterschiedlicher Schwierigkeit.

Screening-Verfahren zur Erfassung von Sprachentwicklungsverzögerungen nach Heinemann und Höpfner. Einsatzbereich sind Kinder zwischen 3 1/2 und 4 Jahren, d. h. bei der U 8. Durchführungszeit des Testes 15–20 Minuten.

10.5 Diagnostik bei verzögerter Sprachentwicklung

Testaufbau: Das Verfahren überprüft den sprachlichen Entwicklungsstand anhand von 5 verschiedenen Aufgabengruppen: Sprachverständnis für Oberbegriffe, Wortschatz, Nachsprechen von Sätzen, Artikulation, Sprachverständnis von Aufforderungen. Für jede Aufgabe wird protokolliert, ob sie richtig oder falsch gelöst wurde. Für jede Aufgabengruppe ist ein kritischer Wert festgelegt, der zur Bewertung „auffällig" führt, wenn zu viele Fehler gemacht wurden oder die Mitarbeit verweigert wurde. Nach der Diagnose „auffällig" sollte eine eingehendere Untersuchung erfolgen.

10.5.1.2
Psychologische Untersuchungsverfahren
Entwicklungstests zur Untersuchung des Sprechalters und Sprachverständnisalters.

Entwicklungstests versuchen, die Reife bestimmter psychischer Funktionen des Säuglings und Kleinkindes zu messen:
- Ältere Verfahren: Skalen von GESELL und die Bühler-Hetzer-Kleinkindertests. Sie werden kaum noch angewandt.
- Neuere Verfahren: Die Denver-Entwicklungsskalen, das sensomotorische und das psycho-soziale Entwicklungsgitter (KIPHARD), die Münchener Funktionelle Entwicklungsdiagnostik (HELLBRÜGGE, PECHSTEIN und COULIN).

Münchener Funktionelle Entwicklungsdiagnostik: Sie gliedert sich in die entwicklungsphysiologischen Tabellen für das Säuglingsalter und in die funktionelle Entwicklungsdiagnostik im 2. und 3. Lebensjahr.

Die entwicklungsphysiologischen Tabellen beurteilen die Entwicklung der Körperdrehung und des Kriechens, des Sitzens und des Stehens und Gehens, des Greifens und der Handbeherrschung, der Sinnesorgane und des Spielverhaltens, der Sprachäußerungen, des Sprachverständnisses und des Sozialverhaltens.

Die funktionelle Entwicklungsdiagnostik beurteilt Statomotorik (Sitzalter, Krabbelalter, Laufalter), Handmotorik, Wahrnehmungsverarbeitung, Sprache, Sprachverständnis, Kontaktverhalten und Selbständigkeit (Sozialalter).

Denver-Entwicklungstest: Normierung von FLEHMIG für deutsche Verhältnisse; Erfassung der ersten 6 Lebensjahre; Meßwerte im oberen Altersbereich (3–6 Jahre) spärlich.

Es handelt sich um ein Siebungsverfahren zur frühzeitigen Erfassung von Entwicklungsrückständen, nicht aber um ein diagnostisches Ver-

fahren, aus dem therapeutische Programme abzuleiten wären. Die in Prozenten gemachten Altersangaben sind bezogen auf den jeweiligen Zeitpunkt, in welchem 25%, 50%, 75% und 90% der untersuchten Kinder die betreffende Funktion beherrschen.
Geprüft werden die Bereiche Grobmotorik, Feinmotorik, Sprache und soziale Entwicklung.

Prüfung der Lateralität siehe Abschnitt 5.3.

Untersuchung kognitiver Fähigkeiten. Die Untersuchung kognitiver Fähigkeiten (Lernvoraussetzungen) erfaßt auch die Prozesse der Wahrnehmung, Aufmerksamkeit und Konzentration. Die Beurteilung der visuellen Perzeption erfolgt durch FROSTIGS Entwicklungstest der visuellen Wahrnehmung. Der Test dient auch zur Frühdiagnose von Lernschwierigkeiten, die mit einer Störung der Wahrnehmungsfunktion zusammenhängen.

Die Beurteilung der Konzentration wird mittels des Frankfurter Tests für Fünfjährige — Konzentration (FTF-K), Anwendungsalter 5–6 Jahre, vorgenommen. Es handelt sich um einen Durchstreichtest.

Untersuchung der Intelligenz siehe Abschnitt 27.1.

Untersuchung des emotionalen Bereiches.
Sceno-Test: Anwendungsalter ab 3 Jahren. Spielverhalten und Gestaltung von Spielszenen werden gedeutet: Aufbau einer kleinen Welt, Projektion unbewußter Gefühle (Wünsche, Aggressionen) auf die Spielgegenstände. Der Test ist zur Differentialdiagnose kindlicher Sprachentwicklungsstörungen und des elektiven Mutismus geeignet.

Rorschach-Test (Formdeutetest): Anwendungsalter ab 8–10 Jahren. Der Test setzt gute sprachliche Äußerungs- und Verständigungsmöglichkeiten voraus. Er ist nur bei leichten Sprachstörungen anwendbar: Deutung von Tintenklecksbildern aufgrund des Inhaltes des eigenen intellektuellen und emotionellen Lebens. Unterschieden werden Farb-, Form- und Bewegungsantworten.

Wartegg-Zeichentest: Anwendungsalter ab 4–5 Jahren. Der Test ist geeignet zur sprachfreien Untersuchung des emotionalen Bereiches durch projektive Ausdeutung graphischer Gestaltungen.

10.5 Diagnostik bei verzögerter Sprachentwicklung

- Untersuchungsgang: Auf Zeichenfeldern ist je ein Anfangselement vorhanden und soll zu einer zeichnerischen Weiterführung anregen.
- Auswertung: Charakterologische Interpretation anhand des Bildgefüges und der Sinngebung des Bildes.

Mann-, Haus-, Baum-Zeichentest, Zeichentest Familie in Tieren: Auswertungskriterien sind Farbwahl, Aufteilung im Raum, Differenziertheit, Linienführung, Größenverhältnisse, Zeichendruck und inhaltliche Ausgestaltung.

Picture Frustration Test (PFT) von ROSENZWEIG: Anhand von Bildern wird der Umgang mit Frustrationssituationen erfragt und nach festgelegten Kriterien ausgewertet.

Untersuchung der Musikalität. Die rhythmische Aufnahme und die Wiedergabefähigkeit werden durch Mitsingenlassen von Tönen und Nachsingenlassen vorgegebener Tonfolgen geprüft.

Untersuchungen zum kommunikativen Sprachgebrauch. Eltern-(Mutter-)Kind-Interaktionsbeobachtungen.

Marschak-Interaktionsmethode (MIM). Den Eltern werden Aufgaben zu den folgenden Bereichen gegeben:
- Beabsichtigtes Verhalten herbeiführen,
- Bindung fördern,
- Umgebung interessant machen,
- Streß reduzieren.

Beobachtet werden verbale und nonverbale Kommunikation auf seiten der Eltern und auf seiten des Kindes.

Familiendiagnostisches Interview. Beobachtungskriterien zum Familiensystem:
- Kommunikationsformen (nach SATIR): Beschwichtiger, Ankläger, Rationalisierer, Ablenker, Kongruent;
- Generationsgrenze (gewahrt, verwischt);
- wiederkehrende Interaktionsmuster;
- Koalitionen, Konflikte (verdeckt, offen);
- Familienmythen, Familiengeheimnisse;
- Regeln des Systems.

Ziel der Psychodiagnostik ist die Erstellung von Hinweisen für den Therapieansatz oder für weiterreichende Förder- und Erziehungsmaßnahmen.

10.5.2
Untersuchung des taktil-kinästhetischen Empfindens
Prüfung des Körperempfindens

Prüfung der taktil-kinästhetischen Assoziationsfähigkeit: Geprüft werden die taktil-kinästhetische Analyse, Selektivität, Kontrollprozesse, räumliches Vorstellungsvermögen; Prüfung von Einzelbewegungen der Gliedmaßen, dann von kombinierten Bewegungen.

Prüfung der Assoziationsfähigkeit zwischen taktil-kinästhetischem Empfinden und kinästhetischer Reaktion: Bei verbundenen Augen bringt der Prüfer den Arm, die Hand oder die Finger des Kindes in verschiedene Stellungen, die mit der anderen Seite ohne visuelle Kontrolle nachvollzogen werden.

Prüfung der auditiv-perzeptiv-taktil-kinästhetischen Assoziationsfähigkeit: Der Untersucher nennt Körperteile, die das Kind zeigen soll; dann werden Aufträge für Bewegungen gegeben, z. B. „Strecke die Arme nach oben!".

Prüfung der taktil-sprachlich-expressiven Assoziationsfähigkeit: Geprüft werden Wortschatz, Artikulomotorik und taktiles Differenzierungsvermögen. Der Untersucher berührt einzelne Körperteile des mit geschlossenen Augen dasitzenden Kindes; diese muß das Kind benennen.

Prüfung des taktilen Differenzierungsvermögens der Hände.
Prüfung der Speicherfähigkeit für taktile Reize: Das Kind muß Gegenstände unterschiedlicher Oberfläche oder unterschiedlicher Form als zusammengehörig ertasten können.

Prüfung der auditiv-perzeptiv-taktilen Assoziationsfähigkeit: Das Kind muß nach Auftrag Gegenstände verschiedener Oberflächenbeschaffenheit taktil differenzieren.

Prüfung der visuell-taktilen Assoziationsfähigkeit: Nach optischem Eindruck der unterschiedlichen Form und Oberfläche muß das entsprechende Gegenstück gefunden werden.

Prüfung der taktil-kinästhetischen Wahrnehmungsleistungen durch Untertests aus dem Southern California Sensory-Integration-Test von AYRES.

Untersuchung der taktilen und kinästhetischen Aufnahmefunktion.
Die taktilen und kinästhetischen Empfindungen des Ansatzrohres lassen sich bisher nur mit informellen Proben durchführen, indem man die Berührungsempfindungen beim Bilden z. B. von l, g, r, oder f schildern läßt.

10.5.3
Untersuchung der Motorik

Als *Motodiagnostik* werden die quantitativen und qualitativen Erfassungsmethoden zur Beurteilung von Bewegungsleistung und -verhalten bezeichnet.

Die *Motoskopie* (Prüfung der Bewegungskoordination) umfaßt das Zeigen der Nase mit dem Finger, die Prüfung der Mundmotorik wie Spitzen der Lippen, Herausstrecken der Zunge.

Das Ergebnis der motoskopischen Untersuchung ist die Feststellung des motorischen Entwicklungsalters. Mit Hilfe der Motoskopie kann man eine Hirnleistungsschwäche (z. B. minimale zerebrale Dysfunktion) diagnostizieren. Die Motoskopie stellt ein differenziertes Testverfahren für die grobe und feine Beweglichkeit beim Kind dar.

Die sensomotorischen Funktionen bezeichnen die Methoden, mit denen das Kind sich selbst und seine Welt erkundet und dabei zugleich alle Sinne und die Motorik benutzt. Die sensomotorischen Funktionen entwickeln sich während der ersten 12–18 Monate.

Sprechen ist u. a. ein motorischer Vorgang. Dieser ist abhängig vom Stütz- und Bewegungsapparat, von der Funktion des zentralen Nervensystems und von Umwelteinflüssen.

Ein Zusammenhang motorischer und sprachlicher Prozesse ist nachweisbar; dieser ist aber nicht so stark, daß eine Voraussage des gleichzeitigen Vorliegens von Sprachbehinderungen aus der Kenntnis motorischer Retardierungen möglich ist. Testverfahren zur Überprüfung der Motorik erlauben daher keine prognostischen Voraussagen über die sprachliche Entwicklung; sie ergeben jedoch Hinweise zur Komplexität des Behinderungssyndroms.

10.5.3.1
Prüfung der Grobmotorik

Beurteilung des Ganges und der Haltung. Sie kann gerade, beschwingt, federnd, locker, unbeholfen oder steif sein. Beobachtung der Bewegungen der Arme und Beine.

Sitzen ist um den 6. Monat möglich. Erste freie Schritte werden um den 10.–14. Monat gemacht.

Untersuchung der *statischen Koordination* des ganzen Körpers:
- 4 Jahre: 15 s mit geschlossenen Augen stehen, Hand an der Hosennaht, Füße stehen hintereinander.
- 5 Jahre: 10 s auf den Fußspitzen stehen, Augen offen, Hände an der Hosennaht, Füße gegeneinandergestellt.
- 6 Jahre: Mit offenen Augen 10 s mit hängenden Armen auf dem rechten, dann auf dem linken Bein stehen.
- 7 Jahre: 10 s lang auf den Zehenspitzen stehen mit nach vorn gebeugtem Rumpf, Augen geöffnet, Füße dicht zusammen, Hände auf dem Rücken, Beine gestreckt.
- 8 Jahre: Arme in Seithalte, in die Knie gehen, mit geschlossenen Augen 10 s verharren.

Lincoln-Oseretzky-Test. Anwendungsalter ab 6 Jahren. Getestet werden grobmotorische, feinmotorische und visuell-perzeptive Fähigkeiten.

LOS KF 18 (Lincoln-Oseretzky-Skala, Kurzform). Anwendungsbereich 5–13 Jahre. Die Kurzform des Tests dient zur Erfassung des motorischen Entwicklungszustandes. Kraft, Geschwindigkeit, Gleichgewichtshaltung, Auge-Hand- bzw. Auge-Fuß-Koordination und Doppelkoordination werden erfaßt. Korrelationen mit dem Lebensalter und der Intelligenz in verschiedenen Sprachtests können vorgenommen werden.

Körperkoordinationstest für Kinder. Einen Überblick über das motorische Leistungsvermögen erhält man mit dem Körperkoordinationstest für Kinder (KTK) von SCHILLING und KIPHARD. Anwendungsbereich zwischen 5 und 14; 11 Jahren.

Der Test besteht aus vier Aufgaben: Balancieren rückwärts, monopedales Überhüpfen; seitliches Hin- und Herspringen; seitliches Umsetzen. Nach der Ermittlung des Gesamtmotoquotienten wird mit diesem die quantitative Bewegungsleistung gemessen. Zusätzlich wird motoskopisch die qualitative Bewegungssteuerung in bezug auf Metrik, Kraftdosierung und Selektivität ermittelt. Trotz quantitativ normaler Leistungen können qualitative Auffälligkeiten beobachtet werden. Der Test mißt den Entwicklungsstand der Gesamtkörperbeherrschung. Eine Trennung frühkindlich Hirngeschädigter von Normalkindern ist in 91 % der Fälle möglich. Die Ergebnisse des Tests weisen auf einen engen korrelativen Zusammenhang von Motorik und Intelligenz hin. Der KTK eignet sich somit als allgemeiner Entwicklungsindikator, indem er die Fähigkeit zur Gesamtkörperkoordination als eines der wesentlichen psychoneurologischen Entwicklungsmerkmale herausstellt.

Weitere Prüfungsmöglichkeiten nach den Entwicklungsreihen von GESELL, SCHMIDT-KOLMER und BÜHLER-HETZER, dem sensomotorischen Entwicklungsgitter nach KIPHARD sowie dem Denver-Test.

Denver-Test. Prüfungsbereiche sind Grobmotorik, Sprache, Feinmotorik, Adaptation und sozialer Kontakt. Der Test erlaubt eine Rohdiagnose von Entwicklungsstörungen. Bei pathologischem Ausfall des Tests ist eine genauere Diagnostik erforderlich (siehe auch Abschn. 10.5.1.2).

Checkliste motorischer Schulfähigkeit. Kraft, Schnelligkeit, Gewandtheit, Gleichgewicht, Werfen und Fangen, Hand- und Fingergeschick; kognitive oder intellektuelle Schulreife, emotional-soziale Schulreife, körperliche Schulreife.

Der Begriff *Schulreife* basiert auf den biologischen Reifungsvorgängen im zentralen Nervensystem; der objektivere Begriff der *Schulfähigkeit* schließt die Abhängigkeit zentralnervöser Reifungsprozesse von der Vielfalt der Umweltreize mit ein.

10.5.3.2
Prüfung der Feinmotorik
Testbatterie nach LUCHSINGER. Anwendungsalter 4–7 Jahre: Hüpftest, Daumendrehen, Finger-Nasen-Test, Händedrücken, Münzenlegen, Faden auf Spule wickeln, zwischen zwei Parallellinien vertikale Striche zeichnen.

Oseretzky-Göllnitz-Test. Anwendungsalter 4–16 Jahre: Geprüft werden u. a. die Bewegungsgeschwindigkeit der Hände und die Geschwindigkeit und Präzision bei zwei gleichzeitigen Bewegungen. Quantitative und qualitative Beurteilung des motorischen Entwicklungszustandes ist möglich. Der Test ist gleichzeitig ein feiner Indikator für das Vorliegen einer frühkindlichen Hirnschädigung.

Test nach KIEHN**.** Nachzeichnen von Figuren zwischen parallel angeordneten Begrenzungslinien ohne Berührung derselben; Tragen von gefüllten Wassergläsern.

Prüfung der mimischen Muskulatur nach KWINT**.** Erkennung von Seitendifferenzen und Differenzen zwischen der orbitalen und oralen Mimik. Der motorische Leistungsstand bzw. Rückstand wird mit diesem Test nicht erfaßt.

Aufgaben: Erheben der Augenbrauen, leichtes Schließen der Augenlider, Zusammenkneifen der Augenlider, Zusammenpressen der Lippen, Vorziehen der Lippen, Aufblasen der Wangen, Verziehen der Mundwinkel, Aufblasen nur einer Wange, Bloßlegen der Zähne auf einer Seite.

Silbenschnelligkeitstest nach SEEMAN**.** Prüfung der Feinmotorik der Zunge: Ununterbrochenes Aussprechen von Silben, z. B. tata oder dada; kann bei Störungen auf 50 bis 60 Silben in der Minute herabgesetzt sein.

Andere Tests. Schreibprobe, Nachfahren von Linien, Ausschneiden von Papiermustern, Punktieren mit dem Bleistift.

Eine unmittelbare Prüfung der Beweglichkeit der Sprechorgane erfolgt durch die genannten Tests nicht. Daher sind folgende zusätzliche Untersuchungen notwendig:
– Langsame Bewegungen der Zunge nach vorn, oben, unten, rechts, links (ab 2^{1}/$_{2}$ Jahren).
– Schnelle Bewegungen der Zunge bei geöffnetem Mund von rechts nach links, von vorn nach hinten (ab 3 Jahren).
– Ab 4 Jahren Zunge nach oben herausstrecken, Zunge nach unten herausstrecken, Zunge jeweils in eine Wangentasche stecken, bei geschlossenem Mund mit der Zunge an den Zahnreihen entlangfah-

ren, zungenschnalzen, zungenschmatzen, mit der Zunge entlang der Wangentaschen reiben, Wangen einziehen und festhalten.
- Tests nach DRAF oder GABRIEL und CHILLA.

Der Zungen-Motilitätstest ist in verschiedene Schwierigkeitsgrade eingeteilt. Man unterscheidet:
- I Zunge gerade herausstrecken;
- II Zunge nach oben herausstrecken;
- III Zunge nach unten herausstrecken;
- IV Zunge in den linken Mundwinkel führen;
- V Zunge in den rechten Mundwinkel führen;
- VI Zunge in die linke Wangentasche stecken;
- VII Zunge in die rechte Wangentasche stecken;
- VIII Zunge schnell horizontal hin- und herbewegen;
- IX Mit der Zunge den oberen und unteren Mundvorhof auslecken.
- 1 = leichter Schwierigkeitsgrad: Typen I, III, IV, V;
- 2 = mittlerer Schwierigkeitsgrad: Typen II, VI, VII, VIII;
- 3 = hoher Schwierigkeitsgrad: Typ IX.

10.5.3.3
Prüfung der serialen Motorik

Geprüft werden Dauerleistungen mit unterschiedlichen zeitlichen Einteilungen:
- Wiederholung eines Bewegungsmusters;
- Alternierender Wechsel von zwei Bewegungsmustern;
- Zusammenschluß von drei Bewegungsmustern zu einer Sequenz, die als Einheit in gleichbleibender Reihenfolge wiederholt werden;
- Wiederholung von mehreren, bereits bekannten Sequenzen, z. B.
- eine Hand bei aufgestelltem Unterarm fortlaufend drehen, rechte Hand und rechter Fuß klopfen gleichzeitig,
- bei aufgelegter Hand mit einem Zeigefinger gleichmäßig tippen,
- Ball fortlaufend auf den Boden prellen,
- mit einer Hand 4 Punkte auf einer Tischplatte in bestimmter Reihenfolge fortlaufend antippen,
- Rhythmen klopfen,
- mit allen Fingerkuppen an den Daumen fortlaufend antippen, Ball einmal rechts, einmal links, einmal mit beiden Händen prellen.

Prüfung der serialen Motorik der Beine. Aufteilung der Übungen nach Altersgruppen:

- 4 Jahre: Mit beiden Beinen zugleich auf der Stelle hüpfen (in 5 s 7–8 Hüpfbewegungen).
- 5 Jahre: Beim Hüpfen die Beine fortlaufend grätschen und zusammenstellen oder 5 m auf einem Bein in gerader Linie hüpfen, Arme gebeugt.
- 6 Jahre: Im Hüpfen die Beine grätschen und zusammenstellen, dazu die Arme waagerecht seitlich ausstrecken und wieder an den Körper führen.
- 7 Jahre: Beine grätschen und zusammenstellen, dann in Schrittstellung grätschen und zusammenstellen.

Prüfung der serialen Motorik der Hände. Aufteilung der Übungen nach Altersgruppen:
- 5 Jahre: Mit der flachen Hand regelmäßig auf den Tisch klopfen.
- 6 Jahre: Mit einem Stift regelmäßig auf den Tisch klopfen.
- 7 Jahre: Einen Gymnastikball fortlaufend auf den Boden prellen.

Prüfung der Bewegungsfolgen der Finger. Aufteilung der Übungen nach Altersgruppen:
- 6 Jahre: Bei aufgelegter Hand mit dem Zeigefinger gleichmäßig tippen.
- 7 Jahre: Mit ausgestrecktem Arm und ruhig gehaltener Hand den Zeigefinger kreisen lassen oder mit allen Fingerkuppen in der Reihenfolge 2–5–3 den Daumen antippen.
- 8 Jahre: In drei verschiedenen Reihenfolgen mit allen Fingerkuppen den Daumen antippen 2–3–4–5, 2–4–5–3, 2–3–5–4.

Prüfung von Bewegungssequenzen im Gesichtsbereich. Es gibt hierzu mehrere Übungen:
- Zunge rausstrecken — zurückziehen;
- Zungenspitze in den rechten oder linken Mundwinkel strecken;
- Lippen spitzen — breit ziehen;
- Luft von einer Backe in die andere schieben;
- Oberlippe über die Unterlippe schieben und umgekehrt.

10.5.4
Diagnostik auditiver Teilleistungsstörungen

Unter auditiver Wahrnehmung versteht man die Fähigkeit, auditive Reize zu deuten, sie mit früher wahrgenommenen Reizen zu assoziieren und sie voneinander zu unterscheiden.

Die Fähigkeit, Töne und Geräusche zu bemerken, ist angeboren oder entwickelt sich bald nach der Geburt. Neugeborene können zwischen verschiedenen Tönen unterscheiden.

Spezifische standardisierte Testverfahren zur Erkennung auditiver Intermodalitätsstörungen und zur Prüfung der Serialleistungen liegen noch nicht vor.

Der Verdacht auf eine auditive Teilleistungsschwäche ergibt sich bei folgenden Befunden und Patienten:
- Therapeutisch schwer zu beeinflussendes isoliertes Stammeln oder zusätzlicher Dysgrammatismus;
- Konzentrationsschwäche oder stark wechselnde Konzentrationsfähigkeit;
- Motorische Unruhe;
- Langsames Auffassungsvermögen;
- Rasches Ermüden;
- Fehlende Flexibilität;
- Unsichere, ängstliche, schwer zugängliche Kinder;
- Nicht bemerkte oder nicht korrigierte Fehlhandlungen;

10.5.4.1
Untersuchung der zentralen auditiven Wahrnehmung (siehe auch Abschn. 15.7)
Prüfung der akustischen Aufmerksamkeit. Als Einzelleistung ist die akustische Aufmerksamkeit nicht prüfbar, sondern integriert in die Leistungen der auditiven Verarbeitung. Ihre Beurteilung ist möglich bei Beachtung der Konzentrationsfähigkeit auf auditive Reize über eine normale Zeitspanne hin und im Hinblick auf die Ablenkbarkeit auf auditive oder visuelle Reize.

Prüfung der Geräuschlokalisation. Achten auf Kopfdrehung des Kindes in die richtige Richtung beim Rufen oder bei Einwirkung von Umweltgeräuschen.

Prüfung der Assoziationsfähigkeit. Geprüft wird die Analyse akustischer Einheiten. Aus dem Klang verschiedener Orff-Instrumente muß auf die Art der Geräuschquelle geschlossen werden.

Prüfung der auditiven Differenzierungsfähigkeit.
Prüfung des Erkennens unterschiedlicher Geräuschqualitäten: Das Kind muß angeben, ob zwei nacheinander erfolgte Geräusche gleich oder verschieden waren.

Prüfung der Unterscheidungsfähigkeit bei Sprachlauten. Es werden verwendet:
- Bremer Lautdiskriminationstest: Der Test besteht aus 66, davon 14 gleichen Wortpaaren, die dem Kind langsam vorgelesen werden. Das Kind muß entscheiden, ob die Wörter gleich oder ungleich waren.
- Lautagnosietest nach SCHILLING und SCHÄFER: Der Test besteht aus Bildscheiben, auf denen Abbildungen von Minimal-Paaren zu sehen sind. Das Kind stellt einen Pfeil in der Mitte der Scheibe in die Richtung des genannten Wortes ein (siehe Abb. 11-1).

Prüfung des Erkennens von Intensitätsunterschieden: Das Kind muß angeben, ob zwei produzierte Geräusche gleich oder unterschiedlich laut waren.

Prüfung des Erkennens von Unterschieden in der Tonlänge: Das Kind muß entscheiden, ob zwei Töne gleich oder ungleich lang waren. Auf sprachlicher Ebene werden Wortpaare angeboten wie Laden — Latte, Wiese — Wissen, Beet — Bett.

Prüfung der Fähigkeit zur Tonhöhenunterscheidung.

Prüfung der Fähigkeit zur Selektivität: Geprüft wird die auditive Analyse und Differenzierungsfähigkeit: Während eine Schallplatte gespielt wird, läßt der Untersucher ein vorher vereinbartes Signal ertönen; das Kind muß sofort den Arm heben, wenn es das Signal hört.

Prüfung der Simultaneität (Entschlüsselung komplexer Muster): Zwei Orff-Instrumente erklingen gleichzeitig. Das Kind muß angeben, um welche zwei Instrumente es sich handelt.

10.5 Diagnostik bei verzögerter Sprachentwicklung

Prüfung der Figur-Hintergrund-Unterscheidung: Kann das Kind einen Geräuschinhalt von einem Hintergrund gleichzeitig auftretender Umweltlaute abheben? Kann es einen sprachlichen Sinngehalt auch dann noch verstehen, wenn bestimmte Laute, Wörter oder Ausdrücke in Nebengeräuschen verlorengehen?

Prüfung des Erkennens auditiver Sequenzen und Symbolfolgen: Kann sich das Kind an eine Reihe von Anweisungen in der gegebenen Reihenfolge erinnern? Kann es eine Lautreihe, Zahlen, zusammenhängende oder unzusammenhängende Wörter, Ausdrücke und Sätze in der richtigen Reihenfolge wiedergeben, ohne etwas zu verwechseln, auszulassen oder abzuändern?
Test: ZFG; Zahlenfolge-Gedächtnis.

Prüfung der Fähigkeit, akustische und optische Signale zu verstehen (Decoding = Entschlüsselung). Test: WV; Wortverständnis (Gehörtes verstehen).

Prüfung der Synthese und Analyse: Kann das Kind aus getrennten Phonemelementen Wörter bilden? Kann es die Zahl der gehörten Silben in einem Wort erkennen? Kann es die Silbenbetonung in Wörtern erkennen? Kann es die Beziehung zwischen Wortteilen und dem ganzen Wort herstellen?

Prüfung der Ergänzungsfähigkeit: Kann das Kind mit Hilfe inhaltlicher Hinweise fehlende Wortteile oder durch Nebengeräusche blockierte Wörter ergänzen und somit Verzerrungen vermeiden?

Prüfung von Syntax und Morphologie. Kann das Kind unterschiedliche Syntaxstrukturen (Aussage, Frage, Aktiv und Passiv, Negativ) erkennen und selbst wiedergeben? Kann es längere und kompliziertere Syntaxstrukturen interpretieren?

Prüfung des expressiven Prozesses (Encoding = Verschlüsselung). Prüfung der Fähigkeit, Gedanken verbal oder mimisch-pantomimisch auszudrücken. Test: GB; Gegenstände beschreiben (Gedanken in Worten ausdrücken).

Prüfung der Segmentation. Kann das Kind die phonemischen Wortelemente mit der visuellen Entsprechung dieses Wortes in Verbindung bringen?

Die Fähigkeit der Segmentation wird erfaßt durch das Lesen- oder Abschreibenlassen eines Textes. Faßt das Kind die phonematischen Einheiten eines Wortes (z. B. Silben) in visuellen Einheiten zusammen, oder schreibt es Buchstabe für Buchstabe ab? Bei letzterem wird der Arbeitsspeicher (Kurzzeitgedächtnis) schnell überstrapaziert. Das führt zu schneller Ermüdung und Unaufmerksamkeit. Längere Buchstabenfolgen können nicht behalten und somit nicht richtig erlesen werden.

Die Prüfung der Segmentation ist ein wichtiger Bestandteil der Diagnose von Lese-Rechtschreibschwäche bzw. Legasthenie.

Präzise Erfassung der Fähigkeit der Segmentation durch tachistoskopische Untersuchungen: Bei sekundenschneller Darbietung können Wörter nur mit Hilfe der Segmentation erfaßt werden, ansonsten erfolgt keine Erkennung des Wortes bei tachistoskopischer Darbietung.

Prüfung zum Ausschluß einer vokabularspezifischen Störung. Versteht das Kind bestimmte Eigenheiten des Vokabulars (Doppeldeutigkeit, Synonyme, Antonyme, Homonyme)? Kann es minimale Bedeutungsunterschiede zwischen Wörtern erkennen? Fällt ihm das zur Situation passende Wort ein? Wendet es Fürwörter richtig an? Kann es Sätze mit vielen aneinandergereihten Adjektiven verstehen?

Prüfung der Klassifikationsfähigkeit. Kann das Kind bestimmte Wörter in die richtigen semantischen Kategorien einordnen?

Prüfung des Organisations- und Vermittlungsprozesses (Assoziation). Geprüft wird die Fähigkeit, Beziehungen herzustellen, und des Umgangs mit bedeutungshaltigen optischen und akustischen Symbolen. Test: SE; Sätze ergänzen (aus Gehörtem Beziehungen ableiten).

10.5.4.2
Prüfung der akustischen Merkfähigkeit

Das auditive Gedächtnis gliedert sich in die Bereiche Ultrakurzzeitgedächtnis, Kurzzeitgedächtnis und Langzeitgedächtnis.

Die Speicherzeit des Ultrakurzzeitgedächtnisses liegt zwischen 10 und 20 Sekunden. Bei einer Störung findet sich ein vermindertes

10.5 Diagnostik bei verzögerter Sprachentwicklung

zeitliches Auflösungsvermögen für die im Klangspektrum sich überlappenden, raschen Phonemfolgen. Falls z. B. nur drei Sprachlaute hintereinander gespeichert werden können, wiederholt das Kind nur drei Laute eines Wortes: (Ban)ane.

Im Kurzzeitgedächtnis kommt es bereits zu einer Kodierung von RNS-Molekülen (Ribonukleinsäure), die aber nach längstens 20 Minuten wieder zerfallen. Ihre Information verblaßt nur dann nicht, wenn sie in Proteinmoleküle überführt und innerhalb von 60–90 Minuten im Langzeitgedächtnis verankert wird. Dieses dreistufige System bewirkt eine sinnvolle Filterung von Informationen und schützt das Individuum vor einer Reizüberflutung. Auditive Speicherschwächen können in allen drei Gedächtnisbereichen auftreten.

Prüfung des auditiven Gedächtnisses. Kann sich das Kind an Gehörtes erinnern? Erinnert es sich gleich oder erst später?

Der Untersucher spielt eine Reihe unterschiedlicher Instrumente, in der ein bestimmtes Instrument in unterschiedlichen Abständen zu hören ist. Jedesmal, wenn das bestimmte Instrument erklingt, muß das Kind den Arm heben. Weitere Untersuchungsmöglichkeiten:
- Der Untersucher läßt verschiedene Instrumente ein- bis dreimal erklingen; das Kind muß ein Zeichen geben, wenn es zwei gleiche Einheiten erkennt.
- Ein vereinbartes Wort soll aus einer Reihe von Wörtern wiedererkannt und gekennzeichnet werden.
- Prüfung komplexer Einheiten auf Sprachebene: Der Untersucher erzählt eine Geschichte; das Kind muß dann ein Zeichen geben, wenn der Untersucher zweimal das gleiche sagt.

Prüfung der Wiedergabefähigkeit. Kann das Kind nach Belieben Wörter aus dem Gedächtnis abrufen? Umschreibt es oft, und sucht es nach dem passenden Wort?

Prüfung der Hörgedächtnisspanne. Einteilung nach Altersstufen:
- 4 Jahre: ma—se—li—ko, 5—2—9—4;
- 5 Jahre: ma—se—li—ko—ru, 5—2—9—4—1;
- 10 Jahre: ma—se—li—ko—ru—pen, 5—2—9—4—1—6.

Prüfung der Gedächtnisspanne für sinnlose und sinnvolle Silbenfolgen.

Prüfung der Fähigkeit der Imitation vorgegebener Strukturen. Z. B. Klatschen in unterschiedlicher Lautstärke oder Nachsingen nach Vorgabe unterschiedlicher Tonlängen. Nachsprechenlassen von Silben, Zahlen, Wörtern und Sätzen; dabei Beurteilung, wieviele Einheiten gemerkt werden können.

Prüfung der Koordination komplexer Muster. Geprüft wird die Fähigkeit der Kombination von Sprechen und Bewegung, z. B. Sprechen beim Malen eines Kreises, Aufsagen eines Verses beim Zeichnen eines Halbkreises, Sprechen beim Prellen eines Balles.

Prüfung des Ultrakurzzeitgedächtnisses mit dem Mottier-Test nach LINDNER **und** GRISSEMANN. Die Auswertung wird nach der Skalierung von BOHNY vorgenommen. Es handelt sich um einen Untertest des Züricher Lesetests für die Prüfung von Legasthenikern. Sinnlose Silbenfolgen mit steigendem Schwierigkeitsgrad müssen nachgesprochen werden.

Prüfung des Kurzzeitgedächtnisses mit einem Zahlenfolgegedächtnistest, z. B. dem Untertest aus dem Kramer-Test, dem Hamburg-Wechsler-Intelligenztest für Kinder und dem Psycholinguistischen Entwicklungstest oder Überprüfung durch Nachsprechenlassen sinnvoller Sprachsequenzen unterschiedlicher Länge, z. B. durch Untertests aus dem Heidelberger Sprachentwicklungstest (Untertest Textgedächtnis) und im Kramer-Test.

Bei der Prüfung des Kurzzeitgedächtnisses durch den Untertest „Textgedächtnis" aus dem Heidelberger Sprachentwicklungstest muß eine Geschichte zeitlich versetzt nacherzählt werden.

Unklar ist noch, ob die Minderleistungen im Kurzzeitgedächtnis in Schwächen des auditiven Aufmerkens oder in Schwächen des unmittelbaren Wiedergebens auditiv aufgefaßter Symbole begründet sind.

Prüfung des Langzeitgedächtnisses. Hinweise auf Störungen des Langzeitgedächtnisses ergeben sich aus Beobachtungen während der Therapie (häufige Rückfälle und diskontinuierlicher Therapieverlauf).

10.5.5
Untersuchung der visuellen Wahrnehmung

10.5.5.1
Sehprüfung

Ziel der Sehprüfung ist die Feststellung der Leistungsfähigkeit des Auges hinsichtlich des optischen Auflösungsvermögens, d. h., der Sehschärfe. Andere Leistungen (Farbensehen, Adaptationsfähigkeit, Gesichtsfeld, Tiefensehen, Pupillomotorik u. a.) sind im Zusammenhang mit der logopädischen Diagnostik weniger bedeutsam, obwohl sie zu einer vollständigen Beschreibung der Sehleistungen notwendig sind.

Die Überprüfung der Sehschärfe wird mit Sehtafeln in der Regel mit Abstand von 5 m zuerst monokular und dann binokular durchgeführt. Die Sehtafeln enthalten als Prüfzeichen Buchstaben, Zahlen, den Druckbuchstaben E oder Ringe mit $45°$-Ausschnitten (Landolt-Ringe) in verschiedenen Lagen und Größen, die nach Aufforderung näher bestimmt werden müssen. Für kleinere Kinder gibt es Sehtafeln mit bildlichen Darstellungen. Bei Kleinkindern ist eine informelle Prüfung mit Gegenständen (Bonbons u. a.) möglich.

Die Sehschärfe wird mit Visuszahlen angegeben, die durch das Verhältnis von individuell benötigtem zu durchschnittlichem Sehabstand ermittelt wird. Ein Visus von $V = 1$ bedeutet normale Sehschärfe. Ein Visus von $V = 5/20$ bis $1/25$ stellt eine Indikation für die Sehbehindertenschule dar. Ein Visus $< 1/50$ macht den Besuch einer Blindenschule erforderlich.

10.5.5.2
Prüfung der Schriftzeichenwahrnehmung

Die visuelle Wahrnehmung von Schriftzeichen wird informell durch geeignete Aufgabenstellung überprüft. Die Buchstabenkenntnis wird durch Buchstabierenlassen, die Ziffernkenntnis durch Vorlesenlassen festgestellt. Die Unterscheidungsfähigkeit für Schriftzeichen (graphematische Differenzierungsfähigkeit) wird ebenfalls durch Benennenlassen oder durch Herausfinden von Buchstaben aus einem Text überprüft, wobei besonders ähnliche Buchstaben wie d—b, p—q, n—u sowie V—N—M—W, R—P—B—D und ei—ie, m—n beachtet werden müssen, da sie besondere Differenzierungsleistungen erfordern.

10.5.5.3
Prüfung der visuellen Wort- und Satzwahrnehmung

Geprüft wird, inwieweit gegliedertere Gestalten wie Wörter und Sätze gelesen werden können. Dies geschieht informell mit altersgemäßen Lesetexten oder unter Verwendung der Wortlesekarten 1–3 und der Leseabschnitte 1–5 des „Züricher Lesetests".

Der „Lesetest für 2. Klassen" (LT 2) nennt Normwerte für Wort- und Satzleseaufgaben, aufgegliedert nach Alter und Schulortgrößen.

Einen weiteren testmäßigen Ansatz zur Untersuchung primär der nichtsemantischen Anteile des Leseprozesses auf verschiedenen Ebenen, von der Buchstabenidentifikation zum verständigen Lesen bildet der Untertest „Wörter trennen" der „Testbatterie Grammatische Kompetenz" (TGK). Der Untertest „Wörter mit 4 Buchstaben finden" desselben Verfahrens prüft das Erkennen von Wortgestalten, die aus einem Buchstabenkontinuum herausgelöst werden müssen.

10.5.6
Visuomotorische und visuell-perzeptive Untersuchungen

Die visuomotorische Koordination ist die Fähigkeit, das Sehen mit den Bewegungen des Körpers oder mit Teilen des Körpers zu koordinieren.

Screening-Verfahren für die Untersuchung sind die Analyse freier kindlicher Zeichnungen und das Abzeichnen von einfachen geometrischen Formen nach Vorlage (Kreis, Kreuz, Quadrat, Rechteck, Dreieck, Rhombus) und die Beobachtung im Umgang mit didaktischem Spielmaterial, beim Kneten und Bauen, beim Umgang mit Mengen und Zahlen.

Visuomotorische und visuell-perzeptive Untersuchungen beinhalten gleichzeitig die Untersuchung zentraler Sprachstörungen und zerebraler Störungen. Bei einer Störung der visuomotorischen Gestaltfunktion handelt es sich um eine zentrale Wahrnehmungsstörung mit Integrationsschwäche und um einen Mangel an analytischen und synthetischen Fähigkeiten. Es besteht somit eine enge Verbindung von Sprache und Wahrnehmungsfähigkeit sowie von zentral bedingten Sprachstörungen und Störungen der visuomotorischen Gestaltfunktion. Eine Störung der visuomotorischen Gestaltfunktion ist daher ein wichtiges psychoorganisches Zeichen für eine zentralnervöse Schädigung und eine zentralbedingte Sprachstörung.

10.5.6.1
Tests zur Untersuchung der visuomotorischen Gestaltfunktion
Frostig-Test der visuellen Perzeption. Der Frostig-Test kann bei normalen und behinderten Kindern angewendet werden zur Abklärung von Fragestellungen wie Schulreife, Lernstörungen und Teilleistungsstörungen bei manifester Hirnschädigung oder minimaler zerebraler Dysfunktion.

Zur Anwendung bei hörgestörten Kindern gibt es eine Spezialanweisung nach MAURER. Es besteht ein enger Zusammenhang von Intelligenzentwicklung und Entwicklung perzeptiver Fähigkeiten. Bei Lernbehinderten und Geistigbehinderten finden sich daher vermehrt visuelle Perzeptionsstörungen. Diese kommen bei sprachgestörten Kindern gehäuft vor und sind dann meist mit Hirnreifungsverzögerungen, seltener mit Hirnschädigungen verbunden. Trotz normaler Intelligenz findet man bei sprachgestörten Kindern perzeptive und kognitive Schwächen mit Auswirkungen für die Lernfähigkeit.

Der Test kann ab einem Alter von 4 Jahren angewandt werden und erfaßt fünf Funktionen der visuellen Wahrnehmung.

Visuomotorische Koordination (Auge-Hand-Koordination): Geprüft wird die Fähigkeit, kontinuierliche gerade, kurvige oder winklige Linien zwischen Begrenzungen von unterschiedlicher Weite zu führen oder Linien von Punkt zu Punkt ohne Leitlinien zu zeichnen. Das heißt, geprüft wird die Fähigkeit, das Sehen mit den Bewegungen des Körpers oder Teilen des Körpers zu koordinieren.

Die richtige Durchführung fast jeder Handlungsfolge hängt von einer Koordination von Auge und Motorik ab; visuomotorische Störungen haben daher eine allgemeine Ungeschicklichkeit zur Folge.

Figur-Grund-Unterscheidung: Geprüft wird die Fähigkeit, Figuren von einem zunehmend komplex gestalteten Hintergrund optisch isolieren zu können. Verwendet werden sich überschneidende und versteckte geometrische Formen, die der Patient umreißen muß. Wenn der Patient seine Aufmerksamkeit verändert und irgendeinem anderen Objekt zuwendet, wird der neue Aufmerksamkeitsbrennpunkt die „Figur", und die frühere „Figur" tritt in den Hintergrund.

Störungen in diesem Wahrnehmungsbereich wirken sich als sog. Flüchtigkeitsfehler aus.

Wahrnehmungskonstanzbeachtung (Formkonstanz): Geprüft wird die Fähigkeit, geometrische Figuren, die in verschiedenen Größen, Schattierungen, Anordnungen und räumlichen Stellungen dargeboten sind, wiederzuerkennen und sie von ähnlichen geometrischen Figuren zu unterscheiden. Es werden Kreise, Quadrate, Rechtecke, Ellipsen verwendet.

Störungen der Formkonstanz-Beachtung äußern sich in Leseschwierigkeiten.

Erkennen der räumlichen Lage (Identifikation von Gestalten): Geprüft wird die Wahrnehmung der Stellung im Raum (Monroe-Test). Dabei wird das Unterscheidungsvermögen von Umkehrungen und Drehungen von Figuren untersucht, die in Reihungen dargestellt sind. Erkannt werden muß also die Wahrnehmung der Lage eines Gegenstandes in bezug zum Wahrnehmenden. Aus der Wahrnehmung des eigenen Körpers entwickeln sich die räumlichen Begriffe. Mit Hilfe dieser Begriffe wird die Beziehung eines wahrgenommenen Gegenstandes zum Wahrnehmenden definiert.

Störungen äußern sich in Rechts-links-Verwechslungen und in Verwechslungen gedrehter Buchstaben (b, d; p, q).

Erfassen räumlicher Beziehungen (Reproduktion von Gestalten): Geprüft wird die Fähigkeit zur Analyse von einfachen Formen und Mustern. Diese bestehen aus Linien in unterschiedlicher Länge und Winkelbildung, die kopiert werden sollen. Punkte dienen dabei als Leitpunkte. Geprüft wird somit die Fähigkeit, die Lage von zwei Gegenständen in bezug zum Wahrnehmenden selbst und in bezug zueinander wahrzunehmen. Diese Fähigkeit entwickelt sich in einer späteren Phase aus der strukturierten Wahrnehmung der Raumlage.

Bei der Wahrnehmung räumlicher Beziehungen kann jede beliebige Anzahl von Teilen in bezug zueinander gesehen werden, und alle Teile verlangen ungefähr gleichviel Aufmerksamkeit (im Gegensatz zur Figur-Grund-Unterscheidung). Vorgegebene Formen müssen analysiert und abgezeichnet werden. Diese Formen befinden sich als Strichmuster mit unterschiedlich langen Linien und Winkeln in Punktmatrizen und müssen in andere leere Punktmatrizen eingezeichnet werden.

Störungen äußern sich in Schwierigkeiten bei der Anwendung von Wörtern, die sich auf die räumliche Lage beziehen, z. B. die Präpositionen oben und unten.

10.5 Diagnostik bei verzögerter Sprachentwicklung

<u>Auswertung</u>: Die Einzelergebnisse der fünf Subtests werden im *Wahrnehmungsquotienten* zusammengefaßt. Die Testergebnisse bilden die Ausgangsbasis für die Frostig-Therapie (siehe Abschn. 10.6.3.2).

Bender-Gestalt-Test. Anwendungsalter ab 3 Jahren; Abzeichnen geometrischer Figuren. Gestaltzerfall z. B. bei Aphasie; die Unterscheidung von Figur und Hintergrund ist dann eingeschränkt.

<u>Göttinger Formreproduktions-Test (GFT)</u>: An deutschen Kindern standardisierter Bender-Gestalt-Test. Der Test ermöglicht die Erkennung einer Hirnschädigung. Eine Aussage über Grad und Lokalisation der Schädigung ist nicht möglich.

Motor-free Visual Perception Test (MVPT). Anwendungsalter 4–8 Jahre. Der Test prüft die visuelle Wahrnehmung, ohne eine motorische Fertigkeit zu verlangen; er ist für körperlich behinderte Kinder geeignet.

Wahrnehmungsbereiche: Räumliche Beziehung von Dingen, visuelle Unterscheidungsfähigkeit, Figur-Grund-Wahrnehmung, visueller Gestaltschluß, visuelles Gedächtnis.

Lincoln-Oseretzky-Test. Anwendungsalter ab 6 Jahren: Getestet werden grobmotorische, feinmotorische und visuell-perzeptive Fähigkeiten.

Benton-Test. Anwendungsalter ab 8 Jahren: Getestet werden visuell-perzeptive Fähigkeiten und visuelles Gedächtnis für optische Figuren.

Weitere Verfahren zur Prüfung der visuomotorischen Gestaltfunktion sind Subtests des WPPSI, des PET: Symbolfolgen-Gedächtnis (SFG); Bilderdeuten, d. h., Gesehenes verstehen (BD), Gegenstände handhaben, d. h., Gedanken in Gesten ausdrücken (GH) und Bilder zuordnen, d. h., aus Gesehenem Beziehungen ableiten (BZ).

Ferner stehen Subtests des HAWIK und HAWIE zur Verfügung: Zahlensymboltest, Mosaiktest, Figurenlegen und der Subtest „Geometric Design" (siehe auch Abschn. 27.7.6.2).

In den genannten Subtests werden reduzierte Leistungen erfaßt.

10.5.7
Standardisierte Tests zur Untersuchung der sprachlichen Fähigkeiten

Standardisierte Testverfahren müssen drei Hauptgütekriterien erfüllen:
- Objektivität, d. h., Unabhängigkeit der Ergebnisse vom Untersucher;
- Reliabilität, d. h., Zuverlässigkeit, Genauigkeit;
- Validität, d. h., der Test muß tatsächlich das messen, was er zu messen vorgibt.

Die heute vorliegenden Prüfmittel zur Untersuchung der sprachlichen Fähigkeiten beruhen in der Regel nur auf einem geringen testmethodischen Differenzierungsgrad. Sie gehen in der Regel von der *Defizithypothese* aus, d. h., die individuellen sprachlichen Symptome werden in ihrer Abhängigkeit von der Norm beschrieben. Die sprachwissenschaftlichen Theorien JAKOBSONS und CHOMSKYS legen dagegen nahe, die Erscheinungen der Sprachentwicklung als eigenständige und vollwertige, von der Erwachsenensprache verschiedene Strukturen aufzufassen.

10.5.7.1
Landauer Sprachentwicklungstest für Vorschulkinder
Anwendungsalter: 4–6½ Jahre. Der Test prüft Aspekte der Artikulation, des Wortschatzes, der Formen- und Satzbildung sowie die Informationsmenge, die ein Kind einem Gesprächspartner mit seinen Sätzen mitzuteilen in der Lage ist. Es handelt sich um eine Screening-Methode.

10.5.7.2
Heidelberger Sprachentwicklungstest (HSET)
Anwendungsalter: 3–9 Jahre. Der Test prüft die sprachlich-linguistische und die sprachlich-pragmatische Kompetenz, d. h., die verschiedenen strukturellen und inhaltlichen Ebenen der Sprache. Neben dem Entwicklungsstand des sprachlichen Regelwissens werden in den verschiedenen Subtests sowohl das Sprachverständnis komplexer grammatischer Strukturformen als auch das Verständnis gefühlsmäßiger Intentionen und der Wortschatz geprüft.

Der Test ist kein Verfahren für eine erste Grobauslese, sondern er zielt auf ein differenziertes Bild der sprachlichen Leistungsfähigkeit ab. Der Test soll eine genauere und umfassendere Analyse als der Psycholinguistische Entwicklungstest und der Landauer Sprachentwicklungstest für Vorschulkinder ermöglichen.

Legastheniker lassen sich von altersgleichen Schülern ohne Lese-

Rechtschreibschwäche trennen, ebenso lernbehinderte von nicht lernbehinderten Schülern. Stammler und Dysgrammatiker weisen ebenfalls unterschiedliche Testprofile auf.

Der Test umfaßt 13 Untertests mit den Operationseinheiten Morphem, Wort, Satz, Sprechhandlung und Text. Diesen Untertests sind folgende 6 Schwerpunktbereiche zugeordnet:
- Satzstruktur: Verstehen grammatischer Strukturformen, Imitation grammatischer Strukturformen.
- Morphologische Struktur: Plural-Singular-Bildung, Bildung von Ableitungsmorphemen, Adjektivableitungen.
- Satzbedeutung: Korrektur semantisch-inkonsistenter Sätze, Satzbildung.
- Wortbedeutung: Wortfindung, Begriffsklassifikation.
- Interaktive Bedeutung: Benennungsflexibilität, In-Beziehung-Setzung von verbaler und nonverbaler Information, Entkodierung und Rekodierung gesetzter Intentionen.
- Integrationsstufe: Textgedächtnis.

10.5.7.3
Psycholinguistischer Entwicklungstest nach ANGERMAIER (PET)
Anwendungsalter: 3–10 Jahre. Der psycholinguistische Entwicklungstest ist die deutsche Bearbeitung des *Illinois-Test der psycholinguistischen Fähigkeiten* (ITPA). Er erfaßt die Fähigkeit des Kindes, zu verstehen und sich durch menschliche Sprache auszudrücken. Er mißt die Fähigkeiten, mit sprachlichen Begriffen umzugehen, wie z. B. Analogien zu bilden, bildliche Darstellung von Begriffen untereinander in Beziehung zu setzen. Der Test erfaßt die Ausdrucksfähigkeit durch Gesten, die korrektive Verwendung grammatischer Fälle, das Behalten auditiver und visueller Sequenzen und das Erkennen bestimmter Wörter aus isoliert nacheinander gesprochenen Einzellauten sowie das visuelle Erfassen von Objekten, die versteckt in einen Hintergrund eingebettet sind (Objekte finden) und die Identifizierung unvollständiger Wörter.

Der Test erfaßt daher sowohl visuelle als auch auditive Wahrnehmungsfunktionen und die kommunikativen Fähigkeiten.

Untertest. Wortverständnis, Bilder deuten, Satz ergänzen, Bilder zuordnen, Gedanken beschreiben, Gegenstände handhaben; Wörter ergänzen, Grammatik-Test, Laute verbinden, Objekte finden, Zahlenfolge-Gedächtnis, Symbolfolgen-Gedächtnis.

Es handelt sich um einen Individualtest auf der Grundlage des Kommunikationsmodells von OSGOOD zur Bestimmung des Sprachentwicklungsstandes. Er ist Ausgangspunkt für ein gezieltes Trainings- und Unterrichtsprogramm.

10.5.7.4
Weitere Sprachtests

Folgende Verfahren können eingesetzt werden:
- Sprachverständnis von BOREL-MAISONNY.
- Sprachverständnisfragen aus den Verbalteilen verschiedener Intelligenztests: WPPSI, HAWIK, HAWIE
- Untersuchung der verbalen Intelligenz (Wortschatz und Sprachverständnis) mit dem Peabody Picture Vocabulary-Test.

10.5.8
Untersuchung des Gehörs

Eine Hörprüfung muß grundsätzlich bei jedem Kind mit verzögerter Sprachentwicklung durchgeführt werden!

10.5.8.1
Pädaudiologische Verfahren

Es werden folgende Antworten auf Hörreize unterschieden:
- unbedingte Reflexe
- bedingte Reflexe
- unbewußte Reaktionen
- bewußte Reaktionen

Bei geringem Entwicklungsstand eignen sich unbedingte Reflexe und unbewußte Reaktionen, bei normal entwickelten Säuglingen ab 10 Monaten und Kleinstkindern zusätzlich bedingte Reflexe. Bei Kindern über 2½ Jahren sind neben den vorgenannten Reizantworten auch bewußte Reaktionen für die Hörprüfung möglich.

Reflexaudiometrie: Für Feten, Neugeborene und Säuglinge gibt es folgende Untersuchungsmöglichkeiten:
- Pränatale Hörprüfung. Eine akustische Reizverarbeitung des Feten ist ab der 20.–24. Schwangerschaftswoche gegeben. Der günstigste Zeitpunkt für einen intrauterinen Hörtest liegt zwischen der 30. und 32. Schwangerschaftswoche. Intrauterine Hörtests beruhen auf der

10.5 Diagnostik bei verzögerter Sprachentwicklung

Ansprechbarkeit des Feten auf exogene Schallstimulation. Mit einem Rauschgenerator, der unmittelbar auf die mütterliche Bauchdecke in Höhe des fetalen Ohres aufgesetzt wird, erfolgt eine akustische Reizung.

Die fetalen Kindsbewegungen werden sonographisch beobachtet und registriert. Positive Reaktionsantworten erhält man auf Schallstimulation bei 93,5 % normalhöriger Feten. Das Testergebnis wird negativ beeinflußt durch verminderte Fruchtwassermenge, Schwangerschaftsgestosen, fetale Hypertrophie, Plazentalokalisation usw.

Im Schlaf reagiert der Fetus nicht auf exogene Reize. Vor Durchführung der Tests ist es daher erforderlich, sonographisch Augenbewegungen zu registrieren. Aussagen über den Grad einer Schwerhörigkeit sind nicht möglich.

- Neugeborenenaudiometrie (unbedingte Reflexe und unbewußte Reaktionen bis ca. 1 Monat)
  - Schallzufuhr über Knochenleitung; Gesichts- und Kopfreaktionen (Lächeln, Saugbewegungen, Stirnfalten, Schreien, mimische Bewegungen);
  - Auslösung des Lidreflexes (akustiko-palpebraler Reflex bzw. auripalpebraler Reflex);
  - Schreck-Reflex (Moro-Reflex: Beugen der Extremitäten oder Umklammern);
  - Atmungsreflex (bei Schlafbeschallung vertiefter Atemzug, evtl. mit Anhalten des Atems);
  - Weck-Versuch.
- Säuglingsaudiometrie (unbewußte Reaktionen, d.h., Orientierungsreflexe und Verhaltensänderungen; 2.–12. Monat);
  - Prüfung des Lauschverhaltens (Aufmerksamkeitsreaktionen);
  - Prüfung der Ablenkreaktionen (Kopfwenden bei Geräuscheinwirkung ab 4. Monat);
  - Impedanzprüfung.

Die Beobachtung von Mimik, Aktivitäsniveau, Bewegungen an Rumpf und Extremitäten, Ablenkreaktionen usw. wird als Verhaltensaudiometrie bezeichnet.

Bei Säuglingen ab 10 Monaten können zusätzlich bedingte Reflexe eingesetzt werden (ein Reiz, der einen unbedingten Reflex auslöst, wird mit einem indifferenten Reiz gekoppelt, z.B. konditionierter Orientierungsreflex mit visueller Verstärkung).

Ein negatives Ergebnis der Untersuchung ist nicht beweisend für Schwerhörigkeit oder Taubheit. *Nur positive Reaktionen haben Aussagekraft.* Im Entwicklungsalter von 5–6 Monaten ist mittels Prüfung der Ablenkreaktionen, der Impedanzmessung und evtl. einer BERA sowie der Registrierung evozierter otoakustischer Emissionen eine zuverlässige Festlegung des Hörvermögens möglich.

Man kann zwischen subjektiven und objektiven Verfahren unterscheiden.

Subjektive Verfahren:
- Kleinkindaudiometrie (bedingte Reflexe bis 4 Jahre)
- (evtl. noch Reflexaudiometrie);
- Spielaudiometrie im Freifeld ohne Kopfhörer;
- Richtungsaudiometrie (Prüfung des Richtungsgehörs);
- Kinderaudiometrie (bewußte Reaktionen, d. h. Lauschen und Reagieren ab 4 Jahre);
- Konventionelle Audiometrie über Luft- und Knochenleitung.

Objektive Verfahren:
- Impedanzmessung: Tympanometrie; Messung der Stapediusereflexschwelle ab einem Lebensalter von 3 Monaten, vorher ist der Reflexbogen noch nicht ausgereift.
- Elektrische Reaktionsaudiometrie (BERA); vom Beginn des Säuglingsalters ab möglich.
- evozierte otoakustische Emissionen; bereits bei Neugeborenen möglich.
- Cochleographie bei Diskrepanzen zwischen den Reaktionsschwellen der Verhaltensaudiometrie und der Reizantwortschwelle der BERA.

Bei Innenohrschäden: Vestibularisprüfung.

10.5.8.2
Erläuterung einzelner Untersuchungen

Hörprüfung bei Neugeborenen über Knochenleitung. Die Prüfung wird vor dem Füttern vorgenommen. Der Knochenleitungshörer wird auf dem Mastoid oder der Stirn befestigt. Die Hand des Untersuchers liegt flach auf der Brust des Neugeborenen, um Änderungen der Atemfrequenz und der Atemtiefe zu registrieren. Ein zweiter Kontrolluntersucher beobachtet das Neugeborene aus einem anderen Raum durch die Fensterscheibe. Vergleich der Ergebnisse beider Beboachter.

Reaktionen auf Sinustöne kommen bei Normalhörigkeit bereits bei 40 dB (A), schwankend zwischen 30–60 dB.

Reaktionsformen des Neugeborenen: Kopfbewegungen, Augenbewegungen, Extremitätenbewegungen, Innehalten bei Bewegung, Veränderung der Atemfrequenz und Atemtiefe.

Vorteile der Methode: Die physiologische Schalleitungskomponente bei Neugeborenen wird bei der Prüfung über Knochenleitung umgangen.

Die Methode ist geeignet für die orientierende Überprüfung von Risikokindern.

Prüfung des Lauschverhaltens im freien Schallfeld. Der Säugling hält auf einen akustischen Reiz hin in seiner Tätigkeit inne und verweilt eine Zeitlang bei dem Reiz.

Bei einer Entwicklungsstörung der modalitätsspezifischen Stufe der auditiven Wahrnehmung (Störung der Entwicklung innerhalb eines Sinnesgebietes, unabhängig von anderen Sinnesgebieten) erfolgt keine Reaktion trotz normalen peripheren Gehörs.

Prüfung der Ablenkreaktionen auf Geräusche bzw. Prüfung der Geräuschzuwendungsreaktionen. Wendung des Kopfes oder zumindest der Augen; ab dem 4. Lebensmonat möglich.

Bei einer Entwicklungsstörung der Intermodalitätsleistungen, d. h., der Intermodalitätsstufe (Störung der Koordination verschiedener Sinnesgebiete, hier der Koordination von Hören und Sehen) drehen sich die Kinder nicht nach einer Schallquelle um.

Unbedingte Neugeborenreflexe. Zwischen dem 3. und 5. Lebensmonat erlöschen die unbedingten Neugeborenenreflexe und es entwickelt sich der Orientierungsreflex mit Augen- und Kopfbewegungen zur Schallquelle. Kenntnisse über die physiologische Entwicklung der Kopfbewegung auf akustische Reize sind erforderlich.

Der *Orientierungsreflex* wird durch Prüfsignal-Kombinationen, die fünfmal wiederholt werden müssen, gebahnt. Verwendet werden Wobbeltöne und Schmalbandrauschen. Zur Konditionierung wird das Prüfsignal mit einem Schallpegel angeboten, der 30–40 dB über der erwarteten Hörschwelle liegt. Beginn bei normalhörigen Kindern mit 1000 Hz, bei schwerhörigen Kindern im Tieftonbereich. Die Audiometrie mit konditionierten Orientierungsreflexen bzw. -reaktionen ermöglicht bei über 85% der Kinder zwischen 1 und 3 Jahren die binaurale Tonschwellenbestimmung.

Prüfung des akustiko-palpebralen bzw. auri-palpebralen Reflexes. Kurze Schließ- und Öffnungsbewegung beider Augenlider; unmittelbar nach der Geburt bei 96% der hörgestörten Kinder positiv. Die Reflexschwelle liegt bei über 80 dB. Reflex bleibt lebenslang erhalten. Sinustöne oder Schmalbandgeräusche werden als Prüfgeräusch verwendet.

Mororeflex. Der Bewegungsablauf läßt sich in 2 Komponenten zerlegen. Bei der ersten werden die Arme abduziert, gestreckt und die Hände geöffnet. Bei der sich anschließenden zweiten Komponente werden die Extremitäten gebeugt und adduziert. Er ist auslösbar bis zum 3. Lebensmonat, abgeschwächt bis zum 6. Lebensmonat.

Der Startle-Reflex zeichnet sich durch eine Retropulsion des Kopfes aus. Er wird sowohl als Teil des Mororeflexes als auch als eigenständige Reflexantwort beschrieben.

Impedanzmessung. Mittels Tympanometrie erfolgt die Diagnose eines Tubenkatarrhs oder eines Paukenergusses. Mittels der Messung der Stapediusreflexschwelle ist eine begrenzte Aussage über die Hörschwelle möglich. Bei Hörgesunden liegt sie zwischen 80 und 90 dB, bei Kindern zwischen 90 und 100 dB. Eine Reflexschwelle von 80–90 dB besagt jedoch nur, daß die Hörschwelle — je nach Vorliegen eines Lautheitsausgleichs — zwischen 0 und 50 dB liegen kann.

Der Stapediusreflex ist häufig trotz Normalhörigkeit — wahrscheinlich aufgrund mangelnder Hörbahnreife — bei sehr jungen Kindern nicht auslösbar. In der Regel Auslösbarkeit ab einem Alter von 3 Monaten. Die Stapediusreflexschwelle für Töne ist bei Innenohrschwerhörigkeit unabhängig vom Hörverlust, solange der Hörverlust unter 50 dB liegt. Überschreitet er diesen Wert, so steigt auch die Stapediusreflexschwelle für Töne an.

Electric Response Audiometry (ERA), auch EEG-Audiometrie genannt. Durch Mittelungstechnik Aufzeichnung eines zeitlichen elektrischen Spannungsverlaufes bei akustischer Reizeinwirkung.

10.5 Diagnostik bei verzögerter Sprachentwicklung

Brainstem Evoked Response Audiometry (BERA): Nach Sedierung werden im Schlaf nach Anlegen von Elektroden schnelle (frühe) Hirnstammpotentiale (Reizantworten) auf Schallreize abgeleitet. Es kann dabei nur der Gesamtfrequenzbereich von ca. 2000 Hz erfaßt werden. Die Aussagen aus den elektronisch abgeleiteten und errechneten Befunden sind mit Vorsicht zu interpretieren. Die Methode ist objektiv, die Wertung der Ergebnisse jedoch subjektiv. Falsch positive und falsch negative Ergebnisse sind möglich.

Die Hirnstammaudiometrie kann somit die übrigen pädaudiologischen Untersuchungsmethoden nur ergänzen, nicht ersetzen.

Ursachen von Auswertungsfehlern bei der BERA:
– Eine Erfassung von Hörresten, die sich über den gesamten Frequenzbereich erstrecken, ist nicht möglich.
– Die BERA kann falsch positiv sein (keine Reizantworten).
– Zentrale Reifungsverzögerungen und speziell gelagerte Hirnschädigungen können eine Schwerhörigkeit vortäuschen.

Bei der BERA kann das Hörvermögen im Tieftonbereich um 500 Hz nicht ermittelt werden. Hochtonverluste und Schalleitungsschwerhörigkeit lassen sich nicht eindeutig von einander abgrenzen. Auch die Bestimmungen der Reaktionsschwelle mit Knochenschallanregung, die dann erforderlich würden, sind noch mit großen Unsicherheiten behaftet. BERA bei 7 % normalhöriger Säuglinge auffällig.

Cortical Evoked Response Audiometry (CERA): Bei älteren Kindern können langsame (späte) kortikale Potentiale (Reizantworten) auf Sinustöne frequenzspezifisch im Wachzustand abgeleitet werden.

Akustisch evozierte Potentiale mittlerer Latenz (MAEP): Ihre Ableitung während Sedierung oder Narkose ermöglicht eine frequenzspezifische Bestimmung der Hörschwelle.

Transitorisch evozierte otoakustische Emissionen. Ursache der evozierten otoakustischen Emissionen sind aktive kochleäre Verstärkungsprozesse mit einem Energieverbrauch. Der Ursprungsort des Energieverbrauchs sind die äußeren Haarzellen. Ein qualitativer oder quantitativer Verlust äußerer Haarzellen verhindert die Aussendung evozierter Schallemissionen. Eine Registrierung ist bereits bei Neugeborenen möglich. Die Registrierung erfolgt im Schlaf oder nach der Nahrungsaufnahme.

Zur Stimulation und Erfassung der evozierten Emissionen sind in einer Gehörgangsmeßsonde ein kleiner Lautsprecher (Schallsender, Impulsgeber) sowie ein hochempfindliches Mikrofon eingebaut und mit dem Meßsystem elektrisch verbunden. Stimuliert wird mit einer sog. nichtlinearen Click-Stimulusgruppe mit einer Lautstärke zwischen 30–65 dB nHL bzw. zwischen 60 und 90 dB SPL (Sound Pressure Level = Bezeichnung für die physikalische oder absolute Hörschwelle) und einer Click-Folgefrequenz von ca. 50 Hz. Das einzelne Stimuluspaket besteht dabei aus jeweils 4 Clicks von 80 ms Dauer und 20 ms Impulsabstand. Ableitungsdauer 40 Sek. bis 3 Minuten . Die OAE haben ein Frequenzspektrum zwischen 500 Hz und 5000 Hz.

Durch Bewegungen des Säuglings und Schlucken können Artefakte auftreten. Ab einem Hörverlust von über 25 dB, d. h. ab 30 dB sind evozierte otoakustische Emissionen nicht mehr zu registrieren. Bei Hochtonhörverlusten oberhalb von 500 bis 750 Hz können bei 30 % der Kinder Emissionen evoziert werden, oberhalb 1000 Hz bei 70 % und oberhalb 2000 Hz bei 100 %. Bei Tieftonverlusten unterhalb 1000 bis 2000 Hz können bei 100 % der Kinder Emissionen evoziert werden, unterhalb von 2000 bis 3000 Hz bei 90 % und unterhalb von 4000 und 6000 Hz bei 60 %.

Bei 5 % normalhöriger Kinder sind keine otoakustischen Emissionen evozierbar. Bei 4 % schwerhöriger Kinder sind trotzdem otoakustische Emissionen vorhanden. Bei geringgradigen Schalleitungsschwerhörigkeiten (Tubenkatarrh, seröser Mittelohrerguß) sind evozierte otoakustische Emissionen vorhanden; nicht bei muköser Erguß und Adhäsivprozeß.

Bei retrokochleärer Störung werden Schallemissionen registriert. Eine Abgrenzung zwischen peripheren und zentralen Hörstörungen ist daher möglich. Click-evozierte Emissionen können gutes Hören bestätigen; sie können schlechtes Hören vermuten lassen, aber nicht bestätigen.

Click-evozierte OAE (EOAE) werden zur Früherkennung kindlicher Hörstörungen eingesetzt.

Veränderungen der Emissionsmuster durch Reifungsverzögerung, Stoffwechselstörungen und ototoxische Medikamente. Bei Reifungsverzögerungen oder nach Gaben ototoxischer Medikamente Reduktion der Emissionsamplituden, die teilweise reversibel sind. Die Antwortsignale in bestimmten Frequenzbereichen können nach Gabe ototoxischer Medikamente auch ganz ausbleiben.

Jede OAE muß von der Cochlea kommend über das Mittelohr transportiert werden, bevor sie im äußeren Gehörgang mit Mikrofon nachgewiesen werden kann, andererseits können die akustischen Stimuli, die zur Auslösung der evozierten OAE (EOAE) appliziert werden müssen, auf ihrem Weg durch das Mittelohr verändert werden.

Bei Schalleitungsschwerhörigkeit (Sero- und Mukotympanon, Tubenkatarrh) auch bei nur geringer Hörbeeinträchtigung keine OAE. Bei Tubenkatarrh bei einer Hörminderung von

0–15 dB immer OAE,

20–30 dB meistens OAE,

über 30 dB keine OAE.

Nach Paukendrainage sind OAE vorhanden.

Ab 10 Stunden nach der Geburt sind OAE registrierbar. 50 % der Neugeborenen haben keine reproduzierbaren OAE. Ein Screening mit OAE ist bei Neugeborenen daher nicht möglich.

Bei ototoxischen Medikamenten Verlust der OAE ehe im Tonschwellenaudiogramm Höreinschränkungen nachweisbar sind, da die Schwelle der OAE etwas oberhalb der beim Tonaudiogramm gemessenen Hörschwelle liegt.

Bei durch Sektio entbundenen Säuglingen finden sich unmittelbar nach der Geburt gehäuft Tubenbelüftungsstörungen infolge eines narkosebedingten Hypotonus oder durch noch in der Paukenhöhle befindliches Fruchtwasser.

Elektrocochleographie. Die Ableitung erfolgt in Narkose vom Promontorium (transtympanal) mit Hilfe einer Nadelelektrode. Die Elektrocochleographie gestattet eine frequenzspezifische Bestimmung der Hörschwelle, eine Unterscheidung von Schalleitungs- und Innenohrschwerhörigkeit sowie eine Unterscheidung von positivem und negativem Lautheitsausgleich. Indikationen:
- Widersprüchliche Resultate der übrigen pädaudiologischen Untersuchungsmethoden einschließlich BERA;
- Ausbleiben von BERA-Antworten bei Reifungsstörungen und Hirnschäden. Die Elektrocochleographie hängt primär von der Funktionstüchtigkeit der Cochlea und des 1. Neurons ab.

Spielaudiometrie. Nach dem Hören eines Sinustones führt das Kind eine Spielhandlung aus. Bei Beeinträchtigung der serialen Integration kann eine Reihe von sukzessiv dargebotenen Reizen nicht integriert

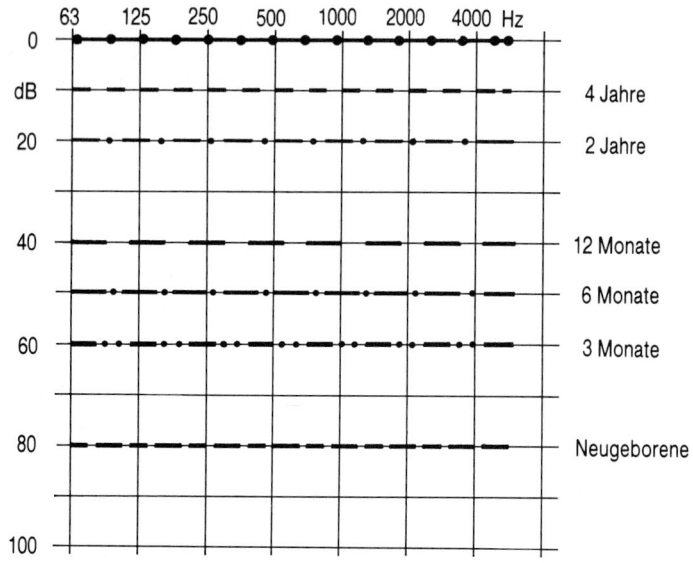

Abbildung 10-1:
Die Reifung des akustischen Systems, dargestellt anhand der altersabhängigen Wahrnehmungsschwelle für reine Sinustöne im freien Schallfeld bei normalhörigen Kindern vom Neugeborenenalter bis zum 4. Lebensjahr.

werden, d. h., nicht wahrgenommen werden. Es bestehen somit Schwierigkeiten der *sequentiellen Integration*. Die Spielaudiometrie verlangt die Integration einer sukzessiven Folge von Tätigkeiten. Kinder mit Störungen der sequentiellen Integration verhalten sich, als ob sie bei der Ausübung einer Tätigkeit die nächste Tätigkeit nicht antizipieren könnten. Man spricht bei der Spielaudiometrie von einem „Nichtwarten-Können" bezüglich der Ausführung einer Spielhandlung nach dem Hören eines Tones.

Sprachaudiometrie. Kindersprachtests sind nicht geschaffen, um prozentuale Hörverluste für Sprache festzulegen, sondern um Hörgeräteanpassungen unter wirklichkeitsnäheren Bedingungen durchzuführen. Absolutwerte besagen deshalb wenig. Dagegen gibt uns das ohne und mit Hörgerät bestimmte maximale Wortverständnis die wichtigsten Anhaltspunkte für die durch Hörgeräte erreichte Hörverbesserung.

Prüfung des Richtungsgehörs. Die Prüfung erfolgt mit Hilfe von sieben im Halbkreis angeordneten Lautsprechern mit Rauschsignalen von 50 dB in 5-dB-Schritten. Die Einübung wird mittels Lämpchen vorgenommen, die unter den Lautsprechern angebracht sind. 80–100% richtige Angaben bei 50 dB sprechen für ein normales Gehör.

10.5.8.3
Fehlerquellen bei der Beurteilung des Hörvermögens

Die Hörschwellen bei Neugeborenen, Säuglingen und Kleinstkindern sind schlechter als die tatsächliche Hörschwelle. Dies wird auf mangelnde Reife der zentralen Hörbahn zurückgeführt. Außerdem verdecken Kinder dieser Altersgruppe Testgeräusche durch eigene Geräusche wie Schmatzen, Plappern usw.

Eine Fehlbeurteilung des kindlichen Hörvermögens ist durch unterschiedliche Ursachen möglich:
– Geräusche von Türschließen, Treppenlaufen oder Flugzeugen werden oft nur gespürt.
– Ein schwerhöriges Kind beobachtet schnell und intensiv und achtet auf Gestik und Mimik.
– Ein geistig zurückgeblieben es oder verhaltensgestörtes Kind kann den Eindruck eines schwerhörigen Kindes machen. Andererseits wird eine Minderbegabung durch eine zusätzliche Hörstörung verstärkt. Bei jedem lernbehinderten Kind muß daher eine Hörstörung ausgeschlossen werden.

Reaktionen auf Schallreize entsprechen dem jeweiligen geistigen Entwicklungsalter, nicht dem Lebensalter. Auch in höherem Alter kann daher eine mittelgradige Schwerhörigkeit vorgetäuscht werden.
– Bei psychogener Hörstörung wird konstant die gleiche Hörschwelle bei Kontrollen angegeben. Keine Dyslalie.
– Kinder mit mittelgradiger Schwerhörigkeit können bei der Tonschwellenaudiometrie versuchen zu dissimulieren. Im Gespräch wird Normalhörigkeit durch Ablesen von den Lippen, Kombination und Assoziation vorgetäuscht.
– Bei mittelgradiger Schwerhörigkeit ist die Knochenleitung schwer zu prüfen.
– Hochtonverluste werden im freien Schallfeld oft schlechter ermittelt als mit Kopfhörer.

- Durch Hörbehinderungen können auch Verhaltensstörungen verursacht oder vorgetäuscht werden.

Erhöhte Reaktionsschwellen bei:
- Allgemeinem Entwicklungsrückstand,
- Motorischem Entwicklungsrückstand,
- Geistiger Retardierung,
- Mangelnder Kooperationsbereitschaft,
- Verhaltensauffälligkeiten,
- Konzentrationsstörungen.

Altersabhängigkeit der Schwellenreaktionen bei Normalhörigkeit (Abb. 10-1):
- Neugeborenes bei etwa 40 dB (mit Knochenleitung),
- Neugeborenes bei etwa 80 dB (im Schallfeld),
- 3 Monate altes Kind bei etwa 60 dB (im Schallfeld),
- 6 Monate altes Kind bei etwa 40–50 dB (im Schallfeld),
- 12 Monate altes Kind bei etwa 30–40 dB (im Schallfeld),
- 2 Jahre altes Kind bei 20 dB (mit Kopfhörer),
- 4 Jahres altes Kind bei etwa 10 dB (mit Kopfhörer).

Je hochgradiger die Innenohrschwerhörigkeit bei der Verhaltensaudiometrie, desto bedeutungsloser ist die Altersabhängigkeit der Schwellenkurve. Bei mittel- und hochgradiger Innenohrschwerhörigkeit ist daher die Bedeutung eines zusätzlichen Altersfaktors gering. Beim hochgradig schwerhörigen Kleinkind lassen sich somit fast genaue Schwellenwerte ermitteln. Erklärung evtl. durch Lautheitsausgleich bei Innenohrschwerhörigkeit.

10.5.8.4
Einteilung des Grades der Schwerhörigkeit aufgrund des Tonschwellenaudiogrammes

Nach Bestimmung der Hörschwelle wird die Schwerhörigkeit in Abhängigkeit vom Hörverlust im Hauptsprachbereich von 500–2000 Hz in folgende Gruppen eingeteilt, die prognostische Aussagen über die sprachliche Entwicklung zulassen:

Normales Gehör. Hörschwelle bis 25 dB.

Geringgradige Schwerhörigkeit. Hörschwelle 26–40 dB. Hier liegt noch eine normale Sprachentwicklung vor, eine Hörgeräteversorgung muß jedoch individuell erfolgen.

10.5 Diagnostik bei verzögerter Sprachentwicklung

Gering- bis mittelgradige Schwerhörigkeit. Hörschwelle im Bereich von 41–58 dB. Diese Kinder sind sprachgestört, sie benötigen Hörgeräte. Eine normale Verständigung ist erreichbar.

Mittelgradige Schwerhörigkeit im Bereich von 40–70 dB wird oft erst spät mit Verständigungsschwierigkeiten in Zusammenhang gebracht und diagnostiziert.

Symtpome sind verzögerte Sprachentwicklung, Pseudodebilität, Verhaltensstörungen mit mutistischen, aggressiven Symptomen und Aussenseitertendenzen.

Vorsicht vor folgenden Fehldiagnosen: Akustische Agnosie (zentrale Hörstörung), Debilität, Hirnschaden, Trotzphase.

Eine normale Beschulung mit Hörgerät ist in günstig gelagerten Fällen möglich.

Mittel- bis hochgradige Schwerhörigkeit. Hörschwelle von 56–70 dB. In dieser Gruppe bestehen auch mit Hörgeräten schon Schwierigkeiten in der Kommunikation, die durch ein notwendiges Sprach- und Hörtraining kompensiert werden können.

Hochgradige Schwerhörigkeit. Hörschwelle im Bereich 71–90 dB. Die Artikulation, Kommunikation, Stimme und Sprache der Kinder bleiben auch mit Hörgerät eingeschränkt. Sonderbeschulung stets notwendig mit zusätzlichem Erlernen des Lippenlesens.

Hochgradige, an Taubheit grenzende Schwerhörigkeit. Hörschwelle ab 91 dB. Hörgeräte vermitteln das Gefühl des Sprachrhythmus, jedoch bleibt die akustische Kommunikation stark behindert; die Kinder benötigen eine langwierige spezielle Schulung und orientieren sich in der menschlichen Gesellschaft primär visuell.

Resthörigkeit. Als Resthörigkeit wird ein Zustand bezeichnet, bei dem noch tiefe Geräusche und Sprachlaute mit Hörgerät differenziert werden können.

Gehörlosigkeit. Früher sprach man von Taubheit. Wirkliche, d.h. absolute Gehörlosigkeit ist angeboren recht selten, erworben z.B. nach Meningitis möglich. Von Gehörlosigkeit sollte nur dann beim Kind gesprochen werden, wenn bei besonders schlechter Hörschwellenkurve mehrfache (!) von Erfahrung getragene und sorgfältige Hörgeräte-Anpassungen im Rahmen der Rehabilitationsmaßnahmen fehlschlagen (s. 28.2.1).

Weitere Einteilungsmöglichkeit der Schwerhörigkeitsgrade gemäß dem Grundwerk „Heilmittel und Hilfsmittel" 2. Auflage, Stand 1.10.92, Deutscher Ärzte-Verlag Köln:

Geringgradige Hörstörung. Mittlerer Hörverlust bis 30 dB. Keine oder nur unwesentliche Beeinträchtigung der Sprache.

Mittelgradige Hörstörung. Mittlerer Hörverlust zwischen 30 und 70 dB. Folgen sind oftmals Verzögerung der Sprachentwicklung, audiogenes Stammeln, Dysgrammatismus. Mittelgradige Hörstörungen werden oftmals spät bemerkt (4./5. Lebensjahr) und können zu Fehldiagnosen wie Lernbehinderung, Verhaltensstörung, akustische Agnosie führen.

Hochgradige Hörstörung. Mittlerer Hörverlust zwischen 70 und 90 dB. Folgen sind Ausbleiben der spontanen Sprachentwicklung: „Welt des Schweigens."

Bei Hochtonschwerhörigkeit ab 1000 Hz fast altersgemäße Sprachentwicklung.

Anmerkung: Für die Untersuchung hörgestörter Kinder eignet sich der Intelligenztest nach SNIJDERS-OOMEN (Anwendungsalter ab 3 Jahre).

10.5.9
Untersuchung des körperlichen Entwicklungszustandes

Die Prüfung wird anhand des Knochenreifealters und der Dentition vorgenommen, d.h. anhand pädiatrischer und neuropädiatrischer Untersuchungen.

10.5.10
Ergänzende Untersuchungen

Es kommen in Frage:
- EEG;
- Ausschluß einer Stoffwechselstörung;
- Kinderneurologische und kinderpsychiatrische Untersuchung;
- Evtl. Vestibularisprüfung, da bei 25% der Kinder mit verzögerter Sprachentwicklung eine vestibulozerebellare Dysfunktion vorhanden sein soll.
- Ausschluß von Teilleistungsstörungen oder sonstiger zusätzlicher Störungen. Schwerhörige und gehörlose Kinder können folgende zusätzliche Störungen haben: Auditive und visuelle Wahrnehmungsstörungen (trotz guter Hörreste zu geringe auditive Diskriminationsfähigkeit); Dyspraxie (Ungeschicklichkeit) mit besonderer Dyspraxie des Sprechens; Lernstörungen; Konzentrationsschwäche; Hyperkinese; schwache Begabung; schwaches Gedächtnis; Integrations-Dyslexie: Die geschriebenen Wörter gehen mit den gesprochenen Wörtern keine oder nur unter großen Schwierigkeiten eine Integration ein. Dyssymbolie: Schwierigkeiten mit der Wortbedeutung, vor allem aber Schwierigkeiten bei der Wortfindung, z. B. Verwechseln der Farbbezeichnungen; emotionale Desintegration; Spasmus, Athetose, Choreoathetose.

10.5.11
Hals-Nasen-Ohrenärztliche Untersuchung

Sie solllte bei Kindern erst nach der Sprachprüfung erfolgen, da ängstliche Kinder sonst nicht mehr zum Sprechen zu bewegen sind.

10.6
Therapie der verzögerten Sprachentwicklung

10.6.1
Allgemeine Gesichtspunkte

Die spontane Sprachkraft des Kindes sollte nicht durch ständige Korrekturen gebremst werden. Dennoch sollte ein Überhandnehmen kindlicher Wortproduktionen eingeschränkt werden und alles auf die Erlernung der geltenden Norm hinauslaufen. Man sollte nicht jedes Wort der

Babysprache unterdrücken und von Anbeginn auf die hochsprachlichen Ausdrücke dringen. Andererseits ist es ebenso unangebracht, Babyworte auch dann noch zu verwenden, wenn das Kind sich damit lächerlich macht. Wort- und Formenschatz, Syntax und Redewendungen wachsen dem Kind auch ohne ständige Belehrung im Sprachgebrauch zu.

Die Therapie muß phasenspezifisch erfolgen. Die Sprachentwicklung des Kindes durchläuft in zeitlicher Folge die vorsprachlichen Stufen:
- Produktion von Lauten ohne akustische Aufmerksamkeit;
- Produktion von Silbenketten ohne akustische Aufmerksamkeit;
- Selbstnachahmung;
- Fremdnachahmung.

Jede Phase ist Voraussetzung für die folgende und kann nicht übersprungen werden.

Ein Kind, das sich noch nicht auf der Stufe der Selbstnachahmung befindet, soll daher nicht zum Nachsprechen, d. h. zur Fremdnachahmung, aufgefordert werden. Die spontanen Lautproduktionen des Kindes müssen vielmehr sofort mit gleichem Tonfall und Rhythmus am Ohr des Kindes wiederholt werden. Zur Behandlung in der frühen Phase der Sprachentwicklung gehören Übungen zur Steigerung der akustischen Aufmerksamkeit. Später betont die Behandlung die sensorischen Leistungen (Sprachverständnis), die Erweiterung des Wortschatzes, die Sprechmotorik, den Begriffsumfang unter Zuhilfenahme von Bildern, Gegenständen und Vorgängen, die der Erlebniswelt des Kindes entsprechen. Gleichzeitiges Erfassenlassen des akustischen, optischen und taktilen Eindruckes. Als apparative Hilfe gilt der Language-Master.

Förderung der Sprechmotorik neben allgemeiner gymnastischer Betätigung durch isolierte Übungen der Sprechorgane:
- Lippen: Mundspitzen, Mundbreitziehen, Schnauzemachen, Pfeiffen;
- Zunge: Gerade herausstrecken, nach rechts, links, oben, unten;
- Backen: Aufblasen, getrennt rechts und links;
- Gaumensegel: Blasübungen zur Kräftigung;
- Bewegungen des Unterkiefers.

Die Behandlung der verzögerten Sprachentwicklung erfolgt durch Logopäden, im schulischen Bereich durch Sprachheilpädagogen. Die Therapie kann ambulant in phoniatrischen Abteilungen an HNO-Kliniken, bei niedergelassenen Logopäden, im Rahmen eines Sprachheilkindergartens, in Sprachheilschulen oder bei zusätzlicher geistiger Behinderung in einer Tagesstätte für Behinderte vorgenommen werden.

10.6.2
Therapie auf vorsprachlicher Stufe

Mund- und Eßtherapie bei motorischen Störungen. Bereits beim Füttern des Babys sprachliche Zuwendung, später Benennen gemeinsamer Tätigkeiten, z. B. Schuhe anziehen: Sprache anbieten, aber keine Sprache fordern. Benennen aller Gegenstände und Situationen, mit denen das Kind in Berührung kommt. Nachahmen von Lautäußerungen des Kindes, von Tierlauten und Geräuschen; dadurch wird das Kind zur Wiederholung angeregt. Nicht mit dem Kind in der Baby-Sprache sprechen.

Manchmal müssen erst Blickkontakt, Hinhören und Imitieren als Voraussetzung für die Perzipierung der Sprache geschaffen werden.

10.6.2.1
Aufbau imitativen Sprechverhaltens bei Kindern
Das imitative Sprechverhalten stellt verschiedene Anforderungen an das Kind:
- Auf dem Stuhl sitzenbleiben können,
- aufmerken können,
- Augenkontakt halten können,
- bestimmte grobmotorische Bewegungen imitieren können,
- bestimmte Stellungen und Bewegungen der Artikulationsorgane imitieren können,
- bestimmte Laute, bestimmte Silben, bestimmte Wörter nachsprechen können.

Bei diesen imitativen Leistungen handelt es sich so lange nicht um Sprechen im eigentlichen Sinne, wie die Symbolfunktion der Sprache vom Kind nicht erfaßt ist. Das Kind befindet sich noch auf der vorsprachlichen Stufe der Fremdnachahmung. Bei der Auswahl der sprachlichen Stimuli müssen die Entwicklungsgesetze der Sprachwahrnehmung von JAKOBSON beachtet werden. Mit leichten Lauten wie m, b, p soll begonnen werden. Ein Wort wie „Hut" kann wegen des Kontrastes Konsonant-Vokal-Konsonant eher vom Kind wahrgenommen werden als Wörter mit schwach kontrastierenden Konsonantenhäufungen wie „Hund".

10.6.2.2
Ingangbringen der Selbstnachahmung

Die Eltern müssen die Lautgebilde, die das Kind hervorbringt, sofort in demselben Tonfall und Rhythmus am Ohr des Kindes wiederholen, bis sich das Kind selbst gern und ausdauernd wiederholt; erst dann kann man die Fremdnachahmung stimulieren. Bringt ein auditives Perzeptionstraining keinen Erfolg, dann Versuch der Perzipierung von Sprache auf dem Weg über die visuelle und taktil-kinästhetische Wahrnehmung. Evtl. müssen mit Hilfe operanter Techniken störende Verhaltensweisen (Wutausbrüche, Autoaggressionen) angegangen werden.

10.6.2.3
Elternberatung

Die Eltern dürfen nicht ein falsches Wort korrigieren, sondern nach Herstellung eines Blickkontaktes sagt die Mutter bestätigend das richtige Wort *(artikulatorisches Feedback)*. Erklärung der Bedeutung eines Wortes *(semantisches Feedback)*. Ergänzung des falschen Satzbaues in kurzen, grammatikalisch richtigen Wendungen *(grammatikalisches Feedback);* nicht jedoch das Kind auffordern, den Satz richtig nachzusprechen.

Die Eltern müssen gute Zuhörer sein, um das Kind durch ihr Interesse zum Sprechen anzuregen. Die Eltern sollten stets in zusammenhängenden Sätzen sprechen und nicht im Telegrammstil. Zusätzliche Gebärden können das Gesprochene verdeutlichen. Lieder und Kinderreime sind für die Sprachanregung nützlich, vor allem in Verbindung mit kindgemäßen Bewegungen, Hüpfen, Springen usw.

Vokalübungen werden zur Charakterisierung bestimmter Situationen benutzt. Nachahmen von Tierlauten und Geräuschimitationen dienen der Entwicklung von Konsonanten.

10.6.2.4
Übung des phonematischen Gehörs

Ehe man mit dem Einüben neuer oder der Beseitigung fehlerhafter Laute beginnt, muß das Kind erst lernen, den neu zu bildenden Laut richtig zu hören.

Sprachverständnisübungen: Symbolverständnis ist die grundlegende Voraussetzung für das Sprachverständnis. Die letzte der Sprachproduktion vorausgehende Entwicklungsstufe ist das Bildverständnis.

Übungen zur Satzbildung anhand der Signalmethode.

10.6 Therapie der verzögerten Sprachentwicklung

10.6.2.5
Operantes Konditionieren

Die logopädische Übungsbehandlung verwendet im wesentlichen die lernpsychologischen Prinzipien des operanten Konditionierens (Lernen am Erfolg) und des Imitationslernens. Der Patient wird während der Behandlung zur Nachahmung bestimmter verbaler Verhaltensformen angeleitet, die bei Gelingen sofort durch verbales Lob, mimische Anerkennung, Spielmaterial usw. positiv verstärkt werden. Fehlerhafte Reaktionen werden dagegen durch Nichtbeachten gelöscht.

Der Behandlungsbeginn erfolgt bei verzögerter Sprachentwicklung ab dem 4. Lebensjahr; bei Sprachentwicklungsbehinderung sofort nach Diagnosestellung.

Bei zusätzlicher Verhaltensstörung ist eine Mitbehandlung durch Psychologen oder Erziehungsberatungsstellen erforderlich. Bei mangelhafter Mitarbeit scheitert sonst die Sprachtherapie. Einerseits ist ein verhaltensgestörtes Kind nur sprachtherapeutisch zu beeinflussen, wenn es zur Mitarbeit bereit ist, andererseits ist sprachliche Hilfe der Boden, auf dem sich Anpassungsschwierigkeiten abbauen lassen.

10.6.3
Spezielle Behandlungsmethoden

10.6.3.1
Assoziationsmethode nach McGinnes

Für Kinder mit sprachorganischen Entwicklungsstörungen.

Die Therapie beginnt auf der Lautebene, d.h., mit korrekter Artikulation; zusätzlich Förderung der Entwicklung der Wahrnehmung der Sprachlaute und des Sprachgehörs. Einzelne Phoneme werden angebildet, und das Kind soll lernen, die Artikulation eines Lautes mit dem geschriebenen Lautsymbol zu assoziieren.

Als nächsten Schritt soll das Kind erkennen lernen, daß in der Kombination von zwei und mehr Phonemen einzelne Sprachlaute zusammengefügt werden können.

Dann soll die Gedächtnisspanne durch den Gebrauch von kurzen Sätzen allmählich verlängert werden. Dabei erfolgt gleichzeitig eine Erweiterung des vorhandenen Vokabulars. Anschließend werden grammatikalische Strukturen geübt.

10.6.3.2
Therapieprogramm nach Frostig

Der Hauptanwendungsbereich liegt bei Kindern mit zusätzlichen visuellen Perzeptionsstörungen. Durch Training der visuellen Wahrnehmungsfähigkeit kann man zugleich auch die allgemeine geistige Entwicklung fördern. In Kombination mit anderen logopädischen Maßnahmen findet daher eine besonders günstige Einwirkung auf die Sprachentwicklung statt. Eine Verbesserung der visuellen Wahrnehmungsfähigkeit schafft nämlich die notwendigen Voraussetzungen für andere Lernbereiche. Man findet Verbesserungen des syntaktischen und sprachlich-begrifflichen Bereiches sowie eine Besserung von Sprechscheu und Sprechhemmungen. Eine Schulung der visuellen Perzeptionsfähigkeit wird in fünf gesonderten Bereichen vorgenommen:
- Visuomotorische Koordination;
- Unterscheidung von Figur-Grund;
- Beachtung der Wahrnehmungskonstanz;
- Erkennen der räumlichen Lage;
- Erfassen räumlicher Beziehungen.

Durch einleitende Übungen werden die Grundfertigkeiten der Feinmotorik und der visuellen und taktilen Perzeptionsfähigkeit kindgemäß und spielerisch geschult. Grobmotorische und haptische Übungen sind als wichtige Ergänzung zur Schulung der visuellen Perzeptionsfähigkeit in das Programm eingebaut. Der therapeutische Hauptteil setzt sich aus 359 verschiedenen Arbeitsbogen zusammen. Diese sind nach den obengenannten fünf Kategorien differenziert und außerdem nach Schweregraden unterteilt. Die Arbeitsbögen werden entsprechend der visuellen perzeptiven Rückstände verwendet. Anwendung des Therapieprogramms bei Kindern zwischen 3 und 8 Jahren (siehe auch Abschn. 10.5.6.1).

10.6.4
Geräte für die Sprachtherapie

Artikulationsspiegel. Er dient der visuellen Kontrolle während der Behandlung.

Language Master. Es handelt sich um ein audiovisuelles Training. Das zweispurige Tonaufnahme- und Wiedergabegerät arbeitet mit Tonkarten. Diese können bebildert, beschriftet und besprochen werden. Der

Therapeut bespricht die Karte mit Text, der speziell trainiert werden soll. Das Kind kann beim Durchgang der Karten gleichzeitig die Stimme des Therapeuten hören, den Text lesen und ein dazugehörendes Bild betrachten.

Phonic ear. Binauraler Sprachtrainer. Durch zwei Mikrophone, zwei eingebaute Verstärker und eine Stereo-Kopfhörergarnitur hört das Kind die korrekte Aussprache des Lehrers und seine eigene gleichzeitig. Voraussetzung ist, daß Kind und Therapeut gleichzeitig sprechen.

Phonic mirror. Endlosband-Kassettengerät. Ein Laut, eine Silbe, ein Wort oder Satz können beliebig oft wiederholt werden.

Akusto-vibratorische Kommunikationshilfen für gehörlose oder resthörige Kinder. Sie werden als Phonator bezeichnet. Die Vibrationsübertragung erfolgt am Brustbein, Schlüsselbein, an den oberen Halswirbelknochen oder an der Handwurzel. Die indirekte Vibrationsübermittlung kann durch schwingende Holzflächen — zum Beispiel Stuhlsitz, Tischfläche — erfolgen. Eine Kombination mit Ablesen der Mundstellung und Ausnützung vorhandener Hörreste ist erforderlich.

10.6.5
Kindergarten für Sprachbehinderte

Aufnahme im Alter von 3–6 Jahren. Zu empfehlen bei stark ausgeprägter verzögerter Sprachentwicklung, früh erworbener Aphasie.

Die Sprachentwicklung kann gestört werden, wenn Kinder vor Abschluß des Fragealters in den Kindergarten kommen. Er ist jedoch für die Sprachförderung bedeutsam. Denn von den sprechenden Altersgenossen geht die stärkste Motivation aus, Sprache anzuwenden. Es gibt aber sensible und sprachschwache Kinder, die man nur mit Vorsicht dem Sprachreiz eines Kindergartens aussetzen sollte.

10.6.6
Schulen für Sprachbehinderte

Voraussetzung für die Aufnahme sind eine normale Intelligenz und ein intaktes Gehör. Die sprachliche Beeinträchtigung muß gravierend sein. Ziel der Schule für Sprachbehinderte ist die Beseitigung der Sprachentwicklungsrückstände bzw. der Sprachstörungen, Korrektur von Fehlentwicklungen der Persönlichkeit, des Sozialverhaltens und des Lernverhaltens im Sinne einer Umerziehung. Um- bzw. Rückschulung in die Regelschule sollte möglichst frühzeitig erfolgen. Vermittlung des Lehrstoffes der Regelschule durch behinderungsspezifische Aufarbeitung, damit das sprachbehinderte Kind den Wissensstand alters- und intelligenzgleicher Schüler der Regelschule erreicht. Bei Verbleiben in der Schule für Sprachbehinderte wird ein ordnungsgemäßer Schulabschluß erreicht.

Bis auf einen geringen Rest therapieresistenter Kinder sollen alle Kinder nach Ende des 4. Schuljahres die Schule für Sprachbehinderte verlassen können.

Die Schule für Sprachbehinderte nimmt Kinder mit einer Behinderung der sprachlichen Ausdrucks- und Mitteilungsfähigkeit auf,
- die dem Bildungsgrad der allgemeinen Schule aufgrund ihrer Störung nicht oder nicht ausreichend zu folgen vermögen;
- deren Sprachbehinderung weder durch zusätzliche Hilfe in der allgemeinen Schule noch durch ambulante Behandlung außerhalb des Schulbesuches behoben werden kann;
- die bei Mehrfachbehinderung primär sprachbehindert sind;
- bei denen als Folge der Sprachbehinderung erhebliche Abweichungen im Lern- und Sozialverhalten auftreten oder befürchtet werden müssen.

Hierzu gehören nach Ansicht der Pädagogen Schüler mit folgenden Sprachbehinderungen:
- Hochgradige Entwicklungsverzögerung der Sprache;
- Zentrale Entwicklungsbehinderungen der Sprache;
- Neurotische oder psychogene Behinderungen der Sprache;
- Zerebral bedingte Behinderungen der Sprache;
- Schwere Sprachstörungen als Folge pathologischer Veränderungen der Sprechorgane;
- Störungen des Sprechablaufes;
- Organisch und funktionell bedingte Stimmstörungen schweren Grades;
- Lese-Rechtschreibschwäche (Legasthenie), wenn sie mit einer Sprachstörung im Sinne der Sprachschwäche verbunden ist.

Die Sonderstellung der Sprachbehindertenschule beruht darauf, daß sie grundsätzlich als *Durchgangseinrichtung* mit dem erklärten Ziel der

Rückführung in die Regelschule und der damit verbundenen Ausrichtung auf den Regelschullehrplan konzipiert ist.

Die Sprachbehindertenschule versteht sich nicht als Stätte der Heilung von Sprachgebrechen, sondern im Rahmen eines differenzierten Systems sonderpädagogischer Rehabilitationseinrichtungen primär als Ort der Schulpflichterfüllung. Dies findet in den Einschulungskriterien seinen Ausdruck, in denen deutliche Abgrenzungen beispielsweise zu primären Lernbehinderungen zu finden sind.

In der Schulphase hat der Sprachbehindertenpädagoge in Abwägung des Verhältnisses der individuellen Lernvoraussetzungen des sprachlich beeinträchtigten Kindes und der institutionell gegebenen Förderungsmöglichkeiten zu entscheiden, ob ambulante sprachtherapeutische Maßnahmen im Rahmen der Regelschule ausreichen oder ob die Ein- bzw. Umschulung in eine Schule für Sprachbehinderte notwendig ist.

10.6.7
Therapie bei Mangel an sprachlicher Anregung

Keine Korrektur einzelner Sprachlaute am Anfang der Behandlung, da sich nach Besserung des Sprachverständnisses die Sprechmotorik und Sprechgeschicklichkeit spontan bessern kann. Beginn daher mit Sprachverständnisübungen, Beschreibung von Bilderbuchszenen und Imitation von unbekannten Begriffen.

10.6.8
Therapie bei minimaler zerebraler Dysfunktion

Übende Verfahren. Physiotherapeutische, ergotherapeutische, mototherapeutische, logopädische Maßnahmen einschließlich Perzeptionstraining. Verbesserung der Grob- und Feinmotorik kann eine Normalisierung leichter Sprachstörungen herbeiführen.

Psychomotorische Therapie. Sie bewirkt eine Beeinflussung zwischen inneren psychischen Vorgängen und motorischen Äußerungsformen.

Sensomotorische Therapie. Sie verfolgt eine Beeinflussung der Sinnesorgane und führt gleichzeitig mit Hilfe gezielter Hilfen ein Bewegungstraining durch. Sie ist nicht nur Input- oder Output-Funktionstraining, sondern auch Feedback-Training.

Psychagogische und heilpädagogische Behandlung. Spiel- und Musiktherapie, Zeichnen, Basteln, Schreiben.
Oft bedarf die veränderte Sprach- und Sprechfunktion überhaupt keiner Behandlung. Die Prognose ist gut, spätestens bis zur Pubertät findet ein Ausgleich der Symptomatik statt.

10.6.9
Therapie bei Sehschädigung

Die Sprachtherapie unterscheidet sich nicht von der der logopädischen Therapie bei sehenden Kindern. Besonders gefördert werden muß jedoch das Hören und Tasten, evtl. Training der Lippen-, Zungen- und Gaumensegelbeweglichkeit, zusätzliches Abtasten der Sprechorgane. Als Erinnerungshilfe beim Lesen kann Lackieren, Ausstanzen oder Aufkleben des zu übenden Lautes im Punktschriftsystem angeboten werden.

10.6.10
Therapie bei Teilleistungsschwächen

Möglichst gleichzeitiges Üben der taktilen, kinästhetischen, visuellen und auditiven Sinnesmodalitäten, auch wenn nur eine Störung in einem oder einzelnen Bereichen der Perzeption vorliegt.
– Intramodale Therapie bedeutet: Therapie der einzelnen gestörten Sinnesfunktion.
– Intermodale Therapie bedeutet: Therapie möglichst vieler Sinne auf einmal.

10.6.10.1
Allgemeines Training der Wahrnehmung

Es findet zunächst auf der Modalstufe (innerhalb eines Sinnesbereiches) statt, dann zwischen den einzelnen Sinnesbereichen.

Allgemeines Training der Wahrnehmung durch die Entwicklungstherapie nach HELLBRÜGGE oder die senomotorische Frühtherapie nach KIPHARD. Dabei werden die Bereiche Tasten, Sehen und Hören in Verbindung mit der Fein- und Grobmotorik trainiert.

Mit dem Montessori-Sinnesmaterial kann man trainieren: Geruch, Geschmack, Tasten, Unterscheiden von Farben, Formen und Geräuschen.

10.6.10.2
Training der auditiven Wahrnehmung
Hörübungen:
- Hören von unperiodischem Schall (Lärm, Geräusch);
- Hören von periodischem Schall (Töne, Klänge);
- Hören von einfachen Lauten, die zur Nachahmung reizen;
- Hören von Bedeutungslauten (Tierstimmen, Ausrufe des Erstaunens);
- Hören von Klangsequenzen (Melodien).

Differenzierungsübungen. Differenzierung von Einzellauten, Differenzierung von Sprachlauten, die bedeutungsunterscheidende Funktionen in Wörtern haben:
- Übungen zur Diskriminierung von Sprachlauten:
  - Nennen von ähnlich klingenden Wörtern, die sich durch den Laut unterscheiden, dessen Identifizierung diskriminatorische Schwierigkeiten bereitet, z. B. Hase — Haare, wobei das Kind auf das analoge Bild zeigt; Üben mit weichen und harten Formen des gleichen Lautes, z. B.: Garten — Karten;
  - Anhand von Bildern werden Wörter richtig und falsch ausgesprochen und vom Kind korrigiert;
  - Sortierenlassen von Bildkarten nach gleichen Lauten;
  - Heraushören eines bestimmten Sprachlautes aus ein- und mehrsilbigen Wörtern;
  - Analyse aller Sprachlaute eines Wortes;
  - Heraushören gleicher Wortlängen;
  - Heraushören gleicher Wörter in Sätzen.
- Übungen zur Diskriminierung von Umweltgeräuschen:
  - Unterscheidung zwischen Telefon und Haustürglocke;
  - Abspielenlassen von auf Tonband aufgenommenen Geräuschen von Tieren oder Haushaltsgeräten, wobei das Kind auf die Gegenstände zeigt, die das Geräusch erzeugt haben.

Lautgedächtnisübungen. Nachklatschenlassen (Anwendung unregelmäßiger Folgen von leisem und lautem Klatschen), das gleiche mit 2 Geräuschen, z. B. Blasen und Klatschen, Nachspielenlassen einer Geräuschfolge auf Orff-Instrumenten, Reaktion auf verschiedene Signale (einmal klopfen bedeutet: hinsetzen, zweimal klopfen: aufstehen, dreimal klopfen: rückwärts laufen usw.).

Sprachgedächtnisübungen. Oftmaliges Wiederholen des gleichen Wortes bei mehreren Gelegenheiten in verschiedenen Situationen und Herstellung assoziativer Verknüpfungen mit vorher Bekanntem.

Übungen zur Hebung des Sprachverständnisses: Anbieten einzelner Substantive, wobei der Gegenstand jeweils gezeigt wird. Anschließend soll das Kind die Gegenstände benennen.

Die auditive Wahrnehmung muß auf den verschiedenen Modalitätsstufen trainiert werden:
- Modalitätsspezifische Stufe: Töne und Klänge werden zur Weckung der auditiven Merkfähigkeit eingesetzt.
- Intermodale Stufe: Übungen zum Richtungshören und Zuordnungsaufgaben.

Übungen zur serialen Integration. Das Kind muß gehörte Klangfolgen in Musik und Sprache reproduzieren und komplexe Aufträge befolgen.

10.6.10.3
Training nichtsprachlicher kognitiver Leistungen

Hierunter fallen Zuordnungsübungen, Sequenzbildung (Weiterführen vorgegebener Reihen), Erweiterung der Aufmerksamkeitsspanne, nichtsprachliche Begriffsbildung (Begriffe erleben, Verstehen von Zeichen, Mimik, Gestik und Pantomime), Konzentrationsspiele und Training des Langzeitgedächtnisses.

10.6.10.4
Training der taktilen Wahrnehmung

Bei den Tastübungen zuerst auf der modalen Stufe kann das Übungsmaterial nach folgenden Gesichtspunkten differenziert werden: Form, Größe, Oberflächenbeschaffenheit, Konsistenz, Gewicht, Temperatur. Man arbeitet mit dem Montessori-Material.

Auf der intermodalen Stufe verbindet man zwei Sinnesbereiche miteinander, z. B. Tasten und Sehen: Das Kind ertastet mit geschlossenen Augen eine Form und ordnet sie einer der vor ihm liegenden Formen visuell zu.

Die seriale Integration (Sequenzbildung) wird geübt, indem man das Kind Material bei geschlossenen Augen nach Größe, Höhe oder Breite zuordnen läßt.

10.6 Therapie der verzögerten Sprachentwicklung

10.6.10.5
Training der kinästhetischen Wahrnehmung

Es beinhaltet die Übung der Perzeption der eigenen Bewegungen. Bei Sprachgestörten ist vor allem die kinästhetische Wahrnehmung der Artikulationsbewegungen wenig entwickelt.

Taktil-motorische, motorisch-kinästhetische Übungen fördern die Entwicklung des Gesamtkörpergefühles.
- Hin- und Herrollen auf einem großen Ball;
- Körper in eine Decke einrollen;
- Kriechen wie eine Schlange, Hüpfen wie ein Frosch, Balancieren.

Taktil-kinästhetische Wahrnehmungsschulung der einzelnen Körperteile bestehen in Klatschen, Händeabdruck mit Fingerfarben, mit nassen Füßen über saugfähiges Papier laufen, dabei gehen wie ein Elefant, hüpfen wie ein Frosch, auf Zehenspitzen gehen, auf den Fersen gehen.

Einen Gegenstand auf dem Kopf balancieren.

Eine Nuß mit der Zunge an den Zähnen entlangschieben, mit den Lippen Rosinen aufnehmen, Kirschkerne spucken, Lippen mit der Zunge ablecken.

10.6.10.6
Training der visuellen Wahrnehmung

Eine vorgegebene Form nachmalen oder mit einem Seil, mit Steinen oder Bauklötzen nachlegen lassen, Ball fangen.

Zuordnungsübungen: Farbe zu Farbe, Form zu Form. Ordnen nach der Größe, Übungen zur schnellen Reaktion auf visuelle Reize. Training des visuellen Gedächtnisses, Übungen zur visuomotorischen Koordination (Geduldsspiele, Kneten, Mikado-Spiel). Figur-Grund-Differenzierung (Suchbilder bearbeiten). Übungen im Erfassen und Kopieren von Schrift und Zahl. Übungen zur Erkenntnis der Lage im Raum und der Stellung innerhalb der Reihe, Übungen zur Erkennung von Strukturen von Formverläufen.

Die zentrale Verarbeitung der Reize erfolgt durch Ordnen, Sortieren, Klassifizieren, Assoziieren, Kombinieren und Bildung von Analogien.

Verwendet wird zum Training der visuellen Wahrnehmung das Frostig-Programm.

Visuell-auditive Übungen. Kinder laufen im Raum herum, Stehenbleiben bei Pfiff mit gleichzeitigem roten Signal, Weitergehen bei Pfiff mit grünem Signal.

10.6.10.7
Training der visuomotorischen Koordination

Es dient dem Erreichen einer koordinierten Strichführung und damit der Voraussetzung des Schreibens und Zeichnens. Gleichzeitig Verwendung des psychomotorischen Übungsprogramms, Training der Feinmotorik, der Koordination des ganzen Körpers, des Körperschemas.

Die Behandlung visueller Perzeptionsstörungen wird immer mit Bewegungsübungen kombiniert.

10.6.10.8
Training der Motorik

Man unterscheidet verschiedene Ansätze:
- Mototherapie: Bewegungsbehandlungsmethoden bei Entwicklungsstörungen, pathologischen Bewegungsmustern sowie Auffälligkeiten und Störungen im psychomotorischen Leistungs- und Verhaltensbereich.
- Motopädagogik: Konzept der ganzheitlichen Erziehung und Persönlichkeitsbildung über motorische Lernprozesse und Verhaltensänderung.
- Übung der serialen Motorik: Übung von Dauerleistungen mit unterschiedlichem Anspruch an die Körpermotorik und unterschiedlichen zeitlichen Einteilungen wie Ballspielen (Ball fortlaufend auf den Boden prellen, beide Hände im Wechsel), in verschiedenen Reihenfolgen mit allen Fingerkuppen den Daumen antippen usw.
- Training der Zungen-Mund-Motorik.

10.6.10.9
Weitere Teilleistungsübungen

Man unterscheidet:
- Übungen zur Raumorientierung: Mehrere Kinder laufen nach dem Rhythmus der Musik, ohne aneinanderzustoßen; Hindernislauf, Zeichnen nach Diktat mit verbundenen Augen.
- Konzentrationsübungen: Glaskugel auf einem flachen Teller gleichmäßig am Rand entlangrollen lassen, eine Murmel auf einem Löffel tragen, ein mit Wasser gefülltes Glas auf einem Tablett tragen.

10.6 Therapie der verzögerten Sprachentwicklung

10.6.10.10
Sprachliche Übungen

Ziel ist die Verbindung der realen Wahrnehmung der verschiedenen Modalitäten mit der Sprache. Es gibt verschiedene Übungsbereiche:

- Übungen zur Diskrimination und Klassifikation
  - Betrachtung eines Balles, der bezüglich seiner Eigenschaften besprochen wird. Anschließend Betrachtung und Besprechung der Eigenschaften eines Holzwürfels. Danach muß das Kind mehrere Bälle und Würfel zuordnen. Anschließend Sortierenlassen von Gegenständen nach den Kriterien von rund, eckig usw.
  - Differenzierung und Zuordnung von Gegenständen bezüglich der Größe.
  - Differenzierung von Gegenständen nach dem Gewicht.
  - Differenzierung von Temperaturen.
  - Wiedererkennen von Gegenständen durch Tasten.
  - Differenzieren von Materialien.
  - Diskriminieren von Minimalpaaren.
  - Erarbeitung semantischer Diskrimination und Klassifikation: z. B. den Unterschied zwischen Küche und Kinderzimmer, Einkaufstasche und Schultasche erkennen.
- Übungen zur Stabilisation und zum Training des Gedächtnisses
  - Nachsprechenlassen von immer schwierigeren Wörtern und Sätzen;
  - Ausführenlassen von einteiligen, zweiteiligen und dreiteiligen Aufträgen.
- Übungen zur Begriffsfindung
  - Lehren von fixen Assoziationsverbindungen zwischen zwei zusammengehörigen Wörtern. Erinnerungshilfe durch visuelle Zeichen (pantomimische Methode);
  - Lehren von Wörtern in ganzen Sätzen;
  - Einrichten eines Puppenhauses mit Gegenständen;
  - Das Gegenteil vorgegebener Begriffe sagen lassen.
- Übungen zur Formulierungsförderung
  - Eine Geschichte vollenden lassen;
  - Rollenspiele.
- Übungen zur Zeitteilung. Es gibt hierzu keine speziellen Übungen. Bei den genannten Übungen kommt es darauf an, eine Aufgabe über längere Zeit genau gleich zu wiederholen:
  - Eine Kette auffädeln in einer bestimmten Reihenfolge bezüglich Farbe oder Form.

- Einen Dreiklang spielen und mehrmals wiederholen (auditiv: Die Folge wird mit dem Gehör wahrgenommen; visuell: Die Töne werden auf einem bunten Metallophon gespielt).
- Einen Rhythmus klopfen und beibehalten.
- Eine Puppe in richtiger Reihenfolge anziehen lassen.
- Reihenfolge der Handlungen beim Einkaufen besprechen.
- Eine Geschichte aus mehreren Bildern zusammenlegen und dann erzählen lassen.

• Sinnübungen zur simultanen Koordination von Bewegungsmustern mit Sprache
- Mindestens zwei verschiedene Aufgaben müssen auf einmal ausgeführt werden, z. B. seriale Motorik in Verbindung mit Sprache: Gleichzeitiges Klatschen und Sprechen, Ballwerfen, -fangen und gleichzeitiges Sprechen, Sprech-Zeichnen, Singspiele.

10.6.11
Sprachanbildung bei Gehörlosen und hochgradig Schwerhörigen

Im 18. Jahrhundert propagierte HEINICKE das Lautsprachprinzip, während zur gleichen Zeit ein Franzose, der Abbé DE L'EPÉE, eine Zeichensprache (Gebärdensprache) für Gehörlose entwickelte. Im deutschsprachigen Raum stellt das Lautsprachprinzip die dominierende Methode in der Hörspracherziehung dar.

Wörter werden bei der Lautsprache nach der optisch-artikulatorischen und taktil-artikulatorischen Bildung unterschieden und auch ausgesprochen. Die Gebärdensprache ordnet den Wortbegriffen Gebärden zu, während das Fingeralphabet (z. B. Ein-Hand-Alphabet für Taube und Taubblinde) mit der Schrift korrespondiert. Jeder Buchstabe kann an der Hand- und Fingerstellung erkannt werden.

Ein Handzeichensystem (Manualsystem) kann graphembezogen, absehergänzend oder phonembestimmt sein.

Bei einem graphembestimmten Fingeralphabet stimmt die Zahl der Handzeichen mit der Zahl der Buchstaben überein.

Beim phonembestimmten Handzeichensystem entspricht dem Phonem der jeweiligen Sprache ein Zeichen (sch = 1 Phonem = 1 Zeichen). Es besteht aus 16 Phonemzeichen für Konsonanten und 10 Phonemzeichen für Vokale. Es findet bei Gehörlosen Anwendung.

Das gehörlose Kleinkind entwickelt von sich aus individuelle symbol-

10.6 Therapie der verzögerten Sprachentwicklung

hafte Zeichen, sog. Gebärden, mit deren Hilfe es seine wichtigsten existentiellen Wünsche und Bedürfnisse zum Ausdruck zu bringen sucht.

10.6.11.1
Lautsprache

Vorteile. Die Entwicklung der Fähigkeit zum Sprechen, zum Ablesen, zum Lesen und zum Schreiben ist möglich. Da über 95% aller hörgeschädigten Kinder hörende Eltern haben, ist auf diese Weise eine Kommunikation mit diesen möglich.

Nachteile. Das Erlernen ist langwierig und schwierig. Ein wirkungsvoller Gebrauch der gesprochenen Sprache, des Ablesens, des Schreibens und des Lesens wird selten erreicht.

10.6.11.2
Gebärdensprache

Die Handzeichen weisen eine gewisse Ähnlichkeit auf mit dem, was sie bezeichnen. Sie lassen sich in einzelne Teile zerlegen. Auf 20 unterschiedliche Handformen (z.B. Faust, Zeigefingerhand, Zweifingerhand) baut sich die überwiegende Mehrzahl der Gebärdenzeichen auf. Weitere Strukturmerkmale der Gebärdensprache sind die Handstellung, z.B. Faust mit dem Handrücken nach vorne oder nach hinten sowie die Stelle, an der die Gebärde ausgeführt wird — vor der Brust etwa, über dem Kopf oder in Kontakt mit bestimmten Körperteilen.

Die Zeichen für Mama und Bauer — bei beiden wird die Faust an die rechte Wange geführt — können nur mit der Bewegung, d.h. dem vierten Teilelement der Deutschen Gebärdensprache, auseinandergehalten werden. Bei „Mama" wird die Faust liebevoll gegen die Wange gerieben, bei „Bauer" hingegen wird mit der Faust zweimal kurz gegen die Wange geklopft. Bei Mut wird mit der Faust einmal hart gegen die Brust geschlagen, bei Angst mehrmals kurz und schnell die Brust berührt.

Die Kombinationsmöglichkeiten zur Erzeugung von Gebärdenzeichen sind mit etwa 20 Handformen, 6 Handstellungen, 12 markanten Ausführungsstellen und 24 Bewegungsaspekten sehr umfangreich. Mit diesen Elementen kann eine unbegrenzte Menge von neuen, nie vorher dagewesenen Zeichen und Sätzen erzeugt werden. Die Deutsche Gebärdensprache folgt einer eigenen Grammatik.

Vorteile. Die Gebärde ist konkret und anschaulich.

Nachteile. Die Gebärde ist nur grob begrenzt, ohne feine Nuancen. Der Wortschatz der Gebärdensprache ist beschränkt, es gibt keine syntaktische Gliederung. Mit einer Gebärde werden zugleich substantivische, verbale und adjektivische Inhalte bezeichnet. Sie ist nur in der augenblicklichen Situation verständlich, Irrtümer bei der Übermittlung sind möglich. Die Gebärdensprache verhindert die Gewinnung lautsprachlicher Satzschemata.

- Nachteile im sprachlichen und lexikalischen Bereich
– zwar Konkretheit der Begriffe, aber nur begrenzte Anzahl von Begriffen;
– Fehlen von Wortkategorien;
– Mangel an sprachsystemischen Ordnungen;
– Homonymisierung (Mehrdeutigkeit) lautsprachlicher Begriffe.
- Nachteile im grammatikalisch-syntaktischen Bereich
– Fehlende Konjugation;
– Keine Steigerung des Adjektivs;
– Fehlende Deklination des Substantivs.

10.6.11.3
Totale Kommunikation

Es handelt sich um den Einsatz von Gebärden zusätzlich zur Lautsprache, auch lautsprach-begleitende Gebärden genannt. Die totale Kommunikation wurde bereits im 18. Jahrhundert von Abbé De L'Epée entwickelt.

Vorteile. Die Methode bietet die Möglichkeit, mehr und schneller zu lernen, als es mit der Lautsprache oder der Gebärdensprache allein möglich ist.

Nachteile. Die totale Kommunikation versagt ebenso wie die allein verwendete Gebärdensprache beim Lesenlernen. Das Niveau beim sinnerfassenden Lesen beim Abgang aus der Gehörlosenschule entspricht auch hier nur dem eines hörenden Kindes von 8 Jahren.

Versagen bei der Kommunikation im Elternhaus.

Die Ergebnisse der totalen Kommunikation sind im Erlernen der Lautsprache nicht besser als die bei der Lautspracherziehung allein, in den Bereichen Sprechen und Absehen sogar schlechter.

10.6.11.4
Formen der Kommunikation bei Taubblinden

Taubblinde Kinder sind weder blinde Kinder mit einer zusätzlichen Hörstörung noch taube Kinder mit einer zusätzlichen Sehbehinderung. Diese Kinder sind auf die taktile Erfahrung als einzigen Weg der Aufnahme von Umweltreizen angewiesen. Folgen: gestörter Tag-Nacht-Rhythmus (da Licht- und Geräuschveränderungen während der Nacht das Kind nicht erreichen); Eßstörungen; Berührungsabwehr; heftige Reaktionen auf Reizänderungen; Stereotypien; fehlende Motivation zu Bewegung.

Das taubblinde Kind erscheint zunächst als schwerst geistig behindert. Eine spezielle Entwicklungsskala von STILLMAN, die Collier-Azusa-Scale, erfaßt motorische, perzeptuelle und sprachliche Fähigkeiten, Selbständigkeit und Sozialverhalten. Die erste Aufgabe der Behandlung taubblinder Kinder ist die Regulierung des Schlaf-Wach-Rhythmus. Das Kind muß an der stets gleichen zeitlichen Folge von Tätigkeiten (z. B. Essen–Baden–Schlafen) und den örtlichen Veränderungen (z. B. Laufstall-Bett) den Unterschied zwischen Tag und Nacht lernen. Weiterhin Weckung der Bereitschaft zu selbständiger Fortbewegung sowie systematischer Aufbau von Techniken des Essens. Aufbau einer Kommunikationsmöglichkeit; für bestimmte immer wiederkehrende Tätigkeiten sowie für bestimmte Dinge und Personen werden bestimmte taktile Zeichen gesetzt. Sobald das Kind verstanden hat, daß verschiedene Zeichen für etwas Verschiedenes stehen, hat es die Möglichkeit zur Antizipation dessen, was als nächstes geschehen wird. Das Kind kann dann schließlich auch selbst vermitteln, was es möchte.

Bei älteren Kindern werden Blockschrift-Großbuchstaben oder Zahlen mit den Fingern in die geöffnete Hand geschrieben. Es handelt sich dabei um eine international empfohlene Standardschrift.

Das Fingeralphabet nach LORM kann von Taubblinden ertastet werden. Bei diesem System werden die Buchstaben durch Berührungspunkte und -striche in der Handfläche ersetzt. Es findet Anwendung bei Spät-Taubblinden.

10.6.11.5
Die Hausspracherziehung

Die Hörerziehung beginnt ab dem 6. Lebensmonat nach Hörgeräteanpassung. Für die Entwicklung des Hörens geht die sog. kritische Periode

(Entwicklungsabschnitt, in dem sich gewisse Strukturen oder Fähigkeiten ausbilden) gegen Ende des 8. Lebensmonats zu Ende.

Die sensitive Periode (Zeitabschnitt, innerhalb dessen sich gewisse Fähigkeiten und Fertigkeiten nachhaltiger, schneller und mit geringerem Aufwand an Energie erwerben lassen als zu anderen Zeiten) hält bis gegen Ende des 2. Lebensjahres an.

Gehörlose Kinder werden im Elternhaus von Fachpädagogen besucht. Die Eltern erhalten Anleitung hinsichtlich sprachanbahnender Maßnahmen und sachgemäßen Einsatzes und Umganges mit Hörgeräten.

10.6.11.6
Lautsprach-Früherziehung

Grundlage der Hörerziehung ist die Lautsprach-Früherziehung. Die Hörerziehung beinhaltet bei vorhandenen Hörresten ein Vertrautmachen mit Geräuschen, mit der Unterscheidungsfähigkeit für Klänge sowie Training des Richtungsgehörs und der akustischen Merkfähigkeit.

10.6.11.7
Sprachanbildung im Kindergarten und in der Schule

Ab dem 3. Lebensjahr besuchen hörgeschädigte Kinder einen speziellen Kindergarten für Schwerhörige und Gehörlose. Dort wird die Sprachanbahnung fortgesetzt.

Nach 10jähriger Schulzeit in einer Schwerhörigen- oder Gehörlosenschule kann ein Hauptschulabschluß erreicht werden.

10.6.11.8
Absehtraining

Das Lippenlesen soll in Verbindung mit Mimik und begleitender Gebärde benutzt werden.

Die rechte Hand wird als rhythmisierendes Element in die Behandlung einbezogen zur Verbesserung des Sprachrhythmus und der Sprachmelodie.

Die wichtigsten Prinzipien der von den Eltern zu übernehmenden Aufgabe sind, dem Kind die ihm in der frühesten Kindheit in der Regel noch eigene Antlitzgerichtetheit sowie das auch dem hörbehinderten Kind an der Wende vom 1. zum 2. Lebensjahr eigene Lallen zu erhalten und es darüber hinaus — falls möglich — zur Hörgerichtetheit zu führen.

10.6 Therapie der verzögerten Sprachentwicklung

Antlitzgerichtetheit und Hörgerichtetheit sind Voraussetzung für die Anbahnung des Sprachverständnisses. Daraus entwickelt sich die Sprachauffassung mittels kombinierten Ablesens und Hörens. Ohne Förderung gehen die Antlitzgerichtetheit und der Gebrauch der Stimme und damit die Grundlage für die Lautspracherlernung wieder verloren. Miteinbeziehen vibratorischer Wahrnehmungen.

Diese Maßnahmen sind alle nur möglich bis zum Ende des 2. Lebensjahres, da sich das Kind bis dahin in der Phase der natürlichen Antlitzgerichtetheit befindet.

Während der ersten Entwicklungsphase besteht das Ziel, den Blick des Kindes so oft wie möglich auf das Gesicht des Sprechers zu lenken. Es ist erforderlich, daß jeweils dann, wenn das Kind aufschaut, zu ihm gesprochen wird. Es genügt eine kurze Aussage über den Gegenstand oder die Tätigkeit, mit der das Kind oder der Sprecher gerade beschäftigt ist. Das Kind wird immer häufiger, immer länger und immer zielbewußter aufschauen.

Die zweite Entwicklungsphase setzt ein, wenn das Kind anfängt, visuell etwas Sprache zu verstehen. Die Eltern sollen nicht mit Händen auf Gegenstände deuten, sondern mit den Augen hinschauen.

Die dritte Entwicklungsphase beinhaltet das Verständnis erster Wörter oder Sätze ohne zusätzliche situationsgebundene Hinweise. Diese Phase kann herbeigeführt werden durch den Einsatz sprachfördernder Spiele.

Die Antlitzgerichtetheit des Kindes kann am besten gefördert werden, wenn es noch auf dem Arm getragen wird. Die Mutter sollte Fehler in der Nachahmung und Wiederholung des Kindes nicht mit Tadel oder Korrekturen beantworten, da diese dem Kind das Sprechen verleiden können. Das Kind lernt am besten, wenn es immer wieder den richtigen Klang und die richtige Ausdrucksweise hört. Wenn das Kind Äußerungen der Mutter nicht versteht, soll die Mutter während der Übungsstunde nicht auf bedeutungshaltige Gesten oder Gebärden ausweichen. Förderung der Hörgerichtetheit, d. h. Förderung der Bereitschaft des Kindes, akustischen Signalen seine volle Aufmerksamkeit zuzuwenden.

Stammelfehler bedürfen keiner besonderen Aufmerksamkeit oder Korrektur, da sie auch bei normal hörenden Kindern auftreten; die systematische Sprachkorrektur hat Zeit bis zum Schuleintritt.

Die Sprache der Eltern muß natürlich und deutlich, ohne Dialekt sein. Übertriebene Mundbewegungen sind zu vermeiden. In wiederkehrenden Situationen sollen möglichst immer die gleichen Sätze und Wörter gebraucht werden. Verwendung von kleinen, aber vollständigen Sätzen. Sätze sind leichter über das Gehör aufzunehmen als einzelne Wörter. Daher am Anfang der Sprachanbildung keine Artikulationsübungen. Die Eltern müssen, wenn sie zum Kind sprechen, so sitzen, daß ihr Gesicht hell erleuchtet ist. Der Abstand zwischen dem Kind und dem Gesicht der Eltern sollte nicht kürzer als 60 cm sein, wobei sich das Gesicht der Eltern und das Gesicht des Kindes auf gleicher Höhe befinden sollten. Freundlicher Gesichtsausdruck des Sprechenden, mehrmaliges Wiederholen des Gesagten hintereinander. Später folgt Gewöhnung des Kindes auch an das Mundbild anderer Menschen, da jeder Mensch seine Mundbewegungen etwas anders formt.

Die Kommunikationsbereitschaft wird erzeugt, erhalten und verstärkt durch folgende Aktionen/Reaktionen der Umgebung:
- leicht übertriebene Betonung einzelner Wörter.
- Bewußter Einsatz der Körpersprache (nicht der Gebärdensprache).
- Eingehen auf das, was für das Kind sichtbar ist.
- Langsameres Sprechtempo.
- Keine Hintergrundgeräusche, wenn sich das Kind in der Nähe der Mutter aufhält.
- Zusprache an das Kind aus einer Entfernung von etwa einem Meter von vorn. Das Gesicht der Mutter muß sich mit dem des Kindes auf einer Ebene befinden.
- Gelegentlich aber auch Zusprache direkt ans Ohr.
- Lallen sowie andere stimmliche Äußerungen des Kindes müssen von der Mutter nachgeahmt werden.
- Jede sprachliche und nichtsprachliche Äußerung des Kindes ist sofort mit angemessener Sprache zu beantworten.

10.6.11.9
Voraussetzungen für die Entwicklung des Hörens beim hörgeschädigten Kind
Die Sprachlaute müssen in dem hierfür ansprechbarsten Lebensabschnitt gehört werden, d. h. während der ersten 3 Lebensjahre; das 1. Lebensjahr ist das wichtigste (sprachsensible Phase im Alter von 6–12 Monaten).

Für die Sprachentwicklung entscheidet das Gehör auf dem besseren Ohr im Bereich der Hauptsprachfrequenzen. Die Sprachlaute müssen laut genug wahrnehmbar sein; die Laute müssen oft genug gehört werden. Ein nur gelegentliches Sprechen an das Ohr des Kindes ist nicht ausreichend. Nach dem 18.–20. Lebensjahr läßt sich das Restgehör für die Sprache nicht mehr ausbilden.

Das gehörlose Kind muß lernen, die für die deutschen Phoneme erforderlichen Sprechbewegungen auszuführen mit Hilfe von Lage-, Bewegungs-, Berührungs-, Spannungs- und Vibrationsempfindungen in den Sprechorganen. Für die Gehörlosen sind die Zeichengestalten der gesprochenen Sprache Bewegungsempfindungen, soweit es sich um das eigene Sprechen handelt, und Ablesebilder, sofern es sich um das Sprechen anderer handelt.

Gehörlose können sich auch nach Erlernen der Gehörlosensprache ebenso wie Aphasiker und Laryngektomierte nicht sprachlich entlasten, da sie neben den Unzulänglichkeiten in der Sprechweise die kommunikativen Situationen schwer einschätzen können und sich somit leicht in den sprachlichen Mitteln vergreifen. Eine völlige Beseitigung des sprachlichen Mangelzustandes ist nicht möglich.

Mundablesekurse, Hörtraining und Sprachpflegekurse bei Spätertaubten und Schwerhörigen durch Logopäden, Schwerhörigen- und Gehörlosen-Pädagogen und Sprachheilpädagogen.
Voraussetzung für die Kostenübernahme durch die gesetzlichen Krankenversicherungen ist eine ärztliche Bescheinigung, aus der die Notwendigkeit solcher Rehabilitationsmaßnahmen hervorgeht, um die Kommunikationsfähigkeit aufrechtzuerhalten, zu verbessern oder wiederherzustellen.

10.6.11.10
Hörgeräteversorgung im Kindesalter
Der 5.–6. Lebensmonat ist derzeit das optimale Alter für eine Hörgeräteanpassung. In der Regel werden zwei HdO-Geräte (HdO, hinter dem Ohr getragenes Hörgerät) angepaßt.

Durch die stereophone Hörgeräteverordnung erfolgt
– eine Verbesserung der Fähigkeit, Nutzschall und Störschall zu unterscheiden;
– eine leichtere Lokalisierung der Schallquelle;
– eine verbesserte Unterscheidbarkeit und Verständlichkeit der Laute, das bessere Verständnis im halligen Raum;
– das bessere Verständnis entstellter oder durch Lautsprechen verzerrter Sprache;
– das bessere Ertragen von plötzlichen lauten Geräuschen.

Volle Kompensation einer Innenohrschwerhörigkeit durch ein Hörgerät ist nicht möglich.

Sprache wird zwar lauter, aber weiterhin verstümmelt und fragmentarisch aufgenommen. Bei einem Hörverlust von 60–80 dB (90 dB) kann die Lautsprache in den ersten Lebensjahren überwiegend auditiv (mit Hörgerät) erworben werden. Zusätzliche optische und taktile Reize sind erforderlich. Hörreste unter 90–100 dB, durch Hörgeräte verstärkt, helfen oft nur noch bei der Unterscheidung von Vokalen und dunklen Konsonanten. Sie sind für die Erkennung stimmlicher und rhythmischer Elemente sowie für die Erkennung von Umweltgeräuschen von Bedeutung (siehe Abb. 6-1).

Die Sprachlaute werden in zwei Klassen unterteilt:
– Taktemklasse: Sprachlaute, die taktil erkannt werden.
– Kinemklasse: Sprachlaute, die durch Ablesen vom Mund erkannt werden.

40 Phonemen stehen nur 11–12 Kineme gegenüber. Absehgestalten sind außerdem minimale Gestalten, daher ist der Informationswert gering. Sinngemäße Ergänzungen, d.h., es ist eine gute Kombinationsgabe erforderlich.

Computergesteuerte visuelle Artikulationshilfe. Sprachlaute werden in Farbmuster verschlüsselt, die auf einem Bildschirm erscheinen (Sprach-Farbbild-Transformation). Die Farbmuster ändern sich je nach den Lauten, die über ein Mikrophon den Computer erreichen. Sprachrhythmus, Sprachmelodieverlauf und Lautgruppen werden sichtbar gemacht. Der Gehörlose kann so seine Aussprache ständig überprüfen und verbessern.

Kutane Sprachvermittlung

Kutan-kutane Sprachvermittlung: Das gehörlose Kind legt seine Hand auf die zur Aufnahme von Sprachschwingungen geeignete Hautstelle eines Sprechers. Seine andere Hand legt es auf die entsprechende Stelle des eigenen Körpers, um damit einen geeigneten Rückmeldekreis zu schaffen. Die Schwingungen der Brust, des Kehlkopfes oder des Schädels des Sprechers können auf diese Weise kutan unmittelbar abgenommen werden.

Aero-kutane Sprachvermittlung: Luft wird in so starke Erschütterungen versetzt, daß sie beim Gehörlosen eine Vibrationsrezeption bewirkt.

10.6 Therapie der verzögerten Sprachentwicklung

Dies erfolgt durch den Luftstrom des Mundes oder durch einen Tieftonlautsprecher.

Apparativ-kutane Sprachvermittlung: Durch sog. Fonatoren werden die Sprachschwingungen unmittelbar auf die Haut des Gehörlosen abgegeben.

Die beste Aufnahme für vibratorisch vermittelte Sprache liegt in der Hand und insbesondere an den Fingerkuppen. Zusätzlich können Kopfhörer verwendet werden. Hören und Fühlen werden zu einem akusto-vibratorischen Gesamteindruck ergänzt und verarbeitet.

Durch Anwendung von Vibrationsgeräten (Fonatoren) können alle Gehörlosen ihre Sprechweise und ihre Ablesefähigkeit verbessern.

Die Anwendung von Vibrationsempfindungen als Hörersatz befindet sich noch im Experimentierstadium. Eine Möglichkeit besteht in einer Umformung der Phoneme, die zwischen 300 und 3000 Hz liegen, in niederfrequente Reize oder einer Übersetzung in einen räumlichen Kode, der die Fähigkeit der Hautrezeptoren unterhalb 60 Hz zur Reizlokalisation ausnutzt. Die Schwingungsübertragungen beim Phonieren im Kopf-, Hals- und Brustkorbgebiet taktil zu erfassen, wird mit Erfolg bei der Anbildung der Lautsprache ausgenutzt.

Kochleaimplantate liefern bessere Lautunterscheidungsmöglichkeiten als Vibrationsempfindungen.

Indikationen für die Hörgeräteanpassung bei Erwachsenen

1. Untersuchung durch einen Arzt für Hals-Nasen-Ohrenkrankheiten einschließlich Erhebung der Anamnese sowie ton- und sprachaudiometrischer Bestätigung der Kommunikationsbehinderung.
   - Der tonaudiometrische Hörverlust beträgt auf dem besseren Ohr 30 dB oder mehr in mindestens einer der Prüffrequenzen zwischen 500 und 3000 Hz, und
   - die Verstehensquote (bei sprachaudiometrischer Überprüfung mit Kopfhörer) für einsilbige Wörter ist auf dem besseren Ohr bei 65 dB nicht größer als 80%.
2. Feststellung, ob der Patient überhaupt in der Lage ist, das Hörgerät zu bedienen, gegebenenfalls nach einer Anpaßphase in Zusammenarbeit mit einem Hörgeräte-Akustiker.
3. Entschluß des Patienten, das Hörgerät tragen zu wollen.

Die Versorgung kann beidohrig erfolgen, wenn
- die auditive Kommunikationsbehinderung beidseitig effektiv versorgbar ist, und

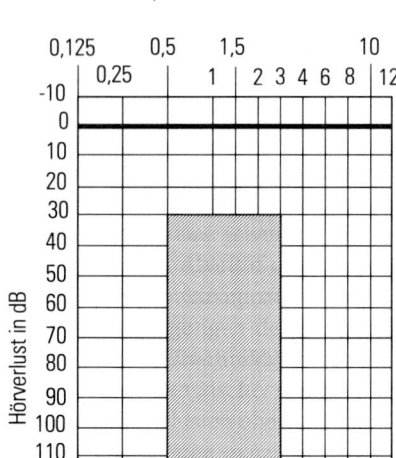

Abbildung 10-2:
Veranschaulichung zum audiometrischen Befund: Indikation für eine Hörgeräteverordnung ist gegeben, wenn die Luftleitungskurve des besseren Ohres das schraffierte Rechteck schneidet.

- zu erwarten ist, daß beide Hörgeräte durch den Patienten gleichzeitig benutzt werden können, und
- die Fähigkeit zur sachgerechten Bedienung von zwei Hörgeräten beim Patienten vorhanden ist, und
- durch die beidohrige Versorgung gegenüber der einohrigen Versorgung das Sprachverstehen im Störgeräusch um mindestens 10 Prozentpunkte steigt oder das Richtungshören verbessert wird.

Anmerkung: Bei alten Menschen über 60 Jahren erlischt die Fähigkeit, eine zentrale Fusion der von beiden Ohren ankommenden Signale vorzunehmen. Folgen:
- Die Lokalisation einer Schallquelle ist auch bei zwei HdO-Geräten nicht möglich.
- Sprache wird bei gleichzeitig vorhandenen Störgeräuschen nicht verstanden.

Bei einseitiger Versorgung annähernd seitengleichen Gehörs können zwei Ohrpaßstücke verordnet werden, damit der Patient das Hörgerät wechselseitig tragen kann.

Bei einseitiger Versorgung deutlich seitendifferenten Gehörs ist im Einzelfall zu prüfen, welches der beiden Ohren zu versorgen ist.

In der Regel wird die Versorgung mit HdO-Geräten durchgeführt. Die Versorgung mit Im-Ohr-Geräten kann erfolgen, wenn

10.6 Therapie der verzögerten Sprachentwicklung

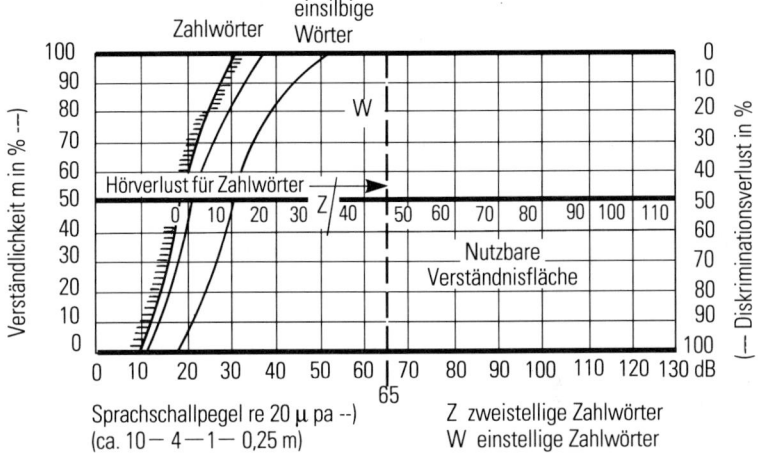

Abbildung 10-3:
Veranschaulichung zum sprachaudiometrischen Befund

- eine medizinische Indikation besteht (z. B. Ohrmuschelanomalie),
- nach vergleichender Anpassung mit HdO-Geräten mindestens derselbe Verstehensgewinn erzielt wird,
- durch den verordnenden Arzt bestätigt wird, daß folgende Erfordernisse erfüllt sind:

Soweit bei den Prüfungen ohne Hörgerät ein Punkt maximalen Einsilberverstehen noch zu registrieren ist, sollte mit dem Hörgerät im freien Schallfeld das Einsilberverstehen bei 65 dB diesem Punkt möglichst nahe kommen. Ist bei 65 dB ohne Hörgerät noch ein Einsilberverstehen zu registrieren, soll der Gewinn mit Hörgerät im freien Schallfeld bei gleichem Pegel mindestens 20 Prozentpunkte betragen. Bei einseitiger Schwerhörigkeit muß durch das Hörgerät das Sprachverstehen im Störgeräusch um mindestens 10 Prozentpunkte steigen oder das Richtungshören verbessert werden.

Vorteile doppelseitiger Hörgeräteanpassung:
- Verbesserung der Fähigkeit, Nutzschall und Störschall zu unterscheiden; leichtere Möglichkeit, eine Schallquelle zu lokalisieren,

- verbesserte Unterscheidbarkeit und Verständlichkeit der Sprachlaute, besseres Sprachverständnis in halligen Räumen,
- besseres Verständnis entstellter oder durch Lautsprecher verzerrter Sprache,
- lauteres Hören der Sprache,
- besseres Ertragen plötzlicher lauter Geräusche.

Sonderversorgung
Taschengeräte (ein- oder zweikanalig) sind angezeigt, wenn ein HdO-Gerät nicht getragen oder nicht bedient werden kann.

Hörbrillen
Knochenleitungs-Hörbrillen kommen nur bei besonderen Indikationen in Frage, z.B. bei chronischer Ohrsekretion oder Gehörgangsatresie. Anstelle von Luftleitungs-Hörbrillen sind möglichst HdO-Geräte mit Brillenadaptern zu verordnen.

CROS-Geräte (Contralateral Routing of Signals = Leitung des Schallsignals von einer Kopfseite zur anderen).

Die CROS-Versorgung erfordert in jedem Fall eine enge Zusammenarbeit zwischen HNO-Arzt und Hörgeräte-Akustiker. Ihre Verordnung bedarf einer besonderen medizinischen Begründung.

Die Verordnung anderer (drahtloser und drahtgebundener) schallverstärkender Geräte (z.B. drahtlose Übertragungsanlagen, Handmikrophon, Kinnbügelhörer) bedarf einer besonderen Begründung.

Einige wichtige Schritte bei der Hörgeräteanpassung:
- Nach einem Abdruck wird ein Ohrpaßstück angefertigt (Otoplastik, Secret ear).
- Die Aufblähkurve dient als orientierende Testmethode. Hierdurch ist jedoch nur eine beschränkte Aussage über den Informationsgewinn durch das Hörgerät möglich.
- Zusätzlich wird die Stapediusreflexschwelle mit Hörgerät gemessen. Sie kann auch mit In-situ-, Kuppler-, Ohrsimulator- oder KEMAR-Messungen (Knowles-Electronic Manikin for Acoustical Research) bestimmt werden.
- Bei hörgestörten Schulkindern wird ein Sprachverständnistest unter erschwerten Bedingungen (z.B. mit Störgeräuschen) durchgeführt.
- Der Sicherheitsabstand zur Unbehaglichkeitsschwelle von 10 dB muß eingehalten werden.

10.6 Therapie der verzögerten Sprachentwicklung

- Entscheidend ist der Sprachverständlichkeitsgewinn (prozentuales Wortverständnis) bei 65 dB.
- Aufgrund der akustischen Kenndaten des Gerätes und des Hörgerätes werden mehrere Geräte mit Sätzen ohne und mit Nebengeräuschen getestet.

Bei Säuglingen und Kleinkindern erfolgt die Prüfung der Ablenkreaktionen mit Hörgeräten, die individuell eingestellt sind. Als Prüfgeräusche werden Sinustöne, Wobbeltöne, Schmalbandrauschen und Kinderlieder verwendet. Anschließend wird die Leistung der Hörgeräte mittels der Hörgerätemeßbox bei 60 dB Eingangsschalldruck mit Schmalbandrauschen von 125–6000 Hz überprüft, danach mit 90 dB Eingangsschalldruck bei maximaler Verstärkung der Geräte. Aus den gewonnenen Meßergebnissen wird die Verstärkung der Geräte in den einzelnen Frequenzbereichen ersichtlich.

Bei größeren Kindern wird noch die eventuelle Auslösung von Stapesreflexen bei individueller Einstellung der Hörgeräte in verschiedenen Frequenzbereichen geprüft, um eine gehörschädigende Verstärkung zu vermeiden. Auf diese Weise erhält man nach Testung mehrerer Geräte Werte für den auszuwählenden Hörgerätetyp und eine optimale Einstellung des Gerätes.

Bei der Hörgeräteauswahl und Einstellung des Hörgerätes müssen die Angaben der Eltern über die Hörreaktionen des Kindes zu Hause mitberücksichtigt werden.

Wenn die Hörstörung einen mittleren Grad erreicht oder übersteigt, sind grundsätzlich Hörgeräte mit Audioeingang anzupassen. Die Neubeschaffung eines Hörgeräts bei Erwachsenen ist erst nach Ablauf von sechs Jahren möglich. Bei Kindern ist nach Ablauf von 5 Jahren wegen rascherer Abnutzung, Änderung der Eigenschaften des Gehörs, des technischen Fortschritts und des Zustandes der Hörgeräte eine vorzeitige Wiederverordnung möglich.

Indikation und Verordnung von Hörgeräten bei Kindern

Unter besonderen Umständen ist eine Hörgeräte-Versorgung bei Kindern auch schon bei geringgradiger Schwerhörigkeit erforderlich, z.B. dann, wenn das Sprachverständnis bei Störgeräuschen in der Umgebung deutlich eingeschränkt ist.

Eine Hörgeräte-Versorgung ist auch dann vorzunehmen, wenn keine oder nur geringe Hörreste feststellbar sind. Selbst wenn jegliche Hörreste fehlen, soll die Versorgung als Therapieversuch erfolgen.

Wenn die Hörstörung einen mittleren Grad erreicht oder übersteigt, sind grundsätzlich Hörgeräte mit Audio-Eingang anzupassen.

Anpassung von Hörgeräten bei vollständig Gehörlosen: Durch Verstärkung auf 110 dB und darüber wird der Rhythmus von Sprache und Musik über die sensiblen Rezeptoren des Trommelfells aufgenommen. Für Gehörlose ist daher ein Hörgerät oft eine wertvolle Ergänzung des Absehens.

Taubheit wird nicht aufgrund der Hörschwellenkurve, sondern nur nach Feststellung der Reaktionslosigkeit auf akustische Reize über das Gehörorgan nach Hörgeräteanpassung und nach 2- bis 3jähriger Beobachtung festgestellt.

Auch bei schwer geistig behinderten Kindern wird die Anpassung eines Hörgerätes und seine Erprobung vorgenommen. Falls eine Hörgeräteanpassung nicht möglich ist, mehrfache Versuche im Abstand von 1–2 Jahren. Schlechte soziale Verhältnisse können eine Hörgeräteanpassung verhindern; erneute Versuche in sechsmonatigen Abständen.

Jährlich einmal erfolgt eine medizinisch-pädaudiologische Kontrolle des hörgestörten Kindes und Jugendlichen bis zum Eintritt in das Berufsleben.

Bei einseitiger Hörstörung im Kindesalter ist eine Hörgeräteversorgung nicht erforderlich.

Bei Erwachsenen hängt die Anpassung von zwei Hörgeräten nicht von der Berufs- oder Arbeitsfähigkeit ab. Es genügt, daß die Fähigkeit des Versicherten, am allgemeinen täglichen Leben teilzunehmen, wiederhergestellt werden kann.

Kontraindikationen einer Hörgeräteanpassung bei Kleinkindern.
Ein Hörgerät soll nicht verordnet werden bei
– dauernd wechselnder Bezugsperson,
– frühzeitiger Heimunterbringung,
– schlechten sozialen Verhältnissen,
– schwerer geistiger Behinderung, statomotorischer Retardierung, Verhaltensanomalien; Hörgerät evtl. erst im 4. oder 5. Lebensjahr,
– bei durch mangelnde Reife der Hörbahnen und Hörzentren vorgetäuschter Schwerhörigkeit (evtl. sowohl bei der Verhaltensaudiometrie als auch bei der BERA).

Eine Hörgeräteanpassung wird durch pathologische Ermüdbarkeit der Hörfunktion und Lautheitsausgleich erschwert.

Anmerkung: Bei Infekten Hörgeräte nicht benutzen, da Schädigungsgefahr für das Gehör während dieser Zeit besteht.

10.6.11.11
Hörgeräte-Typen. Taschen- oder Kastengeräte
Taschengeräte mit Y-Schnur und 2 Ohrpaßstücken oder besser 2 Taschengeräte erzielen die größte lineare Verstärkung (bis zu 80 dB). Die Ausgangsschallpegel erreichen 140 dB, der Übertragungsbereich erstreckt sich von 150–6000 Hz. Die Verordnung erfolgt nur noch gelegentlich bei alten Menschen (manuelle Ungeschicklichkeit), höchstgradiger Schwerhörigkeit (eigentlich überholt durch Super-Power-HdO-Geräte), Ohrmuschelmißbildungen, Kleinstkindern (bei für ein HdO-Gerät zu weicher Ohrmuschel) sowie geistig behinderten Kindern, die nur liegen können; bei Kindern grundsätzlich später auf HdO-Geräte überwechseln.

- Vorteile
- einfach bedienbar,
- kaum Rückkopplungsgeräusche.

- Nachteile
- Dämpfung durch den Stoff der Kleidung,
- Reibegeräusche bei Bewegungen,
- auffällige Trageweise.

Hinter-dem-Ohr-Geräte (HdO-Geräte). Sie besitzen je nach Größe Unterschiede in der technischen Ausstattung; Verstärkung bis zu 80 dB. Es gibt ca. 400 verschiedene Typen. Bei Einbau in den Brillenbügel entsteht eine Hörbrille. Durch die Nähe von Mikrofon und Hörer bei HdO-Geräten muß wegen der akustischen Rückkopplung der Gehörgang durch das Ohrpaßstück um so besser abgedichtet sein, je höher die Verstärkung eingestellt werden muß.

Bei Hochtonschwerhörigkeit wird ein Hochtongerät evtl. mit Zusatzbohrung (Hochtonbohrung) von 1,0–2,6 mm Durchmesser im Ohrpaßstück verwendet. Diese erhält das natürliche noch vorhandene Tieftongehör und läßt zugleich durch den Effekt der Helmholtz-Resonanz das Hörgerät im Tieftonbereich unwirksam werden. Die tiefen langwelligen Frequenzen können auf diese Weise direkt durch das Ohrpaßstück ans

Trommelfell gelangen, nur die hohen Frequenzen werden verstärkt. Eine dünne Zusatzbohrung des Ohrpaßstückes gewährleistet die Belüftung des versorgten Ohres, hat aber kaum Einfluß auf die Übertragungseigenschaften des Hörgerätes.

Falls bei Brillenträgern eine große Verstärkung erforderlich ist, kann evtl. eine Luftleitungs-Hörbrille verordnet werden. Eine Hörbrille wird z. B. auch beim Hochton-Cros (Contralateral Routing of Signals) verwendet. Das Ohrpaßstück befindet sich auf der besser hörenden Seite, das Mikrofon im Brillenbügel auf der gegenüberliegenden Seite. Falls zusätzlich ein Mikrofon auf der besser hörenden Seite angebracht ist, wird dies als Bi-Cros bezeichnet.

● Nachteile der Hörbrille:
- Langwieriges Ab- und Aufsetzen der Brille wegen des umständlichen Entfernens und Einsetzens der Ohrpaßstücke.
- Einengung des Gesichtsfeldes durch breite Brillenbügel.
- Probleme bei Benutzung verschiedener Brillen.

Anstelle von Luftleitungs-Hörbrillen werden besser HdO-Geräte mit Brillenadaptern verordnet.

Knochenleitungshörgeräte

Schallübertragungsprinzip. Schallwellen werden von einem ohrnah getragenen Mikrofon aufgefangen, elektronisch verstärkt und aufgearbeitet (Filter, Schallpegelbegrenzung usw.). Danach werden sie über einen Vibrator als mechanische Schwingung auf den Warzenfortsatz und damit auf das Innenohr weitergeleitet. Dabei wird der Schädelknochen, insbesondere auch das Felsenbein mit der darin befindlichen Gehörschnecke in Schwingungen versetzt. Die Schallwellen pflanzen sich über die gleichfalls in Bewegung gebrachte Peri- und Endolymphe auf das Corti-Organ und die Haarzellen fort, wo sie ortsgebunden ein frequenzspezifisches Reizantwortmuster hervorrufen. Der auf diese Weise hervorgerufene Höreindruck entspricht dem, der bei Schallübertragung über das ovale Fenster erzeugt wird. Beide Schallübertragungsmodalitäten haben eine gemeinsame funktionelle Endstrecke, beginnend bei der Übertragung der Schallenergie auf die Perilymphe.

Das Hörgerät mit dem Vibrator wird entweder durch einen auf dem Kopf getragenen Haltebügel an das Planum mastoideum angedrückt (sog. Knochenleitungsbügel) oder findet, an einem Brillenbügel fixiert, Kontakt zum Warzenfortsatz (sog. Knochenleitungshörbrille).

10.6 Therapie der verzögerten Sprachentwicklung

Knochenleitungshörgeräte sind weniger leistungsfähig als Luftleitungshörgeräte. Bei zusätzlicher Innenohrschwerhörigkeit verschlechtert sich ab einer Innenohrkomponente von 30 dB im Bereich von 250–4000 Hz die Übertragungsfähigkeit der Knochenleitungshörgeräte.

Ein weiteres Problem der Knochenleitungsschallübertragung ist die Ankopplung des Vibrators an die retroaurikuläre Haut des Mastoids. Daher werden auch *implantierbare transkutane Knochenleitungshörgeräte* verwendet. Diese Hörgeräte bestehen aus einem Außen- und einem Innenstück. Das Außenstück beinhaltet das Mikrofon, die Batterie, den Verstärker und einen mechanischen Vibrator. Das Innenstück besteht aus einer durch Osseointegration fest in den Knochen fixierten Schraube aus Titan. Hierauf befestigt ist ein Zwischenstück, das die Haut durchdringt, also transkutan verläuft. Auf diesem Zwischenstück wiederum wird ein Kopplungsstück als Verbindung zum Vibrator fest verankert.

Der Schall wird über den Vibrator auf die fest implantierte Titanschraube weitergeleitet und als Knochenschall dem Innenohr zugeführt. Hierdurch wird eine bessere Ankopplung und Schallübertragung gewährleistet als z. B. beim Knochenleitungsbügel.

Bei der von CORNETT entwickelten Hörbrille (automatischer Cuer) handelt es sich um einen kleinen, tragbaren Mikroprozessor, der das gesprochene Wort in optische Signale umwandelt, die in den Linsen einer vom Hörbehinderten zu tragenden Brille sichtbar werden. In Verbindung mit dem Lippenbild des Sprechenden ist ein vollständiges Ablesen der Sprache möglich, ohne daß der Sprechende ein Zeichensystem beherrschen muß.

Hörspule. In den meisten HdO-Geräten ist eine Hörspule eingebaut. Sie reagiert nur auf das vom Telefonhörer oder von einer Ringleitung erzeugte Magnetfeld. Störschall wird beim Umschalten vom Mikrofon auf die Hörspule eliminiert.

Digital programmierbare Hörgeräte (Mehrprogramm-Geräte). Digital programmierbare Hörgeräte bieten die Möglichkeit, bis zu 8 verschiedene Hörsituationen vorzuprogrammieren. Diese können durch Fernbedienung eingestellt werden. Ein digital programmierbares Hörgeräte-System gibt es sowohl als HdO-Gerät als auch als Im-Ohr-Gerät. Für die

Programmierung speichert das Gerät zunächst die Schallereignisse während der gesamten Tragzeit. Mit Hilfe eines EDV-Programms kann der Hörgeräte-Akustiker dann genau sagen, welche Einstellungen für den jeweiligen Hörgeräteträger wichtig sind (Datalogging).

Im-Ohr-Geräte (IO-Geräte). Im-Ohr-Geräte werden nach Sitz und Bauart klassifiziert. Nach dem Sitz der IO unterscheidet man: Concha-, Semi-Concha- und Kanal-(Gehörgang-)IO-Geräte.

Nach der Bauart unterscheidet man: Custom-made-IO-Geräte (CIO) (individuell gefertigt und in eine Spezial-Otoplastik eingebaut, Hörgerät und Ohrpaßstück bilden eine Einheit) und Semi-Modular- und Modular-IO (MIO) (aus Serienbausteinen mit individueller Otoplastik gefertigt, Hörgerät vom Ohrpaßstück trennbar).

Ausgestattet sind diese IO je nach Bedarf u. a. mit: Ausgangsschalldruckbegrenzung (PC), Tonblende, einfacher (GC) oder automatischer Verstärkungsregelung (AGC), Volume Control, spannungsstabiler Schaltung, elektromechanischen Stellern, Zerumenschutz, digitaler Programmierbarkeit. Schmuck-IO, IO in kosmetischer Ausführung.

Ihre maximale Verstärkung beträgt nur ca. 45 dB, daher werden sie nur bei Hörverlusten bis zu 70 dB verordnet. Ihr maximaler Schallausgangspegel liegt bei 120 dB. Bei Allergien werden die Geräte verglast oder vergoldet. Fast alle IO-Geräte haben eine Zusatzbohrung (Vent).

- Vorteile
- Naturgetreue Übertragungsqualität, da das Mikrofon in Gehörgangsnähe und der Hörer unmittelbar vor dem Trommelfell liegen;
- Besseres Lokalisationsvermögen (Richtungshören);
- Bessere Übertragung höherer Formanten und der im Frequenzbereich oberhalb 2 000 Hz liegenden Konsonanten; hierdurch besseres Hören im Störlärm;
- Im Frequenzbereich von 2 000–4 000 Hz Hörgewinn durch die akustische Wirkung der Ohrmuschel;
- Besserer Sitz bei Sport und Spiel sowie bei Brillenträgern;
- Geringerer Einfluß von Störgeräuschen und Nebengeräuschen.
- Nachteile
- Anwendung nur bei gering- bis mittelgradigen Schwerhörigkeiten;
- Beeinträchtigung des Hörens durch Windgeräusche;
- Anbringen einer individuellen Zusatzbohrung problematisch;
- Schwierige Reinigung bei Verstopfung durch Ohrschmalz;
- Bei Kindern mit Custom-made-Geräten muß bei Änderung der anato-

10.6 Therapie der verzögerten Sprachentwicklung

mischen Verhältnisse des Gehörganges eine individuelle Neuversorgung vorgenommen werden, anstelle einer alleinigen Neuanfertigung eines Ohrpaßstückes;
- Schwierige Bedienbarkeit;
- Erhebliche Neigung zur akustischen Rückkopplung;
- Vermehrte Irritation der Gehörgangshaut;
- Geringere elektronische Qualität;
- Geringere Lebensdauer;
- Reparaturanfälligkeit.

Modul-IO-Geräte (MIO). Sie werden serienmäßig gebaut und komplett dem Ohrpaßstück unmittelbar angefügt. Ohrpaßstück und Hörgerät sind voneinander getrennt. Die Geräte werden in der Ohrmuschel getragen. Möglichkeit der Fernbedienung über Ultraschall.

Custom-made-IO-Geräte (CIO). Die elektronischen Einzelelemente werden individuell zusammengestellt und in eine Hohlschale eingepaßt, die nach einem individuellen Abdruck gefertigt wurde. Bei extremer Miniaturisierung bezeichnet man diese Geräte als Ohrkanalgeräte (Übergangsgeräte).

Gehörgangsgeräte (Kanalgeräte). Sie haben keine Zusatzbohrung. Die Schallabstrahlung ist vorteilhafter als bei Concha-Geräten, da das Restvolumen vor dem Trommelfell noch kleiner ist. Es handelt sich bei den Gehörgangsgeräten immer um Custom-made-Geräte.

Bauformen zwischen Concha- und Gehörgangsgeräten. Low-Profile-Ausführung. Das Low-Profile-Gerät ist eine Ausführung, die keine erhabenen Elemente auf der Frontfläche (außer dem Volumensteller) besitzt. Diese flache Bauform ist für besondere kosmetische Anforderungen gedacht.

Half-Shell-Gerät. Hierbei handelt es sich um ein Im-Ohr-Gerät, das nur die untere Concha ausfüllt, der Helixbereich bleibt frei. Es kommt zum Einsatz, wenn der Gehörgang zu klein ist.

Half-Shell/Low-Profile-Geräte. Es handelt sich um sehr flach gehaltene Geräte, die nur die untere Concha ausfüllen.

Cochlea-Implantat (Cochlear implant). Es handelt sich um die Auslösung akustischer Wahrnehmungen durch Elektrostimulation eines noch weitgehend intakten Hörnerven bei Taubheit ohne Hörreste infolge eines Ausfalls der Haarzellen. Der Nachweis der noch intakten Hörnervenfunktion erfolgt durch den Promontoriumtest: Die elektrische Erregbarkeit der Hörnervenfasern wird über eine provisorisch durch das Trommelfell gestochene und auf das Promontorium gesetzte Elektrode geprüft.

Indikation für ein Cochlea-Implantat bei postlingual Ertaubten ohne Hörreste. Bis jetzt nur in Ausnahmefällen Anwendung bei prälingual Gehörlosen. Der postoperative Erfolg bei postlingual Ertaubten hängt ab von der Dauer der Taubheit. Je kürzer der Zeitraum zwischen Taubheit und Einsetzen eines Cochlea-Implantates, desto besser der Hörerfolg. Prälingual Gehörlose erreichen nicht die Fähigkeit eines offenen Satzverstehens ohne Lippenablesen. Sie haben aber eine große Hilfe beim Lippenablesen. Ihre Gehörlosensprache bessert sich erst nach jahrelangem Gebrauch des Cochlea-Implantates und dann auch nur in begrenztem Umfang. Hörrestige werden bisher — wenn überhaupt — nur extracochleär operiert und nicht intracochleär, um nicht Hörreste zu zerstören. Nach Meningitis oft nur begrenzter Erfolg, da zusätzlich zur Ertaubung des Innenohres auch ein Teil der Nervenfasern ausfallen kann. Nach Meningitis kann es zu einer bindegewebigen und knöchernen Obliteration der Schneckenhohlräume kommen. Die Einführung eines Cochlea-Implantates ist dann nicht möglich. Nach Meningitis daher möglichst bald, d.h. nach 3 Monaten Operation. Kinder, die von Geburt an taub sind, werden gegenwärtig nur bis zu einem Alter von 6 Jahren implantiert, da wahrscheinlich dann kein offenes Sprachverständnis mehr zu erreichen ist. Frühester Operationstermin zur Zeit 1 1/2 Jahre.

Vor der Operation muß bei Kindern das soziale Umfeld, die Motivation der Eltern, die Bereitschaft des Kindes zur intensiven Mitarbeit an der Rehabilitation und der Entwicklungsstand der Kinder abgeklärt werden. Klinikaufenthalt 10 Tage. Während dieser Zeit Vortraining auf die Erstanpassung des Sprachprozessors. Die Anpassung des Sprachprozessors beginnt 3 Wochen nach Klinikentlassung.

Derzeit werden überwiegend mehrkanalig arbeitende Geräte mit intracochleärer Plazierung der Elektroden verwendet. Für die mehrkanalige Aufbereitung der Sprache stehen 2 unterschiedliche Vorgehensweisen zur Verfügung, nämlich das Vokoder-Prinzip und die sog. feature extraction. Beim Vokoder-Prinzip wird die Sprache entsprechend der Anzahl der Kanäle in Frequenzbänder aufgeteilt und analog auf das Implantat übertragen. Die feature extraction berücksichtigt nur die wichtigsten Parameter der Sprache, nämlich die Grundfrequenz und ihre Formanten sowie deren Amplitude.

Generelle Arbeitsweise der Cochlea-Implantate. Die vom Mikrofon aufgefangene akustische Information wird vom Sprachprozessor in elektrische Signale umgewandelt; diese werden auf das Implantat übertragen und von dort über die Elektroden auf die Fasern des Hörnervs weitergeleitet.

Unterschiedlich gestaltet sind die Arbeitsweisen des Sprachprozessors (Vocoder-Prinzip oder feature extraction); die Aufbereitung der Signale (analog oder digital); die Übertragung durch die Haut (Streckerverbindung oder Induktion); die Plazierung der Elektroden (extra- oder intracochleär) und die Anzahl der Elektroden (single- oder multichannel).

Wir implantieren ein nach dem Prinzip der feature extraction arbeitendes Gerät mit digitaler und induktiver Übertragung auf 22 intracochleär plazierten Elektroden.

Ein komplettes Cochlea-Implantat-System umfaßt folgende Elemente:
- Ein Mikrofon zur Schallaufnahme in der Nähe der Ohrmuschel mit einem Kabel zum Sprachprozessor.
- Einen computergesteuerten Sprachprozessor, der die aufgenommene akustische Information digital verarbeitet und nach dem programmierten Kodierungsverfahren (z. B. Zerlegung in mehrere Frequenzbereiche) in elektrische Impulse umsetzt. Der Sprachprozessor wird in einer Tasche getragen. Er steht über ein Kabel mit der äußeren Induktionsspule in Verbindung.
- Ein Sendesystem. Die elektrischen Impulse werden drahtlos über das Sendesystem übertragen (äußere Induktionsspule).
- Eine Antenne zur Aufnahme der elektrischen Impulse.
- Ein Empfängersystem. Dieses ist meistens im Planum mastoideum untergebracht. Es dekodiert die ankommenden Impulse und steuert die entsprechenden Elektroden an (subkutane Induktionsspule mit Empfängerstimulator).
- Eine oder zahlreiche Elektroden (z. B. 22 Platinelektrodenträger beim Nucleus-System). Die Elektroden liegen in der Schnecke ganz dicht an den ausgefallenen Sinneszellen und somit in unmittelbarer Nähe der Hörnervenendigungen.

Das Cochlea-Implantat (CI) selbst besteht aus Empfänger, Elektroden und Gehörgangsantenne. Man unterscheidet:
- Ein- oder mehrkanalige extracochleäre Cochlea-Implantate;
- Ein- oder mehrkanalige intracochleäre Cochlea-Implantate.

Bei extracochleärer Implantation werden die Elektroden ohne Eröffnung des Innenohres am runden Fenster oder an der medialen Paukenhöhlenwand befestigt, die an die Cochlea angrenzt.

Bei intracochleärer Implantation werden die Elektroden in die Scala tympani nach Eröffnen des runden Fensters oder der basalen Schneckenwindung eingeführt und blind vorgeschoben.

Programmierung des Sprachprozessors. Nach Abschluß der Wundheilung erfolgt die Programmierung des Sprachprozessors im Hinblick auf die individuellen elektrophysiologischen Grundwerte wie Schwellenstromstärke, Unbehaglichkeitsschwelle, Dynamikbereich, Frequenzbereich, Intensitäts- und Frequenzunterscheidungsvermögen.

Neben dem Prinzip, das Sprachsignal in Frequenzbänder zu zerlegen, kommt auch die Formanten-Analyse infrage. Übertragen werden hier die Grundfrequenz und deren Intensitätsamplitude sowie die 2. Oberschwingung (F_2).

Das Klangbild von Geräuschen und Sprache unterscheidet sich von dem Gewohnten und muß neu gedeutet und erlernt werden. Stufen des Hörtrainings:
- Gewöhnung an verschiedene Lautstärken,
- Erkennen von Tönen, Rhythmen und Geräuschen,
- Unterscheidung von Geräuschen und Stimmen,
- Vokalübungen mit Lippenablesen,
- Vokalübungen ohne Lippenablesen,
- Erkennen unterschiedlicher Stimmen,
- Unterscheidungsübungen mit gleichlautenden Wörtern mit Lippenablesen,
- Unterscheidungsübungen mit gleichlautenden Wörtern ohne Lippenablesen,
- geschlossene Sprache (aus einer Liste mit vorgegebenen Sätzen werden bestimmte Sätze vorgelesen),
- offene Sprache.

Für angeboren (prälingual) Gehörlose ist der Neuerwerb der Sprache erheblich schwieriger als für postlingual Ertaubte.

Vor Beginn und während der auditiven Rehabilitation Anpassung und Nachregulierung des Sprachprozessors. Hierbei werden die Werte für die Hör- und Unbehaglichkeitsschwelle in allen 22 Elektrodenkanälen ermittelt. Die eingestellte Lautstärke wird mittels elektrisch ausgelösten Stapediusreflexen kontrolliert. Bei positivem Reflex befindet man sich an der Grenze zwischen mittlerem und oberem Drittel des Dynamikbereiches. Damit steht genügend Lautstärke für die Hörempfindung zur Verfügung. Ziele des auditiv-verbalen Erziehungsprozesses sind:
- die Aufmerksamkeit für akustische Erscheinungen zu wecken und sich diesen bewußt zuzuwenden;
- allgemeine akustische Erscheinungen der Umwelt (Alltagsgeräusche) verstehend zu verarbeiten;
- Lautsprache oder segmentale Anteile der Lautsprache schließlich vorwiegend auditiv zu perzipieren (Diskriminieren von Phonemen, Wörtern, Sätzen. Identifizieren von bekannten Sprachmustern; Erkennen und Verstehen von unbekannten sprachlich bedeutenden Sprachmustern).

Aspekte der Hörerziehung für Kinder mit Cochlear Implant
Von den nachstehenden Faktoren ist ein wesentlicher Einfluß auf die Effektivität der Hörerziehung zu erwarten:
- die Hörerziehung ist über einen Zeitraum von mehreren Jahren zu planen, da auch nichtgeschädigte Kinder lange Zeit für die Entwicklung des bewußten Hörens benötigen.
- die Hörerziehung dieser Kinder ist als ein Prozeß zu sehen, der ganztägig anzusetzen ist, damit sich eine funktionelle Hörfähigkeit entwickeln kann. Darum ist bereits unmittelbar nach der Erstanpassung das Hauptgewicht auf die Inanspruchnahme des auditiven Kanals zu legen — er muß zum führenden Informationskanal entwickelt werden. Damit entfallen visuelle Zeichensysteme wie Gebärde, PMS etc. Das Kind benötigt einen angemessenen Zeitraum der Gewöhnung an den durch den Sprachprozessor vermittelten Höreindruck.
- Dauer, Intensität und Inhalt der Hörerziehung müssen sich an dem individuellen Entwicklungsstand, an der Kooperationsbereitschaft und den erreichten Leistungen (auditive Sprachauffassung und Sprachkompetenz) des einzelnen Kindes orientieren.
- Die Aktivität im Spiel, der Wissensdrang und die Neugier des Kindes sind für die auditiv-verbale Hörerziehung umfassend zu nutzen. Hier bieten sich natürliche Ansatzpunkte, verstehendes Hören zum Bedürf-

nis werden zu lassen. Dabei muß der Sinnestätigkeit Hören ein vorrangiger Platz im Zusammenwirken aller Sinne zukommen. Dies erfordert die ständige geistige Aktivierung des Kindes zur bewußten Hinwendung zu akustischen Reizen.
- Die akustischen Erscheinungen in all ihrer Vielfalt sind dem Kind als Hörerlebnisse zu vermitteln — gefördert durch die emotionale Komponente des pädagogischen Einwirkens.
- Gezielte Hörübungen sind als Schwerpunkte in den ganztägigen audio-verbalen Erziehungsprozeß einzuplanen — sinnvoll mit steigender Qualität und Schwierigkeit.

In den ersten 6 Monaten verändern sich die physiologischen Bedingungen im Innenohr in kurzen Zeitabständen, so daß Schwellen und Dynamik günstigere Werte erreichen, jedoch häufige Einstellkorrekturen notwendig werden.

Musik kann nie in ihrer vorher empfundenen Klangfülle erlebt werden. Ebenso bleiben Diskriminationsprobleme in Gruppen- oder Partysituationen. Als Kontraindikation für ein Cochlea-Implantat gilt derzeit:
- eine chronisch-floride Mittelohrentzündung,
- ein negativer Promontoriumsbefund,
- eine obliterierte oder aplastische Cochlea,
- deutliche Intelligenzdefekte, die eine Anpassung des Sprachprozessors in Frage stellen würden und
- therapieresistente Krampfleiden.

Anmerkung: Eine hörverbessernde Operation bei beidseitiger Gehörgangsatresie kann im 5. oder 6. Lebensjahr, bei einseitiger Gehörgangsatresie nur auf besonderen Wunsch im Erwachsenenalter durchgeführt werden.

Besteht ein Hörverlust von über 40 dB im Hauptsprachbereich (Einschränkung des Sprachverständnisses auf 3–4 m bei Umgangssprache) und gelingt eine gute Kompensation mit einem Hörgerät, so kann die Aufnahme in einer Regelschule erfolgen. Der Besuch einer Schwerhörigenschule wird notwendig, wenn der Hörverlust zwischen 45 und 60 dB beträgt. Nur in Ausnahmefällen ist die Aufnahme in einer Regelschule möglich.

Zubehör für Hörgeräte

FM-Ausstattung (drahtlose Übertragungsanlagen). Nach dem Gehenlernen können evtl. Hörgeräte mit zusätzlicher FM-Ausstattung (Mikrophon-Sender und Empfangsgerät) verwendet werden. Die Sprachwahrnehmung ist damit über eine gewisse Entfernung gewährleistet.

Es handelt sich um drahtlose Hochfrequenzverstärker zusätzlich zu den individuellen Hörgeräten. Eine Einblendautomatik dämpft beim Sprechen der Bezugsperson die Umgebungsgeräusche um 20 dB ab. Ein konstanter Sprecher-Mikrofon-Abstand führt zur Ausschaltung nachteiliger akustischer Übertragungsfaktoren. Durch die Ausschaltung von Umweltgeräuschen erfolgt eine Diskriminationssteigerung, hierdurch ist beim Hören eine geringere Konzentration erforderlich; dies wiederum führt zu einer Vergrößerung der Leistungsreserve. Im häuslichen Bereich ist eine Entfernung von der Bezugsperson ohne Unterbrechung des Hörkontaktes möglich. Im schulischen Bereich ist die Möglichkeit des Besuches einer Regelschule statt einer Schwerhörigenschule gegeben.

Infrarot-Anlage. Infrarotlicht wird zur kabellosen Übertragung von Signalen verwandt. Hierdurch ist die Möglichkeit der direkten Übertragung des Fernsehtones durch Anschluß an das Fernsehgerät (Sender) und an das Hörgerät (Empfänger) gegeben. Es gibt keine Störeinflüsse durch Nebengeräusche.

Bei der drahtlosen, zweikanaligen Infrarot-Hör-Sprech-Anlage wird das Klassenzimmer mit vier Infrarotstrahlern ausgeleuchtet. Diese sind über Kabel mit dem Lehrerarbeitstisch verbunden. Dort befindet sich die Zentrale für die Steuerung. Zur Aufprägung der Information wird das Infrarotlicht amplitudenmoduliert.

Die am Körper getragenen Empfangsgeräte besitzen an der Oberseite ein Fenster mit einer Empfangslinse, wo das Infrarotlicht eindringt und dann demoduliert wird, d. h. vom optischen in den akustischen Bereich. Je nach Hörschädigung kann der linke und rechte Kanal individuell eingestellt und verstärkt werden.

Vorteil gegenüber elektromagnetischen Wellen: Kein Übergreifen auf andere Räume.

Weiteres Zubehör. Es stehen ferner zur Verfügung:
– Hörkragen Akusta-Colletto,
– Hörstab-Telemiktransett,
– Infrarot-Kinnbügel-Hörer,

- Telefonverstärker,
- Schreibtelefon,
- Richtmikrofon.

Besondere Hinweise. Die Fähigkeit dichotischen Hörens ist bei Kindern vom 6. Lebensjahr an vorhanden. Die Verstärkung des einzelnen Hörgerätes kann um 6 dB verringert werden, wenn beide Ohren mit einem Hörgerät versorgt sind, da es zu einer zentralen Summation kommt. Bei unterschiedlichem Hörvermögen beider Ohren können die Unterschiede durch entsprechende Einstellung des Hörgerätes teilweise ausgeglichen werden.

Bei leisem Sprechen verlagert sich der Sprachklang ungewollt um etwa eine halbe Oktave in den Bereich der tiefen Frequenzen, in dem das hörgeschädigte Kind im allgemeinen noch die größten Hörreste hat. Bei mikrophonnaher Zusprache werden unerwünschte Störgeräusche weitgehend ausgeschaltet.

Zu empfehlen ist daher, leise und deutlich aus kurzer Entfernung vom Mikrophon eines Hörgerätes zu sprechen. Dadurch beträgt bei normalem Sprechen die Lautstärkedifferenz zwischen dem lautesten Vokal und dem leisesten Konsonanten 30 dB (bei lautem Sprechen 40 dB, bei leisem Sprechen 20 dB). Das Kind kann daher innerhalb der verbliebenen Dynamikbreite zwischen Hörschwelle und seiner Unbehaglichkeitsschwelle bei leiser Zusprache eventuell nicht nur die vokalischen, sondern auch die konsonantischen Bestandteile eines Wortes hören.

Wegen des Nachhalls werden an Gehörlosen- und Schwerhörigen-Schulen während des Unterrichts anstelle der individuellen Hörgeräte der Schüler drahtgebundene oder drahtlose Hör-Sprech-Anlagen bevorzugt, die so beschaffen sind, daß jeder Gesprächspartner jederzeit mikrophonnah sprechen kann.

10.6.11.12
Einsatz von Hörgeräten bei einseitiger Taubheit, einseitiger Schwerhörigkeit und Hochtonschwerhörigkeit

Einseitige Taubheit. Es besteht keine Sprach- oder Hörstörung. Der Zustand wird meist durch Zufall entdeckt. Nur in Ausnahmefällen ist eine Hörgeräteanpassung erforderlich.

Bei Zusprache auf der Seite des schlechthörenden Ohres ist die

10.6 Therapie der verzögerten Sprachentwicklung

Intensität des Sprechens für einen einohrig Hörgeschädigten um 7 dB herabgesetzt. Besonders störend ist Lärm auf der Seite des gut hörenden Ohres. Ursache für den Intensitätsverlust ist der Kopfschatten. Diese Schwierigkeiten können durch eine Cros-Versorgung behoben werden (Cros = contralateral routing of signals).

Schallsignale werden dabei von einer Kopfseite auf die andere übergeleitet. Am besten geschieht dies mit einer Hörbrille. In dem Brillenbügel auf der Seite des schlechthörenden Ohres befindet sich das Mikrophon, manchmal auch noch der Verstärker, und in dem Bügel auf der Seite des guthörenden Ohres der Hörer und eventuell der Verstärker. Die notwendige Kabelverbindung läuft durch das Mittelstück der Brille.

Eine Cros-Versorgung ist aber auch mit einem HdO-Gerät möglich: Das Mikrophon nimmt auf dem tauben Ohr den Schall auf, leitet ihn über das Mikrophonkabel um den Kopf herum zum Verstärkerteil des Hörgerätes, und der Hörer strahlt den Schall durch einen dünnen Plastikschlauch in den offenbleibenden Gehörgang des gesunden Ohres ab. Das gesunde Ohr empfängt also eine Mischung von unverändertem Schall von der guten Seite und apparativ übertragenem Schall von der tauben Seite.

Einseitige Schwerhörigkeit. Eine Hörgeräteversorgung erfolgt nur in Ausnahmefällen (große, geräuschvolle Klassen, Schwierigkeiten beim Musik- oder Fremdsprachenunterricht). Stereophones Gehör ist nicht zu erzielen.

Hochtonschwerhörigkeit. Ein Hörgerät ist bei beidseitiger, steilabfallender tonschwellenaudiometrischer Hörverlustkurve wenig oder nicht effektiv, da der Verstärkungsbereich des Hörgerätes nicht angeglichen werden kann.

Folge: Lautstärkemäßige Anhebung der nicht betroffenen tiefen Tonbereiche führt zu unangenehmer Lautheit der Sprachgrundtöne und der tiefen Umweltgeräusche. Die wichtigen hohen Frequenzen werden nicht verstärkt.

10.6.11.13
Einschulung gehörloser und schwerhöriger Kinder

Abweichend von der medizinischen Beurteilung geht die pädagogische Beurteilung nicht in erster Linie vom Hörverlust, sondern vom Sprachbesitz zum Zeitpunkt der Einschulung aus.

In den „Verwaltungsvorschriften zur Verordnung des niedersächsischen Kultusministers über Aufnahme und Überweisung in die Sonderschule und über Sonderunterricht vom 5. Juli 1977" wird Gehörlosigkeit und Schwerhörigkeit wie folgt definiert.

Gehörlosigkeit. Als sonderschulbedürftig gehörlos gelten Kinder und Jugendliche, die vollständig taub oder taub mit geringen Hörresten sind und deshalb *weder am Unterricht der sonstigen allgemeinbildenden Schulen noch am Unterricht der Schule für Schwerhörige teilnehmen können.* Da Gehörlose Informationen der Umwelt, insbesondere sprachliche Informationen, auch unter Verwendung von technischen Hörhilfen nicht über das Gehör aufnehmen können, zeigen sie Abweichungen im kommunikativen Verhalten, häufig auch im Lern- und Sozialverhalten.

Soweit diese Schüler nicht gehörlos geboren sind, haben sie in der Regel das Gehör vor dem Alter des natürlichen Spracherwerbs in einem solchen Ausmaß verloren, daß sie nur mit Hilfe eines behinderungsspezifischen Verfahrens zum Verständnis der Sprache und zur Beherrschung der Sprachtechnik geführt werden können. Das ist in der Regel dann der Fall, wenn der Hörverlust im Frequenzbereich von 125 Hz bis 500 Hz mehr als 60 dB beträgt und der mittlere Hörverlust innerhalb eines Frequenzbereiches von 500 bis 2 000 Hz im besseren Ohr größer ist als 90 dB.

Schwerhörigkeit. Als sonderschulbedürftig schwerhörig gelten Kinder und Jugendliche, die wegen andauernder Herabsetzung ihrer Hörfähigkeit auch mit Hörhilfe im Unterricht der sonstigen allgemeinbildenden Schule nicht hinreichend gefördert werden können, aber *in der Lage sind, Sprache mit Hilfe eines behinderungsspezifischen Verfahrens ggf. mit Hilfsmitteln auf akustisch-optischem Wege zu erlernen.* Weil schwerhörige Kinder in ihrer Sprachentwicklung behindert sind, können sich Abweichungen im kommunikativen, im Lern- und Sozialverhalten ergeben. Im allgemeinen sind es
– Schüler, die die Umgangssprache normaler Lautstärke im normalen

akustischen Umfeld nicht mehr oder nicht mehr vollständig durch das Ohr aufnehmen können;
- hochgradig schwerhörige Schüler und solche, deren verbliebenes Hörvermögen zum Erwerb bzw. Ausbau und zum Gebrauch der Sprache wesentlich genutzt werden kann;
- Kinder und Jugendliche, die während des Spracherwerbs oder nach Erlernen der Sprache ertaubt sind.

Bei der apparativen Hörverlustmessung ist Schwerhörigkeit dann anzunehmen, wenn der mittlere, beidseitige Hörverlust im Frequenzbereich 500 bis 2000 Hz (evtl. bei optimaler elektro-akustischer Schallverstärkung) zwischen 30 bis 90 dB beträgt.

Der Überschneidungsbereich der Einstufungen bezüglich des vorhandenen Hörverlustes ist nach den genannten Definitionen groß. Schwerhörigkeit kann auch dann noch angenommen werden, wenn nach Anpassung eines Hörgerätes die Aufblähkurve zwischen 500 und 2000 Hz Werte von 90 dB oder besser erreicht. Ausschlaggebend ist jedoch das Sprachverständnis, d. h. der Spracherwerb muß bis zur Einschulung annähernd altersgemäß sein (nicht die Artikulation).

Maßgebend ist das fachpädagogische Urteil. Auch einseitig taube Kinder mit einem geringen Hörschaden auf dem besseren Ohr sind in den meisten Fällen in der Regelschule nicht optimal beschulbar. Für die Einschulung in einer Gehörlosenschule wird eine beidseitige Schallempfindungsschwerhörigkeit von 90 dB zugrunde gelegt.

Die Entscheidung für die Einschulung in einer Schwerhörigenschule fällt aufgrund der Daten aus der audiometrischen Untersuchung in Verbindung mit den Ergebnissen aus Intelligenztests und weiteren Parametern. Für die schulische Prognose ist nicht ausschließlich die Hörleistung von Bedeutung. Hinzu kommen Belastbarkeit, Konzentration, Verständnis, Kombinationsgabe, Ergänzungsfähigkeit und sprachliche Leistungen. Nach Landesgesetzgebung ist bei hinreichender Förderungsmöglichkeit der Besuch der Regelschule zulässig.

Geeigneter Platz für schwerhörige Schüler im Klassenzimmer. Zuteilung des Platzes im Klassenzimmer so, daß das Kind nach Möglichkeit sowohl das Gesicht des Lehrers als auch die Gesichter der Mitschüler sehen kann. Ein Fensterplatz ist besonders günstig, weil dann die Gesichter der übrigen Schüler im Licht sind. Bei einseitiger Taubheit Platz so wählen, daß die Mehrzahl der Sprecher (Lehrer und Schüler) vor dem Kind sich befinden oder daß sie von der Seite des hörenden

Ohres sprechen. Kreisförmige oder hufeisenförmige Anordnung der Schülertische ist für das schwerhörige Kind optimal, da es dann jeden Schüler sehen kann. Da die meisten Schwerhörigen kein Richtungsgehör haben, braucht das Kind einige Sekunden, um den jeweiligen Sprecher zu finden. Es ist günstig, wenn jeweils nur 1 Schüler spricht, da das schwerhörige Kind nicht so leicht wie ein gut Hörender das wichtige Geräusch aus einer Vielfalt von Geräuschen herausfiltern kann.

Während die Schwerhörigenschulen noch ähnliche Abschlüsse wie Regelschulen anstreben (zwei Schulen in Hamburg und Freiburg führen Schwerhörige auch bis zum Abitur), wird an Gehörlosenschulen ein Abschluß erreicht, den man einem Hauptschulabschluß kaum gleichsetzen kann, weil die Sprache dem Behinderten wesensfremd bleibt.

Die Schule für Gehörlose führt nach 5 Schuljahren zum staatlich anerkannten Abschluß der Grundschule und nach 10 Schuljahren zum qualifizierten Abschluß der Hauptschule. In der Schule für Schwerhörige beträgt die Pflichtschulzeit 9 Jahre; auch hier kann der qualifizierte Schulabschluß erreicht werden. Bei ausreichender Größe einer Schule werden separate Bildungsgänge für lernbehinderte Gehörlose, geistigbehinderte Gehörlose, lernbehinderte Schwerhörige und geistigbehinderte Schwerhörige gebildet.

In der beruflichen Ausbildung wird der fachtheoretische Unterricht in einer Berufsschule für Gehörlose oder Schwerhörige erteilt. Ein Hochschulstudium ist auch sehr begabten Gehörlosen nicht möglich. Besuch einer Berufsfachschule oder einer Realschule möglich mit mittlerem Bildungsabschluß. Manche Hörgeschädigte können nur ein Berufsbildungswerk besuchen; dieses stellt eine besondere Ausbildungsstätte für Behinderte dar.

Bei Hörverlust von über 40 dB im Hauptsprachbereich (Verständnis von 3–4 m bei Umgangssprache) ist die Einschulung in eine Normalschule möglich bei guter Kompensation durch ein Hörgerät.

Die Einschulung in einer Schwerhörigenschule erfolgt bei einem Hörverlust zwischen 45 und 70 dB. Nur in Ausnahmefällen Aufnahme in eine Regelschule.

Ab dem 3. Lebensjahr Besuch des Schwerhörigen-Kindergartens.

10.7
Prognose der verzögerten Sprachentwicklung

Die Prognose einer verzögerten Sprachentwicklung ist je nach ihrer Ursache unterschiedlich zu beurteilen. Sprachentwicklungsrückstände als Folge eines familiären Sprachschwächetypus oder mangels sprachlicher Fremdanregung werden manchmal rasch ausgeglichen. Zuweilen sind bis ins Schulalter noch Stammeln, Dysgrammatismus, Poltern und Lese-Rechtschreibschwäche vorhanden. Im Erwachsenenalter ist dann keine große rhetorische Begabung zu erwarten. Dies ist wichtig für die spätere Berufswahl.

11
Stammeln (Dyslalie)

11.1
Definitionen

11.1.1
Stammeln als Sprechstörung

Stammeln ist eine Störung der Artikulation. Einzelne Laute oder Lautverbindungen fehlen entweder völlig, werden durch andere ersetzt oder falsch gebildet.

Begründung: Stammeln bei Lähmungen oder Defekten an den peripheren Sprechorganen (Dysglossien).

11.1.2
Stammeln als Sprachstörung

Stammeln ist eine Störung des sprachlichen Lauterwerbs oder Lautgebrauchs. Es handelt sich hierbei um zentrale phonologische und phonetische Musterstörungen.

Begründung: Kinder können beim Nachahmen von Tieren und Geräuschen (außersprachliche Laute) fehlende oder fehlgebildete Laute oft richtig bilden.

Es kann sich beim Stammeln um Fehlrealisationen von Phonemen innerhalb einer gegebenen Sprache handeln, die von der Sprachgemeinschaft nicht akzeptiert werden.

Stammeln tritt ohne Dysgrammatismus und ohne eingeschränkten Wortschatz auf. Es ist jedoch oft ein Teilsymptom der verzögerten Sprachentwicklung.

Ein Residualzustand nach gebesserter Sprachentwicklungsverzögerung, bei dem Stammeln als hartnäckigstes Symptom zurückgeblieben ist, wird als *Restdyslalie* bezeichnet.

Lautbildungsfehler können bis zum Ende des 4. Lebensjahres noch

11.1 Definitionen

als physiologisch anzusehen sein, falls keine Schwerhörigkeit usw. vorhanden ist.

In Abgrenzung zu normalen altersbedingten Lautfehlbildungen sollte erst nach Abschluß der Sprachentwicklung im 4. bis 5. Lebensjahr von Stammeln gesprochen werden.

Die vorwiegend betroffenen Lautgruppen sind die altersspezifisch zuletzt beherrschten (g, k, r, sch, s).

Die Deutlichkeit der Rede hängt ab vom Sprechtempo, von der Stimmlage und von der Stimmstärke. Jede Sprache hat ihre eigene Artikulationsbasis bzw. Mundlage.

Sprachlaute als solche, d.h. als physiologische Produktionseinheiten gibt es nicht, im Gegensatz zu ihrer orthographischen Kennzeichnung. Sprachlaute sind keine Bausteine, die sich zu sprachlichen Einheiten zusammenfügen lassen. Für jeden Sprachlauttypus sind viele Kontextbedingungen bzw. Koartikulationsumstände zugelassen. Es lassen sich z.B. Einflüsse des Anfangskonsonanten auf den folgenden Vokal und des Endkonsonanten auf den vorausgehenden Vokal nachweisen. Ebenso kann der Vokal Einflüsse auf den vorausgehenden und folgenden Konsonanten ausüben, die bis zum Verlust von deren eigenwertigen Merkmalen führen können.

Ein Sprachlaut unterliegt somit produktionsmäßig und perzeptorisch zahlreichen kontextabhängigen Modifikationen. Stammelfehler gehen daher über die Unfähigkeit, bestimmte Sprachlaute normgerecht zu bilden und aufzufassen, weit hinaus.

Stammeln ist ein Fehler der Aussprache.

Stottern ist eine Störung des zusammenhängenden Redeflusses.

Stammeln kann Lese-Rechtschreibschwierigkeiten verursachen. Eine Lese-Rechtschreibschwäche muß durch einen IQ von ≥ 95 und einen Prozentrangplatz ≥ 15 von geistiger Behinderung abgegrenzt werden (siehe Abschn. 17.5.1).

11.2
Einteilung des Stammelns

11.2.1
Einteilung in quantitativer Hinsicht

Partielles Stammeln. Ein einzelner Laut oder nur wenige Laute sind betroffen. Sprache entstellt, aber gut verständlich.

Multiples Stammeln. Eine größere Anzahl Laute werden gestammelt. Sprachverständlichkeit stärker eingeschränkt.

Universelles Stammeln. Der vorhandene Lautbestand erstreckt sich nur auf wenige Laute. Sprache unverständlich. Schwerster Grad des universellen Stammelns wird als Vokalsprache bezeichnet. Hierbei findet man universelles Stammeln der Konsonanten bei normaler Artikulation der Vokale. Vokalsprache kommt bei geistig behinderten Kindern vor; sie geht dann mit einer Störung der inneren Sprache einher (Ausdruck einer Sprachstörung). Bei der Vokalsprache kann auch das zentrale Diktionskonzept intakt sein (Sprechstörung).

Inkonstantes Stammeln. Betroffene Laute werden nicht immer falsch gebildet.

Inkonsequentes Stammeln. Betroffene Laute werden nicht immer auf die gleiche Art gestammelt. Art der Fehlbildung bzw. Ersatzlaut wechselt. Vorkommen bei Schwerhörigkeit und sensorischen Störungen.

11.2.2
Einteilung in qualitativer Hinsicht

Mogilalie. Ein Laut fehlt, z. B. Asigmatismus.

Paralalie. Ein Laut wird durch einen anderen Laut ersetzt, z. B. Parakappazismus. Die Ersatzlautbildung folgt oft der Regel von JAKOBSON: Entwicklungsphonetisch späte Laute werden durch frühere ersetzt. Es kommt dabei nicht auf den motorischen Schwierigkeitsgrad an:
– Frühe Laute: p, b, t, m, n, l, d.
– Späte Laute: k, g, f, w, ch, zuletzt s, sch, r.

11.2 Einteilung des Stammelns

Dyslalie im engeren Sinne. Der Ersatzlaut kommt in der Muttersprache nicht vor, z. B. interdentale Lautbildungen.

Vokal- und Konsonantenstammeln. Als Beispiele seien genannt: Sigmatismus, Rhotazismus, Kappa-, Gamma-, Lambdazismus.

Vokalstammeln kommt nur bei Schwerhörigen und Schwachsinnigen vor. Vokale können zuweilen isoliert oder in einzelnen Silben richtig gebildet werden; Stammeln tritt dann nur im Wortzusammenhang auf.

Bei schwerer *Innenohrschädigung* werden die Vokale u und i verwechselt, und ihre Bildung ist gestört, da der Schwerhörige vom Vokal i nur den tieferen Formanten hört, der dem Formanten des Vokals u (um 350 Hz) nahesteht.

Beim *Stammeln im Kindesalter* ist am häufigsten der E-Laut betroffen, der durch den Vokal a oder i ersetzt wird. Weiter werden au und a verwechselt. Verwechslungen kommen nur bei den ähnlich gebildeten Lauten vor. In der Reihe u, o, a, e, i kommt es nur zwischen nebeneinanderliegenden Vokalen zu Vertauschungen. Manchmal gehauchter Einsatz anstelle des weichen Einsatzes, z. B. „hofen" statt „Ofen" oder umgekehrt „Uhn" statt „Huhn".

Lautstammeln. Störung des Einzellautes bei isolierter Bildung. *Kontextdyslalie:* Silben-, Wort-, Satzdyslalie.

Silbenstammeln. Ein Sprachlaut wird zum Teil isoliert richtig gebildet, in einigen Lautverbindungen jedoch gestammelt.

Wortstammeln. Laute werden isoliert und in Silben richtig artikuliert, dagegen im Wort gestammelt. Ausfall oder Ersatz, Umstellung oder Angliederung der isoliert richtigen Laute in Einzelwörtern, Wortgruppen oder zusammengesetzten Wörtern.

Satzstammeln. Einzelwörter werden richtig gebildet. Im Satzzusammenhang treten Fehler auf, z. B. Auslassen unbetonter Endsilben.

Kontextuelle Artikulationsfehler.
- Elision: Auslassung, z. B. „tul" anstatt „Stuhl".
- Assimilation: Angleichung; führt zu Lautänderungen bzw. Lautvertauschungen.

- Vorgreifende (proleptische) Lautangleichung, z. B. „Eibenbahn" anstatt „Eisenbahn".
- Rückgreifende (metaleptische) Lautangleichung, z. B. „Federmeffer" anstatt „Federmesser".

Metathesis oder Permutation. Umstellung bzw. Vertauschung von Lauten, z. B. „Mokolotive" anstatt „Lokomotive".

Kontamination. Zusammenziehung von zusammengesetzten Wörtern oder Verschmelzung von ähnlich klingenden oder inhaltlich verwandten Wörtern, z. B. „blänzen" aus „blenden" und „glänzen".

Anaptyxis. Lauteinschiebung, z. B. „Falasche" statt „Flasche".

Substitution. Ersetzung durch eigensprachliche Lautformen, z. B. Tant statt Sand. Man unterscheidet:
- Ersetzung durch nicht eigensprachliche Lautformen,
- Ersetzung durch nicht sprachliche Lautformen, z. B. Lautformen bei offenem Näseln.

Adjunktionen. Hinzufügungen.

11.3
Häufigkeit des Stammelns

Stammeln tritt im 4.–6. Lebensjahr bei 20%, im 7.–8. Lebensjahr bei 1% der Kinder auf. Es nimmt von der ersten zur dritten Artikulationszone zu. Eine Ausnahme bilden die Zischlaute, die am häufigsten betroffen sind:

- S, sch, vorderes ch: 33,5–54,5%;
- Laute der dritten Artikulationszone (g, k, j, hinteres ch, uvuläres r): 17,9–28,0%.
- Die Laute b, w, p, f, d, t, l, n sind am seltensten betroffen: 1,5–11,0%.

11.4
Ursachen des Stammelns

Stammeln kann verursacht sein durch:
- Physiologisches Stammeln (Entwicklungsstammeln)
- Funktionelles Stammeln
- Verzögerte Sprachentwicklung
- Erbliche Faktoren
- Fehlerhafte oder mangelnde sprachliche Anregung
- Sensorisches (dysgnostisches) Stammeln
- Konditioniertes Stammeln
- Motorisches (dyspraktisches) Stammeln
- Zentrales Stammeln
- Geistige Entwicklungsstörungen
- Mechanisches (dysglossisches) Stammeln
- Audiogenes Stammeln
- Psychogenes Stammeln.

11.4.1
Physiologisches Stammeln (Entwicklungsstammeln)

Während der ersten 3–4 Lebensjahre kann Stammeln normal sein, d. h. ein entwicklungsbedingtes Phänomen. Ursache dafür sind Schwächen der auditiven Wahrnehmung oder ein in seiner notwendigen Koordination unvollkommen entwickelter Sprechablauf infolge physiologischerweise noch unabgeschlossener Hirnreifungsvorgänge. Ab dem 5. Lebensjahr noch bestehendes Stammeln muß diagnostisch abgeklärt und spätestens bis zur Einschulung behoben werden.

11.4.2
Funktionelles Stammeln

Keine pathologischen Veränderungen an den Zentren sowie den perzeptiven und expressiven Leitungsbahnen und Erfolgsorganen nachweisbar.

11.4.3
Verzögerte Sprachentwicklung

Stammeln kann Symptom einer verzögerten Sprachentwicklung gewesen sein und bestehen bleiben, während die grammatisch-syntaktischen Strukturen bereits altersgemäß sind (Restdyslalie).

11.4.4
Erbliche Faktoren

Stammeln wird häufiger vom Vater als von der Mutter vererbt (familiärer Sprachschwächetypus). Diese sowie Verwandte haben auch längere Zeit gestammelt.

Solche Anlagebedingungen können sich auf eine langsamere Entwicklung der Perzeption, der Artikulationspräzision oder auf eine allgemeine angeborene Sprachschwäche beziehen.

11.4.5
Fehlerhafte oder mangelnde sprachliche Anregung

Schlechte sprachliche Vorbilder (Nachahmungsstammeln). Die Eltern sprechen mit dem Kind in der Babysprache. Oder sie können kein Deutsch oder sprechen ein Deutsch, das durch Aussprachefehler gekennzeichnet ist (Barbolalie).

11.4.6
Sensorisches (dysgnostisches) Stammeln

Es handelt sich um eine Teilerscheinung einer zentralen Hörstörung (siehe auch Abschn. 10.4.13.5 und 15.6).

Das Stammeln ist sensorisch bedingt, also Folge von Schwierigkeiten beim Erfassen von Höreindrücken trotz normalem peripherem Gehör.

11.4.6.1
Partielle Lautagnosie

Die Verständnisstörung ist nur auf einzelne Sprachlaute, meist wenige Konsonanten beschränkt: Leichte Form der akustischen Agnosie. Zugrunde liegt eine zentrale Verarbeitungsschwäche des richtigen Höreindruckes, eine Auffassungs- und Unterscheidungsschwäche für phone-

matische Klanggestalten, eine nicht richtige Analyse des Gehörten.
Es gibt fließende Übergänge zwischen den verschiedenen auditiven Wahrnehmungsstörungen. Man findet alle Übergänge von der akustischen Unaufmerksamkeit, der mangelhaften psychischen Verarbeitung der Höreindrücke und Schwäche der auditiven Gedächtnisspanne bis zu Störungen der akustischen Diskriminationsfähigkeit und anderen Erscheinungen aus dem Formenkreis der zentralen Hörstörung.

Die Verwechslungen von Sprachlauten erfolgen vor allem innerhalb des gleichen Artikulationsmodus und zwar mit Phonemen, die Ähnlichkeiten in den akustischen Strukturen aufweisen. So werden Explosivlaute durch Verschlußlaute einer anderen Artikulationszone ersetzt (t/k). Eine ungenaue phonematische Differenzierung kann zu analogen Verhältnissen im visuellen Bereich führen, wenn Gehörtes in die Schriftsprache umgesetzt werden muß. Diese ist dann von einer Legasthenie abzugrenzen.

11.4.6.2
Phonematische Differenzierungsschwäche (Lautnuancierungsschwäche)
Nur ganz gering ausgeprägte Störung.

11.4.6.3
Akustische Unaufmerksamkeit
Es handelt sich um einen Grenzbefund zum Pathologischen hin.

11.4.6.4
Symptome des sensorischen Stammelns
Nur wenige Laute sind betroffen, die klangverwandt sind, nach einem ähnlichen physiologischen Prinzip gebildet werden oder vom Mund schwer oder nicht ablesbar sind, z. B. die Explosivae t und k oder f/s, d/g.
Weitere Symptome:
– Vertauschung von dr-gr, tr-kr.
– Verwechslung der Zischlaute sch-s, s-sch, st wird durch ts ersetzt.
– Eine Differenzierung dieser Laute nach dem Klangbild ist nicht möglich, obwohl nach Übungstherapie eine richtige Artikulation gelingt.
– Unfähigkeit, den eigenen Artikulationsfehler zu erkennen.
– Die Differenzierung zweier Sprachlaute wird um so schwieriger, je größer die phonetische Ähnlichkeit, d. h., in je mehr Bildungsmerkmalen sie übereinstimmen.

- Schlechtes Richtungsgehör, fehlendes Schätzungsvermögen für Entfernungen.
- Beeinträchtigung der serialen und sequentiellen Integration, manchmal zusätzlich Ausfälle in Intermodalitätsleistungen.
- Eine Kombination mit Unmusikalität, Lese-Rechtschreibschwäche, Dysgrammatismus, Wortfindungsstörungen ist möglich. Die Folge ist eine Lernbehinderung.

11.4.7
Konditioniertes Stammeln

Es ist bedingt durch eine normale phonematische Diskriminationsfähigkeit für Fremdhören bei fehlender Unterscheidungsfähigkeit gegenüber der eigenen Lautproduktion.

11.4.8
Motorisches (dyspraktisches) Stammeln

Die Störung liegt im *motorisch-expressiven Abschnitt* der sprechsprachlichen Leistungen.

Ursache ist eine Einschränkung und Ungeschicklichkeit der Zungen-Mund-Motorik oder ein Rückstand der motorischen Entwicklung.

Im Gegensatz zu den sensorisch-perzeptiven Stammelformen spielt hier der *artikulatorische Schwierigkeitsgrad* der befallenen Laute eine größere Rolle. Man findet eine direkte Beziehung zwischen dem Grad des motorischen Rückstandes und dem Ausmaß der Sprechstörung. Liegt eine frühkindliche Hirnschädigung zugrunde, so haben motorischer Rückstand und Sprechstörung ihre Ursache in einer enzephalopathisch bedingten Hirnleistungsschwäche *(zentrales Stammeln).* In der Regel betrifft der motorische Rückstand nicht nur die orale Muskulatur, sondern den gesamten Körper.

Abzugrenzen von der motorischen Ungeschicklichkeit sind die dyspraktischen Störungen, z. B. die fazio-bukko-linguale Apraxie (siehe Abschn. 24.1.6) und die Dysarthrie. Bei *Apraxie* gelingen dem Kind die beabsichtigten Sprechbewegungen nicht.

Im Gegensatz zur partiellen Lautagnosie ist die Unterscheidung richtiger und falscher Laute aus dem Munde anderer möglich. Oft wird jedoch die eigene Fehlbildung nicht wahrgenommen, da eine feste zentrale Verbindung zwischen dem richtigen Höreindruck und dem eigenen falschen Lautprodukt nach Art eines bedingten Reflexes bestehen kann *(konditioniertes Stammeln).*

In der Spracherwerbsphase dominiert die auditive Leistung. In fortgeschrittenen Stadien übernehmen die taktilen und kinästhetischen Elemente die führende Rolle. Daher verschlechtert sich die Artikulationsleistung bei Spätertaubung nur wenig.

11.4.8.1
Ursachen des motorischen Stammelns
– Allgemeine motorische Ungeschicklichkeit;
– Motorischer Entwicklungsrückstand (Entwicklungsrückstand der Kleinhirnfunktionen);
– Behinderung der Grobmotorik oder der Feinmotorik;
– Störung der Kinästhetik oder der Sensibilität.

11.4.9
Geistige Entwicklungsstörungen (Intelligenzmangel)
Neben verzögerter Sprachentwicklung sind Störungen der Lautbildung vorhanden; in schwersten Fällen Vokalsprache (siehe Abschn. 11.2.1 und 27.2).

11.4.10
Zentrales (enzephalopathisches) Stammeln
Zentrales Stammeln ist eigentlich ein Oberbegriff für sensorisches Stammeln, Stammeln infolge geistiger Entwicklungsstörungen oder einer Dyspraxie usw. Weitere zentrale Ursachen des Stammelns werden in den folgenden Abschnitten behandelt.

11.4.10.1
Störung der Speicherfunktion (Ultrakurzspeicher und Kurzspeicher)
Bei Verkürzung der Zeitspanne, für die eine Lautfolge gespeichert werden kann, sind die ersten Phoneme einer Lautfolge bereits vergessen, bevor diese nachgesprochen werden kann. Es wird daher nur noch das Ende eines längeren Wortes reproduziert.

Die Therapie besteht in einer Erweiterung des auditiven Erinnerungsvermögens.

Der gegenteilige Prozeß ist ein verlängertes Verbleiben von Phonemen im Kurzspeicher. Die Folgen sind Perseverationen von Phonemen in den folgenden Wörtern.

11.4.10.2
Störung der motorischen Sequenzbildung

Einzelne Phoneme werden nur fehlerhaft oder verzögert zu einem Wort vereinigt. Die Folge sind Elisionen, Additionen, Verwechslungen oder Störungen im Erlernen der richtigen Reihenfolge der einzelnen Phoneme.

11.4.10.3
Störung der Antizipationsvorgänge

Störungen in der artikulatorischen Vorausplanung haben eine verfrühte Lautproduktion zur Folge, da diese nicht bis zum Abrufimpuls zurückgestellt werden kann. Solche verfrühten Lautproduktionen führen zu Kontaminationen mit den in der Abfolge früher gelegenen Einheiten.

11.4.10.4
Störung der zeitlichen Koordination

Störungen in der zeitlich-motorischen Verzahnung äußern sich in Fehlern der zeitlichen Abfolge einzelner Artikuleme, Lautgruppen oder noch größerer Einheiten. Die Artikuleme können einzeln oder in kurzen, wiederkehrenden Reihen störungsfrei produziert werden. Die Störung tritt erst bei mehrsilbigen Wörtern auf.

11.4.10.5
Gedächtnisabrufstörung für Artikulationsmuster

Die Folge ist ein Verwischen der Bewegungsmuster. Dieses äußert sich bei der Prüfung von Dauerleistungen (mehrmaliges Wiederholen-Lassen des gleichen mehrsilbigen Wortes).

11.4.11
Mechanisches Stammeln (Dysglossie)

Es handelt sich um eine artikulatorische Störung der Aussprache infolge organischer Veränderungen an den peripheren Organen des äußeren Sprechvorganges (siehe auch Abschn. 23.1).

Dysarthrie: Störung des zentralen Sprechvorganges infolge Erkrankung zerebraler Zentren, zentraler Bahnen und Kerne (siehe auch Abschn. 23.2).

Abgrenzung zur fazio-bukko-lingualen Apraxie: Die Ausführung bestimmter Bewegungen der Lippen und der Zunge ist auf Aufforderung nicht oder schwer möglich, nur ohne Aufmerksamkeitszuwendung im Affekt. Keine Lähmungserscheinungen oder Koordinationsstörungen vorhanden (siehe Abschn. 24.1.6).

11.4.11.1
Veränderungen der Lippenlaute (labiale Dyslalie oder labiale Dysglossie)
Lippenlaute: m, p, b, f, v, w.

Ursachen für eine Veränderung der Lippenlaute:
- Fazialislähmung: Siehe Abschnitt 23.1.2.
- Verletzungen der Lippen: Gesamte Artikulation klingt verwaschen. W und f (normal labio-dental zwischen Unterlippe und oberen Schneidezähnen gebildet) klingen unscharf bilabial.
- Verlust der Unterlippe: b wird zu w, p zu f, m zu indifferentem Nasallaut. F und w können auch fehlen.
- Verlust der Oberlippe: Die Unterlippe legt sich bei b, p, m an oder hinter die oberen Schneidezähne (normal nur bei w und f).

Differentialdiagnose. Leichte Lippenparese mit Schwächezuständen der übrigen Sprechmuskulatur weist auf eine dysarthrische Sprachstörung hin.

11.4.11.2
Veränderungen der Zungen- und Gaumenlaute
Zungenlaute: t, d, l, n, s, sch, Zungenspitzen-R.
Gaumenlaute: k, g, j, ng, ch, Zäpfchen-R.

Biß- und Zahnstellungsanomalien sind keine Ursachen des Stammelns, sondern nur begünstigende Faktoren (Disposition):
- Bißanomalien (dentale Dyslalie oder dentale Dysglossie)
  – Bei frontal offenem Biß kommt es zum Durchstrecken der Zunge zwischen den Zähnen *(Sigmatismus interdentalis)* (oft Fingerlutschen oder Schnuller).
  – Stehen die Schneidezähne des Ober- und Unterkiefers zu stark mundwärts (palatinal, lingual), so stößt die Zunge entweder nur an die oberen oder unteren Schneidezähne *(Sigmatismus addentalis)*.
  – Erreicht die Zunge die Zähne nicht infolge starken Vorwärtsstehens der oberen Schneidezähne (Labialstand oder Protrusion), dann evtl. ein *Sigmatismus palatalis*.
- Weitere Biß- und Kieferanomalien: Distalbißlage mit Labialstand oder Steilstand der oberern Frontzähne (Rücklage des Unterkiefers), Mesialbißlage (Vorlage des Unterkiefers = Progenie = Vorbiß), Kreuzbiß (Frontzahn- oder Seitenzahnbereich), Breitkiefer, Schmalkiefer, Prognathie.
- Zahnverlust: Fehlen die oberen Schneidezähne, dann Seitwärtsdrehung der Zungenspitze mit Anlegen an einen der oberen Eckzähne *(Sigmatismus lateroflexus)*.

  Bei Verlust der oberen Schneidezähne verlieren die Lippen ihre Stütze: dadurch werden die Lippenlaute entstellt. F und pf klingen unrein, schmatzend. S, z, sch verlieren ihre Schärfe und können gleichartig klingen. Linguopalatale, linguoalveolare, linguolabiale und interlabiale S-Bildungen (siehe Abschn. 12.5).

Zahnentwicklung (siehe auch Abschn. 1.1.2). Bei der Geburt besteht eine physiologische Rücklage des Unterkiefers (2. embryonale Retrogenie). Ausgleich bis zum Durchbruch der Milchzähne durch Vorentwicklung des Unterkiefers. Voraussetzung hierfür ist Stillen an der Mutterbrust. Durch den ständig wechselnden Vorgang des Saugens und Auspressens der Brustwarze wird der physiologische Vorschub des Unterkiefers angeregt. Durch Lutschgewohnheiten ist eine Hemmung der Progression (Vorverlagerung) des Unterkiefers möglich.

Beim lutschoffenen Biß im Gebiet der Frontzähne legt sich die Zunge ständig zwischen die Zahnreihen. Folge ist eine Behinderung der Lautung und Erweiterung des offenen Bisses (multiple Interdentalität).

Das Stammeln der Lutscher wird erklärt durch Erschwerung der kinästhetischen Reafferenz, die dadurch zustande kommt, daß unter dem Druck der primären Saugmuster differenziertere Bewegungsgestalten den Zentren nicht übermittelt werden können.

Lutschen. Bei Abstellen der Dyskinesie (Lutschen, Zungenpressen) bis zum 3. Lebensjahr ist ein Selbstausgleich des frontal-offenen Bisses zu erwarten. Die Folgen des Lutschens sind unterschiedlich und sind abhängig von Kieferanomalien und dem Schädelwachstumstyp des Kindes. Durch das Lutschen kann eine Anomalie verstärkt (Rücklage des Unterkiefers) oder abgeschwächt werden (Vorlage des Unterkiefers).

Im Alter von 6 Jahren brechen die bleibenden Frontzähne durch. Mit dem Zahnwechsel werden die Fehlbildungen des Milchgebisses in das Wechselgebiß übertragen und teilweise verstärkt.

Zahnstellungsanomalien (Abweichungen von der eugnathen Zahnstellung).
- Engstände
- Frontaler Engstand: Ursache ist eine Größendiskrepanz zwischen Zahngröße und Kiefergröße bei relativ zu großem Zahnmaterial = Platzmangel.
  Erscheinungsbild: Schiefstehende oder sich überlappende Schneidezähne.
- Seitlicher Engstand: Ursache ist frühzeitiger Verlust der Milchzähne = Platzmangel durch Zahnwanderungen.
  Erscheinungsbild: Retinierte oder schiefstehende Seitenzähne.
- Lückenbildung: Ursache ist eine Größendiskrepanz zwischen Zahngröße und Kiefergröße bei relativ zu kleinem Zahnmaterial = Platzüberschuß.

Diastema mediale: Lückenbildung zwischen den oberen mittleren Schneidezähnen durch tief inserierendes Lippenbändchen.
- Spitzfront: Labialstand der Schneidezähne mit spitzbogenartiger Gestalt des Frontzahnbogens.
- Flachfront: Palatinalstand der Schneidezähne mit stark abgeflachtem Frontzahnbogen.
- Offener Biß: Störung der vertikalen Okklusionsbeziehung mit dentaler Ursache.
- – frontal offener Biß: Die Schneidezähne von Oberkiefer und Unterkiefer überdecken sich nicht. Ursache: Hemmung der Vertikalentwicklung der Alveolarfortsätze (z. B. duch Lutschen)

- – seitlich offener Biß: Die Seitenzähne von Oberkiefer und Unterkiefer haben keine Okklusion (keinen Kontakt). Ursache: unvollständige Vertikalentwicklung der Kieferknochen oder Zahndurchbruch (z. B. durch Zungendyskinesie)
- – Tiefbiß: Die Schneidezähne von Oberkiefer und Unterkiefer überlappen sich mehr als 3 mm in vertikaler Richtung
- – Kopfbiß: Aufeinandertreffen der Schneidekanten der oberen und unteren Frontzähne
- – Kreuzbiß:
- – – frontaler Kreuzbiß: Die unteren Schneidezähne beißen (stehen) vor die oberen
- – – seitlicher Kreuzbiß: Transversale Okklusionsstörung durch Bukkalstand der Unterkiefer-Seitenzähne oder durch Palatinalstand der Oberkiefer-Seitenzähne
- Kieferlageanomalien. Abweichungen vom eugnathen Einbau der Kieferbasen in den Gesichtsschädel
- *in sagittaler Richtung*
- – Distalbiß = Rückbiß; Ursache:
  1. Rücklage des Unterkiefers = Retrogenie
  2. Vorlage des Oberkiefers = Prognathie
  3. Kombination aus 1. und 2.
- – Mesialbiß = Vorbiß; Ursache:
  1. Vorlage des Unterkiefers = Progenie
  2. Rücklage des Oberkiefers = Retrognathie
  3. Kombination aus 1. und 2.
- *in transversaler Richtung*
  Laterognathie = seitlich versetzter Unterkiefer in Relation zum Oberkiefer, meist duch Asymmetrie des Unterkiefers bedingt
- *in vertikaler Richtung*
- – skelettal offener Biß
- – skelettal tiefer Biß

11.4.11.3
Zungenveränderungen als Ursache des mechanischen Stammelns
(linguale Dyslalie oder linguale Dysglossie)
- Hypoglossuslähmung: Siehe Abschnitt 23.1.5. Die T-, S-, R-Bildung ist beeinträchtigt.
- Angeborene Makroglossie bei Kretinen und beim Down-Syndrom.

11.4 Ursachen des Stammelns

– Erworbene Makroglossie bei Akromegalie, Lymphangiomen, Hämangiomen, Fibromen und Zungenstruma.
– Angeborene Mikroglossie ist selten.

Angeborene Veränderungen der Zunge sind selten Ursache von Sprachstörungen, ebenso chirurgische Entfernung größerer Zungenanteile. Ein Verlust der gesamten Zunge (Aglossie) bedingt keine Stummheit.

<u>Symptome bei subtotalem und totalem Verlust der Zunge:</u> Der Vokal e ist am stärksten betroffen. A wird zu ä, o zu ö, u zu ü. E liegt zwischen e und ö.

Die Zungenspitze wird funktionell durch die Unterlippe ersetzt: Die Unterlippe wird eingezogen und gegen den Alveolarrand des Oberkiefers gedrückt. Auf diese Weise erfolgt die Bildung von d, t und n (linguodentale Zone).

L-Bildung durch Hebung des Mundbodens mittels Resten des M. genioglossus.

Blasen durch die Zähne erzeugt ein unscharfes s, ebenso sch unter gleichzeitiger Lippenvorwölbung.

G, k, ng und beide ch werden als Rachenlaute (palatale Zone) zwischen Zungenrest oder Kehldeckel und Rachenhinterwand oder im Kehlkopf, d. h. weiter hinten, gebildet.

R ertönt als laryngeales Knarren durch langsame Schwingungen der Stimmlippen oder Taschenfalten.

Ein Fehlen der muskulären Mittelzunge verursacht keinen Sprachfehler.

<u>Bei totalem Zungenverlust (Glossektomie)</u> werden neue Artikulationsmechanismen gebildet. Laute der ersten (labialen) Artikulationszone sind nicht betroffen. Das Fehlen der Zunge wird durch vikariierende Bewegungen des Mundbodens ersetzt.

<u>Resektion des Zungenbeinkörpers</u> bei medialen Halsfisteln hat keine Sprechstörungen zur Folge.

<u>Zu kurzes Zungenbändchen (Ankyloglossie)</u> bedingt keine Sprechstörung. In seltenen Fällen Behinderung der Laute, die mit Hilfe der Zungenspitze gebildet werden: Zungenspitzen-R, s, englisches th. Extrem selten ist die Bildung von d, t, l behindert. Zungenspitzen-R wird nur noch von Sängern verwendet, sonst Zäpfchen-R.

Saug- oder Trinkschwierigkeiten bestehen nicht.
Die Zunge kann nicht herausgestreckt werden. Unbedingte Notwendigkeit der operativen Durchtrennung eines zu kurzen Zungenbändchens (Frenulumplastik) besteht von phoniatrischer Seite her nicht.

Zungenbändchen (Frenulum). Anatomisch: mediane Schleimhautfalte, die sich von der Unterseite der Zunge zur Schleimhautfläche des Mundbodens erstreckt. Reicht das Zungenbändchen bis nahe an die Zungenspitze oder ist die Zungenspitze über ein kurzes Bändchen zu nahe an der Zungenwurzel angeheftet („angewachsen"), so erscheint die Zunge zweiteilig mit einer medianen Furchung.

Indikationen für die Durchtrennung eines verkürzten Zungenbändchens:
- Behinderung beim Herausstrecken der Zunge (Aufwölbung der Zunge).
- Kieferorthopädische Gesichtspunkte: Durch linguale Dyskinesie (Bewegungsbehinderung) kommt es zur Verstärkung von Begleitmißbildungen der Kauorgane. Diese zeigen Korrelationen zwischen Ort und Art der Frenuluminsertion (hochalveolär, tiefalveolär, basal) und den beobachteten Deformationen: Verlängerung des oberen und unteren Zahnbogens, die Entwicklung nach außen stehender Schneidezähne, Bildung vorderer oder seitlicher Diastemata (Lückenbildungen) (siehe auch Abschn. 1.1.2).
- Schwierigkeiten beim Eingliedern von Unterkieferprothesen oder beim Einsetzen herausnehmbarer kieferorthopädischer Apparate in den Unterkiefer bei am Gingivalsaum hoch ansetzendem oder verkürztem Zungenbändchen.
- Behinderung der S-Lautbildung in extrem seltenen Fällen.
- Erschwerung der Selbstreinigung des Mundbodens nach Nahrungsaufnahme.

Gefahr bei der Durchtrennung: Blutung aus der A. profunda linguae (Ast der A. lingualis), falls Durchtrennung an der Insertion — also nahe am Zungengewebe erfolgt.

Technik: Ab dem 5. Lebensjahr Querdurchtrennung und Längsvernähung.

Anmerkung: Ein Zusammenhang zwischen Linkshändigkeit und Stammeln ist fraglich.

11.4.12
Audiogenes Stammeln

11.4.12.1
Schalleitungsschwerhörigkeit

Infolge einer Schalleitungsschwerhörigkeit werden die stimmhaften Konsonanten im Gegensatz zu den stimmlosen Lauten besser wahrgenommen. Bei den Nasallauten (m, n, ng) wird daher die Resonanz als zu intensiv empfunden. Dies führt zu einer Verschiebung des Artikulationsortes innerhalb derselben Artikulationsklasse mit Substitutionen von b, d, g sowie zu einem geschlossenen Näseln. Oder die stimmhaften Konsonanten werden durch stimmlose ersetzt, speziell in den Endpositionen.

11.4.12.2
Innenohrschwerhörigkeit

Die akustisch korrekte Aufnahme der Lautmuster ist unmöglich, daher falsche Kodierungsprozesse. Weiterhin erfassen die eigenen Rückkopplungsreaktionen nur ein ungenügendes akustisches Spektrum und können somit kein vollwertiges Feedback gewährleisten.

Bei Hörverlust auf dem weniger geschädigten Ohr von mehr als 30 dB im Bereich der Hauptsprachfrequenzen sind bei Innenohrschwerhörigkeit Aussprachestörungen zu erwarten (siehe auch Abschn. 10.4.14.2).

Bei Innenohrschwerhörigkeit sind meist hohe Frequenzen am stärksten betroffen. Bei Hörverlust beginnend ab 2000 Hz besitzen die Laute s, f, sch, vorderes ch einen stumpfen Klang; sie können durch t ersetzt werden. S kann durch sch, z oder t ersetzt werden.

Innenohrschwerhörige versuchen die Resonanz ihrer Stimme durch Erhöhung der Sprechstimmlage, der Stimmstärke und Stimmschärfe zu erhöhen, um einen günstigeren Eindruck der eigenen Sprechleistung zu gewinnen. Neigung zum offenen Näseln. In Abhängigkeit vom Hörverlust kommt es zu Elisionen meist der Endsilben oder zu verwaschenen Lautbildungen.

Vokale mit höheren Formanten verdunkeln auf Grund einer Verschiebung der Formanten in den tiefen Frequenzbereich (i zu ü, e zu ö, ö zu ä, a zu o).

11.4.12.3
Spätertaubung (siehe Abschn. 10.5)

Eintritt der Taubheit nach dem 6.–10. Lebensjahr führt nicht zum Sprachverlust, sondern zu Aussprachefehlern. Die Stimme klingt monoton, zu hoch und zu laut. Die Atmung ist zu frequent, die Lautbildung verwaschen. S wird addental gebildet, durch t ersetzt oder ausgelassen. Die Unterscheidung von stimmhaften und stimmlosen Lauten geht verloren. Sprachakzente sind verzerrt. Der dynamische Akzent ist zu gering oder zu stark bzw. an der falschen Stelle. Der rhythmische Akzent klingt verschliffen.

11.4.13
Psychogenes Stammeln

Ursachen für ein psychogenes Stammeln:
– Bewußte oder unbewußte Nachahmung von Sprechfehlern, besonders eines Sigmatismus interdentalis.
– Neurotische Verhaltensweise. Konfliktsituationen; infantiles Fehlverhalten nach familiärer Auseinandersetzung (plötzliches Auftreten des Stammelns); Zum-Ausdruck-Bringen des Protests durch die Sprechanomalie (regredierende Artikulationsmängel).
– Rückfall in die kindliche Sprechweise.
– Infantile Fixierung (Beibehalten der kleinkindhaften Sprechweise).
– Emotionale Hemmungen.

Eine Kombination mit Daumenlutschen, Enuresis, Affektlabilität ist möglich.

11.4.14
Taktil-kinästhetische Störungen

Siehe Abschnitt 11.4.8.1.

11.4.15
Myofunktionelle Störungen

Siehe Abschnitt 23.2.14.4.

11.5
Diagnostik bei Stammeln

Ziel ist der Vergleich der beherrschten Phoneme mit dem Phonembestand einer Sprachgemeinschaft. Abweichungen von der Norm der jeweiligen Hochsprache oder eines Dialektes werden notiert. Ein genormtes Verfahren der Lautbestandsprüfung liegt nicht vor. Vorliegen einer Normabweichung muß nach Erfahrungsrichtwerten getroffen werden.

11.5.1
Diagnostische Übersicht

Phonetische Analyse: Prüfung auf vorhandene und fehlende Laute sowie Stellung der Laute im Wort (Anlaut, Inlaut, Auslaut) und in Lautverbindungen; entweder durch Vor- und Nachsprechen oder anhand von Bilderserien. Registrierung, wie fehlerhafte Laute in der Spontansprache und im Text ausgesprochen werden. Untersuchung der Sprache. Bei Schulkindern Prüfung des Lesens und Schreibens nach Diktat. Audiometrische Untersuchung.

Untersuchung der Grobmotorik, Feinmotorik, Zungen-Mund-Motorik. Zahnstatus; Hals-Nasen-Ohren-ärztliche Untersuchung. Lautagnosieprüfung, Prüfung der visuellen Perzeption, der kognitiven Entwicklung. Eventuell muß eine kinderneurologische, psychologische und kinderpsychiatrische Untersuchung durchgeführt werden.

Bei der Erhebung der Vorgeschichte muß auf den Geburtsverlauf, Saugschwierigkeiten, Beginn des Gehen- und Sprechenlernens und Sprachstörungen in der Familie geachtet werden.

11.5.2
Nachsprechtests und Bilder als Sprachanreiz zur Lautüberprüfung

Die Lauttreppe nach MÖHRING. Sie dient zur Registrierung des Spontansprechens und stellt eine Sammlung von Prüfwörtern dar. Sie ist nach dem Schwierigkeitsgrad der Lautbildung aufgebaut. Der Lauttreppe kann nicht entnommen werden, wie die Lautproduktion des Kindes im Vergleich zu seiner Altersklasse zu beurteilen ist.

M, b, h, n, d, p, l, t, f, w, ch_2, j, r, ng, k, bl, nk, g, br, fr, pl, fl, ch_1, dr, pr, tr, kl, gl, sch, gr, kr, st, sp, pf, x, schl, s, gn, r, schm, schn, z, kn, schr, schw, qu, spr, pfl, str, zw.

Lautprüfkasten mit Bildkarten nach Kluge. Jede Karte zeigt einen farbigen Gegenstand. Auf der Rückseite trägt die Karte die Bezeichnung des Gegenstandes, wobei die Laute oder Lautverbindungen, die geprüft werden sollen, rot hervorgehoben sind.

Lautstreifen nach Lücking. Die Anordnung der Laute und Lautverbindungen wurde nach dem Gesichtspunkt der Artikulationsgebiete vorgenommen. Zunächst die Vokale, Umlaute und Diphthonge, dann die Konsonanten nach Ort und Art ihrer Bildung. In der Mitte des Lautstreifens stehen die stimmlosen Konsonanten, daneben die stimmhaften und am Rande die häufigsten Mitlautverbindungen.

Wort- und Bildmaterial nach Becker, Wuttke **und** Brockel. Das Bildmaterial bietet die Möglichkeit, die Spontansprache in Wort und Satz zu prüfen. Neben der Spontansprache werden gleichzeitig der Begriffsschatz, der Wortschatz, die Satzbildung und der Redefluß geprüft.

Das Prüfmittel umfaßt Einzelbilder, Situationsbilder zur Prüfung der Satzbildung und des Satzsprechens; ein Prüfwortbogen mit Wörtern dient zur Testung der Laute und Lautverbindungen.

Weiterhin enthält das Material eine Zusammenstellung von Möglichkeiten für Ergänzungsüberprüfungen bzgl. der Farb-, Zahl- und Formkenntnisse.

Erweitertes Lautprüfverfahren nach Dauer. Darin wird die Beurteilung des Gehörs, der Atmung, der Motorik, insbesondere der Feinmotorik, der Rhythmik, der Artikulation, der Sprechfähigkeit, des Redevermögens und der Schulleistungen in einem Untersuchungsgang vereinigt.

Lautprüfbogen für Stammler (Einlageblatt I zum Untersuchungs- und Behandlungsbogen der Deutschen Gesellschaft für Sprachheilpädagogik). Der Lautprüfbogen ist Bestandteil eines umfassenden Untersuchungs- und Behandlungsbogens mit einlegbaren Protokollbögen für Stammler, Dysgrammatiker, Stotterer, Polterer, Stimmgestörte und Näselnde. Die Anordnung der Prüfwörter erfolgte nicht nach einer phonetischen Systematik oder nach der Lautbildungsschwierigkeit. Es handelt sich vielmehr um eine alphabetische Ordnung, wobei die Konsonantenverbindungen hinter dem betreffenden Erstkonsonanten angeführt werden.

Phonetisches Bilder- und Wörterbuch nach CERWENKA und DEMMER. Die Untersuchung mit dem phonetischen Bilder- und Wörterbuch nach CERWENKA und DEMMER ermöglicht es, die sprachlichen Leistungen bestimmten Altersstufen zuzuordnen. Der Stand der Sprach- und Sprechentwicklung kann durch Überprüfung der Aussprache, des Wortschatzes und des Satzbaues ermittelt werden. Die Bilder zeigen verschiedene bekannte Tätigkeiten, haben geläufige Oberbegriffe zum Gegenstand, überprüfen den Zahlenbegriff und Farbkenntnisse, zeigen eine Bildgeschichte, haben die Familiensituation zum Inhalt.

Lautprüftabelle nach FÜHRING, LETTMAYER, ELSTNER und LANG. Es handelt sich um eine Lautprüftabelle, die nach Artikulationsgebieten geordnet ist.

Lautprüfscheibe nach ASCHENBRENNER. Sie dient der Feststellung des Lautbestandes, der Überprüfung der Lautbildung und des Phonemgehörs (phonematische Differenzierungsfähigkeit).

Werscherberger-Lautprüfmappe nach GEY. Bildtafeln und Einzelbilder stellen die Begriffe aus dem Wortschatz 3- bis 6jähriger Kinder dar.

Weitere Testverfahren. Der Bremer Artikulationstest (BAT) enthält Normen für das zweite Schuljahr.

Ferner stehen noch der Stammlerprüfbogen nach METZKER und der Bilder-Sprachtest von SULSER zur Verfügung.

11.5.3
Psychologische Gesichtspunkte der Untersuchung

11.5.3.1
Prüfung der Intelligenz

Bei der Intelligenzuntersuchung stellt man oft reduzierte verbale, aber gute nichtverbale Leistungen fest. Kommt jedoch eine visuelle Wahrnehmungsschwäche hinzu, werden auch spezifische Untertests der sprachfreien Intelligenz-Diagnostik Defizite aufweisen. Daher sollte nie eine alleinige Beurteilung nach dem Gesamt-IQ des sprachfreien Intelligenztests stattfinden, sondern immer ein Vergleich der einzelnen Untertests, d. h. eine Beurteilung des Leistungsprofils.

Eine Unterscheidung eines zentral bedingten Stammelns von einem Stammeln aufgrund einer allgemeinen Retardation ist nur bei genauer Analyse der einzelnen Untertests der Intelligenzprüfverfahren und zusätzlicher Teilleistungsdiagnostik möglich.

Zur Intelligenzprüfung bei leichten Stammelformen mit ausreichender sprachlicher Äußerungs- und Verständigungsmöglichkeit eignen sich folgende Testverfahren:
- Hawiva für 4- bis 6¹/₂jährige (Hannover-Wechsler-Intelligenztest, Vorschulalter);
- Hawik-R für 6- bis 15jährige (Hamburg-Wechsler-Intelligenztest für Kinder);
- Kramer für 3- bis 14jährige (Kramer Test);
- FBIT für 4- bis 9jährige (French-Bilder-Intelligenztest von Hebbel und Horn);
- ITK für 6- bis 14jährige (Intelligenztest für körperbehinderte und nichtbehinderte Kinder von K. Neumann).

Sprachfreie Intelligenztests bei schwerem Stammeln:
- S O N für 2¹/₂- bis 7jährige (Snijders-Oomen nichtverbale Intelligenzreihe) und S O N - R für 5¹/₂–17jährige;
- CFT 1 für 5- bis 9jährige (Culture Fair Test von Cattell und Weiss);
- CFT 2 für 9- bis 15jährige,
- CPM für 5- bis 10jährige (Coloured Progressive Matrices).

Der S O N und S O N - R (revidierte Auflage) liefern auch normierte Werte für Schwerhörige und Gehörlose.

11.5.3.2
Untersuchung von Verhaltensstörungen und neurotischen Fehlhaltungen

Verhaltensstörungen und neurotische Fehlhaltungen können Ursache für Schulversagen und mangelhaften Sprachtherapieerfolg sein.

Die Untersuchung erfolgt durch:
- Projektive Testmethoden;
- Eltern-Kind-Interaktionsbeobachtung;
- Familientherapeutische Diagnostik;
- Zeichentests (Mann-Zeichentest, Familie-in-Tieren-Zeichentest);
- Papier- und Bleistift-Tests wie z. B. „Sätze ergänzen";
- Duss-Fabel-Test;
- Rosenzweig-Test (PFT), siehe Abschnitt 10.5.1.2.

Ein projektiver Test ist der *Sceno-Test*. Anwendungsalter ab 3 Jahren. Der Test enthält nach tiefenpsychologischen Gesichtspunkten zusammengestelltes, standardisiertes Spielmaterial. Spielverhalten und Gestaltung von Spielszenen ergeben auch ohne Gebrauch der Sprache gute projektive Deutungsmöglichkeiten.

Der Test eignet sich besonders zur Differentialdiagnose kindlicher Sprachentwicklungsstörungen und des elektiven Mutismus.

11.5.4
Untersuchungsmethoden bei Verdacht auf partielle Lautagnosie (sensorisches Stammeln)

11.5.4.1
Prüfung der Sprachlautunterscheidungsfähigkeit
(phonematischen Differenzierungsfähigkeit)

Prüfung der Unterscheidungsmöglichkeit von Reihen von Silben, Lautpaaren oder Wörtern bzgl. identischen oder unterschiedlichen Klingens oder Entscheidung, ob die vom Untersucher demonstrierte Artikulation korrekt oder fehlerhaft ist.

Bildwahlmethode. Entsprechend den Prüfwortpaaren werden Bildwortpaare verwendet, z. b. die Bildwortserie zur Lautagnosieprüfung von SCHILLING und SCHÄFER oder Prüfmittel für Lautbildung und Phonemgehör (PLP) von STOYKE und ORTHMANN.

Hörvergleichsmethode. Voraussetzung ist das Vorliegen von Lesefähigkeit. Verwendet werden Prüfwortpaare im Wechsel mit Wortwiederholungen ohne phonematischen Unterschied, z. B. Bremer-Laut-Diskriminations-Test (BLDT) nach NIEMEYER.

Diktatmethode. Prüfwörter werden diktiert.

Lautdifferenzierungstabelle nach WÜTHRICH. Einteilung der Sprachlaute nach auditiven Ähnlichkeitsverhältnissen.

Nachsprechen-Lassen sinnloser Wörter, die die gestörten Laute enthalten. Z. B. sascha, schasa, schiso, schusi oder kata, taka, tyko, teke, teka.

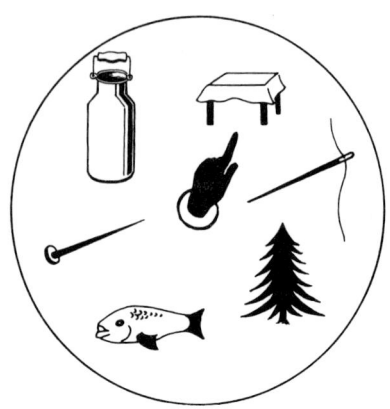

Abbildung 11-1:
Bild aus dem Lautagnosie-Test nach SCHILLING und SCHÄFER (modifiziert; siehe Text)

Bildertests von SCHILLING und SCHÄFER (Abb. 11-1). Es handelt sich um Bildscheiben mit Wechsellautwortpaaren. Der bewegliche Zeigefinger wird vom Kind entsprechend den Aufforderungen eingestellt. Es liegen dann Bilder von Wörtern einander gegenüber, die sich nur durch einen Laut unterscheiden.

Test nach ROSSE. Im Gegensatz zum Lautagnosietest nach SCHILLING und SCHÄFER verwendet ROSSE Gegenstände in Spielzeuggröße oder natürlicher Größe anstelle von Bildern. Verwendet werden Gegenstandspaare, deren sprachliche Bezeichnungen sich nur durch einen Laut unterscheiden. Gegenstände wie z.B. Tasse oder Tasche müssen nach Aufforderung in die Hand genommen werden.

Prüfmittel nach DEUSTER. 45 Bildpaare, die sich durch die phonologische Opposition häufig betroffener Laute oder durch Auslassungen bei Konsonantenverbindungen unterscheiden.

Eine Schwäche der Lautdiskrimination liegt nur dann vor, wenn die Fehler reproduzierbar sind. Zweimaliges Anbieten jedes Prüfwortes; im Falle nur einer Falschdifferenzierung insgesamt viermaliges Abfragen dieses Begriffes.

Auditive Aufgaben im Kramer-Test. Eingeteilt nach Altersgruppen: 6silbige Sätze nachsprechen, 2 Zahlen nachsprechen, 8silbige Sätze nachsprechen, 3 Zahlen nachsprechen, 10silbige Sätze nachsprechen, 3

Aufträge ausführen, Geschichten nacherzählen. 16silbige Sätze nachsprechen, 4 Zahlen nachsprechen, Sinnwidrigkeiten erkennen, 5 Zahlen nachsprechen. Begriffe unterscheiden, Oberbegriffe finden.

Weitere Tests. An zusätzlichen Testverfahren stehen zur Verfügung:
– Auditiver Wort-Unterscheidungstest nach MONROE;
– Lautverschmelzungstest nach MONROE;
– Deutscher Rechtschreibtest für die 2. und 3. Klasse (Kinder mit auditiven Ausfällen haben vor allem Schwierigkeiten bei der Wahrnehmungstrennschärfe);
– Werscherberger Übungsbilder zur Lautdifferenzierung von GEY.

11.5.4.2
Problematik der Lautprüfungstests
Die Lautprüfungstests gehen davon aus, daß nur wenige Laute und bevorzugt solche, die klangverwandt sind, betroffen werden. Kinder lernen nach langem Üben die einzelnen Laute auszusprechen, können sie aber mit dem Gehör nicht differenzieren und verwechseln sie beim Sprechen.

Die Differenzierung zweier Sprachlaute wird um so schwieriger, je größer die phonetische Ähnlichkeit ist, d. h., in je mehr Bildungsmerkmalen die Sprachlaute übereinstimmen.

Gemeinsam ist allen Tests, daß Bildwortpaare angeboten werden, die sich nur durch die phonologische Opposition zweier Phoneme unterscheiden.

Wegen der oft kurzen auditiven Gedächtnisspanne besteht bei der Anwendung der genannten Tests die Gefahr, daß ungerechtfertigt Differenzierungsfehler festgestellt werden. Ausschluß dieses Fehlers ist nur möglich, wenn unmittelbar nach einer Falschdifferenzierung der betreffende Begriff abgefragt wird.

11.5.4.3
Störung der Visuomotorik
Je mehr die auditive Wahrnehmung beeinträchtigt ist, desto stärkere Störungen können im Bereich der Visuomotorik vorhanden sein: Prüfung z. B. mit dem Göttinger Formenreproduktions-Test (GFT) und Frostig-Test.

11.5.4.4
Hörprüfung bei sensorischem Stammeln

Bei sensorischem Stammeln ist die Hörprüfung schwierig, da Kinder mit auditiven Wahrnehmungsstörungen schwer bei der Spielaudiometrie konditionierbar sind. Ursache sind Schwierigkeiten in der sukzessiven Integration von Reizen.

Die Reaktion kommt einmal auf ganz leise Geräusche, ein anderes Mal nur auf höhere Intensitäten.

Habituation. Bei auditiven Wahrnehmungsstörungen kommt es zur Habituation (Gewöhnung, d. h. Interesselosigkeit und daher fehlende Reaktion) bereits nach dem ersten Reiz.

Verlängerung der Habituation auf Hörreize findet man bei Sprachentwicklungsrückstand und psychomotorischem Rückstand.

Bei diffuser zentraler Wahrnehmungsstörung bleibt eine Habituation aus.

11.5.4.5
Dichotischer Diskriminationstest für Kinder nach Uttenweiler

Die Fähigkeit der dichotischen Diskrimination ist schon im Alter von 5 Jahren vorhanden.

11.6
Therapie des Stammelns

Die Therapie ist je nach Ursache verschieden. Bei sensorischem und audiogenem Stammeln beginnt man mit Hörübungen, bei motorischem Stammeln mit dem Training der Motorik und Kinästhetik.

11.6.1
Allgemeine Gesichtspunkte

Mit zunehmendem Alter besteht bei einem Teil der Kinder eine *Selbstheilungstendenz.*

Bei leichtem Stammeln ist ein Kindergartenbesuch günstig. Therapiebeginn je nach Schweregrad vom 4. Lebensjahr an.

Mit 5 Jahren ist die spontane Entwicklung der Artikulation abgeschlossen, daher spätestens im 6. Lebensjahr Beginn mit der logopädischen Behandlung. Die spontane Rückbildungstendenz der Selbstkorrektur erlischt ab diesem Alter fast vollständig.

Die Behandlung des Stammelns muß bis zur Einschulung abgeschlossen sein. Ausgenommen ist: Stammeln bei Hörschädigung, geistigen Entwicklungsstörungen und organischen zentralen oder peripheren Schädigungen.

Bei Kombination von Stammeln und Stottern wird eine gleichzeitige Therapie beider Störungsbilder vorgenommen.

Bei Kombination Stammeln und Poltern wirkt sich die Stammeltherapie günstig auf das Poltern aus.

11.6.1.1
Ziele und Probleme der logopädischen Therapie

Ziel der logopädischen Therapie ist nicht die Anerziehung einer reinen Hochlautung, sondern eine Angleichung der Lautbildung an die Norm.

Schwierigkeiten bei der logopädischen Therapie treten auf bei emotionalen Hemmungen oder Konfliktsituationen, infantilem Fehlverhalten, d.h. bei Nichtvorliegen eines Lernversagens bezüglich der Sprachlaute.

Gefahr besteht bei Artikulationsübungen durch Entstehung oder Förderung einer hyperfunktionellen Dysphonie durch Überartikulation mit Fehl- und Überspannungen.

Ziel der logopädischen Behandlung durch das Spiel ist der Zugang des Therapeuten in die kindliche Betätigungswelt. Solospiel = tangentiales Spiel (der Therapeut nimmt vom Rand her allmählich Kontakt mit dem Kind auf) = kooperative Spielphase.

Der neu erworbene Laut kann zunächst nur isoliert gebildet werden, daher Einbau in Silbenreihen. Dabei werden Schlüsselwörter (leichte Wörter) verwendet. Diese erleichtern die Bildung eines bestimmten Lautes aus physiologischen Gründen (geringe Übergangsbewegung von einem Laut zum anderen = geringe phonemische Entfernung). Die Stellung der Artikulationsorgane kommt der Lautbildung entgegen oder unterstützt sie, z.B. das uvulare R in Verbindung mit k (Krähe). Üben der Silbenreihen immer in der gleichen Reihenfolge.

Ziel der Anwendungsübungen ist daher die Übertragung der artikulatorischen Abläufe in die Spontansprache.

11.6.1.2
Elternberatung

Familientherapie oder Partnertherapie, falls die Hauptproblematik in der Beziehung der Eltern besteht.

Eltern dürfen keine fordernde oder kritisierende Haltung gegenüber dem stammelnden Kind einnehmen und kein überforderndes Sprachverhalten hinsichtlich Wortwahl und Satzkonstruktion.

Die richtige Haltung der Eltern gegenüber dem stammelnden Kind ist ruhiges, lobendes, angemessenes Gesprächsverhalten sowie beiläufiges Wiederholen eines vom Kind falsch gesprochenen Wortes (korrektives Feedback).

Aufschlüsse über die Interaktionen zwischen Eltern und Kind geben Video-Aufnahmen während des Spielens oder die Methode des Rollenspiels (Eltern spielen die Rolle des Kindes).

11.6.1.3
Einschulung

Eine Zurückstellung von der Einschulung ist nur dann gerechtfertigt, wenn aller Voraussicht nach die erfolgreiche Behandlung einer Sprachstörung längere Zeit (d. h. mehrere Monate) über den Einschulungstermin hinaus in Anspruch nimmt und wenn die Wahrscheinlichkeit besteht, daß mit intensiver ambulanter und häuslicher Förderung das Kind zum nächsten Termin ohne Schwierigkeiten eingeschult werden kann.

Ist der Sprachfehler nur gering (partielles Stammeln), so gibt es die Möglichkeit der termingerechten Einschulung mit ambulanter Sprachbehandlung. In solchen Fällen sind anfängliche Schwierigkeiten schnell überwunden und das Kind ist in seiner Klasse integriert. Voraussetzungen für den Erfolg einer solchen Lösung sind ein angepaßtes Kind, ein verständnisvoller Lehrer und die Entschlossenheit des Therapeuten und der Eltern, die Behandlung rasch und erfolgreich durchzuziehen.

Bei pädagogisch und psychologisch fundierter Begründung ist die Sprachheilschule das richtige Angebot. Die Auswahl der Kinder für eine Sprachbehindertenschule soll streng und nach fachlich qualifizierten Prüfungen erfolgen, in die neben dem Psychologen auch der Phoniater eingeschaltet werden sollte. Es ist daher zu fordern, daß keine Sonderbeschulung ohne fachärztliches Gutachten über Gehör und Sprache erfolgt. Sprachheilschulen dürfen nicht Sammelbecken derjenigen Kinder sein, bei denen mangels ambulanter Therapiemöglichkeiten keine andere Wahl bleibt.

Ist die Sprachheilschule erforderlich, aber zu weit entfernt, so kann man diskutieren, ob man eine längere stationäre Behandlung der Einschulung in die Normalschule vorschaltet.

Die letzte und zugleich schlechteste aller Möglichkeiten ist die, das sprachgestörte Kind bei ambulanter Sprachtherapie in eine Sonderschule für Lernbehinderte zu schicken, falls eine solche zufällig am Ort vorhanden ist.

Bei mehrfach behinderten Kindern mit Sprachstörungen hat diejenige Sonderschule den Vorrang, die dem Störungskomplex voraussichtlich pädagogisch und hinsichtlich einer behinderungsgerechten Förderung am besten gewachsen ist. Manchmal können zusätzliche ambulante Sprachbehandlungen die therapeutischen Lücken einer Sonderschule schließen.

11.6.2
Therapeutische Ansätze

Es gibt verschiedene Behandlungswege.

11.6.2.1
Erlernen eines neuen Lautes

Bei der aktiven Methode (artikulomotorische Methode) wird der neu zu bildende Laut aus einem bereits vorhandenen, richtigen, benachbarten Laut mit ähnlichen phonetischen Bestimmungsdimensionen entwickelt (Ableitungsmethode). Lernpsychologisch handelt es sich um eine Extinktion des alten Lautes. Der neue Laut entsteht unter aktiver Mitarbeit des Kindes. Der benachbarte Laut ist ein sog. Hilfslaut. Hilfslaut und neuer Laut müssen wenigstens in einer der drei phonetischen Kategorien übereinstimmen: Artikulationsstelle, artikulierendes Organ, Bildungsweise. Von den phonetischen Bestimmungsdimensionen des neuen Lautes werden die zu übenden Funktionen abgeleitet: Führung des Luftstromes, Zungenlage, Lippenstellung, Mundöffnung, Gaumensegelfunktion, Stimmgebung.

Also keine Korrektur des alten, fehlgebildeten Lautes. Erst wenn der neue richtige Laut zentral als Engramm fest verankert ist, wird der Sprechfehler dem Kind bewußt gemacht.

Bei der passiven Methode wird die richtige Lage der Artikulationsorgane mit Hilfe von Instrumenten erzielt: Sonden, Spatel, Stentsplatten, motokinetisch (manuelle Manipulationen).

11.6.2.2
Korrektur des falschen Lautes

Kann bei älteren Kindern und Erwachsenen angewendet werden. Die Aufmerksamkeit des Patienten wird bewußt auf den fehlerhaften Artikulationsvorgang gelenkt. Unterstützung der Therapie durch optische und taktile Kontrolle unter Verwendung eines Spiegels.

11.6.2.3
Absehmethode

Das Verfahren wurde aus der Hörgeschädigtenpädagogik übernommen: Vermittlung der für den zu erlernenden Sprachlaut charakteristischen Stellungen und Bewegungen der Artikulationsorgane über den Gesichtssinn. Mit Hilfe des Artikulationsspiegels Vergleich der eigenen Sprechbewegungen mit denen des Lehrers. Eine exakte Nachahmung von Mundstellungen und Mundbewegungen ist wegen der interindividuellen Verschiedenheit der Mundorgane unmöglich. Die Methode ist nur für die Vermittlung sog. Grundstellungen geeignet.

11.6.2.4
Ganzheitliche Methode

Nachahmung natürlicher oder vitalvegetativer Geräusche durch das Kind führt unmittelbar zur ganzheitlichen, korrekten Lautproduktion, z. B. Gewinnung des S-Lautes aus der Nachahmung des Hundehechelns.

11.6.3
Therapie des Vokalstammelns

Die normale Vokalbildung erfolgt durch eine bestimmte Lage der Zunge und eine bestimmte Öffnungsform des Mundes, bei der den Lippen eine besondere Bedeutung zukommt (Abb. 11-2). Meist genügt therapeutisch klares Vorsprechen und Kontrolle im Spiegel.

Anbildung von a, o, u, e, i, ö und ü:
- A: Senken des Unterkiefers, Zunge flach auf den Mundboden legen.
- O und u: Heben des Zungenrückens durch Druck auf den Kiefer-Hals-Winkel, der vordere Anteil der Zunge wird mit dem Spatel nach unten

Abbildung 11-2:
Projektion des Vokalvierecks in die Mundhöhle. Bei flacher Lage der Zunge im Mundboden entsteht ein a bzw. *a*. Durch graduelles Heben der Zungenspitze entstehen bei gleichzeitiger Lippenspreizung die hellen Vorderzungenvokale ä, e und i, bei Lippenrundung ö und ü. Durch Heben des Zungenrückens werden die dunklen Hinterzungenvokale o und u mit gleichzeitiger Lippenrundung gebildet (n. BAUER)

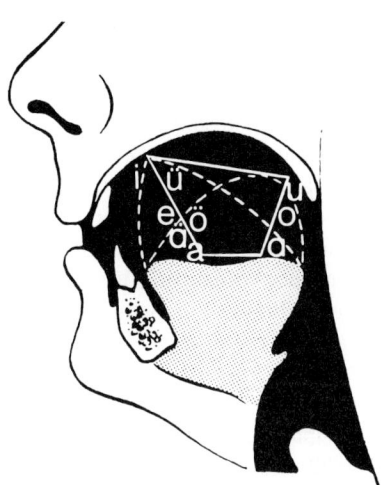

gedrückt. Mit den Fingern Vorstülpung und Rundung der Lippen.
- E und i: Heben der Zungenspitze durch Druck hinter dem Kinn. Breitziehen der Lippen mittels Daumen und Zeigefinger.
- Ö und ü: Entwicklung über e und i, Zungenlage bleibt unverändert, Lippen werden vorgestülpt und gerundet.

11.6.4
Therapie des Konsonantenstammelns

Entsprechend dem zunehmenden Schwierigkeitsgrad werden die Übungen mit Lauten der ersten Artikulationszone begonnen. Die Zischlaute werden als letzte erarbeitet.

11.6.4.1
Erste (labiale) Artikulationszone

Anbildung von b, p, w und f:
- B und p: Lippenschluß, Aufblasen der Backen, Mundöffnung; oder über m bei Zuhalten der Nase.
- W: Über u bei Druck der Unterlippe nach hinten bis zur Berührung der Unterkante der oberen Schneidezähne.
- F: Über w unter Weglassen der Stimme (Abtasten am Kehlkopf); oder Blasen gegen den an die Unterlippe gelegten Zeigefinger.

11.6.4.2
Zweite (linguodentale) Artikulationszone
Anbildung von t, d und l:
- T und d: Anlegen der Zungenspitze an die Hinterfläche der oberen Schneidezähne; oder Zuhalten der Nase während der Aussprache des n. Man erhält so ein d, stimmlos ein t.
- L: Aus a durch Anlegen der Zungenspitze an den hinteren Alveolarkamm unter optischer Kontrolle; oder Schnur quer über den Zungenrücken spannen und u sprechen. Verschluß der Nase und Zug der freien Enden der Schnur nach unten. Seitliche Öffnungen werden dadurch ermöglicht.

11.6.4.3
Dritte (palatale) Artikulationszone
Anbildung von g, k, ng, hinterem ch, vorderem ch und j:
- G und k: Artikulation von d oder t, Herunterdrücken der Zunge mit Finger oder Spatel.
- Ng: Herunterdrücken der Zunge. Artikulation von n.
- Hinteres ch (nach a, o, u): Aus dem Schnarchlaut oder durch zeitliche Verlängerung von k.
- Vorderes ch (nach e, i, ä, ö, ü, l, n, r und im Anlaut): Aus s durch Zurückschieben der Zunge mit dem Zeigefinger. Artikulationsenge wird dadurch von der Zahnreihe entlang dem Gaumen nach hinten verlegt.
- J: Über vorderes ch mit Stimme oder durch Vokalverbindungen (ia, ie, io, iu), wobei das i kurz, der folgende Vokal lang gesprochen wird.

Anwendungsübungen. Koartikulatorische Verknüpfung der neu erlernten Laute in Silben und Wörtern und Übertragung der erlernten artikulatorischen Abläufe in die Spontansprache.

11.6.5
Therapie des sensorischen Stammelns

Die Therapie ist wegen der Schwierigkeiten in der sukzessiven Integration von Reizen, die sich in mangelnder Konditionierung auswirken, langwierig und schwierig.

Bei sensorischem Stammeln hat das Kind seine Fehler noch nicht hören gelernt. Dies kann im folgenden Verfahren geübt werden:
- Phonematische Hörübungen. Trotz Normalhörigkeit müssen Laute,

11.6 Therapie des Stammelns

Silben, Wörter und Sätze laut ins Ohr gesprochen werden.
- Audiopädische Therapie bei fehlendem angepaßtem Standardmuster: Einprägung des auditiven Normmusters. Beginn mit dem isolierten Laut. Verwendung einer Lautgebärde als motorische Hilfestellung zur Darstellung des Phonems. Wahrnehmung eines Anfangslautes ist leichter als die Identifizierung eines In- oder Auslautes.
- Differenzierungsübungen von Geräuschen und Klängen: Üben verschiedener Tonhöhen, verschiedener Lautstärkegrade, verschiedener Dauern, verschiedener Klangfarben, Richtungshören.
- Differenzierungsübungen im sprachlichen Bereich nach dem Übungsschema zur Lautdifferenzierung nach PETERSEN oder OCHSNER: Abhorchübungen, Buchstabenzählen, klangähnliche Laute unterscheiden, Suchübungen, Differenzieren von Silben, Wörtern und Sätzen.
- Akusto(audio)-motorische Methode nach VAN RIPER und IRWIN: Artikulationsbehandlung auf lerntheoretischer Grundlage.

11.6.5.1
Grundlagen der Artikulationsbehandlung nach VAN RIPER und IRWIN

Die Methode basiert auf der Annahme, daß sich der Sprachlauterwerb nur über das Gehör vollzieht. Das Kind baut angeblich beim erstmaligen Lernen über zwei Regelkreise ein Kontrollsystem auf, den intrapersonalen Hörkreis *(Eigenhören)* und den interpersonalen Hörkreis *(Fremdhören)*. Erst später wird ein kinästhetisch-taktiles Kontrollsystem wirksam; die auditive Kontrolle verliert dann an Bedeutung.

Die Autoren gehen von der Vorstellung aus, daß, sobald Laute und deren Kombinationsregeln erworben sind, das Sprechen von einem „automatischen Kontrollsystem" reguliert wird.

Der Regulator dieses Kontrollsystems hat drei Grundfunktionen: Er tastet ab, er vergleicht und er korrigiert.

Abtastfunktion. Mit Hilfe dieser Funktionen können die Lautproduktionen durch Rückmeldung auf auditivem bzw. taktil-kinästhetischem Weg kontrolliert werden. Während des Erwerbs eines Lautes steht zunächst das auditive Feedback im Vordergrund und wird allmählich zugunsten des taktil-kinästhetischen Feedbacks abgeschwächt.

Vergleichsfunktion. Die eingehenden Signale werden mit Standardmustern der einzelnen Wörter bzw. Laute verglichen. Dabei können eventuelle Abweichungen festgestellt werden.

Korrekturfunktion. Die Unterschiede zwischen Standardmuster und aktueller Ausführung bestimmen den korrigierenden Vorgang.

Normalerweise ist dem Sprecher bewußt, wenn er ein Wort nicht korrekt artikuliert hat, und er verändert daraufhin die Stellung seiner Artikulationsorgane, bis der Fehler korrigiert ist. Sind die unkorrekten Bewegungsabläufe jedoch eingeschliffene Gewohnheit, kann der produzierte Laut entweder nicht mit seinem Standardmuster verglichen werden oder die Stellung der Artikulationsorgane kann nicht entsprechend verändert werden (= konditioniertes Stammeln).

11.6.5.2
Therapieprinzipien der Artikulationsbehandlung nach Van Riper und Irwin

Die Therapie beruht zunächst auf der Aktivierung der in Abschnitt 11.6.5.1 genannten drei Kontrollmechanismen.

Schulung der auditiven Wahrnehmung.

Fremdwahrnehmung. Zuerst muß das entsprechende Standardmuster des Lautes vom Patienten erkannt und im Gedächtnis behalten werden. Um den Laut im sprachlichen Kontext wahrnehmen zu können, ist es nötig, daß dieser Signalfunktion erhält.

Dazu muß der Patient den Laut aus einer Reihe dargebotener Einzellaute, dann aus verschiedenen sinnlosen Silben, später aus einer Anzahl dargebotener Wörter herausfinden bzw. lokalisieren.

Eigenwahrnehmung. Nach der Schulung der Fremdwahrnehmung kann damit begonnen werden, das Eigenhören zu verbessern. Weil Artikulationsfehler meist eingeschliffene Bewegungsmuster sind, ist es notwendig, daß der falsch gebildete Laut ebenfalls zum Signal wird (konditioniertes Stammeln).

Um dies zu erreichen, werden verschiedene Arten des auditiven Feedbacks angewendet: Der Patient kann
– seine Äußerungen nach dem Sprechen überprüfen (verzögertes Feedback);
– üben, sich während des Sprechens zu hören (simultanes Feedback);
– vorbereitete Texte benutzen (antizipatorisches Feedback), die ihm verschiedene Lautmuster vorgeben, mit denen er dann seine Lautproduktion vergleichen kann.

Der Vergleichsvorgang. Wenn das Eigenhören genügend trainiert ist, soll der Patient lernen, seinen Laut mit dem der Standardsprache zu vergleichen. Die Autoren nennen dazu verschiedene Techniken, bei denen dem Patienten der korrekte und der nicht korrekte Laut gleichzeitig oder nacheinander angeboten werden.

Der Berichtigungsvorgang. Um die Artikulationsorgane aus ihren festgefügten Bewegungsmustern zu lösen und die korrekte Bewegungsfolge zu „bahnen", wird der Patient zu Übungen veranlaßt, bei denen verschiedene Artikulationsstellungen eingenommen werden. Neue Reaktionen können sich nur auf dem Boden von Variabilität und Instabilität entwickeln.

In den meisten Fällen genügt es, den eigengehörten Laut mit dem des Therapeuten zu vergleichen. Der Patient korrigiert allmählich automatisch seine Äußerungen, so daß die beiden Lautmuster mehr und mehr zusammenfallen.

Nachdem die korrekte Artikulationsstellung gefunden ist, muß diese Stellung beibehalten werden — der Laut wird „fixiert", was durch häufige Stimulation durch den Therapeuten unterstützt werden soll.

Sobald der isolierte Laut beherrscht wird, erfolgt das Einüben in Silben, Wörtern, Sätzen und schließlich in freier Rede. Während der gesamten Therapie ist das Feedback durch den Therapeuten für den Patienten eine wichtige Orientierungshilfe.

11.6.5.3
Feedback-Methode nach MYSAK
Besonderer Wert wird auf die akustische, visuelle und kinästhetische Stimulation gelegt, wobei dem Hörtraining besondere Bedeutung zukommt.

11.6.5.4
Assoziationsmethode nach McGINNIS
Die Lauterarbeitung erfolgt mit Hilfe auditiver, visueller und graphovisueller Stimulation. Die Methode ist geeignet für schwer sprachgestörte Kinder, evtl. mit zusätzlichen Konzentrationsstörungen.

11.6.6
Therapie des motorischen Stammelns

Die Therapie greift an mehreren Stellen gleichzeitig an:
- Beeinflussung der Feinmotorik durch Training der Fingerbewegungen.
- Zungen-, Lippen-, Kiefer- und Gaumensegelübungen.
- Durch Training der Gesamtmotorik Beeinflussung auch der Feinmotorik im Zungen-Mund-Bereich.
- Zusätzlich Krankengymnastik.

11.6.6.1
Therapie des Stammelns bei infantilen Zerebralparesen
Die Therapie hat zwei Komponenten:
- Hemmung der abnormen Reflextätigkeit mit dem Ziel der Normalisierung des Muskeltonus durch Einnahme reflexhemmender Stellungen *(Inhibition)*.
- Bahnung normaler Haltungs- und Bewegungsformen auf der Basis des normalisierten Muskeltonus (Fazilitation). Diese neurophysiologische Entwicklungstherapie nach BOBATH (siehe auch Abschn. 23.2.14.4) ist nur in Zusammenarbeit mit einer Krankengymnastin möglich.

Methode nach SCRIPTURE von JACKSON. Sie beinhaltet Verfahren, die gewünschte Artikulationsstellung zu finden, sowie das Training der Mund- und Zungenmuskulatur.

Motokinästhetische Methode nach STINCHFIELD-HAWK und YOUNG. Anbahnung und Formung korrekter kinästhetischer und taktiler Empfindungsmuster. Die Methode ist besonders geeignet für die Therapie bei neurologischen Erkrankungen und Zerebralparesen.

Sensomotorische Methode nach MCDONALD. Durch Imitation phonetischer Stimuli und der hierbei auftretenden kinästhetischen und taktilen Empfindungen sollen die richtigen Bewegungsmuster eingeschliffen werden.

Entwicklungsdyspraxietherapie nach EISENSON. Der visuelle Sinneskanal wird als Hilfe für die Imitation eingesetzt.

Stellungsphonetisch orientierte Artikulationsübungen, die sich meist auf die Korrektur des falschen Lautes stützen können.

11.6.7
Therapie des konditionierten Stammelns

Konditioniertes Stammeln ist eine feste assoziative Verbindung des richtigen Höreindruckes mit dem eigenen falschen Lautmuster.

Bei konditioniertem Stammeln sind richtiges Vorsagen und Nachsprechen nutzlos, da das Kind den Unterschied zwischen dem ihm richtig angebotenen Laut und seiner fehlerhaften Lautproduktion nicht erkennt. Daher sind Hörübungen im Sinne der Autodiskrimination erforderlich, verbunden mit Artikulationsübungen nach dem Prinzip der Erlernung eines völlig neuen Lautes.

Bei der Therapie darf der zu erlernende Laut nicht vorgesprochen werden. Wichtig sind *audiopädische Maßnahmen* mit dem Ziel der *Reaktivierung des Eigenhörens*. Auf Tonband aufgenommene Wörter des Kindes werden als verzögertes Feedback dargeboten; anschließend wechselndes Artikulieren des fehlgebildeten Lautes durch Therapeut und Kind (Vergleichstechnik).

11.6.8
Therapie des mechanischen Stammelns

Die Therapie z.B. bei lingualer Dysglossie nach Zungenoperation besteht im Einüben von Ersatzlauten.

Die Prognose hängt von der Beweglichkeit des Zungenstumpfes ab. Auch bei erheblichen Veränderungen des Kiefer- und Zahnsystems ist eine korrekte Sprechfunktion möglich.

11.7
Prognose bei Stammeln

Bei genügender Intelligenz und ausreichendem Gehör ist eine Heilung des funktionellen Stammelns immer möglich. Stammeln auf organischer Grundlage kann bis ins Erwachsenenalter fortbestehen.

12
Sigmatismus (Lispeln)

12.1
Definition

Unter Sigmatismus versteht man das Stammeln des S-Lautes oder der Laute der S-Reihe. Weiterhin werden unterschieden:
- Isolierte Fehlbildung des sch: Schetismus;
- Isolierte Fehlbildung des ch: Chitismus;
- Fehlendes s: Asigmatismus;
- Ersatz des s (oftmals durch d oder f): Parasigmatismus.

S–sch–ch werden als Zischlaute (Sibilanten) bezeichnet und gehören in die Gruppe der Reibelaute (Frikativae), auch Engelaute genannt. S und sch werden an der zweiten (linguodentalen) Artikulationszone gebildet, vorderes ch an der dritten (palatalen), hinteres ch an der vierten (dorsofaukalen) Artikulationszone. Die Lautreihen im einzelnen:
- Zur S-Reihe werden gerechnet: s, ss, c, z, x, sch, vorderes ch, hinteres ch.
- Zur S-Reihe im engeren Sinn gehören: s (stimmhaft und stimmlos), ss, c, z, x.
- Zur Sch-Reihe im engeren Sinne gehören: stimmloses sch und stimmhaftes sch (kommt im Deutschen nicht vor; z.B. Genie).
- Zur Ch-Reihe im engeren Sinne gehören: vorderes und hinteres ch.
- Z oder c (ts), x (ks), tsch werden als Verschluß-Engelaute empfunden (Affrikaten).
- S, c, z, sch werden unter Mitbeteiligung der Zähne gebildet.

Die Zischlaute sind, abgesehen von r, die schwierigsten Laute der deutschen Sprache. Ihre Formantlage reicht bis 15 600 Hz.

Fehlbildungen der S-, Sch- und Ch-Laute treten isoliert oder kombiniert auf. Sie können ungleich gestammelt werden (dissoziierter Sigmatismus), z.B. interdentale S-Bildung, laterale Sch-Bildung.

12.2
Normale S-Bildung

Mediane Rillenbildung der Zunge durch Heben der seitlichen Partien bis zu den Alveolen der oberen Molaren; dadurch erfolgt eine Konzentrierung des Luftstrahles auf die Hinterfläche der oberen Schneidezähne. Zwischen den Zahnreihen bleibt ein schmaler Spalt offen. Das Gaumensegel wird gehoben, die Lippen werden breit gezogen. Die Zungenspitze nähert sich entweder den oberen Schneidezähnen (kein Kontakt) oder bildet eine mediane Rinne (apikales oder Zungenspitzen-S).

Die Hemmstelle für die ausströmende Luft liegt an der Zungenspitze. Oder die Zungenspitze legt sich an die Rückseite der unteren Schneidezähne, wobei die mediane Rinne vom Zungenrücken gebildet wird (dorsales s). Die Hemmstelle liegt 1 cm hinter der Zungenspitze. Das Zungenspitzen-S ist störanfälliger, deshalb sollte beim Sigmatismus die Anbildung des dorsalen s erfolgen. In der Umgangssprache überwiegt die dorsale S-Bildung.

Stimmloses s ist zu sprechen:
– im Auslaut (auch vor Abteilungssilben wie in „Häuschen");
– wenn ß oder ss geschrieben wird;
– bei st und sp, außer in deutschen Wörtern im Anlaut;
– in den Lautverbindungen ts (= z, tz) und ks (= x, chs);
– im Inlaut nach Konsonanten, außer nach r, l, m, n.

Stimmhaftes s ist zu sprechen:
– im Anlaut vor Selbstlauten (auch nach Vorsilben);
– in Endungen wie -sal, -sam;
– im Inlaut zwischen Selbstlauten sowie nach r, l, m, n.

Im Gegensatz zu anderen Sprachlauten läßt der S-Laut keine große Variationsbreite während des Sprechaktes zu. Schon kleine Abweichungen werden als Fehler eingestuft.

Stimmhaftes s wird in Süddeutschland durch stimmloses s ersetzt.

Nach anderer Auffassung entsteht das S-Geräusch im Zahnbereich (geriebener Zahnhauch), d. h. durch mediodentale Reibung an den unteren Beißzähnen, nicht an der linguoalveolaren Enge.

12.3
Diagnostik bei Sigmatismus

Beobachtung der Zungenlage, evtl. Palatographie; Abhören der Luftstrahllage mit Hörschlauch, der in ein spitz zulaufendes Glasröhrchen oder eine Olive mündet, entlang der Beißkante der Zähne.

Beobachtung der Hauchbildstrukturen nach HARTH: Mittels eines Hauchspiegels wird die Stelle festgelegt, an der der Luftstrom bei der S-Bildung den Mund verläßt. Die Differentialdiagnose mehrerer Sigmatismusformen (addental, interdental, lateral, bilabial) ist möglich.

Durchführung der Nasalitätsproben bei Verdacht auf nasale Sigmatismen. Anfertigung eines Tonschwellenaudiogramms zum Ausschluß einer Schwerhörigkeit.

12.4
Ursachen des Sigmatismus

Als Ursache für einen Sigmatismus kommen in Frage:
- Idiopathisch, hereditär
- Feinmotorische Ungeschicklichkeit (Mundmotorikstörungen)
- Nachahmung
- Hyperfunktionelle Sprechweise infolge Zungenpressens
- Gaumenspalte
- Gaumensegellähmung
- Kongenital verkürztes Gaumensegel
- Geistige Entwicklungsstörung
- Auditive Wahrnehmungsstörung
- Hörstörungen, besonders Innenohrschwerhörigkeit mit Hörverlust im Bereich der hohen Frequenzgebiete (Formantspektrum der Zischlaute)
- Zahn- und Kieferstellungsanomalien sind keine Ursache, sondern nur begünstigender Faktor (Disposition), siehe Abschnitt 11.4.11.2.

12.5
Labiodentale Sigmatismen
(abnorme Lippenfunktion ohne Zungenbeteiligung)

Es handelt sich um eine fehlerhafte S-Bildung im Bereich der Lippen und Zähne. Die Ursache sind z. B. Kieferanomalien. Der *Zungenversuch* ist negativ (Vorstrecken der Zunge bewirkt keine Klangänderung).

Sigmatismus labialis. Rüsselförmiges Vorschieben der Ober- und Unterlippe. Der Luftstrom wird nicht auf die Rückfläche der oberen Schneidezähne gelenkt. Er entweicht durch die geöffneten Zahnreihen. Das Reibegeräusch entsteht an den Lippen.

Sigmatismus labiodentalis. Man unterscheidet:
- Sigmatismus labiodentalis superior. Während der S-Lautbildung wird die Unterlippe an die oberen Schneidezähne gelegt; f-ähnliches Geräusch.
- Sigmatismus labiodentalis inferior. Das Reibegeräusch entsteht zwischen Oberlippe und unteren Schneidezähnen.

12.6
Linguale Sigmatismen (abnorme Zungenlage)

Der Zungenversuch ist positiv.

12.6.1
Sigmatismus interdentalis

Es handelt sich dabei um das eigentliche Lispeln. Die Zunge tritt zwischen den unteren und oberen Schneidezähnen hervor. Der Unterkiefer ist etwas gesenkt oder frontal offener Biß. Der Klang ist unscharf und stumpf, ähnlich dem englischen th.

Sigmatismus interdentalis kann als dentale Dysglossie bezeichnet werden, falls z. B. ein frontal offener Biß vorliegt.

Folgen: Durch sog. Zungenpressen kommt es zu einer Verstärkung von Kiefer- und Gebißanomalien.

Multiple Interdentalität. Weitere Laute der 2. Artikulationszone (d, t, n, l, Zungenspitzen-R) werden interdental gestammelt; ein Sigmatismus braucht nicht unbedingt vorhanden zu sein.

Universelle Interdentalität. Alle Laute mit Ausnahme von h, o, u sind betroffen.

Ursachen bzw. prädisponierende Faktoren. Es werden beobachtet:
- Frontal offener Biß (Lutschen), Zahnstellungsanomalien;
- Überfunktion der Zungenstrecker (Mm. genioglossi);

- Insuffizienz der Zungenretraktoren (Mm. styloglossi);
- Rachenmandelhyperplasie (deshalb Mundatmung und Vorschieben der Zunge);
- Imitation;
- Regression in die orale Phase (Babysprache);
- Falsches Schluckverhalten mit Zungenstoßen (Zungenpressen)

12.6.2
Sigmatismus interdentalis lateralis

Hervortreten des seitlichen Zungenrandes zwischen den Mahlzähnen auf einer Seite.

12.6.3
Sigmatismus addentalis

Die Zunge wird an die Hinterfläche der oberen Schneidezähne gepreßt. Die Rinnenbildung in der Mitte der Zunge fehlt. Luft tritt über die ganze Mundbreite aus. Es entsteht kein genügend zentrierter Luftstrom gegen die Zähne. Der Klang ist unscharf. Ursachen:
- Innenohrschwerhörigkeit;
- Kieferanomalien (Rückgesicht);
- Anpassungsschwierigkeiten an Zahnprothesen;
- Kombination mit hyperfunktioneller Dysphonie (zuzelndes Lispeln).

12.6.4
Sigmatismus lateralis (Hölzeln)

Luftaustritt zwischen den Mahlzähnen. Der Luftstrom gelangt flächig nach der Seite in die Wangentasche, wird dort reflektiert und gelangt an irgendeine Stelle des Lippenspaltes. Der Mundwinkel kann nach der gleichen Seite verzogen sein.

Die Zunge legt sich an der gegenüberliegenden Seite fest an: Unangenehm schlürfender Klang des so gebildeten Lautes. Man unterscheidet:
- Sigmatismus lateralis dexter;
- Sigmatismus lateralis sinister;
- Sigmatismus bilateralis;
- Multiple Lateralität: s, sch, ch, d, t, Zungenspitzen-R werden lateral gebildet.

Ursachen für einen Sigmatismus lateralis können sein:
- Motorische Ungeschicklichkeit (kongenitale Dyspraxie);
- Angeborene Sprachschwäche;
- Innenohrschwerhörigkeit.

Diagnose. Mit dem Hörschlauch (Phonendoskop): Eine Olive kommt in den Gehörgang des Untersuchers, mit der anderen Olive wird entlang der Zahnreihe geprüft, auf welcher Seite die stärkste Luftströmung auftritt.

Wangenklopfversuch: Während der S-Bildung Unterbrechung bzw. Abschwächung des S-Lautes durch Klopfen auf die Wange.

Zwei-Finger-Versuch: Daumen und Mittelfinger werden von der Wange her dem von den Zahnreihen gebildeten Spalt angelegt. Nach Lockerung des Griffes S-Laut sagen lassen. Der plötzliche seitliche Luftaustritt wird auf der betreffenden Seite fühlbar.

Therapie. Zunächst Umwandlung des lateralen Sigmatismus in einen interdentalen Sigmatismus. Dieser wird dann auf den physiologischen S-Laut reduziert. Oder zunächst übertriebene Pfeifstellung des Mundes mit eingezogener Wangenmuskulatur. Hierbei wird der Lispler gezwungen, eine mediane Zungenrille zu bilden.

12.6.5
Sigmatismus stridens

Die Zungenrille ist zu tief oder der Luftstrom zu kräftig; scharfes Pfeifen. Vorkommen bei Innenohrschwerhörigkeit oder Lücke zwischen den oberen Schneidezähnen.

12.6.6
Sigmatismus lateroflexus (pseudolateralis)

Zungenspitze und Zungenrinne weichen nach einer Seite ab. Der Luftstrom wird rechts oder links gegen einen oberen Eckzahn gelenkt. Der Unterkiefer kann gesenkt und zur betroffenen Seite verschoben sein. Der betreffende Mundwinkel ist verzogen. Die Zungenspitze kann zwischen den Eckzähnen hervortreten.

Differentialdiagnose. Sigmatismus lateralis, bei dem der Luftstrom fächerförmig über die Zunge streicht und keine mediane Zungenrille gebildet wird.

12.6.7
Sigmatismus palatalis

Durch Rückverlagerung der Zungenspitze und damit der medianen Rille wird der Luftstrom gegen den harten Gaumen gelenkt. Reibegeräusch entsteht zwischen Zungenspitze und hartem Gaumen, unschärfer, dem ch ähnlicher Ersatzlaut. Ursachen: Hörstörung, Rücklage des Unterkiefers.

12.7
Nasale Sigmatismen
(abnorme Gaumensegelfunktion)

Während der Bildung des S-Lautes tritt Luft durch die Nase aus. Der velopharyngeale Abschluß ist bei Zischlauten normalerweise 6 bis 7mal stärker als beim Vokal a. Nachweis durch Nasalitätsproben.

12.7.1
Sigmatismus nasalis

12.7.1.1
Sigmatismus nasalis partialis

Der S-Laut wird mit richtiger Zungenstellung gebildet. Mangelnder Gaumenschluß fügt nasalen Beiklang hinzu. Blasendes Geräusch entsteht linguodental und nasal oder pharyngeal bzw. laryngeal und nasal. Die Diagnose wird gestellt durch folgende Versuche:
- Nasenversuch: Positiv; bei Zuhalten der Nase verschwindet die näselnde Komponente.
- Zungenversuch: Positiv; Vorstrecken der Zunge bewirkt eine Klangveränderung.

Die Ursachen sind:
- Offenes Näseln infolge Gaumensegellähmung:
- Funktionelle Gaumensegelinsuffizienz;
- Verkürztes Gaumensegel;

- Submuköse Gaumenspalte;
- Operierte Gaumenspalte.

12.7.1.2
Sigmatismus nasalis totalis

Die Zunge schließt in Stellung für t den Mund vorne ab. Die ganze Artikulationsluft entweicht durch die Nase. Blasendes Geräusch entsteht nur intranasal.

Die Diagnose wird gestellt durch folgende Versuche:
- Nasenversuch: Normal; bei Zuhalten der Nase entsteht aus dem nasalen Geräusch ein t.
- Zungenversuch: Positiv. Vorstrecken der Zunge bewirkt Klangveränderung.

Die Ursachen sind eine Gaumenspalte oder funktionell. Angeblich entsteht als Folge eine chronische Rhinitis infolge von Reizzuständen durch den atypischen Luftweg.

12.7.2
Sigmatismus velaris

Nasale Bildung der Zischlaute durch Schnarchgeräusche. Entstehung zwischen dem ungenügend abschließenden Gaumensegel und der hinteren Rachenwand. Die Zunge verschließt den Mund am Gaumen oder an den Zähnen.

12.7.2.1
Sigmatismus velaris partialis

Artikulationsluft tritt aus Mund und Nase aus (vorwiegend velopharyngeale Geräuschentstehung).
Diagnostik durch:
- Nasenversuch: Positiv. Kein Schnarchgeräusch.
- Zungenversuch: Kann positiv sein (klangverbessernde Wirkung).

Ursache ist die teilweise Kompensation einer lange bestehenden organisch bedingten Gaumensegelschwäche.

12.7.2.2
Sigmatismus velaris totalis

Die gesamte Sprechluft entwickelt durch die Nase (velopharyngeale Geräuschentstehung). Diagnostik durch:

- Nasenversuch: Normal. Durch Zuhalten der Nase entsteht ein t.
- Zungenversuch: Kann positiv sein (klangverbessernde Wirkung).

Die Ursachen sind funktionell oder eine fehlerhafte Lautentwicklung.

12.8
Pharyngeale Sigmatismen (abnorme Rachenfunktion)

12.8.1
Sigmatismus pharyngealis simplex

Rauhes pharyngeales Reiben entsteht zwischen Zungengrund und hinterer Rachenwand (linguopharyngeal). Ähnlichkeit mit hinterem ch und Zungengrundschnarchen. Er kommt bei Gaumenspalten vor. Diagnostik durch:
- Nasenversuch: Negativ. Keine Klangveränderung durch Zuhalten der Nase.
- Zungenversuch: Positiv. Vorstrecken der Zunge hebt Engenbildung im Rachen auf.

12.8.2
Sigmatismus pharyngealis nasilatus.

Zusätzlich fehlender Gaumenabschluß, z.B. bei Gaumenspalte, Geräuschentstehung linguopharyngeal und nasal. Diagnostik durch:
- Nasenversuch: Positiv.
- Zungenversuch: Positiv.

12.9
Laryngeale Sigmatismen (abnorme Kehlkopffunktion)

Je nach Stellung des Hypopharynx und der Epiglottis kann man verschiedene Typen unterscheiden.

12.9.1
Sigmatismus laryngealis simplex

Laryngeales Fauchen infolge des sphinkterartig verschlossenen Kehlkopfeinganges (intralaryngeale Geräuschentstehung). Diagnostik durch:
- Nasenversuch: Negativ.

- Zungenversuch: Negativ, da Zunge nicht an der Lautbildung beteiligt ist.

Ursachen: Bei prothetisch gedeckten Gaumenspalten oder funktionell.

12.9.2
Sigmatismus laryngealis nasilatus

Die Geräuschentstehung erfolgt intralaryngeal und nasal. Diagnostik durch:
- Nasenversuch: Positiv.
- Zungenversuch: Negativ.

Ursache: Gaumenspalten.

12.10
Therapie der Sigmatismen

Bei jahrelangem Bestehen sind Sigmatismen schwer zu beseitigen, da der Fehler zu einem fest verankerten zentralen Sprechmuster geworden ist. Die Therapie besteht in der *Erlernung eines neuen Lautes*.

12.10.1
Passive Methode

Mittels Sigmatismussonden (dorsales s, sch) oder eines Spatels (apikales s) wird eine Rillenbildung erzeugt und die Zunge in die richtige Lage gebracht.

Man unterscheidet Quersonden, Längssonden, Ringsonden.

12.10.2
Aktive Methoden (Ableitungsmethoden)

Das s wird unter aktiver Mitarbeit des Patienten aus einem bereits vorhandenen benachbarten Laut gewonnen.

F-S-Methode. Bei Artikulation eines langen f Wegziehen der Unterlippe von den Zähnen. Später wird die Unterlippe vom Patienten selbst gesenkt. Er bläst hierzu auf seinen an den mittleren unteren Schneidezähnen liegenden Zeigefinger.

T-S-Methode. Artikulation eines t. Die Zungenspitze soll dabei nicht nur an der Hinterseite der oberen Schneidezähne, sondern bei geschlossenem Mund auch an der Innenfläche der unteren Schneidezähne liegen. Man erhält ein z-artiges t. Das z wird später in t und s zerlegt.

Oder man verbindet die T-Bildung mit einer Schleuderbewegung der Zunge bei Spreizung der Lippen und angenäherten Zahnreihen.

CH-S-Methode. Sprechen eines gepreßten palatalen ch, Zunge nach vorne schieben bei langsamem Kieferschluß.

A-S-A-Methode. Zunge flach auf den Mundboden legen und dort auch bei Unterkieferbewegungen ruhig liegen lassen. A singen und langsam den Mund zumachen mit Zahnreihenschluß. Im Moment des Mundschließens wandelt sich der Klang des a in ein pfeifendes Geräusch um, das den S-Charakter in sich trägt oder bereits ein reines s ist.

Weitere Methoden. W-S, N-S, I-S, H-S-Methode, aus dem Pfeifen.

12.10.2.1
Anmerkungen

- Vorübungen vor der eigentlichen Sigmatismustherapie.
  - Unterkieferübungen: Öffnen und Schließen des Mundes, Ab- und Aufwärtsbewegungen des Unterkiefers bei geschlossenem Mund, Seitwärtsbewegen des Unterkiefers bei geöffnetem Mund und bei geschlossenen Lippen, Kreisbewegungen des Unterkiefers bei geöffnetem Mund und bei geschlossenen Lippen.
  - Lippenübungen: Saugen der Lippen zwischen die geöffneten Zahnreihen, Lippen reiben, Lippen verschieben, Lippen vorstülpen, Lippen runden, Lippen breitspannen.
  - Zungenübungen: Herausgestreckte Zungenspitze nach oben biegen, Zunge in schneller Folge herausstrecken und wieder einziehen, Zunge vom rechten zum linken Mundwinkel bewegen, Zunge schnell von einer Backentasche zur anderen bewegen, Zunge die Lippenränder umkreisen lassen, Zunge den Gaumen abtasten lassen.
- Bei Sigmatismus addentalis Kopfrückbeugmethode oder Therapie in Rückenlage: Die Zunge fällt zurück. Bildung von Wörtern mit a im Anlaut (Ast); dabei erreicht die Zunge die tiefste Mundstellung. Nicht bei Sigmatismus lateralis anwenden.

- Adenotomie bei Rachenmandelhyperplasie unterstützt bei Sigmatismus interdentalis die Übungsbehandlung.
- Logopädische Therapie ist bei frontal offenem Biß ohne kieferorthopädische Behandlung möglich.
- Bei Kiefer- und Gebißanomalien sollte der Therapiebeginn vor oder gleichzeitig mit orthodontischer Behandlung erfolgen.
- Ein Beginn der Therapie während des Zahnwechsels der Vorderzähne ist nicht ratsam.
- Bei Zahnlücken im Vorderzahnbereich erfolgt eine vollständige Behebung des Sigmatismus oft erst nach der 2. Dentition.
- Ein Sigmatismus interdentalis kann nach Zahnwechsel von selbst verschwinden.
- Therapie des Sigmatismus lateralis und lateroflexus: Zunächst Einüben eines Sigmatismus interdentalis.
- Bei Gehörlosen kann man auf das stimmhafte s verzichten.
- Apparative Hilfen.
- Der S-Indikator macht den richtig gebildeten S-Laut optisch sichtbar. Bei in seiner Frequenz richtig liegendem S-Laut leuchtet eine Kontrolllampe auf.
- Bei Innenohrschwerhörigkeit Verwendung eines Hörtrainers, der die hohen Frequenzbereiche besonders verstärkt.

12.10.3
Myofunktionelle Therapie

Sigmatismus interdentalis und addentalis, Schetismus und multiple Interdentalität sollen ihrerseits durch Zungendruck nach vorn zu offenem Biß führen. Andererseits soll Schlucken mit vorgeschobener Zunge Ursache für Zahnstellungsanomalien und Artikulationsfehler (z. B. multiple Interdentalität) sein.

Die Behandlung auf solche Art entstandener Sigmatismen und Zahnstellungsanomalien erfolgt durch Training der Zungenbeweglichkeit und Üben des korrekten Schluckvorganges.

Ruhelage der Zunge. Die Position der Zunge bewegt sich von einer infantilen vorderen zu einer reifen hinteren Position (somatischer Schluckakt) im Munde. Das vordere Drittel der Zunge hat einen lockeren Kontakt mit dem Gaumen. Die Lippen sind geschlossen. Reine Nasenatmung.

12.10.3.1
Der korrekte Schluckvorgang

Ein normaler Schluckvorgang läuft in vier Phasen ab:
- 1. Phase: Die Zungenspitze drückt hinter den oberen Schneidezähnen im Bereich der ersten Gaumenfalte gegen den vorderen Teil des harten Gaumens. Sie übt mit dem vorderen Drittel somit einen Druck gegen den Alveolarknochen aus, berührt also die Zähne nicht.
- 2. Phase: Kieferschluß mit Kontraktion des M. masseter und M. temporalis.
- 3. Phase: Anheben des mittleren Anteiles der Zunge unter Berührung des harten Gaumens. Der mittlere Zungenabschnitt schafft durch Ansaugen am harten Gaumen einen Überdruck für den Transport der Speisen.
- 4. Phase: Anheben des hinteren Anteiles der Zunge und Druck gegen den weichen Gaumen. Dieser spannt und hebt sich seinerseits, um den Nasen-Rachenraum vom Mund-Rachenraum abzuschließen (willentlich steuerbare orale Phase des Schluckaktes).

Schluckphasen

- Die *oral vorbereitende* Schluckphase. Die Nahrungsteile werden durch Kauen zum Schlucken vorbereitet und zu einem Bolus geformt. Der Bolus wird auf den vorderen Teil des Zungenrückens gebracht; der Unterkiefer befindet sich hierbei in Ruheschwebe. Danach wird die Zungenspitze an den harten Gaumen in die Gegend der Papilla incisiva gedrückt. Die Zahnreihen befinden sich dabei in Okklusion.
- Die *orale* Schluckphase. Danach hebt sich der Zungenrücken wellenförmig gaumenwärts. Der Bolus wird zum hinteren Ende der Zunge und zur Rachenenge transportiert, wo der Schluckreflex ausgelöst wird. Der Bolus wird durch die Zungenwurzel in den Rachen abgekippt. Gleichzeitig Verschluß des Nasopharynx durch Kontraktion der Zunge, des Gaumensegels und der Rachenwände. Während dieses ganzen Vorganges stützt sich die Zungenspitze weiterhin am harten Gaumen ab. Die Lippen liegen entsprechend aufeinander.

Die erste und zweite Schluckphase unterliegen dem Willen und können unterbrochen werden.
- Die *pharyngeale* Schluckphase. Larynx und Zungenbein heben sich. Dorsalflexion der Epiglottis (Kippen von der senkrechten in die wagrechte Position) zum Schutz des Kehlkopfeinganges. Phonationsstellung (Medianstellung) der Stimmlippen zum Schutz der Luftwege,

Unterbrechung der Atmung. Der Bolus wird anschließend durch den Pharynx in den Ösophagus getrieben. Durch die hierbei auftretende Peristaltik Öffnung des oberen Ösophagussphinkters.
- Die *ösophageale* Schluckphase. Automatischer Ablauf der 3. und 4. Schluckphase.

12.10.3.2
Falscher Schluckvorgang

Abweichendes Schluckverhalten ist nicht falsch. Es handelt sich lediglich um den frühkindlichen Schluckreflex, der für den zahnlosen Säugling physiologisch ist.

Zungenpressen. Synonyma: Zungenstoß, tongue thrust, infantiles Schlucken. Eine myofunktionelle Störung im orofazialen System im Kindesalter ist das Zungenpressen.

Leitsymptome: Vorverlagerung der Zunge (anteriore Zungenbewegung) gegen oder zwischen die Zähne während des Schluckens, während des Sprechens (Sigmatismus interdentalis), während des Schluckens und Sprechens oder abnorme Zungenruhelage.

Es ist nicht geklärt, ob das Zungenpressen eine pathologische Abweichung auf dem Weg vom infantilen Schlucken zum Schluckmuster des Erwachsenen darstellt oder ob es sich um ein normales Übergangsstadium handelt.

Der Mittelteil der Zunge kollabiert beim Schlucken. Die gesamte Tendenz der Zungenbewegung ist nach vorn gerichtet. Die Lippen sind krampfartig verschlossen.

Unilaterales Schluckproblem. Die Zunge legt sich unilateral zwischen Backenzähne und Mahlzähne. M. masseter und M. orbicularis oris einseitig schwach. Der Unterkiefer wird leicht seitlich verschoben. Evtl. zusätzlich Sigmatismus lateralis.

Bilaterales Schluckproblem. Die Zungenränder legen sich beidseitig zwischen Backenzähne und Milchzähne. Der M.masseter ist beidseits schwach.

Weitere mögliche Positionen der Zunge beim falschen Schlucken. Frontal interdental; unilateral interdental; bilateral interdental; total interdental; gegen die oberen Schneidezähne pressend; gegen die unteren Schneidezähne pressend; gegen die oberen und unteren Schneidezähne pressend.

a) Die Zunge preßt nur vorn gegen die Frontzähne. Normale Kontraktion des M. masseter und des M. orbicularis oris. Evtl. zusätzlich addentale oder interdentale Artikulation.
b) Bei frontoffenem Biß stößt die Zunge durch die Lücke durch. Die Oberlippe ist zu kurz. Der M. orbicularis oris ist schwach infolge Mundatmung. Die Sprechbewegungen üben einen Druck gegen die Zähne aus.
c) Bimaxilläre Protrusion. Bei Pressen der Zunge gegen die Zahnreihen stehen die Zähne aufgefächert. Der M. orbicularis oris ist schwach. Der M. mentalis überentwickelt. Normale Kontraktion des M. masseter beiderseits.
d) Druck der Zunge gegen die unteren Schneidezähne beim Schlucken, Sprechen und in Ruhelage. Ursache kann ein verkürztes Zungenbändchen sein. Der M. orbicularis oris ist überentwickelt und drückt die oberen Schneidezähne nach hinten. L und r können nicht gebildet werden.
e) Deckbiß. Hinter den geschlossenen Lippen öffnen sich beim Schlukken die Zähne, und die Zunge wird nach vorn bewegt.

Anmerkung: *Aerophagie.* Im Magen befinden sich immer ca. 100 ml Luft mit einer recht großen Variationsbreite als Normalbefund. Luft gelangt beim Schlucken und Sprechen in den Magen, wird besonders nach Mahlzeiten durch „Aufstoßen" in aufrechter Position wieder abgeführt, so daß danach wieder nur die als normal zu bezeichnende oben genannte Luftblase im Magen verbleibt.

Die Abgabe der Luft geschieht z. T. geräuschvoll, lustvoll bis provozierend, sonst dezent hinter vorgehaltener Hand; in einigen Kulturen ist lautes Rülpsen als Zeichen von Sättigung und Zufriedenheit nach einem Gastmahl erwünscht.

Regelmäßig gelangen auch kleine Mengen Luft in den Dünndarm. Nur im Liegen kann sich Speisebrei über die Luft legen; diese wird dann vermehrt in den Darm getrieben. Sonst kommt vermehrte Gasfüllung des Darms nicht aus dem Magen.

Einen Krankheitswert hat — in manchen Fällen — nicht das Luftschlucken, sondern die vermehrte Ansammlung von Luft oder anderen Gasen im Magen, weil diese Luft nicht oder nur erschwert herausgebracht werden kann und dann Beschwerden wie Völlegefühl, Dehnungsschmerz, Atembeklemmung, sogar funktionelle Herzbeschwerden (Roemheld-Komplex) verursachen kann (im Liegen beim Säugling und beim Kranken auch im Darmbereich) oder weil das meist unwillkürliche und nicht unterdrückbare Herausbringen der Luft zu psychischen Alterationen führt.

Mechanismen zur vermehrten Ansammlung von Luft (bzw. CO_2) im Magen:

1. Trinken von CO_2-haltigen Flüssigkeiten.
   Gabe von CO_2-abspaltenden Antazida.
2. Vermehrte Häufigkeit des Schluckaktes (normal ist 1mal pro Minute nachts im Schlaf und 2mal pro Min. tagsüber)
   - Bei vermehrter Speichelsekretion z. B. durch ständiges Kaugummikauen oder Rauchen.
   - Bei Ulcus und Reflux als Ausdruck der Irritation.
   - Bei vermehrtem Leerschlucken z.B bei Hungergefühl und „weggelassener" Mahlzeit sowie bei Globusgefühl u. U. mit Druck, um etwas „wegzuschlucken" bei Angst etc.
3. Gestörter Schluckakt durch hastiges Schlingen u. U. mit ständigem begleitendem Reden infolge von mangelhafter Erziehung oder schlechter Angewohnheit (unter Streß) ohne Einhaltung von guten Tischsitten und zuträglichen Themen für die Tischunterhaltung („man schlingt nicht", „man spricht nicht mit vollem Mund", „man spricht nicht über erregende Themen bei Tisch")
4. Pathologischer Schluckakt, obwohl dieser bei Kindern häufig ist und es bei ihnen fast nie zu Aerophagie-Beschwerden kommt.

Der normale Schluckakt vollzieht sich mit negativem intraoralem Druck. Das Heben der Zunge bewegt den Speisebolus in den Verdauungstrakt; dabei entsteht kein oder fast kein anteriorer Druck gegen die Zähne und kein Druck gegen den Verdauungstrakt. Beim pathologischen Schlucken entsteht ein positiver Druck. Der Patient muß diesen Druck aufbauen, um die Speise durch positiven Druck posterior zu bewegen und in den Verdauungstrakt zu zwingen. Die Zunge geht dabei nach vorn und übt einen anterioren Druck auf die Zähne aus.

Der Nachweis ist schwierig zu erbringen; es gibt keine Standardmethode und kein etabliertes Röntgen-Verfahren. Eventuell kann eine Röntgenaufnahme vor und nach der Mahlzeit über vermehrte Luftansammlung im Magen orientieren. In den Krankheitswert geht jedoch hauptsächlich die psychische Verarbeitung des Problems ein.

Diagnose erfolgt durch sehr gründliche Anamnese ggf. mit Hilfe eines Psychologen. „Wie geht der Mensch mit sich um? Wie ist er? Wie ißt er? Wie geht man mit ihm um?"

Einflußnahme gemäß der Punkte 1–4 mit diätetischer Beratung, myofunktioneller Behandlung, ggf. Psychotherapie. Ein memotechnisches Hilfsmittel bei der Behandlung des Luftschluckens und der daraus resultierenden Beschwerden ist das Wort „KASE" (Kauen — Ausatmen — Schlucken — Einatmen).

In Einzelfällen medikamentöse Behandlung mit geringen Dosen Valium (Abhängigkeit!), Dociton, Atropinum sulf. und Lefax zu allen Mahlzeiten vorübergehend erforderlich.

Ursachen für einen Zungenstoß nach vorn bzw. für die Beibehaltung frühkindlichen Schluckens:
- Habituelle oder organisch bedingte Mundatmung (die Zunge liegt schlaff am Mundboden oder zwischen den Zahnreihen, der Unterkiefer steht tief).
- Ankyloglossie. Bei einem stark verkürzten Zungenbändchen erreicht manchmal die Zungenspitze beim Schlucken und Sprechen den harten Gaumen nicht.
- Tonsillenhyperplasie. Hierdurch anteriore Lage der Zunge in Ruhe, während des Schluckens oder Sprechens. Tonsillektomie aus funktionellen Gesichtspunkten dann erforderlich.
- Orale Habits. Lutschen und Nägelkauen über das 3. Lebensjahr hinaus können zu abweichendem oralen Schluckverhalten, Beeinträchtigung der Artikulation sowie Kiefer- und Gebißanomalien führen.
- Mangelhaftes Beißen und Kauen.
- Zerebrale Bewegungsstörungen.
- Störungen der oralen Sensibilität
- Wachstumsanomalien des Gesichtsskeletts (Progenie, Prognathie, offener Biß) verursachen sekundär die Muskeldysfunktion.
- Flaschenernährung. Ohne Saugen wird die Zungen-, Kiefer- und Gesichtsmuskulatur unzureichend trainiert.

Die Zungendysfunktion kann primär Dysgnathien verursachen oder sie kann sekundär als Anpassungserscheinung an Anomalien skelettalen Charakters auftreten.

Symptome, die auf eine falsche Zungenlage beim Schlucken hinweisen:
- Lutschgewohnheiten
- Mundatmung. Folgen: Unterentwicklung der Lippenmuskulatur, zu kurze Oberlippe, vorkippende obere Schneidezähne, Absinken der Zunge vom Gaumendach auf den Mundboden.
- Kurze aufgeworfene Oberlippe.
- Fehlender Lippenschluß.
- Ruhehaltung der Zunge an den oberen oder unteren Schneidezähnen oder zwischen den Schneidezähnen.
- Kontraktion des M. mentalis beim Schlucken mit Nadelkissenbildung
- Hoher enger Gaumen.
- Impressionen an den Zungenrändern.
- Mitbewegungen des Unterkiefers bei schnellen Wechselbewegungen der Zunge.
- Hypersalivation.
- Schwache Lippenmuskeln.
- Überwiegend hypoaktive Kaumuskeln.

Diagnostik bei Verdacht auf Zungenpressen:
Direkte und indirekte Palatographie
Bei der *direkten* Palatographie erfolgt die Darstellung von Zungen-Gaumenkontakten durch direkte Anfärbung des Gaumens mit dem Kontrastmedium, z.B. weiße Röntgenkontrastpaste, die mit Farbstoff (Methylenblau oder Kohle) modifiziert wurde.

Bei der *indirekten* Palatographie wird nicht der Gaumen, sondern eine zuvor eingegliederte Gaumenplatte während der Sprechfunktion oder Schluckfunktion angefärbt, die dann außerhalb der Mundhöhle auf Zungen-Gaumenkontakt untersucht wird.

Payne-Technik. Die Zungenspitze wird punktuell mit Fluoreszinpaste bestrichen und die Zungen-Gaumenkontakte beim Schlucken mit einer Schwarzlichtlampe betrachtet.

Direkte Fotopalatographie zur Bestimmung der Schluckposition der Zunge. Mehrfarbkontrastierung der Zunge durch 2 transversale Markierungen der Zungenspitze und der Verbindungslinie der ersten Molaren sowie eine mediane sagitale Markierung in Ruhelage mit der Zungenspitze hinter den unteren Schneidezähnen. Die dorsale transversale Markierung endet 1 cm vom Zungenrand entfernt. Nach Anfärbung der Zunge lösende Übungen (Summen), dann einmal den im Mund befindlichen Speichel schlucken, Mund anschließend sofort öffnen. Das so entstandene Schluckpalatogramm wird fotografiert.

Normalbefund ist eine flächige Anlagerung des vorderen Zungenabschnittes mit unbewegter Zunge während des Zungen-Gaumenkontaktes.

Pathologische Befunde bei unphysiologischem Schluckmuster:
- vermehrte Gleitbewegung der Zunge mit Verwischen des Markierungsmusters
- Kontakt der dorsalen Transversalmarkierung des Zungenrückens zur Zahnreihe oder zum Alveolarfortsatz
- fehlende palatographische Darstellung der dorsalen Transversalmarkierung.

Mögliche Folgen eines falschen Schluckvorganges:
- Fehlstellungen der Zähne, Abweichungen im Knochenwachstum von Unter- und Oberkiefer.
- Offener Biß bei Druck zwischen die Zähne, funktioneller Vorbiß bei Druck an die oberen oder unteren Schneidezähne, Kreuzbiß bei Druck seitlich.
- Rezidive nach kieferorthopädischen Behandlungen.
- Die Lippen bleiben offen und schlaff oder werden stark angespannt, verkürzte Oberlippe, herabgesetzte Lippenkraft.
- Die Zahnreihen bleiben geöffnet, es ist keine Kontraktion der Mm. masseteres und der Mm. temporales zu tasten.
- Vermehrte Anspannung des M. mentalis (Nadelkissenbildung).
- Die Zunge kann den Schluckvorgang nicht alleine ausführen. Die Muskeln der Umgebung werden daher kompensatorisch zum falschen Einsatz gezwungen. Die Folgen sind erschlaffte Gesichtskonturen oder Gesichtsschmerzen wegen zu starker Spannung der mimischen Muskulatur.
- Der mittlere Anteil der Zunge hebt sich nicht, sondern sinkt nach unten und bleibt auf dem Mundboden.

Zwecks Ausschaltung der genannten abnormen Muskelgewohnheiten im Bereich der Zungen-, Kiefer- und Gesichtsmuskulatur wurde die myofunktionelle Therapie (MFT) entwickelt.

Behandlungsplan bei falschem Schlucken:
- Abstellen von Daumenlutschen, Nägelkauen;
- Verbesserung der oralen Sensibilität und Stereognose;

- Stärkung bestimmter Muskeln;
- Rückbildung muskulärer Überkompensation;
- Hinführung zur korrekten Ruhelage der Zunge;
- Beseitigung der Mundatmung;
- Anbahnung des korrekten Schluckens;
- Automatisierung des neuen Schluckmusters.

12.10.3.3
Indikationen für eine myofunktionelle Therapie

Eine myofunktionelle Therapie sollte durchgeführt werden bei folgenden Befunden:
- Gestörte Kiefergesichtsmuskulatur (bei zu schwacher oder zu starker Muskulatur); Folge: falscher Schluckvorgang.
- Sigmatismus interdentalis, multiple Interdentalität, Schetismus lateralis, Dysarthrie, infantile Zerebralparesen.
- Muskelfehlinnervationen im Zungen-, Kiefer- und Gesichtsbereich; Folgen: Behandlungsmißerfolge bei kieferorthopädischen Maßnahmen;
- Schlechter Sitz einer Zahnprothese;
- Progenie, Prognathie;
- Stark verzögerter Durchbruch der Zähne;
- Zungenbrennen, Luftschlucken, Globusgefühl.

12.10.3.4
Therapiemethoden

1. Klassische myofunktionelle Therapie nach Garliner

Ziel ist die Beseitigung von Fehlhaltungen und Fehlfunktionen der orofazialen Muskulatur durch:
- Wiederherstellung normaler Muskelreflexe und Muskelkräfte
- Anbahnen eines normalen Schluckverhaltens und Überführen des neuen Schluckens in eine unbewußte Gewohnheit.

Anwendung bei Kindern ab dem 8. Lebensjahr vorbereitend oder begleitend zu kieferorthopädischen Maßnahmen sowie in der Sprachtherapie.

Das Garlinersche Konzept umfaßt orofaziale Muskelübungen, spezielles Schlucktraining, Artikulationsübungen sowie Training für das unbewußte und automatisch korrekte Schluckverhalten. Die Therapiefortschritte werden durch symptomatische Messungen (Myoscannermessung, Messungen mit der Federwaage zur Beurteilung der Lippenkraft und Beurteilung der korrekten Zungenposition bei der oralen Schluckphase mit der Payne-Technik) dokumentiert.

Die myofunktionelle Therapie ist in mehrere Stadien (in Anlehnung an Garliner) unterteilt:
- Ausgleichung der ganzkörperlichen Muskelspannung;
- Zungenübungen, insbesondere für den Mittelteil der Zunge (Halte-Zieh-Übung, Ansaugen der Zunge an die höchste Stelle des Gaumens);
- Lippenübungen, Zungenruhelageübungen;
- Üben des korrekten Schluckvorganges: trocken Schlucken, festes Kauen und Schlucken, die Hälfte der Mahlzeiten nach dem neuen Schluckmuster einnehmen, alle Mahlzeiten nach dem neuen Schluckmuster einnehmen.

Anmerkung. Eine Tracheotomie wirkt sich auf die 2. Phase des Schluckvorganges aus. Durch die Fixation der Trachea an die Haut des vorderen Halsteiles resultiert eine Einschränkung der Anhebung und Vorwärtsbewegung des Kehlkopfes beim Schlucken mit dadurch erhöhter Aspirationsgefahr.

2. Orofaziale Regulationstherapie nach Castillo-Morales

Sie findet Anwendung bei Kau-, Schluck- und Sprachstörungen, z.B. infolge infantiler Zerebralparesen, Down-Syndrom oder der Folgen eines Hirntraumas.

Ziel ist die Verhinderung einer Progenie, Prognathie oder Bißanomalien.

Die Behandlungsmethode basiert auf Wirkprinzipien der Bobath- und der Kabath-Therapie sowie der Funktionskieferorthopädie. Sie beinhaltet:
- Übungen am und im Mund;
- Stimulation der Mimik (neuromotorische Entwicklungstherapie);
- Schluckübungen und Atemübungen;
- Stimulation der Zunge und der Oberlippe durch eine Gaumenplatte mit Stimulationsvorrichtungen (Knopf, Leiste) zwecks Auslösung eines Fremdkörperreizes nach dem Prinzip des Weiffenbach-Reflexes. Hierdurch werden pathologische Bewegungsrichtungen der Zunge umgelenkt und neue Bewegungen eingeübt. Die Zunge kommt in eine richtige Lage, z.B. beim Down-Syndrom nach hinten. Der Mund kann geschlossen werden, der Speichelfluß sistiert.

Durch Stimulation am und im Mund des Kindes sollen neuromuskuläre Reflexmechanismen und normale Bewegungsmuster angebahnt und

12.10 Therapie der Sigmatismen

drohenden myofunktionellen Störungen der Orofazialregion vorgebeugt werden. Bei Kleinkindern kann mit einer Mundvorhofsplatte versucht werden, das Schnuller- oder Daumenlutschen zu ersetzen.

**3. PNF-Technik
(propriorezeptive neuromuskuläre Faszilitation)**
Kau- und Schlucktherapie ist auch mittels der PNF-Technik möglich, insbesondere bei Hirnstamminsulten; Faszilitation des Kau- und Schluckmechanismus mittels Eisanwendung und Dehnung der Muskulatur.

4. Logopädisch orientierte orofaziale Therapie nach Breitwieser und Hammerle
Es handelt sich um ein kombiniert senso-motorisches Therapieprogramm. Eingesetzt werden Stimulationen im Lippen-Mund-Bereich sowie motorische Lippen-, Zungen-, Beiß-, Saug- und Blasübungen.

13
Schetismus, Kappazismus, Gammazismus

13.1
Schetismus

Der Sch-Laut gehört ebenso wie der S-Laut in die Gruppe der Sibilanten oder Zischlaute und damit zu der Lautklasse der Reibelaute (Engelaute oder Frikativae).

13.1.1
Normale Bildung des Sch

Bildung einer Enge zwischen den Alveolen der oberen Schneidezähne und dem vorderen Teil der Zunge; dadurch wird ein konzentrierter Luftstrahl auf die Kanten der Schneidezähne gerichtet. Die Zungenspitze liegt weiter hinten als beim s, so daß zwischen Zungenspitze und Zähnen ein Hohlraum entsteht. Die Lippen sind beim s breit gezogen, beim sch rüsselartig vorgestülpt, dadurch kommt es zur Bildung eines breiten Hohlraumes.

13.1.2
Fehlerhafte Bildungen des Sch

Sch wird, bisweilen regional bedingt, durch andere Laute ersetzt:
- Ersatz durch t, d, s, ch (Paraschetismus),
- Im nordwestdeutschen Raum Ersatz des sch durch s in Konsonantenverbindungen (spitzer Stein);
- Im Westfälischen Ersatz durch sk.

In Analogie zu den S-Fehlern gibt es einen:
- Schetismus interdentalis;
- Schetismus lateralis;
- Schetismus nasalis.

13.1.3
Therapie der Fehlbildungen des Sch

Passive Methode. Während der langgezogenen Bildung des s wird die Zungenspitze mittels der Sch-Sonde nach hinten geschoben bei gleichzeitiger Vorstülpung der Lippen.

Aktive Methoden
- Anbildungsmethode. Diese geht von den phonetischen Bildungsmerkmalen aus.
- Ableitungsmethoden. Als Hilfs- oder Ausgangslaute dienen somit s, ts, t, vorderes ch. Ihre enge Verwandtschaft mit sch und ihre gleichfalls schwierige artikulatorische Bildung macht sie allerdings zu ungünstigen Ausgangslauten.

13.2
Kappazismus, Gammazismus

K und g sind Verschluß- oder Explosivlaute. Ihre Bildung erfolgt durch Anheben des hinteren Anteiles des Zungenrückens verschlußbildend gegen das Gaumensegel (Verhinderung des Luftaustritts in die Mundhöhle), welches seinerseits den Nasenrachenraum vom Mundrachenraum abschließt. K ist ein stimmloser Fortis-Verschlußlaut, g ein stimmhafter Lenis-Verschlußlaut.

K und g werden von Stammelerscheinungen häufig betroffen. K wird dann meist durch t und g durch d ersetzt.

Die Therapie erfolgt überwiegend mittels passiver Methoden:
- Herstellen eines k-artigen Verschlusses durch Einflößen von etwas Wasser bei zurückgelegtem Kopf; Lösen des Verschlusses dann unter hohem Exspirationsdruck.
- Niederhalten der Zungenspitze mittels zweier Finger oder eines breiten Spatels.
- Nachhintenschieben der Zunge von der Spitze her mit dem Finger.

Eine aktive Methode ist die T-K-Methode (Entwicklung von k aus t).

14
Rhotazismus (Schnarren)

14.1
Normale Bildung des R-Lautes

R ist der schwierigste Sprachlaut. Die deutsche Hochlautung kennt zwei Varianten der R-Bildung:
- Das Zungenspitzen-R = alveolar-koronaler (Zahnkrone), stimmhafter Zitterlaut; Bildung an der zweiten Artikulationszone.
- Das Zäpfen-R = postdorsal-uvularer, stimmhafter Zitterlaut, Bildung an der dritten Artikulationszone.

Die normale R-Bildung erfolgt durch intermittierende Unterbrechung des Artikulationsstromes durch passives Schwingen muskulöser Gebilde (Zungen-R = linguo-alveolares R; Zäpfen-R = uvulares R).

Zungenspitzen-R. Die Zungenspitze schwingt mit ihrem Rücken gegen den Alveolarfortsatz des Oberkiefers oder gegen die hintere Fläche der oberen Schneidezähne.

Zäpfchen-R. Der hintere Anteil der Zunge hebt sich zum herabgezogenen Gaumensegel. In der Mitte des Zungenrückens entsteht eine Rinnenbildung, in diese legt sich das Zäpfchen, weiches etwa 20mal je Sekunde schwingt. Das Zäpfchen-R kann mit oder ohne Stimme gesprochen werden.

Das Zäpfchen-R ist leichter zu bilden als das Zungen-R. Es kam vor etwa 200 Jahren aus Frankreich und hat das Zungen-R fast verdrängt.

Das Zungenspitzen-R wird aus stimmhygienischen Gründen bevorzugt, da es dazu beiträgt, den Tonansatz und die Vokalbildung nach vorne zu bringen. Es wird heute beim Funk und Fernsehen und sogar auf der Bühne nicht mehr benutzt. Das Zungenspitzen-R fixiert den Tonansatz vorn, während das Zäpfchen-R die Vokalklänge aus der Mundhöhle nach hinten zieht. Dadurch nimmt die Klangfülle ab.

Sopranistinnen singen die hohe Lage mit der R-Vokalise ein. Ein richtig gebildetes und kräftiges Zungen-R fordert einen energischen Zwerchfellimpuls. Die R-Vokalise ist somit eine Zwerchfell- und damit Atemübung.

14.2
Fehlerhafte Bildung des R-Lautes

14.2.1
Einteilung der Rhotazismen nach der Artikulationsstelle

Die Artikulationsstelle kann an allen Stellen des Ansatzrohres zwischen Lippen und Kehlkopf liegen:
- Linguodental: Zwischen Zungenspitze und oberen Zähnen, Beimengung eines sch-artigen Geräusches zum schwingenden Zungen-R. In der tschechischen Sprache normal.
- Linguopalatal: Zwischen gehobener Zungenspitze und Vordergaumen entsteht das englische R.
- Linguovelar (Rhotazismus velaris): Zwischen Zungenrücken (Hinterzunge) und weichem Gaumen stimmloses oder stimmhaftes Gaumen-R (stimmhafter velar-postdorsaler Engelaut).
- Linguo-pharyngeal (Rhotazismus pharyngealis): Zwischen Zungengrund und Rachenhinterwand; ch_2-ähnliches Reibegeräusch (Reibe-R). Vorkommen bei Gaumenspalten sowie mundartlich in den österreichischen und schweizerischen Alpen.
- Rhotazismus nasalis ist Begleiterscheinung des offenen Näselns.

Am meisten benutzt werden heute Reibe-R und vokalisiertes R (halboffener Mittelzungenvokal).

14.2.2
Einteilung der Rhotazismen nach der Lautbildung

Zitterlaute. Sie werden gebildet durch intermittierende Unterbrechung des Artikulationsstromes durch passive Schwingungen muskulärer Gebilde. Man unterscheidet labiale, labiodentale, interdentale, palatale, bukkale (Wangen), velare, laryngeale (Taschenfalten, Stimmlippen) Zitterlaute.

Rhotazismus bilabialis (Lippen- oder Kutscher-R). Das R kommt durch Schwingungen beider Lippen zustande.

Rhotazismus interdentalis. Die zwischen den Zähnen sichtbare Zungenspitze schwingt entweder allein oder zusammen mit der Oberlippe.

Rhotazismus buccalis oder lateralis. Es handelt sich um einen mit den Wangen hervorgebrachten Zitterlaut. Die Luft entweicht in eine der Wangen. Bei leicht zurückgezogenem Mundwinkel tritt die Wange in Schwingungen.

Rhotazismus marginalis. Mit den Seitenrändern der Zunge hervorgebrachter Zitterlaut.

Rhotazismus laryngealis. Es kommt durch Schwingungen der Stimmlippen oder des Kehlkopfes zustande, ohne bestimmte Tonhöhe, mit sehr geringem Luftverbrauch. Das Kehlkopf-R entsteht, wenn man die der Singstimme erreichbare untere Tongrenze zu unterschreiten versucht. Vorkommen bei Gehörlosen, bei Personen mit Lippen-Kiefer-Gaumenspalten und Zungenlosen (Glossektomierten).

Reibelaute. Rhythmische Unterbrechungen des Artikulationsstromes fehlen. Ein Reibelaut kann stimmhaft oder stimmlos, nasal oder nicht nasal sein. Die Zungenlage ist normal oder interdental. Die Artikulationsstellen sind verschieden.

Rassellaute. Speichelansammlungen erzeugen an verschiedenen Artikulationsstellen im Luftstrom Geräusche.

Stimmhafte und stimmlose Fehlbildungen.

Nasalierte und nicht nasalierte Fehlbildungen.

Pararhotazismus. Ersatz des R-Lautes durch einen anderen richtigen Laut:
– Ersatz durch hinteres ch (häufig in der Umgangssprache).
– Ersatz durch l: Chinoanismus. In vielen Gegenden Chinas wird r durch l ersetzt.
– Ersatz durch a: Vokalisierung im In- und Auslaut (füa statt für).
Viele Varianten der R-Lautbildung werden heute toleriert, ehe von einem Rhotazismus gesprochen wird. Oft stimmlose R-Bildung.

14.3
Ursachen der Rhotazismen

Ein Rhotazismus kann folgende Ursachen haben:
- Gaumenspalten
- Taubheit
- Schwachsinn
- Verkürztes Zungenbändchen (Bildung des Zungenspitzen-R nicht möglich)
- Verletzungen und Lähmungen der Zunge.

Viele Menschen ohne Sprechstörung können Zungenspitzen-R zeitlebens nicht erlernen.

14.4
Therapie der Rhotazismen

14.4.1
Anbildung des Zungenspitzen-R

Die Anbildung des Zungenspitzen-R kann auf verschiedene Weise geschehen:
- Ableitungsmethoden
  - D-R-Methode: Enge phonetische Verwandtschaft beider Laute. Artikulierendes Organ und Artikulationsstelle beider Laute sind gleich, beide Laute sind stimmhaft.
  - Sprechen von t und einem leisen, weichen d im raschen Wechsel. Evtl. Einschieben von h zwischen t und d. Einbauen der Lautfolge in Wörter, die mit tr und dr beginnen. Der Thd-Laut erhält allmählich einen r-ähnlichen Klang.
  - Der Zungenkranz wird in die Nähe der Zahnalveolen gebracht; durch starkes Blasen setzt die Flatterbewegung der entspannten Zungenspitze ein.
  - Ableitung vom stimmhaften s aus.
- Ganzheitliche Methode: Sie beruht auf Schallnachahmung (Brummen).
- Passive Methode: Verwendung eines Vibrators.

14.4.2
Anbildung eines Zäpfchen-R

Seine Anbildung erfolgt überwiegend. Es ist leichter als das Zungenspitzen-R zu erlernen:
- Ableitungsmethode: Ch_2-R-Methode. Auch hier besteht eine enge phonetische Verwandtschaft beider Laute.
- Passive Methode: Gurgeln mit, später ohne Wasser oder Entwicklung aus dem hinteren ch.

Anmerkung. Beim *Lambdazismus* kann das l interdental, linguolabial, unilateral und nasal gestammelt werden.

15
Auditive (akustische) Agnosie

15.1
Vorbemerkung

Das Krankheitsbild der auditiven Agnosie ist bis heute hinsichtlich seiner Definition, Ätiologie, Symptomatik, Diagnostik und Therapie noch nicht einheitlich erfaßt.

15.2
Definition

Bei der auditiven Agnosie handelt es sich um die angeborene völlige oder teilweise Unfähigkeit, Schallerscheinungen an ihrem Klang zu erkennen und zu verstehen, trotz ausreichendem peripheren Hörvermögen und normaler Intelligenz.

Der Begriff auditive Agnosie wird sowohl bei Ausbleiben der Sprachentwicklung infolge angeborener Hirnläsion verwendet als auch beim Erwachsenen infolge von erworbenen Herden im linken oder in beiden Schläfenlappen. Die übrigen Sprachleistungen müssen jedoch beim Erwachsenen intakt bleiben (Differentialdiagnose: *Sensorische Aphasie*).

Auditive Agnosie ist eine hochzentrale Störung mit mangelhafter akustischer Dekodierung; Töne werden theoretisch ohne audiometrische Schwellenverschlechterung gehört, wenn das Hörsystem bis hinauf zum Corpus geniculatum intakt ist. Oft kommt es bei auditiver Agnosie jedoch zu schlechten Angaben infolge mangelnder akustischer Aufmerksamkeit oder infolge von Defekten des akustischen Diskriminations- und Tondifferenzierungsvermögens.

Neuere Vorstellungen über die Agnosien: Eine Unterscheidung zwischen elementarer Wahrnehmung und höheren Erkenntnisleistungen ist von den anatomischen und physiologischen Voraussetzungen her nicht haltbar. Das Verarbeiten auditiver Informationen ist kein zweistufiger Vorgang, sondern ein kontinuierlicher vielstufiger Prozeß zunehmender Spezifizierung der Sinneseindrücke. Störungen im Prozeß des auditiven Verstehens sind daher auf allen Stufen und in den verschiedensten Schweregraden möglich (siehe Abschn. 10.4.13.2).

15.3
Störungen des normalen akustisch-gnostischen Vorgangs

Der normale akustisch-gnostische Vorgang bei der zentralen Verarbeitung von Höreindrücken besteht aus folgenden Teilfunktionen:
- Akustische Aufmerksamkeit.
- Akustische Merkfähigkeit (auditive Gedächtnisspanne). Die Hörgedächtnisspanne beträgt
  - für 4 Jahre 4 Silben;
  - für 7 Jahre 5 Silben;
  - für 10 Jahre 6 Silben;
  - für 14 Jahre 7 Silben.
- Analysieren und Differenzieren akustischer Gestalten sowie Integrieren der Phoneme.
- Zuordnen einer Bedeutung, eines Begriffes (Sinnesbezug).
- Psychische Verarbeitung der Höreindrücke.
- Richtungshören sowie Trennung von Nutz- und Störschall (binaurale Leistungen).

Die klassische Form der akustischen Agnosie ist somit inzwischen von einer erheblichen Zahl schwer gegeneinander abgrenzbarer Funktionsstörungen im Input und in der zentralen Hör-Sprach-Verarbeitung verdrängt worden. Es handelt sich um Schwierigkeiten in der Verarbeitung des anflutenden Informationsvolumens bzw. in der Reduzierung der Informationsmenge durch Strukturierung. Gestört sind die auditiven Wahrnehmungsfunktionen, also die auditive Aufmerksamkeit, die auditive Merkfähigkeit, das Analysieren und Differenzieren von Klanggestalten, die richtige Lautfolge, das Richtungshören und die Trennung von Nutz- und Hintergrundschall.

Die akustische Agnosie ist eigentlich eine reine Erkennungsstörung. Es gibt jedoch bisher keine Fallbeschreibung, bei der eine reine Störung der akustischen Objekterkennung nachgewiesen werden konnte. Bei der Beschreibung der akustischen Agnosie konnte bisher keine grundlegende Unterscheidung zwischen einer Störung des auditiven Erkennens und einer Störung elementarer auditiver Diskriminationsleistungen getroffen werden. Dies ist wahrscheinlich darauf zurückzuführen, daß immer auch Störungen der akustischen Diskriminationsleistung bestanden.

Nach neueren Forschungen wird das Spracherkennungssystem beeinflußt durch die gesamte Zahl derjenigen Erkennungselemente, die aktiviert bzw. inaktiviert sind, falls das akustische Eingangssignal mit ihren internen Spezifikationen übereinstimmt oder nicht. Man darf sich die Verarbeitung nicht so vorstellen, daß ein zentraler Entscheidungsmechanismus existiert, der nach einer gewissen Verarbeitungszeit den besten Kandidaten aus einem vorliegenden Lexikon heraussucht. Im Gegenteil, der Beginn eines Wortes öffnet im Sinne der Paralellverarbeitung eine große Liste möglicher Bedeutungskandidaten, die alle mit einer ähnlichen akustischen Folge beginnen. Jedes der so aktivierten Worterkennungssysteme wird die einlaufende akustische Information dann kontinuierlich weiterbeobachten und mit zunehmender Dauer des akustischen Signals mehr und mehr Wortkandidaten aus der eigentlichen Verarbeitung herausnehmen, bis schließlich ein einziger Kandidat verbleibt. Der Worterkennungsvorgang ist oft bereits vor dem tatsächlichen Ende eines Wortes beendet.

15.4
Symptome der auditiven Agnosie

Eine akustische Agnosie ist an folgenden Symptomen erkennbar:
- Gehör (theoretisch) normal, jedoch schwer zu prüfen. Geringgradige Innenohrschwerhörigkeit kommt jedoch öfters vor. Geräusche werden besser wahrgenommen als Töne und Klänge, so daß eine Innenohrschwerhörigkeit vorgetäuscht wird.
- Intelligenz nicht wesentlich vermindert.
- Aufforderung zum Nachsprechen wird befolgt, jedoch ohne Sinnverständnis (Echolalie).
- Aufträge werden nicht verstanden und nicht ausgeführt, es sei denn, die auffordernde Gebärde wird verstanden. Keine Spontansprache. Verständigung durch Zeichen, welche von unartikulierten Lauten begleitet werden.
- Störung des Richtungs- und Entfernungsgehörs (akustische Allästhesie).
- Gut entwickelte visuelle und räumliche Orientierung. Ungewöhnlich gutes visuelles Sprachverständnis für Gebärden und Gesten: Ablesen der Sprache vom Mund.
- Störung des rechnerischen Denkens, der optischen und akustischen Merkfähigkeit und des Situationserkennens (semantische Störungen).

– Amusie (musikalische und sprachliche Begabung gehen parallel). Erworbene Läsionen der Hörwahrnehmung bei Erwachsenen schädigen nicht die Sprache.

15.5
Formen der auditiven Agnosie

15.5.1
Totale akustische Agnosie

Fehlen oder Verlust des Verständnisses für jede Art von Schallereignis, also nicht nur für Sprachlaute, sondern auch für Geräusche bei sonst erhaltenem peripheren Hörvermögen.
Beispiel: Ein Schlüsselbund wird nicht am Rasseln erkannt.

15.5.2
Verbale Agnosie

Es handelt sich um eine Agnosie für Sprache (Sprachtaubheit). Sie stellt die Einengung der totalen akustischen Agnosie auf das Sprachverständnis dar.

15.5.3
Partielle Lautagnosie

Die Verständnisstörung ist nur auf einzelne Sprachlaute, meist auf wenige Konsonanten beschränkt. Die partielle Lautagnosie kann leicht mit dem Stammeln verwechselt werden.

Betroffen sind Lautpaare mit minimalen akustischen Kontrasten. Anderenfalls handelt es sich um einen primären Rückstand in der Entwicklung des phonologischen Systems.

Sensorisches Stammeln siehe Abschnitt 11.4.6.

15.5.4
Phonematische Differenzierungsschwäche

15.5.5
Akustische Unaufmerksamkeit

Es handelt sich um einen Grenzbefund zum Pathologischen hin. Die akustische Unaufmerksamkeit führt im Kindesalter zur verspätet und verzögert einsetzenden Sprachentwicklung.
Die zum Teil normale nichtsprachliche Intelligenzleistung läßt eine generelle Hirnleistungsstörung ausschließen.

15.6
Vermutliche Ursachen

Eine auditive Agnosie entsteht möglicherweise aus folgenden Ursachen:
- Erblich oder erworben (Geburtsschäden);
- Schädigung der zentralen Hörbahnen;
- Schädigung der Heschl-Querwindung;
- Schädigung der Wernicke-Region: hinteres Drittel der ersten (oberen) Schläfenwindung;
- Schädigung der Rinde des Temporallappens;
- Schädigung zwischen Nucleus olivaris superior und der Hörrinde.

15.7
Diagnose

Die Diagnose ist im Kindesalter erst nach langjähriger Beobachtung und nach wiederholter Hörprüfung sowie nach neurologischer und psychologischer Untersuchung zu stellen. Die Diagnose bleibt daher im Kindesalter hypothetisch. Sie erlangt aber für die soziale Eingliederung des Kindes praktische Bedeutung.

Diagnostisch bedeutsam sind: Ausschluß einer peripheren Schwerhörigkeit. Leichte Innenohrschwerhörigkeit ist jedoch oft vorhanden. Trotz vorhandenem Hörvermögen können willkürliche Reaktionen auf Schall fehlen. Im Gegensatz zu Tauben fehlen auch Reaktionen auf Erschütterung oder Anblasen von hinten.
- Störung des Richtungsgehörs und Lateralitätsstörung.
- Intakte und kompensatorisch verbesserte visuelle und taktile Wahrnehmungsfähigkeit,
- Eine Diskrepanz zwischen der subjektiven Tonschwellenaudiometrie und akustisch-evozierten Potentialen (frühe und späte Potentiale)

spricht für eine zentrale Hörstörung und schließt eine periphere Läsion aus.

Abgrenzung einer *peripheren Hörschädigung* von einer zusätzlichen *zentralen Schädigung:*
- Beeinträchtigung der modalitätsspezifischen Stufe, d. h. Beeinträchtigung der Entwicklung innerhalb eines Sinnesgebietes.
  – Folge: Störung des Lauschverhaltens, d. h. auf einen akustischen Reiz zu merken, indem mit einer eben angehenden Tätigkeit innegehalten wird.
- Störung der Intermodalitätsleistung.
  – Folge: Es ist keine Koordination verschiedener Sinnesgebiete möglich, z. B. Koordination von Hören und Sehen. Die Kinder kehren sich nicht nach einer Schallquelle um. Schlechter Blickkontakt. Intermodalitätsleistungen werden normalerweise im 4. Lebensmonat erlernt.
- Beeinträchtigung serialer Integrationsleistungen.
  – Folgen: Eine Reihenfolge von Reizen kann nicht integriert, d. h. nicht wahrgenommen werden (Schwierigkeiten der sequentiellen Integration). Spielaudiometrie ist daher nicht möglich. Spielaudiometrie verlangt die Integration einer sukzessiven Folge von Tätigkeiten.

Infolge von Schwierigkeiten der Antizipation und damit der Nachahmung wegen der Störung der serialen Integration kommt es zu einer *verzögerten Sprachentwicklung.*

Kinder mit Störungen der serialen Integration werden zwischen dem 2. und 5. Lebensjahr auffällig.

Weitere diagnostische Kriterien:
- Nichtverbale Überprüfung des Wortschatzes und der Begriffsbildung mittels des Peabody Picture Vocabulary-Test.
- Ausschluß eines Schwachsinns.
- Geistige Entwicklungsrückstände können vorhanden sein. Das Intelligenzprofil bei normalem oder auch reduziertem IQ ist unausgeglichen.
- Nachweis von Störungen des Situationserkennens beim Zusammensetzen von Bildtafeln zu Bildgeschichten (Untertest „Bildordnen" der D. Wechsler-Tests oder Untertest „Kombination" des Snijders-Oomen-Tests).
- Prüfung der akustischen Aufmerksamkeit: z. B. Nachahmen dreier vorgemachter Geräusche, Laute, Wörter.

- Prüfung der akustischen Merkfähigkeit: z. B. bei geschlossenen Augen Erzeugung von drei verschiedenen Geräuschen, die man nachher aufzählen läßt.
- Prüfung der akustischen Differenzierungsfähigkeit: z. B. aus einer Reihe von sechs Büchsen mit verschiedenem Inhalt zwei gleichtönende erkennen lassen.
- Prüfung des akustischen Gedächtnisses: z. B. bestimmte Klänge müssen nach 5 min. wiedererkannt werden. Siehe auch Abschnitt 10.5.4.1.

Ausreichend standardisierte Tests zur Erfassung akustischer Perzeptionsstörungen gibt es nicht.

15.7.1
Differentialdiagnose

Differentialdiagnostisch müssen Schwachsinn, Pseudoschwachsinn, frühkindliche Schizophrenie, Autismus, sensorische Aphasie ausgeschlossen werden.

Partielle Lautagnosie und motorisch-expressives Stammeln sind diagnostizierbar durch Nachsprechenlassen einfacher, isolierter Laute oder von Paaren von Lauten, die sowohl deutlich unterschiedliche Phoneme als auch klangähnliche enthalten (siehe auch Abschn. 11.5.4).

Zentrale Hörstörung. Unter dem Begriff zentrale Hörstörung werden alle Funktionsstörungen zusammengefaßt, die durch eine Schädigung bzw. Veränderung des auditiven Systems oberhalb des ersten Neurons, also ab Cochleariskern bis einschließlich auditivem Kortex hervorgerufen werden. Das beinhaltet verschiedene Stufen der Analyse und Synthese des akustischen Inputs sprachlicher oder nichtsprachlicher Art bis hin zu dessen Erkennung.

Nicht gemeint mit dem Begriff der zentralen Hörstörungen sind allerdings die eigentlichen Probleme der sprachlichen Verstehensleistung wie wir sie bei den sensorischen Aphasien finden. Bei den sensorischen Aphasien handelt es sich um Störungen komplexer auditiver Analysen und Synthesen und um generelle auditiv-gnostische Störungen.

15.8
Therapie

Die Therapie besteht in der Förderung der auditiven Leistung zur Erlernung der Artikulation, Anwendung von Methoden des Gehörlosenunterrichts (taktile, kinästhetische, visuelle Hilfsmittel); Musiktherapie, rhythmische Übungen. Am besten Unterrichtung in einer Sonderklasse einer Sprachheilschule. Systematische Behandlungsmethoden stehen nicht zur Verfügung.

15.9
Prognose

Die Prognose ist günstig. Kinder lernen schließlich teils von selbst, teils nach Behandlung sprechen. Jahrelanges Stammeln oder Dysgrammatismus können bleiben. Meist ist keine vollständige Heilung möglich.

Anmerkung. Die verbale Form der *visuellen Agnosie* ist Bestandteil der Lese-Rechtschreibschwäche.

16
Dysgrammatismus

16.1
Definition

Dysgrammatismus ist eine grammatische bzw. morphologische (Deklination, Konjugation, Wortarten) und syntaktische (Wortfügung und Wortfolge, Satzfügung und Satzfolge) Störung des Sprechens und des Schreibens infolge mangelhafter Entwicklung oder krankhaften Verlusts der Fähigkeit, die Gedanken durch eine regelrechte Wortbildung und Wortfolge auszudrücken.

Es handelt sich somit um eine zentral bedingte, syntaktisch-morphologische Störung mit Störung auch anderer Sprachebenen, insbesondere der semantischen Ebene (Sprachbedeutung).

Die Störung ist im Gehirn nicht lokalisierbar. Während der ersten vier Lebensjahre ist Dysgrammatismus physiologisch.

Synonym werden gebraucht: Agrammatismus, Agrammatismus infantilis, Paragrammatismus.

Die Bezeichnung Dysgrammatismus ist wegen des unterschiedlichen Begriffsinhaltes des Wortes „Grammatik" mißverständlich. Dysgrammatismus bezeichnet die Störung der Grammatik und der Syntax (Grammatik = Wortbeugung; Syntax = Wortstellung im Satz).

In der Linguistik wird mit „Grammatik" das gesamte Regelsystem verstanden. Ein in dieser Weise verstandener Dysgrammatismus-Begriff umfaßt daher Störungen auf allen Ebenen des Sprachsystems. Störungen der Deklination usw. werden als „morphologische" Störungen bezeichnet. Zuweilen wird unterschieden:
– Dysgrammatismus: Unfähigkeit, die Gedanken durch deklinatorisch und konjugatorisch richtig gebrauchte Wörter auszudrücken.
– Dyssyntaxie: Verstoß gegen die Regeln der Wortfolge oder der Satzfügung.

Beim Dysgrammatismus handelt es sich nicht um einen einfachen Entwicklungsrückstand. Es treten vielmehr grammatische Strukturen auf, die in der normalen Entwicklung des grammatischen Regelsystems nicht vorkommen (strukturell abweichende Sprachentwicklung). Daher ist eine Abgrenzung des verzögerten vom abweichenden Erwerb grammatischer Strukturen mittels des Schemas der Satztypenentwicklung anzustreben.

16.2
Grammatik-Erwerb

Es gibt zwei Erklärungsmodelle des Grammatik-Erwerbs:
- Lerntheoretisches Modell. Es geht von der Annahme aus, daß Sprache durch Nachahmung, Verstärkung und Übung erlernt wird (SKINNER).
- Psycholinguistisches Modell. Es geht von der Annahme eines angeborenen Spracherwerbsmechanismus aus (CHOMSKY).

Diese beiden Modelle führen zu unterschiedlichen Ansichten über die richtige Behandlungsmethode.

Das kleine Kind lernt in seiner Sprachentwicklung nicht die Regeln als Gesetze, sondern abstrahiert aus der Sprache seiner Umgebung diese Regeln und wendet sie generalisierend an. Das Kind wird also die Verwendung grammatikalisch korrekter Sätze nicht über Vor- und Nachsprechen übernehmen, sondern es lernt, das erkannte grammatikalische Satzkonstruktionsprinzip (z. B. Subjekt-Prädikat-Objekt) mit eigenen Wörtern zu füllen und so neue Verbindungen mit neuen Inhalten zu erfinden.

Störungen in der Anwendung dieser Regeln, die zum größten Teil bis zum Ende des 4. Lebensjahres beherrscht werden — zuvor wird von einem dem jeweiligen Entwicklungsstand entsprechenden physiologischen Dysgrammatismus gesprochen — können sowohl die Grammatik im engeren Sinne (Morphologie = Deklination, Konjugation, Wortklassen) und/oder die Syntax (Wortfolge, Wortfügung) betreffen.

Als Ursachen kommen die gleichen Faktoren in Frage, die bei der verzögerten Sprachentwicklung genannt wurden.

16.3
Symptome

Es finden sich Störungen von Satzbau und Wortbeugung, evtl. besteht nur eine Aneinanderreihung einzelner Wörter.

Keine andersartigen (bizarren) Formenbildungen. Es finden sich jedoch viele fehlerhafte Formen und unflektierte Formen. Viele Flexionsformen sind potentiell vorhanden, sie können jedoch nicht an der

richtigen Stelle eingesetzt werden. Dies zeigt sich auch bei der Pluralbildung von Nomen: abweichende Formenbildungen treten nicht auf, jedoch viele fehlerhafte Formen und überdurchschnittlich viele unflektierte Formen. Auch das Verstehen von Pluralformen ist eingeschränkt.
Nach anderer Auffassung sollen abweichende Sprachstrukturen vorkommen; diese sollen Folge einer unzureichenden Sprachverarbeitung sein. Ein qualitativ andersartiger Spracherwerb wird als Ursache der abweichenden Sprachstrukturen angenommen. Zusätzlich sollen hierbei Defizite im Wortschatz vorkommen.
Kongruenzfehler (die Kinder ist traurig). Beim Gebrauch von Kasusmarkierungen werden viele Formen fehlerhaft gebildet oder Wörter bleiben unflektiert. Mit dem Dysgrammatismus geht meist auch eine Sprechstörung einher. Fast immer ist Stammeln vorhanden. Eingeschränkter Wortschatz. Manchmal gleichzeitig Störungen in Wahrnehmung, Gedächtnis, Sensomotorik und in kognitiven Bereichen.
Fakultative Symptome sind:
– Verminderter aktiver und passiver Wortschatz;
– Verminderte auditive und visuelle Aufmerksamkeitsspanne (Hör-Merk-Spanne);
– Störungen der Motorik;
– Mangelndes Sprachgefühl bzw. Sprachbegabung;
– Unmusikalität:

16.4 Einteilung nach dem Schweregrad

16.4.1 Einteilung nach L‍IEBMANN.

Man unterscheidet 3 Stufen.

Stufe I: Schwerste Form, d.h. Agrammatismus. Sätze können nicht gesprochen oder wiederholt werden; Einwortsätze, Telegrammstil. Kommt bei geistigen Entwicklungsstörungen vor.

Stufe II: Mittelschwere Form. Keine spontane Satzbildung, sondern verbindungslose Wortreihen. Wiederholen kleiner und einfacher Sätze ist möglich. Wortbeugungen und das Wort „ich" fehlen, meist wird der Infinitiv verwendet.

Stufe III: Leichte Form. Nur größere Sätze sind gestört. Fehler beim Deklinieren und Konjugieren; Verwechseln der Geschlechter; Wortverwechslungen. Kommt vor bei verzögerter Sprachentwicklung, Stammeln, Schwerhörigkeit, nach vorausgegangener akustischer Agnosie und beim Poltern.

16.4.2
Einteilung nach Remmler

In dieser Einteilung werden vier Stufen unterschieden.

Agrammatismus schwersten Grades. Benutzung einzelner Wörter, die in Verbindung mit Mimik, Gestik, Stimmodulation und Situation ganze Sätze vertreten und keine grammatischen Strukturen aufweisen. Selten satzähnliche Gebilde, zum Teil stereotype Redewendungen, satzähnliche Gebilde aus 3–4 Wörtern.

Agrammatismus schweren Grades. Stereotype einfache Sätze und Redewendungen, Infinitivform der Verben, falsch gebeugte, falsch benutzte oder fehlende Artikel. Satzlänge 4–5 Wörter.

Agrammatismus mittleren Grades. Einfache Sätze enthalten selten grammatische Fehler; Artikel, Präpositionen, Pronomen, Konjunktionen werden zum Teil ausgelassen oder falsch verwendet. Satzlänge 6–7 Wörter.

Agrammatismus leichten Grades. Vorwiegend Verwendung erweiterter Sätze mit einigen grammatischen Fehlleistungen. Fehlerfreie einfache Sätze, Satzlänge 7–8 Wörter.

16.5
Diagnostik

16.5.1
Allgemeine Diagnostik

16.5.1.1
Prüfung der Hör-Merk-Spanne, d. h. des Nachsprechens

Bei schlechter Hör-Merk-Spanne ist eine Neuformulierung des erfaßten Sinninhaltes erforderlich und damit eine Anwendung des grammatischen Regelgefühls.

16.5.1.2
Weitere Untersuchungen

Sie dienen zur Prüfung der allgemeinen körperlichen Entwicklung, des ZNS und der Sprachentwicklung:
- Überprüfung der allgemeinen körperlichen Entwicklung;
- Überprüfung des zentralen Nervensystems, der auditiven, taktilkinästhetischen und visuellen Wahrnehmungsmodalitäten, der Konzentrationsfähigkeit, der Gedächtnisleistung, der kognitiven Funktionen;
- Erfassung des Entwicklungsstandes auf allen Sprachebenen, insbesondere linguistischer Merkmale (Auslassungen, Substitutionen), Beurteilung der Spontansprache (Nacherzählenlassen);
- *Bildbeschreibungen*;
- Festlegung, auf welcher Entwicklungsstufe die Sprachentwicklung stehengeblieben ist oder eine abweichende regelwidrige Entwicklung genommen hat.

16.5.2
Spezielle Untersuchungsmethoden

Untersuchung nach STAPS. Notieren der Spontansprache des Kindes und Beachten der Satzlänge. Nachsprechenlassen von Sätzen, die 3, 4, 5 und mehr Wörter enthalten.

Untersuchung nach RUTTE. Anfertigung eines Sprachprotokolls durch eine Tonbandaufnahme. Übertragung in ein vorgedrucktes Erhebungsblatt. Geprüft werden freies Sprechen, Nacherzählen und Nachsprechen. Die anschließende Sprachanalyse erfolgt mittels der Hamburger

Protokollbogen für Dysgrammatiker oder des Linser Überprüfungsbogens. Festgestellt wird, wieviel Wörter die Sätze beinhalten, die das Kind richtig sprechen und nachsprechen kann.

Untersuchung nach Meixner. Diese besteht aus drei Schritten:
- Beurteilung der Spontansprache: Man achte auf Störungen der Grob-, Fein- und Sprechmotorik, auf Veränderungen der melodischen, temporalen und dynamischen Sprachakzente und auf eine veränderte Sprech- oder Singstimme.
- Diagnosegespräch: Stellung präziser Fragen mit Hilfe eines Bildheftes. Notierung positiver und negativer verbaler Leistungen.
- Nachsprechen: Beurteilung der Merkfähigkeit durch Nachsprechenlassen von Sätzen, sinnlosen Silben.

16.5.3
Differentialdiagnose

Differentialdiagnostisch wird eine Abgrenzung vorgenommen gegenüber
- erschwertem und verzögertem grammatischen Regelerwerb bei Hörstörungen, geistiger Behinderung sowie
- morpho-syntaktischen Regelverstößen bei Stottern, emotionaler Belastung (Pseudodysgrammatismus).
- Pseudodysgrammatismus: Verstümmelter Satzaufbau und absichtlicher Satzumbau zur Vermeidung bestimmter gefürchteter Wörter beim Stottern.

16.6
Ursachen und Folgen des Dysgrammatismus

- Eingeschränktes Verständnis von Pluralformen.
- Eingeschränkte Verarbeitung auditiver Informationen wie z.B. Differenzierung und Kategorisierung.
- Auditive Merkschwäche, verkürzte auditive Gedächtnisspanne.
- Schwierigkeiten der Verarbeitung auditiver Informationen (Wahrnehmung, Diskrimination).
- Beeinträchtigung der hierarchischen Strukturierungsfähigkeit.
- unzureichende Sprachverarbeitung.

16.6 Ursachen und Folgen des Dysgrammatismus

Die Rezeptions- und Produktionsstörungen sollen Folge einer eingeschränkten Verarbeitung auditiver Informationen sein (sekundäre Beeinträchtigung). Weitere Folge soll eine Störung auch der nichtsprachlichen auditiven Informationsverarbeitung sein.

CROMER (1978) hat verschiedene Erklärungsansätze in vier Haupttheorien zusammengefaßt: Dysgrammatismus ist die Folge eines spezifischen Defizits der auditiven Wahrnehmung, einer Schwäche des auditiven Gedächtnisses, einer Schwäche der rhythmischen Fähigkeiten, einer spezifischen sprachlichen Systemschwäche. Noch allgemeiner hat HOMBURG (1981) vier Grundannahmen zum kindlichen Dysgrammatismus aufgestellt:
- Dysgrammatismus ist die Folge eines Rückstandes in der Entwicklung kognitiver Strukturen (Intelligenzhypothese).
- Dysgrammatismus ist die Folge eines spezifischen Lernrückstandes (Spezifitätshypothese).
- Im Einzelfall kann es sich um eine zeitlich verzögerte Kopie des Regelerwerbs handeln (Entwicklungshypothese) oder
- um einen Spracherwerbsstand mit strukturellen Besonderheiten und pathologischen Mustern (Sprachpathologiehypothese).

Als Ursachen kommen die gleichen Faktoren in Frage, die bei der verzögerten Sprachentwicklung genannt wurden (siehe Abschnitt 10.4):
- Physiologischer Dysgrammatismus: Im 2. und 3. Lebensjahr werden nur Ein-Wort-Sätze benutzt, die den Aussagewert eines ganzen Satzes haben.
- Teilleistungsschwächen
  - Impressive Form: Beeinträchtigung der Sprachperzeption, z.B. Störung der morphologischen und syntaktischen Kodierung; herabgesetzte auditive Merkfähigkeit (Hörgedächtnisspanne).
  - Expressive Form: Beeinträchtigung der Sprachproduktion. Eine Realisierung der syntaktisch-morphologischen Regeln in altersadäquate Satzäußerungen ist nicht möglich.
- Periphere oder zentrale Hörstörungen
- Oligophrenie
- Milieufaktoren (Vernachlässigung, Heimerziehung, Dialekt)
- Autismus
- Nachahmung
- Emotionale Belastung
- Beibehalten des kindlichen Verhaltens aus psychischen Gründen

- Dysgrammatismus ist eine Teilerscheinung bei folgenden Befunden:
- Verzögerte Sprachentwicklung, z. B. als Folge von Hörstörungen, geistiger Behinderung oder eines erblichen, familiären bzw. anlagebedingten Sprachschwächetypus. Kombination mit Stammeln, auditiven Teilleistungsschwächen, Lese-Rechtschreibschwäche ist möglich.
- Frühkindliche Hirnschädigung: Bei 27% der Kinder mit frühkindlicher Hirnschädigung (mit und ohne zerebrale Bewegungsstörung).
- Aphasie infolge zerebraler Durchblutungsstörungen oder Schädelhirntraumen;
- Stottern: Satzumbau zur Vermeidung bestimmter gefürchteter Wörter;
- Dyspraktisch-motorische Störungen;
- Mehrsprachigkeit.

Anmerkung: Erworbener Dysgrammatismus ist erstes Zeichen des Sprachzerfalls bei dementiellen Hirnprozessen oder auch regressives Symptom bei psychischen Störungen.

Folgen eines Dysgrammatismus sind die Störung zwischenmenschlicher Beziehungen und Leistungsminderung in der Schule. Es besteht die Gefahr einer geistig-seelischen Fehlentwicklung, da die Kinder auf die Umgebung geistig geschädigt wirken; hiermit fallen fördernde Reize des Kommunikationspartners weg.

16.7
Therapie

Die Therapie ist je nach der Theorie des Grammatik-Erwerbs und der Ursache verschieden.

Nach dem *lerntheoretischen (behavioristischen) Modell* des Spracherwerbs (SKINNER) Imitation vorgegebener grammatischer Strukturen und Analogiebildungen (selbständiges Anwenden vorgegebener Strukturen). Sofortiges Korrigieren jeder fehlerhaften Satzbildung. Übungen für das korrekte Reproduzieren werden systematisch vom Einfachen zum Komplizierten aufgebaut.

Nach dem *psycholinguistischen Modell* des Grammatikerwerbs (generative Transformationsgrammatik nach CHOMSKY) erfolgt dieser als eine Sequenz aufeinanderfolgender Subgrammatiken, die sich immer mehr der vorgegebenen Modellgrammatik annähern. Zugrunde liegt ein angeborener Spracherwerbsmechanismus, der das Kind befähigt, Regeln, die in den sprachlichen Äußerungen seiner Umgebung enthalten sind, perzeptiv zu selektieren, zu abstrahieren, zu internalisieren und für die eigene Produktion verfügbar zu halten.

Bei der Therapie wird auf diejenige Subgrammatik zurückgegangen, auf der die Stagnation oder Abweichung erfolgte und eine Stimulierung auf diesem Niveau versucht.

16.7.1
Behandlung der impressiven Form des Dysgrammatismus

Es wird eine allgemeine Förderung der Wahrnehmung und der Sprachwahrnehmung vorgenommen, bis die Stufe differenzierender und selektierender Wahrnehmung erreicht ist. Der Anstoß für die Weiterentwicklung der Grammatik geht von einer Nichtübereinstimmung zwischen der jeweiligen sprachlichen Strukturtheorie des Kindes und der gehörten Sprache aus, daher Anbieten noch nicht beherrschter Sprachformmuster. Hinzu kommen muß ein nichtsprachliches Situationsmerkmal, welches das sprachliche Merkmal repräsentiert und mit diesem assoziiert werden kann, z.B. eine Spielhandlung, eine bildhafte Darstellung oder ein mimisch-gestischer Hinweis.

Verstehen und Differenzieren wird durch Kontraste erleichtert: daher Anbieten oppositioneller Erscheinungsformen, z.B. Einzahl — Mehrzahl, Gegenwart — Vergangenheit.

Weitere Methoden auf psychologischer Grundlage:
- Expandierende Imitation der kindlichen Äußerungen durch den Therapeuten. Es wird dabei nicht über den vom Kind ausgedrückten Satzinhalt hinausgegangen.
- Modeling. Es geht um eine Art semantischer Erweiterung der kindlichen Äußerungen; der Therapeut liefert ganz neue Informationen zu dem vom Kind ausgedrückten Satzinhalt.

16.7.2
Behandlung der expressiven Form des Dysgrammatismus

Die grammatischen Regeln werden hierbei wahrnehmungsmäßig beherrscht. Vor der Stufe der freien Verfügbarkeit in der Spontansprache werden eine Reihe von Übungsstufen durchlaufen. Übungsformen sind

Imitieren vorgegebener Sätze durch das Kind, Bilden von Analogien, Beantworten von Fragen.
Wiederholenlassen von Expansionen des Therapeuten.

Weitere Therapiemethoden:
- Schaffen von Beziehungen zur Semantik;
- Aufbau der Syntax vor Abwandlung der Wortelemente;
- Übungsreihen nach STAPS;
- Sprachaufbauprogramm „Fritz und Franz" von MEIXNER;
- Satzbauspiele von SULSER;
- Übungsreihe nach FÜHRING.

Therapiebeginn ab dem 3. Lebensjahr oder dem Erreichen der Kindergartenreife.

Dysgrammatismus in Zusammenhang mit auditiven und/oder zentral-motorischen Störungen bedarf einer logopädischen Therapie. In allen anderen Fällen erfolgt der Sprachaufbau durch pädagogische Maßnahmen.

16.8
Prognose

Die Prognose hängt vom geistigen und körperlichen Entwicklungsprofil und dem Ausmaß sonstiger Schädigungen ab. Sie ist im allgemeinen günstig.

17
Legasthenie
(umschriebene Lese-Rechtschreibschwäche)

17.1
Definitionen

Hinsichtlich einer Definition herrscht bis heute keine Einigkeit. Pädagogische Definitionen betonen mehr die anlagebedingte Lernschwäche bei hinreichender Intelligenz und normalen Sinnesfunktionen. Medizinische Definitionen heben dagegen mehr die Störungen der Wahrnehmung (Teilleistungsstörungen), vor allem im auditiven und visuellen Bereich sowie analytische und synthetische Störungen hervor.

– Die kongenitale Legasthenie (erbliche Lese-Rechtschreibschwäche) ist eine verschieden stark ausgeprägte *Anlageschwäche* für das Erlernen des Lesens und Rechtschreibens bei dafür hinreichender Intelligenz, ausreichenden Sinnesfunktionen und einem hinsichtlich Lesen und Schreiben regelrechten neurologischen Befund (WEINSCHENK).
– Unter Legasthenie versteht man eine spezielle, aus dem Rahmen der übrigen Leistungen fallende *Schwäche im Erlernen* des Lesens (und indirekt auch des selbständigen fehlerfreien Schreibens) bei sonst intakter oder im Verhältnis zur Lesefertigkeit relativ guter Intelligenz (LINDER).
– Die spezielle Lese-Rechtschreibschwäche (Legasthenie) ist von allgemeinen Schwierigkeiten beim Erlernen des Lesens und Rechtschreibens zu unterscheiden. Bei letzteren sind die visuellen, auditiven und integrativen Funktionen vorhanden, nur der Entwicklungs- und Lernprozeß ist verzögert. Bei der speziellen Lese-Rechtschreibschwäche hingegen liegt eine Teilleistungsschwäche im sprachlichen Bereich vor, im Sinne eines Defizites isolierter Funktionen. Sie bedingt phänomenologisch eine Leistungsstörung, die sich signifikant vom Gesamtleistungsvermögen abhebt (MARTINIUS).
– Eine im Normbereich gemessene Intelligenz, ein niedriges (15% und weniger) Prozentrangniveau im Rechtschreibtest, mangelhafte und ungenügende Rechtschreibleistung bei schulischen Aufgaben, die diskrepant schlechter ist im Vergleich zu besseren Leistungen in anderen schulischen Leistungsfächern.

Anmerkung: In der Praxis richtet man sich weniger nach dem Prozentrangniveau als nach der Art der Rechtschreibfehler.
- Manche Autoren nehmen verschiedene Formen der Legasthenie an: Sammelbegriff für alle Arten und Grade von Lese-Rechtschreibschwäche. Die Schwäche besteht eigentlich im Lernen des Lesens und Schreibens. Besser wäre daher der Begriff „Leselernschwäche". Daher wird die Legasthenie auch als schulische Lernstörung (Angermann) oder allgemeine Lernstörung (Bermuth) aufgefaßt.

Legasthenie ist eine besondere Form der Sprachstörung. Sie wurde durch Erlaß der Kultusministerkonferenz vom 20.4.78 umbenannt in „besondere Schwierigkeiten beim Erlernen des Lesens und Rechtschreibens".

Der Zusammenhang zwischen Leseschwäche und Rechtschreibschwäche ist nicht eindeutig. Eine isolierte Lesestörung ohne Rechtschreibschwäche ist selten. Es kommen nur kombinierte Lese-/Rechtschreibschwäche oder isolierte Rechtschreibschwäche vor.

Legasthenie ist eine Teilleistungsschwäche.

Häufigkeit. Die Häufigkeit von Legasthenie richtet sich nach der Definition und der Lautgetreuheit der Sprache des betreffenden Landes. In der Bundesrepublik Deutschland gibt es Mitte des 2. Schuljahres 7,6% Legastheniker. Das Geschlechtsverhältnis beträgt zwei Jungen zu einem Mädchen.

Legasthenie und Dyslexie. Legasthenie ist eine Störung, die das Erlernen der Schriftsprache betrifft; Dyslexie dagegen ist eine Störung der bereits erworbenen Schriftsprache.

Es gibt zwei Arten von Dyslexien (Leseschwächen):
- Wahrnehmungsdyslexie (Perzeptionsdyslexie). Buchstaben und Wörter werden nicht genug voneinander abgehoben gesehen, obwohl die Sehschärfe normal ist. Ähnliche Buchstaben werden verwechselt.
- Integrationsdyslexie. Ursache ist eine Erfahrungsintegrationsschwäche. Das Schriftbild verbindet sich nicht genug mit dem Sprechbild: „Verkehr" wird als „verkehrt" gelesen, „Laden" als „Lachen". Oder die Wörter wachsen nicht gut genug mit der Bedeutung zusammen; „es brach ein Gelächter aus" wird verstanden als „eine Latte war gebrochen".

Spätlegasthenie. Unter Spätlegasthenie versteht man das Auftreten von Lese- und Rechtschreibstörungen ab dem 7. Schuljahr sowie beim Fremdsprachenunterricht.

Als Legastheniker im Sinne des Hessischen Kultusministers vom 14.12.1976 gelten Schüler, deren Leistungen im geeichten Intelligenztest wenigstens bei einem Intelligenzquotienten (IQ) von 95 (T-Wert 46) liegen und im Lese- und/oder Rechtschreibtest einen mittleren Prozentrangplatz von 15 oder weniger erreichen.

Der Prozentrangplatz von 15 oder weniger wurde folgendermaßen bestimmt: An einer großen Anzahl von Grundschulklassen der gleichen Klassenstufe wurden die jeweils 15% der schwächsten Rechtschreiber erfaßt.

Analphabeten. Es handelt sich um Menschen im erwerbsfähigen Alter, welche sich der Schriftsprache nur unzureichend oder überhaupt nicht bedienen können. Sie haben die obligate Schulpflicht erfüllt.

17.2
Lesen und Schreiben

Lesen bedeutet verstehendes Aufnehmen von fixierten Sprachfügungen.

Schreiben ist die Tätigkeit der Umsetzung sprachlicher Bedeutungseinheiten (Sinnträger) und verbal ausformulierter Gedankengänge eines innersprachlichen Konzepts in sichtbare Zeichen.

Beim Schreiben und Lesen handelt es sich um die Fähigkeit, sprachlich-akustische Informationen (gesprochene Wörter) durch räumlich-seriell-visuelle Informationen zu verschlüsseln (Schrift) und umgekehrt visuell vorgegebene Buchstaben und Buchstabenfolgen (geschriebene Wörter) einer akustisch-sprachlichen Informationsverarbeitung zugänglich zu machen (Lesen).

Lesen und Schreiben sind nicht allein abhängig von Intelligenz und Fleiß, sondern auch von der Intaktheit der sog. inneren Wahrnehmungszentren. Zum Schreiben eines Buchstabens (also eines Symbols) ist eine Verbindung des akustischen und des optischen Eindrucks des betreffenden Buchstabens erforderlich. Dieser Funktionsvorgang ist beim Legastheniker gestört. Es liegt also eine Störung des optischen oder akustischen Merkens, Erkennens und Wiedergebens vor.

Eine isolierte Lesestörung ohne Rechtschreibschwäche ist selten. Isolierte Rechtschreibschwächen kommen dagegen etwas häufiger vor; sie können als Restsymptome einer Lese-Rechtschreibschwäche isoliert zurückbleiben.

17.2.1
Leistungsstufen des Lesens

Lesen gliedert sich in mehrere Leistungsstufen:
- Der Lesevorgang (analytisches Ausgliedern, synthetisches Zusammenfügen, Überblicken von ganzheitlichen Sinneseinheiten bei gekonntem Lesen).
- Sinnerfassendes Lesen (das naive Sinn-Erraten, das gegliederte Durchschauen).
- Das sinngestaltende Lesen (das bewußt-gedankliche Stellungnehmen, das ausdrucksvolle Vortragen).

17.2.2
Analyse des Schreibens nach Luria

Nach Luria verläuft der Prozeß des Schreibens wie folgt:
- Akustische Analyse der Lautstruktur: Sie beinhaltet die Auflösung des kontinuierlichen akustischen Flusses in einzelne diskrete Elemente (Laute und deren Kombinationen), die Bestimmung der wesentlichen phonematischen Merkmale, den Vergleich mit anderen Sprachlauten.
- Umkodierung der Lautstruktur in optische Abbilder der Buchstaben unter Berücksichtigung topologischer Eigenschaften der räumlichen Anordnung.
- Umkodierung der optischen Buchstabenschemata in ein kinästhetisches System sukzessiver Bewegungen.

Definition des Rechtschreibvorganges nach Weinschenk:
- Für das Schreiben wird das innerlich akustisch-motorisch gesprochene Wort — ggf. Silbe für Silbe — innerlich akustisch-motorisch artikulierend nachgesprochen.
- Es folgt dann die explizite Gliederung des Wortes in eine Folge von Buchstaben als Phoneme.
- Danach wird diese Sequenz der Phoneme in die entsprechende Folge von Buchstaben als Grapheme gemäß der erlernten Phonem-Graphem-Korrespondenzen überführt und geschrieben.

Die deutsche Schrift besteht aus einer *Phonemschrift*. Daher ist die Zerlegung der Phonem- und Graphemkomplexe in ihre kleinsten Teile und die Fertigkeit zur Konstruktion neuer Phonem- und Graphemkomplexe aus diesen Teilen erforderlich.

In der deutschen Rechtschreibung ist zu 44 % das phonetische Prinzip wirksam.

Kontrollfunktion für das Schreiben haben die Artikulation, die unbewußte Koartikulation und das Hören.

17.2.3
Erlernen des Lesens und Schreibens

Voraussetzung sind sinnerfassendes Hören, Sehen, Sprechen, d. h. verbal-auditive, visuelle und motorische Prozesse. Sprache und Schriftzeichen sind Symbole (Sinnträger). Durch ständiges Üben bildet sich ein Laut-Bild-Speicher, der als innersprachlich-bildliches Konzept dient. Innersprachlich ausformulierte Gedankengänge werden motorisch in sichtbare Zeichen und hörbare Lautfolgen umgesetzt. Erst nach Koordination und Übung der genannten einzelnen Schritte durch Lern- und Lehrvorgänge gelingt Lesen und Schreiben nach obiger Definition.

17.3
Ursachen der Legasthenie

Es ist noch nicht entschieden, ob ein umschriebener substantieller Defekt oder eine umschriebene Entwicklungsstörung des Gehirns zugrunde liegt.

Legasthenie kann folgende Ursachen haben:
– Genetisch bedingt, Erbfaktoren (70 % der Fälle).
– Auditive und visuelle Teilleistungsschwächen bzw. Perzeptionsstörungen (Differenzierungsschwächen, Störung der auditiven Informationsaufnahme und Informationsverarbeitung, Speicherschwäche), d. h. zentrale Wahrnehmungsstörungen.
– Räumliche Orientierungsstörungen.
– Entwicklungsstörungen des Gehirns infolge frühkindlicher Hirnschädigungen, minimale zerebrale Dysfunktion, Störungen der Hemisphärendominanz oder Umerziehung vom Links- zum Rechtshänder. Letzteres ist keine direkte Ursache einer Legasthenie.

- Umweltbedingte Ursachen (soziokulturelle Einflüsse, z. B. ungünstiges Sprachmilieu; keine Abhängigkeit von der sozialen Schicht; unterrichtsbedingt infolge Schul- und Lernmethoden). Diese spielen eine untergeordnete Rolle gegenüber zentralen Funktionsstörungen.
- Familiärer Sprachschwächetypus, d. h., Restzustand einer verzögerten Sprachentwicklung.
- Ganzheitsmethode. Durch die Ganzheitsmethode kann eine latent bestehende Legasthenie manifest werden.
- Gestörtes Zusammenwirken beider Hirnhälften.

Man kann auch sagen, Ursachen der Legasthenie sind: auditive Perzeptionsstörung; visuelle Perzeptionsstörung; räumliche Orientierungsstörung.

Diese sind wiederum bedingt durch: genetische Disposition; Störungen der Hirnfunktion; gestörtes Zusammenwirken der beiden Hirnhälften.

Visuelle Perzeptionsstörung. Es handelt sich um eine verlangsamte Verarbeitung visuell vorgegebener Informationen. Dadurch können die Positionen der graphischen Einzelelemente in der Buchstabenfolge eines Wortes nicht adäquat gespeichert werden. Das verlangsamte Tempo der Reizverarbeitung entspricht nicht dem raschen Tempo der Reizvorgabe. Die Folge ist eine Verarbeitung neuer Reize, bevor die seriell vorausgehende Information adäquat verarbeitet wurde.

Visuelle Perzeptionsstörungen, sequentielle Verarbeitungsdefizite, zeitliche Verzögerung der Verarbeitung und Störungen der sprachlichen Informationsverarbeitung können in unterschiedlichem Ausmaß zur Entwicklung der umschriebenen Lese-Rechtschreibschwäche beitragen. Dies läßt auch die Vielfalt der Erscheinungsformen und Ausprägungsgrade der umschriebenen Lese-Rechtschreibschwäche erklären.

17.4
Symptome

17.4.1
Formen und Manifestationszeitpunkt der Legasthenie

Früher war man der Auffassung, daß es keine für die Legasthenie typischen Fehler gäbe. Einziges Kriterium sei die Zahl der Fehler. Heute ist man der Ansicht, daß es doch für die Legasthenie typische Fehler gibt.

17.4 Symptome

Eine Legasthenie fällt meist erst im 2. Schuljahr auf. Man unterscheidet drei Formen:
- Legasthenie einhergehend mit Sprachstörungen (Dysgrammatismus, Stammeln, Wortschatzarmut, Wortfindungsstörungen, Poltern);
- Legasthenie einhergehend mit Koordinationsstörungen der Artikulation und der Schreibbewegungen;
- Legasthenie einhergehend mit visuellen Perzeptionsstörungen.

Hinsichtlich des Manifestationszeitpunktes unterscheidet man drei Gruppen:
- Auftreten der Schwierigkeiten bei Eintritt in die Schule: Abschreiben von der Tafel ist nicht möglich.
- Auftreten der Schwierigkeiten Mitte des 2. Schuljahres, wenn Texte frei gelesen und geschrieben werden müssen.
- Auftreten der Schwierigkeiten unter den erhöhten Anforderungen in der 3. und 4. Klase.

Manchmal tritt Legasthenie erst bei Erlernung der 1. Fremdsprache auf.

17.4.2
Primäre Symptome

Als primäre Symptome einer Legasthenie können auftreten:
- Unauffällige psychosoziale Entwicklung bis zur Einschulung; evtl. verzögerte Sprachentwicklung im Vorschulalter.
- Auftreten psychischer Symptome (Konzentrationsstörungen, Schwäche der Lernmotivation, emotionale Störungen, dissoziale Verhaltenstendenzen).
- Psychosomatische Beschwerden und Schulunlust im Laufe der ersten beiden Grundschuljahre.
- Deutliche Besserung des psychischen Zustandes in den Ferien.
- Diskrepanz der Lese- und Rechtschreibleistungen zu den Leistungen in anderen Schulfächern.
- Synthetische Störung: Schwierigkeiten im *Zusammenlesen* der Buchstaben zum Wort (Leseschwierigkeit = Dyslexie). Buchstaben werden optisch richtig erkannt. Schwierigkeiten im *Zusammenschreiben* der Buchstaben zum Wort (Rechtschreibschwierigkeiten = Dysgraphie), obwohl Buchstaben optisch und akustisch bekannt sind.
- Analytische Störung: Schwierigkeiten in der *Zerlegung* des gehörten Wortklangbildes in die einzelnen Buchstaben (phonematischen Bestandteile) und in die richtige Reihenfolge (Rechtschreibschwierigkei-

ten). Haftenbleiben an der Ganzheitsgestalt der Wortbilder beim Lesen.
- Störung der Assoziation zwischen Buchstabenbild und Lautklang. Daher Verwechseln der einzelnen Buchstaben beim Lesen *(literale Wortblindheit)*. Unfähigkeit, aus bekannten Buchstaben zusammengesetzte Wörter zu lesen *(verbale Wortblindheit)*.
- Reversionen: Verwechseln von sich spiegelbildlich unterscheidenden Buchstaben (q—p, b—d, n—u) infolge Störung der räumlichen (seitlichen und vertikalen) Orientierung. Wortumkehrungen durch linksläufiges Lesen. Wird mit unausgebildeter Hemisphärendominanz in Zusammenhang gebracht.
- Inversionen: Vertikalverwechslungen, z. B. b—q, a—e.
- Umstellungen bzw. Vertauschungen beim Lesen und Schreiben, z. B. Bort statt Brot.

Kritik: Reversionen, Inversionen, Umstellungen kommen vor, jedoch angeblich kein gehäuftes Auftreten bei Legasthenie.
- Buchstaben werden zwischen zwei Wörter gestellt. Oft wird der betreffende Buchstabe durchgestrichen, da das Kind seinen Irrtum bemerkt. Dieser isolierte Buchstabe gehört entweder zum vorangehenden oder zum nachfolgenden Wort. Es handelt sich um einen typischen akustischen Wahrnehmungsfehler.
- Verschmiertes Schriftbild, es finden sich durchgestrichene oder verbesserte Buchstaben.
- Neben den typischen Fehlern treten auch sogenannte Regelfehler auf.
- Diktatschreiben gestört, Abschreiben nicht.
- Schlechtes Erkennen von Druckfehlern (Fehlertextprobe).
- Klanggestaltsfehler: Der größte Teil der Klanggestaltsfehler sind Auslassungsfehler. Konsonantenverbindungen, schwache Vokale und Endungen sind besonders betroffen.
- Impulsiver Arbeitsstil, schnelle, flüchtige Problemlösungen.
- Unfähigkeit, nach Noten Klavier zu spielen, da das komplexe Notenbild nicht übersehen werden kann.
- Raum-Lage-Labilität: Lesen stärker als Rechtschreibung beeinträchtigt. Dies ist erkennbar an den Schwierigkeiten, die Richtung der Buchstaben im Koordinatensystem zu beachten (Verwechslung von d und b, ie und ei, m und w und zweistelliger Zahlen); Schwierigkeiten, die Leserichtung konsequent einzuhalten (dun statt und); Umstellungen von Zahlen; seitenverkehrtes Schreiben. Ursache ist eine allge-

meine Orientierungsunsicherheit in der Raumauffassung, in der Rechts-Links-, Oben-Unten- und Vorn-Hinten-Orientierung.
- Lautdifferenzierungsschwäche: Erkennbar an Buchstabenauslassungen, Wortverstümmelungen.
- Speicherschwäche: Erkennbar an Schwierigkeiten des Behaltens von Wortbildern, des Wiedererkennens von Wortbildern (Verlangsamung des Lesetempos), Auslassungen von Buchstaben beim Abschreiben, Diktat- und Spontanschreiben, Häufung von Regelfehlern (Groß- und Kleinschreibung).

Übermüdung: Erwachsene machen abends mit der Schreibmaschine gleiche Fehler wie Legastheniker.

17.4.3
Sekundäre Symptome

Sie treten nur bei nicht rechtzeitiger (in der Mitte des 2. Schuljahres) Diagnose und Therapie auf:
- Belastung der körperlichen Gesamtentwicklung mit Herabsetzung der Leistungsfähigkeit in der Schule.
- Neurotoid-psychosomatische Symptomatik infolge chronischen Schulversagens besitzt Krankheitswert im medizinischen Sinne.
- Schädigung des Selbstwertgefühls, Außenseitertum.
- Sekundäre Neurotisierung, kriminelle Entwicklung.
- Stottern kann Folge der durch Legasthenie hervorgerufenen Schulangst sein.
- Verhaltensstörungen;
- Konzentrationsschwäche;
- Leichte Erregbarkeit im Sinne des hyperkinetischen Syndroms;
- Depressive Erscheinungen;
- Ängste.

17.5
Diagnostik

Anamnese. Verzögerte Sprachentwicklung.

Hörprüfung. Ton- und Sprachaudiogramm (Göttinger-II- oder Freiburger Sprachverständnistest, Dichotischer Hörtest (Uttenweiler oder Feldmann). Beim Dichotischen Hörtest ist Rechts-Ohr-Führung normal.

Sehprüfung

Sprachprüfung. Prüfung der Lautbildung, der Lautdiskrimination und Lautidentifikation, des Lauteverbindens, der Grammatik, des Satzbaues und des Wortschatzes.

Leseprobe. Lesetest nach Schenk-Danzinger, Zürcher Lesetest nach Griessmann oder Bremer Lesetest von Niemeyer.

Achten auf Schwierigkeiten bei der Assoziation von Laut und Lautzeichen, Schwierigkeiten beim Zusammenschleifen von Phonemen, mühsames Zusammenschleifen längerer Wörter ohne Sinnverständnis, Verwechslung von d—b, ie—ei, Silbenumstellungen usw.

Rechtschreibprobe. Rechtschreibtest nach Schenk-Danzinger, RST 1 (Rechtschreibtest für die 1. Klasse, 6–7 Jahre), DRT 2, DRT 3 (diagnostischer Rechtschreibtest für die 2. oder 3. Klasse, 7–9 Jahre von Müller, Diktattexte für verschiedene Klassenstufen [DRT 4–5 von Meis]).

Zusätzlich zum Gesamttestwert erfolgt die qualitative Beurteilung nach Fehlerarten: Merkfehler, Regelfehler, Wahrnehmungsfehler, logische Fehler, orthographische Fehlerkategorien.

Achten auf sinnloses Aneinanderreihen von Buchstaben, Auslassen von Konsonanten und Vokalen, Zusammenziehen von Wörtern infolge fehlender Fähigkeit zur Wortisolierung, Verwechslung von harten und weichen Konsonanten (d—t), Verwechslung von Umlauten (au—eu), Dehnungs- und Doppelungsfehler.

Auditive Perzeptionsfähigkeit. Prüfung der Sprachperzeption auf Lautebene (Lautagnosietest nach SCHÄFER u. SCHILLING), auf Wortebene (Wörter und Silben unterteilen, Wortlängen vergleichen, Wörter ergänzen aus dem PET), auf Satz- bzw. Textebene (Sprachverständnis bei

gezielten Aufträgen [Aufgaben aus dem HSET, siehe 10.5.7.2]), Sprachgedächtnis (Kurzzeit-, Langzeitgedächtnis, siehe auch 10.5.4).
Audiovisueller Test nach BREUNINGER und SCHMIDT.

Visuelle Perzeptionsfähigkeit. Prüfung der Visuomotorik (FROSTIG-Test, siehe 10.6.3.2), der Raumlage (SCHENK-DANZINGER), des visuellen Gedächtnisses (Reihenfolgengedächtnis, akustisch-visueller Transfer, bildhaftes Gedächtnis, siehe auch 10.5.6).
Prüfung des visuell-räumlichen Orientierungsvermögens.

Intelligenz. Sprachfrei (CFT 1, CFT 2 [Culture Fair Test], Raven, siehe 27.7.5.5), mit Sprach- und Handlungsteil HAWIK, siehe 27.7.6.3.
Legastheniker sind in standardisierten Intelligenzverfahren im Wortschatztest Nichtlegasthenikern unterlegen.

Dominanzausprägung. Prüfung der Händigkeit nach SCHENK-DANZINGER, der Dominanz von Bein, Auge, Ohr (Dichotischer Hörtest).

Schreibmotorische Funktion. EEG: Abweichungen der interhemisphärischen Synchronisation sowie in der Aktivität einzelner Hirnareale.

17.6
Differentialdiagnose bei Lese-Rechtschreibschwäche (Tab. 17-1)

- Umschriebene Lese-Rechtschreibschwäche (Legasthenie)
- Lese-Rechtschreibschwäche aufgrund einer Minderbegabung mit allgemeiner Lernschwäche
- Lese-Rechtschreibschwäche aufgrund einer Schwerhörigkeit
- Lese-Rechtschreibschwäche aufgrund einer Sehbehinderung
- Lese-Rechtschreibschwäche aufgrund neurologischer Erkrankungen: Aphasie, Alexie, Agraphie, Zerebralparese
- Lese-Rechtschreibschwäche aufgrund einer psychiatrischen Erkrankung mit primärer oder sekundärer Lernleistungsstörung
- Lese-Rechtschreibschwäche aufgrund einer Deprivation und mangelnder Lese-Rechtschreibunterrichtung; Analphabetismus.

Tabelle 17-1:
Differentialdiagnose zwischen erworbener reiner Wortblindheit des Erwachsenen bei zerebralen Herderkrankungen und kongenitaler Leseschwäche

Prüfleistung	Erworbene reine Wortblindheit	Kongenitale Leseschwäche
Diktatschreiben	gut	schlecht
Kopieren	schlecht	gut
Orthographie	Gut; nur optisch ähnliche Schriftzeichen werden verwechselt (v und w).	Schlecht; lautähnliche (f und w) und optisch ähnliche (b und d) Schriftzeichen werden verwechselt.

Bei Alexie und Agraphie im Rahmen der Aphasie findet sich, daß Agraphiker häufiger durchstreichen. Fehler beruhen meist auf Perseverationen, d. h. nicht auf orthographischen Fehlern. Die Schrift ist ausfahrend und ataktisch.

Wichtig sind auch der Ausschluß von peripheren und zentralen Hörstörungen und peripheren Sehstörungen sowie die Fahndung nach Hirnschäden, Dyspraxie, Dysgnosie und Lateralitätsstörung.

Eine Lese- und Rechtschreibschwäche kann auch aufgrund einer allgemeinen Entwicklungsverzögerung bestehen.

Ausschluß einer frühkindlichen Hirnschädigung mit Erschwerung des Schreibens und Lesens: Neurologische und hirnpathologische Ausfälle gehören nicht zum Bild der Legasthenie. Ein IQ unter 90 bedeutet unterdurchschnittliche Intelligenz. Bei umschriebener Hirnschädigung ist z. B. bei der Agraphie auch das Zahlendiktatschreiben betroffen.

Bei Milieuschädigung finden sich in der Regel auch Schwächen in anderen Unterrichtsfächern.

Bei Gastarbeiterkindern kann auch eine bilinguale Legasthenie vorliegen, d. h. eine Legasthenie auch in der Muttersprache *(Fremdsprachenlegasthenie).*

Bei der EEG-Computeraudiometrie findet man dromedarartige, doppelgipflige Kurvenformen als Ausdruck einer zentralen Verzögerung. Die Ursache ist wahrscheinlich eine diffuse zentrale Schädigung mit nur geringer Synchronisation zwischen beiden Hirnhälften. Bei der zentralen Hörprüfung mit dem dichotischen Feldmann-Test lassen sich Perzeptionsstörungen nachweisen.

Die Korrelation zwischen Intelligenz und Lese- und Rechtschreibfähigkeit ist nicht groß.

Manche Kinder können mit einem IQ zwischen 60 und 70 hinreichend lesen und rechtschreiben; nur der Wert des *Handlungs-IQ* ist für Legastheniker verbindlich.

17.7
Therapie

17.7.1
Vorbeugende Maßnahmen

Vor Beginn des Lese- und Schreibunterrichts werden die funktionellen Voraussetzungen des Kindes mit Hilfe der sog. *Differenzierungsproben* nach BREUER und WEUFFEN getestet: Prüfung der Differenzierungs- und Konzentrationsfähigkeit. Passende Trainingsprogramme werden noch vor Schulbeginn angewandt, um das erforderliche Differenzierungsniveau zu erreichen.

17.7.2
Therapie bei bestehender Legasthenie

- Analytisch-buchstabierender Lese-Schreib-Unterricht. Keine Ganzwortmethode; sie kann Legasthenie auslösen oder verschlimmern.
- Abtippen eines Textes mit dem Zeigefinger der Schreibhand.
- Gliederungsübungen
  - Gliederung eines Satzes in Wörter (Anzahlangabe der Wörter, Erläuterung ihrer Schreibweise).
  - Gliederung eines Wortes in Silben (Angabe der Silbenzahl, Lesen und Schreiben der Wörter, Zerlegung in Vor-, Stamm- und Endsilben).
  - Gliederung eines Wortes in Laute und Buchstaben (Lautieren, Legen von Buchstabenkärtchen, Schreiben der Buchstaben).
- Übungen zur Steigerung der Lesesicherheit. Förderung der bewußten Wortsynthese durch Wortveränderungen anhand von Buchstaben-

kärtchen, z. B. Wortumbau (tor—rot, eis—sei), Wortauf- und Wortabbau (Ei, Eis, Eisen, Eis, Ei), Austausch von Buchstaben (Reise, Meise).
- Übungen zur Steigerung der Rechtschreibsicherheit (Wortbildtraining): Wörter erst anschauen, dann lesen und dabei sprechen, anschließend zudecken und lautieren, Buchstaben legen, schließlich schreiben. Wiederholte Diktate einzelner Wörter.
- Training der visuellen Wahrnehmung durch Übungen zur Förderung folgender Fähigkeiten:
  - Gestaltauffassung;
  - Optische Auffassungs-, Unterscheidungs- und Gliederungsfähigkeit;
  - Raum- und Richtungsorientierung; der Rechts-links-Unterscheidung;
  - Visuelle Gliederung (analytisch-synthetische Übungen an der Satz- und Wortgestalt);
  - Unterscheidung gestaltähnlicher Lautzeichen;
  - Unterscheidung zwischen richtig und falsch geschriebenen Wörtern;
  - Visuelle Unterscheidung (Buchstaben- und Silbensuchübungen, Fehlerjagd);
- Training der auditiven Wahrnehmung. Isolierung und Identifizierung der Laute aus dem Wortganzen mit Hilfe von Lautzeichen (Handzeichen); mit diesen wird die Zuordnung von Buchstaben oder Buchstabengruppen zu bestimmten Phonemen erleichtert. Durch Übungen sollen folgende Fähigkeiten gefördert werden:
  - Gliederung der akustischen Satzgestalt;
  - Akustisches Unterscheidungsvermögen für Sprachlaute;
  - Gedächtnis für Sprachlaute.
- Erarbeitung der Buchstabenformen taktil-motorisch (Ausschneiden, großformatiges und kleinformatiges Schreiben), visuomotorisch (farbiges Ausmalen, Nachmalen von Buchstaben).
- Erste Schritte des Lesenlernens sollen dem phonetischen Prinzip entsprechen, also der Phonem-Buchstaben-Zuordnung, soweit die orthographische Schreibweise der deutschen Sprache diesem Prinzip folgt. Korrekte Artikulation, kein Dialekt.
- Beim Diktatschreiben schneller und unproblematischer Zugang zur richtigen Lösung durch Gebrauch eines Wörterbuches in der Schule.
- Keine Konkurrenzverhältnisse beim Lese- und Schreibunterricht. Förderung des Selbstvertrauens des Kindes an seine Leistungsfähigkeit. Abbau von Versagensängsten und Fehlentwicklungen im personalen und psycho-sozialen Bereich.

- Lesetechnisches Wahrnehmungstraining: Diskriminations-, Schnellerfassungs- und Fixationsübungen.
- Psycholinguistisches Lesetraining mit dem Tachistoskop.
- Textverarbeitungsprogramme mit Hilfe eines Mikrocomputers.
- Vermittlung von Lernprozessen, die die optische und akustische Sprachwahrnehmung, das Sprachverstehen und sprachmotorische Vorgänge der Sprachreproduktion beim Lesen fördern.
- Förderung der Koordination zwischen akustischen, visuellen und motorischen Fähigkeiten.
- Förderung der feinmotorischen Differenzierungsfähigkeit.
- Programm von GUTEZEIT zum Wortaufbau und Worterkennen in synthetisierender Weise.

Übungen, die nicht auf das ganz individuelle Störungsmuster ausgerichtet sind, sollen wirkungslos bleiben. Eine Klassenwiederholung bringt keine Besserung. Vermehrtes Lese-Rechtschreibtraining ist nicht angebracht.

Eine direkte medikamentöse Behandlung ist nicht möglich. Eventuell können Psychopharmaka zur Behandlung der Begleitsymptome (Konzentrationsstörungen usw.) gegeben werden.

17.7.3
Lese- und Schreiblehrmethoden

17.7.3.1
Leselehrmethoden

Die Ganzheitsmethodiker stützen sich auf die entwicklungspsychologische These, daß das kindliche Denken vom Ganzheitlich-Ungegliederten zum Differenziert-Gegliederten gehe und daß die Auflösung diffuser Ganzheiten vermittels der Analyse erst die Voraussetzung für den Aufbau neuer synthetischer und wiederum strukturierter Ganzheiten bilde.

In der Praxis werden den Kindern im Erstleseunterricht ganze Wörter geboten und deren Wort-, Klang- und Sinnbild aufeinander bezogen. Die Analyse des Wortes, die Aufgliederung der Silben und Buchstaben ist dann ein Reifungs- und ein durch Übung geförderter Entwicklungsprozeß, der von selbst aus dem Kind kommt. Bei manchen Kindern nun gelingt diese Analyse sehr schlecht oder dauert lange, was zu der Annahme berechtigt, ihr Wahrnehmen und Denken sei von der Person her mehr synthetisch, mehr einzelheitlich fixierend bestimmt. Die Verunsicherung erhöht sich zudem, weil viele Wortbilder in ihrer optischen Gestalt, in ihrer Konfiguration ähnlich sind. Der gleiche Sachverhalt zeigt sich bei den Lautkomplexen des gesprochenen Wortes. Auch hier finden sich Ähnlichkeiten in Klangcharakter und Wörter ganz verschiedener Bedeutung. Dies erklärt viele Lesefehler von ganzwortmethodisch unterrichteten Leseanfängern, die von der einmal erlernten optischen Wortgestalt her ähnliche Wortbilder mit dem zuerst gelernten Lautkomplex verbinden. Dieser Argumentation bedienen sich die Gegner der Ganzheitsmethode und lehnen diese ab. Das Problem der speziellen Legasthenie wird hier mit dem allgemeiner Lese-Rechtschreibschwächen vermischt und auf eine einseitige These reduziert — nämlich die legasthenischen Schwächen und Insuffizienzen seien eine Folge des Unterrichts nach der Ganzheitsmethode. Im Einzelfall kann ein mehr synthetisch denkendes und arbeitendes Kind, das also eine nur schwache Gestaltauffassung besitzt, bei Anwendung der Ganzheitsmethode besondere Schwierigkeiten bekommen.

Das Kind nimmt von Anbeginn an gestalthaft wahr und ergänzt aus gestaltbestimmenden Elementen die Ganzheit einer Figur oder die Form eines Gegenstandes. Die Tendenz zur Verganzheitlichung ist eine Urtendenz, und alle Gegenstände haben Komplexcharakter. Das würde also für die Anwendung der Ganzheitsmethode sprechen. Es ist aber die Frage, was beim Lesen von Wörtern als Ganzes, als Gestalt, Einheit oder Komplex angesehen wird: das Wort oder der Buchstabe. Zumindest ein Großbuchstabe kann für das Kind schon eine Gestalt mit determinierenden Strukturmerkmalen darstellen. Wahrscheinlich besteht hier ein Zusammenhang mit dem Intelligenzniveau. Für Lernbehinderte mit unterdurchschnittlicher Intelligenz erfolgt das Lesen und Schreiben besser nach der lautsynthetischen Methode.

Bei der Behandlung des leseschwachen Kindes sollten immer Praktiken und Verfahrensweisen der Ganzheitsmethode und der synthetischen Methode angewandt werden.

17.7.3.2
Schreiblehrmethoden

Bezüglich des Schreibenlernens bei starken und resistenten Leseausfällen sollte man mit der gemischten Antiqua-Schrift beginnen. Das Erlernen unverbundener Druckschrift ist leichter, da Druckschrift einfacher, klarer und prägnanter ist. Die Schreibschrift wird nach dem

Erlernen der Druckschrift schneller erlernt als zu Beginn des Schreibunterrichts. Kann der Schüler die Normalschrift schon schreiben, so darf der Aufbau eines individuellen Lese- und Schreiblehrganges auf keinen Fall mit der Antiqua-Schrift beginnen — der Umweg zurück zur Normalschrift ist zu groß. Kinder mit einer schlechten Rechtschreibung schmieren auch, ihnen fehlt die visuomotorische Koordination, d. h. eine Verbindung von Wahrnehmungseindrücken und Bewegungsabläufen vornehmen zu können. Die Hilfe bei einer Lese-Rechtschreibschwäche muß daher in einer Entwicklung der visuomotorischen Koordination bestehen.

17.7.3.3
Sondermaßnahmen

An Sondermaßnahmen kommen in Frage:
- Nachhilfestunden in Übungsgruppen für Leseschwache im 1. und 2. Schuljahr;
- Einrichtung von Fördergruppen;
- Separate Lese-Rechtschreibschwäche-Klassen als Förderklassen außerhalb vom Klassenunterricht;
- Sonderschule für LRS-Kinder.

In einer LRS-Klasse sollte ein zweijähriger Besuch durchgeführt werden; im ersten Jahr sollte das Lesetraining im Vordergrund stehen, im zweiten Jahr die Rechtschreibeübungen.

Bei Fällen resistenten Leseversagens im Hauptschulalter ist es angezeigt, ein solches Kind aus der LRS-Klasse im 5./6. Schuljahr in eine Sonderschule für Lernbehinderte (Förderschule) zu überweisen. Hier kann es in den Sachfächern immer noch etwas leisten.

Es besteht die Gefahr, daß LRS-Klassen im Einzelfall einen bequemen Ausweg darstellen, Kinder dorthin zu versetzen, die wegen ihrer Schwachbegabung lese- und rechtschreibschwach sind und eigentlich eine Sonderschule für Lernbehinderte besuchen müßten.

17.7.3.4
Versicherungs- und sozialrechtliche Beurteilung der Legasthenie

Legasthenie ist keine Krankheit im Sinne der RVO. Es besteht keine Leistungspflicht der gesetzlichen Krankenversicherung bei der Behandlung.

Krankheit im Sinne der RVO ist eine krankhafte, auf medizinischen Tatbeständen beruhende Erscheinung, z. B. Legasthenie einhergehend mit minimaler zerebraler Dysfunktion.

Nach dem Urteil des Bundessozialgerichts vom 10.7.1979 ist Legasthenie keine Krankheit im Sinne der RVO, d. h. der gesetzlichen Krankenversicherung. Es kommt ihr kein Krankheitswert im Sinne von § 182 Abs. 1 Nr. 1 RVO zu. Eine Störung der natürlichen körperlichen und/oder geistigen Funktionen eines Menschen wird erst dann zur Krankheit im Sinne des Gesetzes, wenn die Funktionen über eine bestimmte Bandbreite individueller Verschiedenheit hinaus in einem so beträchtlichen Maß eingeschränkt sind, daß ihre Wiederherstellung der Mithilfe eines Arztes bedarf.

Gemäß der Verordnung nach § 147 des Bundessozialhilfegesetzes kann *Eingliederungshilfe* beantragt werden. Legastheniker fallen unter § 3 der Eingliederungshilfeverordnung: seelisch wesentlich Behinderte, bei denen infolge seelischer Störung die Fähigkeit zur Eingliederung in die Gesellschaft in erheblichem Umfange beeinträchtigt ist. Dies sind nach § 3 Abs. 4 Neurosen und Persönlichkeitsstörungen.

Vorübergehende Anerkennung eines Behindertengrades (GdB) bis zu 30% im Sinne des Schwerbehindertengesetzes ist möglich.

17.8
Prognose

Die Lesestörung wird allmählich überwunden. Die Schreibstörung bleibt teilweise bestehen; 60% behalten ihre Legasthenie. Im Laufe der Pubertät wird gelegentlich ein vollständiges Verschwinden der Legasthenie beobachtet.

Schwere Fälle von Legasthenie sollten in der Schule in ihrer Rechtschreibfähigkeit nicht bewertet werden.

Es besteht die Gefahr des Abgleitens in die Dissozialität und Kriminalität.

Eine Voraussagbarkeit einer Legasthenie soll durch Prüfung der Fingerdiskrimination oder des Sprachgedächtnisses möglich sein.

Nach einem kultusministeriellen Beschluß aus dem Jahre 1978 muß ein Kind bis zum 12. Lebensjahr, d. h. zur 6. Klasse, die Legasthenie überwunden haben, wenn es eine weiterführende Schule besuchen will.

17.9
Angeborene Rechenstörung

Neben der kongenitalen Legasthenie gibt es eine zweite umschriebene Hirnfunktionsstörung mit gleicher Problematik. Bei der angeborenen Rechenstörung ist die Intelligenz normal. Die Störung ist durch spezielle Therapie genauso angehbar wie die Legasthenie. Ihre Häufigkeit beträgt in der Mitte des 2. Schuljahres 2%.

18
Näseln (Rhinophonie)

18.1
Definition

Die suprapalatinalen Räume des Ansatzrohres (Nasopharynx und Nasenhöhlen) sind an der Lautbildung zu intensiv (offenes Näseln) oder in zu geringem Maße (geschlossenes Näseln) beteiligt.

Beim Näseln liegt eine Störung des Stimmklanges vor. Zusätzlich kann es zu Veränderungen bei der Bildung der Sprachlaute kommen. Früher wurde Näseln deshalb als reiner Aussprachefehler angesehen und als *Rhinolalie* bezeichnet. Näseln kann daher eine Störung des Stimm- und Sprechklanges sein.

18.2
Nasallaute

Synonym werden die Begriffe Nasalkonsonanten bzw. Nasale verwendet. Die Nasallaute zählen zu den Dauerlauten (Continuae), es handelt sich um die Laute:
- M als bilabialer Nasallaut, Verschluß an den Lippen.
- N als stimmhafter koronal-alveolarer Nasallaut, Verschluß im Zahndammgebiet.
- Ng als stimmhafter, mediodorsal-palataler Nasallaut, Verschluß am vorderen und mittleren Gaumen; oder Verschluß am Gaumensegel, dann als stimmhafter, postdorsal-velarer Nasallaut.

Bei der Bildung der Nasale ist das Gaumensegel erschlafft, es besteht kein velopharyngealer Abschluß. Der gesamte Phonationsstrom entweicht durch die Nase.

Die Mundhöhle ist an der für den jeweiligen Nasallaut charakteristischen Artikulationsstelle verschlossen. Sie hat Anteil als Nebenresonator.

Durch Akzentuierung und Dehnung nasaler Konsonanten beim Singen läßt sich ein bestimmter klangästhetischer und sinnlicher Effekt erzielen.

Stimmlose Verschlußlaute (p, t, k) und stimmhafte Verschlußlaute (b, d, g) können ohne Nasenabschluß nicht zustande kommen. Alle Vokale, Affrikaten, Frikativ-, Schwing- und Lateralengelaute haben hinsichtlich ihrer gewohnten lautwertrichtigen Produktion bestimmte Verlegungsgrade der Nasenpassage zur Voraussetzung.

18.3
Nasalität, Nasalierung, Resonanz, Dämpfung

Bei den Vokalen der deutschen Sprache ist eine leichte resonatorische Mitbeteiligung der Nasenhöhlen physiologisch. In einzelnen Fremdsprachen, z. B. in der französischen Sprache, kommt eine stärkere Nasalierung bei den Nasalvokalen vor. Der Grad der normalen Nasalierung von Vokalen ist physikalisch nicht in absoluten Größen zu definieren, sondern er orientiert sich an soziogenen Normen.

Eine vermehrte Nasenresonanz sucht auch die Gesangspädagogik aus ästhetischen, gesangstechnischen Gründen zu vermitteln.

Der Grad der Nasalierung eines Lautes ist weiterhin abhängig vom Kontext, am meisten von nachfolgenden Konsonanten. Ein Vokal in Nachbarschaft von Verschlußlauten wird nicht nasaliert, zwischen Nasallauten jedoch erheblich.

18.3.1
Nasalität

Linguistische Kategorisierung des auditiven Eindruckes. Dieser wird hervorgerufen durch die zum Lautbestand der Sprache oder Mundart gehörenden Nasalkonsonanten und nasalierten Vokale.

18.3.2
Nasalierung

Nasenrachenraum und Nasenräume sind hörbar an der Phonation beteiligt. Dem Klang der Vokale und dem Klang bzw. dem Geräusch der Konsonanten wird nasale Resonanz hinzugefügt = Nasalierung = nasaler Anteil eines Lautes.

„Beim Sprechen und Singen dringen Tonwellen unter gewissen bewußt gebildeten Bedingungen in die Nasen- und in die Nasenrachenhöhlen ein. Dadurch werden in der Nasenhöhle einige Obertöne verstärkt, die sich der Stimme beimischen. Es handelt sich um eine bewußt gebildete erhöhte Nasenresonanz, die einen ästhetischen Zweck verfolgt, die Tragkraft der Stimme erhöht und die Anstrengung der Kehlkopfmuskeln vermindert" (SEEMAN).

Eine Nasalierung (leichte nasale Färbung) von Vokalen in der Nachbarschaft von Nasallauten ist infolge der sog. Koartikulation physiologisch. Sie wird durch nur geringes Anheben des Gaumensegels erreicht. Nasaler Beiklang bei der Aussprache von Oralvokalen bedeutet eine *gesunde Nasalität* nach KRECH und SCHILLING, d. h. eine hygienische Nasalität.

Nach HUSSON kann ein Nasalitätseffekt bei einem Abstand des Gaumensegels und der Rachenhinterwand ab 1 mm hervorgerufen werden.

Nasalierte Vokale werden bei der Beschreibung der allgemeinen deutschen Hochlautung nicht berücksichtigt. Nasalierte Vokale haben für den Bereich der deutschen Standardaussprache keinen Phonemcharakter, nur in Fremdwörtern aus dem Französischen.

Das Ausmaß der Nasalierung beim Sprechen hängt von dialektalen Einflüssen, von Vorbildern und Sprechgewohnheiten ab. Der normale nasale Beiklang wird auch als *„nasale Setzung"* bezeichnet.

Das deutsche Klangbild ist oraler Natur.

Bei oral-nasal-Lauten entweicht der Phonationsstrom sowohl oral als auch nasal.

Gennematisch, d. h. vom auditiven Eindruck her, wird ein Laut als oral oder nasal bezeichnet, wenn er vom Hörer als oral oder nasal gehört wird. In den Definitionen der allgemeinen und linguistischen Phonetik werden Gaumensegelstellung und Klangeindruck miteinander verknüpft; bei einem als oral gehörten Laut schließt das Gaumensegel den Nasenrachenraum daher ab.

Ein nasaler Klangeindruck kann jedoch auch ohne Beteiligung der Nasenräume hervorgerufen werden. Experimentelle Beweise für dieses Paradoxon gibt es nicht.

Nasalvokale: Ein großer Teil des Phonationsstromes entweicht durch die Nase, d. h. es sind stark nasalierte Vokale.

Nasalierte Vokale: Schwächer nasalierte Vokale deutscher Mundarten in Nachbarschaft von Nasalkonsonanten.

Der Ansicht, daß bei Oralvokalen — wie dies für Oralkonsonanten bewiesen ist — das Gaumensegel den Nasenrachenraum vollständig abschließt, stehen Meinungen entgegen, die besagen, daß das Gaumensegel bei Oralvokalen den Nasenrachenraum nicht dicht abzuschließen braucht; selbst bei i soll eine kleine Öffnung bestehen bleiben.

18.3.3
Resonanz

Bewegungen eines schwingungsfähigen Systems unter dem Einfluß einer äußeren Kraft (erzwungene Schwingung). Die Amplitude der erzwungenen Schwingung ist abhängig von der Frequenz des Erregers. Übereinstimmung von Erregerfrequenz mit der Eigenfrequenz des schwingungsfähigen Systems bedeutet Resonanz. Die Amplitude der erzwungenen Schwingung erreicht dabei ein Maximum.

In physikalischem Sinne liegt nasale Resonanz vor, wenn die Frequenz der Eigenschwingung der Nasengänge und des Nasen-Rachen-Raumes mit der Frequenz der Stimmlippenschwingungen übereinstimmt. Eine nasale Resonanz im physikalischen Sinne gibt es jedoch nicht.

18.3.3.1
Erweiterter Resonanzbegriff

Mehr oder weniger starkes Mitschwingen der in den Nasenräumen vorhandenen Luft in der Frequenz der Stimmlippen, d.h. erzwungene Mitschwingungen (keine Resonanz). Dieses Mitschwingen wird auch als Mittönen oder Mitklingen bezeichnet.

Der Nasalierungsvorgang durch Senken des Gaumensegels bei nasalierten Vokalen und bei pathologischer Nasalität ist daher im Sinne eines Mitklingens zu verstehen.

Die Unterschiede im nasalen Timbre erklären sich aus der Physiologie der Sprechorgane und der jeweilig verschiedenen Stellung der artikulierenden Organe. Unveränderlich ist die Gestalt der Nasengänge.

Der Nasopharynx kann Veränderungen unterworfen werden. Bedeutsam ist die Art des Zuganges zum Nasopharynx, dessen Gestalt sowie die Lage der Zunge. Bei großer Senkung des Gaumensegels wird der Nasopharynx als selbständiger Resonator ausgeschaltet, Oropharynx, Hypopharynx und Nasopharynx bilden einen einheitlichen Resonator.

Bei vollständigem velopharyngealen Verschluß können Nasenräume und Nasopharynx nicht als Resonator wirken.

18.3.4
Dämpfung

Nach Ansicht verschiedener Forscher werden die Nasenräume nicht als Resonator gewertet, sondern als Filter von großer Absorption, und die Existenz der nasalen Formanten wird verneint.

Nach der *Theorie der Dämpfung* entsteht Nasalität nicht durch Frequenzen, die in den Nasenräumen verstärkt werden, sondern durch *Ausfilterung* bestimmter Frequenzen aus dem Gesamtspektrum. Nicht das Vorhandensein von Schallstärkegipfeln, sondern das Abschneiden von Obertönen verursacht nach dieser Theorie die Klangerscheinung der Nasalität. Die Nase wird als stark dämpfender Faktor innerhalb des gesamten Sprechapparates bewertet.

Die Filtertheorie ist heute allgemein anerkannt. Bei Nasalkonsonanten und nasalierten Vokalen kommt es demnach zu einer Abschwächung der Formanten und Verbreiterung der Resonanzen.

Nasalierung verkleinert den Rachen- und Kehlraum und setzt somit den Klang der Stimme und ihre Tragfähigkeit herab. Dies führt zu einer stärkeren Anspannung, d.h. zum Forcieren bei der Stimmgebung. Nasale Klänge besitzen somit eine geringere Schallfülle und Kontrastierungsfähigkeit als orale.

18.4
Funktion des Gaumensegels beim Sprechen

Bei allen Verschluß- und Reibelauten sowie bei r sind der mittlere Rachen und die Mundhöhle vom Nasenrachenraum und den Nasenhöhlen artikulatorisch getrennt.

Der Abschluß des mittleren Rachens gegen den Nasenrachenraum erfolgt einerseits durch die Gaumensegelmuskulatur, hauptsächlich durch den M. levator veli palatini. Hauptfunktion des M. tensor veli palatini ist die Öffnung der Tube. Andererseits erfolgt der Abschluß durch den oberen Schlundschnürer (M. constrictor pharyngis superior). Der Rachen wird durch den Schlundheber (M. palatopharyngeus) angehoben.

Die Uvula hat für den velopharyngealen Abschluß keine Bedeutung. Beim Sprechen und Blasen erfolgt der Abschluß durch Heben des Gaumensegels, d.h. während der Phonation ist nur der M. levator veli palatini kontrahiert; es kommt daher nicht zu einer gleichzeitigen

18.4 Funktion des Gaumensegels beim Sprechen

Öffnung der Tube und somit auch nicht zur Autophonie (Hören der eigenen Stimme durch die Tube). Beim Schluckakt hingegen sind die Pharynxmuskulatur und der M. tensor veli palatini beteiligt, d.h. die Tube wird gleichzeitig geöffnet.

Bei Funktionsstörungen des Gaumensegels wird der mangelhafte Abschlußmechanismus beim Sprechen kompensiert durch die Kontraktion des oberen Schlundschnürers gegenüber dem Gaumensegel an der Rachenhinterwand (Passavant-Wulst).

Als Antagonisten des M. levator veli palatini und des M. tensor veli palatini wirken der M. glossopalatinus und der M. pharyngopalatinus (siehe Abschn. 1.2.1).

Wahrscheinlich ist die Ansicht richtig, daß bei Oralvokalen das Gaumensegel den Nasenrachenraum vollständig abschließt.

Nach PASSAVANT ist jedoch eine reine Aussprache von Vokalen und Konsonanten möglich, ohne daß ein vollkommener Abschluß durch das Gaumensegel stattfindet.

18.4.1
Beurteilung des velopharyngealen Abschlusses

Eine exakte Beurteilung des velopharyngealen Abschlusses ist selbst bei der Aussprache des Vokales a nicht möglich. Die velopharyngeale Kontaktstelle läßt sich nicht festlegen. Man kann a mit relativ gesenktem Gaumensegel oder mit stark angehobenem Gaumensegel bilden. Das Gaumensegel berührt bei allen Vokalen nicht mit dem hinteren unteren Rand oberhalb des Zäpfchens die Rachenwand, sondern es tritt mit einem schmalen Berührungsband, das etwa 1–2 cm oberhalb vom hinteren unteren Rand anzunehmen ist, mit dem bei Phonation nach vorn einspringenden Passavant-Wulst und den von lateral beidseitig einspringenden Pharynxwänden in Kontakt. Der Kontaktpunkt ist oberhalb des Niveaus des Atlasbogens zu suchen. Die nasale Fläche des weichen Gaumens erhebt sich bei den meisten Vokalen und Konsonanten über das Niveau des harten Gaumens. Für den velopharyngealen Abschluß beim Sprechen spielen nur die vorderen zwei Drittel des weichen Gaumens eine Rolle.

Velopharyngeale Verschlußmuster bei Normalpersonen. Nur ein transnasales Vorgehen ermöglicht die Untersuchung zusammenhängender Lautsprache und die Beurteilung der velopharyngealen Kompetenz. Mit der oralen Endoskopie kann das Auftreten und die Lokalisation des Passavantschen Wulstes sowie die Morphologie des kaudalen Sphinkterabschlusses jedoch besser als mit der transnasalen Endoskopie beurteilt werden. D. h., die Bestimmung der Höhe des Passavantwulstes wird häufiger über die orale Endoskopie als über die nasale identifiziert. Das Niveau des velopharyngealen Verschlusses im Bereich des Pharynx ist noch unklar. Bei forcierter Sprechweise trägt die laterale Wandkomponente stärker zum Verschluß bei.

Typen velopharyngealer Verschlußmuster. Am häufigsten findet man koronare Verschlußmuster, weniger häufig zirkuläre Verschlußmuster mit Passavantwulst, selten koronare Verschlußmuster mit Passavantschem Wulst. Ein sagittaler Verschluß kommt wohl nicht vor.

Beim Sprechen und Schlucken findet man zwei völlig verschiedene Verschlußmuster. Beim Sprechen erreicht das Gaumensegel bei jedem Sprachlaut eine bestimmte Höhe. Bei einer Dysarthrie ist diese Feineinstellung nicht möglich wegen der Störung der Feinmotorik und einer evtl. vorhandenen Hyperkinese. Man kann isolierte Störungen der Gaumensegelbeweglichkeit bei bestimmten Lautgruppen finden.

Bei Beurteilung pernasal mittels der flexiblen Optik soll diese nur bis zum Ende des knöchernen Nasenbodens geführt werden; die Tubenöffnungen müssen noch zu sehen sein.

18.5
Nasalität in der Gesangspädagogik und Sprecherziehung

Gegenüber der in der Phonetik geltenden Auffassung über die phonetisch-akustischen Folgen eines gesenkten Gaumensegels gibt es in der Gesangspädagogik und Sprecherziehung eine abweichende Meinung. Eine mäßig große Öffnung zum Nasenrachenraum verursacht danach noch keine Nasalierung oder kein Näseln, sondern fügt dem oralen Klang eine erwünschte nasale Komponente bei.

Im Gegensatz zum Sprechen gibt es beim Singen häufig keine selbsttätige Regelung des Nasenrachenabschlusses durch lautnachbarliche Vor- und Nacheinstellungen, weil einzelne Laute, vor allem Vokale, über eine längere Zeit bei fixierter Position der Artikulationsorgane ausgehalten werden. Neuerlernung der Klangbildung, die auch den nasalen Teil berücksichtigt, ist erforderlich. Ein gewisser nasaler Beiklang wird ästhetisch als angenehm empfunden und erhöht die Tragfä-

18.5 Nasalität in der Gesangspädagogik und Sprecherziehung

higkeit der Stimme. Hohe Männerstimmen gewinnen durch Nasalität an Tragfähigkeit und Glanz im oberen Bereich des Stimmumfanges.

Der orale Ton erhält beim Singen und Sprechen durch Nasalität oder nasale Resonanz eine besondere Fülle, Weite und Rundung.

Es wird in der Gesangspädagogik von der Vorstellung ausgegangen, daß ein Teil des Luftstromes oder der Tonwellen in die Nase geleitet werden müsse, damit der richtige „Ansatz" erreicht werde. Bei anderen Autoren kommt es auf ein Singen „gegen die Nase" an oder auf die richtigen Anschlagsstellen des Atems in der „Mundhöhlenkuppel".

Bei einer mäßig großen velaren Öffnung sollen sich dem Klang nasale Teiltöne beimengen, die der Stimme „Metall", d. h. weite Tragfähigkeit bei verhältnismäßig geringem Lautheitsaufwand, verleihen sollen.

Die nur durch *Knochenleitung* übertragenen Vibrationen, die die Luft in den Nasenhöhlen und im Nasenrachenraum erschüttern, haben jedoch keinen phonetisch-effektiven Einfluß auf die oralen Klänge. Diese nasalen Vibrationsempfindungen sind insbesondere beim Singen von Gesangspädagogen und Sängern als „Resonanz" gedeutet worden. Die Vibrationen dürfen nicht mit Resonanz verwechselt werden. Wo Vibrationen auftreten (z. B. an Körperwänden), braucht kein Schall vorhanden zu sein.

Es gibt bis heute keinen experimentellen Nachweis für eine Nasalität als klangsteigerndes Mittel bei oraler Tongebung in der oben beschriebenen Form.

Der für die Tragfähigkeit des Klanges ausschlaggebende Frequenzbereich liegt im Gebiet von 3000 Hz, also außerhalb des als wichtig für die Nasalität bzw. das Näseln festgestellten Frequenzbereiches von 1200–2000 Hz.

Von gesangspädagogischer Seite fehlen Erläuterungen, was unter der speziellen Nasalität zu verstehen ist, auch objektive Beweise für das Vorhandensein dieser Erscheinung. Manche Autoren wollen nicht den Nasenton begünstigen, sondern einen guten Ansatz erreichen. Für andere Autoren bedeutet nasale Resonanz eine Form der Kopfresonanz, d. h. die klangliche bzw. die resonanzmäßige Ausnutzung der über dem Gaumen liegenden Räume und Wandungen. Allen gesangspädagogischen Äußerungen liegt das Bestreben zugrunde, durch eine bestimmte Einstellung des Ansatzrohres — meist bei kleiner Öffnung zum Nasenrachenraum — eine optimale Klangfülle zu erreichen.

Sprecherzieher erklären die Entstehung einer gesunden Nasalität durch die gesenkte, lockere, unverspannte Haltung des Gaumensegels. Diese Haltung soll die Nasalität verstärken. Lockerung des Gaumensegels durch Summübungen mit Nasalkonsonanten. Verspannungen im Bereich der Hals- und Kehlkopfmuskulatur werden dabei gemindert.

Nasalitätsübungen gehören daher zum Standardtherapieprogramm bei Stimmstörungen.

Nasalität bei vokaler Tongebung wird als Mittel und Möglichkeit der Klangverbesserung betrachtet, die eine bestimmte Einstellung des Ansatzrohres erfordert. Es kommt vorwiegend auf die Weite des Ansatzrohres mit einer kleinen Öffnung zum nasopharyngealen Raum bei entspannter bukkopharyngealer Muskulatur, relativ flacher Zungenlage und tiefer Kehlkopfstellung an.

Der Gebrauch der Bezeichnung Nasalität in diesem Sinne wäre jedoch nur statthaft, wenn dafür ein auf die Nasenräume bezogenes akustisches Substrat nachgewiesen werden könnte.

Die von der Gesangspädagogik und Sprecherziehung angestrebte Nasalität ist jedoch nicht mit der phonetischen Kategorie der Nasalität in Übereinstimmung zu bringen.

Aus physiologischen Gründen ist es zweifelhaft, ob die gewünschte Feineinstellung des Gaumensegels auf eine kleine Öffnung durch pädagogische Maßnahmen zu erzielen ist, da der Schlußmechanismus automatisch abläuft.

Ob die therapeutisch verwendeten nasalen Klänge theoretisch und praktisch mit der in der Gesangs- und Sprecherziehung vertretenen Nasalität in Beziehung zu bringen sind, muß also erst noch geklärt werden.

Manche Gesangslehrer und Sprechpädagogen glauben, daß beim Phonieren durch eine lockere Haltung des Gaumensegels Schallwellen auch hinter das Gaumensegel gelangen können. Ob die Trennung von Schallwellen und Luftstrom richtig ist, ist noch nicht geklärt. Von phonetischer Seite läßt sich sagen, daß dem Sprecher oder Sänger eine Steuerung der Tonwellen auf der einen und des Luftstromes auf der anderen Seite nicht möglich ist.

Die Ansichten zur Nasalität in der Gesangspädagogik und Sprecherziehung können aufgrund der bisherigen experimentellen Forschungsergebnisse nicht bestätigt werden. Trotzdem gibt es bis heute eine methodische Anwendung der Nasalität als einen den Klang bereichernden Faktor. Der wissenschaftliche Beweis einer gesunden Nasalität bei vokaler Tongebung fehlt jedoch.

Welche Bewertung eine wie auch immer geartete, außerhalb der phonologischen Relevanz liegende Nasalität beim Sprechen und Singen erfährt, ist weitgehend von Geschmacksurteilen abhängig.

18.6
Hyperrhinophonie

18.6.1
Definition und Einteilung

Als Hyperrhinophonie bezeichnet man die Aussprache oraler Laute mit nasaler Klangfärbung. Dies geschieht situationsbedingt, gewohnheitsmäßig oder aus organischen Gründen (pathologische Nasalität).
 Synonym werden die Begriffe Rhinophonia aperta, Rhinolalia aperta, offenes Näseln und Dysglossia palatalis verwendet.
 Das Gaumensegel ist während des ganzen Sprechaktes gesenkt. Der Abschluß zwischen dem mittleren (Oropharynx) und dem oberen Rachen (Nasopharynx) fehlt während der Aussprache der Mundlaute. Phonationsluft tritt in pathologischer Weise durch die Nase aus.
 Man unterscheidet folgende Formen des offenen oder geschlossenen Näselns:
– Dyslalische Form. Ursache ist eine falsche zentrale Lautmusterbildung, z. B. bei Schwerhörigkeit, geistiger Behinderung.
– Dysarthrische Form. Ursachen sind zerebrale Bewegungsstörungen infolge zentraler Schädigungen.
– Dysglossische Form. Ursache sind Störungen an den peripheren Nerven oder den Artikulationsorganen einschließlich Nase und Nasenrachenraum.

18.6.2
Symptome

Symptome beim offenen Näseln sind:
- Nasale Aussprache;
- Beim Schlucken gelegentlich Übertritt von Nahrung in die Nase.

Das Ausmaß der Unvollständigkeit des palatopharyngealen Abschlusses geht nicht mit dem Grad der Nasalität parallel.

Bei einseitiger Gaumensegellähmung verschwindet durch Kompensation nach einiger Zeit das offene Näseln.

Leichtere Formen des funktionell offenen Näselns werden toleriert und können die Sprechweise eines Menschen charakterisieren. Sie können kennzeichnendes Merkmal einer sozialen Schicht oder Merkmal eines Dialektes sein. Man unterscheidet zwei Formen des offenen Näselns:
- Offenes Näseln mit schlaffer Artikulationsmuskulatur hat einen dumpfen, verwaschenen Klang *(Relaxationsnasalität)*.
- Offenes Näseln mit angespannter Artikulationsmuskulatur hat einen scharfen, gequetscht klingenden Klang *(Konstriktionsnasalität)*.

Die Funktionen des weichen Gaumens und des Kehlkopfes sind gekoppelt:
- Bei hyperfunktioneller Dysphonie Rhinolalia clausa functionalis bzw. gespanntes Gaumensegel;
- Bei hypofunktioneller Dysphonie Rhinolalia aperta functionalis bzw. schlaffes Gaumensegel.

18.6.3
Phonetik des offenen Näselns

Die Vokale verlieren ihre Deutlichkeit und Klarheit, Konsonanten können bis zur Unkenntlichkeit entstellt sein, der Luftverbrauch beim Sprechen ist erhöht.

Kompensatorisch treten oft mimische Mitbewegungen auf. Hyperfunktionen der Kehlkopf- und Zungenmuskulatur mit Stimmveränderungen und Atemstörungen.

Die Sprachentwicklung setzt verzögert ein, Ursache ist die erschwerte Artikulation und möglicherweise ein unausgereifter Tastsinn im Mund- und Rachenbereich.

Bei leichtem Näseln entsteht nur ein näselnder Vokalklang, die Konsonantenbildung ist noch ungestört (Hyperrhinophonie, *Rhinophonia aperta).* Bei klanglicher Verunstaltung auch der Konsonanten spricht man von *Rhinolalia aperta.*

18.6.3.1
Veränderungen bei Vokalen

Nasalität tritt bei den einzelnen Vokalen um so stärker auf, je enger ihre Artikulationsstellung ist. Die Nasalität nimmt von a bis e zu i und von a über o zu u jeweils zu. Nasalierter Vokalklang entsteht erst bei 6 mm großer Spalte zwischen Velum und Rachenhinterwand. I und u sind am stärksten betroffen, da die Mundöffnung am stärksten verengt ist, so daß die Luft mehr in die suprapalatalen Räume eindringt. A ist am wenigsten gestört, da die Mundöffnung am weitesten ist. Die Kraft des Gaumensegelverschlusses ist andererseits beim Vokal a am schwächsten, beim i am stärksten. Daher tritt ein nasaler Luftdurchschlag zuerst bei dem Vokal a auf.

Bei nasalierten Vokalen wird die Intensität des ersten Formanten, bei Defekten des harten Gaumens oft auch des zweiten Formanten vermindert. Der zweite Formant ist semantisch wichtig, daher entsteht ein Informationsverlust.

18.6.3.2
Veränderungen bei Konsonanten

Konsonanten, bei denen normalerweise der Gaumenrachenverschluß am vollkommensten ist, sind am meisten gestört. Explosivlaute (Sprenglaute) p, t, k, g klingen unscharf, da bei ihnen in der Mundhöhle nur ein geringer oder überhaupt kein Luftüberdruck entstehen kann. B und t werden wie k ausgesprochen. Die Verschlußlaute ähneln klanglich den Nasallauten. Den Reibelauten sch, s, f, w, ch ist ein blasendes Geräusch beigemischt, das in der Nasenhöhle entsteht. Die Reibelaute s und sch können oft nicht gebildet werden. Zu hören sind statt dessen zischende, blasende und knarrende Geräusche, ein Stimmknall oder ein harter Stimmeinsatz, der sich nachteilig auf die Stimme auswirkt. Bei lange bestehendem, offenem organischen Näseln kann das Zungenspitzen-R nicht schwingend ausgesprochen werden, da der Luftstrom in der Mundhöhle zu schwach ist, um die Zungenspitze in Schwingungen zu versetzen.

18.6.4
Spektralanalytische Merkmale des offenen Näselns (qualitative Nasalitätsanalyse)

Das Idealspektrum von Fritz Winckel bei normalem Sprechen zeigt zwischen zwei Hauptmaxima ein Minimum im Gebiet von 1500–2000 Hz. Nach Winckel tritt eine störende Nasalität erst bei Verstärkung der Frequenzen zwischen 1500–2000 Hz auf.

Das offene Näseln zeigt in der qualitativen Nasalitätsanalyse folgende Merkmale:
- Verstärkung der Grundtonamplitude.
- Nivellierung der Formantstruktur mit allgemeiner Abschwächung der Formantamplitude.
- Überlappungen der Formanten sowie Nivellierung ihrer Transienten.
- Abschwächung des 1. Formanten = Dämpfungszone (= Antiresonanz = nasaler Antiformant) zwischen 300 bis 500 Hz (evtl. auch 900–1800 Hz).
- Verschiebung des 1. Vokalformanten nach oben infolge der Dämpfungszone.
- Unterhalb der Antiresonanzstelle tritt ein nasaler Extraformant um 250 Hz auf.
- Es können auch höherfrequente Zusatzresonanzen auftreten.
- Zeitliche Überlappung von Lautelementen, z. B. Persistieren des Grundtones und des vorausgehenden Vokals während der akustischen Pause der Verschlußlaute oder eine zeitliche Überschneidung zwischen Vokal und Reibelaut.
- Der Intensitätsanstieg der akustischen Energie bei Explosivlauten und r ist vermindert und verlangsamt. Die Intensitätszunahme beim Übergang Nasallaut/Vokal beträgt weniger als 5 dB (normal 5–10 dB).
- Die Frequenzgänge der Formanten während der Dauer der Vokale sind abgeflacht, besonders deutlich bei Diphthongen und bei den zweiten Formanten.
- Zeitliche Überlappungen von Lautelementen.
- Evtl. sind der 1. und 2. Vokalformant gemeinsam etwas nach oben verlagert.

Die spektralen Bilder sind uneinheitlich. Ein Laut klingt daher nur dann nasaliert, wenn die Amplituden von neben den Formanten neu auftretenden Teiltönen über den Verdeckungskurven liegen.

Es gibt keine spektrographische Größe, die mit dem subjektiv beurteilten Nasalitätsgrad korreliert.

18.6.5
Organische Ursachen des offenen Näselns (Rhinophonia aperta organica)

Veränderungen im Bereich des harten und weichen Gaumens sowie des Nasopharynx.

18.6.5.1
Angeborene Ursachen

Mißbildungen des Gaumens. Spaltbildungen des weichen Gaumens, des weichen und harten Gaumens, Lippen-Kiefer-Gaumen-Spalten (doppelseitig = Wolfsrachen), d. h. Rhinophonia aperta organica palatina. Über das offene Näseln hinaus ist oft eine komplexe Sprachstörung vorhanden (siehe Abschn. 19.5.1).

Eine Zäpfchenspaltung (Uvula bifida) allein macht kein offenes Näseln. Sie geht aber oft mit Schwäche der Gaumensegelmuskulatur, zu kurzem Gaumensegel oder hartem Gaumen einher.

Submuköse Gaumenspalten. Dreieckiger knöcherner Defekt am hinteren Rand des harten Gaumens, über den sich nur Schleimhaut (orale und nasale Schicht) spannt. Die Spina nasalis posterior fehlt meist. Das Gaumensegel ist zu kurz und zu schwach. Das rückwärtige Nasenseptum fehlt im Bereich der Spaltbildung. Submuköse Gaumenspalten sind manchmal kombiniert mit Uvula bifida.

Die Diagnose erfolgt durch Palpation des hinteren Teils des harten Gaumens. Man findet einen engen, länglichen Defekt des hinteren Teils des harten Gaumens (am Übergang vom harten zum weichen Gaumen V-förmige Einkerbung).

Bei Phonation sieht man in der Mittellinie im hinteren Teil des harten Gaumens eine sich einziehende Stelle; sie hat die Form eines gleichschenkeligen Dreiecks, das mit der Spitze nach vorn zeigt. Vorkommen u. a. bei Dysostosis mandibulofacialis (Franceschetti-Syndrom = Treacher-Collins-Syndrom, d. h. Kombination mit Schwerhörigkeit).

Kurzer Gaumen. Zu kurzes Gaumensegel, großer Abstand zwischen Gaumensegel und hinterer Rachenwand. Das Längenverhältnis vom harten zum weichen Gaumen beträgt normalerweise 2:1; es kann bei zu kurzem Gaumensegel auf 3:1 bis 4:1 verschoben sein.

Velofaziale Hypoplasie (Sedláčková-Syndrom): Folgende Symptome charakterisieren dieses Syndrom:
- Kleine, angewachsene Ohrläppchen;
- Verengter Gehörgang;
- Klein und grazil wirkende Hände;
- Nicht in Oppositionsstellung stehender Daumen;
- Weite Entfernung der inneren Augenwinkel voneinander (Hypertelorismus);
- Schiefstand der Lidspalte;
- Kleine Nasenlöcher;
- Verkürzte und hochgezogene Oberlippe;
- Unterentwicklung der mimischen Muskulatur.

Histologisch findet sich im Gaumensegel ein höherer Bindegewebsanteil. Die Muskelfasern des Gaumensegels weisen pathologische Kalibervariationen auf. Das Nebeneinander von zellarmen bindegewebigen Partien mit spärlichen Muskelfasern und von Arealen mit unauffälliger Gaumensegelmuskulatur läßt eine ontogenetische Fehlentwicklung gewisser Anteile der Gaumensegelmuskulatur vermuten oder einen partiellen Untergang der Muskulatur mit nachfolgender Fibrose und Vernarbung.

Gaumensegellähmungen (Rhinophonia aperta organica paralytica):
Es sind keine morphologischen Veränderungen des harten und weichen Gaumens sichtbar. Die Gaumensegellähmungen treten ein- oder beidseitig, inkomplett oder komplett auf. Bei einseitiger Gaumensegellähmung weichen das Gaumensegel und das Zäpfchen zur gesunden Seite mit manchmal korkenzieherartiger Kontraktion des Zäpfchens ab, da ein kontraktives Übergewicht der gesunden Muskulatur vorliegt.

Herabhängen der paretischen Seite und Verziehen der Schlundmuskulatur zur gesunden Seite als positives Kulissenphänomen.

<u>Periphere komplette Gaumensegellähmung</u> (siehe auch Tab. 18-1). Beim Schlucken tritt Flüssigkeit aus der Nase aus. Beim Anlauten und bei Auslösung des Würgreflexes tritt keine Kontraktion des Gaumensegels auf. Periphere Lähmungen lassen sich von zentralen Lähmungen abgrenzen:

18.6 Hyperrhinophonie

Tabelle 18-1:
Periphere Ursachen einer organischen Gaumensegellähmung

- Bulbärparalyse
- Syringobulbie
- Garcin-Syndrom (Tumoren der Schädelbasis)
- Poliomyelitis
- Typhus
- Myasthenia gravis pseudoparalytica
- Multiple Sklerose
- Amyotrophische Lateralsklerose
- Wallenberg-Syndrom
- Schädelbasisfrakturen
- Nasopharynxtumoren
- Grippe
- Enzephalitis

- Bei peripheren Lähmungen sind die primären und sekundären Funktionen Schluck- und Würgreflex, Phonation behindert.
- Bei zentralen Lähmungen sind nur die sekundären Funktionen beeinträchtigt (Schluck- und Würgreflex erhalten, Phonation behindert).

Ursachen peripherer Lähmungen sind nukleäre Erkrankungen im Bereich der Hirnnervenkerne im Bereich der Medulla oblongata oder infranukleäre Erkrankungen im extrakraniellen Verlauf der Nerven. Befindet sich die Schädigung in der Medulla oblongata (nukleär), so können weitere Hirnnervenlähmungen vorhanden sein (N. glossopharyngeus, N. vagus, N. accessorius, N. hypoglossus). Schädigungen im peripheren Nervenverlauf treten meist isoliert auf.

Wallenberg-Syndrom (dorsolaterales Oblongatasyndrom). Symptome sind Heiserkeit, herdseitige Gaumensegelparese und gelegentlich Dysarthrie. Initiale homolaterale Fazialisschwäche. Eine ipsilaterale Stimmlippenlähmung ist selten.

Ursache ist meist die Obliteration einer oder beider Vertebralarterien, selten der A. cerebelli posterior.

Die Folge ist eine Schädigung des N. ambiguus, seiner Nachbarschaft, der Wurzel des IX. und X. Hirnnerven usw.

Zentrale Gaumensegellähmung. Beim Anlauten keine Beweglichkeit des Gaumensegels; bei Auslösen des Würgreflexes und beim Schlucken jedoch reflektorische Kontraktion *(dissoziierte Lähmung;* siehe Abschn. 1.2.1).

Erklärung: Die Steuerung der Phonation erfolgt peripher und zentral, während der Würgreflex nur peripher durch ein Zentrum in der Medulla oblongata gesteuert wird. Bei einer peripheren Schädigung, also einer peripheren Gaumensegellähmung, sind demnach die peripheren und zentralen Funktionen betroffen, d. h. es kann kein Würgreflex ausgelöst werden. Bei einer zentralen Schädigung, also einer zentralen Gaumensegellähmung, bleibt dagegen die Funktion der Medulla oblongata intakt; der Würgreflex bleibt daher erhalten.

Die zentralen Lähmungen können sich supranukleär (zwischen Hirnrinde und Medulla oblongata) oder extrapyramidal manifestieren. Sie treten besonders bei frühkindlichen Hirnschäden mit und ohne zerebrale Bewegungsstörung auf. Je tiefer sich der Sitz der Schädigung befindet, um so häufiger treten einseitige Gaumensegellähmungen auf (also bei peripheren Prozessen). Je höher sich der Sitz der Schädigung befindet, desto häufiger findet man doppelseitige Lähmungen (also bei supranukleären und extrapyramidalen Prozessen).

Erklärung: Die kortikonukleäre Innervation ist bilateral (gekreuzt und ungekreuzt), d. h. jede Großhirnhemisphäre beteiligt sich an der Innervation der beidseitigen Kerne. Die Schädigungen müssen daher so ausgedehnt sein, daß eine beidseitige Unterbrechung der supranukleären Bahnen erfolgt.

Bei supranukleären Prozessen entsteht infolge gekreuzter und ungekreuzter Innervation immer nur eine inkomplette Gaumensegelparese. Bei zerebral tieferen Schädigungen entsteht eine komplette einseitige Lähmung.

Die extrapyramidale Gaumensegelsymptomatik, z. B. nach frühkindlicher Hirnschädigung oder bei athetotischen und choreatischen Dysarthrien, ist durch ein alternierendes Näseln charakterisiert. Durch das Wechselspiel von Innervationsstörungen entsprechend der hirnarchitektonischen Grundlage (striopallidäres System) kommt es zu einem Wechsel normaler und krankhafter Funktionsbilder des Gaumensegels. Nach Seeman kommt sogar ein Wechsel zwischen Hyperrhinophonie und Hyporhinophonie vor infolge wechselnder Brems- und Antriebswirkung. Differentialdiagnostisch kommt eine psychogene Störung in Frage.

Erklärung: Die extrapyramidale Rhinophonie entsteht nicht durch eine schlaffe Parese des weichen Gaumens. Der hochgehobene und gespannte weiche Gaumen wird vielmehr von der hinteren Rachenwand

18.6 Hyperrhinophonie

weggezogen. Normalerweise treten bei Phonation nicht nur die Heber des Gaumens, sondern auch ihre Antagonisten (Mm. palatoglossi und Mm. palatopharyngei) in Aktion, durch deren Zug der Verschluß des Gaumensegels bei der Phonation gelockert wird. Überwiegt während der Phonation oder beim Sprechen die Spannung der Gaumenheber, so geht die Hyperrhinophonie in eine Hyporhinophonie über.

Es kommen auch *klinische Mischbilder* vor durch Kombination von zentralen und peripheren Schädigungen (multiple Sklerose, frühkindliche Hirnschädigung).

Frühkindliche Hirnschädigungen sind meist verbunden mit Pseudobulbär- und Bulbärparalysen sowie Ausfällen des IX. bis XII. Hirnnerven (N. glossopharyngeus, N. vagus, N. accessorius, N. hypoglossus). Betroffene Neugeborene leiden zusätzlich an Schluckstörungen, die sich in den ersten Lebenswochen und Lebensmonaten zurückbilden. Die Gaumensegelinsuffizienz kann erhalten bleiben. Sie tritt während der Sprachentwicklung ab dem 2. Lebensjahr als offenes Näseln in Erscheinung.

Eine Gaumensegellähmung kann somit Restzustand nach frühkindlich entstandener Pseudobulbärparalyse sein. Meist bestehen solche Paresen seit der Geburt und äußern sich in Trinkschwierigkeiten, Verschlucken in Trachea und Nase. Für die Diagnose der angeborenen Gaumensegelparese ist die *postnatale Schluckstörung* wichtig. Die Auswirkungen einer Tonsillektomie und Adenotomie auf die Artikulation sind hier am nachhaltigsten.

Bei der spastischen Form der infantilen Pseudobulbärparalyse sind die Bewegungen des Velums infolge Herabziehens desselben eingeschränkt (siehe Abschn. 23.2.6.3).

Familiäres Auftreten. Gaumensegelschwäche durch Anlagemängel im Bereich der bulbären Kerne oder der Fibrae corticonucleares (Tractus corticobulbaris). Teilerscheinung bei Hemmungsmißbildungen (submuköse Gaumenspalte, kurzer Gaumen).

18.6.5.2
Erworbene Ursachen

Offenes Näseln kann Folge von operativen Eingriffen am harten und weichen Gaumen (Oberkiefer-, Gaumen-, Tonsillenkarzinome) oder von Pfählungsverletzungen sein.

Nach Rachenmandeloperationen (Adenotomie) kann ein offenes Näseln auf folgende Weise entstehen:
- Nicht erkannte Gaumenmißbildung mit kompensatorischer Rachenmandelhyperplasie; postoperativ Fehlschlucken in die Nase.
- Parese des Gaumensegels durch Zerrung nach Einführung eines zu großen Beckmann-Ringmessers. Spontane Rückbildung.
- Bei Rachenmandelhyperplasie kommt es bei der Atmung zu einer abnormen Erschlaffung des Gaumensegels, um eine ausreichende Luftdurchgängigkeit zu erreichen. Bei der Phonation ist nur eine kleine Exkursion notwendig, um den Abschluß zu erreichen; die Folge ist eine Inaktivitätsatrophie. Nach der Adenotomie sind zur Erzielung eines Abschlusses wieder große Exkursionen notwendig.

Offenes Näseln ist daher evtl. die klinische Manifestation einer durch Rachenmandelhyperplasie larvierten, kongenitalen palatopharyngealen Insuffizienz. Offenes Näseln ist dann therapieresistent, möglicherweise sogar nach einer Velopharyngoplastik.

Bei der präoperativen Beurteilung ist nicht so sehr der Abstand zwischen Velum und Rachenhinterwand entscheidend, sondern Form und Beweglichkeit des Gaumensegels.

Die Häufigkeit eines bleibenden offenen Näselns nach Adenotomie liegt bei 0,01 %.

Nach Gaumenmandeloperationen (Tonsillektomie) kann ein offenes Näseln folgende Ursachen haben:
- Zerrung, Verstümmelung.
- Narbenbildung bzw. Narbenzug im Bereich des Wundbettes sind um so ausgeprägter, je mehr Gaumenmandelentzündungen (Tonsillitiden) abgelaufen sind und zu Verwachsungen zwischen Tonsillenkapsel und umgebendem Gewebe geführt haben.
- Überschießende Narbenbildung.
- Progenie (Angle III) (verkehrter Überbiß bei Überentwicklung des Unterkiefers) bedeutet Prädisposition infolge vorverlagerter Zunge und horizontalem Gesichtsschädelaufbau.
- Ein vertikaler Typ des Gesichtsschädelaufbaus mit vergrößerter Flexion der Schädelbasis und daher weiter nach dorsal verlagerter Aufhängung der hinteren Rachenwand stellt eine Prädisposition zum offenen Näseln dar, falls stärkere Dorsalposition des harten Gaumens als Kompensationsmechanismus wirkt.

Operative Entfernung des Zäpfchens bedingt kein offenes Näseln.

Bleibendes offenes Näseln nach Gaumenmandeloperation in 0,03–0,1 %.

Anmerkung: Adenotomie und Tonsillektomie sind bei offenem Näseln erforderlich, wenn häufig eitrige Adenotonsillitiden und Sinusitiden mit Tuben-Mittelohrkatarrhen und Hörstörungen einhergehen. Gutes Hörvermögen geht vor einwandfreiem Sprechvermögen.

Besteht die Schalleitungsschwerhörigkeit nach Adenotomie weiter, hilft eine Re-Adenotomie nicht, weil dann in der Regel im Rahmen des Mißbildungskomplexes die Tuben anomal und ihre Ventilation auch infolge Hypoplasie und Hypofunktion des M. tensor veli palatini und des M. levator veli palatini behindert ist.

Weitere Ursachen eines offenen Näselns (siehe Tab. 18-1):
- Teilerscheinung bei Pseudo- und progressiver Bulbärparalyse (bulbäre Form der amyotrophischen Lateralsklerose);
- Neuritiden (Virusinfekte, Poliomyelitis, Diphtherie);
- Hirntumoren,
- Meningitis, Enzephalitis;
- Myasthenia gravis pseudoparalytica: Zunahme des offenen Näselns und der Heiserkeit während des Tages. Erschwerung der Zungenbewegungen, Ptosis (Herabhängen der Oberlider). Ursächlich liegt eine Störung der neuromuskulären Übertragung zugrunde.

18.6.6
Funktionelle Ursachen des offenen Näselns (Rhinophonia aperta functionalis)

Kein organpathologischer Befund nachweisbar. Das Gaumensegel wird bei Auslösung des Würgreflexes, beim Schlucken und Blasen kräftig gehoben, bei Phonation nicht. Keine Schluckstörungen. Nur Vokale sollen genäselt werden. Bei Reibe- und Verschlußlauten erfolgt ein regelrechter palatopharyngealer Abschluß.

Funktionell offenes Näseln kann verschiedene Ursachen haben:
- Während der Phase des physiologischen Stammelns (2–5 Jahre);
- Nachlässige Artikulation;
- Manirierte Sprechweise;
- Falsche Sprechweise mit geringer Öffnung des Mundes;
- Allgemeine Hypofunktion;
- Nachahmung fehlerhafter Vorbilder;
- Bei einzelnen Mundarten (rheinpfälzisch, schwäbisch) und in bestimmten Regionen (in Nachbarschaft zum französischen Sprachgebiet);
- Neurotisch bedingt;

- Kombination von funktionellem und organischem offenem Näseln;
- Schwachsinn;
- Innenohrschwerhörigkeit;
- Gewohnheitsmäßiges Beibehalten nach Abklingen einer organisch bedingten Gaumensegellähmung.
- Nach Mandeloperationen: Entweder Beibehalten der postoperativen Schonhaltung des Gaumens (normal bis zu 1 Woche); oder bei präoperativer habitueller Gaumenschlaffheit infolge starker Rachenmandelhyperplasie und dadurch leicht möglichem Abschluß ohne stärkere Kontraktion des Gaumensegels. Die richtigen kortikalen Impulse werden hierdurch gehemmt.
- Nach Bellocq-Tamponade (Tamponade des Nasenrachenraumes bei Nasenbluten) mit persistierender funktioneller Schonhaltung.

18.6.6.1
Differentialdiagnose des funktionell-offenen Näselns

Das funktionell-offene Näseln soll nur die Vokale betreffen, kein Näseln bei der Artikulation der Verschluß- und Reibelaute. Manchmal bestehen zusätzlich Schluckstörungen bei neurotisch bedingten Formen des funktionell-offenen Näselns.

Nach neuerer Ansicht sollen bei funktionell-offenem Näseln die Vokale nicht genäselt werden.

In manchen Fällen von funktionell-offenem Näseln ziehen die Mm. palatoglossi und palatopharyngei das Gaumensegel krampfhaft herab. Dieser Befund kann durch Änderung der Körperlage von einer schlaffen Gaumensegellähmung (siehe Probe nach SCHLESINGER, Abschn. 18.6.7) unterschieden werden.

Unterscheidung von einseitigen Gaumensegellähmungen und Asymmetrien des Rachens (angeboren oder nach Mandelentfernung): Der M. levator veli palatini befindet sich in der Seitenwand des Nasenrachenraumes und inseriert ca. 5 mm über der Basis der Uvula und lateral von ihr im Gaumensegel. Diese Stelle hebt sich bei Phonation am meisten und ist deshalb sichtbar eingezogen, so daß bei richtiger Funktion des Levators eine Einbuchtung besteht, bei einer Parese jedoch nicht.

18.6.7
Diagnose des offenen Näselns

Es gibt zahlreiche Methoden zum Nachweis eines offenen Näselns.

Nachweis der Kontraktion des Gaumensegels. Zunge mit dem Mundspatel herunterdrücken und a sagen lassen. Besser: Zunge nach vorn unten ziehen und „a—i" oder „Inge" sagen lassen.
Bei Erkrankungen der Atmungs- und Kreislauforgane können respiratorische Bewegungen des Gaumenbogens auftreten: Bei Inspiration Senkung, bei Exspiration Hebung des Gaumensegels.
Bei Lähmung des weichen Gaumens fehlt die Kerbe in der Mittellinie.

A-I-Probe. Während der wiederholten raschen paarweisen Aussprache der Vokale a und i abwechselndes Zu- und Offenhalten der Nase. Beim offenen Näseln findet sich ein Klangunterschied: Verdunkelung des Vokalklanges, besonders des i. Die Finger nehmen außerdem Vibrationen an den Nasenflügeln wahr. Eine Klangveränderung des i ist beweiskräftig, da der Gaumenrachenabschluß beim i fester ist als beim a.
Während das A besonders bei weit geöffnetem Mund verhältnismäßig klar und lautrein klingt, wird I (aber auch E und U) meist stark genäselt. Gutzmann empfahl daher die A-I-Probe zur Feststellung der Nasalität bei der Bildung der Vokale.

Auskultationsprobe. Abhorchen der Nasenresonanz mit dem in den Naseneingang gehaltenen Artikulationsschlauch (Phonendoskop). Er besteht aus einem ca. 70 cm langen Gummischlauch. An einem Ende befindet sich eine Ohrolive für den Untersucher, am anderen eine Nasenolive, die an ein Nasenloch des Patienten gehalten wird. Die andere Nasenöffnung wird zugehalten. Testwort: z.B. Kaffeetasse. Lediglich beim letzten Vokal e darf ein nasaler Durchschlag zu hören sein. Oder Silbenreihen: da-da, scha-scha. U und i verursachen beim offenen Näseln ein starkes Dröhnen in der Nase; f, s, und sch ein blasendes Geräusch, bei geringer Störung schnurrendes Geräusch.

Spiegelprobe (Czermak-Probe). Nachweis von durch die Nase ausströmender Luft mit einem vor die Nase gehaltenen kalten Spiegel oder mit einer glänzenden Metallplatte, auf der Kreise mit verschiedenen Durchmessern eingraviert sind. Sprechenlassen von Vokalen oder Explosivlauten. Verwechslungen sind möglich bei Atmen durch die Nase ohne Phonation.

Palpationsmethode. Bei nasalem Durchschlag spürt man ein Vibrieren der Nasenflügel. Ertasten der Vibrationen am Nasenrücken an der Verbindungsstelle zwischen Knochen und Knorpel.

Kopfdrehsymptom bei einseitigen Gaumensegellähmungen nach NADOLECZNY. Drehung des Kopfes zur gesunden Seite verstärkt das offene Näseln. Die Rachenhinterwand entfernt sich von dem gelähmten Gaumensegel. Bei Drehung zur kranken Seite Verengung des Rachens; offenes Näseln ist vermindert.

Kulissenphänomen (Vorhangphänomen) nach G. BOENNINGHAUS (Abb. 18-1). Bei Phonation und Würgen kommt es zur Kontraktion der Rachenmuskulatur. Bei halbseitiger Lähmung der Mm. constrictores pharyngis tritt das Kulissenphänomen infolge Verziehens der Schlundmuskulatur zur gesunden Seite hin ein.

Je tiefer die Schädigung lokalisiert ist, desto häufiger besteht eine einseitige Gaumensegelparese, je höher die Schädigung lokalisiert ist, desto häufiger sind doppelseitige Paresen.

Nachweis einer latenten neuromuskulären Insuffizienz des Gaumensegels nach G. BOENNINGHAUS. Nach stärkerem Niederdrücken der Zunge und damit Entgegenwirken der Gaumenhebung kommt es zur Verstärkung eines offenen Näselns oder zum Auftreten eines offenen Näselns infolge latenter Gaumensegelschwäche. Bei normaler Phonation hebt sich das Gaumensegel; nach Abwärtsdrücken des Zungengrundes mit dem Spatel jedoch nur geringe oder keine Hebung.

Oder: Bei nach vorn unten gezogener Zunge i, a-i, h oder „Inge" artikulieren lassen.

Aufblasen der Wange bei Gaumensegellähmung erschwert oder aufgehoben. Manchmal ist unter Zuhilfenahme der Zunge ein Aufblasen der Wange möglich; damit wird ein velopharyngealer Abschluß vorgetäuscht. Ein Herausstrecken der Zunge ist daher beim Wangenaufblasen erforderlich.

18.6 Hyperrhinophonie

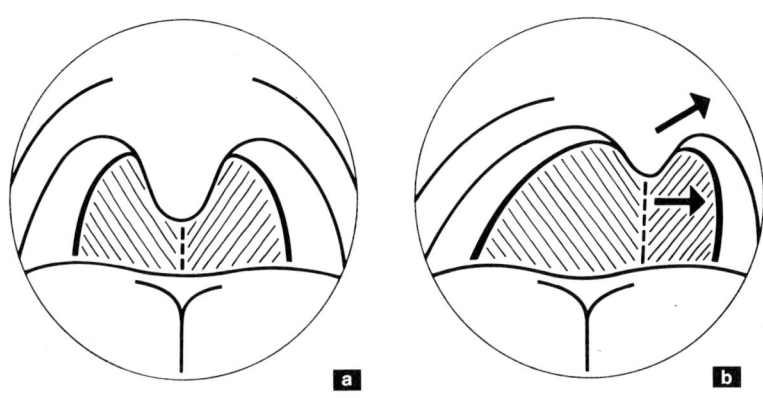

Abbildung 18-1:
Darstellung des Kulissenphänomens bei Parese des IX. und X. Hirnnerven rechts. Das Gaumensegel (a) wird auf die gesunde Seite hinübergezogen (b) (n. MUMMENTHALER)

Untersuchung mit dem Velopharyngometer. Bestimmung des Abstandes zwischen Gaumensegel und Rachenhinterwand. Ein Abstand von wenigen Millimetern ist physiologisch. Ab 8–10 mm Abstand muß mit einem offenen Näseln gerechnet werden. Die Vokale a und e werden bei einer velopharyngealen Weite von über 5 mm nasal verändert, die engen Vokale i und u bereits bei kleineren Werten.

Retrovelare Palpation nach SEEMAN. Unterscheidung von Erkrankungen des peripheren Neurons (medullär, extrakraniell) und zentraler Läsionen (supramedullär, extrapyramidal). Der Untersucher führt seinen mit einem Gummifingerling überzogenen Zeigefinger hinter das Gaumensegel: Bei peripherer Schädigung bleibt das Gaumensegel trotzdem unbeweglich, während sich bei zentralen Schädigungen über den Würgreflex noch normale Kontraktionen auslösen lassen.

Röntgenuntersuchung des Gaumensegels. Eine seitliche Röntgenaufnahme, die z.B. während der Phonation des Vokals u geschossen wird, läßt erkennen, ob das Gaumensegel die hintere Rachenwand erreicht oder nicht.

Probe nach SCHLESINGER. Differentialdiagnose zwischen Rhinophonia aperta durch fehlendes Heben des Gaumensegels während des Sprechens und fehlgeleiteter aktiver Innervation der Mm. palatoglossi und palatopharyngei mit krampfhaftem Zug des Gaumensegels nach unten. Ausführung: Patient begibt sich aus sitzender in horizontale Position:
- Ein nicht gehobenes oder gelähmtes Gaumensegel nähert sich durch die Schwerkraft passiv der hinteren Rachenwand. Das Näseln verschwindet.
  – Diagnose: Rhinophonia aperta functionalis passiva.
- Besteht ein krampfartiges Herabziehen des Gaumensegels, dann tritt keine Änderung des Näselns durch eine veränderte Kopflage ein.
  – Diagnose: Rhinophonia aperta functionalis activa.

Bei positiven Nasalitätsproben liegt entweder ein offenes oder ein gemischtes Näseln vor.

Sensibilitätsprüfung. Sensibilitätsstörung im Bereich des weichen Gaumens oder der Rachenhinterwand bei Parese des N. glossopharyngeus und des N. vagus.

Messen des Nasendurchschlags nach KREJCI. Zwei Gummischläuche, an denen eine Olive befestigt ist, münden in ein mit gefärbter Flüssigkeit gefülltes Röhrchen. Den Nasendurchschlag kann man bei in die Nasenöffnungen gesteckten Oliven mittels einer am Röhrchen angebrachten Skala ablesen.

Spirometrie. Nach maximal tiefer Einatmung wird mit offener und dann mit zugehaltener Nase maximal in ein Spirometer ausgeatmet. Alternativ dazu kann auch der nasale Luftverlust beim Tiffeneau-Test spirometrisch bestimmt werden.

Druckmessungen des Atemstoßes.

N-Indikator. Das Mikrophon des Indikators nimmt die Schwingungen an den Nasenflügeln während des Sprechens auf. Die Intensität der Schwingungen wird durch ein Zeigerinstrument und das Aufleuchten einer Lampe sichtbar gemacht. Die Stärke der Schwingungen an den Nasenflügeln hängt ab vom Grad der Nasalierung und der Sprachlautstärke.

18.6.8
Therapie des offenen Näselns

18.6.8.1
Konservative (logopädische) Maßnahmen

Spontane Kompensationsmechanismen bei offenem Näseln:
- Reduzierung des zu starken pharyngonasalen Luftstromes durch Hyperplasie der hinteren Enden der unteren Muscheln;
- Allgemeine Muschelverdickungen;
- Verbreiterung der knöchernen Vomerkante;
- Vomerkissen durch Schleimhautpolster;
- Diffuse Hyperplasien der Nasenschleimhaut;
- Vergrößerung der Nasenklappen;
- Passavant-Wulstbildung;
- Rachenmandelpersistenz und -hyperplasie;
- Tonsillenhyperplasie, Tonsillentieflage, Tonsillenschräglage.

Konservative Maßnahmen:
- Übungen zur physiologischen Lenkung des Luftstromes (Puste-, Blas- und Saugübungen, Schnüffeln).
- Funktionsübungen für Lippen, Zunge und Kiefer: Förderung der Lippenkraft und -beweglichkeit. Lippenflattern, Pleuelübungen, Kauübungen, Lockerung der Unterkieferfunktion.
- Übungen zur Kräftigung des Gaumensegels und des Passavant-Wulstes durch Gähn-, Bläh- und Ruftonübungen. Aktivierung des velopharyngealen Verschlusses durch Bildung der Verschlußlaute p, t, k.
- Bei Lähmung des Gaumensegels Kräftigung der Muskulatur durch Elektrisieren und Massage.
- Hörbares Gähnen mit offenem Mund.
- Übungen mit dem Purkinjé-Blählaut: Abbá, ebbé usw., dabei die Nase zuhalten, bei bb etwas verweilen, beim Schlußvokal wird die die Nase zuhaltende Hand intensiv nach oben weggeschleudert. Lautübungen: Kakadu, Coca-Cola, Kukuck.
- Übungen mit der aufsteigenden Explosivreihe: Ta-ta-ta-tá, ka-ka-ka-ká usw. mit steigender Tonhöhe und Lautstärke. Übungen mit durch Konsonanten verbundenen Vokalen: Api, etó, ahá, ikú. Zweite Silbe akzentuiert und höher sprechen lassen.
- Übungen mit Silben wie nga, nge, ngi.
- FRÖSCHELS Stoßübungen: Die Gaumensegelbewegungen werden unbewußt in gesamtkörperliche Übungen miteinbezogen. Im Stehen wer-

den die angewinkelten Arme ruckartig nach unten geschleudert und dabei Explosivlaute enthaltende Silben artikuliert. Bei diesem therapeutischen Verfahren besteht die Gefahr der Entstehung harter Stimmeinsätze.

- Gaumensegelsonden bewirken ein Heben des Gaumensegels und einen gleichzeitigen Berührungsreiz der Rachenhinterwand mit Kontraktion des oberen Schlundschnürers.
- „O"-Sprechen und mit flachen Fingern schnell hintereinander auf den Mund schlagen. Die sich stauende Luft drückt das Gaumensegel hoch.
- Übungen zur Erhöhung des Druckanstieges in der Mundhöhle: Blasübungen mit einem Blasröhrchen oder einem Strohhalm in einem mit Wasser gefüllten Glas, Blasinstrumente, Lippenpfeife, Luftballon aufblasen.
- Schulung des phonematischen Gehörs, d. h. der Fremd- und Eigenwahrnehmung bezüglich des genäselten Stimmklanges.
- Übungen zur Verbesserung von Stimmansatz und Resonanz: Summübungen, Übungen im Sington.
- Übungen zur Verbesserung der Lautbildung unter Anwendung von Techniken aus der Dyslalie-Behandlung.
- Lauttrennende Übungen: Besonders von Vokal- und Reibelaut.
- Einhalten der akustischen Pause vor Explosivlauten.
- Kompensation der Nivellierung der Intensitätsschwankungen durch Verstärkung des Ausatmungsdruckes bei Reibe- und Explosivlauten.
- Kompensation der verringerten Frequenzdifferenz der Formantübergänge durch vergrößerte artikulatorische Bewegungen.
- Mechanische Dehnungsbehandlung: Bei Narbenbildung nach Tonsillektomie digitale Gaumensegelmassage. Zeigefinger hinter das Gaumensegel und Zug nach vorn. Anschließend Druck oberhalb des Uvulaansatzes nach hinten.
- Massage des weichen Gaumens: Finger drückt den weichen Gaumen in der Mitte leicht nach oben. Dabei a, i oder o sprechen lassen. Zusätzlich auftretender Würgreflex bewirkt Kontraktion der Gaumensegelmuskulatur und des Passavant-Wulstes.
- Labiofaziales Funktionstraining: Mimische Muskulatur und M. levator veli palatini bilden beim Sprechvorgang eine synergistische funktionelle Einheit. Bei funktionell-offenem Näseln läßt sich eine funktionelle Aktivitätsverbesserung der palatinen Levatoren durch Aktivierung der mimischen Muskulatur erreichen. Labiofaziales Funktions- und Artikulationstraining wird daher bei der Behandlung des funktio-

nell-offenen Näselns und funktioneller Anteile organischer Näselformen (z. B. bei operierten Gaumenspalten) angewendet. Zusätzlich kann eine Aktivierung der körperlichen Streckmuskelsysteme hilfreich sein.

Während des Sprechens von Konsonanten und Vokalen erfolgt der vollständige oder partielle velopharyngeale Abschluß durch den M. constrictor pharyngis superior, den M. palatopharyngeus und den M. levator veli palatini. Der M. levator veli palatini zeigt das kräftigste Innervationsgeschehen.

Bei verkürztem Gaumen bestehen Innervationsstörungen gleichzeitig in der mimischen Muskulatur und im M. levator veli palatini. Bei Fazialisparese bei Phonation Nachhinken des Gaumensegels auf der Seite der peripheren Fazialisparese. Kein offenes Näseln. Ursache für die Gaumensegelschwäche ist die Mitinnervation des M. levator veli palatini durch den N. facialis. Ein kleiner motorischer Ast des N. facialis zieht in Begleitung der Chorda tympani zum M. levator veli palatini.

- Stimmeinsatzübungen
- Übung des gehauchten Einsatzes:
  Man läßt kräftig „a" sprechen, den darauffolgenden Vokal noch stärker und eine Quart höher: hao, hau, hai usw. Der erste Vokal soll länger gehalten werden als der zweite.
- Anschließend Übung mit festem Einsatz.
- Dann Reibelaute im Auslaut: af usw., im Inlaut awa, usw., im Anlaut sa, so, se, si usw.
- Dann Schwinglaute ra, ro, re ... ara, aro, are.
- Dann Verschlußlaute ap, op, ep, ip ... pa, po, pe.
- Wechsel zwischen stimmhaftem und stimmlosem Verschlußlaut: p-b-p-b. Auf dem „b" wird kurze Zeit verweilt.
- Medikamentöse Behandlung bei neurogen bedingten Gaumensegellähmungen mit Vitamin B_1, B_6, B_{12}.

18.6.8.2
Operative Maßnahmen

Ein offenes Näseln kann durch verschiedene Operationstechniken behandelt werden:
- Vorverlagerung der Rachenhinterwand durch Tefloninjektion, Einpflanzen von Rippenknorpeln, Ohrknorpeln oder Kunststoffplatten.
- Teflon-Glycerol-Paste. Der Glycerol-Anteil wird innerhalb einiger Tage bis Wochen vollständig resorbiert. Allgemein toxische oder allergische Nebenwirkungen sind nicht bekannt. Kurz nach der Injektion tritt im betroffenen Gewebe eine akut entzündliche Reaktion

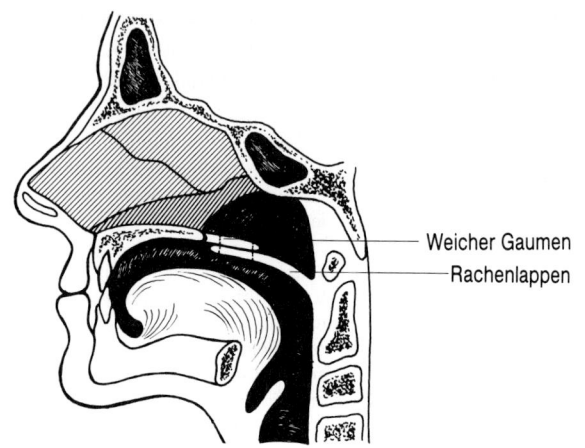

Abbildung 18-2:
Velopharyngoplastik nach SCHÖNBORN-ROSENTHAL

Weicher Gaumen
Rachenlappen

auf mit einer Hyperämie und einem interstitiellen Ödem. Nebenwirkungen sind eine vorübergehende geringe Nackensteifigkeit und ausstrahlende Ohrenschmerzen. Die nach Abklingen der akuten Entzündung verbleibende, gewünschte therapeutische Schwellung des Gewebes wird verursacht durch Fremdkörpergranulome am Rande von Fibroseherden als Folge eines permanenten Fremdkörperreizes. Ein lymphogener Abtransport kleinster Kunststoffteilchen kann noch nicht ausgeschlossen werden.

Günstiger ist die Injektion von Kollagen (Zyderm) nach Vortestung.

– Stimulierung der Gaumensegelmuskulatur mit der McNeil-Platte.
– Die Anwendung von Obturatoren bei noch nicht verschlossenen Spalten sollte auf Ausnahmen infolge operativer Kontraindikation beschränkt bleiben. Ganz- oder Teilobturatoren sowie Flachplatten erlauben auch Kombinationen mit kieferorthopädischen Apparaten und mit Gaumensegeltrainerplatten. Diese werden vorwiegend bei verschlossenen Spalten und spaltungsabhängigen Veluminsuffizienzen eingesetzt.
– Speech-Bulb mit Knorpelunterfütterung der Rachenhinterwand oder Teflon-Unterspritzung.
– Bei zu kurzem Gaumen: Rückverlagerung des Gaumens durch Pushback-Operation.
– Velopharynxplastik (Gaumensegel-Schlundwand-Vereinigung): Bei der Methode nach SCHÖNBORN-ROSENTHAL wird ein unten gestielter

Pharynxlappen (Abb. 18-2), bei der Methode nach Sanvenero-Roselli ein oben gestielter Lappen mit dem Gaumensegel vereinigt. Vor der Velopharyngoplastik ist die Frage einer Adenotomie zu klären, da sonst eventuell später eine Plastiklappenlösung erforderlich wird.
- Seitliche Doppellappenbildung nach Heynes.
- Amygdalo-Pharyngo-Plastik nach Mündnich.
- Rachenhinterwandplastik mit Querraffung nach Croatto.
- Primärvereinigung der hinteren Gaumenbögen.

18.7
Hyporhinophonie

Synonym werden die Begriffe Rhinophonia clausa, Rhinolalia clausa, geschlossenes Näseln, Dysglossia nasalis verwendet.

18.7.1
Organisches geschlossenes Näseln (Rhinophonia clausa organica)

Im Hinblick auf den Sitz des Atemhindernisses unterscheidet man:
- Vordere Ursachen (Rhinophonia clausa organica anterior)
- Septumdeviation (Nasenscheidewandverbiegung);
- Muschelhyperplasie, Nasenpolypen;
- Allergische oder entzündliche Schwellungszustände (Schnupfen);
- Synechien (Verwachsungen nach Operationen);
- Stenosierende Narbenbildungen;
- Tumoren;
- Muschelschwellung infolge medikamentöser Nebenwirkung bei blutdrucksenkenden Medikamenten, die Rauwolfia enthalten.
- Hintere Ursachen (Rhinophonia clausa organica posterior)
- Hypertrophie der hinteren Muschelenden;
- Angeborene Choanalatresie;
- Rachenmandelhyperplasie;
- Nasenrachenfibrom;
- Nasopharynxtumoren;
- Traumatisierung von Gaumenbögen und hinterer Rachenwand an korrespondierender Stelle nach Tonsillektomie;
- Auftreten von Verwachsungen. Folge: Bleibende Velopharyngostenose.

Bei organisch bedingtem geschlossenem Näseln ist die Nasenatmung behindert und der Geruchssinn meist herabgesetzt. Durch Abschwellen der Nasenschleimhaut gelingt eine vorübergehende Beseitigung des geschlossenen Näselns, falls die Ursache in einer Muschelschwellung besteht.

18.7.1.1
Differentialdiagnose

Es besteht die Gefahr der Verwechslung eines offenen Näselns mit einem geschlossenen Näseln und hieraus resultierender operativer Therapie (z. B. Adenotomie) mit Verstärkung des offenen Näselns.

Spektralanalytische Merkmale des geschlossenen Näselns. Relative Schwächung des Grundtones mit deutlicher Verstärkung des 1. Formanten. Die sonagraphische Analyse der Lautübergänge zwischen Nasallauten und Vokal läßt einen gegenüber der Norm erhöhten Intensitätsanstieg erkennen, er beträgt 10–20 dB (normal 5–10 dB). Die Frequenzgänge der Formanten zeigen größere und rasche Frequenzwechsel.

Die Verstopfung der Nasenhöhlen allein führt zu etwas anderen Klangveränderungen als die Einengung des Nasenrachenraumes.

18.7.1.2
Therapie

Operativ bei organischem geschlossenem Näseln:
- Submuköse Septumresektion oder Septumplastik;
- Muschelkaustik;
- Adenotomie;
- Nebenhöhlenoperation;
- Choanalatresieoperation.

18.7.2
Funktionelles geschlossenes Näseln (Rhinophonia clausa functionalis)

Das Gaumensegel unterliegt beim Sprechen einer habituellen Dauerkontraktion (gewohnheitsmäßig oder infolge Ungeschicklichkeit).

Beim lageabhängigen, funktionell-geschlossenen Näseln bei offenen Tuben (Syndrom der klaffenden Ohrtrompete) findet man nur in aufrechter Position ein geschlossenes Näseln. Die Tuben sind in aufrechter Position offen, im Liegen ist der Verschluß normal. Zur Vermeidung der Autophonie (dröhnendes Hören der eigenen Stimme durch die offenen Ohrtrompeten) kommt es in aufrechter Position zum Gaumen-Rachen-Verschluß während des Sprechens; die Folge ist ein geschlossenes Näseln.

Ursachen einer offenen Tube sind Entwässerung, starke Abmagerung, Verringerung des peritubaren Fettkörpers und niedriger Gewebsdruck infolge geringer venöser Füllung. Auch Ovulationshemmer kommen in Frage. Ein erhöhter Östrogengehalt bewirkt vermutlich über die sympathikotrophe Wirkung des Progesterons individuelle Fettablagerungsveränderungen und peritubare Muskeltonusverminderungen, die zu einer klaffenden Ohrtrompete führen.

18.7.2.1
Symptome

Geschlossenes Näseln ist an folgenden Symptomen erkennbar:
- Dumpfer, farbloser Sprach- bzw. Stimmklang;
- Klangstörung der Nasallaute m, n, ng;
- Ersatz der Nasallaute durch stimmhafte Explosivlaute der entsprechenden Artikulationszone (m durch b, n durch d, ng durch g);
- Behinderte Nasenluftpassage (Mundatmung);
- Geruchsstörung.

18.7.2.2
Diagnose

Ein funktionell geschlossenes Näseln kann nach folgenden Untersuchungen diagnostiziert werden:
- Hals-Nasen-Ohrenärztliche Untersuchung;
- Keine Behinderung der Nasenluftpassage;
- Keine Beeinträchtigung von Geruch und Geschmack;
- Nasalitätsproben negativ;
- Bei Rhinophonia clausa functionalis erkennt man nach Abschwellen der Nasenschleimhäute bei der vorderen Rhinoskopie bei der Aussprache der Nasenlaute die palatalen Levatorwülste. Diese sind normalerweise infolge Erschlaffung bei der Aussprache der Nasenlaute nicht sichtbar.
- Keine Änderung nach Anwendung abschwellender Nasentropfen.

18.7.2.3
Therapie

Logopädisch bei funktionell geschlossenem Näseln:
- Ausatmen durch die Nase mit gleichzeitiger Stimmgebung (Summen auf m oder n).
- Töne auf „m", „n", „ng" möglichst lange aushalten. Dann Summübungen mit Vokalen mö, no ..., möm, non usw.
- Einbau in Silben, Wörter und Sätze.

18.8
Gemischtes Näseln

Synonym werden die Begriffe Rhinophonia mixta, Rhinolalia mixta und palato-nasale Dysglossie verwendet.

Gemeinsames Vorliegen von Ursachen des offenen und geschlossenen Näselns:
- Vorderes organisches gemischtes Näseln: Raumbeengende Zustände in der vorderen Nase und organische Insuffizienz der Gaumensegelkontraktion.
- Vorderes funktionell gemischtes Näseln: Verlegung des vorderen Nasenweges und funktionelles Ausbleiben der Gaumenhebung.
- Hinteres organisches gemischtes Näseln: Hindernis im Nasenrachenraum neben organischer Insuffizienz des Gaumensegels, z. B. Rachenmandelhyperplasie und Gaumensegellähmung oder Gaumenspalte.
- Hinteres funktionelles gemischtes Näseln: Hindernis im Nasenrachenraum mit funktioneller Unterlassung der Gaumensegelkontraktion.

Bei Hemmungsmißbildungen des weichen Gaumens besteht oft eine kompensatorische Hyperplasie der Rachenmandel, der Gaumenmandeln, der Muscheln, besonders ihrer hinteren Enden, oder eine Septumdeviation sowie krampfhafte Einengung der Naseneingänge.

18.8.1
Diagnose

Die Diagnose wird gestellt nach Untersuchung der Nase und des Nasenrachenraumes, des Gaumens und der Beweglichkeit des Gaumensegels. Bei Vokalen und Nasallauten werden Nasalitätsproben gemacht. Prüfung nach Gabe von abschwellenden Nasentropfen.

18.8.1.1
Spektralanalytische Merkmale des gemischten Näselns (nach H. Bauer)

Die zusätzlichen nasalen Resonanzen der Vokale liegen meist bei 3000–5000 Hz, also meist abseits der informationsträchtigen beiden 1. Formanten.

Der Intensitätsanstieg bei Explosivlauten und r gelingt besser als beim offenen Näseln. Beim Übergang Nasallaut/Vokal liegt er etwa im Normbereich (etwa 5–10 dB).

Die Frequenzgänge der Formanten sind gegenüber der Norm mehr abgeflacht oder vergrößert, je nach Überwiegen der offenen oder geschlossenen Komponente.

18.8.2
Therapie

Akustisch ist gemischtes Näseln besser als reines offenes Näseln, da sich eine Reihe gegensätzlicher Eigenschaften aufheben. Daher ist bei organischem gemischtem Näseln bei folgenden Maßnahmen Vorsicht geboten:
- Septumoperation;
- Adenotomie (Vergrößerung des Abstandes zwischen Rachenhinterwand und Gaumensegel);
- Tonsillektomie (narbige Schrumpfung der Gaumenbögen).

Bei funktionellem gemischtem Näseln muß vor einer Operation erst der Erfolg der logopädischen Behandlung bezüglich der funktionellen Störung abgewartet werden.

19
Gaumenspaltensprache (Palatolalie, Rhinoglossie)

19.1
Anatomie des Gaumens

Zum primären Gaumen gehören die Lippe, die Alveole und der vordere Gaumen bis zum Foramen incisivum.

Zum sekundären Gaumen gehören der Rest des harten Gaumens und der weiche Gaumen.

Spalten des primären und sekundären Gaumens entstehen in verschiedenen Zeitabschnitten der frühen Schwangerschaft und entwickeln sich aus unterschiedlichen Geweben während der Gesichtsentwicklung.

19.2
Entwicklungsgeschichte

Die Auffassungen über die Entstehung der Gaumenspalten sind uneinheitlich.

Eine Gaumenspalte entsteht durch das unvollkommene Zusammenwachsen der Teile, die sich in der embryonalen Zeit an der Bildung des Gaumens beteiligen. Der Gaumen entwickelt sich aus dem ersten Kiemenbogen. Auf jeder Seite wächst aus den Oberkieferfortsätzen eine Leiste, die die Basis für die Gaumenplatte bildet. Die Teile, die die Basis des harten Gaumens bilden, wachsen von vorn nach hinten zusammen. In der 9. Embryonalwoche ist der harte Gaumen geschlossen. Der weiche Gaumen schließt sich danach. Zwischen die Oberkieferfortsätze schiebt sich vorn der Stirnfortsatz.

Gleichzeitig mit dem Zusammenwachsen der Gaumenplatten wächst mit ihnen von oben das Pflugscharbein (Vomer) zusammen. Es kommt vor, daß der Vomer nur mit einer Gaumenplatte zusammenwächst. Dann entsteht eine einseitige Gaumenspalte. Bei einer beidseitigen Gaumenspalte wachsen die Gaumenplatten weder mit dem Zwischenkiefer noch mit dem Pflugscharbein zusammen.

Die Lippen-Kiefer-Spaltformen entstehen in der 5.–6. Embryonalwoche, d.h. in der 5.–6. Woche nach der Empfängnis bzw. in der

7.–8. Woche nach dem ersten Tag der letzten Regelblutung, infolge verzögerter oder unterbliebener Mesodermwanderung.

Zu dieser Zeit sind Lippen- und Kieferabschnitt noch nicht voneinander getrennt, sondern ein einheitlicher Mesenchymkomplex (primitiver, primärer oder vorderer embryonaler Gaumen). Die Bildung des sekundären oder hinteren embryonalen Gaumens folgt Ende des 2. Embryonalmonats durch Vereinigung des Nasenseptums und der Gaumenhälften.

Man unterscheidet:
– Spalten des vorderen embryonalen Gaumens (Lippen-Kiefer-Spalte) sowie Spalten des vorderen und hinteren embryonalen Gaumens (Lippen-Kiefer-Gaumen-Spalte).
– Spalten des hinteren embryonalen Gaumens, d.h. isolierte Gaumenspalten nach ungestörter Lippen-Kiefer-Entwicklung.

Es gibt also monolaterale Spalten, bilaterale Spalten und mediane Spalten.

19.3
Einteilung der Spalten (Tab. 19–1).

Tabelle 19-1:
Internationale Klassifikation der Lippen-Kiefer-Gaumenspalten (Rom 1967)

Gruppe 1	Spalten des vorderen embryonalen Gaumens a) Lippe: rechts und/oder links b) Kiefer: rechts und/oder links
Gruppe 2	Spalten des vorderen und hinteren embryonalen Gaumens a) Lippe: rechts und/oder links b) Kiefer: rechts und/oder links c) Harter Gaumen: rechts und/oder links d) Weicher Gaumen: medial
Gruppe 3	Spalten des hinteren embryonalen Gaumens c) Harter Gaumen: rechts und/oder links d) Weicher Gaumen: medial

Weitere Gliederung in „totale" und „partielle" Spalten

19.3.1
Lippen-Kiefer-Gaumen-Spalten

Es handelt sich hierbei um Spalten des vorderen und hinteren, d. h. des primären und sekundären Gaumens. Die Spaltbildungen reichen von der Lippenkerbe, der Lippenspalte und der Lippen-Kiefer-Spalte (primärer bzw. vorderer Gaumen) bis zur Lippen-Kiefer-Gaumen-Spalte (harter und weicher Gaumen oder nur submukös).

Die Spaltbildung befindet sich nur im Bereich des weichen Gaumens in Gaumenmitte. Man unterscheidet:
- Einseitige und doppelseitige Spalten;
- Partielle und totale Spalten;
- Primäre und sekundäre Spalten;
– Primärspalten: Die Spaltränder waren von Anfang an getrennt.
– Sekundärspalten: Das Gewebe im Spaltbereich war primär vereinigt, sekundäres Durchreißen.

Alle Spalten können primär durch Nichtvereinigung der Gewebe oder sekundär durch Ein- und Durchriß entstehen. Dies ist für die Operation wichtig, da bei Primärspalten ein Gewebsdefizit, bei Sekundärspalten jedoch ein Gewebsüberschuß besteht.

Unterscheidung von Primär- und Sekundärspalten. Der Lippenrotverlauf im Spaltbereich bis zum Naseneingang weist auf eine primäre Spaltentstehung hin. Nach Durchriß enthalten dagegen die Spaltkanten keine Schleimhaut, sondern Haut, weil zum Zeitpunkt des Durchrisses das Lippenrot schon gebildet und an der Lippe fixiert war.

19.3.2
Gaumenspalten

Es handelt sich um Spalten des hinteren, d. h. des sekundären Gaumens. Die Spaltbildung befindet sich immer in Gaumenmitte. Man unterscheidet:
– Submuköse Gaumenspalte (weicher oder weicher und harter Gaumen);
– Uvula bifida (gespaltenes Zäpfchen);
– Spalte des weichen Gaumens (total oder subtotal);
– Spalte des weichen und harten Gaumens (total oder subtotal).

19.3.2.1
Verlauf der Gaumenspalten

Totale isolierte Gaumenspalte. Vom Ende des Zwischenkiefers bis zu den Zäpfchenhälften. In Abhängigkeit von der Spaltbreite Unterentwicklung der Gaumenplattenränder. Hypoplasie des Nasenseptums und der Velumhälften.

Subtotale Gaumenspalten. Sie beginnen im Hartgaumen nach einem ungespaltenen Abschnitt, in dem das Nasenseptum meist bis zur Gaumenebene reicht.

Totale Velumspalten. Sie beginnen am hinteren Rand des knöchernen Gaumens und durchziehen das Gaumensegel bis zum gespaltenen Zäpfchen. Der hintere Nasenstachel (Spina nasalis posterior) ist ebenfalls gespalten. Die Gaumensegelhälften sind ebenfalls normal entwickelt, evtl. sogar überlang.

Partielle Velumspalten. Sie beginnen am Gaumensegel und setzen sich evtl. unter der Schleimhaut bis zum Hartgaumen fort.

Submuköse oder gedeckte Gaumenspalten. Weicher Gaumen: Erst im Alter von 2–3 Jahren wird eine Kerbe in der Mittellinie des Gaumensegels sichtbar. Diese ist Folge einer Nichtvereinigung der Muskulatur in der Mitte. Operation erforderlich. Siehe auch Abschnitt 19.5.4.
Harter Gaumen: Siehe Abschnitt 18.6.5.1.

19.4
Häufigkeit

Gaumenspalten treten auf 1 500 Geburten 1 x auf (1 : 1 500); das weibliche Geschlecht ist häufiger betroffen.
Die Häufigkeit der Lippen-Kiefer-Gaumen-Spalten liegt bei 1 : 500–700. Die Verteilung im einzelnen:
– Lippen-Kiefer-Spalten mit und ohne Gaumenbeteiligung finden sich bei 50–70% aller Spaltformen, häufiger bei Knaben (66% männliche, 34% weibliche Spaltträger).
– Isolierte Gaumenspalten finden sich in 30–50% aller Spaltformen, häufiger bei Mädchen (65% weibliche, 35% männliche Spaltträger).
– Linksseitige LK-Spalten sind doppelt so häufig wie rechtsseitige.

- Einseitige Spalten sind 2- bis 3mal häufiger als doppelseitige Spalten.
- Totale LK-Spalten bei intaktem Gaumen sind extrem selten.
- Nach Herzmißbildungen sind Lippen-Kiefer-Gaumen-Spalten und Gaumenspalten die zweithäufigsten Mißbildungen.

Die Wiederholungshäufigkeit von Lippen-Kiefer-Gaumen-Spaltformen beträgt in einer Familie mit gesunden Eltern beim zweiten Kind 5%. Bei isolierter Gaumenspalte beträgt die Wiederholungshäufigkeit 1,8%.

Wenn bei einem Elternteil eine Spaltbildung vorliegt und beim ersten Kind eine solche fehlt, beträgt die Wahrscheinlichkeit einer Lippen-Kiefer-Spalte beim zweiten Kind 2%, die Wahrscheinlichkeit einer isolierten Gaumenspalte beträgt 7%.

Wenn beide Elternteile die gleichen Voraussetzungen haben und beim ersten Kind eine Spaltbildung besteht, beträgt die Wahrscheinlichkeit einer Lippen-Kiefer-Spalte beim zweiten Kind 17%, die Wahrscheinlichkeit einer isolierten Gaumenspalte beträgt 14%.

19.5
Ursachen

- Überwiegend *Vererbung* (12–40%). Bei LKG-Spalten meist *rezessiver* Erbgang.
- Intrauterin *erworben*. Embryopathien (Viruserkrankungen der Mutter, stoffwechselpathologische Einwirkungen, Sauerstoffmangel, toxische Schäden, z. B. Medikamente).
- Intrauterine Blutungen.
- Mechanische Faktoren.
- Höheres Lebensalter der Mutter.

Mit Syndromen in Zusammenhang stehende Spalten kommen in 2 Formen vor:
- Kombination mit abweichendem Chromosomensatz (z.B. die Trisomien [Down-Syndrom]). Es handelt sich hierbei weder um erbliche Ursachen noch um Entstehung aufgrund von Umweltfaktoren.
- Entstehung aus mutierten Genen (selten).

Pierre-Robin-Syndrom: Unterkieferhypoplasie, Glossoptose, nicht obligate mediale Gaumenspalte. Lejeune-Syndrom, Patau-Syndrom, Edward-Syndrom.

Nichtursachen sind Schreckreaktionen, die meisten Medikamente, leichte Verletzungen oder Erkrankungen der Mutter.

19.6
Symptome

Bei Säuglingen gibt es Ernährungsschwierigkeiten, da Saugen unmöglich sein kann. Die Fütterung erfolgt mit dem Löffel oder über eine nasopharyngeale Sonde; Austritt von Nahrung aus der Nase. Heute wird sofort nach der Geburt eine Trinkplatte eingesetzt.

Infolge des behinderten Lippenschlusses kommt es zu Speichelfluß und Wundecken in den Mundwinkeln (Rhagaden).

Besteht seit Geburt ein Defekt des Gaumens, so entwickelt sich die Sprache des Kindes anders als bei intaktem Gaumen. Eine normale Bildung der meisten Laute an der richtigen Artikulationsstelle nicht möglich. Hinzu kommt offenes Näseln. Daher besteht eine komplexe Sprachstörung (*Palatolalie*) und außerdem eine Veränderung des Stimmklanges (*Palatophonie*).

Zunächst besteht keine Diskrepanz zwischen der Stimme und dem Klang einzelner Laute des Säuglings mit Gaumenspalte und der Stimme eines gesunden Kindes. Eine Veränderung tritt erst auf, wenn das Kind mit dem Lautieren unter Bildung der ersten Wörter beginnt und sich bemüht, den Klang der gehörten Wörter nachzuahmen (zweite Lallperiode). Der Sprechbeginn liegt erst zwischen dem 18. Monat und dem vollendeten 2. Lebensjahr.

19.6.1
Offenes Näseln

19.6.1.1
Hyperrhinophonie

Die Intensität des offenen Näselns hängt von der Größe der Spalte und von den räumlichen Verhältnissen in der Nasen- und Nasenrachenhöhle ab. Niedriges Dach des Nasenrachens, große Rachenmandel und verdickte hintere Muschelenden bewirken auch bei großer Spalte des weichen und harten Gaumens ein verhältnismäßig geringes offenes Näseln. Auch die Lage der Zunge hat einen Einfluß auf die Stärke der Hyperrhinophonie. Oft wird der Zungenrücken gehoben und legt sich in die Öffnung der Spalte. Die Luft wird dann direkt in den Nasenrachen und die Nase geführt. Daher ist ein Flachlegen des Zungenrückens beim Sprechen notwendig.

19.6.1.2
Rhinophonia mixta

Vokale werden oft gemischt nasaliert. Dies kann Folge einer kompensatorischen krankhaften Verengung des Rachens (pharyngeale Kontraktion) sein.

19.6.2
Störungen der Artikulation (Palatolalie)

Fast alle Konsonanten können nicht gebildet werden infolge fehlender oder mangelhafter Artikulationsstellen der dritten Artikulationszone.

Die Vokale klingen offen nasaliert, am meisten i und u; a klingt am besten.

Die Verschlußlaute können nicht oder nur schwächer gebildet werden, da die Luft durch die Nase entweicht, bevor an den drei Artikulationszonen ein ausreichender Druck entsteht, um ein Explosionsgeräusch zu erzeugen. Die Lippenlaute b und p werden insbesondere bei Behinderung des Lippenschlusses daher durch m-ähnliche, nasale Explosionen (Stoßgeräusche), die Zungenlaute d und t durch n-ähnliche ersetzt. G und k fallen infolge des fehlenden Gaumens völlig aus oder werden durch pharyngeale und laryngeale Explosionen ersetzt. Dies bedeutet eine Verschiebung der Artikulation in die 4. Artikulationszone zwischen Zungengrund und Rachenhinterwand und in die 5. Artikulationszone zwischen den Stimmlippen oder im Kehlkopfeingang (zentrale oder retrograde Artikulationsverlagerung hinter den fehlenden Gaumen-Rachen-Abschluß). An Stelle der Explosivlaute kommen häufig auch harte Stimmeinsätze vor.

Die Reibelaute f und w können durch ein blasendes Geräusch ersetzt werden, das in der Nasenhöhle entsteht. Die Reibelaute f, w, s, z, ch_1 und ch_2, sch verklingen durch die Nase und werden durch krampfhaftes Zusammenziehen von Gesichts- und Nasenmuskeln, durch Verengungen im Kehl-Schlund-Bereich und durch Sprechatemverstärkung zu genäselten Schnüffellauten. Im Verlauf der artikulatorischen Fehlentwicklung werden die Reibelaute ebenfalls immer weiter hinten gebildet, d.h. in der 4. und 5. Artikulationszone.

Durch die Spaltbildung ändern sich die Resonanzverhältnisse. Durch den vermehrten Luftverlust entsteht eine schnellere und unpräzisere Sprechweise.

Das scharfe zischende Geräusch der Zischlaute entsteht durch die

Tabelle 19-2:
Einteilung der Palatolalie

Grad	Befund
1	– Reste einer Palatolalie (kein Näseln, abklingende Dyslalie) – Insgesamt Eindruck normaler Sprache
2	– Nasaler Beiklang – Artikulationsfehler – Nicht allzu auffällig
3	– Deutlich ausgeprägte Palatolalie – Noch verständliche Sprache
4	– Deutlich ausgeprägte Palatolalie – Unverständliche Sprache

Reibung der Luft am Rande der angespannten Stimmlippen. Der Kehlkopf wird dabei stark in die Höhe gehoben (*Sigmatismus laryngealis*). Eine Abweichung des Geräusches von s und sch entsteht durch Veränderung der Artikulationsstellung der Lippen und der Zunge. Das Reibegeräusch wird aber nicht an den Zähnen gebildet.

R wird meist im Rachen zwischen der Zungenwurzel und der Hinterwand des Rachens gebildet. Die Bildung des Zungenspitzen-R gelingt meist nicht. Die Vibrationen des R-Lautes können auch im Kehlkopf an den zusammengepreßten Stimmlippen oder an den Taschenfalten entstehen.

Die Bildung der Lippen- und Zungen-Zahnlaute, der Vokale o und u, der Umlaute ö und ü ist behindert infolge Narbenbildung nach operierten Lippenspalten, pathologischer Kieferform und Zahnstellung. Behinderung des Vornsprechens.

Die Ersatzlaute von Explosivae und Frikativae erzeugen Nebengeräusche und Obertöne. Dadurch ist die Sprachverständlichkeit eingeschränkt.

Die Einteilung der Palatolalie ist in Tabelle 19–2 wiedergegeben.

19.6.3
Störung der Mimik

Die Mimik verändert sich durch Verengung der Nasenflügel, Runzeln der Nase und Heben der Oberlippe. Die mimischen Hilfsbewegungen sind am ausgeprägtesten bei den Zisch- und bei den Explosivlauten. Dadurch wird erreicht, daß weniger Luft durch die Nase entweicht. Bei den Vokalen e und i werden die Lippen auseinandergezogen und nach vorne geschoben bei gleichzeitiger Verengung der Nasenöffnungen. Die Beseitigung der mimischen Störungen bereitet therapeutisch große Schwierigkeiten.

19.6.4
Störung des Stimmklanges (Palatophonie)

Es handelt sich um eine sekundäre Veränderung durch Kompensationsversuche der primären Veränderungen. Ursachen:
- Veränderung der Stimme durch abnorme hyperfunktionelle Phonation und abnorme Stimmresonanz.
- Eingeengte, gepreßte Stimmgebung infolge Rückwärtszug der Zunge, Kehlverengung und Überanstrengung.
- Bildung der Stimme unter starkem Exspirationsdruck auf die Stimmritze, wobei die Spannung der Stimmlippen verstärkt wird.
- Anhebung des Kehlkopfes; dadurch Verkürzung des Ansatzrohres.
- Verspannung der Haltemuskulatur des Kehlkopfes durch forciertes überanstrengtes Sprechen und dauernden Atemüberdruck wie bei hyperfunktioneller Dysphonie.
- Evtl. Schädigung der Stimmlippen infolge pharyngealer oder laryngealer Lautverlagerung sowie Überbeanspruchung.
- Überwiegen der Kopfresonanz bei der Phonation; verminderte Brustresonanz.

Die Veränderung des Klanges der Vokale entsteht durch abnorme Bewegungen der Zunge und des Kehlkopfes. Dadurch verändern sich die resonatorischen und räumlichen Verhältnisse. Normalerweise wird der Raum von der Stimmritze bis zum Rand der Mundlippen in zwei Resonanzabschnitte geteilt. Der eine liegt im vorderen Teil der Mundhöhle zwischen der gehobenen Zunge und dem harten Gaumen, der zweite im hinteren Teil der Mundhöhle und der Rachenhöhle; er wird begrenzt durch die Hinterwand des Rachens, die Zungenwurzel und den erhobenen weichen Gaumen. Bei jedem Vokal gestalten sich beide Räume anders (akustische Grundlage der Vokalklänge). Bei der Gaumenspaltensprache entsteht durch die Retraktion der Zunge, durch das Heben ihres Rückens und dadurch, daß sich der Kehlkopf nach oben und vorne schiebt, ein breiter, röhrenförmiger Raum, der aus der Kehlkopfhöhle in die Nasenhöhle führt. Der vordere Vokalraum vergrößert sich bei den Vokalen e und i; beim u verkleinert er sich. Die Zunge wird nach dorsal verlagert, um kompensatorisch einen hinteren Mundabschluß zu erreichen. Dadurch wird das antagonistische, dynamisch ausgeglichene Wechselspiel zwischen zentripetal wirkender Lippen-, Wangen-, Gaumensegel- und Schlundringmuskulatur sowie der zentrifugal wirkenden Zungenmuskulatur gestört und somit das Mittelgesichtswachstum und die Sprachentwicklung beeinträchtigt.

19.7
Kombination von Gaumenspalten mit weiteren Funktionsstörungen

Gaumenspalten können mit verschiedenen Mißbildungen und Funktionsstörungen kombiniert sein, von denen einige in den folgenden Abschnitten beschrieben werden. Gaumenspalten können auch mit Intelligenzrückstand verbunden sein.

19.7.1
Zentrale Entwicklungshemmungen der Sprache

Gaumenspalten sind häufig kombiniert mit zentralen Entwicklungshemmungen der Sprache: Verzögerte Sprachentwicklung, Stammeln, Dysgrammatismus.

19.7.2
Tubenfunktionsstörungen

Die Muskeln des gespaltenen weichen Gaumens werden bei Innervation kräftig zur Seite und nach vorne gezogen, wobei sich der gesamte Muskel-Schleimhaut-Wulst vor den Tubeneingang legt. Das Ausmaß der mechanischen Verlegung hängt von der Größe des Spaltes ab.

Die Kontraktion des M. levator veli palatini führt nur zur Verbreiterung der Gaumenspalte; keine hebende Wirkung auf den Tubenknorpel, da die Vereinigungen der Muskeln beider Kopfhälften durchtrennt sind (Levator- und Tensorschlinge). Die Muskeln sind somit ohne festen Halt und Ursprung. Auch nach Gaumenspaltenoperation folgt nur eine Besserung der Tubenfunktion, jedoch keine Tubenöffnung beim Schlukken wegen postoperativer Narbenzüge am weichen Gaumen.

Nach Verschluß des weichen Gaumens besteht bei ca. 50% der Kinder keine Tubenobstruktion mehr. Die pathologischen Ohrbefunde sind weniger schwerwiegend, wenn die Tube nur teilweise oder nicht verlegt ist.

Infolge mangelnder Tubenventilation und Mittelohrbelüftung sowie durch die ungeschützt liegende Tubenöffnung entstehen Tuben-Mittelohr-Katarrhe, evtl. mit Ergußbildung (Mukotympanon), entzündliche Mittelohrerkrankungen sowie Adhäsivprozesse mit bleibender Schalleitungsschwerhörigkeit bei 50% der Spaltpatienten.

Ursachen der Tubendysfunktion:
- Öffnungsbehinderung durch morphologische und funktionelle Insuffizienz der Gaumensegelmuskulatur, insbesondere des M. tensor veli palatini, dem die Gaumensegelaponeurose als Ansatz fehlt. Dadurch entfällt die Zugfunktion auf die äußere Lippe des Tubenknorpels zur Lumenerweiterung beim Schlucken. Der Sekretabfluß aus dem Mittelohr ist behindert.
- Genetisch bedingte Hypoplasie des Tubenknorpels; hierdurch sind Umfang und Weite des Tubenlumens geringer als bei normalen Gaumenverhältnissen.
- Hyperplasie der Schleimhaut und des lymphatischen Gewebes am pharyngealen Tubenostium; hierdurch wird die Öffnung der knorpeligen Tube beim Schlucken zusätzlich behindert.
- Gestörte Nasenfunktion mit unphysiologischer Mundatmung. Folgen: Pharyngitis, Laryngitis, Tracheobronchitis.
- Störungen der Nahrungsaufnahme.
- Verschlußschwäche der Tube; hierdurch wird beim Schnüffeln Luft aus dem Mittelohr abgesaugt.

Seromuköse Ergüsse. Fünfzig Prozent aller normalen Kinder haben in den ersten drei Lebensjahren seromuköse Ergüsse. Bei der Hälfte dieser Kinder besteht Tendenz zur spontanen Normalisierung im Laufe der Schädelentwicklung; hierbei nimmt die Tube ihre endgültige Weite, Form und Verlaufsstrecke ein. Auch bei Kindern mit Spaltbildungen findet sich diese Tendenz, aber in geringerem Maße. Die Tubenfunktion bessert sich jedoch erst in und nach der Pubertät. Daher werden erst ab dem 20. Lebensjahr Tympanoplastiken durchgeführt.

Cholesteatome. Ein Cholesteatom kommt bei Spaltträgern 30mal häufiger vor als bei der Normalbevölkerung. In solchen Fällen ist eine Operation bereits vor der Pubertät erforderlich.

Innenohrschwerhörigkeit. Eine zusätzliche Innenohrschwerhörigkeit bei Spaltträgern ist selten. Ursache sind dann toxische Innenohrschäden durch die häufig durchgemachten Mittelohrentzündungen.

Anmerkung: Der Sekretabfluß aus dem Mittelohr wird begünstigt, indem Kleinkinder ab und zu mit erhöhtem Kopf und Oberkörper oder in abwechselnder Seitenlage gebettet werden. Im Krabbelalter soll man die Kinder mehrmals am Tage ohne Kissenunterlage in Bauchlage spielen lassen.

Vorschieben des Unterkiefers begünstigt die Tubenöffnung.

$^{1}/_{4}$jährliche Hörkontrollen zwecks Beurteilung des Gehörs wegen Neigung zu Tubenkatarrhen und Paukenergüssen.

19.7.3
Kompensatorische Rachenmandelhyperplasie

Als Therapie kommt evtl. eine bilaterale Teil-Adenotomie in Frage. Die Tubenostien sind dann frei, der velopharyngeale Abschluß bleibt erhalten bzw. verschlechtert sich nicht. Auch bei vergrößerter Rachenmandel ist die Tubenfunktionsstörung jedoch überwiegend auf die Insuffizienz der Gaumenmuskulatur zurückzuführen, so daß mit einer Adenotomie Zurückhaltung geboten ist.

19.7.4
Nasenmißbildungen

Bei Gaumenspalten ist der Nasensteg zu kurz, die Nasenscheidewand ist verbogen, es besteht eine kompensatorische Hyperplasie der Nasenmuscheln. Die gestörte Nasenatmung bedingt eine falsche Atem- und Schlucktechnik.

Bei Lippen-Kiefer-Gaumen-Spalten finden sich folgende Sekundärmißbildungen der Nase:

- Das kaudale Septum und der Nasenfortsatz werden durch Muskelzug der Lippe in das nicht gespaltene Nasenloch umgeleitet.
- Die Basis des Nasenflügels ist auf der Spaltseite nach lateral und nach unten verlagert und wird durch die relative Hypoplasie des Oberkiefers auf dieser Seite nach rückwärts verschoben.
- Auf der Spaltseite ist die Nasenkuppel niedriger und der Nasenflügel ist abgeplattet; hierdurch kommt es zu einem horizontalen Nasenloch.
- Der mediale Schenkel des unteren lateralen Flügelknorpels ist kurz; der laterale Schenkel ist länger, abgeflacht und erstreckt sich über einen größeren Abschnitt. Zusammen mit der daranhängenden Haut wird er in eine bedeckte, S-förmige Spalte gezogen.
- Der Nasenboden kann fehlen.
- Der Nasenknochen kann stärker vertikal und medial abweichen als die andere Seite.
- Vertikaler Gesichtsschädelaufbau bei Spaltträgern.
- Andere Anordnung der Kaumuskulatur.

19.8
Sekundäre Folgen von Lippen-Kiefer-Gaumen-Spalten

Als sekundäre Folge von Lippen-Kiefer-Gaumen-Spalten kann es zu geistiger und seelischer Entwicklungshemmung kommen. Die Persönlichkeitsentfaltung ist beeinträchtigt.

Infolge der Entstelltheit und der Sprachschwierigkeiten entwickeln sich Menschenscheu und die Scheu zu sprechen.

19.9
Therapie

Abdeckung der Spalte im Bereich des harten Gaumens mittels einer Gaumenplatte gleich nach der Geburt. Beginn der logopädischen Behandlung erst nach Verschluß der Lippenspalte und der Spalte des weichen Gaumens. Eine präoperative logopädische Behandlung wird nicht durchgeführt. Die logopädische Behandlung muß jedoch sofort nach dem Weichgaumenverschluß beginnen, d. h. Ende des 2. Lebensjahres.

Mund-Nasen-Trennplatte (Trinkplatte) zwecks Beseitigung der gestörten Zungen- und Wangen-Lippenmuskelmotorik. Herstellung durch den Kieferorthopäden nach Abdruck. Optimaler Zeitpunkt ist der 1. oder

2. Tag nach der Geburt. Es wird ein Abdruck vom Oberkiefer genommen. Die angefertigte Kunststoffplatte wird noch am gleichen Tag, spätestens innerhalb der ersten Woche eingesetzt. Nachuntersuchung alle 2–4 Wochen. Hierdurch Verbesserung der Muskelfunktionen und des Wachstums.

Die Trennplatte dient auch als Trinkhilfe. Sie dient weiterhin zur Abstützung der Zunge bei der Lautbildung, sie richtet den Vomer auf und stabilisiert den Zwischenkiefer in der Vertikalen.

Trennplatten können andererseits eine mangelhafte Innervation des Gaumensegels bewirken, die sich auf die schon hypoplastische Muskulatur negativ auswirkt.

19.9.1
Postoperative logopädische Therapie

Hauptziele der Behandlung sind:
- das Gehör, insbesondere die Differenzierungsfähigkeit zu schulen,
- die Atemführung und Atemkraft in ein optimales Verhältnis zueinander zu bringen,
- das Gaumensegel und die Schlundmuskulatur zu aktivieren,
- die Rückverlagerung der Zunge zu korrigieren,
- Sensibilität für die richtigen Sprechbewegungen zu erwecken,
- nicht gesprochene oder falsch gesprochene Laute neu zu erlernen,
- die Lippensensibilität und Lippenkraft zu stärken,
- die Kieferbeweglichkeit zu erlangen,
- die überanstrengten Stimmbänder zu entspannen,
- die Mitbewegungen des Gesichtes abzubauen,
- die Mitteilungsbereitschaft anzuregen.

Lippenübungen. Lippen vorwölben, auch durch Vokalgleiten a-u, u-i, u-a, i-u; ma-mu, mi-mu, mo-mi, mü-ma, ma-mi-mu, mi-mo-mau. Lippen spitzen, öffnen, schließen, aufeinanderpressen, breitziehen, einziehen, Oberlippe über Unterlippe legen und umgekehrt, Lippen beißen mit Oberzähnen auf Unterlippe und umgekehrt, schmatzen, schnalzen, Kutscher-R machen (Lippen-R: Brrr), Bleistift mit den Lippen halten.

Lippenmassage: über der Operationsnarbe mit leichtem Druck von der Nase abwärts streichen, blasen, pfeifen.

Resonanzübungen auf m und n zur kinästhetischen Schulung von

Lippenöffnung und Lippenschluß: ma-me-mi usw.; mam-mem-mim usw.

Zungenübungen. Herausstrecken, nach oben, nach unten, nach den Seiten, lecken lassen, Zungenränder an Zähne oder Gaumen drücken, bei geschlossenem Mund die Backenhaut mit der Zunge herausdrücken, bei offenem Mund Zungenspitze an die oberen Schneidezähne oder an den Gaumen führen. Zunge zurückziehen, mit der Zungenspitze am Gaumen oder an den Zähnen beiderseits zurückgleiten.

Unterkieferübungen. Kauen mit leerem Mund, Unterkiefer nach beiden Seiten bewegen, Vorschieben des Unterkiefers, leichtes Kreisen, weites Gähnen. Kiefer schütteln, Kauübungen nach Fröschels.

Aktivierung des operativ neugestalteten Gaumensegels. Gähn-Lachübungen (Durchlachen der Vokale, Lachstakkato), Stoßübungen (beide Fäuste werden kräftig an den Körperseiten heruntergestemmt; dabei werden rhythmisch die Lautfolgen pa-pe-pi-po-pu intoniert); Rufübungen mit K-Lauten.

Lautkorrektur erfolgt wie beim Stammeln. Es wird jedoch nicht von leichten Lauten ausgegangen, sondern von Lauten, bei denen sich der weiche Gaumen am wenigsten hebt.

Bei Übungen mit erhöhter Muskelanspannung besteht Gefahr, daß die Zunge in eine ungünstige retrahierte Lage kommen kann.

Die Korrektur der Konsonanten kann auch von den Engelauten aus erfolgen. Werden diese von glossopharyngealen Geräuschen begleitet, beginnt man mit den Explosivlauten.

Bei Kindern erfolgt die Lautanbahnung mit lautunterstützenden ganzkörperlichen Bewegungen.

Die Lautbildung kann auch auf folgendem Weg erfolgen: Ausgegangen wird von u, o, m, danach a, n, l (momomo, nunona, nala-nolo-nulu usw.). Diese Reihen werden mit i, e, ch fortgesetzt. Das vordere ch wird zunächst mit geschlossener Nase gebildet. Die Reihe ich-ech-üch-uch-och-ach führt zum hinteren ch, das zwischen Zungenrücken und Gaumen gebildet wird. Übungen mit f und w leiten über zu den Verschlußlauten p-b, t-d. Die Realisation von b, d, g leidet besonders unter den Unzulänglichkeiten des nasopharyngealen Abschlusses; daher sind stimmlose Verschlußlaute leichter zu erzielen als die stimmhaften. Nach den Verschlußlauten (p, b, t, d) werden die Zischlaute entwickelt. Am besten läßt man vorderes ch dem k vorausgehen: Ichkenne, michkämme, ichkannkommen, auchkommen.

Das Zäpfchen-R zu erlernen ist meist gar nicht möglich; als letztes wird daher das Zungen-R angebildet.

Zunächst kann man auch mit zugehaltener Nase üben. Man kann auch die Lautübungen mit t beginnen, das am Silbenanfang geübt wird, dann p. Aus t werden abgeleitet: k, tsch, z, s, eventuell r.

T kann aus d entwickelt werden. D wird aus n durch Zuhalten der Nase entwickelt bei Silben wie nana.

Atmung. Erlernen des Atemstützens, Atemsparens, Atemverteilens (vor Operation großer Luftverbrauch, falsches Ansetzen des Atemdruckes).

Stimme. Beseitigung der hyperfunktionellen Dysphonie mit rauher und heiserer Stimme, harten Stimmeinsätzen und zu starkem Phonationsdruck sowie hochsteigendem Kehlkopf. Finger wird zwischen den oberen Rand des Schildknorpels und das Zungenbein gelegt und der Kehlkopf nach unten gedrückt. In dieser Stellung Übung der Vokale mit tiefem, leisem und weichem Stimmeinsatz. Verlegung der Stimm- und Lautbildung nach vorn.

Mimik. Beseitigung störender Mitbewegungen des Gesichts und von Nebengeräuschen in Mund und Rachen.

Gebißanomalien. Zusätzlich vorhandene Gebißanomalien werden kieferorthopädisch reguliert.

Weitere Möglichkeiten therapeutischen Vorgehens beruhen auf folgenden zwei Therapieprinzipien:
– Feinmotorische Bewegungen der unteren und vor allem der oberen Extremitäten fördern die Entwicklung der Artikulationsmotorik.
– Die Artikulation wird zur Anregung bestimmter Muskelfunktionen verwandt.

Beim funktionellen Training wird zunächst mit der Zunge und erst später mit dem Gaumensegel begonnen. Daher wird zunächst die Eigenwahrnehmung der Zunge durch Fühlübungen gefördert. Anschließend wird über Nasallaute versucht, die Zunge bei der Artikulation in den vorderen Mundraum zu bewegen. Von den Nasallauten her wird hierbei versucht, einen der Artikulationsstelle sehr nahe liegenden, bisher falsch gebildeten Laut abzuleiten. Dabei geht es nicht primär um die phonetisch korrekte Lautbildung, sondern darum, mit diesem Laut die Zungenfunktion zu ändern.

Weitere Übungen bestehen in Bewegungen der Arme, Hände und Fingerspitzen nach vorn oben, also vom Körper weg; hiermit wird auch eine Hebung der Zungenspitze nach vorn oben erreicht.

Mittels ganzkörperlicher Bewegung oder spielerischer Lautgebung wird somit die Zunge in den vorderen Mundbereich orientiert; damit fällt die gezielte Lautanbahnung leichter.

Der M. orbicularis oris kann durch Massage und passive Bewegungen bzw. durch Festhalten von Korken mit den Lippen trainiert werden.

Training des Gaumensegels. Alle Bewegungen, die eine Anspannung der Bauchmuskulatur erfordern, spannen gleichzeitig das Gaumensegel. Somit soll durch Bauchmuskeltraining eine Erhöhung der Beweglichkeit des Gaumensegels erreicht werden. Blasübungen mit aufblasbarem Spielzeug oder Luftballons.

Velumtrainer nach Kittel und Kobes. Er wird nur tagsüber getragen und erinnert optisch an eine Verschlußplatte, wird jedoch nur bei bereits verschlossener Spalte eingesetzt. Der Velumtrainer ist in seinem am weichen Gaumen liegenden Bereich so erhöht, daß das Gaumensegel angehoben wird. Durch eine Querriffelung des Velumtrainers entsteht ein dem Waschbrett analoger Effekt. Dadurch erfolgt beim Sprechen und Schlucken eine muskulär-nervale Aktivierung.

Therapiedauer. Die Therapie kann sich über Jahre erstrecken, wenn pathologische Sprachlaute und fehlerhafte Artikulationsabläufe als Engramme in den Sprachzentren vorliegen und die falschen akustischen Sprachprodukte mit dem richtigen Höreindruck zentral konditioniert sind.

19.9.2
Operationszeitpunkt bei Spaltbildungen

Ein früher Verschluß des harten und weichen Gaumens zieht Wachstumshemmungen nach sich, bietet aber die Chance zu normaler Sprachentwicklung. Es wird die Ansicht vertreten, daß die normale Sprachentwicklung Vorrang habe, da die Folgen von Wachstumshemmungen durch kieferorthopädische Regulierungen und Korrekturosteotomien zu beseitigen seien. Durch zu frühe Operationen am Gaumen kann es zu einem Zusammenbruch des Oberkieferbogens kommen. Eine Alveolarfortsatzspalte wird nicht mit einer Lippenspalte zusammen verschlossen, da hieraus ungünstige Bedingungen für die Entwicklung und spätere Position der Oberkiefersegmente entstehen und eine solche Operation das Risiko von Zahnkeimschäden beinhaltet. Daher wird später eine sekundäre Osteoplastik vorgenommen.

Andererseits besteht die Tendenz, die Operationszeitpunkte langsam immer weiter nach vorne zu verlegen. Bezüglich der Operationszeitpunkte bei den Frühoperationen bei Spaltbildungen gibt es noch keine einheitlichen Richtlinien.

Einseitige und doppelseitige Lippen-Kiefer-Gaumen-Spalten. Mit 6 Monaten nach Verdoppelung des Geburtsgewichtes (ab 6000 g) gleichzeitiger Verschluß von Lippenspalte, Kieferspalte und vorderem Nasenboden. Verschluß von hartem und weichem Gaumen mit Vereinigung der Gaumensegelmuskulatur zu einer Levatorschlinge zwischen 12.–18. Lebensmonat je nach Milchzahndurchbruch und Kieferformung (die Hälfte der Milchzähne muß durchgebrochen sein). Falls das Gaumensegel zu kurz ist, Velopharynxplastik nach der Einschulung.

Ab einem Alter von 15 Jahren wird die sogenannte Schafsnase (Fixation der Nasenspitze an die Oberlippe durch einen zu kurzen Nasensteg) korrigiert.

Isolierte Spalte des weichen Gaumens. Operationszeitpunkt mit 18 Monaten.

Osteoplastik, d. h. Einsatz von Knochen in den Kieferspaltbereich vorne mit 8 Jahren.

Kieferspaltosteoplastik. Verschluß der Kieferspalte unter gleichzeitiger Einlagerung eines Knochentransplantates.

Gaumenspaltosteoplastik. Verschluß des Gaumens unter Verwendung eines Knochentransplantates.

Kiefer-Gaumenspaltosteoplastik. Verschluß der Kiefer- und Gaumenspalte unter gleichzeitiger Einlagerung eines Knochentransplantates im Bereich des Kieferkamms und harten Gaumens.

Da die Frage nach dem günstigsten Zeitpunkt der Osteoplastik noch nicht eindeutig geklärt ist, werden folgende Definitionen empfohlen:

Primäre Osteoplastik. Osteoplastik im Gebiß der ersten Dentition.

Sekundäre Osteoplastik. Osteoplastik im Wechselgebiß.

Tertiäre Osteoplastik. Osteoplastik im permanenten Gebiß.

19.9.3
Operationstechniken

Der operative Verschluß erfolgt im Bereich des weichen Gaumens dreischichtig (Nasenschleimhaut, Muskulatur, Mundschleimhaut), im Bereich des harten Gaumens zweischichtig (Nasenschleimhaut, Mundschleimhaut). Zusätzlich kieferorthopädische Behandlung.

Eventuell kann gleichzeitig mit einer Lippen- und Gaumenplastik eine Paukendrainage in der gleichen Narkose durchgeführt werden.

Gaumenspaltenoperation nach LANGENBECK. Es wird von vorn nach hinten unter Einschluß des Zäpfchens ein Einschnitt entlang der Spaltkanten durchgeführt. Die lateralen Einschnitte werden durch das Mukoperiost knapp unterhalb des Zahnfleischrandes jeder Seite vorgenommen und verlaufen vom Eckzahn nach hinten um den Kinnhöcker herum. Die Gewebslappen werden angehoben, medial nach vorn gezogen und in Schichten vernäht.

Rückverschiebungsmethode (Push-back-Operation nach DORRANCE): Die V-Y-Gaumenplastik wird mit den oben genannten Einschnitten (Operation nach LANGENBECK) begonnen. Dann erfolgt ein zusätzlicher schräger Einschnitt durch jeden Mukoperiostlappen von der hinteren Grenze des harten Gaumens zum Eckzahn. Freilegen der Lappen. Verschluß der einzelnen Schichten. Die V-Y-Plastik verlängert den Gaumen um 15–20 mm.

Gefahr bei der Operation: Trotz verlängertem Gaumensegel besteht weiterhin ein offenes Näseln, da die Innervation postoperativ noch schlechter ist und das verlängerte Velum halb schlaff herunterhängt.

Einzeitiger Gaumenverschluß nach Veau im 18. Lebensmonat.

Zweizeitiger Gaumenverschluß nach Widmaier. Im 18. Lebensmonat wird der Gaumensegelverschluß vorgenommen. Der Verschluß des harten Gaumens folgt im 5. Lebensjahr.

Seitliche Doppellappenbildung nach Heynes.

Vereinigung der hinteren Gaumenbögen nach Kittel.

Operationsmethoden für die Lippenplastik. Rotationsplastik nach Millard oder die Wellenschnittführung nach Pfeifer.

Submuköse Gaumenspalte. Verschlußplastik durch Vereinigung der Gaumensegelmuskulatur nach Widmaier zwecks Verbesserung der Tubenfunktion.

Velopharyngoplastik (Abb. 18–2). Es handelt sich um eine sprachverbessernde Operation bei zu kurzem Gaumen zur Reduzierung des offenen Näselns.

Ein gestielter Pharynxlappen wird mit dem weichen Gaumen vernäht. Die neu gebildeten Choanen liegen rechts und links vom Pharynxlappen.

Die Velopharynxplastik ist kontraindiziert bei erkranktem Mittelohr. Die Sanierung des Mittelohres ist Operationsvoraussetzung. Operation im freien Intervall.

Manchmal heilen rezidivierende Mittelohrerkrankungen nach der Velopharynxplastik aus aufgrund der Verstärkung der Tubenöffnungsfunktion der Levatorschlinge und Unterstützung des M. tensor veli palatini durch den von der Rachenhinterwand in den weichen Gaumen einstrahlenden muskulären Stiel.

Durchführung der Velopharynxplastik erst nach der Einschulung. Bei frühzeitiger Velopharynxplastik vor Abschluß der Wachstumsphase ist mit einer Lappenschrumpfung und Ausbleiben des Lappenwachstums zu rechnen.

Anmerkung: Bei Tonsillektomie (Gaumenmandelentfernung) wegen Entzündung bei Velumspalte Erhalten der peritonsilliären Schleimhaut zur Auskleidung der Tonsillenbuchten zur Vermeidung einer narbigen Verkürzung.

Eine mechanische Indikation zur Tonsillektomie besteht, wenn kloßartige Tonsillen bis zu den Uvulaspitzen reichen und eine spätere Beweglichkeit des Gaumensegels behindern würden.

Große Tonsillen sind ansonsten eine wertvolle Hilfe beim Sprechenlernen nach einer Velumplastik.

Eine vergrößerte Rachenmandel verursacht einerseits Störungen der Tubenfunktion, andererseits ist sie jedoch als Widerlager nach der Velumplastik nützlich.

19.9.4
Prophylaxe von Spaltbildungen

Bei gefährdeten Müttern kann durch die Gabe von Vitamin B einer Spaltbildung vorgebeugt werden. Jedoch wird durch diese Prophylaxe nur eine individuelle (phänotypische) Spaltbildung unterdrückt, nicht jedoch eine familiäre (genotypische) Disposition.

19.9.5
Ergebnisse der logopädischen und operativen Therapie

Postoperativ findet man sonagraphisch eine Verschmälerung der Formantbreiten; dadurch entsteht eine konzentriertere Energieanhäufung und somit eine bessere Verständlichkeit beim Sprechen.

Schlechte Ergebnisse bei der logopädischen Behandlung können auf folgenden Faktoren beruhen:
- Ausmaß der Spaltbildung;
- Ungünstiger Milieueinfluß (häufigste Ursache);
- Hörschäden;
- Sehschäden;
- Familiäre Sprachschwäche;
- Körperliche oder geistige Entwicklungsverzögerung;
- Männliches Geschlecht (Knaben sind infolge ihrer sprachlichen Minderbegabung gegenüber Mädchen schwerer in der Lage, die Folgen der Spaltbildung zu kompensieren).

Eine anfängliche Behinderung der Sprachentwicklung kann sich nach erfolgreicher Frühoperation und bei Fehlen sonstiger negativer Faktoren von selbst ausgleichen.

Wesentlich für den Erfolg der Sprachrehabilitation ist die Funktion des Gaumensegels, nicht seine anatomische Länge. Eine unmittelbare

Verbesserung des Sprechens postoperativ ist auch nach Spätverschluß wegen der Fixierung pathologischer Phonations- und Artikulationsmuster nicht zu erwarten.

Ein nach Spaltoperationen weiterhin vorhandenes offenes Näseln beruht immer auf drei meist kombinierten Faktoren:
- Hypoplasie des M. tensor und levator veli palatini;
- Mangel an Innervation des Gaumensegels;
- Vergrößerung des Abstandes zwischen Gaumensegel und Rachenhinterwand.

19.9.6
Prognose

Die sprachfunktionelle Prognose ist nach operativem Verschluß von totalen und partiellen Velumspalten wegen des normal langen Gaumensegels günstiger als bei totalen und subtotalen Hartgaumenspalten.

Anmerkung: Grad der Behinderung (GdB) bei Kindern mit Lippen-Kiefer-Gaumen-Spalten 100 v. H.; zusätzlich Kennzeichen H (Hilflosigkeit).

19.9.7
Schnarchen

19.9.7.1
Definition

Schnarchen ist ein akustisches Phänomen, das durch Vibrationen der oropharyngealen Weichteile bei unvollständiger Obstruktion der oberen Luftwege verursacht wird.

19.9.7.2
Entstehung und Einteilung

Das Schnarchgeräusch kann an folgenden drei Stellen entstehen:
- zwischen Gaumensegel und Rachenhinterwand (Gaumensegelschnarchen):
- zwischen Zungengrund und Rachenhinterwand (Tonusverlust des M. genioglossus) (Zungengrundschnarchen);
- zwischen den Stimmlippen (Kehlkopfschnarchen).

Man unterscheidet vier Formen des Schnarchens:
- Gelegentliches Schnarchen;
- Gewohnheitsmäßiges Schnarchen;
- Obstruktives Schlaf-Apnoe-Syndrom;
- Zentrales Apnoe-Syndrom.

Bei den ersten beiden Formen handelt es sich um eine partielle oropharyngeale Obstruktion. Bei den letzten beiden Formen wechseln sich Phasen partieller Obstruktion und obstruktiver Schlafatmung mit Phasen kompletter Obstruktion und sistierender Schlafatmung ab.

Vier Obstruktionstypen nach Sher. Man unterscheidet:
- Typ 1: Die Obstruktion kommt durch eine rückwärts gerichtete Bewegung des Zungengrundes zur hinteren Pharynxwand zustande.
- Typ 2: Der Zungengrund bewegt sich auch nach rückwärts, nimmt aber keinen Kontakt mit der Pharynxhinterwand auf, sondern drückt den weichen Gaumen an diese, so daß eine Verbindung von Zungengrund, weichem Gaumen und Pharynxhinterwand im oberen Teil des Mundrachens entsteht.
- Typ 3: Die seitlichen Rachenwände bewegen sich zur Mitte hin.
- Typ 4: Die Rachenwände ziehen sich zirkulär zusammen.

19.9.7.3
Therapie

Operative Beseitigung der oropharyngealen Enge durch Palatopharyngoplastik: Gaumenmandelentfernung, Resektion des Zäpfchens, der Hälfte der vorderen Gaumenbögen sowie der Schleimhaut der gesamten palatalen Zirkumferenz, Vernähung des vorderen mit dem hinteren Schleimhautrand.

20
Stottern

20.1
Definition

Stottern ist eine zeitweise auftretende, willensunabhängige, situationsabhängige Redeflußstörung oft nicht bekannter Ursache, die durch angespanntes, stummes Verharren in der Artikulationsstellung (tonisches Stottern), Wiederholungen (klonisches Stottern), Dehnungen sowie Vermeidungsreaktionen (Wortvertauschungen, Satzumstellungen) charakterisiert ist.

Synonym werden die Begriffe Balbuties (balbus, römischer Beiname für Stotterer), Dysphemie, Spasmophemie, Laloneurose verwendet.

20.2
Häufigkeit

Über ein Prozent der Bevölkerung leidet an Stottern. Das männliche Geschlecht ist dabei stärker betroffen. Ursächlich wird eine bessere Sprachbegabung des weiblichen Geschlechts vermutet. Bei Kindern sind 4% betroffen, 75% davon sind Knaben.

Stottern kann nach dem gegenwärtigen Wissensstand nicht als ein einheitliches Krankheitsbild oder als Störung eines eingrenzbaren Funktionskreises betrachtet werden, sondern es muß als ein Symptom bzw. Syndrom (vielfältige zusätzliche Begleiterscheinungen sind vorhanden) angesehen werden, welches aus verschiedener Ursache mit ähnlicher, aber nicht identischer Symptomatik auftritt. Es handelt sich somit um ein Störungsbild, welches sich bei jedem Stotterer prinzipiell unterschiedlich darstellt hinsichtlich Verursachung, Verlauf, Aufrechterhaltung, Therapieindikation, Therapiewahl und Prognose. Die Sprechablaufstörung Stottern ist nur die maßgebliche Auffälligkeit der Kommunikationsbehinderung Stottern.

20.3
Entstehungstheorien

20.3.1
Vorbemerkung

Stottern ist ein Syndrom, an dessen Zustandekommen in individuell unterschiedlicher Verteilung und Gewichtung körperliche, seelische und interpersonelle Faktoren beteiligt sind.

Stottern entsteht in der Regel in der frühen Kindheit. Es wird von multiplen, koexistierenden und miteinander interagierenden Faktoren beeinflußt. Es handelt sich hierbei um Faktoren physiologischer, organischer, linguistischer und psychologischer Natur, die sich im Verlauf der Lebensspanne individuell verändern und eine sich verändernde Bedeutung für den Stotternden annehmen können.

Als Folge des Stotterns können vielfältige Lernprozesse ablaufen, die zu einer schweren Zusatzproblematik führen. Diese Folgeerscheinungen haben negative Rückwirkungen auf das eigentliche Stottern. Reaktionen der Eltern auf Unflüssigkeiten beim Sprechen, Erziehungsverhalten der Eltern, Persönlichkeitsmerkmale und soziales Verhalten des Kindes brauchen nicht ursächliche Faktoren für die Entstehung des Stotterns zu sein.

Stottern ist ein echtes Leiden, keine Angewohnheit.

Die somatischen Theorien zur Erklärung des Stotterns sind für die Entstehung und Verursachung des Stotterns geeignet, die psychologischen Erklärungsversuche für die Entwicklung und Aufrechterhaltung des Stotterns.

Im Altertum wurde Stottern von Hippokrates als Inkongruenz zwischen Sprechen und Denken angesehen. Aristoteles führte es auf eine fehlerhafte Zunge zurück.

Eindimensionale theoretische Erklärungsversuche des kindlichen Stotterns, gleichgültig aus welchem theoretischen oder weltanschaulichen Lager sie stammen, sind nicht in der Lage, das äußerst vielschichtige Problem des Stotterns zu erklären. Daher haben die aus ihnen abgeleiteten therapeutischen Richtlinien nur eine beschränkte Reichweite; sie sind also nur für einige Stotterer hilfreich, weisen jedoch keine universelle Brauchbarkeit auf.

Stottern ist vielmehr ein multidimensionales Problem. Eine Vielzahl von Faktoren ist an seinem Entstehen beteiligt, die in jedem individuellen Einzelfall herausgearbeitet werden müssen. Die Diagnostik muß jedoch so angelegt sein, daß aus den Ergebnissen auch Schlußfolgerungen für die Indikation zu bestimmten Therapieverfahren gezogen werden können. Einige wichtige Ursachenfaktoren kennen wir mit Sicherheit überhaupt noch nicht.

Die Ursache des Stotterns ist unbekannt.

Stottern ist eine Redeflußstörung. Weitere Redeflußstörungen treten auf bei: Poltern, geistiger Behinderung, psychischen Störungen (Streß), neurologischen Erkrankungen. Redeflußstörungen sind normal bei Kleinkindern.

Risikofaktoren für die Entstehung des Stotterns beim Kind:
- Vorhandensein sprachlicher Auffälligkeiten: Verzögerte Sprachentwicklung, entwicklungsbedingte Sprechablaufstörungen (Sprechunflüssigkeiten zwischen dem 3.–6. Lebensjahr);
- ausgeprägte Selbstunsicherheit des Kindes;
- Stottern in der Familie (familiäre Disposition).

20.3.2
Genetische Erklärungsversuche

20.3.2.1
Familiäre Disposition

Vererbt wird nur die Anlage. Unter gewissen inneren und äußeren Bedingungen kommt es zur klinischen Manifestation. Bei 30% der Stotterer findet man stotternde Verwandte, besonders väterlicherseits. Knaben sind für Stottern empfänglicher als Mädchen.

In Zwillingsuntersuchungen hat der zweite diszygotische (zweieiige) Zwilling ein Stotterrisiko von 32%, der zweite monozygote (eineiige) Zwilling ein solches von 77%. Geschwister eines Stotterers haben nur ein Risiko von 20%.

Zu den Erbmerkmalen müssen also weitere Faktoren hinzukommen, um zu einer Manifestation des Stotterns zu führen.

20.3.2.2
Familiärer Sprachschwächetypus
Die Entwicklung eines Stotterns mit und ohne Polterkomponente ist auf der Grundlage eines familiären Sprachschwächetypus möglich.

20.3.2.3
Komplikation eines Poltersyndroms
Es entwickelt sich auf der Grundlage einer angeborenen Sprachschwäche.

20.3.2.4
Neuropathische familiäre Veranlagung
Besonders in der mütterlichen Familie kommen vor: Migräne, Asthma, Kreislaufstörungen, Verdauungsbeschwerden und andere vegetative Störungen.

20.3.2.5
Dysplasien
Kombination mit Dysplasien im kraniofazialen Gebiet (Hemihypertrophia oder Hemiatrophia faciei) ist selten.

20.3.2.6
Psychogene Faktoren
Sie können bei erblicher Disposition auslösend wirken oder bei der Auslösung mitbeteiligt sein.

20.3.2.7
Nachahmung
Die Manifestation eines erblich bedingten Stotterns wird durch Nachahmung beschleunigt.

20.3.3
Organische Erklärungsversuche

Im Kindes- und Jugendalter sind frühkindliche Hirnschädigungen prädisponierend, im mittleren und höheren Lebensalter gefäßabhängige Faktoren.

20.3.3.1
Frühkindliche Hirnschäden
Sie können prä-, peri- oder postnataler Genese sein (z. B. minimale zerebrale Dysfunktion, Teilleistungsschwäche):
- Obligatorische Symptome der minimalen zerebralen Dysfunktion: Störungen der Motorik, speziell der Feinmotorik. Normale Intelligenz.
- Fakultative Symptome der minimalen zerebralen Dysfunktion: Diskrete neurologische Symptome, Perzeptionsstörungen, mangelhaftes Aufmerksamkeitsvermögen, geschwächte Merkfähigkeit, Verhaltensstörungen, Sprachstörungen (Stottern).

20.3.3.2
Schädel-Hirn-Trauma (traumatisches Stottern)
Es tritt z. B. nach Commotio cerebri, offenen Hirnverletzungen, selten nach Contusio cerebri auf.

Abgrenzung von gewöhnlichem Stottern und Stottern nach Hirntrauma. Symptome des Stotterns nach Hirntrauma: Konstante Symptomatik, es sind andere Wortklassen betroffen, Stottern auch am Wortende. Abgrenzung von einem aphasischen Stottern erforderlich. Siehe auch 20.14.4.

20.3.3.3
Zerebrale Bewegungsstörungen
Dysarthrisches Stottern (iterative Form der Dysarthrie = Palilalie) bei pyramidalen, extrapyramidalen, zerebellaren Erkrankungen. Reines Stottern ohne sonstige Sprachauffälligkeiten ist hierbei selten. Z. B. striäres Stottern bei Läsionen des Corpus striatum (Schweifkern und Linsenkern): Folge einer enzephalitischen Erkrankung (M. Parkinson). Vielmaliges Wiederholen von Wörtern und Satzteilen, besonders am Satzende.

20.3.3.4
Zerebrovaskuläre Erkrankungen
Ein Beispiel ist das aphasische Stottern. Auftreten während der Rückbildung von Aphasien.

20.3.3.5
Funktionsstörung des striopallidären Systems
Sie kann durch äußere und innere Einflüsse entstehen.

20.3.3.6
Neuromuskuläre Koordinationsstörung

Es wird eine fehlerhafte Koordination der Atem-, Stimm-, Sprech- und Sprachregelkreise angenommen. Die moderne Biokybernetik betrachtet sie als Störungen der synchronisierenden und quantifizierenden Taktsignale (Desynchronisation) der im Thalamus gelegenen Zeitgeberzellen, den Clocks. Bei Funktionsstörung kommt es zu Irrtümern bei der Übertragung genetischer und exogener Kodes. Bei gehäuften Blockierungen entsteht Stottern.

20.3.3.7
Verzögerte Sprachrückkopplung

Stotterer sollen ihre Sprache vorwiegend mit dem Ohr kontrollieren, dessen Nervenbahnen nicht ihrem dominanten Hörzentrum unmittelbar zulaufen. Dies führt zu verlängerten Übertragungszeiten und, ähnlich wie bei der verzögerten akustischen Sprachrückkopplung bei normal Sprechenden, zu erheblichen Sprachstörungen.

20.3.3.8
Dominanzstörung

Physiologisch-organische Faktoren: Die zerebrale Dominanz soll unzureichend ausgeprägt sein. Es finden sich längere Reaktionszeiten (Fingerreaktionszeit). Siehe auch 20.3.3.9.

Infolge Gleichwertigkeit (Ambivalenz) beider Hirnhälften besteht eine Koordinationsstörung in den sprachlichen Handlungsabfolgen.

Bei einer Teilgruppe von Stotternden ist bei sprachlichen Aufgaben eine verstärkte Aktivierung der rechten anstelle der linken Hemisphäre ursächlich wahrscheinlich. Dies wurde mit der Wada-Technik, mit dichotischen Hörtests, durch Tachistoskopie sowie mit akustisch evozierten Potentialen, EEG und durch Bestimmung der Hirndurchblutung gemessen.

20.3.3.9
Reaktionszeit

Bei Stotterern sind die manuellen und phonatorischen Reaktionszeiten auf optische, akustische und sprachliche Reize verlängert.

20.3.3.10
Wahrnehmungsstörung (nach Cherry und Sayers)
Die Selbstkontrolle des Sprachaktes ist über verschiedene Rückmeldekreise des Wahrnehmungssystems möglich:
- Akustisches Feedback;
- Kinästhetisches Feedback;
- Taktiles Feedback;
- Feedback aus den Sensoren propriozeptiver Reflexe (Reiz- und Erfolgsorgan ist identisch, z. B. Sehnenreflexe).

Der Integrationsvorgang ist erschwert, wenn Rückmeldungen in der linken und rechten Hemisphäre asynchron einlaufen, d. h., wenn sich Interferenzen aufgrund unterschiedlicher Durchlaufzeiten der Signale durch die Nervenbahnen ergeben. Ist eine Integration der Rückmeldesignale nicht möglich, so kommt es zu Koordinationsstörungen des Sprechens und damit zum Stottern.

Als Begründung läßt sich anführen, daß die Stottersymptomatik reduziert wird bei Ablenkung des Stotternden von seiner Sprache durch *Schattensprechen,* d. h., durch annähernd zeitliches Nachsprechen eines vorgesprochenen Textes oder durch verzögerte akustische Rückmeldung der eigenen Sprache über Kopfhörer (Lee-Effekt).

Es gibt keine eindeutigen Beweise, ob es solche für die Kontrolle des Sprechvorgangs wichtigen Feedbacksymptome überhaupt gibt. Daher wird auch die Möglichkeit eines zentralen Feedbacks angenommen, das durch Vergleich mit gespeicherten Mustern die Bewegungsimpulse sofort nach Verlassen des Kortex (Hirnrinde) kontrolliert.

20.3.3.11
Fehler in der zentralen Steuerung peripher-motorischer Abläufe und deren Koordination
Es ist noch unbekannt, ob solche Fehler im Bereich der peripheren Sprachproduktion Ursache des Stotterns sein können. Man findet jedoch bekanntlich bei Stotterern folgende Fehler im Bereich der peripheren Sprachproduktion:
- Abnorme Atmungsmuster. Diese sind Teil der Stottersymptomatologie, aber nicht Ursache des Stotterns.
- Im EMG (Elektromyogramm) einen physiologischen Block der Kehlkopfmuskulatur, d. h., gleichzeitige Kontraktion der Abduktoren und Adduktoren.
- Der Zeitbereich zwischen dem Lösen des Verschlusses eines Konso-

nanten und dem Stimmbeginn des nachfolgenden Vokals einer gesprochenen Konsonant-Vokal-Verbindung ist verlängert.
- Auch im Artikulationsbereich werden antagonistische Muskelgruppen gleichzeitig innerviert.

20.3.3.12
Beibehaltung der akustischen Sprachkontrolle (Van Riper)
Als Erklärung dient die überwiegend akustische Kontrolle der Sprachhandlung bei Kindern während des Spracherwerbs.

Im Verlauf der Sprachentwicklung erfolgt die Übernahme der Kontrollfunktion der akustischen Wahrnehmungsorgane von der Oberflächensensibilität (Tast- und Berührungsempfindlichkeit) und der Tiefensensibilität (Lage- und Bewegungsempfindungen) des Sprechapparates. Störende Interferenzen treten auf, wenn neben der kinästhetischen die akustische Rückmeldung noch bedeutsam bleibt. Daher findet sich bei Tauben ganz selten ein Stottern.

Bei plötzlicher Ertaubung hört das Stottern sofort auf. Wenn noch ein einseitiger Hörrest vorhanden ist, setzt das Stottern nach Anpassung eines Hörgerätes allmählich wieder ein.

20.3.3.13
Defekte in der sensorischen Rückkopplung (Lee)
Bei Defekten in der sensorischen Rückkopplung des Sprechenden sind so lange Wortwiederholungen erforderlich, bis die nötige Information das sprachliche Steuerungssystem erreicht hat.

20.3.3.14
Linkshändigkeit
Linkshändigkeit ist bei Stotternden häufiger als bei Nichtstotternden. Eine Umerziehung von Linkshändern zu Rechtshändern als Ursache oder Provokation des Stotterns ist zweifelhaft.

Die nunmehr über 75jährige Forschung auf dem Gebiet der anomalen Lateralisierung bei Stotterern konnte die Lateralisierungshypothese weder bestätigen noch verwerfen. Man gewinnt den Eindruck, daß Lateralisierungsanomalien bei Stotterern zwar gehäuft vorkommen, daß dieses Phänomen aber nicht bei jedem Stotterer zu beobachten ist. Offenbar ist eine anomale Lateralisierung nicht die alleinige Ursache. Man sollte auch Überlegungen in Betracht ziehen, wonach eine anomale Lateralisierung eine Folge der Sprechunflüssigkeit sein kann.

Zusammenfassend läßt sich feststellen, daß organische Faktoren zumindest Teilursache eines Stotterns sein können. Gegenargumente für eine organische Entstehung des Stotterns sind die Unbeständigkeit und die Situationsabhängigkeit des Stotterns.

20.3.4
Sprachliche Faktoren

Sprachliche Faktoren stellen eine mögliche Ursache für ein Stottern dar.

20.3.4.1
Poltern

Poltern kann Ausgangspunkt einer Entwicklung zum Stottern sein. Stottern entsteht auf dieser Basis im Sinne einer psychogenen Auflagerung oder als funktionell-reaktive Störung, die den Versuch des Polterers, das Poltern zu unterdrücken, darstellt (siehe auch Abschn. 20.3.2.3).

20.3.4.2
Verzögerte Sprachentwicklung

Besorgnis und Korrekturversuche der Umgebung von Kindern mit verzögerter Sprachentwicklung können für diese Kinder zum Inbegriff dauernder Mißerfolgserlebnisse werden. Stottern soll sich in solchen Fällen auf der Basis einer allgemeinen und spezifischen sprachlichen Verunsicherung entwickeln.

20.3.4.3
Psycholinguistische Faktoren

Abhängigkeit des Stotterns von der linguistischen Komplexität einer Äußerung und der Äußerungslänge.

20.3.5
Faktoren der sozialen Umwelt

Den Reaktionen der Bezugspersonen kommt durch Hinlenkung der Aufmerksamkeit eines Kindes auf sein schlechtes, gestörtes Sprechen eine große Bedeutung für die Entwicklung eines Stotterns zu. Dieser gefährliche Bewußtmachungsprozeß entsteht als Folge des inadäquaten Versuchs, dem Kind zu einem besseren Sprechen zu verhelfen.

Die Bedeutung von psychosozialen Faktoren für die Entstehung und Aufrechterhaltung des Stotterns ist nach wie vor unbestritten. Die früher häufig postulierte Schlüsselstellung von Elternvariablen für die Pathogenese muß jedoch relativiert werden.

Entstehung, Verlauf und Aufrechterhaltung des Stotterns werden indessen vorrangig durch psycho-soziale Variablen beeinflußt.

Die Entstehungs- und Verlaufsdynamik des Stotterns wird in Abhängigkeit von multiplen, koexistierenden und miteinander interagierenden Faktoren physiologisch/organischer, linguistischer und psycho-sozialer Natur gesehen.

Für das kindliche Stottern werden als zentrale Einflußgrößen spezifische Persönlichkeitsmerkmale, Einstellungen und Verhaltensweisen der Eltern angenommen und entsprechend schwerpunktmäßig bei der Frühbehandlung berücksichtigt. Es ist aber nicht berechtigt, generell von typischen stotterspezifischen verbalen Interaktionsmustern in der Eltern-Kind-Beziehung auszugehen.

20.3.6
Psychologische Erklärungsversuche

Sie sind zum Teil widersprüchlich.

Psychologische Theorien zur Entstehung des Stotterns erklären nicht die Entstehung des Stotterns; sie scheinen eher geeignet zu sein, eine Erklärung für die Weiterentwicklung und die Folgeerscheinungen des Stotterns zu liefern. Als Folge des Stotterns können vielfältige Lernprozesse ablaufen, die zu einer schweren Zusatzproblematik führen. Diese Folgeerscheinungen haben negative Rückwirkungen auf das eigentliche Stottern.

Für die Entstehung des Stotterns werden vielmehr disponierende Bedingungen (z. B. Vererbung) verantwortlich gemacht. Kommen nun auslösende (psychische) Bedingungen dazu, dann Erstauftreten des Stotterns. Es folgen nunmehr stabilisierende, chronifizierende und generalisierende (psychische) Bedingungen, die für die Beibehaltung des Stotterns verantwortlich sind.

20.3.6.1
Lerntheoretische Erklärungsversuche

Aus lerntheoretischer Sicht ist Stottern ein gelerntes Fehlverhalten, das durch seine Konsequenzen und auslösende Reize konditioniert, aufrechterhalten und gesteuert wird. Die Entwicklung des Stotterns wird demnach entscheidend davon beeinflußt, daß sich bestimmte Verhaltensweisen selbst verstärken können. Wesentlich sind hierbei einerseits die eigenen Reaktionen des Kindes auf seine Stottersymptome, andererseits auch die Reaktionen der Bezugspersonen. Diese können zur Wahrnehmung der Sprechprobleme und damit zu einer Verstärkung der Symptomatik und zur Entwicklung eines Störungsbewußtseins und von Sprechängsten beitragen, wenn die Bezugspersonen das Kind korrigieren und auf seine Fehler hinweisen.

Die Lerntheorie unterstellt im Gegensatz zur Psychoanalyse keine unbewußten Ursachen für das Zustandekommen von Stottersymptomen. Sie betrachtet Symptome als erlernte Gewohnheiten. Es gibt demnach keine dem Stottersymptom zugrundeliegende Neurose, sondern nur das Symptom selbst.

Lerntheoretisch ist das Stottersymptom eine unangepaßte sprachliche Reaktion, ein situativ falsch erlerntes sprachliches Verhalten (erlerntes Fehlverhalten). Auslösend sind Angst- und Schreckreaktionen in sensiblen Phasen der Sprachentwicklung.

Stottern entsteht also nach der Lerntheorie durch gelerntes Fehlverhalten infolge bestimmter Umweltbedingungen. Eine Erklärung für das Aufrechterhalten des Stotterns ist nur durch gleichzeitige operante und respondente Betrachtungsweise möglich.

Stottern wirkt auf die Umwelt ein: *operante Verhaltensweise* (to operate upon = einwirken auf). Es zieht damit bestimmte positive Konsequenzen nach sich, die für die Aufrechterhaltung des Stotterns verantwortlich sind, z. B. die Zuwendung von Bezugspersonen, ein allgemeines Schonklima, Furchtreduktion und körperlicher Spannungsabfall unmittelbar nach Beendigung des Stottereignisses oder negative Konsequenzen wie Flucht- und Vermeidungsverhalten, negative Selbstbewertung, Scham- und Minderwertigkeitsgefühle.

Diese lösen wiederum eine Antwort (Reaktion) des Stotternden auf die Reaktion der Umwelt aus: *respondentes Verhalten* (to respond = antworten).

Stottern wird also als konditionierte Antwort durch ein vorangegangenes Ereignis reflexhaft ausgelöst, z. B. durch:
– Soziale Reize (Verhalten der Gesprächspartner);
– Reize des Sprachmaterials (bestimmte Laute);
– Hören des eigenen Stotterns;
– Körperliche Reizzustände (erhöhtes Erregungsniveau);

- Vorstellungs- und Gedankeninhalte (Mißerfolgserwartung);
- Furcht- und Angstreize (Personen, Gegenstände).

Zum Verständnis des Einzelfalles müssen meist beide Erklärungsansätze, der respondente und der operante, herangezogen werden. Dieser Sachverhalt wird in der Zwei-Faktoren-Theorie des Stotterns von Mowrer bzw von Brutton und Shoemaker berücksichtigt (s. u.).

Begründungen für die Richtigkeit der Lerntheorie:
- Konsistenzeffekt = Tendenz, in gleichen Situationen bei denselben Wörtern zu stottern;
- Adaptationseffekt = Verminderung des Stotterns beim wiederholten Lesen eines Textes.

Kritik: Eine Erklärung für die Stabilität der Stottersymptome nach Veränderung der Lernumwelt ist durch die Lerntheorie nicht möglich.

Kontinuitätshypothese. Sie geht von der Annahme eines kontinuierlichen Überganges von normalen bis hin zu auffälligen und zu solchen als Stottern zu bezeichnenden Sprachauffälligkeiten aus.

Auslösende Umweltbedingungen. Stottern wird wie flüssiges Sprechen gelernt. Für das Erlernen des Stotterns ist die Umwelt verantwortlich (z. B. Strafreize).

Bezüglich der auslösenden Umweltbedingungen gibt es *Entstehungshypothesen, Entwicklungshypothesen und Hypothesen zur Aufrechterhaltung* des Stotterns.

Stottern als Ergebnis seiner Diagnose (Theorie nach Johnson). Entstehung und Entwicklung des Stotterns nicht vor, sondern mit und nach seiner Diagnose.

Während der kindlichen Sprachentwicklung besteht im 3. und 4. Lebensjahr Sprachungeschicklichkeit. Neigung zu Silbenwiederholungen; 35–50mal bei 1000 Wörtern Wiederholung von Lauten, Wörtern, Sätzen ist noch physiologisch. Nach anderen Auffassungen liegt bei mehr als 10 einfachen und 6 doppelten Silbenwiederholungen — bezogen auf 100 Wörter — oder erst bei 20% Silben- oder Wortwiederholungen Stottern vor.

Der Laie diagnostiziert Stottern mit der Feststellung eines Gestörtseins beim Kind zu einem Zeitpunkt, bei dem sich die Sprechunflüssigkeit eines Kindes nicht von derjenigen unterscheidet, die andere Eltern bei ihrem Kind noch als normal bezeichnen (falsche elterliche Flüssigkeitsnorm). Das Kind reagiert auf die Haltung der Eltern mit immer stärkeren Anstrengungen. Durch die Bemühungen, Wiederholungen und Blockierungen auszuschalten, werden Sprechschwierigkeiten antizipiert (Erwartungsangst). Es bilden sich zahlreiche Fehlverhaltensweisen aus, um die altersentsprechend normalen Sprechverzögerungen zu vermeiden. Stottern ist das, was das Kind gelernt hat, um nicht zu stottern, also das Ergebnis seiner Diagnose.

Die „diagnosogene und symptomatogene Theorie der Stottergenese" (Johnson 1959), nach der für die Entstehung, die Aufrechterhaltung und den Verlauf der Stottersymptomatik in erster Linie Umweltvariablen und hier insbesondere Persönlichkeits-, Einstellungs- und Verhaltensmerkmale der Eltern verantwortlich sind, findet zunehmend weniger Anhänger.

Stottern als sekundäre Antwort. Neutrale Reize, die in zeitlicher und räumlicher Verbindung mit den Stottersymptomen auftreten, werden im Sinne der PAWLOWschen Konditionierung allmählich zu Signalen für Sprechversagen und rufen Angst hervor. Spezifische Laute, Wörter oder Situationsmerkmale wirken als *Angstsignale,* die im Laufe der individuellen Lerngeschichte vom Stotternden erworben wurden. Als solche Angstreize lösen sie *Stotterantworten* aus.

Nach dem Gesetz der Gleichzeitigkeitsassoziation von Reizen nach GUTHRIES Kontiguitäts-Lerntheorie können Reize auch direkt Stotterantworten auslösen, ohne daß als Reaktion zunächst Angst konditioniert wurde. Stottern wird so am Anfang der Lerngeschichte als reflexhaftes Verhalten erklärt.

Stottern als Vermeidungsverhalten (avoidance behavior). Bestrafung des Kindes wegen der Sprechunflüssigkeiten und sein Versuch, die Sprachunflüssigkeiten zu vermeiden, führt zu Langziehen der Anfangslaute, Wiederholen, Verkrampfungen, Verstummen.

Die Anstrengungen, Stottern zu vermeiden, sind identisch mit dem Stottern: Stottern als Ergebnis seiner Diagnose; Stottern als sekundäre Antwort (s. o).

Sog. Anfangsstottern (Entstehungshypothese). Es wird vermutet, daß die Sequenz „Sprechanfang — Pause (Spricht der Partner?) — Sprechen" in das Sprechen des Kindes integriert wird.

Weiter lernt das Kind, eigene Sprechpausen (Denkpausen) für den Partner als solche zu signalisieren, indem es Wortwiederholungen, Zwischenlaute usw. als geeignete Mittel zur Sprechpausenüberbrückung einsetzt. Extreme Ausformungen dieser Sprechunflüssigkeiten werden zum frühkindlichen Stottern.

Stottern als respondentes Lernen (Antwort auf ein vorausgegangenes Ereignis — Entwicklungshypothese).

Anfangs wird nur bei vereinzelten Lauten gestottert. Die betreffenden Laute oder Wörter bleiben im Gedächtnis. Bei erneutem Stottern beim gleichen Laut werden die Schwierigkeiten bei der Bildung des betreffenden Lautes bewußt. Schließlich löst die bloße Vorstellung der Aussprache des gefürchteten Lautes Angst und Erregung aus.

Verstärker (reinforcements). Von der Art der Konsequenzen von seiten der Umwelt, die eine Verstärkerwirkung besitzen und die auf das Stottern folgen, hängt im Sinne der operanten Lerntheorien die künftige Auftrittswahrscheinlichkeit und Intensität der Stottersymptome, d. h. das Fortbestehen (Persistenz), ab.

Drei unterschiedliche Verstärkungsarten werden verantwortlich gemacht:

a) Vermeidung schädlicher Konsequenzen als Verstärker des Stotterns: Eine Hypothese besagt, daß das Stottern als Vermeidungsverhalten (avoidance behavior) betrachtet werden müsse. Durch die Stottersymptomatik kann der Stotternde Anforderungen und unangenehme Lebenssituationen vermeiden. Damit zieht das Stottern indirekt angenehme Konsequenzen nach sich. Aufgrund des erfolgreichen Vermeidens schädlicher Reize persistiert das Stottern. Es gibt unterschiedliche Ansichten über das, was der Stotterer befürchtet und vermeiden möchte:
- Die dem Kind altersgemäße Sprechunflüssigkeit.
- Die Stottersymptome selbst: Die Anstrengungen, das Stottern zu vermeiden, sind identisch mit dem Stottern.
- Die Strafreize, die als ursprüngliche Konsequenzen mit der Sprechungeschicklichkeit einhergehen.

20.3 Entstehungstheorien

- Schwere Blockierungen, Verkrampfungen und völliges Verstummen durch Anwendung leichterer Stotterformen wie Langziehen der Anfangslaute und Wiederholungen.
- Den Verlust an Zuwendung bzw. den Entzug von Aufmerksamkeit durch die Zuhörer, der durch das Stottern aufgehoben wird.

b) <u>Beendigung negativer Reize (Stimuli) als Verstärker des Stotterns:</u>
Eine 2. lerntheoretische Hypothese betrachtet Stottern als *Fluchtverhalten* (escape behavior).

Das Stottern bleibt als Reaktion des Organismus bestehen, weil es eine Reduzierung oder die Beendigung negativer Reize, z. B. Spannungszustände des Organismus, ermöglicht. Unmittelbar nach den Stottersymptomen wird flüssiges Sprechen beobachtet. Ein als schwierig erlebtes Wort führt zu einem Anwachsen der Angst. Die Spannung steigt, es kommt zum Stottern. Dadurch entlädt sich die muskuläre Verkrampfung. Mit dem beendeten Ablauf des Symptoms tritt eine Furchtreduktion ein. Der Spannungszustand ist gesunken, die ängstliche Antizipation beendet.

c) <u>Positive Konsequenzen als Verstärker des Stotterns:</u> Eine 3. lerntheoretische Hypothese betrachtet Stottern als *Annäherungsverhalten* (approach behavior). Annahme folgender positiver Folgen:
- Schonhaltung der Umwelt gegenüber dem Stotternden.
- Eigene Schwierigkeiten und Mißerfolge werden mit dem Stottern entschuldigt.
- Rücksichtnahme der Mitmenschen auch auf Gebieten, die mit Sprechen nichts zu tun haben.
- Erlangung besonderer Vorrechte.
- Wohlwollen und allgemeine Zuwendung der Zuhörer.

Durch Streß ausgelöster konditionierter Laryngospasmus (reflexhafter Kehlkopfkrampf) nach SCHWARTZ. Gegenargument: Stottern tritt auch bei Laryngektomierten (Kehlkopflosen) auf.

Streßgrundreize: Situationsbedingter Streß, Wort- oder Laut-Streß, Autoritätspersonenstreß, Unsicherheitsstreß, physiologischer Streß, Ereignisstreß, Geschwindigkeitsstreß.

Stottern als Ergebnis klassischer Konditionierungsvorgänge (BRUTTON **und S**HOEMAKER**).** Stottern wird erlernt und aufrechterhalten durch klassische Konditionierungsvorgänge.

Stottern als Interaktionsstörung. Nach WYATT tritt Stottern im Zusammenhang mit Krisen in der Mutter-Kind-Beziehung während der kindlichen Sprachentwicklung auf. Die Sprachentwicklung verläuft stufenweise; beim Übergang von einer Stufe zur anderen ist das Kind sprachlabil. Von wichtiger Bedeutung hierbei ist das Sprachvorbild der Mutter und eine ungestörte Mutter-Kind-Beziehung. Stottern tritt auf infolge einer Krise oder Störung der Kommunikation.

Nach SHAMES und EGOLF wird Stottern aufrechterhalten durch das interaktive Verhalten von Eltern im sprachlichen Umgang mit ihren Kindern.

MOTSCH faßt Stottern ebenfalls als Interaktionsstörung zwischen Eltern und Kind auf.

Bestimmte Dispositionen (organische, konstitutionelle, psychische, soziale Faktoren) können zu Grundauffälligkeiten führen, die bei zusätzlichen ungünstigen Interaktionen zwischen dem Kind und seinen Bezugspersonen die Entwicklung von Stottern begünstigen. Aufgrund eines Kategoriensystems werde das interaktive Verhalten zwischen den Partnern analysiert und somit aktuell stotterauslösende und -aufrechterhaltende Bedingungen erfaßt.

Idiographische Betrachtungsweise (MOTSCH). Ein beginnendes Stottern hat immer eine biographisch unterschiedliche Vorgeschichte. Die *Entstehung* des Stotterns wird auf dem Hintergrund der darin enthaltenen individuell unterschiedlichen *Risikofaktoren* (Entstehungsbedingungen) verständlich:
- Stottern entsteht auf der Basis von individuell unterschiedlichen sprachlichen *Grundauffälligkeiten* (entwicklungsbedingte Sprechablaufstörungen, Poltern, verzögerte Sprachentwicklung, situative Sprechablaufstörungen, Sprechablaufstörungen als Ausdruck einer verunsicherten Persönlichkeit).
- Diese Grundauffälligkeiten können mit individuell unterschiedlichen *Dispositionen* organisch-konstitutioneller, psychischer und sozialer Art in Zusammenhang stehen.
- Nach dem Auftreten der Grundauffälligkeit hängt es von dem Selbsterleben des Kindes und den *Interaktionen* mit seinen Bezugspersonen ab, ob die kritische Grenze zum beginnenden Stottern überschritten wird.

Ganz wesentlich in dieser Betrachtungsweise ist die Unterscheidung zwischen Dispositionen für Grundauffälligkeiten und Ursachen des

Stotterns. Viele Menschen mit derartigen Dispositionen gelangen eben nicht zum Stottern, ggf. nicht einmal zu sprachlichen Grundauffälligkeiten. Andere verlieren diese Grundauffälligkeiten wieder, oder sie behalten diese Grundauffälligkeiten (bspw. Poltern) lebenslang bei, ohne daß daraus ein Stottern entsteht.

Die weitere *Entwicklung* des Stotterns verläuft wie die Entstehung individuell unterschiedlich:
- Nach dem Überschreiten der kritischen Grenze hat Stottern die Tendenz, sich dynamisch auszuweiten und immer weitere *Modalitäten* der Persönlichkeit (Gefühle, Gedanken, Verhalten) zu verändern.
- Parallel zu den Veränderungen des stotternden Individuums verändern sich die Einstellungen und Verhaltensweisen der *Bezugspersonen* des Stotternden.

Zwei-Faktoren-Theorie (Zwei-Prozeß-Theorie) nach Mowrer. Verhaltenstheoretische Erklärung der Entstehung des Stotterns auf Grund klassischen und operanten Konditionierens. Diese Theorie stellt die Mechanismen der Symptomaufrechterhaltung plausibel dar. Die Frage, wann und wodurch Stottern entsteht, wird jedoch rein hypothetisch beantwortet.

Stottern als Folge intrapersoneller Konfliktbedingungen (Stottern oder Schweigen). Nach der Rollen-Konflikt-Theorie Sheehans ist Stottern Ausdruck eines doppelten Annäherungs-Vermeidungs-Konfliktes (approach-avoidance-conflict). Das Sprechen führt zwar zur gewünschten Kommunikation, aber ebenfalls zu den gefürchteten Sprechschwierigkeiten. Der Stotternde bewegt sich daher zwischen zwei Zielen:
- Einerseits dem Wunsch zu sprechen und andererseits der Befürchtung zu stottern;
- Einerseits dem Wunsch zu schweigen und andererseits der Befürchtung, sprechen zu müssen.

Der Stotternde antizipiert seine Artikulationsschwierigkeiten, und sein Bemühen, nicht zu stottern, stimuliert das Stottern.

Konfliktmodell von Miller: Es beinhaltet einen Annäherungs- und Vermeidungsgradienten. Stottern wird als ein Ergebnis von Schwankungen um den Gleichgewichtspunkt (Konfliktzentralbereich) der gedanklichen Tendenzen, zu reden oder zu schweigen, aufgefaßt.

20.3.6.2
Neurosetheorien

Stottern ist das äußere Zeichen eines unbewältigten zwischenmenschlichen Konfliktes oder einer Fehlanpassung mit abwegigem Verhalten auf der Basis von verdrängten seelischen Konflikten aus der Zeit der frühen Kindheit *(primäre Neurose)*.

Auch eine *sekundäre Neurose* ist als Folge des Stotterns möglich.

Formen des (neurotischen) Stotterns. Nach FERNAU-HORN werden folgende Formen unterschieden:
- Präneurotisches Stottern. Es besteht eine noch unbewußte Hemmungskette: Seelische Erregung — Atemhemmung — Tonhemmung — Sprechhemmung.
- Erwartungsneurotisches Stottern (Randneurose): Die Sprachstörung tritt in das Bewußtsein des Stotterers. Die Hemmungskette wird zum Hemmungszirkel: Seelische Erregung — Atemhemmung — Tonhemmung — Sprechhemmung — Übertritt in das Bewußtsein. Jeder erneute Sprechversuch ist nun mit der Vorstellung des Versagens verbunden. Vorherrschen der Sprechangst.
- Angstneurotisches Stottern (Schichtneurose). Mit Bestehen des Hemmzirkels wird die Persönlichkeit vom Rand zum Zentrum hin erfaßt (Hemmungsspirale). Diese zentripetal entstandenen Stotterformen machen 80 bis 90% der Gesamtfälle aus und sind die Domäne der Therapie nach FERNAU-HORN.
- Charakterneurotisches Stottern (Kernneurose). Es hat eine andere Pathogenese und tritt selten auf. Es ist kein Hemmungszirkel und keine Sprechangst vorhanden. Es tritt eine Art Kurzschlußreaktion ein: Gefahr im Verzug, Ventil schließen = Stottern.

Therapie: Tiefenpsychologisch und psychiatrisch. Die Prognose ist schlecht.

20.3.6.3
Individualpsychologische Erklärungsversuche (Konzept von SCHOENAKER)

Basistheorie ist die Individualpsychologie von ADLER. Stottern ist eine neurotische Fehlentwicklung, die aus dem individuellen Lebensstil erklärt wird.

Beschreibung der Pathogenese des Stotterns auf dem Hintergrund des individualpsychologischen Konzepts. Aus individualpsychologischer Sicht wird Stottern im Sinne eines zielgerichteten Verhaltens eingesetzt, um die Befriedigung bestimmter, individuell unterschiedlicher Grundbedürfnisse zu erreichen.

Das individualpsychologische Persönlichkeitssystem mit seiner sozialpsychologischen, ganzheitlichen, psychodynamisch-teleologischen Interpretation des Menschen bietet einen Ansatz zur Erklärung des Stotterphänomens:
- Stottern als personales Geschehen: Starke Variation der Symptomatik in verschiedenen Situationen. Stottern erscheint nicht als isoliertes Phänomen, sondern eingebunden in die Erlebnissphäre der Person.
- Stottern als Ausdruck gestörter Kommunikation: Die Frage ist ungeklärt, was den Stotterer veranlaßt, sich stotternd zum Ausdruck zu bringen.
- Stottern als zielgerichtetes Verhalten: Stottern wird als intentionales Verhalten aufgefaßt, das entsprechende Wirkungen in der Umgebung auslöst.
- Stottern als subjektiv sinnvolles Verhalten: Jede Mitteilung beinhaltet eine Offenbarung des eigenen Selbst, die für den verunsicherten Menschen Gefährdung und Risiko bedeutet. In diesem Dilemma entsteht die Produktion eines sprachlichen Notlösungsverhaltens; Sprechwilligkeit wird demonstriert, aber gleichzeitig seine Spontaneität reduziert; Entziehung einer sprachlichen Stellungnahme und Festlegung.

20.3.6.4
Psychische (seelische) Erklärungsversuche

Auslösung (primäres psychogenes Stottern) oder Unterhaltung (sekundäres psychogenes Stottern bei langem Krankheitsverlauf) des Stotterns durch:
- Mittelpunktposition des Kindes;
- Teilnahme des Kindes am Positionskampf;
- Ablehnung des Kindes durch die Eltern;
- Überautoritärer und tyrannischer Vater, hyperprotektive Mutter;
- Erziehung mit zu großer Strenge oder Inkonsequenz;
- Fassadenfamilie (nach innen nicht praktizierte Harmonie);
- Rivalität unter Geschwistern;
- Unerwiderte Liebe zur Mutter oder zum Vater;
- Unterdrückung der sprachlichen Spontaneität des Kindes;
- Geburt eines jüngeren Geschwisterteils;
- Angst-Kinder, die nachts im elterlichen Bett schlafen;

- Leistungsdruck und Überforderung von seiten der Eltern;
- Schulschwierigkeiten;
- Minderwertigkeitsgefühl.

Nachahmung. Allein oder durch Nachahmung kann die Manifestation eines erblich bedingten Stotterns beschleunigt werden.
Bei Zusammentreffen von familiärem Sprachschwächetypus und Nachahmungsstottern ist ein primär genetisch bedingtes Stottern wahrscheinlich.

Traumatisches Stottern. Auftreten nach plötzlichen seelischen oder körperlichen Belastungen, Schreckerlebnissen, psychischem Schock.

Hysterisches Stottern tritt plötzlich nach heftiger Gemütsbewegung ein, oder es entwickelt sich aus einem Mutismus oder aus einer psychogenen Aphonie. Optische Auffälligkeit der Stottersymptome.

Mehrsprachigkeit. Intelligente Kinder können aufgrund ihrer Auffassungs- und Lernfähigkeit zwei Sprachen gleichzeitig erlernen. Bei sensiblen und weniger sprachbegabten Kindern kann Zweisprachigkeit zu Störungen im seelischen Bereich und damit zum Stottern führen: Daher zuerst Erlernen der Muttersprache bis zum fehlerfreien Gebrauch von kleinen Mehrwortsätzen (bis zum 4. Lebensjahr).

Situative Sprechablaufstörungen (Situationsstottern). Auftreten in Situationen physischer oder psychischer Belastung oder Erschöpfung als Reaktion auf Angst und Erregung. Je nach Stärke und Dauer des auslösenden Ereignisses können die Sprechablaufstörungen längere Zeit andauern oder aber, hervorgerufen durch die angstvolle Erinnerung, erneut auftreten.

Sprechablaufstörungen als Ausdruck einer verunsicherten Persönlichkeit: Selbstunsichere Kinder haben oft ein konflikthaftes Verhältnis zu sich und ihrer Umgebung. Sie haben Angst vor dem Handeln mit Worten. Stottern kann sich bei ihnen als Vermeidungsfaktor entwickeln.

20.3.6.5
Psycholinguistische Erklärungsversuche

Ursächlich werden für das Stottern der Bedeutungsgehalt der Äußerung, die Sprechabsicht usw. in den Vordergrund gestellt.

Verzögerte Sprachentwicklung. Nach VAN RIPER sollen alle stotternden Kinder eine verzögerte Sprachentwicklung gehabt haben.

Anmerkung: Nach JOHNSON sollen sich dagegen stotternde Kinder bis zum Zeitpunkt des Auftretens des Stotterns nicht von anderen, flüssig sprechenden Kindern unterscheiden. Stottern soll daher die Folge seiner Diagnose sein.

Wortfindungsschwierigkeiten. Bei Stotterern werden Wortfindungsschwierigkeiten und eine Einschränkung des Wortschatzes gefunden. Diese sollen wegen der Verzögerungen im spontanen Zugriff auf das Lexikon die Stottersymptome verursacht haben.

Artikulationsstörungen. Bei Stotterern finden sich gehäuft Dyslalien.

Störungen der Syntax. Bei stotternden Vorschulkindern werden geringere syntaktische Fähigkeiten gefunden.

20.3.6.6
Psychosoziale Erklärungsversuche

Psychosoziale Faktoren. Ausgangspunkt soll eine psychopathologische Persönlichkeit sein; d. h., Stottern soll eine Verhaltensmanifestation einer neurotischen Fehlentwicklung sein. Die Persönlichkeitsentwicklung des Kindes ist eng verknüpft mit pathologischen Persönlichkeits-, Einstellungs- und Verhaltensmerkmalen der Eltern, die zu einer dialogischen Verunsicherung des Kindes führen.

Es gibt jedoch bisher keine Beweise dafür, daß ungünstige familiäre Konstellationen oder unangemessene elterliche Verhaltensweisen als eine funktionale Bedingung betrachtet werden können, die der Entwicklung des Stotterns vorausgehen. Eine grundsätzliche therapeutische Intervention in das Familienleben ist daher ohne vorausgehende differentielle Diagnostik nicht gerechtfertigt.

Die bisherigen Erkenntnisse gestatten es also in keiner Weise, von typischen Stotterern oder typischen Stottererfamilien oder Stottermüttern oder Stottervätern zu sprechen. Auch das Ausmaß der Beteiligung von psychosozialen Faktoren kann individuell höchst unterschiedlich sein, so daß nur die individuelle und breit angelegte Diagnostik klären kann, welcher Stellenwert ihnen in der Verhaltensanalyse und später im Behandlungsansatz zukommt. Entsprechend muß entschieden werden, in welchem Ausmaß psychologische Therapiebausteine in den Stottertherapieansatz integriert werden müssen. Eine Stottertherapie bei Kindern grundsätzlich als Familientherapie, als analytische Kinderpsychotherapie oder als klientenzentrierte Spieltherapie anzulegen, ist aufgrund der Forschungslage nicht zu rechtfertigen. Ebenso richtet sich beim Jugendlichen und Erwachsenen der Behandlungsplan an der Grundstörung aus, wobei eine eindeutige Psychogenese des Stotterns extrem selten ist und dann eine Psychotherapie erforderlich macht.

Intrapsychische Besonderheiten stotternder Kinder. Diesbezügliche Besonderheiten sind jedoch nicht bekannt. Eine Psychotherapie ist daher ohne Erfolg.

20.3.6.7
Neuropsychologische Erklärungsversuche (GRAICHEN)
Die Neuropsychologie hat die möglichst konsequente Simultan-Beachtung von hirnphysiologischen und psychischen Funktionen zum Ziel.

Stottern soll Folge organismischer Fehlregulationen sein. Aus neuropsychologischer Sicht kann Stottern folgende drei Ursachen haben:
- Bei der Prüfung von schnellen Folgebewegungen (Diadochokinesen) finden sich Dyskinesien, die sich folgendermaßen äußern:
- als außerhalb des Bewegungsaktes einschießende Hyperkinesen oder Ausbleiben des Bewegungsaktes;
- in Mitinnervationen anderer Körperregionen;
- in Störungen des Zeittaktes beim Sprechen;
- in einem Zerfall des Zeittaktes und damit einem Zerfall der synchronisierenden Integration.
- Falls keine Dyskinesien gefunden werden, lassen sich dysphasisch-sequentielle Gedächtnis- und Antriebsstörungen finden.
- Oder es finden sich Störungen der Gedankenprogrammierung infolge einer Schwäche in der zeitteilenden Gedankenordnung.

Nach GRAICHEN lassen sich somit drei verschiedene Teilleistungsstörungen experimentell-diagnostisch belegen: Bei „dysarthrischen" Schwächen kommt es durch systematischen Dämpfungsmangel zu Mitinnervationen im oralmotorischen Bereich und durch Störungen und Zerfall des Zeittaktes zum Zerfall der synchronisierenden Integration motorischer Teilsysteme, was sich in der mangelhaften Koordination von Oralmotorik und Phonation aufzeigt. Bei „dysphasischen" Schwächen führen Beeinträchtigungen im Zusammenwirken von Erregungs- und Dämpfungsprozessen zu Störungen in der geordneten Bereitstellung von Silben aus dem sequentiellen Arbeitsgedächtnis. Diese Störungen zeigen sich vor allem in der Wiederholung von ersten Silben. Sequentiellmnestische Probleme drücken sich auch in den „Störungen der Gedankenprogrammierung" aus. Trotz strukturierter Hilfen des Hörers kommt es zum impulsiven Drauflossprechen mit häufigen, abrupten Gedankensprüngen.

Der Befund einer organisch bedingten Redeunflüssigkeit setzt medizinische und neuropsychologische Fachdiagnostik voraus. Da aber letztere beim jüngeren Vorschulkind nur schwer durchzuführen ist (ein erfolgversprechender Ansatz wird von Stich 1984 mitgeteilt), sind anamnestische Daten und Befunde zur Kognition und vor allem zur motorischen und sprachlichen Entwicklung mitzuberücksichtigen. Denn Kinder mit organisch bedingten Redeunflüssigkeiten fallen häufig schon früh durch Entwicklungsrückstände und besonders durch Abstimmungsprobleme in der Grob- und Feinmotorik auf.

Die pädagogisch-therapeutischen Methoden beziehen sich auf die Förderung sprachtragender Basisfähigkeiten (Verknüpfung rhythmischer, motorischer, auditiver, mnestischer Aufgaben), auf das Bemühen um verlangsamtes Sprechtempo und rhythmische Bündelung von Spracheinheiten (direkte Methoden) sowie auf Strukturierungshilfen beim Sprachverständnis und bei der Sprachproduktion (z. B. prägnante Modellsprache, Sicherung der Verständlichkeit).

Stottern wird somit aus neuropsychologischer Sicht als somatopsychisches Leiden angesehen.

20.3.6.8
Weitere psychologische Erklärungsversuche
Stottern kann als Folge einer abnormen Erlebnisverarbeitung oder als Ausdruck einer abnormen Persönlichkeitsentwicklung verstanden werden.

20.3.7
Stottermodelle

20.3.7.1
Drei-Faktoren-Modell (M. J. Wall und F. L. Myers 1982)

Die Autoren gehen davon aus, daß das frühkindliche Stottern von drei Faktorenbündeln beeinflußt wird:
- Psychosoziale Faktoren: Eltern, andere Erwachsene, Gleichaltrige.
- Organische Faktoren: Verkrampfung von Kehlkopf und Ansatzrohr, Atmung, autonomes Nervensystem, Vererbung.
- Psycholinguistische Faktoren (Phonologie, Syntax, Semantik, Kognition, Bedeutungsgehalt einer Äußerung, Koartikulation, sensomotorische Koordination, Stimmeinsatz, Stimmbeendigung, Sprachmelodie, Sprechabsicht).

Nicht alle Faktoren müssen bei allen Kindern eine bedeutende Rolle spielen; einzelne Faktoren können in völlig unterschiedlichem Ausmaß auftreten. Die drei Faktorenbündel mit ihren Variablen können sich gegenseitig beeinflussen.

20.3.7.2
Komponentenmodell (G. D. Riley und J. Riley)

Unterschieden werden:
- Intrapersonelle Komponenten: hohes Anspruchsniveau beim Kind.
- Interpersonelle Komponenten: ungünstige kommunikative Umgebungseinflüsse, unrealistische Erwartungshaltung der Eltern.
- Neurologische Komponenten: auditive Wahrnehmungsstörungen, Satzbildungsprobleme, Störungen der Mundmotorik einschließlich Artikulationsstörungen, Aufmerksamkeitsstörungen.

Es handelt sich nicht um ein Verursachungsmodell, sondern es werden lediglich Auffälligkeiten herausgestellt, die einen Ansatzpunkt für die Therapie bieten.

Die Bedeutung einzelner Variablen kann sich im zeitlichen Ablauf ändern. Viele der in diesem Modell enthaltenen Variablen beruhen nicht nur auf theoretischen Überlegungen, sondern sind durch empirische Untersuchungen als für das frühkindliche Stottern relevant bestätigt.

Zusammenfassend sei festgestellt, daß Unterschiede zwischen Stotterern und Nichtstotterern, zum Teil auch im frühen Kindesalter, herausgearbeitet wurden hinsichtlich der zerebralen Dominanz sprachlicher Leistungen, der Atmung, Phonation und Artikulation und insbesondere der Koordination dieser Leistungen, hinsichtlich genetischer Faktoren, der Sprach- und Sprechentwicklung und hierbei hinsichtlich semantischer und syntaktischer Leistungen. Es konnte festgestellt werden, daß intrapsychische Besonderheiten bei stotternden Vorschulkindern im Einzelfall eine Rolle spielen können. Sie stellen jedoch kein spezifisches Gruppenmerkmal dar, das stotternde Kinder von nichtstotternden Kindern unterscheidet; ebenso unterscheiden sich Eltern stotternder Kinder nicht eindeutig als Gesamtgruppe von denen nichtstotternder Kinder bezüglich ihrer Persönlichkeits- und Einstellungsmerkmale.

20.4
Beginn des Stotterns und vermutliche Auslösungsmechanismen

20.4.1
Beginn des Stotterns

In den meisten Fällen (66%) beginnt Stottern während der Sprachentwicklung im 3.–6. Lebensjahr, seltener zum Zeitpunkt der Einschulung im 6.–8. Lebensjahr und selten während der Pubertät im 12.–14. Lebensjahr. Ganz selten ist ein Beginn im Erwachsenenalter.

20.4.2
Vermutliche Auslösungsmechanismen

Vorschulalter. Im Vorschulalter verläuft die Entstehung dreidimensional: Familiäre Disposition, auslösende Noxen (psychische Faktoren) und unterhaltende Noxen.

Je größer die familiäre Disposition, desto geringer brauchen exogene Noxen zu sein, um die Manifestationsschwelle zu überschreiten.

Im Vorschulalter werden zwei verschieden Typen von Kindern unterschieden:
– Kinder mit starker Irritierbarkeit im emotionalen Bereich, starker Reaktion auf Milieufaktoren (familiäre Hektik, Konflikte, Überforderung), guter Sprachbegabung, überdurchschnittlicher Intelligenz.
– Kinder mit Sprachschwäche, durchschnittlicher oder unterdurchschnittlicher Intelligenz, Störungen im Bereich der Wahrnehmung oder Motorik, Impulsivität, Mangel an Selbstkontrolle.

Einschulungsalter. Streß-Situationen infolge Mehr- oder Überbelastung oder sozialer Anpassungsschwierigkeiten.

Pubertät. Persönliche Auseinandersetzung mit der Umwelt.

20.5 Entwicklung des Stotterns

So wie jedes Kind seine ganz individuelle Stottersymptomatik hat, die in Abhängigkeit von situativen und personalen Bedingungen erheblich variieren kann, so hat es auch sein ganz individuelles Bündel von Faktoren der Entstehung und Aufrechterhaltung seines Stotterns.

20.5.1 Entwicklungsstottern

20.5.1.1 Definition

Als Entwicklungsstottern wird eine Phase nicht flüssigen Sprechens während der Sprachentwicklung bezeichnet.

Synonym werden die Begriffe entwicklungsbedingte Sprechablaufstörungen, physiologische Iterationen und physiologisches Poltern verwendet. Eine veraltete Bezeichnung lautet physiologisches Stottern.

20.5.1.2 Ursachen

Entwicklungsstottern beruht auf einem Mißverhältnis zwischen motorischer Sprechgeschicklichkeit, sensorischen Fähigkeiten und Denkvorgang. Entweder Nichtnachkommen der gedanklichen Gliederung und des formalen verbalen Entwurfes oder Zurückbleiben der Sprechfähigkeit (physiologische Wortfindungsstörung).

20.5.1.3 Symptome

Entwicklungsstottern ist gekennzeichnet durch:
- Unterbrechung des Redeflusses;
- Wiederholungen von Wörtern und Satzteilen (Iterationen);
- Verwischungen von Lauten und Silben (Symptome des Polterns);

- Kein Behinderungsgefühl, mehr ärgerliches Hindernis des Mitteilungsdranges;
- Kein kontinuierliches Auftreten;
- Abhängigkeit von bestimmten Situationen und Tageszeiten;
- Harmlos, physiologisch.

Entwicklungsstottern klingt nach mehreren Monaten bei 70–80% der Kinder spontan ab.

20.5.1.4
Abgrenzung zum echten Stottern und Übergang in echtes Stottern

Differentialdiagnostische Abgrenzung gegenüber echtem Stottern (siehe auch Abschn. 20.14.1):
- Keine familiäre Disposition nachweisbar.
- Keine psychischen oder organischen Schäden.
- Ein fortgeschrittenes Stadium der Sprachentwicklung ist erreicht.
- Periodenweises Auftreten, Abhängigkeit von bestimmten Situationen und Tageszeiten; Hinweis auf wellenförmig verlaufende psychische und funktionelle Lebensvorgänge in diesem Alter.
- Sekundärsymptome wie z. B. Mitbewegungen sind selten.

Stottern liegt vor, wenn mehr als 10 einfache und 6 doppelte Silbenwiederholungen — bezogen auf 100 Wörter — vorkommen; nach anderen Auffassungen erst bei 20% Silben- oder Wortwiederholungen oder mehr als 35- bis 50mal bei 1000 Wörtern.

Ein Übergang in echtes chronisches Stottern ist möglich unter folgenden Voraussetzungen:
- Zugrundeliegende familiäre Sprachschwäche oder hirnorganische Schäden;
- Fehlerhafte Verhaltensweise der Umwelt gegenüber der Sprechungeschicklichkeit des Kindes;
- Falsche Erziehungshaltung;
- Belastende seelische Umstände;
- Bewußtwerden normaler Sprechunterbrechungen. Versuch, diese mit erhöhtem Artikulationsdruck zu überwinden; Ergebnis ist das Auftreten von Toni. Bei fortschreitendem Störungsbewußtsein assoziierte Mitbewegungen und Auslösung affektiver Zustände in Sprechsituationen. Versuch, die Toni durch bewußte Handlungen zu unterdrücken und durch Flickwörter zu kaschieren; Auftreten psychischer Sekundärsymptome.

Stottern ist somit ein Entwicklungsphänomen. Selten tritt es plötzlich auf. Meistens nimmt es im Kindesalter seinen Ausgang von einer sprachlichen Auffälligkeit, welche selbst nicht als Stottern zu bezeichnen ist. Aufgrund der Reaktionen der Bezugspersonen kommt es dann zu Veränderungen in verschiedenen Bereichen: Veränderungen des Sprechverhaltens, des nonverbalen Kommunikationsverhaltens, des Sozialverhaltens, des Leistungsverhaltens, der Gefühle und Einstellungen. Parallel dazu verändern sich Einstellungen und Verhalten der Interaktionspartner gegenüber dem Kind.

20.5.2
Beginnendes Stottern (Kleinkind)

Es zeigt sich in Wiederholungen und Dehnungen. Lange Remissionen sind möglich. Ein Störungsbewußtsein ist nicht oder nur vage vorhanden.

20.5.3
Chronisches Stottern

20.5.3.1
Schulkinder

Es gibt noch kein festes Stottermuster, Störungsbewußtsein ist vorhanden, z. T. auch Sekundärsymptome. Vermeiden und Ankämpfen haben noch keine Gewohnheitsstärke. Kurze Remissionen. Interpersonelle Beziehungen sind in Mitleidenschaft gezogen, da die Kinder unter Konformitätsdruck von Elternhaus und Schule stehen. Der Spott der Altersgenossen trägt zur negativen Entwicklung bei: Isolation, Zurückziehen von der sprachlichen Kommunikation und scheinbare Leistungsminderung in der Schule. Stotterer sind meist intelligent und sensibel.

20.5.3.2
Ältere Jugendliche und Erwachsene

Stereotypes, individualisiertes Stottermuster mit Vermeidungstricks und Anstrengungen; keine Remissionen. Phasen stärkeren und schwächeren Stotterns sind abhängig von Streß und Entlastung. Selbstkritisches Denken, emotionale Beteiligung beim Stottern.

Pubertät ist eine zusätzlich belastende Situation. Verstärkung des Stotterns ist möglich. Später Belastungen durch Eintritt ins Berufsleben;

Entwicklung neurotischer Symptome, Verzweiflung, gelegentlich Selbstmordabsichten oder Aggressionen.

20.6
Stadien (Schweregrade) des Stotterns

Primäre klonische Wiederholungen — sekundäre tonische Hemmungen — komplizierende auffällige Mitbewegungen — kompensierende und unterdrückende Ausgleichsmaßnahmen.

Erstes Stadium. Das Auftreten von vermehrten Repetitionen von Lauten und Silben zeigt bei Kindern den Übergang vom physiologischen Wiederholungsstottern zum klonischen Stottern an, ohne daß dem Kind die Störung bewußt wird. Es wechseln Perioden des Stotterns und des symptomfreien Sprechens miteinander ab.

Zweites Stadium. Beim Fortschreiten der Symptomatik kommen Prolongationen von Lauten am Wortanfang hinzu; schließlich folgen Blokkierungen mit krampfhaftem Verschluß der Glottis, Fixierung der Zunge, des Unterkiefers und Zusammenpressen der Lippen (tonisches Stottern). Auch in diesem Stadium findet sich meist noch kein Störungsbewußtsein bei den Kindern. Es gibt noch Perioden mit symptomfreiem Sprechen.

Drittes Stadium. Eine weitere Zunahme des Stotterns zeigt sich in tremorartigen Krämpfen der Muskulatur im Bereich des Unterkiefers, der Lippen und der Zunge.

Mitbewegungen (Schleudern des Kopfes, Armwerfen, Fußstampfen) werden als Starthilfe eingesetzt oder stereotype Laute und Wörter eingeschoben.

Die Störung ist in diesem Stadium in das Bewußtsein übergetreten. Schwankungen der Symptomatik treten kaum noch auf.

Viertes Stadium. Zuletzt entwickelt sich Angst vor dem Sprechen und Furcht vor bestimmten Lauten und Wörtern.

Durch Ausweichmanöver — z. B. Umschreiben von gefährlichen Wörtern — wird die Unsicherheit weiter gesteigert.

20.7
Formen des Stotterns und Symptome

20.7.1
Formen des Stotterns

Man unterscheidet drei Formen:
- Klonisches Stottern: Wiederholungen beim Sprechen;
- Tonisches Stottern: Blockierungen beim Sprechen;
- Kombiniertes Stottern: tonisch-klonisch oder klonisch-tonisch.

Tonisches Stottern soll Folge des Unterdrückens von Silbenwiederholungen bei unvernünftigem Verhalten der Umgebung sein.

20.7.2
Stottern auslösende „Cues"

Als Cue wird ein spezifisches Merkmal innerhalb eines komplexen Wahrnehmungsfeldes oder eines Reizmusters bezeichnet, das als Signal für eine bestimmte Handlung gilt und auf das ein Lebewesen gelernt hat zu reagieren. Man unterscheidet drei Arten auslösender Cues:
- Sprachliche Cues: Stottern tritt häufiger auf in langen Wörtern, in Wörtern, die mit Konsonanten beginnen, in den ersten drei Wörtern eines Satzes sowie bevorzugt bei Substantiven, Verben, Adjektiven und Adverbien. Auch bei mehrmaligem Lesen wird bevorzugt an der gleichen Stelle gestottert *(Konsistenzeffekt)*. Der Stotterer hat genaue Kenntnis über diese sprachlichen Cues.
- Situative Cues. Als Auslöser können die Anzahl der Gesprächspartner, als schwierig eingeschätzte Zuhörer oder der Grad der Vertrautheit mit der Situation wirken.
- Reaktion des Stotternden auf seine eigene Symptomatik als auslösendes Moment: Hier sind die Symptome selbst die Auslöser. Die Stotterwahrscheinlichkeit steigt mit der Anzahl der Symptome.

20.7.3
Symptome

Stottern ist ein Symptom einer bisher unbekannten Störung. Mehrere Organsysteme sind zugleich betroffen. Daher spricht man besser von einem Syndrom. Der Redefluß ist durch Laut-, Silben- und Wortwiederholungen (klonisches Stottern) oder Wortblockierungen (tonisches Stottern) gestört.

Anmerkung: Stottern tritt nur extrem selten bei Gehörlosen und Laryngektomierten (Kehlkopflosen) auf. Keine Verstärkung des Stotterns stark Schwerhöriger bei Benutzung eines Hörgerätes (siehe auch Abschn. 20.3.3.12).

20.7.3.1
Primärsymptome
Als primäre Symptome eines Stotterns finden sich:
- Vermehrte Iterationen: Wiederholungen von Silben (nicht von Einzellauten) während der Sprachentwicklung mit $2^{1}/_{2}-4$ Jahren. Sie kommen bei frühkindlichem beginnendem Stottern vor.
- Kloni: Unwillkürliche schnelle Wechsel zwischen Kontraktionen und Entspannungen der Artikulationsmuskulatur.
- Toni: Krampfartige längere Kontraktionen der Artikulationsmuskulatur.

20.7.3.2
Sekundärsymptome
Störungen der Atmung. Verkürzung der Exspirationsphase, Luftverschwendung, Atemschlürfen, schnappendes Einatmen, häufige oberflächliche und geräuschvolle Einatmung, flache Atmung, Abpressen des Atems, Atemstillstand, Einsatz der Bauchpresse, Störung des normalen Asynchronismus von Brust- und Bauchatmung, unzweckmäßige Atembewegungen. Atemvorschieben, d. h., bei tonischer Hemmung folgt eine angestrengte stimmlose oder tönende Ausatmung ohne Lösen des Tones. Inspiratorisches Sprechen, Sprechen auf Restluft, paradoxe Atembewegungen.

Störungen der Stimme. Der Phonationsbeginn liegt erst im 2. oder 3. Drittel der Exspiration. Häufigkeit des Singstotterns 2–8%. Berufliches Singen ist bei Stottern möglich, von der Aufnahme eines Gesangsstudiums ist jedoch abzuraten. Der Stimmklang ist monoton, die Stimmeinsätze sind fest, bis zum Taschenfaltenpressen gesteigert, evtl. inspiratorische Stimmbildung. Bei tonischem Stottern rauhe, tiefe, heisere, gepreßte Stimme *(hyperfunktionelle Dysphonie)*. Tonischer Glottisschluß; Vokalstottern, Langziehen, Flüstern; Veränderungen der mittleren Sprechstimmlage.

Stimmlippenknötchen bei Kindern sind keine Folge des Stotterns, sondern einer vom Stottern unabhängigen hyperfunktionellen Dysphonie. Kehlkopflose stottern bei Anwendung der Speiseröhrenstimme nur extrem selten.

Störungen der Artikulation. Störungsphasen wechseln mit freien Phasen. Flüstern, Aufsagen von Gedichten, Sprechen ohne Hörkontrolle, gebundene Sprechweise meist relativ gut. Beim auswendigen Vortragen von Gedichten Reduktion der Symptome, da der Abruf vorformulierter Texte leichter gelingt als der Ausdruck eigener Gedanken.

Die klonische Zerteilung der Vokale (Vokalstottern) ist ähnlich wie bei der spastischen Dysphonie. Der Artikulationsablauf wird durch tonisches Pressen und klonische Wiederholungen verändert. Anlaute sind stärker als Inlaute betroffen. Konsonanten, besonders Explosivlaute, sind häufiger gestört als Vokale. Kein Zusammenhang mit schwierig zu bildenden Lauten. Der Grad der Störung ist wesentlich situationsbedingt: z. B. Unterhaltung mit Vorgesetzten oder Telefonieren. Bewußt undeutliche Aussprache. Veränderungen der Prosodie (Dynamik, Sprachmelodie, zeitlicher und rhythmischer Sprechablauf).

Stop-go-Mechanismen: Unterbrechung einer im Ansatz gestotterten Artikulation eines Sprachlautes, einer Silbe oder eines Wortteiles, dann erneutes Ansetzen.

Dehnungen von Lauten oder Silben. Oft Kombination mit interdentalem Sigmatismus.

Evtl. Auftreten sprachlicher Auffälligkeiten in folgender Reihenfolge: verzögerte Sprachentwicklung, Stammeln, Sigmatismus, Dysgrammatismus, Stottern.

Satzbauveränderungen. Mitteilende Sprachfunktionen sind am meisten betroffen. Satzumstellungen, Wortvertauschungen.

<u>Embolophonien.</u> Flicklaute, z. B. oh, äh.

<u>Embolophrasien.</u> Flickwörter, phrasenhafte Satzteile oder Sätze (Umgehung schwieriger Sprechsituationen).

<u>Starter.</u> Leicht auszusprechende Redewendungen, die am Beginn eines Satzes eingesetzt werden.

Verwendung sinnverwandter Wörter, die mit einem für den Sprecher neutralen Laut beginnen.

Veränderung bereits gedanklich formulierter und begonnener Sätze, um gefürchteten Lauten auszuweichen.

Störungen der Sprachdisposition. Unfertige, unsichere Sprachdisposition, überhasteter Sprecheinsatz, keine Sprechpausen, arrhythmischer Sprechablauf. Ein Stottern fehlt oft bei Benutzung einer Fremdsprache, bei Dialektnachahmung oder im theatralischen Sprechen. Bei Erwartungsangst, z. B. vor bestimmten Lauten, gelingt freies Sprechen besser als Lesen. Gestörte Vorausdenkfunktion.

Durch Vermeiden von Wörtern oder bestimmten Satzkonstruktionen verarmen die sprachlichen Leistungen in allen Bereichen.

Orale Geräusche. Schmatz-, Schluck-, Schnalz- oder Spuckstottern.

Motorische Mit- oder Ausweichbewegungen (Synkinesen oder Parakinesen). Z. B. klopfende oder stampfende Bewegungen; Folge des Ankämpfens gegen die behinderte Artikulation. Einsatz von Mimik und Gestik zur Tarnung oder Vermeidung von Stottersymptomen, zur Überbrückung von Sprechpausen oder als nonverbale Starter. Nasenflügelatmen, Mitbewegungen im Mundbereich, der Gesichtsmuskulatur (Augenzwinkern, Gesichterschneiden), der Extremitäten (Arm-, Beinschlagen), Körperzucken, stimmliche Mitbewegungen (Ächzen, Stöhnen).

Störungen der Motorik. Es besteht ein enger Zusammenhang zwischen Feinmotorik und Sprechstörung. Mit Verbesserung der Feinmotorik kommt es zu einer Rückbildung der Stottersymptomatik. Eine Kombination von Sprechen und Ausführen motorischer Handlungen ist oft nicht möglich. Leichter oder schwerer motorischer Rückstand.

Vermeidungsverhalten. Vermieden werden Blickkontakt beim Sprechen, gefährliche Laute, Wörter und Situationen, ferner Telefonieren, Einkaufen oder Gespräche mit Fremden. Es werden zur Vermeidung Tricks (Satz- und Wortumstellungen) benutzt.

Ankämpfreaktionen. Unterdrücken des Stotterns unter anderem durch Mitbewegungen von Kopf, Rumpf, Armen, Beinen, Blinzeln, Räuspern.

Vegetative und emotionale Reaktionen. Erröten, Transpirieren, Schweißausbrüche, feuchte Hände, Fingertremor, Dermographismus, gesteigerte Pupillenmotorik, Kreislaufdysregulation. Herzklopfen, Ärger, Spannung, Furcht, unangenehme Vorstellungen, Scham, Erwartungsangst.

Dysplastische Stigmata. Hierunter fallen beim Stottern Schädelasymmetrien und Ohrmuschelverbildungen.

EEG. Keine pathologischen EEG-Veränderungen. Es gibt keinen Zusammenhang zwischen Stottern und Epilepsie.

20.8
Charakterisierung der Persönlichkeit von Stotterern

Die Persönlichkeit von Stotterern ist charakterisiert durch Furchtsamkeit, Zurückhaltung. Stotterer sind introspektiv, vorsichtig, korrekt, formvollendet und gehemmt. Ihre Intelligenz kann überdurchschnittlich oder auch unterdurchschnittlich sein, wobei die Häufigkeit des Stotterns mit zunehmendem Schweregrad einer geistigen Behinderung abnimmt; siehe dagegen auch Abschnitt 27.2. Die soziale Umwelt führt durch ein Bewußtmachen der Sprachstörung, z. B. durch Ermahnen zum richtigen Sprechen, Wiederholungsübungen oder Verspotten, leicht zur Fixierung des Symptoms und zu sekundären psychogenen Reaktionen.

Es entwickeln sich Minderwertigkeitskomplexe. Der Stotterer wird zum Einzelgänger, menschenscheu und gerät in depressive Stimmung. Bei der Untersuchung der Persönlichkeitsentwicklung findet man unter Stotterern selbstunsichere, psychisch labile, ängstliche Patienten mit Neigung zur Verdrängung von Aggression und Überkompensation. Als Versuch einer Kompensation der Sprachstörung findet sich ein hoher Leistungsehrgeiz und starkes Streben nach guten schulischen Leistungen. Nach anderer Auffassung gibt es keinen sogenannten Stotterer-Typ.

Psychogene Sprechhemmungen treten auf in spannungsvoll erlebten Situationen, beim Sprechen vor Höhergestellten, beim Reden vor einer Schulklasse, bei öffentlichen Veranstaltungen und beim Telefonieren mit unbekannten Personen. Die Telefonangst kann zu Provokationstests genutzt werden.

Beim Sprechen wird der Blickkontakt mit dem Gesprächspartner vermieden. Der Stotterer hat Angst vor dem Sprechen *(Logophobie).* Eine mögliche Kommunikationsstörung wird gedanklich vorerlebt *(inneres Stottern).*

Stotternde sind schlechte Gesprächsteilnehmer. Sie können schlecht zuhören und auf andere eingehen, da sie von der Planung und Ausführung ihres Sprechens beansprucht sind.

20.8.1
Reaktionen der Umwelt auf Stotterer

Gesprächspartner fallen dem Stotternden ins Wort und versuchen, für ihn weiterzusprechen. Manchmal wird eine Zeichensprache verwendet, als könne der Stotternde den normal Sprechenden nicht richtig verstehen. Gespräche werden mit dem Vorschlag der schriftlichen Fortsetzung abgebrochen.

20.9
Gruppeneinteilung der Stotterer nach VAN RIPER

Nach van RIPER werden Stotterer in vier Gruppen unterteilt, die in Tabelle 20-1 (S. 510) aufgeführt sind.

20.10
Untersuchung von Stotterern

Die tatsächlich für die Herausbildung eines kindlichen chronischen Stotterns relevanten Variablen sind bis heute nur vorläufig bekannt.

Bei der Erhebung der Anamnese bei Erwachsenen keine Anwesenheit der Kinder.

20.10.1
Der Untersuchungsgang

Im folgenden sind wichtige Punkte im Untersuchungsgang mit ihren Einzelaspekten aufgeführt:
- Wichtige Fragen zur Vorgeschichte
- Beginn des Stotterns und Verlauf (periodische Schwankungen, Remissionen, Störungsbewußtsein, Verdrängung des Sprechverhaltens);
- Bisherige Therapie und Therapiemotivation;

Tabelle 20-1:
Gruppeneinteilung der Stotterer nach VAN RIPER

Gruppe 1	Gruppe 2	Gruppe 3	Gruppe 4
Zuerst normale Sprachentwicklung. Gradueller Stotterbeginn zwischen 2½ und 4 Jahren. Lange Remissionen.	Sprachentwicklungsverzögerung. Gradueller Beginn z. Zt. der Satzbildung. Keine Remissionen.	Besonders guter und flüssiger Sprachgebrauch. Plötzlicher Beginn nach vollkommener Sprachbeherrschung nach Trauma oder mit starker Emotion verbundenem Erlebnis. Wenige kurze Remissionen.	Vorher besonders flüssige Sprache. Plötzlicher Beginn meistens nach dem 4. Lebensjahr. Keine Remissionen.
Silbenwiederholung, variables Stottermuster, normale Sprache gut integriert.	Undeutliche Aussprache, Silben- und Wortwiederholungen. Wortzerbrechen, unflüssige Sprache, auch ohne Stottern.	Stimmlose Verlängerungen, laryngeale Blockierungen, festes Stottermuster, normale Sprache sehr flüssig.	Konsistentes Stottermuster, normale Sprache sehr flüssig.
Keine Spannung, kein Störungsbewußtsein, keine Frustration.	Keine Spannung, kein Störungsbewußtsein, keine Frustration.	Viel Spannung, Zittern, starkes Störungsbewußtsein, Frustration, Sprechangst.	Spannung, wenig Tremor, starkes Störungsbewußtsein, keine Frustration oder Anzeichen von Furcht, Verhaltensstörungen. Versuch, Aufmerksamkeit der Umgebung zu erringen.

20.10 Untersuchung von Stotterern

Tabelle 20-1 (Fortsetzung):

Es handelt sich um Stottern, das aus der physiologischen Sprechunflüssigkeit entsteht. Es kann sich durch die oben beschriebenen Umstände tonisch-klonisches Stottern mit starkem Störungsbewußtsein und Vermeidensverhalten entwickeln.	Die Symptomatik entsteht bei zentraler Sprachschwäche aus einer Sprachentwicklungsverzögerung. Voraussetzungen zur Entwicklung von Poltern sind ebenfalls vorhanden, Frequenz der vorwiegend klonischen Symptome und Sprachgeschwindigkeit sind hoch; gelegentlich Situationsangst, kein Vermeidensverhalten.	Die Grundlage des Stotterns dieser Gruppe ist eine abnorme Erlebnisverarbeitung. Verlauf wechselhaft: Tonisches Stottern, Sprechangst und Vermeidensverhalten nehmen zu.	Dieses Stottern ist Ausdruck einer neurotischen Persönlichkeitsentwicklung. Wenig Situationsangst, wenig Vermeidensverhalten.
Häufigkeit 50 %	Häufigkeit etwa 20 %	Häufigkeit etwa 10 %	Häufigkeit etwa 10 %

- Sprachentwicklung, Sprachstörungen in der Familie (Stottern, Poltern, verzögerte Sprachentwicklung);
- Schuldgefühle der Eltern.

● Beschreibung der Sprechstörung
- Kloni (Phoneme, Silben, Wörter);
- Mitinnervationen (primär, sekundär);
- Embolophrasien;
- Wort- und Satzumstellungen;
- Wortverstümmelungen, Satzabbrüche, Auslassen von Silben (Endungen, Wörtern, Satzteilen);
- Inneres Stottern;
- Inspiratorisches Sprechen.

● Datenerhebung (Balbutiogramm)
- Reihensprechen, Nachsprechen, Lesen eines Standardtextes, freies Sprechen;
- Grundsymptomatik, Begleitsymptome;
- Adaptation;
- Geflüstertes Sprechen, Lesen unter weißem Rauschen;
- Rhythmussprechen, Simultansprechen;
- Situative Variabilität;
- Stimulusbewertungen, Erlebnisbewertung, Verhaltensbewertung;
- Beginn des Stotterns, Verursachungsmomente;
- Entwicklung des Stotterns (gleichbleibend, Verschlechterungen, Schwankungen; Ereignisse, in deren Folge das Stottern verstärkt auftrat, Verhalten der Erziehungsberechtigten);
- Erziehungsmerkmale;
- Hereditäre Faktoren;
- Eingeschränktheit sozialen Handelns (Intim- und Sozialbereich, Leistungs- und Arbeitsbereich);
- Frage nach Erschwerung des schulischen und beruflichen Fortkommens, nach Befreiung des Stotternden von Leistungsnachweisen oder Anforderungen;
- Frage nach einer frühkindlichen Hirnschädigung (Frühgeburt oder Zangengeburt), zerebralen Bewegungsstörungen, Schädelunfällen, Schreckerlebnissen;
- Messung der Fehlerfrequenzgrundrate;
- Ist Herstellung eines Blickkontaktes möglich?
- Beurteilung der Atmung: Ruheatmung, Sprechatmung, Sprechen mit

Restluft des exspiratorischen Reservevolumens, Atemvorschub, Druckanstieg;
- Beurteilung von Stimmlage, Stimmeinsatz, Sprechtempo und Sprechmelodie;
- Achten auf Flickwörter, Mitbewegungen, Erröten, Schwitzen;
- Prüfung der Zungen-Mund-Motorik (Einzelbewegungen, monotone Dauerleistungen, Bewegungsfolgen);
- Prüfung der Feinmotorik und Grobmotorik (Einzelbewegungen, monotone Dauerleistungen, Bewegungsfolgen);
- Beurteilung psychosozialer Faktoren durch Verhaltensbeobachtung und -befragung (situative Veränderlichkeit des Stotterns, Situationsbewältigung, Vermeidungsstrategien, Reaktion der Eltern auf das kindliche Stottern, allgemeine Verhaltensauffälligkeiten, Kontakte, Reaktion der Umwelt auf das Stottern. Familiensituation, Freundeskreis, Berufsfeld).

Erstellung eines Balbutiogramms nach LÜKING oder nach dem Protokollbogen für Stotterer-Polterer (Einlageblatt III zum Untersuchungs- und Behandlungsbogen der Deutschen Gesellschaft für Sprachheilpädagogik).

Diagnostik bei stotternden Vorschulkindern: detaillierte quantitative und qualitative Analyse der offenen und verdeckten Anteile der Stottersymptomatik; Konzentration und Aufmerksamkeit; auditive Wahrnehmung; rezeptive und expressive Sprache; Sprechmotorik (Zungen-Mund-Motorik); Einstellungen und Reaktionen der Eltern und des Kindes gegenüber dem Stottern; eigene Bewältigungsstrategien des Stotterns; sein spontanes Ansprechen auf Sprechhilfen; verbale und non-verbale Eltern-Kind-Interaktion.

20.10.2
Quantifizierung der Stottersymptome

20.10.2.1
Intraindividueller Sprecherfolgsvergleich
Die Anzahl der Stottersymptome wird bezogen auf eine bestimmte Zeiteinheit registriert, und die Resultate werden verglichen.

20.10.2.2
Intraindividueller Sprecherfolgsvergleich

Die einzelnen Sprechleistungen werden mit Noten bewertet. Diese ergeben sich aus dem Verhältnis der Verbesserung, gemessen in Anzahl der Stottersymptome, bezogen auf die Anzahl der Symptome der ersten Sprechprobe.

20.10.3
Beobachtung des verbalen Kommunikationsverhaltens

20.10.3.1
Adaptionseffekt

Bei mehrmaligem Lesen (Sprechen des gleichen Sprachmaterials) gehen die Symptome zurück.

Die Relation der Symptomanzahl des ersten Lese- bzw. Sprechversuchs zur Symptomanalyse des zweiten Versuchs ergibt den Adaptionswert. Hohe Adaption wird als große Situationsabhängigkeit der Symptome interpretiert; sie ist prognostisch günstiger als eine niedrige Adaption.

20.10.3.2
Konsistenzeffekt

Bei mehrmaligem Wiederholen des gleichen Sprachmaterials treten die Symptome jeweils an der gleichen Stelle wieder auf.

Zur Beurteilung des Konsistenzwertes wird die Relation der Symptome, welche beim zweiten Leseversuch an der gleichen Stelle auftreten wie beim ersten Leseversuch, zur Anzahl aller beim zweiten Leseversuch auftretenden Symptome benötigt. Hohe Konsistenz wird als große Abhängigkeit von sprachlichen Reizen interpretiert. Niedrige Konsistenz ist prognostisch günstiger.

20.10.4
Beobachtung des nonverbalen Kommunikationsverhaltens

Nichtsprachliches Kommunikationsverhalten kann anhand von Vokalissymptomen, an der Mimik und den Körperbewegungen untersucht werden:
– Vokalissymptome: Stimmhafte Einatmung, Vorschieben der Ausatmung, Flickwörter, Räuspern, Schluchzen, Schnalzen, Blasen.

- Mimik: Lippen zusammenpressen, Wegblicken, Augen aufreißen, Augen zusammenpressen, Blinzeln.
- Körperbewegungen: Stampfen mit den Füßen, Mitbewegungen der Extremitäten, ruckartige Kopfbewegungen.

20.10.5
Achten auf Konfliktlösungsversuche

Sie stellen den Ausgangspunkt für neue Konflikte mit der Umwelt dar, da sie nur selten zum Erfolg führen und den Stotternden noch auffälliger machen:
- Sprachliche Konfliktlösungsversuche
- Starter (Flickwörter, Redewendungen);
- Vermeider (Vermeidung von bestimmten Lauten, bei denen Symptome erwartet werden);
- Veränderungen musischer Faktoren: leise, langsam, schnell, überartikuliert sprechen.
- Nichtsprachliche Konfliktlösungsversuche
- Mitbewegungen der Extremitäten;
- Vermeiden von Blickkontakt.
- Mentale Konfliktlösungsversuche
- Abwertende Gedanken über den Gesprächspartner;
- Selbstinstruktion;
- Vermeidungs- und Fluchtverhalten (keine Gespräche mit Fremden, kein Telefonieren).

20.10.6
Zusätzliche Untersuchungen

Bei Kindern kann evtl. eine neuropädiatrische, bei Erwachsenen eine neurologische oder psychologische Untersuchung vorgenommen werden.

20.11
Therapie des Stotterns

Auf dem Hintergrund der unterschiedlichsten theoretischen Vorstellungen über das Störungsbild, seine Entstehung, Aufrechterhaltung und seinen Verlauf sind eine Vielzahl von Behandlungsansätzen entwickelt worden. Es handelt sich meist um komplexe, methodenkombinierte Therapiepakete. Es lassen sich symptomorientierte, psychotherapeutisch-psychosozial angelegte und integrative, d. h. mehrdimensionale, Ansätze unterscheiden. Überwiegend werden je nach Störungsschwerpunkt Inhalte der verschiedensten Therapieansätze kombiniert angewandt.

Die Therapiemethoden des Stotterns basieren meist auf eigenen, nicht mit Daten belegten Erfolgen, auf persönlichen Überzeugungen oder Glaubensbekenntnissen zu dieser oder jener Therapieschule. Es ist bisher nicht bekannt, welche therapeutischen Maßnahmen für verschiedene Ausprägungen, Schweregrade und Umweltbedingungen des Stotterns geeignet sind.

Die Therapierichtungen und Behandlungsmethoden verfolgen z. T. völlig andersartige, gelegentlich sogar gegensätzliche Zielsetzungen.

Neue Einzelmethoden haben nur einen geringen Neuheitswert. Sie greifen in irgendeiner Weise alle auf bereits bekannte Prinzipien und Effekte zurück, auch wenn die oft äußerst schöpferische Namensgebung ihrer Autoren ein völlig neues Konzept verheißt.

Es gibt wohl keine Einzelmethode, auch wenn sie noch so unorthodox oder skurril anmutet, mit der in einem Einzelfall nicht tatsächlich eine positive Veränderung des Stotterns herbeigeführt werden kann; dies kann durch den z. T. sehr hohen suggestiven und therapeutenspezifischen Wirkfaktor von Therapiemethoden erklärt werden. Aus einer im Einzelfall erreichten Veränderung kann nicht auf die generelle Brauchbarkeit einer Methode geschlossen werden.

Ein beträchtliches fächerübergreifendes Repertoire von Therapiemethoden (z. B. Methoden zur Modifikation von Einstellungen, Methoden zum Angstabbau, Methoden zum Aufbau sozial angemessenen Verhaltens, Generalisationstechniken und Methoden zur Beeinflussung des sozialen Umfeldes usw.) muß beherrscht werden.

Es kann noch nicht sicher entschieden werden, welche Interaktionsdimensionen für das kindliche Stottern in der Diagnostik und der Therapie unbedingt berücksichtigt werden müssen.

Da die Ursache des Stotterns nicht bekannt ist, ist man bei der Verhütung oder Behandlung darauf angewiesen, solche Bedingungen für das Kind zu schaffen, die ihm das flüssige Sprechen erleichtern. Die wichtigsten Ansatzpunkte sind (indirekte Therapie) die Beobachtung und evtl. die Beeinflussung der Eltern-Kind-Beziehung und der familiären Umwelt sowie (direkte Therapie) die Sprachförderung beim Kind.

Bei stotternden Vorschulkindern stellt es wegen der entwicklungs- und sozialisationsbedingten engen Verzahnung von kognitiven, sprachlichen, motorischen und emotional-affektiven Entwicklungsaspekten des Kindes mit familiären Einflußgrößen einen Ausnahmefall dar, wenn diese für das Stottern überhaupt keine Bedeutung haben. Insofern ist Elternarbeit ein unverzichtbarer Grundbestandteil der Therapie dieser Altersgruppe. Andererseits ist auch die Aufarbeitung psycho-linguistischer, auditiver oder motorischer Teilleistungsstörungen eine notwendige Voraussetzung für den Erwerb der Sprechflüssigkeit. In solchen Fällen muß zusätzlich unmittelbar mit dem Kind gearbeitet werden.

20.11.1
Behandlung von Kindern

Beratung und Therapie ist auch dann notwendig, wenn z. B. ein schnelles Sprechtempo in der Familie vorliegt, schnelles Sprecherwechselverhalten, überzogene Erwartungen zur linguistischen Kompetenz des Kindes, Hektik in der Familie usw.

20.11.1.1
Therapieformen

Man unterscheidet zwischen direkter und indirekter Behandlung. Die direkte Behandlung des Stotterns ist heute weit verbreitet. Die indirekte Behandlung (systematische Elternarbeit) erfolgt nicht alternativ, sondern begleitend. Auf der Grundlage einer individuellen Diagnostik werden die speziellen Therapieansatzpunkte ermittelt. Physiologische und linguistische Variablen werden verstärkt berücksichtigt.

Direkte Therapieansätze

Ansatzpunkt einer direkten Therapie kann das Sprechmuster sein, das insgesamt oder in Teilaspekten verändert wird, z. B. Veränderung des Sprechtempos, der Sprachmelodie und der Atmung. Es kann weiterhin an einer systematischen Ausweitung bereits flüssig gesprochener Anteile gearbeitet werden. Oder es wird das Stottersymptom in direkter Intervention selbst angegangen, z. B. stoppen.

<u>Interventionspunkt flüssiges Sprechen.</u> Ziel ist die Ausweitung des bereits vorhandenen flüssigen Sprechmusters (Fluency shaping):
– Erste Phase: Sprechaufbauprogramm. Mit Hilfe positiver Verstär-

kungstechnik wird die vorhandene Sprechflüssigkeit auf zunehmend komplexere sprachliche Äußerungen ausgeweitet. Hilfsmittel sind z. B. rhythmische Stimuli, verlangsamtes Sprechen.
- Zweite Phase: Übertragung der erreichten Sprechflüssigkeit auf andersartige und natürliche Situationen und Lebensbereiche mit Hilfe eines Transferprogramms.
- Dritte Phase: Nachsorgeprogramm. Es soll die langfristige Stabilisierung der Sprechflüssigkeit sichern.

Interventionspunkt Sprechmuster. Ziel ist, Aspekte des gegebenen Sprechmusters zu verändern. Jede Veränderung in der Koordination von Artikulation, Phonation und Respiration bewirkt zunächst auch Veränderungen der individuellen Sprechflüssigkeit. Hilfsmittel sind z. B. weißes Rauschen oder ein Metronom.

Für die Arbeit am Sprechmuster existieren unterschiedlich akzentuierte Vorgehensweisen, z. B.:
- Methode von Conture: Veränderung des Sprechmusters durch einen weichen Stimmeinsatz oder fließende Übergänge zwischen den Lauten.
- Personalized-Fluency-Control-Therapieprogramm von Cooper und Cooper: Reduktion des Sprechtempos, weicher Stimmeinsatz, Tiefatmung, Reduktion der Phonations- und Artikulationsbewegungen, Silbenbetonung, Reduktion des Sprechtempos.
- Methoden nach Nelson, Shine, Guiter, Leith usw.

Interventionspunkt Stottersymptomatik. Es handelt sich um eine direkte Arbeit am unflüssigen Sprechmuster selbst, z. B. durch Hinweise auf den Einsatz von Techniken zur Modifikation von Blockierungen. Weiterhin Behandlung der Sekundärsymptomatik mit Hilfe von Instruktion, Selbstkontrolle, durch operante Techniken, Blickkontakttraining.

Indirekte Therapieansätze

Von indirekter Therapie wird dann gesprochen, wenn die Interventionen nicht direkt am Stottern ansetzen. Auf seiten des Kindes werden die psychischen, physiologischen und linguistischen Voraussetzungen geschaffen, um flüssiges Sprechen zu entwickeln oder zu stabilisieren. Ansatzpunkte können dabei das Aufmerksamkeitsverhalten, die auditive Wahrnehmung, die Motorik und insbesondere die Mundmotorik, die Sprache mit dem Wortschatz und die Grammatik sein. Mit den Eltern kann an deren Verhalten, Einstellung und Erleben gegenüber dem Kind bzw. seinem Stottern gearbeitet werden.

Bei der Therapie stotternder Vorschulkinder werden heute häufig methodenkombinierte Ansätze bevorzugt.

Indirekte Therapieansätze mit unmittelbarer Behandlung des Kindes.
- Interventionspunkt Sprache und Kommunikationsmerkmale: Die Grundidee einer solchen Behandlung besteht darin, die einerseits für den Erwerb einer altersentsprechenden Kommunikation notwendigen sprachlichen Voraussetzungen zu schaffen, andererseits die kommunikative Unsicherheit durch Desensibilisierungsstrategien gegen situationale und kommunikative Stressoren abzubauen.
- Interventionspunkt Einstellungen und Gefühle: Ziel ist, den Kindern zu einer versachlichten Einstellung dem Stottern gegenüber zu verhelfen.
- Interventionspunkt andere nichtsprachliche Verhaltensklassen: Ziel ist die Verbesserung des Aufmerksamkeitsverhaltens, der Erweiterung der auditiven Verarbeitungskapazität und Verbesserung der mundmotorischen Koordination.

Indirekte Ansätze ohne unmittelbare Behandlung des Kindes. Es handelt sich um Behandlungs- und Beratungskonzepte für die Eltern.

Ziel ist, eine erhöhte kognitive Verarbeitungsmöglichkeit des Stotterns auf seiten der Eltern zu erreichen, weiterhin eine Veränderung von Verhaltensmerkmalen der Eltern, die für das Sprechverhalten des Kindes relevant sind, sowie eine Veränderung der emotional-affektiven Verarbeitungsmöglichkeiten, die das Stottern bei den Eltern des Kindes bewirkt.

Komplexe (direkte und indirekte) Therapiemethoden. Hierzu gehören:
- Preschool Fluency Development Program von Delva Culp;
- Systematic Fluency Training For Young Children von Shine;
- Clinical Management of Childhood Stuttering nach Wall und Myers.

20.11.1.2
Therapeutisches Vorgehen bei Entwicklungsstottern
Eine gezielte Therapie ist weder sinnvoll noch erforderlich. Keine direkte Modifikation des Stotterns.

Elternberatung und Eltern-Kind-Therapie. Über das Modell des Therapeuten lernen die Eltern, wie Situationen herstellbar sind, in denen das Kind ohne Anforderungen fließender sprechen kann, z. B. Ballspiele, Puppenspiele, Theateraufführungen. Sprachfehler werden nicht beachtet, hingegen werden flüssiges Sprechen und die Inhalte des Gesprochenen bekräftigt. Videoaufzeichnungen verdeutlichen den Eltern ein richtiges Modellverhalten. Bei motorischer Ungeschicklichkeit können mit dem Kind Klatschübungen mit und ohne Sprechbegleitung gemacht werden.

Die Umgebung muß fehlerhaftes Verhalten vermeiden. Dies bedeutet:
- Langsames Sprechen in Gegenwart des Kindes.
- Dem Kind muß Gelegenheit gegeben werden, sich zu äußern. Dabei darf keine Ungeduld gezeigt werden.
- Nicht verbessern, keine Satzergänzungen, kein In-die-Augen-Sehen während des Sprechens.
- Fernhalten von aufregenden Situationen (Fernsehsendungen).

Sprachfördernde Verhaltensweisen können an verschiedenen Punkten angewandt werden:
- Sich Zeit nehmen beim Zuhören.
- Nacherzählenlassen kurzer Geschichten; vorsichtige Verbesserung und der Hinweis, langsam zu sprechen, sind dabei erlaubt.
- Förderung der Sprechgeschicklichkeit durch Singen und Lernen kleiner Gedichte.
- Beruhigende Umgebung, ausreichender Schlaf, evtl. Medikamente zur allgemeinen Ruhigstellung.
- Stärkung des Selbstbewußtseins, adäquater Platz des Kindes in der Familie, harmonisches Familienleben.
- Vermeiden eines Bewußtwerdens der Störung.
- Besprechung des Verhaltens der Eltern gegenüber dem Kind (dem Kind nicht alle Entscheidungen abnehmen).

Kindergarten. Der Besuch des Kindergartens hat einen günstigen Einfluß auf das Entwicklungsstottern. Falls das Kind wegen des sprachlichen Versagens Angst vor dem Besuch eines Kindergartens entwickelt, kann es vorübergehend herausgenommen werden.

20.11.1.3
Therapeutisches Vorgehen bei echtem Stottern

Klingt unter dem genannten Vorgehen nach 2–3 Monaten das Stottern nicht ab, so ist zu vermuten, daß ein echtes Stottern vorliegt. Nun werden rhythmische Übungen eingesetzt. z. B. Klatschübungen mit Sprechbegleitung, motorische Übungen sowie eine Behandlung eines gleichzeitigen Stammelns. Die Sprechbehandlung bei Stammeln-Stottern muß jedoch vorrangig das Stottern berücksichtigen. Stammeltherapie kann sich positiv auf das Stottern auswirken (günstige Beeinflussung auch eines Polterns).

Bei motorischem Rückstand können Übungen zur Verbesserung der Feinmotorik gemacht werden, da ein enger Zusammenhang zwischen Feinmotorik und Sprachstörung besteht; günstiger Einfluß auf die Sprachstörung durch Verbesserung der Feinmotorik.

Üben des gebundenen Sprechens. Anhand von Spielzeug usw. werden gemeinsam mit der Logopädin Sätze gesprochen. Damit kommt das Kind auch von sprechangstbedingten einsilbigen Antworten los.

Sätze werden ohne gleichzeitiges Mitsprechen der Logopädin anhand von Bildmaterial, später ohne optische Hilfe nachgesprochen.

Eine unregelmäßige Atmung wird durch Nachsprechenlassen kleiner Verse normalisiert.

Automatisiertes Sprechen wird z. B. durch Aufsagenlassen kleiner Gedichte geübt. Dies stellt gleichzeitig Anforderungen an das sprachlich-logische Gedächtnis.

Beantwortung anschauungsgebundener Fragen. Nacherzählen von Gedichten und freies Sprechen: Erzählen über selbst Erlebtes, Sprechen während einer Spielsituation.

Üben der Grobmotorik. Auf einem Bein stehen, auf einem Bein hüpfen, Seiltänzergang, Ballwerfen, Ballfangen, Ballspiel mit gleichzeitigem Sprechen.

Üben der Feinmotorik. Training der Zungen-Mund-Motorik. Üben der Koordination von Motorik und Sprechen und des Vordenkens. Fingerabzählen vorwärts und rückwärts mit Handwechsel, später dazu sinnlose Silben sprechen lassen, dann Wörter, Verse, Zungenbrecher. Zeichnen mit gleichzeitigem Sprechen.

Denkerziehung. Spielübungen zur Förderung von Aufmerksamkeit, Gedächtnis, Differenzierungsfähigkeit und Verallgemeinerung von Begriffen.

Rhythmische Übungen zur Koordination von Wort, Bewegung und Musik sowie zur Entwicklung des Rhythmusempfindens.

Artikulationsübungen. Parallele Durchführung zu den oben genannten Übungen bei gleichzeitigem Stammeln.

Klientenzentrierte Spieltherapie nach AXLINE**.** Spieltherapie im klientenzentrierten Verfahren ist eine Psychotherapiemethode für Kinder im Alter von 4–12 Jahren. Das Spiel ist ein natürliches Medium für die Selbstdarstellung des Kindes; es wird dem Kind die Möglichkeit geboten, angesammelte Gefühle von Spannungen, Unsicherheit, Angst, Aggression usw. „auszuspielen". Das Kind stellt sich ihnen, lernt sie zu beherrschen oder aufzugeben. Ist eine psychische Druckentlastung erreicht, beginnt das Kind, seine Fähigkeiten zu entdecken, eine eigenständige Persönlichkeit zu sein und dadurch sich selbst zu verwirklichen.

Das Kind hat in der Spieltherapie die Möglichkeit zu regredieren, d. h. unverarbeitete Situationen oder Entwicklungsphasen eines früheren Zeitpunktes nachzuholen und nachzuerleben. Im Rollenspiel oder im Handpuppenspiel lernt das Kind, neue Verhaltensweisen und neue Problemlösungsmöglichkeiten zu erproben. Parallel zur Spieltherapie findet eine Elternberatung statt.

<u>Indikationen für eine Spieltherapie.</u> Eine Spieltherapie ist indiziert, wenn eine Familientherapie nicht durchgeführt werden kann.

Wenn das Kind zur Aufarbeitung seiner Probleme eine starke Unterstützung braucht, kann eine Spieltherapie auch parallel zur Familientherapie angesetzt werden.

Eine Spieltherapie ist außerdem bei Aggressivität, Gehemmtheit, Sprechverweigerung oder Spielunfähigkeit indiziert.

Eingliederung in einen Sprachheilkindergarten. Sie sollte bei beginnendem kindlichem Stottern nur bei einer gleichzeitig bestehenden zentralen Sprachschwäche erfolgen oder wenn therapeutische Maßnahmen sonst nicht durchführbar sind.

20.11.1.4
Therapeutisches Vorgehen bei Schulkindern (echtes Stottern)

Das Kind sollte im Elternhaus eine rücksichtsvolle Behandlung erfahren, aber nicht Schonung im Sinne eines Behinderten. Ansprechen auf die Sprachbehinderung, Korrekturen oder Ergänzungen nicht vollständig ausgesprochener Sätze sind ebenso zu vermeiden wie die Begriffe Stottern oder Sprachbehinderung. Man sollte den Kindern ruhig zuhören.

Übertriebene Zuwendung verstärkt das Bewußtsein, behindert zu sein.

Einer Überforderung hinsichtlich persönlicher und schulischer Leistungen kann durch Abbau der Schulangst und Minderung des Leistungsdrucks begegnet werden.

Vorhandene Spannungen in der Familie sollten abgebaut und Auseinandersetzungen vor Kindern vermieden werden. Damit entfallen bedeutende Verstärkungsfaktoren des Stotterns.

Das Selbstbewußtsein des Kindes sollte gestärkt werden, z. B. durch Übertragen verantwortungsvoller Aufgaben. Einer Isolation muß entgegengewirkt werden.

Es wirkt sich nachteilig aus, wenn ein Schulkind im Unterricht aus Rücksicht auf seinen Sprachfehler nichts gefragt wird. Stotternde Kinder trauen sich nicht, ihr Wissen zu zeigen, weil sie sprachlich zu scheitern fürchten. Dies führt zu falscher Beurteilung in der Schule; daher sollte mit dem Lehrer Kontakt aufgenommen werden.

Beschulung. Die Schulfähigkeit wird durch Stottern nicht beeinflußt.

Wenn bei schwerem therapieresistentem Stottern eine Leistungsgefährdung vorliegt oder Schwierigkeiten bei der Integration in die Klassengemeinschaft bestehen, ist evtl. der Besuch einer Sprachheilschule angezeigt.

Das Auftreten von Stottern kurz nach der Einschulung ist kein Grund für eine Ausschulung.

Die Beschulung in Sprachheilschulen ist problematisch. Das dort bestehende Schonklima hat günstige Auswirkungen, wenn ein stotterndes Kind sich unter normal sprechenden Kindern vereinsamt fühlt und leidet.

Nachteile einer Sprachheilschule sind jedoch die negative Programmierung des Kindes unter anderen Sprachbehinderten und die Aneignung unerwünschter Eigenheiten der Sprache und des Verhaltens.

Sprachheilschulen haben zumeist nur Grundschulcharakter. Sie sind im Gegensatz zu allen anderen Sonderschulen nur Durchgangsschulen. Die Klassen sollten möglichst homogen nach Störungsart zusammengesetzt sein.

Ambulante Behandlung des stotternden Schulkindes ist die Regel. Besonders wirksam ist die geraffte Intensivtherapie mit täglichen oder 3mal wöchentlichen Behandlungen über einen kurzen Zeitraum. Ambulante Behandlung einmal pro Woche bei ausgeprägtem automatisiertem Stottern ist ohne große Erfolgsaussicht.

Therapeutische Maßnahmen sind selbstbewußtseinsfördernde Gruppen- und Rollenspiele sowie Angst- und Aggressionssymptome vermindernde Verfahren. Autogenes Training bei älteren Schulkindern; keine analytische Methode oder Hypnose. Vermittlung der Überzeugung, mit der Störung vorerst leben zu können.

Positive Reaktion auf logopädische Sprechübungstherapie; sprachhelfendes Taktieren mit den Händen, Vorsprechen, Sprachverzögerungsmethode. Symptombeeinflussung durch Reihensprechen, Nachsprechen, Lesen.

Besser sind komplexe Behandlungsmethoden, d. h. psychologisch-logopädische Programme oder musikalisch-rhythmisches Training zur Erzielung eines harmonischen allgemeinen Bewegungsablaufes.

Familientherapie nach dem kommunikations- und systemtheoretischen Ansatz von Satir **und** Minuchin. Es muß in jeder Familie für die einzelnen Familienmitglieder verschiedene Möglichkeiten geben, ihr Anderssein ausdrücken zu können, ohne hierdurch an Selbstachtung zu verlieren. Dies zu verwirklichen ist für manche Familien ohne therapeutische Hilfe nicht möglich. Um die Probleme und Prozesse von Störungen im Familiensystem zu verstehen und zu verändern, wird in der Familientherapie mit der theoretischen Grundlage der Systemtheorie und Kommunikationstheorie gearbeitet.

Durch ein stotterndes Kind gerät das System der Familie in einen Zustand des gestörten Gleichgewichts. Die Familienmitglieder versuchen daraufhin, den alten Gleichgewichtszustand wiederherzustellen, indem sie mit verschiedenen Hilfen und Ratschlägen das Kind beeinflussen, nicht zu stottern. Wenn dies nichts nützt und der alte Gleichgewichtszustand nicht mehr erreicht wird, beginnen sich alle Teile des Systems Familie zu ändern; z. B. übernehmen andere Familienmitglieder Aufgaben für das stotternde Kind. Hierdurch bilden sich neue Regeln im System Familie, nach denen die Kommunikation abläuft. Häufig gelingt diese Veränderung nicht; meist verliert der Stotternde an Selbstvertrauen. Über die neuen Regeln, die sich heimlich eingeschlichen haben, wird nicht offen kommuniziert. Offenes Kommunizieren über die sich verändernden Bedürfnisse und Wünsche, die einer an den anderen hat usw., ist ein Lernschritt, der ohne fremde Hilfe meist nicht zu vollziehen ist. Offenes Kommunizieren kann durch doppelbödige Botschaften (double bind) erschwert sein, d. h. durch Botschaften, bei denen auf verschiedenen Kanälen der Kommunikation gleichzeitig zwei entgegengesetzte Aspekte ausgesandt werden. Die Mutter sagt z. B. zu dem Stotternden, der seinen Satz nicht zu Ende bringt: „Sprich doch weiter", schaut ihn dabei jedoch nicht an, signalisiert ihm also nonverbal, daß sie aufgehört hat, ihm zuzuhören. Die Folgen sind u. a., daß sich das Kind aus der Kommunikation und aus dem Kontakt zurückzieht.

Ziel der Familientherapie ist das Erlernen einer offenen Kommunikation, wobei der Familientherapeut zu jedem Zeitpunkt den Familienmitgliedern ein Modell für angstfreie, offene Kommunikation und akzeptierendes Verhalten ist.

20.11.2
Therapeutisches Vorgehen bei Jugendlichen

Die Sprachstörung ist bereits tief verankert, ihre therapeutische Beeinflussung daher schwierig. *Psychologische Beratung:* Normalisierung der gestörten sozialen Wechselbeziehung zwischen Stotterndem und Umwelt. Eine Gruppenbehandlung ist wegen des Erfahrungsaustausches und gegenseitiger Hilfen besonders günstig. Im übrigen gelten ähnliche Behandlungsprinzipien wie für das Schulkind.

Eventuell kann eine Kunstsprache eingeübt werden, z. B. metrisches Sprechen oder prolongiertes Sprechen.

Eine eingeführte Sprechtechnik zur Vermeidung von Unterbrechungen muß im Vergleich zur ursprünglichen Symptomatik vom Patienten als weniger auffällig und als sozial akzeptablere Kommunikationsweise eingeschätzt werden.

Völlig flüssiges Sprechen ist meist nicht mehr erreichbar.
Die Therapieziele sind in Tabelle 20-2 zusammengefaßt.

Tabelle 20-2:
Therapieziele bei Stotterern

- Erhöhung der Auftretenswahrscheinlichkeit flüssiger Sprecheinheiten
- Löschung bzw. Reduzierung der Stotterreaktionen
- Aufbau von Kontrollreaktionen, mit denen Stotterreaktionen abgeschwächt, beendet oder ganz verhindert werden können
- Aufbau eines neuen alternativen Sprechverhaltens, z. B. langsameres, rhythmisierteres und akzentuierteres Sprechen
- Abbau von Fehlgewohnheiten bzw. inadäquatem Sozialverhalten
- Abbau irrationaler Ängste
- Abbau von Flucht- und Vermeidungsverhalten
- Aufbau angstantagonistischer Reaktionen
- Aufbau bzw. Festigung der Selbststeuerungsfähigkeit des Stotternden; Anwendung von Selbstkontrolltechniken durch den Stotternden, die die Manipulation der stotterauslösenden und -verstärkenden Reize erlauben
- Reduzierung und Kontrolle physiologischer Erregungsprozesse durch Aufbau und Generalisierung von Entspannungsreaktionen

20.11.2.1
Wesentliche Elemente der Therapie (n. HEINEMANN)

Selbstwahrnehmung. Verbesserung der Körperwahrnehmung und der Wahrnehmung flüssiger Bestandteile des Sprechens. Kennenlernen der Auftretensbedingungen, der Entwicklung und des Ablaufs der Symptome, der Gefühle vor, während und nach dem Stottern und die Erkennung des Vermeidungsverhaltens sowie der Motive zur Veränderung bzw. Aufrechterhaltung der Symptome.

Desensibilisierung. Offene Auseinandersetzung mit der Behinderung, unempfindlicher werden gegenüber Unflüssigkeiten und Streß, der meist vom Zuhörer ausgeht. Verminderung von Ängsten und anderen negativen Gefühlen durch allmähliche Annäherung an angstbesetzte Situationen, die mit dem Stottern verknüpft scheinen.

Modifikation. Bewußtmachen der Veränderbarkeit von Stottersymptomen, Veränderung des Stotterverhaltens durch Einsatz von sog. Sprechtechniken, deren Auswahl mit dem Stotternden gemeinsam getroffen wird. Übung einer flüssigeren Art des Sprechens und Einsatz adäquater gesprächsbegleitender Mimik und Gestik. Entwicklung einer aktiven Änderungshaltung gegen Stottern durch positive Erfahrungen mit der neuen Sprechweise (Einstellungsänderung, positive Selbstinstruktion), Relativierung des Anspruchsniveaus und Aufbau einer neuen „Sprecherrolle".

Stabilisierung und Generalisierung. In dieser oft längsten Phase soll das neue Sprechverhalten in immer schwierigeren Situationen geübt, gefestigt und stufenweise in den Alltag übertragen werden. Dazu dienen Gruppentherapien für Rollentraining, Außentraining, Einbeziehung der Angehörigen und Partner, Kontakte zu Selbsthilfegruppen.

Nachsorge. Unbedingt sind über längere Zeit in größer werdenden Abständen regelmäßige Nachkontrollen und evtl. gezielte Wiederholungen einzelner Therapieabschnitte notwendig.

20.11.3
Therapie des Stotterns bei Erwachsenen

Die kausale Behandlung strebt eine Umstrukturierung der Stotterpersönlichkeit an: Psychoanalyse (geringe Erfolge), autogenes Training, Hypnose, Verhaltenstherapie. Beseitigung schädlicher Milieueinflüsse sind bei Kindern wichtig.

Die symptomatische Behandlung versucht, durch Anbahnung einer ungestörten Koordination von Atmung, Phonation und Artikulation einen Abbau der Störungsmomente des sprachlichen Erscheinungsbildes zu erreichen.

Therapieerfolge liegen begründet in der Tendenz des Stotterns zur Loslösung von der Persönlichkeitsstruktur und zur Verselbständigung und Automatisierung des sprachlichen Funktionskreises.
  Es gibt über 250 Behandlungsverfahren. Man unterscheidet:
– Eindimensionale Verfahren: z. B. Sprechübungen nach A. GUTZMANN.
– Mehrdimensionale Verfahren: z. B. atemtechnische Hilfen und verhaltenstherapeutische Methoden.

Tabelle 20-3:
Therapeutische Richtungen für eine Therapie des Stotterns bei Erwachsenen

- Atem-, Stimm- und Sprechtherapie
- Biokybernetische Therapie
- Psychotherapie
- Medikamentöse Therapie
- Taktierende und rhythmisierende Methoden (Sprechhilfen)
- Verhaltenstherapie
- Entspannungstechniken

Sie können als Einzeltherapie, Gruppentherapie, ambulante oder stationäre Behandlung durchgeführt werden. Therapeutische Richtungen für eine Behandlung Erwachsener sind in Tabelle 20-3 aufgeführt.

Beim gegenwärtigen Stand der Forschung erscheint es noch nicht angebracht, bestimmte Therapiemethoden grundsätzlich abzulehnen.

20.12 Behandlungsverfahren

20.12.1 Atemtechnische Hilfen

Atemstörungen sind nicht Ursache des Stotterns. Atmung wird jedoch von Stotternden zur Überwindung der Sprechstörungen eingesetzt.

Durch Atemübungen mit dem Ziel regelmäßigen Atmens kann das Stotterverhalten abgebaut werden, daher sind diese eine vorbereitende Maßnahme für die Sprechtherapie.

Stotternde sprechen mit dem zweiten oder dritten Drittel der Ausatmungsluft; deswegen nach ausreichender Einatmung Sprechbeginn am Anfang der Ausatmung. Einsatz eines Atem-Biofeedback-Gerätes ist hilfreich.

Korrektur paradoxer Atmung (Einziehen der Bauchdecke beim Einatmen und umgekehrt). Die Atmung kann sich im Verlauf einer Sprechbehandlung auch selbständig mitregulieren.

Die Vokale werden nach Inspiration mit einem weichen Stimmeinsatz gebildet und möglichst lange ausgehalten. Sprechen zu Beginn der Exspirationsphase; Einatmungsweg ist die Nase.

Kombination mit Lockerungsübungen. Bei schwerem Stottern erfolgt das Atemtraining in liegender Stellung, bei mittelschweren und leichten Fällen in lässiger, sitzender oder stehender Haltung. Beim Sitzen Hände locker an die Innenseiten der Oberschenkel legen lassen, Schulterpartien entspannen. Kombination von Entspannungstechnik mit *präventivem Stoppen* vor Beginn des Stotterns.

Kombination mit verhaltenstherapeutischen Methoden, z. B. Belohnung bei flüssigem Sprechen.

Kombination mit Sprechhilfen, z. B. unauffälliges Fingerklopfen.

20.12.2
Sprechübungsverfahren und sprechtechnische Hilfen

20.12.2.1
Systematische Sprachübungen nach A. und H. Gutzmann

Die beim Stottern veränderten Bewegungsmuster der Sprechorgane werden durch eine physiologisch ablaufende Technik ersetzt. Phonationsübungen. Übung der Artikulationseinstellungen der Vokale vor einem 3teiligen Spiegel (vorteilhaft ist jedoch das Üben von ganzen Sätzen nach psycholinguistischen Grundsätzen). Dehnung des ersten Vokals, gebundenes Sprechen.

Rhese-Übungen (Denkabschnitte). Denkabschnitte bestehen aus einem Einatmungs- und einem Sprechbogen. Zusätzlich Skizzierung der Zahl 8 mit dem Arm in der Luft.

Eine dem Bedeutungsgehalt der Mitteilungen entsprechende Mimik und Gestik wird einbezogen.

20.12.2.2
Anhauchen (A. Gutzmann)

Anwendung bei tonischem Stottern. Durch leichten Atemluftstrom vor Sprechbeginn werden die Stimmlippen vor dem verkrampften Glottisschluß bewahrt. Es wird entspannt ins Ausatmen hineingesprochen.

20.12.2.3
Anblasetechnik beim Sprechen nach Schwartz
Ziel ist die Verhinderung einer Verkrampfung im Kehlkopf- bzw. Stimmbandbereich (Laryngospasmus). Vor Sprechbeginn Bildung eines nicht hörbaren Hauchlautes. Das Vorgehen erinnert an die Methode des Anhauchens von A. Gutzmann.

20.12.2.4
Änderung der Sprechgewohnheiten nach Azrin und Nunn
Kurztherapie. Ausgangsbasis ist die Annahme einer nervös bedingten Verhaltensgewohnheit. Ziel der Methode ist ein Abbau des Stotterns in Alltagssituationen sowie ein Aufbau mit dem Stottern inkompatibler (unverträglicher) Verhaltensweisen. Bei Beginn oder Antizipation des Stotterns sofort aufhören mit Sprechen, tief ausatmen, langsam einatmen; dabei Entspannung von Oberkörper und Halsmuskulatur. Vorformulierung der zu sprechenden Wörter; Sprechbeginn unmittelbar nach der Einatmung.

20.12.2.5
Unisono-Methode (Mitsprechmethode) nach Liebmann
Das Prinzip des Verfahrens beruht auf der Ablenkung von der eigenen Sprechweise. Der Therapeut liest gemeinsam mit dem Patienten. Fortschreitende Schwierigkeitsgrade: Singen — gemeinsames Sprechen — Nachsprechen — Lesen — Nacherzählen — Sprechen mit fremden Personen. Ausübung eines beruhigenden Einflusses auf den Stotternden.

20.12.2.6
Shadowing-Methode nach Walton und Black
(Modifikation des Verfahrens von Liebmann).

Das Prinzip besteht in der Ablenkung von der Wahrnehmung von der eigenen Stimme auf die des Vorsprechers. Die Folge ist eine Symptomreduzierung. Grundlage der Methode: Stottern beruht auf einem Wahrnehmungsdefekt.

Beim Schattensprechen (auch Führungssprechen genannt) spricht der Stotternde zeitlich nur geringfügig verzögert einen Text nach, der ihm vom Therapeuten vorgesprochen wird, ohne den Text einzusehen.

20.12.2.7
Leerlaufübungen nach Heyer
Gedankliches Training von Sprechsituationen.

20.12.2.8
Stoppen
Verhinderung von Stottersymptomen. Beim ersten Anzeichen stärkerer Verkrampfung Unterbrechen des Sprechens, Entspannen, erst dann Fortsetzen des Satzes.

20.12.2.9
Präventives Stoppen
Lösen der Blockade vor Sprechbeginn wegen des inneren Stotterns, d. h. gedankliches Vorerleben eines möglichen Stotterns. Es muß vor Beginn der Redeflußstörung sofort deblockiert werden. Anschließend Inspiration durch die Nase, nun Sprechbeginn.

20.12.2.10
Sprechen mit Dehnung der Vokale
Auf diese Weise wird das Sprechtempo herabgesetzt.

20.12.2.11
Atem- und Sprechübungsbehandlung nach Fernau-Horn
Die Therapie gliedert sich in drei zeitlich ineinandergreifende Phasen und ist auf die Annahme eines pathogenetisch wirksamen „Hemmungszirkels" gegründet. Der psychotherapeutische Aspekt steht im Mittelpunkt.

20.12.2.12
Direkte Sprachförderungsmaßnahmen nach Gregory, Hill (1980) und Shine (1980)
Beide Methoden unterscheiden sich in sprechtechnischer Hinsicht kaum voneinander; sie sind jedoch in Umfang, Übungsmethoden und Durchführungsbedingungen verschieden.

Direkte Sprechförderung nach Gregory, Hill. Die wichtigsten therapeutischen Elemente sind: Reduzierung des Umfangs der Sprechaufgabe des Kindes; Modellieren des Sprechens durch die Eltern; verlangsamtes Sprechen; sanfter Einsatz zu Beginn einer Äußerung; Bekräftigung; Rollentausch zwischen Eltern und Kind; systematische Ausdehnung der Sprechaufgabe des Kindes.

Direkte Sprechförderungen nach SHINE. Das Therapieprogramm beruht auf der Annahme, das Kind stottere, weil es nicht gelernt habe, die für flüssiges Sprechen vorausgesetzten physiologischen und aerodynamischen Regeln bzw. Koordination des physiologischen Sprachprozesses zu beherrschen.

Das Therapieprogramm umfaßt einerseits die direkte Behandlung des kindlichen Stotterns ab dem 3. bis 9. Lebensjahr, andererseits die indirekte Intervention durch Modifikation psychosozialer Faktoren durch Beratung der Eltern.

Bei der direkten Therapie Anbahnung von Sprechmustern, die mit Stottern unvereinbar sind. Dabei werden folgende Sprechvariablen modifiziert: Atmung, Phonation, Koartikulation, Silbenbetonung, Tonhöhe, Länge und Komplexität sprachlicher Äußerungen.

20.12.3
Weitere Behandlungsmethoden

20.12.3.1
Verzögerte auditive Sprachrückkopplung (delayed feedback)

Verzögerte Sprachrückkopplung auf die Ohren eines gesunden Sprechers bewirkt sprachliche Veränderungen, die man dem Formenkreis des Poltersyndroms zuordnet (Lee-Effekt). Der Stotterer verhält sich bei Anwendung dieser Methode in umgekehrter Weise: Die tonischen und klonischen Sprachhemmungen werden einschließlich der mimischen Mitbewegungen oft weitgehend unterbunden.

Die optimale Verzögerungszeit schwankt zwischen 0,05 und 0,3 Sekunden; sie muß je nach Alter und Schwere der Symptomatik empirisch ermittelt werden:
- Zwischen 4 und 9 Jahren: 0,6 Sekunden,
- bis 30 Jahre: 0,16–0,22 Sekunden,
- 60–80 Jahre: 0,4 Sekunden.

Die Reduktion der Stottersymptomatik ist auch von der Lautstärke abhängig. Maximale Fehlerreduktion bei leichtem Stottern nur bei hoher Lautstärke; hohe Lautstärke bei schwerem Stottern bewirkt keine Fehlerreduktion. Mittlere Lautstärke bei schwerem Stottern bewirkt eine Verstärkung der Symptomatik.

Erklärung: Wechsel von der akustischen Selbstkontrolle des Gesprochenen zur kinästhetischen Sprachkontrolle.

Beim Poltern verschlechtert sich die Sprache unter verzögerter Sprachrückkopplung.

20.12.3.2
Masking des Aussprachefeedbacks
Masking bedeutet Vertäubung beider Ohren durch ein Geräusch über Kopfhörer (weißes Rauschen), dadurch wird die Kontrolle der Aussprache durch den Stotternden verhindert. Die Wirkung des Masking beruht auf Ausschaltung des akustischen Feedbacks. Folge ist eine teilweise oder völlige Symptombeseitigung. Masking-Geräte werden wie Hörgeräte getragen.

Nachteile sind Konzentrationsstörungen und eine Zunahme der Sprechlautstärke.

20.12.3.3
Kaumethode nach FRÖSCHELS
Anwendung bei stimmgestörten Stotternden (sekundäre hyperfunktionelle Dysphonie infolge schwerer Toni) und Verspannungen im Gesichtsbereich (Grimassieren).

Bewegungen beim Kauen, Schlucken und Saugen werden als phylogenetische und ontogenetische Grundlagen der Sprechbewegungen im Ansatzrohr angesehen. Stimmhaftes Kauen ist das Bindeglied zwischen Kauen und Sprechen. Während der Behandlung werden folgende Stufen durchlaufen:
- Stummkauen mit Kaugut;
- Stimmkauen mit Kaugut;
- Vokalkauen;
- Kaudialoge;
- Worteinschübe;
- Satzeinschübe;
- Lesen mit umrahmender Kauphonation;
- Freisprechen mit umrahmender Kauphonation;
- Lesen mit Kauerinnerungssilben;
- Freisprechen mit Kauerinnerungssilben.

Phonations- und Artikulationsorgane werden dadurch in den Zustand ihrer normalen Aktivität versetzt. Entspannung des Unterkiefers.

Durchführung der Übung 2–5mal täglich; Training über mehrere Wochen bis Monate.

20.12.3.4
Vorgehen nach Smith (Akzentmethode)

Die Übungen gehen von großen Bewegungen der Abdominalmuskulatur und des Zwerchfells aus und gehen weiter über Bewegungen des gesamten Körpers und der Organe und enden in Gedächtnis- und Konzentrationsübungen. Wechsel von Muskelspannung und -lockerung sowie Rhythmisierung von motorischen Impulsen können Lockerung und Entspannung hervorrufen. So ist eine Beeinflussung des Stotterns ohne Aufmerksamkeitszuwendung auf den Redefluß möglich.

Mit Hilfe der Akzentmethode (Ganzheitsmethode) wird die gesamte Kommunikation beeinflußt. Erarbeitung richtiger Atmung, Phonation, Artikulation und Akzentuation. Es muß mit Nachdruck und in einfachen Sätzen gesprochen werden.

Konzentrationsübungen. Konzentration bei den Akzentübungen auf die Vokale; dadurch wird von den schwierig auszusprechenden Konsonanten abgelenkt.

20.12.3.5
Vorgehen nach Seeman

Es handelt sich um eine mehrdimensionale Methode: Psychotherapie, Übungsbehandlung (Atem-, Entspannungs-, Assoziations-, Lese- und Redeübungen), medikamentöse Behandlung (vorwiegend Psychopharmaka).

Es werden keine systematischen Artikulationsübungen durchgeführt, sondern systematische Entspannungsübungen bei Konsonanten und Konsonantenverbindungen. Man verwendet Wortreihen, die mit Konsonanten beginnen und unter Vokalbetonung artikuliert werden. Auf musikalische Akzente wird geachtet.

20.12.3.6
Metrisches Sprechen (Taktiermethoden)

Es handelt sich um silbenbetontes akzentuiertes Sprechen ohne Sprechhilfe; sprechführende Mitbewegung der Hand, unauffälliges Klopfen oder Kreiseln mit einem Finger, Fingerklopfen, rhythmische Bewegungen der Zehen.

20.12.3.7
Apparative Sprechhilfen

Elektronische *Kleinstmetronome* (auch Mikronom oder Pacemaster genannt) werden wie Hörgeräte hinter dem Ohr getragen (akustische Stimuluskontrolle nach Tunner).

Beim *Haptometronom* werden mechanische Reize z. B. auf eine Fingerspitze übertragen.

Die günstige Metronomgeschwindigkeit muß empirisch ermittelt werden. Sie ist abhängig vom Schweregrad des Stotterns:
- Bei schwerem Stottern 40 Schläge pro Minute, bei leichteren Störungen 80 Schläge pro Minute.
- Bei schwerem Stottern eine Silbe pro Metronomschlag, bei leichterem Stottern ein Wort pro Schlag.
- Später Übergang zu kurzen Sätzen oder Satzeinheiten pro Schlag.

Nachteil ist eine unnatürliche, zerhackte Sprechweise. Apparative Sprechhilfen sind daher nur zum Aufbau neuer Sprechweisen geeignet. Eine Dauerbenutzung ist nur in Ausnahmefällen sinnvoll. Anwendung besonders bei zusätzlicher Polterkomponente, da sich durch die Sprechhilfe das Sprechtempo verlangsamt.

20.12.3.8
Logopädischer Rhythmus

Der Rhythmus besitzt eine harmonisierende, regulierende und ablenkende Wirkung. Verbesserung der Koordination der Sprechbewegungen in Verbindung mit der gesamten Körpermotorik durch rhythmische Übungen. Rhythmische Übungen sind daher den Taktiermethoden überlegen. Der logopädische Rhythmus basiert auf den dynamischen, melodischen und temporalen Sprachakzenten. Zur Begriffsdefinition:
- Takt: länger dauernde Wiederholung des Gleichen.
- Rhythmus: mehrmalige, stete Wiederkehr von Ähnlichem in ähnlichen Zeitabständen.

20.12.3.9
Sprachgebärden als Therapiemedien nach Calavrezo

Übungstexte müssen eine übertrieben akzentuierte Mimik und Gestik, eine vielseitige Rhythmik und Sprechmelodie gestatten. Kombination mit Sprechübungsverfahren, z. B. Anblasetechnik oder Sprechhilfen.

20.12.3.10
Kombiniertes logopädisch-psychotherapeutisches Verfahren nach T. u. Th. Schoenaker

Grundlage ist das individualpsychologische Modell nach Adler. Psychogenes Stottern wird als zielgerichtetes und neurotisches Symptom betrachtet. Das Verständnis für die motivierenden Kräfte, welche zum Stottern führen, wird durch den Lebensstil ermöglicht. Die Entwicklung des Lebensstils wird durch konstitutionelle, familiäre und kulturelle Faktoren beeinflußt. Erarbeitung des Lebensstils in Einzelgesprächen. Frühe Kindheitserlebnisse und frühere Familienkonstellationen stellen hierbei eine wichtige Quelle dar.

Folgende Sprechtechniken werden angewandt:
- Langsames, rhythmisches, gebundenes Sprechen mit spezieller Atemführung oder anders,
- lockerer und bewußter stottern.

Die wirkliche Lösung des Stotterproblems liegt in der Veränderung des Lebensstils, d. h. im täglichen Trainieren von angstbeladenen Situationen und im systematischen Umdenken der aus der Kindheit stammenden Meinungen, welche der Patient von sich selbst hat. Weitere Komponenten des Verfahrens:
- Einsatz von nonverbalen Partnerübungen und phonetisch-rhythmischen Übungen;
- Anwendung autogenen Trainings, von Rollenspielen, Psychodrama und Training des sozialen Verhaltens;
- Erlernen des Stoppens und Korrigierens.

Anwendung der Methode ab 9 Jahren. Bei 9- bis 12jährigen Kindern erfolgt die Behandlung in Familienkursen. Gruppentherapie 6 mal 5 Tage mit Zwischenabständen.

20.12.3.11
Integrierte Psycho- und Übungstherapie nach Heese

Die Methode beruht auf einer zusammenfassenden Betrachtung somatogenetischer und psychogenetischer Theorien. Anlehnung der psychotherapeutischen Anteile des Verfahrens an die individualpsychologischen Vorstellungen von Adler. Ziel ist die Vermittlung einer stärkeren Sprechmelodie und Sprechdynamik. Erarbeitung einer akzentuierten Sprechweise. Im Kindesalter zusätzlich Spieltherapie.

20.12.3.12
Vorgehen nach Westrich
Grundlage der Behandlung sind drei erzieherische Maßnahmen aus psychologischer Sicht:
- Einwirken auf Fehler im bisherigen Erziehungsfeld (vor allem bei stotternden Kindern im Vorschulalter).
- Aufzeigen und Verstärken des Sprechenkönnens.
- Einwirken auf die Dialogangst durch Schaffung neuer und positiver Dialogerfahrungen (zum Verstärken des Selbstvertrauens und der Eigenverantwortlichkeit).

20.12.3.13
Biokybernetische Stottertherapie
Es handelt sich um eine sprachheilpädagogisch akzentuierte Behandlung im Sinne von ganzheitlichen Stimm- und Schaltübungen: Stimmübungen, Schaltübungen und Übungssprache. Isolierte Atemübungen werden abgelehnt, da Umschaltungen zwischen Atmung, Phonation und Artikulation in Millisekunden stattfinden können. Bei den Stimmübungen werden verschiedene Schaltvorgänge der Phonation trainiert. Die Übungssprache wird in das Atemschubsprechen, Artikulationsschubsprechen und akzentuierte sowie markierte Sprechen untergliedert.

20.12.3.14
Rollentherapie nach Sheehan
Zentraler Bestandteil ist der Schritt von der Verheimlichung zur öffentlichen Bekanntgabe des Stotterns.

20.12.3.15
Precision Fluency Shaping Program nach Webster
Einüben eines extrem verlangsamten Sprechens von Vokalen, stimmhaften Konsonanten, stimmlosen Frikativen und Plosivlauten, dann Wörter und Sätze. Dann folgt die Einübung eines weichen Stimmeinsatzes und schließlich einer normalen Sprechatmung. Die gedehnte Sprechweise wird hierauf nach und nach dem normalen Sprechen angeglichen.

20.12.3.16
Vocal Control Therapy nach Weiner

Ziel ist eine Spannungsauflösung sowie das Neuerlernen der Vokalisierung. Stufen sind:
- Normalisierung der Atmung;
- Verbesserung der Vokalisierungsqualität;
- Verbesserung des Phonationsbeginns;
- Verbesserung der Artikulation.

20.12.3.17
Akzentuiertes Sprechen

Durch Akzentuierung und Betonung beim Sprechen ergibt sich eine Geschwindigkeitsreduktion, Auflösung der Muskelverspannungen im Artikulationsbereich und Stimulation zu fließendem, schwungvollen Sprechen.

20.12.4
Verhaltenstherapeutische Behandlung

Einsatz lerntheoretischer Verhaltensprinzipien zur Veränderung des Stotterverhaltens. Stottern wird als spezielle Form neurotischen Verhaltens durch Lernprozesse verschiedener Art erworben, durch Verstärkung fixiert und aufrechterhalten, durch Nichtverstärkung wieder gelöscht.

Ein bestimmtes Verhalten tritt um so häufiger auf, je positiver die Konsequenzen sind, die unmittelbar auf dieses Verhalten folgen *(Verstärkung des Verhaltens)*.

Stottern wird gefördert durch Strafe, Frustration, Angst, Schuld, Feindseligkeit, Situationsfurcht, Wortfurcht.

Stottern bessert sich durch Selbstvertrauen und Redefluß.

Die Aufgabe des Therapeuten besteht darin, die fördernden Faktoren zu verrringern und die bessernden Faktoren zu verstärken.

Respondentes Stottern wird durch Schock oder Strafe nach dem Mechanismus des klassischen Konditionierens stimuliert; Schock und Strafe sind zu Gefahr signalisierenden Reizen geworden, mit denen Atem- und Redeunterbrechungen assoziiert wurden.

Operantes Stottern wird durch die aus dem Verhalten resultierenden Konsequenzen gesteuert, d. h. in seiner Auftretenswahrscheinlichkeit von den Wirkungen her bestimmt. Angenehme positive Konsequenzen (approach behavior) verstärken das Stotterverhalten ebenso wie das erfolgreiche Vermeiden negativer Verhaltensfolgen (avoidance behavior). Meist sind respondente und operante Anteile an der Entstehung und Ausbildung des Stotterns gleichzeitig beteiligt *(Zwei-Prozeß-Modell)*.

Für die diagnostisch-therapeutische Praxis hat sich die *verhaltensanalytische Funktionsformel* von KANFER als geeignete theoretische Ausgangsbasis bewährt. Sie ermöglicht eine detaillierte funktionelle Analyse des individuell gegebenen problematischen Verhaltens mit seiner Abhängigkeit von vorausgehenden und nachfolgenden Bedingungen und die unmittelbare Ableitung eines konditionsadaptierten verhaltenstherapeutischen Änderungsmodells.

Mehrdimensionale Verhaltenstherapie sollte sich aus folgenden Behandlungsbausteinen zusammensetzen:
– Maßnahmen zur Modifikation des Sprechens.
– Methoden zum Angstabbau: systematische Desensibilisierungsverfahren und Selbstsicherheitstraining.
– Methoden zum Aufbau sozial angemessenen Verhaltens: Rollenspieltechniken, Methoden der Verhaltensübung und des Selbtsicherheitstrainings.
– Methoden zur Einstellungsänderung: Verfahren zur kognitiven Umstrukturierung.
– Generalisierungstechniken: In-vivo-Verfahren, Anleitung zum Selbsttraining.
– Methoden zur Beeinflussung des sozialen Umfeldes von Stotternden: Elternarbeit, Bezugspersonen-Verhaltenstraining, Maßnahmen zur Resozialisierung.

20.12.4.1
Verhaltenstherapeutische Methoden zur Behandlung des Stotterns auf der Grundlage des funktionalen Verhaltensmodells von KANFER

Verhaltenstherapeuten orientieren sich an einem Denkmodell, das jedes Verhalten hinsichtlich seiner auslösenden Bedingungen und seiner Konsequenzen analysiert. In der Diagnostik und in der Methodik orientiert sich Verhaltenstherapie an einem Schema, das als KANFERsche „Verhaltensgleichung" bekannt wurde. Danach wird jedes Verhalten, das verändert werden soll, zunächst als funktionell abhängig gesehen von bestimmten Bedingungen.

Verhaltensgleichung nach KANFER
- C (Konsequenz)
  - Einsetzen eines positiven Reizes
  - Einsetzen eines negativen Reizes
  - Aufhören eines positiven Reizes
- K (Kontingenz)
  - Belohnungsmatrix
  - Verstärkerplan
- R (Reaktion)
  - Beobachtbares, problemrelevantes Verhalten auf motorischer, verbaler, kognitiver und physiologischer Ebene
- O (Organismus)
  - Biologische Ausstattung
  - Behinderungen
  - Lernkapazität
  - Lerngeschichte der Reaktion
- S (Stimulus)
  - Umweltsituation
  - Soziale Situation
  - Innere Reizsituation

Die Techniken im einzelnen:
- S-Techniken (Stimulus-Behandlung, s. o.)
  - Klassische Konditionierung: Dekonditionierung, Gegenkonditionierung;
  - Systematische Desensibilisierung;
  - Akustisch-taktile Stimuluskontrolle.
- R-Techniken (Behandlung der Reaktion des Stotternden)
  - Negative Praxis.
- C-Techniken (Behandlung der Konsequenzen auf das Stottern)
  - Operante Konditionierung: Erlerntherapien, Verlerntherapien;
  - Operante Aversionstherapie;
  - Time-out-Technik;
  - Shaping (ganz langsame Verhaltensänderung).

Verhalten (R) ist abhängig von vorausgehenden Reizen (S). Die Verbindung zwischen bestimmten situativen Auslösereizen (S) und psychophysiologischen Reaktionen (R) ist meist durch Lernprozesse erworben. Alle Lernprozesse, die zu einer Assoziation zwischen ursprünglichen neutralen Reizen und bestimmten Verhaltensnachweisen (Reaktionen) führen, werden als *klassische Konditionierung* bezeichnet.

Verhalten (R) hängt weiterhin ab von den Konsequenzen (C), die ihm nachfolgen (positive oder negative Konsequenzen). Werden Verhaltensweisen funktionell abhängig von bestimmten Konsequenzen, so spricht man von *operanter Konditionierung*.

Lernprozesse sind ferner abhängig vom Zustand des Organismus (O), z. B. Ermüdung, oder auch von den Kontingenzen des Verhaltens (K); hiermit ist die Art des Zusammenhanges zwischen Reaktionen und Konsequenzen gemeint. Eine Konsequenz, die unmittelbar auf ein Verhalten folgt, bestimmt das Verhalten stärker als eine zeitlich verzögerte Konsequenz.

20.12.4.2
Negative Praxis

Stottern ist eine negative Gewohnheit, die sich durch bewußte und freiwillige Wiederholungen löschen läßt. Theoretisch wird dieses Vorgehen mit dem Konzept der *„konditionierten Hemmung"* von Hull begründet: Im Verlauf der Übung entsteht eine zunehmend stärker werdende, zentralnervöse, reaktive Hemmung gegen das ausgeführte Verhalten, wodurch sich das Stottern schließlich selbst hemmt; es kann nicht mehr gestottert werden. Mit Absicht wird die eigene Stotterreaktion mehrmals wiederholt (Pseudostottern). Also kein fehlerfreies Sprechen oder Vermeiden von Fehlern, sondern Üben aufgetretener Fehler.

20.12.4.3
Operantes Konditionieren (Ch. Schulze)

Unterstützung der Sprechübungen durch operante Verfahren. Modifikation des Sprechverhaltens durch *Belohnungstechniken*. Das Auftreten flüssiger Spracheinheiten wird nach den Prinzipien des operanten Konditionierens verstärkt. Mit der Belohnung flüssiger Spracheinheiten wird beim Stotternden eine überängstliche Beachtung seiner Symptomatik und der damit einhergehenden Ängste und des Scham- und Schwächegefühls verhindert.

Nach dem operanten Lernparadigma bestimmen die Konsequenzen

einer bestimmten Verhaltensweise deren künftige Auftretenswahrscheinlichkeit. Durch Manipulation der Konsequenzen lassen sich adäquate wie inadäquate Reaktionen beeinflussen. Innerhalb einer Stotterbehandlung wird die Zunahme der Sprechflüssigkeit bzw. die Verringerung des Stotterns hauptsächlich durch Belohnungen, Bestrafungen oder durch kombinierte Formen zu erreichen versucht.

Operante Verfahren werden aber auch zum Aufbau nonverbalen Verhaltens bzw. zum Abbau sekundärer Symptomatiken (z. B. Parakinesen) eingesetzt.

Zur Anwendung kommen Verhaltensbekräftigungen für flüssiges Sprechen mit verbalen und materiellen Verstärkern (auch *Token-Systeme* genannt), visuelle und akustische Reize. Als visuelle Rückmeldung über die gleichmäßige Atmung kann ein Atem-Biofeedback-Gerät verwendet werden. Als akustische Rückmeldung kommen verbale Strafreize (falsch, schlecht) oder Time-out-Verfahren (Unterbrechung des Sprechens oder des Kontaktes mit dem Gesprächspartner für eine bestimmte Zeitspanne) in Frage.

Bestrafungstechniken. Stottern wird modifiziert durch den Einsatz negativer Konsequenzen, die auf Stottern folgen. Es gibt folgende Bestrafungstechniken:
- Time-out-Prozeduren: z. B. mehrminütiges Schweigen nach jedem Stottersymptom.
- Response-cost-Verfahren: Konditionierte (symbolische) Verstärker (Token oder Punkte) werden entzogen.
- Direkte Applizierung von Strafreizen (aversive Stimuli): Elektroschocks, Störgeräusche, Straf-Wörter.

20.12.4.4
Systematische Desensibilisierung
Man unterscheidet drei therapeutische Schritte:
- Training tiefer Muskelentspannung (Entspannungstraining nach Jacobson).
- Konstruktion von Angst-Hierarchien. Alle ängstigenden und verunsichernden Situationen, die mit Sprechen und Stottern in Beziehung stehen, werden gesammelt und nach ihrem Schwierigkeitsgrad zu Hierarchien geordnet.
- Desensibilisierungsprozedur: Gegenüberstellung der angstauslösenden Situation mit der tiefen Muskelentspannung. Im Zustand völliger

Entspannung werden zunächst die leichtesten Hierarchiesituationen vergegenwärtigt. Diese werden schließlich zu neutralen Situationen.

20.12.4.5
Vorgehen nach Wendlandt

Verhaltenstherapeutisches Sprechtrainingsprogramm für stotternde Kinder und Jugendliche. Stottern wird als ein Verhalten betrachtet, das durch Lernprozesse erworben wurde, die auf klassischen oder operanten Konditionierungsvorgängen beruhen bzw. auf einem Lernen am Modell. Die Behandlungsziele werden zu erreichen versucht durch:

- Individuelle therapeutische Maßnahmen
  - Schaffen positiver Sprechbedingungen durch Erarbeitung alternativer Sprechbedingungen und Ersetzen stotterauslösender Bedingungen durch Einführung positiver Sprechbedingungen in der Schulsituation.
  - Ausschaltung negativer Konsequenzen des Stotterns durch Erarbeitung von Kommunikationsregeln und Ausschaltung stotterverstärkender Konsequenzen durch Einführung der Kommunikationsregeln in der Schulsituation.
  - Positive Verstärkung symptomfreien Sprechens durch Ermittlung individueller Verstärker, Auswahl von Verstärkern, Festlegung eines Verstärkerplanes, Durchführung des Verstärkerprogramms.
- Veränderungsprogramm für die Gruppe
  - Veränderung der Selbstwahrnehmung durch Information über das Veränderungsprogramm, auditive Rückkopplung des Stotterns, optische Rückkopplung des Stotterns.
  - Training zu Symptomregistrierung und willentlichem Stottern, Selbstregulierung des Stotterns im Unterricht.
  - Erwerb sprachlicher Kontrollreaktionen durch Stoppen, metronomes Sprechen, Betonungssprechen, Tonvorschlag.
  - Aufbau einer individuellen flüssigen Sprechweise, fraktioniertes Sprechen in Kombination mit einzelnen Sprechhilfen.
  - Überlernen der flüssigen Sprechweise.
  - Übertragung der neuen Sprechmuster auf Alltagssituationen durch In-vivo-Training und Anleitungen zum Selbsttraining.

Nicht-Vermeidungs-Ansatz nach Wendland. Prinzip ist, das Stottern nicht zu vermeiden, sondern es zu zeigen. Es geht bei dieser Methode darum, systematisch neue Erfahrungen mit dem Stottern und dem Sprechen zu sammeln; nicht um ein Eliminieren der Stottersymptome.

Therapieziel ist es, den Patienten zu einer Annahme seines Stotterns und zu einem veränderten Umgang mit den Stottersymptomen in Richtung auf ein flüssiges Stottern zu befähigen.

20.12.4.6
Vorgehen nach Van Riper

Das Prinzip der Behandlung besteht darin, beim Stottern ein Nichtvermeiden (non-avoidance) anzustreben. Therapieziel ist ein flüssiges Stottern.

Vom Stotterer wird eine objektive Einstellung gegenüber seinem Leiden und eine offene Konfrontation mit der Störung gefordert. Er muß sich mit den Gegebenheiten abfinden (complete acceptance). Die Angst soll durch eine Duldung der stotternden Sprechweise beseitigt werden.

Die Therapie gliedert sich in drei Phasen.

Phase der Identifikation (Behandlungsbeginn): Besprechung der Art der Sprachstörung, der Symptome, der sie auslösenden Faktoren, der Reaktion anderer Menschen auf das Verhalten des Stotternden.

Phase der Desensibilisierung. Absichtliches Aufsuchen unangenehmer Sprechsituationen durch den Stotterer zwecks Reduzierung der Angst und Erhöhung seiner Toleranz gegenüber belastenden Situationen.

Phase der Modifikation. Sie ist gekennzeichnet durch die Variation (Veränderung) der Stotter-Symptome, also z. B. durch Veränderung der Flickwörter und durch Veränderung von Denk-, Gefühls- und Verhaltensweisen. Was immer der Stotterer an Ungeeignetem für die Produktion eines Lautes, einer Silbe oder eines Wortes tut, soll für ihn ein Fehlsignal werden, so daß er es in Richtung auf eine normale Produktion verändern kann.

Es wird versucht, durch Modifikation der Form des Stotterns den Erwerb einer neuen Art des Stotterns bzw. eine Nachbesserung (cancellation) zu erreichen. Dem Stotterer wird eine neue, flüssige Art des Stotterns gelehrt, d. h. eine neue Möglichkeit, mit der Angst und der Erfahrung unterbrochener Sprechflüssigkeit fertigzuwerden. Sobald ein Wort gestottert ausgesprochen wurde, muß der Stotterer absichtlich eine Pause machen und das Wort dann noch einmal sagen, ehe er weiterspricht.

Durch Approximation versucht der Stotterer, immer weniger auffällige Varianten des Stotterns anzuwenden (flüssiges Stottern).

Phase der Stabilisierung. Sie besteht in einer lange dauernden Führung durch den Therapeuten. Automatisierung des flüssigen Stotterns.

Die Methode hat den Vorteil, daß sie von Anfang an in realen Lebenssituationen praktiziert wird. Es muß keine Übertragung der erlernten Sprechabläufe aus der Übungssituation in den Gebrauch des täglichen Lebens erfolgen.

Modifikation des Vorgehens nach HEIDEMANN-TAGMANN. Symptomorientierte Behandlung der Sekundärerscheinungen. Ziel der Modifikationsmethode ist die Umwandlung schweren Stotterns in ein leichtes bis mittelstarkes Stottern; weiterhin durch Stottermodifikation Verwandlung des noch bestehenden Stotterns in flüssiges Stottern durch Erarbeitung neuer Sprechmuster.

20.12.5
Weitere kombinierte Verfahren

20.12.5.1
Sprachheilpädagogisch-(logopädisch)-verhaltenstherapeutische Konzeption nach INGHAM, ANDREWS, WINKLER

Kombination rhythmisierten Sprechens mit Metronom und Belohnungssystem.

20.12.5.2
Kombination verhaltenstherapeutischer Prinzipien mit Sprechhilfetraining

ZOPF und MOTSCH vereinigen verhaltenstherapeutische Prinzipien mit einem an der physiologischen Übungstherapie von GUTZMANN orientierten Sprechhilfetraining. Ihre Therapie verläuft über sechs Phasen:
- I: Entspannungstraining nach JACOBSON.
- II: Wahrnehmung der Symptome nach Art und Häufigkeit und ihre Zusammenhänge mit sozialen Situationen, Ängsten usw.
- III: Konditionierung eines symptomreduzierten Sprechens (13-Stufen-Programm).
- IV: Abbau der Sprechangst über Erstellung von Hierarchien verschiedener Angstsituationen; Rollenspiele und In-vivo-Übungen.
- V: Generalisierung.

– VI: Nachsorge mit ggf. gemeinsamer Planung weiterführender Maßnahmen (Selbsthilfegruppe, Psychotherapie, Selbstbehauptungstraining).

20.12.5.3
Generalisierungstechniken

In-vivo-Übungen. Belastende Problemsituationen werden nicht nur im Rollenspiel bearbeitet, sondern auch im Lebensbereich, z. B. Ansprechen fremder Passanten auf der Straße.

Selbstkontrollverfahren. Die Fähigkeit zur Symptomkontrolle darf nicht an die Person des Therapeuten oder den Einsatz künstlicher Sprechtechniken gekoppelt bleiben, sondern muß durch den Patienten selbst erfolgen. Einsatz der stotterreduzierenden Verhaltensweisen in schwierigen Alltagssituationen durch den Stotternden selbst (Selbstmodifikation).

Reduzierung der Stotterstärke durch systematische Selbstregistrierung und Selbstbeobachtung der Sprechflüssigkeiten mit Tonband- und Videoaufnahmen und Spiegel (Verfahren des self-monitoring).

20.12.5.4
Veränderung der funktionalen Beziehungen (Kontingenzen) zwischen Bezugspersonenverhalten und Stottersymptomatik

Die bestrafenden Verhaltensweisen der Bezugspersonen sollen damit abgebaut und ihre Reaktion auf Verhaltensauffälligkeiten der Kinder verändert werden.

20.12.5.5
Stottertherapie nach Boberg und Kully

Das Therapieprogramm wurde auf der Grundlage mehrerer bewährter Therapiekonzepte in Kanada entwickelt. Der Behandlungsansatz beruht auf einer verhaltenstherapeutischen Behandlungsmethode nach Ingham und Andrews. Er wurde erweitert durch Behandlungskomponenten der Therapien von Perkins, Ryan und van Riper. Die wichtigsten Therapieprinzipien sind: verlangsamte Sprechweise mit Dehnung der betonten Vokale, Erlernen korrekten Phrasierens, entspanntes Einsetzen der Sprachlaute am Anfang von Äußerungen, stetiges Fließenlassen des

Atems während der Äußerungen mit Verbindung der einzelnen Wörter, bei Anzeichen von Verspannung sofortiges Stoppen des Sprechens und anschließendem mehrmaligen Wiederholen des betreffenden Wortes, Veränderung der Sprechrate, soziale Verstärkung, Selbstkontrolle.

Das Therapieprogramm wird in 2 Phasen durchgeführt:
– 3wöchige Intensivphase (stationär)
– 2jährige Nachsorgephase (1 Woche intensiv nach 2monatiger Pause nach der 1. Phase und Wochenendstützkurse)

Die Therapie besteht sowohl aus Einzeltherapie als auch aus einer Gruppentherapie. Inhaltlich werden Übungsbehandlungen durchgeführt und an der täglichen Lebenssituation gearbeitet. Vom Klienten wird eine intensive Mitarbeit verlangt. Zusätzlich zu den Übungsbehandlungen werden Prinzipien der Verhaltenstherapie eingesetzt.

In der Therapie werden Fertigkeiten erlernt, die zu einer Erhöhung der Sprechflüssigkeit, als Erweiterung der kommunikativen Fähigkeit dienen. Die Übertragung dieser erlernten Fähigkeiten in Situationen des täglichen Lebens wird systematisch und ausführlich unternommen.

Die Intensivphase beträgt täglich 8 Stunden, mit Unterbrechungen durch Pausen. Die Wochenenden sind für Einzelübungen vorgesehen, die der Klient in Eigenverantwortung durchführt.

Schon während der Intensivphase werden die Klienten auf die Phase der Nachsorge vorbereitet. Die Nachsorge wird vom Klienten selbst und mit den angebotenen Stützkursen geleistet. Der Klient erhält ein Heimprogramm, in dem die erlernten Maßnahmen und Hinweise zum Umgang mit schwierigen Situationen enthalten sind.

20.12.6
Psychotherapeutische Behandlung

Die Entstehung des Stotterns wird auf Vorgänge im Unbewußten zurückgeführt.

20.12.6.1
Psychoanalyse

Nach der Annahme von FREUD ist die Ursache des Stotterns in verdrängten prägenitalen Lusttendenzen zu suchen. Aus dem Unbewußtsein ins Bewußtsein drängende peinliche Komplexe werden stotternd zu unterdrücken versucht. Stottern tritt dann auf, wenn bestimmte Laute oder Wörter ungelöste, verdrängende seelische Konflikte ins Bewußtsein zu rufen drohen. Die Aufhebung des Stotterns erfolgt durch die Befähigung des Ich, die unbewußt wirksamen Determinanten der neurotischen Störung, der Angst-, Zwangs- und Konversionsneurose zu erkennen und eine angemessene Verarbeitung, z. B. im Szenospiel oder durch Psychodramatherapie, zu finden.

20.12.6.2
Individualpsychologie

Stottern wird als Kommunikationsvariante aufgefaßt, die dazu geeignet ist, sich den Anforderungen der Gemeinschaft zu entziehen. Ziele der Therapie sind daher:
- Beseitigung der Minderwertigkeitsgefühle;
- Entfaltung des Gemeinschaftssinnes;
- Entwicklung der Selbständigkeit.

Psychotherapeutische Therapiemethoden nach Führing und Lettmayer, Heese und Westrich.

20.12.6.3
Neopsychoanalyse

Stottern hat seine Ursache in einer durch Erziehung erworbenen neurotischen Gehemmtheit (Schultz-Hencke). Neurotische Hemmungen und Fehlhaltungen werden auf durch gestörte Familie-Kind-Beziehungen hervorgerufene, extrapsychische Kommunikationsstörungen zurückgeführt. Therapeutische Maßnahmen:
- Milieutherapie (Elternberatung),
- Entspannungstraining,
- Logopädische Rhythmik,
- Gruppentherapeutische, psychodramatherapeutische und analytisch orientierte spieltherapeutische Maßnahmen,
- zusätzlich Symptombehandlung.

20.12.7
Entspannungstechniken

Autogenes Training nach J. H. Schultz. Man unterscheidet drei Stufen:
- Stufe 1: Vermittlung eines Schwereerlebnisses;
- Stufe 2: Vermittlung eines Wärmeerlebnisses;
- Stufe 3: Atemeinstellung.

20.12 Behandlungsverfahren

Progressive Muskelentspannung nach Jacobson.

Entspannungstraining nach Krech. Es handelt sich um eine Modifikation des autogenen Trainings speziell für erwachsene Stotternde und basiert auf den ersten zwei Stufen des autogenen Trainings (Schwere- und Wärmeempfindung).

Transzendentale Meditation.

Systematische Desensibilisierung nach Wolpe. Es handelt sich um eine gezielte Angstbehandlung. Patient muß sich angstevozierende Situationen gedanklich vorstellen (In-sensu-Desensibilisierung). Durch gleichzeitiges Ausführen von angstinkompatiblen Verhaltensweisen (z. B. Muskelentspannung) Löschung der Verbindung zwischen Angstreizen und Angst.

Zentrierungsübungen nach Graf Dürkheim. Es handelt sich um Teile eines Therapieansatzes auf dem Gebiet der Körperpsychotherapie. Bewußtes Erleben der eigenen Körpermitte und des eigenen Atemflusses sind wesentliche Übungsinhalte, die, obgleich die Übungen am Körper ansetzen, letztlich zu einer geistig-seelischen Haltung werden. Die eigene Mitte durch stetige Übungen körperlich erlebbar zu machen, kann zu einer Sicherheit führen, zu einem „Ruhen in der eigenen Mitte", welches ein zentrales Gegengewicht bietet gegen die — für jeden Stotterer so bekannten — angstvollen gedanklichen Vorwegnahmen in einer Situation, gegen Befürchtungen und negative Erwartungen.

Wichtiger Aspekt bei den Übungen ist, mit dem Ausatmen in die Verspannung „hineingehen" und sich dort loslassen, d. h. nicht willentlich dagegen angehen, sondern annehmen. Der Stotterer muß also lernen, seinen Kampf gegen das Stottern aufzugeben und sein Stottern anzunehmen. Er wird hiermit eine leichtere Symptomatik erlangen und ein stärkeres Ruhen in sich selbst.

20.12.8
Tiefenpsychologisches Vorgehen nach Freud

Bewußtes Erinnern an frühere Konfliktsituationen.

20.12.9
Hypnotische Verfahren

Sie stellen keine eigentliche Therapie dar, sind aber eine Behandlungsgrundlage. Ab dem 12.–14. Lebensjahr wird auch die Narkohypnose angewandt. Als Einstieg in die Hypnose werden Neuroleptika oder Ataraktika eingesetzt.

20.12.10
Musiktherapie

Sie baut auf dem Instrumentarium und dem Schulwerk von ORFF auf.

20.12.11
Behandlung sekundärer Sozialstörungen bei Stotternden

Sozialtraining durch Rollenspiel. Alltägliche soziale Konflikte können im Behandlungsraum simuliert werden. Auf diese Weise können Selbtbehauptungsübungen durchgeführt werden, z. B. die Durchsetzung eigener Wünsche, Forderungen und Interessen in verschiedenen sozialen Situationen.

20.12.12
Gruppentherapie

Sie ermöglicht die kontrollierte Anwendung der in Einzeltherapie erworbenen neuen Handlungskompetenzen durch den Patienten unter Beinahe-Ernst-Bedingungen. Neue soziale Verhaltensweisen werden erworben. Die Sprechbehinderung wird relativiert, da andere Gruppenmitglieder gleiche Schwierigkeiten haben und ebenfalls Mühen auf sich nehmen, um zu Verhaltensänderungen zu gelangen.

Selbsthilfebewegung von Stotternden. Selbsthilfegruppen für Stotternde sind wichtig. Die Eigenaktivität und Eigenverantwortung wird gefördert. Dort wird auch die Nachsorge von behandelten Patienten durchgeführt.

20.12.13
Medikamentöse Zusatzbehandlung

Eine befriedigende medikamentöse Behandlung ist bisher nicht bekannt; es handelt sich nur um eine unterstützende Maßnahme. Verwendet wird das Neuroleptikum Haloperidol (Haldol®). Ziel der Therapie ist eine Herabsetzung der motorischen Hyperaktivität bei erregten und psychisch labilen Patienten. Haloperidol wirkt antriebshemmend auf das extrapyramidale System, das als Umschaltstelle beim Stottern beteiligt ist.

Einschleichende Dosierung: Kinder bis zu 3 x 5 Tropfen, Jugendliche und Erwachsene 3 x 8–15 Tropfen.

Nebenwirkungen. Müdigkeit, akute extrapyramidale Dyskinesie mit schweren Spasmen der Gesichts- und Halsmuskulatur und Parkinson-ähnlichen Symptomen. Sofortiges Absetzen von Haldol und Gabe von Anti-Parkinson-Mitteln.

Bei stotternden Mädchen im Pubertätsalter medikamentöse Einleitung und Stabilisierung der Menstruation.

20.13
Folgen des Stotterns

Stotterer haben u. a. schulische und berufliche Nachteile. Isolierung und Stigmatisierung bei der Einschulung in eine Sprachbehindertenschule. Es besteht eine objektive Ungleichheit der Bildungschancen von Schülern einer Sprachbehindertenschule, da diese fast nur Hauptschulen, selten Realschulen und nie Gymnasien sind.

Da kein Sprechberuf ergriffen werden kann, sind Stotterer auch nicht frei in ihrer Berufswahl. Die Aufstiegschancen sind eingeschränkt.

Militärdienst. Bei schwerem Stottern erfolgt Befreiung vom Militärdienst. Bei leichter Symptomatik sind Stotterer bedingt dienstfähig. Sie dürfen keine Funktion ausüben, die mit sprecherischen Leistungen verbunden ist.

Stottern und Kriminalität. Die Straffälligkeit von Stotterern liegt unter dem Bevölkerungsdurchschnitt. Nach Jugendstrafgesetz § 9 und § 10

sowie nach Erwachsenenstrafgesetz § 56c kann vom Richter eine Heilbehandlung mit Einverständnis des Patienten angeordnet werden.
Kein Therapieerfolg bei straffälligen Stotternden. Sie werden während der Therapie wieder straffällig.

20.14
Differentialdiagnose des Stotterns

Die *interphänomenale Differentialdiagnose* versucht die Abgrenzung des Stotterns von ähnlichen sprachlichen Auffälligkeiten.

Die *intraphänomenale Differentialdiagnose* versucht, innerhalb der Gruppe der Stotternden die für jeden unterschiedlichen Bedingungsfaktoren, die Verlaufsform und die Aktualproblematik zu erfassen.

20.14.1
Entwicklungsstottern — echtes Stottern

Es handelt sich beim Entwicklungsstottern um entwicklungsbedingte Sprechablaufstörungen bzw. Sprechunflüssigkeiten zwischen dem 3.–6. Lebensjahr, also weder um ein Stottern noch um ein Poltern, sondern vielmehr um physiologische Mängel des Sprachflusses (disfluency) beim Kleinkind. Die Laut-, Silben-, Wort- und Satzwiederholungen verschwinden nach einer gewissen Zeit wieder von selbst, falls die Eltern sich richtig verhalten.

Geht man von der Vorstellung aus, daß Stottern und normale Sprechunflüssigkeiten Endpunkte eines Kontinuums darstellen, so ist die differentialdiagnostische Frage Stottern oder unflüssiges Sprechen um so leichter zu beantworten, je eindeutiger die Auffälligkeiten eines Kindes einem der beiden Pole des Kontinuums zuzuordnen sind. Im Mittelbereich ist eine treffsichere Unterscheidung häufig sehr schwierig, weil das klinische Bild uneindeutig oder widersprüchlich ist. Häufig reichen dann die intuitiven und aus der allgemeinen Berufserfahrung erwachsenen Bewertungsmaßstäbe nicht mehr aus.

Zum jetzigen Zeitpunkt gibt es noch keinen abgesicherten Ansatz zur Differentialdiagnose Stottern oder unflüssiges Sprechen und damit auch zur Entscheidung über die Notwendigkeit einer Behandlung des Kindes.

Es gibt keine eindeutigen Merkmale des Sprechens oder anderer Variablen, anhand derer mit Sicherheit unflüssiges Sprechen als ein beginnendes Stottern diagnostiziert werden kann.

20.14 Differentialdiagnose des Stotterns

Versucht das Kind, infolge von Ermahnungen durch die Eltern seine pathologischen Sprechunflüssigkeiten zu verbessern, was zu diesem Zeitpunkt nicht gelingen kann, so entwickelt sich die pathologische Verhaltensweise des Stotterns (diagnosogene Theorie). Sofortige Elternberatung ist daher erforderlich. Eine Urteilsbildung, ob eine Sprechunflüssigkeit (Entwicklungsstottern) oder echtes Stottern vorliegt, kann aufgrund folgender Daten erfolgen.

Entwicklungsstottern:
– Nur vorübergehendes Auftreten;
– Normales Sprechtempo;
– Niedrige Frequenz der Silben- und Wortwiederholungen;
– Fehlen von Spannung und Störungsbewußtsein;
– Keine Verhaltensstörung;
– Keine organischen Mikro- oder Makrosymptome;
– Keine Hinweise für Dispositionen oder Heredität.

Bei Einsetzen der Entwicklung eines Stotterns treten folgende Alarmzeichen auf:
– Deutliche verbale oder nonverbale Unmutsäußerungen beim Sprechen;
– Verstummensreaktionen bei sprachlichen Anforderungen;
– Erhöhter Phonationsdruck beim Sprechen;
– Langziehen der Laute;
– Wiederholen von Lauten.

Eine weitere Unterscheidungsmöglichkeit zwischen Entwicklungsstottern und echtem Stottern basiert auf folgenden Daten:
– Merkmale der sprachlichen Interaktion seitens der Interaktionspartner des Kindes, vor allem der Eltern;
– Einstellungen der Eltern zum Kind und zum Stottern des Kindes;
– Reaktion der Eltern auf Sprechunflüssigkeiten;
– Erziehungsverhalten der Eltern;
– familiäre Häufung des Stotterns;
– Risikovariablen und streßbezogene Faktoren beim Kind;
– allgemeine Risikofaktoren in der Umgebung bzw. in der Familie des Kindes.

Normale Sprechunflüssigkeiten:
– Wiederholungen ganzer einsilbiger Wörter;
– Wiederholungen ganzer mehrsilbiger Wörter;

- Wiederholungen von Satzteilen und Sätzen;
- Einschübe (äh, ehmehm);
- Überarbeitungen (Verbesserung eines fehlerhaft gesprochenen Wortes oder eines grammatikalisch falsch gebildeten Satzes), unvollständige Wörter und Sätze.

Auffällige Sprechunflüssigkeiten:
- Vokalwiederholungen, Wortwiederholungen;
- Prolongationen;
- Block;
- Vokalersatz oder Schwa-Laut;
- Atemauffälligkeiten;
- Vermeidung von Wörtern;
- Verspannungen an Lippen und Kiefer;
- Vermeidung des Blickkontaktes;
- Starter.

Es ist bisher unklar, ob normale und auffällige Sprechunflüssigkeiten ineinander übergehen oder übergangslos nebeneinander stehen.

Anmerkung: Schwa-Laut. Bezeichnung aus dem Bereich der Phonetik für e. Es klingt wie das e am Ende von „eine" oder „beinahe". Der Schwa-Laut gilt als Warnzeichen für den Beginn eines Stotterns.

Richtlinien von JOHANNSEN und SCHULZE
Die Gefahr eines chronischen Stotterverlaufes ist bei einem Kind gegeben, bei dem folgendes zutrifft:
- *Dauer.* Die Unflüssigkeiten des Kindes dauern länger als 6 Monate an.
- *Verlauf.* Das Stottern des Kindes hat sich von zunächst spannungsfreien Wiederholungen zu Blockierungen weiterentwickelt. Es treten Mitbewegungen des Gesichts, des Rumpfes oder der Extremitäten auf.
- *Art der Symptomatik.* In der Untersuchungssituation treten Dehnungen mit Tonhöhen- oder Lautstärkeanstieg und Blockierungen mit sichtbarer Anstrengung auf. Die Eltern bestätigen diese Symptomatik als charakteristisch und häufig beobachtbar.
- *Reaktionen des Kindes.* Das Kind selbst zeigt deutliche Reaktionen auf seine Redeunflüssigkeit, z. B. verbal oder durch Abbruch einer Äußerung im Symptom, oder läßt ein Vermeiden bestimmter Laute, Wörter oder Sprechsituationen erkennen.

20.14 Differentialdiagnose des Stotterns

- *Sprachentwicklung und Mundmotorik.* Das Kind hat deutliche Defizite in der Sprachentwicklung oder zeigt Auffälligkeiten in der Mundmotorik.
- *Einstellungen der Eltern.* Die Eltern äußern die Überzeugung, daß das Stottern sich gefestigt hat und sich nicht mehr von allein zurückbilden wird.
- *Familiäre Belastung.* Mindestens ein weiteres Familienmitglied stottert ebenfalls.

Treffen eine oder mehrere dieser Bedingungen für ein Kind zu, sollte es unverzüglich einer Therapie zugeführt werden.

Richtlinien von ADAMS zur Diagnose eines echten Stotterns:
- Teilwortwiederholungen und Dehnungen, die bei mindestens 7 % aller gesprochenen Wörter auftreten.
- Die Teilwortwiederholungen umfassen mindestens drei Wiederholungseinheiten, z. B. ba-ba-ba-bal.
- Bei den Teilwortwiederholungen kommt in der wiederholten Silbe anstelle des korrekten Vokals häufig der Schwa-Laut vor.
- Die Dehnungen dauern länger als eine Sekunde.
- Die Schwierigkeit, die Stimmgebung zu starten, aufrechtzuerhalten oder die Atmung in Gang zu setzen, ist mit Teilwortwiederholungen und Dehnungen gekoppelt.

Zusätzlich müssen im differentialdiagnostischen Prozeß folgende Variablen berücksichtigt werden:
- Eine genetische und dispositionelle Komponente;
- Entwicklungsverlauf (stetige Zunahme, phasenmäßiges Auftreten);
- Reaktionen des Kindes und der Umgebung auf die Sprechunflüssigkeit;
- Gesamtbild und Einzelinformationen auf dem Hintergrund der gesamten Lebensgeschichte des Kindes.

Wenn das Kind kein oder nur ein Merkmal des oben genannten Profils zeigt, liegt kein Stottern vor. Bei zwei und drei Merkmalen ist keine eindeutige Diagnose möglich. Sind vier oder mehr Merkmale vorhanden, handelt es sich um ein Stottern.

Weitere Richtlinienschemata stammen von CURLEE, JOHNSON, GREGORY und HILL, AINSWORTH und WALLE, COOPER und COOPER, STOCKER usw.

Es gibt jedoch bisher keine Beweise dafür, daß Kinder, die aufgrund der Richtlinienschemata bestimmte Profile aufweisen, sich tatsächlich zu Stotterern entwickeln. Der Wert einer Beurteilung einer kindlichen Sprechunflüssigkeit durch einen erfahrenen Therapeuten darf daher nicht unterschätzt werden.

24.14.2
Poltern

Es finden sich zentral bedingte Formulierungsschwierigkeiten, schnelles Sprechtempo und Artikulationsschwäche. Silben, Wörter oder Satzteile werden ohne krampfartige Erscheinungen oder Angstgefühle wiederholt.

Bei Konzentration wird die Sprache flüssiger. Durch Zuwendung der Aufmerksamkeit verbessert sich das Sprechen, wobei das Sprechtempo meist abnimmt.

Poltern wird beim lauten Lesen schwieriger Texte manifest. Nur in seltenen Fällen besteht ein Störungsbewußtsein.

20.14.3
Poltern–Stottern

Stottern ist mit einer Polter-Komponente kombiniert. Überwiegt das Poltern, spricht man von Poltern–Stottern. Stottern kann sich aus Poltern entwickeln.

Wenn die Polter-Komponente überwiegt, wird eine Polter-Therapie durchgeführt, hierbei bessert sich gleichzeitig auch das Stottern. Artikulationsfehler werden durch eine vorsichtige Übungsbehandlung angegangen.

Adaptation. Ein Nichteintreten von Adaptationseffekten weist auf eine Polterkomponente hin oder auf eine organische Ursache des Stotterns. Prüfung durch mehrmaliges Wiederholen desselben Lesetextes.

20.14.4
Traumatisches Stottern

Man findet keine Flickwörter oder Flickphrasen, keine Mit- oder Ausweichbewegungen und keine syntaktischen Umstellungen. Auftreten eines traumatischen Stotterns nach plötzlichen seelischen oder körperlichen Belastungen, Schreckerlebnissen, psychischem Schock oder psychisch bedingt nach Schädeltraumen.

Voraussetzungen für die Annahme eines Schockerlebnisses als Ursache eines Stotterns sind:
- Der Stotterer muß vor dem Ereignis eine normale, altersentsprechende Sprache gehabt haben.
- Es muß sich um ein ganz außergewöhnliches Schreckerlebnis gehandelt haben.
- Das Ereignis muß sofort zur Sprachstörung geführt haben.
- Es dürfen keine hirnorganischen Veränderungen oder allgemeine neurologisch-pathologische Befunde vorliegen.

20.14.5
Hysterisches (psychogen verursachtes) Stottern

Vorkommen bei vegetativ labilen Personen mit konstitutionell psychopathischen Zügen.

Entstehung:
- Plötzlicher Beginn nach heftiger Gemütserregung oder Übergang
- aus einem Mutismus, psychogener Aphonie oder hysterischer Taubstummheit.

Abgrenzung von gewöhnlichem Stottern:
- Optische Auffälligkeit der Stottersymptome,
- gleichförmiges (evtl. langsames), oftmaliges Wiederholen von Silben, Wörtern und Wortreihen,
- Stottern beim Flüstern und Singen,
- Hyperalgesie,
- kein Stottern vorher vorhanden gewesen.
- Kehlkopfspiegelung wegen Pressens nicht möglich.

Abgrenzung von traumatischem (Schädeltrauma) Stottern durch:
- Vorgeschichte,
- allgemeinen Eindruck des Patienten.

Abgrenzung von traumatisch (psychisch) bedingtem Stottern:
- Vorkommen bei neurasthenischem Zusammenbruch bei vorher psychosomatisch gesunden Personen.

Prognose gut (siehe auch Abschn. 26.10).

20.14.6
Zentrale Sprach- und Sprechstörungen (Aphasie, Dysarthrie)

Es handelt sich hierbei nicht um ein echtes Stottern, sondern um Koordinationsstörungen der Rede auf organpathologischer Grundlage. Bei den extrapyramidalen Dysarthrien täuscht die Palilalie, d. h. das mehrfache Wiederholen von Wörtern und Sätzen, ein Stottern vor. Bei der Aphasie entsteht durch Pausen, Zögerungen, Wortfindungsstörungen und große Sprechanstrengung der Eindruck tonischen Stotterns.

Dysarthrisches Stottern. Iterationen bei Dysarthrien.

Striäres Stottern. Iterationen bei extrapyramidalen Dysarthrien.

Aphasisches Stottern. Während der Rückbildung einer Aphasie.

20.14.7
Situationsstottern (Logophobie, inneres Stottern, Lampenfieber)

Situationsstottern ist eine erwartungsneurotische Störung mit leichten Hemmungen der Rede infolge subjektiver Sprechfurcht. Es kann die abortive Form eines Stotterns sein oder in Stottern übergehen.

Beim Situationsstottern handelt es sich um ein selbstunsicheres Sprechverhalten von Kindern und Erwachsenen in bestimmten Situationen:
- Reduktion der Lautstärke;
- Reduktion der stimmlichen Modulation;
- Störung der Redeflüssigkeit;
- Versprecher;
- Wortfindungs- und Formulierungsprobleme;
- Laut- und Wortwiederholungen;
- Erhöhung der Zahl von Einschüben (äh) und Flickwörtern;
- Satzabbrüche und Umformulierungen.

Das unsichere Sprechverhalten ist nicht Ausdruck sprachlichen Unvermögens, sondern Anzeichen der verunsicherten kindlichen Persönlichkeit. Falsches Verhalten der Umgebung (Befehle, Ermahnungen) erhöht das Risiko der Entwicklung eines echten Stotterns.

20.14.8
Weitere Differentialdiagnosen

Verzögerte Sprachentwicklung (Stammeln, verminderter Wortschatz). Silben- oder Wortwiederholungen sind Ausdruck von Wortfindungsschwierigkeiten oder grammatischer Strukturierungsschwäche. Kein Angstgefühl, keine krampfartigen Erscheinungen.

Tachylalie. Nur beschleunigtes Sprechtempo.

Iterationen oder Repetitionen. Zwangsmäßige Wiederholung von Silben, Wörtern, Satzteilen, Sätzen oder auch Bewegungen. Iteration bedeutet Wiederholung. Auftreten infolge hirnorganischer Erkrankungen, bei Schizophrenie, Logorrhö.

Palilalie (griechisch: lalia = Geschwätz). Vielmaliges Wiederholen von Wörtern und Satzteilen, besonders am Satzende, jedoch nicht von Bewegungen. Keine Angstgefühle, keine krampfartigen Erscheinungen.

Logoklonien. Rhythmisches, sinnloses Wiederholen einzelner Silben.

Nuscheln. Undeutliches Sprechen; mangelnde Kieferöffnung und Artikulationsbewegungen.

Mutismus. Folgen eines Stotterns, wenn Kinder wegen Sprechangst verstummen.

Spastische Dysphonie. Stimmstörung. Es handelt sich um eine Störung der Stimmgebung beim Sprechen infolge eines Stimmritzenkrampfes bei der Phonation.

Nachahmungsstottern. Imitierte Pseudoklonie ohne echte Atemstokkungen bei hereditärer Veranlagung.

20.15
Prognose des Stotterns

Fast jedes Kind durchläuft eine Entwicklungsphase, in der unflüssiges Sprechen (physiologisches Stottern) passager auftritt. Erstauftreten, Zeitspanne und Ausprägung der Sprechunflüssigkeiten können dabei individuell höchst unterschiedlich sein. Beim überwiegenden Teil der Kinder stabilisiert sich die Sprechunflüsigkeit sehr rasch, bei ca. 5% manifestiert sich die Störung zunächst so weit, daß bereits von Stottern bzw. vom Übergang zum chronischen Stottern gesprochen werden kann.

Auch bei diesen als stotternd diagnostizierten Kindern zeigt der Entwicklungsverlauf, daß ca. 80% von ihnen eine spontane Remission erleben, unabhängig, ob behandelt wurde oder nicht. Der generelle Rat zum Abwarten wird allerdings bei ca. 20% der stotternden Kinder zu einer Fehlentscheidung, die im Einzelfall wertvolle Zeit kostet, welche für eine Frühbehandlung genutzt werden könnte.

Die Behandlungsprognose ist somit schwer einschätzbar. Sie verschlechtert sich mit der Stotterdauer und der Anzahl der abgebrochenen Therapien. Häufig steht der therapeutische Aufwand in einem Mißverhältnis zu der erzielbaren Besserung. Die Wahrscheinlichkeit von Rückfällen ist sehr hoch.

Es gelingt bis heute mit keinem Therapieansatz, Stottern sicher zu heilen. Das Behandlungsziel kann daher nicht eine Heilung des Stotterns sein, sondern seine Reduzierung auf ein Reststottern. Ohne Behandlung ist im Laufe der Jahre mit einer Zunahme der Reaktionen auf das gestörte Sprechverhalten in immer rigidere Formen zu rechnen.

Grundsätzlich gilt bis heute: Ein Drittel der Stotterer wird symptomfrei, ein Drittel wird gebessert und ein Drittel bleibt unbeeinflußt. Bei Anwendung verschiedener therapeutischer Methoden besteht in den Erfolgsziffern kein Unterschied.

Bei Jugendlichen ab 10 Jahre oder bei Erwachsenen kann man nur noch von dem Ziel einer Besserung der Stottersymptomatik ausgehen.

Bleibende Symptomfreiheit bei Erwachsenen ist eine seltene Ausnahme.

Eine neuere Statistik, die jedoch zu optimistisch sein dürfte, liefert folgende prognostischen Werte:
- Vorschulkinder: Symptomfreiheit über 50%, Besserung 33%, keine Besserung 14%;
- Schulkinder und Jugendliche: gute Besserung 40%, Besserung 40%, keine Besserung 20%;
- Erwachsene: gute Besserung 25%, Besserung 50%, keine Besserung 25%.

Günstige Prognose. Klonisches Stottern ohne Toni hat eine günstige Prognose. Je leichter die Störung, desto größer die Wahrscheinlichkeit der Remission. Bei rechtzeitiger Behandlung im Kindesalter gelingt in über 50% Symptomfreiheit bei fehlendem Behinderungsbewußtsein und leichten Stottersymptomen.

Ungünstige Prognose. Tonisches Stottern mit Mitbewegungen im Gesichts- und Extremitätenbereich, vegetativen Zeichen und Störungsbewußtsein hat eine ungünstige Prognose. Der Schweregrad der Sprachsymptome ist hierbei für die Prognose nicht von Bedeutung.

Zwei Typen von Stotternden sind therapeutisch schwer zu beeinflussen:
- Typ 1 benutzt sein Stottern als Aggressionsmittel gegen die Umwelt und sieht sich in diesem Verhalten bestätigt.
- Typ 2 sammelt Behandlungsmißerfolge und wechselt laufend den Therapeuten.

Anmerkung: Beim Schluckstottern handelt es sich um dem Stottern äquivalente Störungen außerhalb des Sprechens: Klonische Zuckungen der Zunge und der Kaumuskulatur mit Verkrampfungen des Speiseröhreneingangs.

Schreibstottern zeigt sich als mehrmaliges Schreiben eines Anfangsbuchstabens.

Klavierstottern besteht in mehrmaligem Anschlagen eines Akkordes. Daneben gibt es noch Trompetenstottern etc.

Stottern und Schwerbehindertengesetz s. Abschn. 28.2.4.

21
Poltern

21.1
Definition

Poltern ist eine sprachliche Gestaltungsschwäche mit schneller, überstürzter, undeutlicher Sprechweise aufgrund einer angeborenen, oft vererbbaren, konstitutionell oder hirnorganisch bedingten Eigentümlichkeit der Gesamtpersönlichkeit.

Synonym werden die Begriffe Tachyphemie, Paraphrasia praeceps und Tumultus sermonis verwendet.

Es handelt sich beim Poltern einerseits um eine Störung der das Sprechen vorbereitenden Denkprozesse, d. h. um eine Sprachgestaltungsschwäche, andererseits besteht ein überhasteter Ideenreichtum, einhergehend mit einer anlagebedingten Impulsivität. Somit liegt ein Mißverhältnis zwischen rascher Gedankenfolge und Formulierungsmöglichkeit derselben vor, obwohl eine große Artikulationsgeschicklichkeit besteht (Prüfung mit dem Silbengeschwindigkeitstest nach SEEMAN).

Die Störung beim Poltern liegt also nicht im Sprechvorgang selbst, sondern in dessen gedanklicher Vorbereitung. Eine angemessene Integration der verschiedenen Sprachelemente fehlt. Daher glaubt man, daß beim Poltern eine zentrale Gleichgewichtsstörung der Sprache vorliegt. Diese kann auch als verzögerte Sprachentwicklung, Dyslalie, Lese-Rechtschreibschwäche, rhythmisch-musikalische Schwäche oder lediglich als Unsicherheit oder Unruhe in Erscheinung treten.

Neuerdings wird Poltern auch als Ausdruck einer dyspraktischen Störung aufgefaßt.

Aus einem Poltern kann sich ein Stottern entwickeln. Es gibt auch eine Kombination von Poltern und Stottern, wobei die Grenzen zwischen beiden Störungsbildern fließend sein können.

Poltern ist physiologisch im Alter von 3–5 Jahren (Entwicklungspoltern).

21.2 Symptome

Sie entstehen nicht im Sprechvorgang selbst, sondern in dessen gedanklicher Vorbereitung. Man unterscheidet sprachliche und nichtsprachliche Symptome.

Tachylalie. Schnelles, überstürztes Sprechtempo, inter- und intraverbale Akzeleration, d.h. Beschleunigung des Sprechtempos innerhalb längerer Wörter und Sätze.

Iterationen oder **Repetitionen.** Häufiges Wiederholen von Silben, Wörtern oder Satzteilen ohne krampfartige Erscheinungen und Angstgefühl als Ausdruck von Wortfindungsschwierigkeiten oder grammatischer Strukturierungsschwäche.

Elisionen (Auslassungen) und **Kontaminationen** (Verschmelzungen) von Silben und Wörtern beim freien Sprechen, Lesen und Schreiben.

Antizipationen (Vorklänge). Ein späterer Laut, Wort- oder Satzteil verdrängt einen früheren oder stellt sich ihm zur Seite, z.B. „unerläßt verlassen" statt „unerlaubt verlassen".

Konzipationen (Mitklänge). Durch Nebenwortbilder, durch Auftreten von Synonymen oder infolge von Assoziationen entstandene Mitklänge, z.B. „Das Was ist voll" statt „das Glas" (Wasser).

Propulsionen. Schußartiges Hervorstoßen von mehreren Silben oder Wörtern.

Pararthrien. Störungen der Lautbildung. Besonders motorisch schwierige Laute und Lautverbindungen können in ständig wechselnder Weise betroffen sein, z.B. Auslassen oder Ersatz von Doppellauten und Konsonantklumpen durch vereinfachte Phoneme.

Dehnungen. Sie dienen dem Zeitgewinn zum Überlegen, was zu sagen beabsichtigt ist.

Vokalstopp am Beginn eines Wortes.

Heterotopie. Laute werden an eine andere Stelle eines Wortes verschoben.

Metathesis. Umkehrung der Reihenfolge von Lauten = Antizipation oder Postposition.

Telescoping. Zusammenziehen von einigen Silben eines längeren Wortes oder sogar mehrerer Wörter in eine oder zwei Silben.

Assimilation. Angleichung eines Phonems an das vorherige oder folgende durch ein ähnliches.

Anaptyxis. Einschieben von Lauten.

Reduktion von Konsonantenhäufungen.

Ungesteuerte, überschießende Körpermotorik. Grob- und feinmotorische Probleme.

Veränderungen des Sprechtempos. Bei Konzentration auf deutliches Sprechen entsteht für kurze Zeit ein quasi-normales, gebremst wirkendes Sprechtempo.

Mangelnde Konzentrationsfähigkeit. Aus diesem Grund gibt es oft Schulschwierigkeiten.

Störungen im Denk-Sprech-Ablauf. Die Gedanken sind nicht genügend ausgereift für eine verbale Expression. Polterer denken abstrakt und müssen ihre Gedanken mühsam übersetzen, wenn sie sich verbal äußern wollen. Sie denken averbal.

Beeinträchtigung sozialer und kommunikativer Verhaltensweisen als Folge der kommunikationsstörenden Redehast.

Wortfindungsstörungen.

Kombination mit Stammeln ist möglich, da dem Poltern und Stammeln ursächlich eine angeborene Sprachschwäche zugrunde liegt. Häufig finden sich Sigmatismus, Rhotazismus, Lambdazismus.

Kombination bei Kindern mit Symptomen der kongenitalen Verzögerung der sprachlichen Reifung: Z.B. Dysgrammatismus, Dyslexie. Später bleibt Poltern allein als Endzustand des Sprachschwächesyndroms übrig.

Kombination mit Lese-Rechtschreibschwäche. Verwechslung von d—b, q—b, n—u; Lesen und Schreiben der Wörter in verkehrter Richtung.

Interstitielle Vokalisation. Beim Suchen nach einem bestimmten Ausdruck werden die Pausen mit Wiederholungen oder sinnlosen Lauten gefüllt.

Störungen des Sprechrhythmus. Der Sprechrhythmus wird normalerweise durch den melodischen, dynamischen und temporalen Akzent bestimmt:
– Bei melodischer Akzentuierung einer Silbe oder eines Wortes normalerweise Anhebung der Tonhöhe;
– Bei dynamischer Akzentuierung vermehrte Stimmstärke;
– Bei temporaler Akzentuierung Verlängerung der betonten Silbe;
– Bei Betonung Kombination der drei Akzente.

Störung der Sprechmelodie. Dies zeigt sich in Monotonie und Abfall der Sprechmelodie am Ende eines Fragesatzes. Die Störung ist Ausdruck der Unmusikalität bei Polterern.

Rhythmisch-musikalische Schwäche.

Störung der Sprechatmung. Dysrhythmische, flache Atmung, erhöhte Einatmungsfrequenz (Polypnoe); Nichteinhalten von Sprech- und Atmungspausen zum Ausdruck logischer Satzkonstruktionen; kein Abwarten bei Satzzeichen; Springen in unregelmäßigen Ausbrüchen von einer Wortgruppe zur anderen.

Störung der Phonation. Stimmbrüche auf betonten Vokalen infolge fehlerhafter Gewohnheit bei der Stimmgebung, z.B. kehlig, resonanzarm, zu hohe mittlere Sprechstimmlage.

Störung der auditiven Wahrnehmung. Unaufmerksamkeit, kurze auditive Gedächtnisspanne, Unmusikalität. Das Rhythmusempfinden ist wenig ausgeprägt.

Störung der visuellen Wahrnehmung. Die visuelle Wahrnehmungsspanne ist reduziert.

Charakterologische Merkmale. Mangel an Selbstkontrolle. Hastigkeit, Sprunghaftigkeit, motorische Ungeschicklichkeit; expansiv, explosiv, impulsiv, extravertiert, überproduktiv, leichtsinnig, unordentlich, formlos; Lebhaftigkeit, Ideenreichtum, rasches geistiges Reagieren.

Begabung. Q-Typus der Intelligenz (exaktes Denken). Konkrete, präzise, wissenschaftliche Tätigkeiten: Ingenieur, Buchhalter, Mathematiker. Berufe, die gute sprachliche Ausdrucksmöglichkeit voraussetzen, sollten nicht ergriffen werden. Durchschnittliche bis hohe Intelligenz. Ausgezeichnetes Gedächtnis.

Störung der Schriftsprache. Unbeständige orthographische Fehler infolge Unsorgfältigkeit (Auslassung von Buchstaben, Verstümmelung von Wörtern). Konstante Schreibfehler aufgrund primärer graphischer Sprachschwäche.

Störung der Handschrift. Die Handschrift ist desintegriert infolge mangelnder psychomotorischer Integration; fahriger Schrifteindruck.

Veränderungen im EEG. Häufig finden sich geringe Allgemeinveränderungen im EEG als Ausdruck einer unspezifischen Dysfunktion auf höchster integrativer Ebene.

21.3
Formen des Polterns

Ideogenes Poltern. Überreiche Gedankeninhalte können nicht schnell genug verbalisiert werden. Wegen des raschen Sprechtempos geraten die Betroffenen ins Stocken.

Paraphrasisches Poltern. Die Formulierungsschwäche steht im Vordergrund. Sie geht oft mit Symptomatik der Sprachschwäche einher.

21.3 Formen des Polterns

Das Sprechen ist gut bei bereits formuliertem Text, Gedichtaufsagen und kurzen Antworten. Die Sprachschwäche ist vererbbar; sie äußert sich beim Kind nacheinander in verzögerter Sprachentwicklung bis ins 3. und 4. Lebensjahr, dann in hartnäckigem universellem Stammeln, später in Dysgrammatismus und schließlich in Poltern, evtl. Poltern-Stottern.

Rezeptives Poltern bei impressiver Sprachschwäche.

Motorisches Poltern bei expressiver Sprachschwäche.

Entwicklungspoltern (Physiologisches Poltern). Es besteht eine Diskrepanz zwischen Denkgeschwindigkeit (innerer Sprachwerdung) und Sprechfähigkeit, entweder infolge überschüssiger Entwicklung des Sprechdranges oder des inneren Sprachwerdens. Dies ist physiologisch bis zum Alter von 3 Jahren, bei verzögerter Sprachentwicklung bis zum Alter von 4–5 Jahren. Es wird auch als Poltern-Stottern oder Entwicklungsstottern bezeichnet (siehe Abschn. 20.5.1).

Situationsbedingtes Poltern. Bei wechselnder Konzentration auf die Rede wechselt infolgedessen auch die Stärke der Polter-Symptomatik.

Poltern und Aphasie. Beim Poltern kann ein herabgesetztes Erinnerungsvermögen für Wortformen vorliegen ohne Intelligenzdefekt sowie eine verminderte sensorische Aufnahmefähigkeit. Im Gegensatz zur Aphasie besteht keine umschriebene zerebrale Läsion im Bereich spezifischer Zentren, sondern eine unspezifische Dysfunktion auf höchster integrativer Ebene. Während der Rückbildungsphase einer Aphasie kann daher Poltern auftreten (Stottern bei Aphasie s. Abschn. 22.4.1).

Symptomatisches Poltern. Es tritt bei erworbenem Hirnschaden, z.B. bei Dysarthrie oder bei Schwachsinn auf. Vorkommen noch umstritten.

Experimentell erzeugtes Poltern. Es entsteht bei Anwendung der verzögerten Rückkopplung der Sprache auf die Ohren des Sprechers (Lee-Effekt). Ursache ist die Unmöglichkeit, sich beim Sprechen durch das gehörte Wort lenken zu lassen.

Es tritt auch nach Anwendung von Drogen, z.B. Largactil und Megaphen, auf.

21.4
Untersuchung

Normalerweise können 300 Silben pro Minute gesprochen werden. Sehr gewandte Sprecher und Polterer erreichen bis zu 460 Silben pro Minute.

Durch die Zuwendung der Aufmerksamkeit in der Untersuchungssituation verbessert sich beim Polterer das Sprechen, und es kann beim Untersucher der Eindruck eines unauffälligen Sprechens entstehen. Daher sollte eine ungezwungene Untersuchungssituation geschaffen und das Gesprächsthema so gewählt werden, daß der Polterer frei und ohne bewußte Sprachkontrolle sprechen kann.

Bei der Untersuchung werden hier zwei Formen unterschieden:
- Vorgehen nach WEISS
  - Beginn der Untersuchung mit kurzen Fragen, die kurze Antworten erfordern. Der Patient kann seine Sprache kontrollieren.
  - Ungezwungene Diskussion: Die Kontrolle läßt nach, die Poltersymptome treten hervor.
  - Das Lesenlassen einfacher Texte soll ein Poltern provozieren.
  - Lesenlassen eines vom Polterer geschriebenen Briefes: Die Satzenden werden durch frei erfundene Wörter ersetzt.
- Vorgehen nach LIEBMANN
  - Untersuchung der spontanen Sprache während der Anamneseerhebung.
  - Nachsprechenlassen einfacher und komplizierter Sätze.
  - Das Lesenlassen komplizierter Texte soll ein Poltern provozieren.
  - Deklamieren lassen: Die Sprache wird korrekter.

21.5
Ursachen des Polterns

Erbliche Einflüsse. Häufiger sind Männer betroffen (4 : 1). Spezifische, unregelmäßig dominante Vererbung oder nichtspezifische Vererbung. Vererbung der allgemeinen Sprachschwäche in verschiedenen Kombinationen.
- Verzögerte Sprachentwicklung;
- Stammeln;
- Dysgrammatismus;
- Sprachliche Gestaltungsschwäche;

21.5 Ursachen des Polterns

– Lese-Rechtschreibschwäche in Kombination mit kongenitaler Dyspraxie, gestörter Dominanz und anderen Zeichen verspäteter neuraler Reifung.

Angeborene Sprachschwäche. Mit Fortschreiten der geistigen Entwicklung werden die meisten Manifestationen dieses entwicklungsmäßigen Sprachverzuges allmählich überwunden. Der konstitutionell vorbestimmte Zug des Polterns bleibt zurück.

Kongenitale Dyspraxie. Erblich bedingte verzögerte psychomotorische Reifung mit schlechter motorischer Koordination.

Umwelteinflüsse. Poltern ist angeboren. Umwelteinflüsse beeinflussen nur den weiteren Verlauf des Leidens. Sie können das Poltern in eine ungünstige Richtung hinlenken, d. h. zum Stottern.

Weitere Ursachen. Angenommen werden weiterhin:
– Frühkindliche Hirnschäden (auffällige EEG-Befunde, negative Reaktion auf verzögerte Sprachrückkopplung, Ansprechen auf Tranquilizer). Schweres Poltern. Zusätzlich motorische Störungen oder leichte Dysarthrie (bei erblicher Ursache angeblich nur leichtes Poltern);
– Verzögerung oder Ausbleiben der Reifung des zentralen Nervensystems;
– Beeinträchtigte Aufmerksamkeit für kinästhetische, somatomotorische oder auditive Leistungen;
– Psychische Faktoren (Nachahmung);
– Physiologische Ursachen (Entwicklungspoltern);
– Störungen im striopallidären System mit Veränderung der motorischen Reaktionen;
– Ungleichheit der zentralen integrativen Prozesse;
– Evtl. kein zu schnelles Denken, sondern nonverbales Denken;
– Hirnorganisch nach Schädel-Hirn-Trauma oder bei neurologischen Erkrankungen.

Familiäre Sprechgewohnheiten führen nicht zur Entwicklung eines Poltersyndroms. Sie können aber die Symptomstärke eines Polterns negativ beeinflussen.

21.6
Differentialdiagnose des Polterns

Reine Tachylalie. Bei Redegewandten findet man eine schnelle, jedoch flüssige und ungestörte Redeweise. Trotz eines überraschen Redeablaufs besteht keine Sprachstörung, da die erforderliche Spontaneität sowohl der Idee als auch des Sprachgebrauchs vorhanden ist. Es fehlen also alle übrigen Symptome des Polterns.

Nuscheln. Die Lippen- und Kieferbewegungen sind beim Sprechen infolge einer nach dorsal verlagerten Artikulationsbasis eingeschränkt. Meist findet sich eine Kombination mit erhöhtem Muskeltonus im Hals- und Nackenbereich sowie einer funktionellen Dysphonie. Die Kieferöffnungsweite beim Sprechen ist zu gering.

Stammeln muß ebenfalls differentialdiagnostisch von einem Poltern abgegrenzt werden.

Stottern. Die äußeren sprachlichen Merkmale können dem Stottern ähneln: Wiederholungen einzelner Silben und Wörter sowie Dehnungen infolge Wortfindungsschwierigkeiten. Beim Poltern fehlt jedoch die tonische Komponente beim Sprechen. Die Symptomatik bessert sich bei Zuwendung der Aufmerksamkeit. Ein Störungsbewußtsein ist nur in seltenen Fällen vorhanden. Aus einem Poltern kann sich im Kindesalter ein Stottern entwickeln.

Tabelle 21-1:
Charakterzüge des Polterers und Stotterers (nach FREUND, 1952)

Polterer	Stotterer
– aggressiv	– schüchtern
– mitteilsam	– verschlossen
– aufbrausend	– zurückhaltend
– extrovertiert	– introvertiert
– impulsiv	– gehemmt
– unkontrolliert	– zögernd
– hastig und beschäftigt	– langsam im Handeln

Tabelle 21-1 zeigt die weitere Abgrenzung eines Stotterers von einem Polterer durch Gegenüberstellung der jeweiligen Charaktermerkmale.

Poltern mit Stotterkomponente (Poltern-Stottern) und Stottern mit Polterkomponente (Stottern-Poltern). Es ist schwierig, die vorherrschende Komponente festzustellen, da mit zunehmendem Alter immer besser kaschiert wird.

Poltern-Stottern wird mit überwiegendem Stottern verwechselt, da der Polterer in Gegenwart des Therapeuten sein Sprechtempo verringert und seine Aufmerksamkeit dem Stottern zuwendet; dadurch wird die Stotterkomponente verstärkt.

Abklärung ist durch Anwendung der verzögerten Sprachrückkopplung möglich; Verschlechterung des Sprechens beim Poltern-Stottern.

Bei gemeinsamem Vorliegen von Poltern und Stottern ist Poltern das primäre Leiden.

Dysarthrie. Poltern findet sich bei älteren Leuten aufgrund dysarthrischer Zustände im Rahmen folgender Erkrankungen:
- Multiple Sklerose (Zerebellare Dysarthrie): Skandierende Sprache, Silben in richtiger Reihenfolge, Lautgefüge unverändert; z. B. „Ar-til-le-rie".
- Parkinsonismus (iterative Form der extrapyramidalen Dysarthrie): Monotonie, Propulsion, Silbenstottern.

Dysglossie. Artikulatorische Störung der Aussprache infolge organischer Veränderungen an den peripheren Sprechorganen.

21.7
Therapie und Prognose

Therapieziel ist eine Besserung des Sprechablaufes und der Artikulation über gezielte Steuerungsvorgänge.

Die Therapie wird durchgeführt nach dem Prinzip der Beratung, Bewußtmachung und systematischen Einübung von gesteuerten Sprach- und Artikulationsabläufen unter Einbeziehung der Körpermotorik.

Bei der Therapie wird kombiniert logopädisch-verhaltenstherapeutisch vorgegangen. Bei Kindern wird eine Erziehungsberatung durchgeführt, da oft weitere Polterer in der Familie sind. Eine Intensivbehand-

Tabelle 21-2:
Differenzierung zwischen Poltern und Stottern (modifiziert nach FREUND)

Kriterien	Poltern	Stottern
Bewußtsein der Störung	besteht nicht	besteht
Bei Aufmerksamkeitszuwendung	besser	schlechter
Sprechen vor Fremden	besser	schlechter
Durch ungezwungene Redeweise	schlechter	besser
Kurze bestimmte Antworten	fallen leichter	fallen schwerer
Wiederholen lassen	besser	schlechter
Alkoholgenuß	schlechter	besser
Therapie	Hinlenken der Aufmerksamkeit auf die Artikulation	Weglenken der Aufmerksamkeit von der Artikulation
Lee-Effekt	Verschlechterung der Sprache	Besserung der Sprache
Sprechbeginn	oft verzögert	normal oder akzeleriert
Artikulation	häufig fehlerhaft	gut
Beginn der Störung	kein spezieller Ansatz	spezieller Ansatz
Verlauf	kontinuierlich, keine sekundären Symptome	fluktuierend, evtl. schwere sekundäre Symptome
Kombinationen mit anderen Kommunikationsstörungen	mit Artikulation, Wortfindung, Satzbildung, Rechtschreiben, Lesen	meist keine anderen Sprach- und Kommunikationsstörungen

21.7 Therapie und Prognose

lung findet nicht statt, da die Polter-Symptomatik Ausdruck der Persönlichkeit ist, daher erfolgt eine allmähliche Anpassung an ein langsameres Redetempo.

Poltern bei Kindern im Rahmen einer verzögerten Sprachentwicklung wird auf allen sprachlichen Ebenen angegangen. Zusätzlich werden die allgemeinmotorischen Leistungen durch Bewegungsübungen verbessert. Die auditive, visuelle und taktil-kinästhetische Wahrnehmung wird gefördert, erst dann werden spezielle Übungen zur Verlangsamung des Sprechtempos und zu rhythmischem Sprechen oder eine Musiktherapie durchgeführt.

Bei Erwachsenen wird eine Therapie nur auf besonderen Wunsch durchgeführt. Sie beinhaltet eine Überbetonung prosodischer Merkmale der Sprache, insbesondere der Rhythmik und Sprachmelodie, sowie Artikulationsübungen.

Objektivierung der Symptomatik für den Polterer durch Tonbandaufnahmen. Abhören und Erklären des fehlerhaften Sprechablaufes, da die Störung weitgehend unbewußt ist.

- Verminderung des Sprechtempos (Metronom, Silbenklopfen mit dem Finger), Korrektur der Artikulationsfehler, Aufmerksamkeitszuwendung auf die linguistische Sprachgestaltung, Hörübungen, Verbesserung der Sprechatmung und Stimmqualität.
- Erziehung zur besseren Vorausstrukturierung des inneren Redekonzepts (Erlernen einer genauen Vorstellung von der zu äußernden Phrase vor Redebeginn soll nicht gefordert werden).
- Verwenden einer Mehrsprachigkeit als therapeutischen Faktor; bei Konzentration auf die Fremdsprache kommt es zur spontanen Besserung.
- Aufbau sozialer und kommunikativer Verhaltensweisen.
- Übungstherapie (Denk-Rede-Übungen) nach Liebmann:
- Ansehen von Bildern, die nur eine Szene darstellen. Vorsprechen mit präziser Artikulation; dann nachsprechen lassen.
- Große Bilder mit vielen Einzelfiguren; Steigerung der Zahl der Sätze.
- Weglassen der Bilder, Übergang von Einzelsätzen zu ganzen Geschichten.
- Kleine Unterhaltungen unter Einbezug dritter Personen. Freie Rede in normalen Situationen im Elternhaus, über die dem Therapeuten berichtet wird.

- Bei Kombination mit Lese-Rechtschreibschwäche Einbau von Leseübungen in das 5-Stufen-Schema von LIEBMANN; evtl. zusätzliche Verwendung des „Lesefensters" von WOLKE.
- Bei Poltern-Stottern Poltererbehandlung; diese führt oft zum gleichzeitigen Abklingen der Stotterkomponente.
- Bei Stottern-Poltern keine Berücksichtigung der Polterkomponente bei der Behandlung.
- Bei Kombination von Poltern und Stammeln gleichzeitige Behandlung beider Störungen.
- Pharmakotherapie mit Neuroleptika: Hemmung der die motorische Aktivität steigernden Formatio reticularis in den vegetativen Zentren.

Prognose. Eine Therapie wird durch undiszipliniertes Benehmen und Uneinsichtigkeit des Polterers erschwert.

Die Prognose ist ungünstig (Konzentrationsfrage). Bei Poltern-Stottern ist die Prognose schlecht.

22
Aphasien

22.1
Definition

Völliger (Aphasie) oder teilweiser (Dysphasie) Verlust der schon vorhandenen Fähigkeit, sprachliche Informationen zu geben oder zu verstehen, trotz intakter Sprech- und Hörorgane, infolge eines hirnorganischen Prozesses.

22.2
Allgemeines

Aphasien sind zentrale Sprachstörungen. Man stellt sich das zentrale Sprachsystem als ein komplexes, neuronales Netzwerk vor, das im perisylvischen Assoziationskortex sowie in den darunterliegenden Stammganglien und im zentralen Marklager der sprachdominanten Hemisphäre repräsentiert ist.

Die Aphasien gehören zu den neuropsychologischen Syndromen, da Leistungen gestört sind, die normalerweise in den Bereich der Psychologie fallen. Es fehlt bisher eine einheitliche Nomenklatur. Die Aphasien beruhen nicht nur auf dem Verlust von Engrammen im Gehirn, sondern auch auf einem pathologischen Ablauf hochkomplexer neuraler Funktionen, die dann zu variablen Minderleistungen beim gleichen Patienten führen. Die aphasischen Symptome zeigen sich in der Laut- und Schriftsprache (Sprechen, Verstehen, Lesen, Schreiben). Es handelt sich um Beeinträchtigungen in der Verarbeitung linguistischer Einheiten.

Bei den einzelnen Aphasieformen handelt es sich um Syndrome, d. h. um charakteristische Kombinationen sprachlicher und nichtsprachlicher Symptome (z. B. Störungen des Rechnens oder der räumlichen Vorstellung). Die aphasischen Störungen sind daher multi- und/oder supramodale Störungen.

Aphasische Störungen erstrecken sich auf alle expressiven und rezeptiven sprachlichen Modalitäten, d. h. auf Sprechen, Verstehen, Lesen, Schreiben. Das Ausmaß, in dem die einzelnen Modalitäten beeinträchtigt sind, wechselt bei unterschiedlichen Gruppen von Patienten. Bestimmte Gruppen sind in ihrer Symptomatik sehr ähnlich. Diese ähnlichen Symptomatiken werden als aphasische Syndrome bezeichnet.

Ob die Aphasie Ausdruck einer einheitlichen Störung der Sprache ist, oder ob es grundsätzlich verschiedene Formen gibt, ist noch nicht geklärt. Es handelt sich um Störungen der Sprachbildung, der Spracherinnerung und des Sprachverständnisses.

Alle linguistischen Komponenten des Sprachsystems sind betroffen: Phonologie, Lexikon, Syntax, Semantik.

Die primäre Störung bei der Aphasie betrifft nicht das Sprechen, sondern die Fähigkeit, Aussagen zu machen und einen Sachverhalt abstrakt, d. h. unabhängig von der aktuellen Situation, darzustellen.

Weiterhin ist nicht geklärt, ob bei Aphasikern eine Intelligenzminderung vorliegt. Bisher wird unter der Annahme der Unabhängigkeit von Sprache und kognitiven Prozessen von einer Intaktheit der kognitiven Systeme und der Intelligenz ausgegangen.

Nach anderer Auffassung soll eine Verminderung des Wortschatzes mit einer Einschränkung des Assoziationsvermögens einhergehen und so zu einer Beeinträchtigung des dahinterstehenden kognitiven Systems führen. Denkstörungen sollen daher vorhanden sein. Sie sind mit den zur Verfügung stehenden Untersuchungsmethoden jedoch kaum nachweisbar.

Jede Hirnschädigung führt jedoch zu einer Minderung der Intelligenzleistungen. Daher bei globaler Aphasie die größte Beeinträchtigung der Intelligenzleistungen. Für die aphasische Symptomatik hat die generelle Intelligenzminderung nur eine geringe Bedeutung.

Aphasiker sind nicht geisteskrank. Ihr geistiger Zustand kann der gleiche sein wie vor der Erkrankung. Der Aphasiker ist grundsätzlich der gleiche Mensch wie vor der Erkrankung.

Bei schnellem Überwechseln der Unterhaltung von einer Person zur anderen wird der Aphasiker oft verwirrt. Es handelt sich hierbei jedoch nicht um eine geistige Störung.

Lauteres Sprechen führt nicht zu einem besseren Sprachverständnis.

Das Sprachverständnis ist am besten bei langsamem Sprechen in einfachen, kurzen Sätzen und in Situationsabhängigkeit.

22.3
Lokalisation der Schädigung

Bei Rechtshändern liegt der krankhafte Prozeß in der sprachdominanten (meist der linken) Großhirnhemisphäre, bei echten Linkshändern in der rechten Hirnhälfte. Beim Rechtshänder finden sich Subsidiärregionen an analogen Stellen der rechten Hirnhälfte. Bei Linkshändern kann eine linksseitige Dominanz vorkommen. Eine beiderseitige Lokalisation der Sprachfunktion ist bei gemischter Händigkeit oder Mehrsprachigkeit möglich. Bei Rechtshändern ist die einseitige Lokalisation der Sprachfunktion stärker ausgeprägt als bei Linkshändern (siehe auch Abschn. 5.2.3).

Der Linkshänder ist somit kein Spiegelbild des Rechtshänders, denn Linkshänder können trotz rechtsseitiger Lähmung eine Aphasie bekommen. Die Unilateralität ist nämlich bei Linkshändern viel weniger ausgeprägt als bei Rechtshändern.

In über 90% der Fälle ist bei Rechtshändern die sprachdominante Hemisphäre die linke. Eine gekreuzte Aphasie tritt nach einer Läsion ipsilateral zur bevorzugten Hand auf. Eine Aphasie beim Rechtshänder ist extrem selten.

Beim Linkshänder ist bei 60% die linke und bei 20% die rechte Hemisphäre führend für sprachliche Leistungen. Bei 20% läßt sich keine Lokalisation nachweisen. Dies zeigt, daß Händigkeit und Sprachdominanz sich nicht wechselseitig bedingen, sondern daß sie nur eine Häufigkeitsbeziehung haben.

Dichotischer Hörtest. Beim dichotischen Hörtest werden bei linksseitiger Sprachdominanz überwiegend mit dem rechten Ohr gehörte Worte wiedergegeben.

Die Aphasiesyndrome sind nicht allein Ausdruck der stattgehabten Läsion, sondern auch der Reaktion und teilweise der Kompensation der Schädigung durch das übrige Gehirn.

Gebärdensprache und Lautsprache entstehen in den gleichen Sprachzentren. Gehörlose Aphasiepatienten, die vor der Aphasie vorwiegend die Gebärdensprache gebrauchten, zeigen daher die gleichen Ausfallserscheinungen wie hörende Aphasiepatienten.

22.3.1
Die Sprachregion

Sie erstreckt sich von der Gegend des frontalen Operculum (Deckel, die die Insel bedeckenden Teile des Stirn-, Scheitel- und Schläfenlappens) über die obere Konvexität des Schläfenlappens bis zur temporoparietalen Übergangszone. Die Sprachregion läßt sich nicht, wie früher angenommen, in umschriebene Zentren untergliedern. Sprachzentren sind daher nur noch von historischem Interesse.

22.3.2
Zuordnung der Aphasien zu Bereichen der Sprachregion

Folgende Zuordnungen sind möglich:
- Bei Läsionen im frontalen Anteil der Sprachregion (hinterer Anteil des Frontallappens) entsteht eine motorische Aphasie: Herd in der Gegend des Broca-Sprachzentrums am Fuß der 3. (unteren) Stirnwindung (siehe Abb. 1–20).
- Bei Läsionen im Schläfenlappen (Temporallappen) entsteht eine sensorische Aphasie: Herd im hinteren Drittel der 1. (oberen) Schläfenwindung.
- Kleinere temporoparietale Läsionen führen zu amnestischer Aphasie: Herd am hinteren Ende der 1. (oberen) Schläfenwindung nahe dem Gyrus angularis.
- Bei ausgedehnter temporaler Hirnschädigung entsteht eine Jargon-Aphasie.

Die amnestische Aphasie kann nur unter Vorbehalt lokalisiert werden, da während der Rückbildung der sensorischen Aphasie und der motorischen Aphasie ein Stadium der amnestischen Aphasie durchlaufen wird.

Die Sprachregionen sind keine Primärzentren. Sie werden erst allmählich für den Sprachakt durch progressive Funktionseinstimmung herangezogen. Es handelt sich somit um Sekundärzentren. In den Sprachzentren kommen wahrscheinlich nur Vorakte oder Teilakte der Sprachfunktion zustande.

Der speicherbare Sprachbesitz ist bei den einzelnen Menschen verschieden. Erleiden zwei Personen — eine mit reichem, die andere mit geringem Sprachbesitz — die gleiche aphasische Störung, so wird die Person mit geringem Sprachbesitz stärker geschädigt erscheinen als die mit reichem Sprachbesitz.

22.4
Symptome bei Aphasien

22.4.1
Sprachliche Symptome

Eine Reihe von Sprachhandlungen sind von der Aphasie nicht oder wenig betroffen, z. B. Affektäußerungen (Flüche), soziale Stereotype (guten Morgen, danke), Aufsagen automatisierter Reihen (Zahlenreihen, Wochentage).

Sprachantriebsstörung. Spontanes Sprechen fehlt.

Sprachanstrengung. Die Patienten haben Mühe beim sprachlichen Formulieren von Gedanken, bedingt durch Störungen in der Wortfindung und in der Wort- und Satzbildung.

Flüssige Sprachproduktion. Durchschnittliche Phrasenlänge von mehr als 5 Wörtern, wenig Unterbrechung, normale Sprechgeschwindigkeit.

Nichtflüssige Sprachproduktion. Durchschnittliche Phrasenlänge von weniger als 3 Wörtern, viele Unterbrechungen, langsame Sprechgeschwindigkeit.

Aphasische Phonemstörungen. Reibelaute werden durch Verschlußlaute ersetzt. Stimmhafte Laute werden durch stimmlose Laute ersetzt. Endkonsonanten sind besser erhalten als Anfangskonsonanten.

Stereotypien. Wiederholen sinnloser Silben. Durch entsprechende Modulation der Sprachmelodie kann solchen Sprachresten ein kommunikativer Wert zukommen. Meist der Sprechsituation angemessener Einsatz.

Echolalie. Wiederholung einer Äußerung des Untersuchers, die leicht variiert sein kann.

Perseverationen. Haften an einer eingeschlagenen Vorstellungsrichtung mit erschwerter Umstellung auf ein neues Thema.

Verbale Perseverationen bestehen in sinnlosem, gleichlautendem Wiederholen von Wörtern oder Sätzen in sonst formal und inhaltlich variierter Rede. Folge mangelhafter mnestischer Kontrolle für das schon Gesprochene.

Anmerkung: *Palilalie* bedeutet ständige, unwillkürliche Wiederholung gesprochener Wörter oder Satzenden. *Embolophrasie* oder *Embololalie* bedeutet die häufige Verwendung von Flickwörtern, z. B. „Nicht wahr.".

Automatismen. Phonemgruppen der einzelnen Wörter und Floskeln werden stereotyp ohne semantischen oder syntaktischen Kontext bei jeder möglichen Sprachäußerung hervorgebracht. Es handelt sich um im Kontext unpassende Einschübe. Meist handelt es sich um phonematische Neologismen (sinnlose Lautverbindungen). Werden sie flüssig wiederholt und machen sie einen erheblichen Teil der Sprachproduktion aus, werden sie als recurring utterances bezeichnet.

Paraphasien. Es handelt sich um sprachliche Fehlleistungen (Fehllautungen) auf lautsprachlicher, morphologischer oder verbaler Ebene. Sie äußern sich in Elisionen (Auslassungen), Substitutionen (Ersetzungen), Permutationen (Vertauschung der Position von Lauten in einem Wort).

Sprachliche Einheiten werden miteinander verwechselt, die auf bestimmten Sprachebenen Gemeinsamkeiten haben: z. B. p und t bei lautlichen Substitutionen oder „Gabel" und „Messer" bei verbalen Substitutionen. Je schwerer die Störung, desto größer der Abstand zwischen Intendiertem und Paraphasie.

<u>Verbale Paraphasien.</u> Substitution eines intendierten Wortes (Zielwort) durch ein anderes.

<u>Phonematische oder literale Paraphasien.</u> Einzelne Laute (Phoneme) werden durch andere ersetzt, ausgelassen, umgestellt oder hinzugefügt.

<u>Semantische Paraphasien.</u> Fehlerhaftes Auftreten von Wörtern der Standardsprache, die zum Zielwort entweder bedeutungsmäßige Ähnlichkeit haben, grob davon abweichen oder aus der gleichen Wortkategorie stammen (Störung der sinngemäßen Anwendung sprachlicher Elemente).

22.4 Symptome bei Aphasien

Sie entstehen nicht aufgrund des Vergessens von Wörtern; sie sind das Resultat der Evokation von Wortkomplexen ähnlicher Wörter.

Neologistische Paraphasien, Neologismen oder Neoglossien. Es sind nicht lexikalisierte Wortneubildungen, d. h. Wörter, die im Inventar der Standardsprache nicht enthalten sind und für sich eine Beziehung zum Zielwort nicht erkennen lassen. Umschreibung des gesuchten Wortes, z. B. „Australientier" für „Känguruh" oder Zusammensetzung aus veränderten Wortteilen, z. B. „Spritzkrug" für „Gießkanne".

Paraphasischer oder neologischer Jargon. Längere Passagen der Sprache sind nur aus Paraphasien oder Neologismen zusammengesetzt.

Die Neologismen haben eine doppelte Funktion, nämlich den gesuchten Namen durch ähnlich klingende Wörter zu evozieren (Deblockierungsfunktion) oder den gesuchten Namen zu ersetzen (Stellvertreterfunktion). Es gibt verschiedene Schweregrade des Jargons — je nach dem Verhältnis von lexikalischen Neophasien und Paraphasien: Den undifferenzierten Jargon, der ausschließlich aus aneinandergereihten lexikalischen Neophasien oder -graphien besteht, den asemantischen Jargon, bei dem Neophasien nur an den informationstragenden Kernstellen des Satzes als Subjekt, Prädikat, Objekt usw. erscheinen, und den paraphasischen Jargon, der aus einer Aneinanderreihung von lexikalischen Paraphasien oder -graphien besteht. Bei letzterer Form handelt es sich um die leichteste Störung. Der Jargon ist keine Geheimsprache. Jargon-Aphasiker reagieren zu verschiedenen Zeitpunkten auf die gleichen verbalen oder non-verbalen Stimulus mit verschiedenen Jargonwörtern.

Perseverations- und Reihen-Paraphasien. Vermehrung der Silbenzahl beim Nachsprechen, Perseverationstendenz beim Benennen.

Omissionsparaphasien. Einzelne Teilwörter oder Silben werden ausgelassen.

Präfix-, Stamm- und Suffix-Paraphasien. Unterscheidung, ob die paraphasische Fehlleistung ein Präfix, den Stamm oder ein Suffix betrifft.

Überproduktionsparaphasien. Ihre Ursache ist nicht in sprachlichen Gründen zu suchen; sie stellen vielmehr ein allgemein hirnpathologisches Symptom dar; gesteigerter Sprechantrieb, Enthemmung.

Polyglotte Mischparaphasien. Durcheinandermischen von Wörtern verschiedener Sprachen.

Kontaminationsparaphasien. Sie beruhen auf Kontamination zweier Begriffe (Verschmelzung von ähnlich klingenden oder inhaltlich verwandten Wörtern).

Agrammatismus. Es kommt zum Fortfall grammatikalischer Funktionswörter wie Artikel oder Pronomina sowie der Flexionsformen und zur Beschränkung auf die bedeutungstragenden Nomina, Verben und Adjektive.

Paragrammatismus. In Sätzen werden Bestandteile falsch kombiniert, verdoppelt oder teilweise ineinander verschränkt. Funktionswörter und Flexionsformen werden falsch verwendet. Kombinationsregeln werden verletzt.

Wortfindungsstörungen. Die Wortfindung erfolgt bei Normalpersonen anhand von *Stützwörtern*. Diese zeigen oft die gleiche Silbenzahl und den gleichen Anfangslaut wie das gesuchte Wort. Die Reproduktionsetappen weisen eine ständige Annäherung an das Ziel auf; jede Etappe bringt einen neuen Bestandteil des gesuchten Wortes.

Zwischen den verschiedenen Aphasieformen gibt es verschiedene Versuche und Verläufe bei der Wortsuche.

Amnestische Aphasiker zeigen in ihrem Suchverhalten Parallelen zu der Wortsuche bei Gesunden. Sie bewegen sich im engeren Bedeutungsumfeld des gesuchten Wortes. Eine Annäherung über den Sinngehalt ist bei amnestischen Aphasikern nachweisbar, nicht jedoch bei Wernicke- und globalen Aphasikern.

Globale Aphasiker produzieren nur gelegentlich Wörter aus dem Bedeutungsumfeld des gesuchten Wortes, die dann jedoch phonematisch entstellt sind.

Wernicke-Aphasiker sind dem gesuchten Wort oft bedeutungsmäßig nahe, die Zielwörter sind jedoch phonematisch verändert. In ihrem weiteren Bemühen um das gesuchte Wort weichen sie zunehmend ab und produzieren qualitativ schlechtere Paraphasien.

Eine klangliche Annäherung an das gesuchte Wort kommt beim Aphasiker kaum vor.

22.4 Symptome bei Aphasien

Aphasisches Stottern. Stottern bei Aphasie als sekundäre psychogene Funktionsstörung. Evtl. entsteht es auch aufgrund fehlender Zielsicherheit bei Bewegungsabläufen im Artikulationsbereich.

Dysarthrisches Stottern. Es findet sich in der Rückbildungsphase vieler Aphasien. Charakterisiert durch zusätzliche spastische Störungen, Mitbewegungen, Auftreten von Flickwörtern.

Dysprosodie. Störung der Sprachmelodie infolge Störung des Rhythmus, der Schnelligkeit, der Stimmführung, der Betonung, der Pausen. Dysprosodien bei Aphasikern bewirken einen ausländischen Akzent der Sprechweise.

Man unterscheidet folgende Formen der Störung der Sprachmelodie:
– Erhöhung: Hyperprosodie;
– Veränderung: Dysprosodie;
– Verminderung: Hypoprosodie.

Bei schwerer Aphasie wird versucht, die fehlende Ausdrucksmöglichkeit (lexikalischer Inhalt der Sprache) durch verschiedene Intonation noch vorhandener Rest-Laute zu kompensieren. Da auch bei sensorischer Aphasie gute Perzeption von Intonationen vorhanden ist, wird eine zusätzliche Lokalisation auch in der rechten Hemisphäre angenommen.

Agraphie. Es handelt sich um eine Störung der Fähigkeit, seine Gedanken in einer syntaktisch richtigen Weise in schriftlicher Form niederzulegen. Die Paragraphie ist eine leichtere Form der Agraphie. Es bestehen nur Störungen auf der Wortebene, also Vertauschungen von Buchstaben (literale oder phonematische Paragraphie) oder von Wörtern (verbale oder semantische Paragraphie).

Linguistische Paragraphie. Sie findet sich immer bei der globalen Aphasie und bei der Wernicke-Aphasie, meist bei der Broca-Aphasie, nicht jedoch bei der amnestischen Aphasie. Sie ist unmittelbarer Ausdruck der vorhandenen Sprachstörung im schriftlichen Bereich.

Konstruktive Agraphien sind durch parietale Nachbarschaftsläsionen hervorgerufen. Der Aphasiker ist nicht in der Lage, die Buchstabenform darzustellen. Es kommt zu Störungen in der Linienführung und in der räumlichen Anordnung des Geschriebenen. Selten besteht eine zusätzliche Richtungsstörung des Schreibens wie z. B. eine spiegelbildliche

Umkehrung einzelner Buchstaben, Zahlen oder Wörter (Spiegelschriftagraphie).

Die Umsetzung der Phoneme in Grapheme der Lautschrift, d. h. das elementare System von Phonem-Graphem-Korrespondenzregeln, soll intakt sein. Gestört sollen dagegen die komplizierten Zusatzregeln sein, welche die zahlreichen Ausnahmen und unphonetischen Schreibungen erfassen. Die Schwere einer Agraphie hängt demnach von der Struktur des jeweiligen Schriftsystems ab.

Es handelt sich um extreme Formen einer Dissoziation zwischen einer Störung der mündlichen und der Schriftsprache infolge einer Läsion der vorderen Hirnregion.

Anmerkung: Eine reine (isolierte) Agraphie ist selten.

Zahlenagraphie. Sie kommt besonders bei der sensorisch-amnestischen Aphasie vor und äußert sich in Stellenwertfehlern. Bei zwei- oder mehrstelligen Zahlen werden die Einer, die mündlich zuerst gesprochen werden, auch zuerst geschrieben.

Graphisches Disconnection-Syndrom. Bei diesem Syndrom, welches bei schweren rechtshändigen Aphasikern vorkommt, sind die Schreibleistungen des gelähmten rechten Armes bzw. der Hand besser als links. Es werden links mehr literale Paraphasien geschrieben als rechts.

Akalkulie. Es handelt sich um Störungen des Rechnens. Ursachen sind Störungen des Sprachverständnisses, der Merkfähigkeit und des Gedächtnisses für Zahlen, durch Verlust des Zahlenbegriffes, durch Störung des Zahlenschreibens und Zahlenlesens, durch Störung der optisch-räumlichen Zuordnung der Ziffern bei schriftlichen Rechenaufgaben. Rechenstörungen gehören daher zu den häufigsten Begleiterscheinungen bei Aphasien.

Alexie. Störung der Fähigkeit, geschriebene oder gedruckte Mitteilungen zu lesen und sinngerecht zu erfassen:
– Störungen beim Erkennen von Buchstaben (literale Alexie);
– Störungen beim Erkennen von Wörtern (verbale Alexie);
– Störungen beim Erkennen von Sätzen (syntaktische Alexie).

Primäre (reine oder optisch-agnostische) Alexie. Sie ist die Folge einer Leitungsstörung. Sie geht nicht mit einer Agraphie einher. Ursache sind meist Gefäßprozesse im Bereich der A. cerebri posterior mit Schädigung des Okzipitallappens.

Sekundäre, agraphische Alexie. Sie ist Bestandteil eines Aphasie-Syndroms. Sie geht immer mit einer Agraphie einher. Störung des Lesens von Buchstaben, Wörtern, Noten und Zahlen. Es handelt sich um eine Störung des Lesesinnverständnisses (Störung der Beziehungen der Schriftsprache zu den Klangbildern, d.h. der inneren Sprache). Die sekundäre Alexie findet sich immer bei der globalen Aphasie und bei der Wernicke-Aphasie, meist bei der Broca-Aphasie, in der Regel nicht bei der amnestischen Aphasie. Sie ist Folge einer kortikalen Läsion im Bereich des Gyrus angularis.

Leseprüfung: Erteilung schriftlicher Aufträge in steigender Schwierigkeit.

Alexiesyndrome:
- Globale Alexie. Fehler bei allen Wortkategorien. Kommt bei globaler Aphasie und bei Wernicke-Aphasie vor.
- Tiefenalexie. Gehäuft Fehler bei abstrakten, nicht bildhaften Inhaltswörtern und bei Funktionswörtern. Vorkommen bei Broca-Aphasie.
- Oberflächenalexie. Mehr Fehler bei langen Wörtern. Vorkommen bei Wernicke-Aphasie und rückgebildeter Broca-Aphasie.
- Wortformalexie. Weniger Fehler bei hochvertrauten, kurzen Wörtern. Vorkommen bei leichter amnestischer Aphasie.

Paralexie ist eine leichtere Form der Alexie. Buchstaben oder Wörter werden verwechselt, ausgelassen oder verstümmelt. Das Lesesinnverständnis kann gestört sein.

Pseudoalexie. Störung des lauten Lesens infolge einer Störung der expressiven Sprache. Der Inhalt des Gelesenen wird verstanden.

Anmerkung: Vor der Leseprüfung muß das Sehvermögen geprüft werden zum Ausschluß einer *Hemianopsie*. Ausschluß einer Störung der *Korrespondenzregeln*; diese macht sich je nach Lautnähe bzw. Lautferne des jeweiligen Schriftsystems durch das Mitlesen stummer Grapheme oder durch phonetische Schreibungen bemerkbar.

Stenographie. Bei bestimmten Formen der Alexie ist nur das Lesen von Langschrift und Normaldruck gestört, nicht die Stenographie. Ebenso gibt es Formen der Agraphie mit isolierter Störung des Langschrift-Schreibens, nicht aber der Stenographie.

Durch Übungen im Stenographie-Denken können Störungen des allgemeinen Sprachdenkens behandelt werden.

Erklärung: Die Stenographie ist keine Abkürzung anderer Schriftarten, sondern eine eigene Fertigkeit mit eigener Lokalisation. Störungen werden durch Läsionen im Bereich des dominierenden Parietallappens hervorgerufen.

22.4.2
Nichtsprachliche Symptome

Homonyme (rechtsseitige) Hemianopsie. Bei 15% der Aphasiker findet sich eine Einschränkung des Gesichtsfeldes rechts lateral und links medial und somit ein Ausfall des indirekten Sehens derjenigen Buchstaben und Wörter, welche denen im Bereich des deutlichsten Sehens folgen. Daher ist nur langsames oder buchstabierendes Lesen möglich. Besonders schwer wirkt sich eine Hemianopsie aus, wenn der Bereich des zentralen Sehens, also die Makulagegend, auch ausgefallen ist.

Erleichterung des Lesens durch Drehung des Textes um 90° im Uhrzeigersinn. Der Anfang der Zeile kommt dann nach oben.

Bei der Prüfung des Lesens muß darauf geachtet werden, daß Satzstücke nicht außerhalb des Gesichtsfeldes liegen. Hemianopsien finden sich gehäuft bei Totalaphasien und gemischten Aphasien.

Zentrale Fazialislähmung rechts. Behinderung der Kontrolle über den Speichel (Speichelfluß). Beim Kauen bleiben Speiseteile in der rechten Mundhälfte liegen; evtl. labiale Dysglossie.

Amusie. Sie kann in Kombination mit einer Aphasie auftreten, jedoch auch allein.

Rezeptive Amusie. Tonhöhe, Melodien, Rhythmus, dynamische Elemente eines Musikstückes werden nicht erkannt und können nicht durch Singen oder Spielen auf einem Instrument wiedergegeben werden. Zusätzlich bestehen Notenalexie und Notenagraphie.

Lokalisation der rezeptiven Amusie: vorderer Anteil des dominanten Temporallappens.

Expressive Amusie. Meist dyspraktische Störung. Fehler beim Singen von Tönen und Melodien und beim Spielen von Instrumenten. Fehler werden erkannt, können jedoch nicht verbessert werden.

Lokalisation der expressiven Amusie: Hinterer Anteil des Frontallappens, insbesondere der nicht dominanten Hemisphäre.

Apraxie. Unfähigkeit, zielgerichtete Bewegungen auszuführen (siehe auch Abschn. 22.4.1).

Die artikulatorische Apraxie kommt vor allem bei der Broca-Aphasie und der globalen Aphasie vor. Symptome:
- Parapraxien bei der Artikulation, d. h. fehlerhafte Artikulationsbewegungen oder Fehler in der Sequenz;
- Suchende Bewegungen von Zunge und Lippen.

Die artikulatorische Apraxie geht mit einer bukkofazialen Apraxie einher, also einer gesichtsbetonten, ideomotorischen Apraxie.

80% aller Patienten mit Aphasie haben eine ideomotorische Apraxie, meist in Form einer bukkofazialen Apraxie, seltener als Gliedmaßenapraxie. Bei rechtsseitiger Lähmung zeigt sich die Apraxie als sympathische Dyspraxie der linken Hand.

Symptome: Sprechen ist von artikulatorischen Suchbewegungen begleitet. Sprechapraktisch bedingte phonematische Paraphasien.

Differentialdiagnose zur Dysarthrie. Bei Apraxie findet sich im Vergleich zu dysarthrischen Fehlartikulationen eine größere Variabilität der Parapraxien.

Störungen von sprachlichem Gedächtnis und Lernen. Wortfindungsstörungen im Bereich des Altgedächtnisses. Die Leistungen des sprachlichen Kurzzeitgedächtnisses (unmittelbares Wiederholen von Wörtern) sind intakt oder reduziert. Sprachliche Lernleistungen sind immer schwer betroffen. Bei Läsionen im Bereich der sprachdominanten Hemisphäre findet man verminderte verbale Leistungen auch bei nicht manifester Aphasie.

Asymbolie. Aussagen durch Gesten oder bildliche Darstellungen (z. B. Handzeichen bei Verkehrsregelungen) sind gestört, ebenso ihr Verständnis. Bei Aphasie bei Gehörlosen zeigt sich dies in der Störung ihrer differenzierten Zeichensprache.

Hemiplegie. Kommt es im Rahmen einer Aphasie zu einer Hemiplegie, Hemiparese oder Hemihypästhesie, so handelt es sich in der Regel bei Rechtshändern um linksseitige zentrale Halbseitenlähmungen. Halbseitenlähmungen bei Aphasien sind zentrale Lähmungen.

Symptome: Erschwerte Feinmotorik und deren Ersatz durch Massenbewegungen. Die Ruhespannung der Muskeln ist erhöht. Diese Spastik verstärkt sich bei Bewegungen. Halbseitige Innervationsschwäche der Gesichtsmuskulatur.

Ursache: Tiefe Äste der A. cerebri media führen zu den Stammganglien und zur inneren Kapsel. Bei Verschluß dieser Gefäße werden die dort hindurchziehenden Pyramidenbahnfasern außer Funktion gesetzt.

Schallempfindungsschwerhörigkeit. Bei ca. einem Drittel der Patienten findet man das altersphysiologische Maß überschreitende symmetrische Innenohrschwerhörigkeit als Zeichen einer zerebrovaskulären Insuffizienz; daher routinemäßig tonaudiometrische Untersuchung.

Zentrale Hörstörung. Bei der zentralen Hörprüfung mit dem dichotischen Feldmann-Test sind Perzeptionsstörungen auf dem ipsilateralen, kontralateralen oder auf beiden Ohren feststellbar, bei Läsionen im Bereich des Temporallappens vorwiegend Perzeptionsstörung auf dem kontralateralen Ohr.

Psychoorganisches Syndrom. Durch Ödem um den Herd bedingt. Ödem und psychoorganisches Syndrom bilden sich nach einigen Wochen zurück, letzteres kann jedoch in leichter Form fortbestehen.

Symptome: Denkablaufstörungen, Störung des kritischen Abwägens der Denkinhalte, Störung des Kurzzeitgedächtnisses (kann mit sensorischer Störung verwechselt werden), Konzentrationsstörung, Verstimmungszustände (Weinen und Lachen ohne Grund), Affektinkontinenz, Persönlichkeitsveränderung.

22.4 Symptome bei Aphasien

Störung der Rechts-links-Unterscheidung. Unsicherheit, zwischen rechts und links zu unterscheiden. Der Patient ist unfähig, automatisch immer gegenwärtig zu haben, wo die rechte und wo die linke Hand ist. Dies ist verbunden mit Unsicherheit und Irrtümern, wenn er sich nach der rechten oder linken Seite zu wenden hat.

Der Ausschluß einer aphasisch bedingten Störung ist vorher erforderlich. Bei aphasischen Patienten fällt die Unterscheidung von Alternativen aus dem gleichen semantischen Feld besonders schwer. Deshalb wurde zur Aphasieprüfung der Test: „Zeigen Sie mit der linken Hand das rechte Ohr" eingeführt.

Hemineglekt. Es handelt sich um eine Vernachlässigung in der Wahrnehmung einer Hälfte des Raumes und seltener einer Hälfte von Dingen, ohne daß eine Hemianopsie vorliegt; z.B. werden Nahrungsmittel und Besteck, die auf der Neglektseite liegen, nicht benutzt. Der Neglekt kann sich auch auf eine Körperseite beziehen (kein Rasieren und Waschen auf der betreffenden Körperseite).

Autotopagnosie. Störungen der Orientierung am eigenen Körper. Auf verbale Aufforderung können bestimmte Körperteile nicht gezeigt werden.

Es können gleichzeitig Aphasie und Autotopagnosie vorliegen, da anatomische Nachbarschaft der Läsionen besteht.

Unfähigkeit beim Zeigen von Körperteilen kann auch durch *räumliche Orientierungsstörung* bedingt sein. Abgrenzung zu einer generellen räumlichen Orientierungsstörung erforderlich durch Zeigenlassen von Objekten im Außenraum (besonders durch Zeigenlassen einander ähnlicher, aber durch ihre Position unterschiedlicher Teile eines Kraftfahrzeuges wie Kupplung, Bremse und Gaspedal).

Fingeragnosie. Störung der Orientierung am eigenen Körper, die sich nur auf die Finger beschränkt. Wahrscheinlich ist die Störung in der Identifizierung von einzelnen Fingern und in der Vorstellung von der Struktur der Hand auf eine allgemeine Leistungsstörung zurückzuführen.

Gerstmann-Syndrom. Rechts-links-Störung. Fingeragnosie, Akalkulie, Agraphie. Oft Kombination mit Aphasie.

Tabelle 22-1:
Weitere nichtsprachliche Symptome der Aphasien

- Verlust der Aufmerksamkeit und Konzentration
- Verlust der Merkfähigkeit
- Verminderte Assoziation von Gedanken
- Verlust der Abstraktionsfähigkeit
- Geringe Organisationsfähigkeit
- Verminderte Urteilsfähigkeit
- Einengung des Denkens und der Interessen
- Verminderte Fähigkeit des begrifflichen Denkens oder des Planens zukünftigen Handelns
- Verminderte Fähigkeit zur Steuerung von Emotionen
- Unfähigkeit, sich rasch umzustellen
- Psvchomotorische Verlangsamung
- Gefühl der Unzulänglichkeit
- Egozentrismus
- Erhöhte Reiz- und Ermüdbarkeit
- Euphorie oder Depression
- Soziale Isolierung
- Verminderte Fähigkeit, sich neuen Situationen anzupassen
- Katastrophen-Reaktionen
- Verminderte Initiative
- Desinteresse an der Umgebung
- Externalisation des Verhaltens, Mangel an Introspektion oder Selbstkritik
- Verminderte Spontaneität
- Mangelndes Vertrauen in die eigene Leistungsfähigkeit
- Impulsives Verhalten
- Regressives, infantiles Verhalten

Farbagnosie. Verständnisstörungen für Farbnamen. Vorkommen bei Aphasie: ohne diagnostische Bedeutung für die Unterscheidung hirngeschädigter Patienten ohne Aphasie und mit Aphasie.

Aphasische Farbbenennungsstörungen. Das Benennen von Farben fällt Aphasikern schwerer als Hirngeschädigten ohne Aphasie. Die Untergruppen von Aphasie unterscheiden sich in der Häufigkeit der Fehler nicht.

Farbbenennungsstörungen beim hinteren Balkensyndrom. Linksseitige Okzipitallappenläsion. Visuelle Afferenzen können nur im rechten visuellen und paravisuellen Kortex verarbeitet werden. Averbales Farbsortieren ist möglich. Das Benennen von Farben ist stärker gestört als bei amnestischer Aphasie.

Störung im averbalen Sortieren und Zuordnen von Farben zueinander. Ursache sind retrorolandische Läsionen der rechten Hemisphäre.

Störung bei Zuordnen von Farben zu Objekten. Besondere Schwierigkeiten haben aphasische Patienten, obwohl sie averbal geprüft werden.

Weitere nichtsprachliche Symptome sind in Tabelle 22-1 aufgeführt. Manche negativen Eigenschaften sind oft schon vor der Erkrankung vorhanden gewesen, konnten bisher jedoch vom Patienten kontrolliert werden.

22.5
Ursachen der Aphasien

Die vaskulären Aphasien (siehe Abschn. 1.4) manifestieren sich anders und nehmen einen anderen Verlauf als die traumatischen Aphasien; 84% der Aphasien sind zerebrovaskulär bedingt. Eine Übersicht der Ursachen findet sich in Tabelle 22-2.

Hirnblutung. Sie tritt als Subarachnoidalblutung auf, wenn sie aus einem Aneurysma oder einem Hämangiom erfolgt. Diese Gefäßmißbildungen sind angeboren; die Blutung tritt im jugendlichen oder frühen Erwachsenenalter auf.

Die intrazerebralen Blutungen sind Folge einer Gefäßwandsklerose; die brüchig gewordenen Gefäße platzen bei einer Blutdrucksteigerung (Hypertonie).

Embolischer Hirngefäßverschluß. Er ist Folge einer tiefer sitzenden Gefäßwandthrombose oder einer Herzerkrankung, z.B. Herzklappenfehler oder Herzinfarkt.

Hirngefäßthrombosen sind Folgezustände einer allgemeinen Systemerkrankung der Hirngefäße, z.B. bei Hirnarteriosklerose.

Tabelle 22-2:
Ursachen der Aphasien

- Hirnblutung (Subarachnoidalblutung infolge eines Aneurysmas oder Hämangioms; intrazerebrale Blutung infolge Zerebralsklerose oder Hypertonie)
- Hirnembolie
- Hirngefäßthrombose
- Ischämie (Hirnerweichung bei Hypotonie)
- Verletzung der A. carotis communis oder der A. carotis interna durch Unfall oder Tumoroperation
- Hirnverletzung (Schädeltrauma, Hirnoperation)
- Hirntumoren
- Otogener Schläfenlappenabszeß
- Enzephalitis
- Hirnatrophie
- Migraine accompagnée
- Multiple Sklerose

Funktioneller Gefäßverschluß. Gefäßverschlußähnliche Symptomatik, ohne daß ein Hirngefäßverschluß nachweisbar ist. Ursache ist eine Hirnarteriosklerose mit Hypertonie; die Gefäßeinengung hat noch zu keiner Funktionsstörung geführt, da der vorhandene Bluthochdruck die erforderliche Hirndurchblutung gewährleistet. Fällt der Blutdruck unter den sog. Erfordernishochdruck ab, so treten Funktionsstörungen der betreffenden Hirnteile auf, die schließlich zum Absterben von Hirnzellen führen.

Enzephalitis oder Meningoenzephalitis als Komplikationsfolgen von Masern, Mumps oder Virusgrippe.

Migraine accompagnée. Kombination von Migräne und zerebralen Herdsymptomen, z.B. kontralaterale flüchtige Lähmungen oder Aphasie.

Multiple Sklerose. Befall der Hirnrinde ist in seltenen Fällen möglich.

Lokale Hirnschädigungen. Nach LURIA werden bei lokalen Hirnschädigungen zwei Typen von Störungen der Funktion unterschieden:

- Zellzerstörungen mit vollständigem Funktionsschwund.
- Die Zellen der Umgebung bleiben erhalten; sie befinden sich aber im Zustand einer physiologischen Inaktivität (Diaschisis, auch Schutzhemmung, Inhibition, Parabiose genannt). Ursache der Diaschisis sind perifokale Veränderungen durch Ödembildung und Veränderungen der Blutzirkulation.

22.6 Einteilung der Aphasien

22.6.1 Klassische anatomische Einteilung

Es handelt sich um ein kausales Klassifikationssystem, d. h. die Einteilung erfolgt nach dem Ort der Schädigung. Man unterscheidet nach der klassischen anatomischen Einteilung:
- Motorische (expressive) Aphasie (Broca-Aphasie);
- Sensorische (rezeptive) Aphasie (Wernicke-Aphasie);
- Amnestische Aphasie.

22.6.2 Einteilung der Aphasien nach LEISCHNER auf der Grundlage linguistischer Kriterien (Tab. 22-3)

Tabelle 22-3:
Einteilung der Aphasien (nach LEISCHNER)

- Totalaphasie
- Gemischte Aphasie
- Motorisch-amnestische Aphasie
- Sensorisch-amnestische Aphasie
- Motorische Aphasie
- Amnestische Aphasie
- Zentrale (Leitungs-)Aphasie
- Sensorische Aphasie
- Semantische Aphasie
- Reste einer Aphasie (wegen Symptomverarmung ist die Zuordnung zu einem bestimmten Typ nicht mehr möglich).

22.6.3
Einteilung der Aphasien nach Poeck auf der Grundlage von neuropsychologischen Gefäßsyndromen aus dem Versorgungsgebiet der A. cerebri media (vgl. Abb. 1-22)

Die Einteilung gilt nur für vaskulär bedingte Aphasien, nicht für Hirntumoren, Hirntraumen, Enzephalitiden und hirnatrophische Prozesse.

Vergleich der Einteilung von Poeck und Leischner. Die amnestische Aphasie stimmt mit der amnestischen Aphasie nach dem Schema von Leischner überein.

Globale (Poeck) und totale (Leischner), Broca-Aphasie (Poeck) und motorisch-amnestische Aphasie (Leischner) entsprechen sich nicht völlig.

Da in der Einteilung von Poeck keine gemischte Aphasie existiert, verteilen sich die unter dieser Bezeichnung von Leischner unterschiedenen Aphasiker auf die Broca-Aphasie einerseits (leichte Fälle) und auf die globale Aphasie andererseits (schwere Fälle).

22.6.3.1
Amnestische Aphasie. Symptomatologie
Leitsymptome sind:
– Wortfindungsstörungen (Störung des lexikalischen Zugriffs) bei gut erhaltenem Sprachfluß und überwiegend intaktem Satzbau; schablonenhafte Redensarten; geringer Informationsgehalt der Rede. Es besteht eine Diskrepanz zwischen guter Wortfindung in der Spontansprache (Benutzung der gerade zur Verfügung stehenden Wörter) und den schweren Wortfindungsstörungen in der Benennsituation. Ausgleich der Wortfindungsstörungen durch Ersatzstrategien. Gebrauch von Stellvertretern ohne spezifische Bedeutung, Beschreibung von Gebrauch oder Eigenschaft des gesuchten Wortes
– Semantische Paraphasien mit geringer bedeutungsmäßiger Abweichung vom Zielwort.
– Das Sprachverständnis ist nur gering gestört.
– Gute Kommunikationsfähigkeit.
Weitere Symptome:
– Phonematische Paraphasien selten, semantische Neologismen.

- Reihensprechen und Nachsprechen sind nur gering gestört.
- Das Benennen ist meistens beeinträchtigt.
- Aussagewörter stehen oft nicht zur Verfügung. Funktionswörter sind nicht beeinträchtigt.

Zuordnung zu einer bestimmten Hirnregion oder einem Gefäßgebiet ist nicht möglich. Die Läsionen sind nicht sehr ausgedehnt; sie liegen vorwiegend in der Temporoparietalregion, selten auch subkortikal. Zu 50 % besteht die Ursache in nicht vaskulären Prozessen (Alzheimersche Demenz, Hirntumoren, Hirnabszesse).

Ursachen. Bei der amnestischen Aphasie kann es sich auch um Frühsymptome frontaler, temporaler oder parietaler Tumoren sowie von Schläfenlappenabszessen oder eines hirnatrophischen Prozesses der sprachdominanten Hemisphäre handeln. In solchen Fällen Fortschreiten zur Wernicke-Aphasie oder zur globalen Aphasie.

Bei nicht vaskulärer Ursache liegen oft zusätzliche Symptome vor, welche vom Symptombild der vaskulär bedingten amnestischen Aphasie abweichen.

Diagnose. Schwierigkeiten beim Benennen; das fehlende Wort kann aber aus einer sprachlich vorgegebenen Menge von Wörtern ausgewählt und ausgesprochen werden.

Lokalisation. Die Läsionen liegen retrorolandisch (temporoparietal). Eine Zuordnung zu einem bestimmten Gebiet der Gefäßversorgung der Sprachregion ist nicht möglich.

Verlauf. Übergang in eine Wernicke-Aphasie oder eine globale Aphasie ist möglich; sonst günstige Prognose, falls nicht tumorbedingt.

Differentialdiagnose. Bei geringer Sprachproduktion Abgrenzung zur Broca-Aphasie. Geringe Sprachproduktion ist durch Wortfindungsstörungen bedingt, die nicht durch Ersatzstrategien überbrückt werden können. Agrammatismus mit dem charakteristischen Fehlen von grammatischen Funktionswörtern kommt bei der amnestischen Aphasie nicht vor.

Eine Abgrenzung von einer rückgebildeten Wernicke-Aphasie ist nicht möglich.

22.6.3.2
Broca-Aphasie

Symptomatologie. Leitsymptome sind:
- Kaum vorhandene Spontansprache;
- Agrammatismus, d. h. Reduktion der formalen syntaktischen Verknüpfungen (Telegrammstil, Fortfall und Fehlbildungen grammatischer Funktionswörter, z. B. Artikel, Pronomina und Flexionsformen, z. B. Flexionsendungen); Beschränkung auf die thematisch hervorgehobenen Inhaltswörter (Nomina, Verben).
- Verlangsamter Sprachfluß, der mit großer Sprachanstrengung einhergeht (Mühe beim sprachlichen Formulieren von Gedanken, bedingt durch Störungen in der Wort- und Satzbildung). Unter Sprachanstrengung versteht man Schwierigkeiten, gedankliche Inhalte sprachlich auszudrücken.
- Leichte Störung des Sprachverständnisses.
- Schlechte Artikulation (Dysarthrie).

Weitere Symptome:
- Phonematische Paraphasien: Einzelne Laute werden durch andere ersetzt, umgestellt, ausgelassen oder hinzugefügt. Häufigste Fehlertypen sind Substitutionen und Auslassungen.
- Semantische Paraphasien sind selten. Sie treten mit gleicher relativer Häufigkeit wie bei den anderen Aphasietypen auf.
- Gestörte Prosodie: Abweichungen des Wort- und Satzakzentes und der Satzintonation (Ausdruck der Sprachstörung). Nivellierung der Sprachmelodie, skandierender Rhythmus und veränderte Phonation (Ausdruck der Sprechstörung).
- Sprechstörung: Unscharfe, verwaschene Artikulation, große Sprechanstrengung. Treten diese Merkmale einer Sprechstörung bei einer Großhirnläsion auf, werden sie als Hemisphärendysarthrie oder als Apraxie bezeichnet.
- Beim Lesen und Schreiben ähnliche Schwierigkeiten wie in der Lautsprache.

Nicht sprachliche Symptome:
- Brachiofazial betonte Hemiparese rechts anfangs immer vorhanden; Rückbildung rascher und besser als bei der globalen Aphasie.
- Häufig Gliedmaßen-Apraxie; bei kompletter Lähmung rechts läßt sich diese nur als sog. sympathische Dyspraxie der linken Hand nachweisen. Meist Kombination mit bukkofazialer Apraxie. Der Schweregrad

der bukkofazialen Apraxie korreliert mit der Anzahl von phonematischen Paraphasien.
- Selten rasch vorübergehende Schluckstörungen.
- Keine Hemianopsie.

Diagnose. Das Nachsprechen ist gestört (agrammatische Fehlleistungen); Schwierigkeiten beim Benennen infolge von Artikulationsstörungen und Störungen in der Struktur der sequentiellen Ordnung von Phonemen; phonematische und semantische Paraphasien; keine Fehlbenennungen und Neologismen wie bei Wernicke- und globaler Aphasie.

Lokalisation. Die Läsionen liegen prärolandisch, d. h. im hinteren Anteil des Frontallappens kortikal und subkortikal (Versorgungsgebiet der A. praerolandica = A. praecentralis = A. centralis anterior aus der A. cerebri media) unter Einschluß des Fußes der dritten Stirnwindung. Neueste Ansicht: Läsion mehr dorsal im frontalen und zentralen Marklager des Stirnhirns, meist mit Übergreifen auf die Insel. Der Fuß der dritten Stirnwindung gehört zum motorischen Assoziationskortex für das Gesicht.

Anmerkung: Läsion im vorderen Teil der Sprachregion führt zu Aphasie, Dysarthrie und Sprechapraxie.

Verlauf. Rasche Besserung der Artikulation; die Prosodie bleibt länger gestört.

Differentialdiagnose
Hemisphärendysarthrie. Gleiche Symptome wie die Broca-Aphasie in bezug auf die schlechte Artikulation, die Verlangsamung des Sprechens und die phonematischen Paraphasien. Im Unterschied finden sich bei der Hemisphärendysarthrie kein Agrammatismus, keine Benennungsstörungen; das Sprachverständnis ist intakt.

Die Hemisphärendysarthrie kommt vor bei frischen Insulten mit linksseitiger Hemiplegie, d. h. auch bei Läsionen der rechten Hemisphäre.

Amnestische Aphasie, Wernicke-Aphasie und globale Aphasie. Im Token-Test sind Patienten mit Broca-Aphasie mehr beeinträchtigt als amnestische Aphasiker und weniger als Wernicke- und globale Aphasiker. Sie haben eine mittelschwere Leistungsstörung.

Schwere Broca-Aphasie zu globaler Aphasie. Fehlen von Automatismen und phonematischen Neologismen bei der Broca-Aphasie.

Leichtere Broca-Aphasie zu amnestischer Aphasie. Bei leichteren Broca-Aphasien kann die syntaktische Störung gegenüber den Wortfindungsstörungen zurücktreten. Die Differentialdiagnose zur amnestischen Aphasie wird durch die ausgeprägtere Verständnisstörung syntaktisch komplexen Materials bei der Broca-Aphasie erleichtert.

Transkortikale motorische Aphasie. Hier findet sich keine Spontansprache, es ist jedoch ein korrektes Nachsprechen mit guter Artikulation und Syntax möglich. Das Sprachverständnis ist gut.

Anmerkung: Die Vorstellung, daß die expressiven Störungen bei der Broca-Aphasie nicht aphasischer Natur seien, sondern Ausdruck einer *Hemisphärendysarthrie,* die mit einer Aphasie kombiniert sei, wird abgelehnt. In den meisten Fällen handelt es sich um eine *motorische Aphasie,* die mit einer Dysarthrie kombiniert ist. Die phonologischen und syntaktischen Störungen sind dabei sprachsystematischer Natur und müssen von den Sprechstörungen infolge der Hemisphärendysarthrie abgegrenzt werden.

Es gelingt bisher nicht, die Eigenständigkeit des Begriffs *Sprechapraxie* gegenüber aphasischen und kortikal-dysarthrischen phonematischen Störungen nachzuweisen.

Dem Broca-Aphasiker ist es aufgrund einer Störung im Sprachsystem nicht möglich, komplexere syntaktische Relationen herzustellen. Deshalb wird das thematisch Wesentliche mit dem geringsten syntaktischen Aufwand vermittelt.

Bei der Broca-Aphasie sind auch *rezeptive Sprachmodalitäten* gestört; ebenso liegen bei allen anderen Aphasien auch expresive Sprachstörungen vor.

22.6.3.3
Wernicke-Aphasie
Symptomatologie. Leitsymptome sind:
– Erheblich gestörtes Sprachverständnis;
– Reichlich phonematische und/oder semantische Paraphasien, die z. T. grob vom Zielwort abweichen;

22.6 Einteilung der Aphasien

- Neologismen, phonematischer und semantischer Jargon (Jargon-Aphasie);
- Paragrammatismus: Störung des Satzbaues aufgrund von fehlerhafter Anwendung sprachlicher Regeln und von fehlerhafter Kombination und Stellung von Wörtern, von Satzabbrüchen, Verschränkungen von Sätzen und falscher Endungsformen; Verdoppelung von Satzteilen;
- Stark eingeschränkte Kommunikationsfähigkeit;
- Überschießende Sprachproduktion;
- Gut erhaltener Sprachfluß, Artikulation, Prosodie.

Weitere Symptome:
- Gestörte Sprachproduktion: Perseverationen von Lauten, Wörtern; Überproduktion von Silben am Wortende.
- Beim Reihensprechen können automatisierte Sequenzen nicht in der richtigen Abfolge produziert werden.
- Beim Nachsprechen werden Wörter phonematisch entstellt; paraphasisches Fehlbenennen.
- Unfähigkeit, aus einer Menge vorgegebener Wörter das richtige auszuwählen und zur korrekten Benennung zu verwenden.
- Logorrhö.
- Schreiben und Lesen sind in gleicher Weise gestört wie Sprechen und Sprachverständnis.
- Oft besteht eine bukkofaziale Apraxie.
- Fehlende Störungseinsicht.

Meist keine Lähmungen.

Diagnose. Beim Benennen folgen Paraphasien aus dem semantischen Feld des Zielwortes oder ohne Bezug dazu. Anstatt zu benennen, beschreibt der Patient oft den Gebrauch oder Eigenschaften eines Gegenstandes. Falls das Zielwort durch stufenweise Annäherung erreicht wird, folgt kein Innehalten, sondern Abdriften.

Die Charakterisierung der Wernicke-Aphasie als Syndrom mit besonders stark gestörtem Sprachverständnis läßt sich bei Anwendung psychomotorischer Testverfahren nicht mehr halten.

Lokalisation. Die Läsion liegt retrorolandisch, d.h. im rückwärtigen Anteil des Schläfenlappens unter Einbeziehung der ersten Temporalwindung (Versorgungsgebiet der A. temporalis posterior = Ast der A. cerebri media).

Verlauf. Das Sprachverständnis bessert sich rascher als die gestörte Sprachproduktion. Der Satzbau normalisiert sich schneller als die Wortwahl. Übergang von vorwiegend phonematischen zu überwiegend semantischen Paraphasien. Die Wernicke-Aphasie kann der amnestischen Aphasie ähnlich werden.
Phonematische Jargon-Aphasien mit Automatismen haben eine schlechte Prognose.

Differentialdiagnose
Leitungsaphasie (Nachsprechaphasie). Sie äußert sich wie die Wernicke-Aphasie in phonematischen Paraphasien. Die Hauptschwierigkeit besteht jedoch beim Nachsprechen: Schwere phonematische Entstellung der vorgegebenen Wörter. Das Sprachverständnis ist erhalten.
Lokalisation: Die Schädigung betrifft bei der Leitungsaphasie den Fasciculus arcuatus. Dieser verläuft durch das parietale Operculum und verbindet die Wernicke- mit der Broca-Region.

Transkortikale sensorische Aphasie. Es handelt sich um das Gegenbild der Leitungsaphasie. Äußerungen des Untersuchers werden sprachlich richtig, aber kommunikativ unpassend wiederholt. Die Bedeutung der wiederholten Äußerungen wird nicht verstanden. Mehrsilbige Wörter und komplexe Sätze können besser als bei der Wernicke-Aphasie nachgesprochen werden.
Lokalisation: Nicht genau bekannt. Der Fasciculus arcuatus ist intakt.

Reine Worttaubheit (reine subkortikale sensorische Aphasie). Das Sprachverständnis ist aufgehoben. Nachsprechen und Diktatschreiben sind nicht möglich. Im Gegensatz zur Wernicke-Aphasie sind Spontansprache, Lesen und Spontanschreiben ungestört. Das Tonschwellenaudiogramm ist normal. Die Patienten verhalten sich wie Taube.
Lokalisation: Unterbrechung der akustischen Afferenzen aus den Hörregionen beider Hemisphären zur Wernicke-Region.

Amnestische Aphasie. Bei rückgebildeter Wernicke-Aphasie ist das Sprachverständnis so weit gebessert, daß eine Abgrenzung zur amnestischen Aphasie nicht mehr möglich ist.

Verwirrtheit. Die Wernicke-Aphasiker unterscheiden sich von Verwirrten durch Häufung von Paraphasien und syntaktischen Verstößen, während der Gedankengang als adäquat zu erkennen ist.

22.6.3.4
Globale Aphasie
Symptomatologie. Leitsymptome sind:
- Sprach- und Sprechanstrengung. Sprachproduktion und Sprachverständnis sind gleich stark reduziert. Stockender Sprachfluß mit manchmal erheblicher Sprechanstrengung (Dysarthrie) und schlechter Artikulation.
- Sprachautomatismen (floskelhafte, flüssig wiederholte, formstarre Sprachäußerungen, die auch als recurring utterances bezeichnet werden).
- Störung der Prosodie in ihren beiden Komponenten.
- Sprachliche Kommunikation ist nahezu unmöglich.
- Es besteht immer eine Hemiparese.

Weitere Symptome:
- Phonematische Automatismen.
- Es besteht immer eine bukkofaziale Apraxie und Gliedmaßen-Apraxie.
- Mit Hilfe der Prosodie werden Gefühlsäußerungen wie Zustimmung oder Ablehnung vermittelt.
- Konstruktive Apraxie infolge Ausdehnung der Hirnschädigung auf den Parietallappen.
- Ideatorische Apraxie (Störung in der motorischen Organisation von Handlungsfolgen).

Diagnose. Die Produktion automatisierter sprachlicher Sequenzen (Wochentage) kann möglich sein. Der Aachener Aphasie-Test (AAT) kann durchgeführt werden. Mitsprechen ist oft die einzige Möglichkeit, sprachliche Äußerungen zu erreichen.

Lokalisation. Ischämie im gesamten Versorgungsgebiet der A. cerebri media infolge thrombotischen oder embolischen Verschlusses in deren Hauptstamm. Folge ist eine Funktionsstörung der gesamten Sprachregion unter Einschluß der Broca- und Wernicke-Region sowie ihrer subkortikalen Verbindungen. Globale Aphasie aber auch nach kleinen umschriebenen Hirnläsionen, die an verschiedenen Orten der Sprachregion lokalisiert sein können.

Verlauf. Bei Rückbildung der Aphasie erfolgt zunächst eine Besserung des Sprachverständnisses. Die Sprachproduktion gleicht zunehmend der von Broca-Aphasikern, jedoch treten immer wieder Stereotypien und Neologismen auf.

Differentialdiagnose. Mutismus: Die Unterscheidung erfolgt nach außersprachlichen Kriterien. Bei Mutismus generelle Ablehnung der Umgebung, keine Zuwendung; kein Artikulationsversuch. Der globalaphasische Patient nimmt mimisch oder gestisch kommunikativen Kontakt mit der Umgebung auf. Bei Mutismus keine rechtsseitige Hemiplegie.

M. Alzheimer (siehe Abschn. 25.1.2). Statt Sprachautomatismen (recurring utterances) finden sich hier Stereotypien und iterative Äußerungen; letztere sind stärker sprachlich variiert. Die Abgrenzung zwischen Sprachautomatismen und Iterationen ist jedoch schwierig, da Patienten mit hirnatrophischen Prozessen auch schwere Störungen im Sprachverständnis haben können. Falls das Endstadium des. M. Alzheimer noch nicht erreicht ist, immer wieder Auftreten einiger adäquater und wohlartikulierter Wörter und Satzfragmente zwischen den Iterationen (Logoklonien). Wenn der hirnatrophische Prozeß die Sprachregion ergreift, kommen zusätzlich auch aphasische Symptome vor.

Bei M. Alzheimer ist die globale Aphasie mit räumlichen Orientierungsstörungen, Störung der Affektivität und des Antriebs kombiniert.

22.6.3.5
Sonderformen

Aphasien mit herausragend guten oder schlechten Leistungen im Nachsprechen werden als transkortikale Aphasien oder als Leitungsaphasien klassifiziert. Sie kommen nur selten vor.

Leitungsaphasien. Es besteht eine Ähnlichkeit mit der Wernicke-Aphasie.

22.6 Einteilung der Aphasien

Symptome: Auffällig schwere Störungen des Nachsprechens, viele phonematische Paraphasien, flüssiges Sprechen, Lesen und Schreiben gestört, Sprachverständnis wenig beeinträchtigt.
Lokalisation der Schädigung: Läsion im Fasciculus arcuatus, der durch das Operkulum verlaufend die Wernicke- mit der Broca-Region verbindet. Diese Lokalisation ist umstritten. Ebenso auch der Status der Leitungsaphasie.

Transkortikale Aphasien. Sie sind das Gegenteil der Leitungsaphasien.
a) Transkortikal-motorische Aphasie.
   Symptome: Nachsprechen auffällig gut erhalten mit erhaltener Artikulation und intakter Syntax, kein spontanes Sprechen, Sprachverständnis gut, Lesen gut.
   Sie kommt im Initialstadium von Aphasien vor, die sich rasch zurückbilden.
b) Transkortikal-sensorische Aphasie.
   Symptome: Flüssige Sprachproduktion, semantische Paraphasien, Echolalie, schwere Sprachverständnisstörung, Benennen stark gestört.
c) Gemischt-transkortikale Aphasie.
   Symptome: Gutes Nachsprechen, geringe, nicht flüssige Sprachproduktion; schlechtes Sprachverständnis; Echolalie.

Ursache ist die Läsion eines bestimmten Hirnrindenfeldes außerhalb der Sprachregion, der sog. Supplement-motor-area, oder Läsionen der Randgebiete der zerebralen Repräsentation sprachlicher Funktionen, z. B. tiefer Basalganglienanteile.
Verlauf: Nach initialem Mutismus kehrt das Nachsprechen bei sonst schwerer, einer Broca-Aphasie ähnlichen Sprachstörung rasch wieder. Die Prognose ist günstig. Eine Besserung erfolgt bis zu geringfügigen sprachlichen Restsymptomen innerhalb weniger Wochen bis zu 6 Monaten.
Differentialdiagnose transkortikaler motorischer Aphasie und globaler Aphasie: Bei ersterer ist das Nachsprechen nahezu intakt. Automatismen und Neologismen fehlen.

22.6.4
Einteilung der Aphasien nach der Sprachproduktion (Bostoner Schule: BENSON, GESCHWIND, GOODGLASS, HOWES)

Es ist die kürzeste Einteilung. Die Zuordnung erfolgt aufgrund der Sprechgeschwindigkeit (Sprechmenge), Satzlänge, Prosodie und Paraphasien.

Vorteil dieser Einteilung ist eine schnelle, orientierende klinische Diagnostik.

Nachteilig an dieser Einteilung ist, daß die linguistischen Eigenheiten der Aphasieformen und die lokalisatorischen Bedingungen nicht berücksichtigt werden, sie ist daher oberflächlich und wenig aussagekräftig. Es werden unterschieden:

- Flüssige Aphasien
- Wernicke-Aphasie;
- Amnestische Aphasie;
- Motorische amnestische Leitungsaphasie;

Überverwendung von hochfrequenten, semantisch leeren Wörtern.

- Nichtflüssige Aphasien
- Broca-Aphasie;
- Globale Aphasie;
- Gemischte Aphasie;
- Ein kleiner Teil der amnestischen Aphasie.

Flüssige und nichtflüssige Aphasien werden sich in späteren Stadien des Verlaufs ähnlicher. Mit zunehmender Krankheitsdauer vermindert sich nämlich die Nichtflüssigkeit bei den motorischen und die Flüssigkeit bei den sensorischen Aphasien.

Bei den flüssigen Aphasien liegt die Läsion retrorolandisch, bei den nichtflüssigen prärolandisch.

22.6.5
Einteilung der Aphasien nach LURIA (1974)

In dieser Einteilung werden die Aphasien gegliedert in die temporalakustische Aphasie, die frontal-dynamische Aphasie, die motorische Aphasie mit den Unterformen der afferent-motorischen und der efferent-motorischen Aphasie sowie die semantische Aphasie.

22.6.6
Einteilung der Aphasien nach Wepman (1951)

Es werden expressive, rezeptive, expressiv-rezeptive und globale Aphasie sowie Agnosie und Apraxie unterschieden.

22.6.7
Aphasie bei Kindern

Es kommen nur motorische, sensorische und globale Aphasien vor. Auftreten ab dem 3. Lebensjahr. Die amnestische Aphasie tritt erst nach der Pubertät auf. Im Gegensatz zur Aphasie der Erwachsenen wird nicht eine fertige, sondern die in Entwicklung begriffene Sprache betroffen.

Bei Läsion zwischen dem Beginn des Sprechens und dem Alter von 24–30 Monaten erlöschen alle Sprachleistungen für eine bestimmte Zeit. Dann Einsetzen einer in ihrem Ablauf normalen Sprachentwicklung ohne Zurückbleiben einer Störung. Eine Hemisphäre muß intakt geblieben sein.

Eine Läsion im späteren Lebensalter, d. h. während der noch in Entwicklung begriffenen dominanten Großhirnhälfte bis zum Schuleintritt, führt zu einer meist völlig reversiblen Aphasie. Zunächst totale Aphasie, später Telegrammstil, Wortfindungsstörungen, Artikulationsstörungen. Paraphasien sind selten. Kein Rededrang. Oft Kombination mit mutistischen Reaktionen. Diese sind durch das Nicht-mehr-kommunizieren-Können mit der Umwelt bedingt.

Während das Kind seine Aphasie überwindet, schreitet seine Sprachentwicklung in bezug auf Wortschatz und Grammatik fort.

Im Schulalter erworbene Aphasie bedeutet eine anhaltende, nicht immer reversible Störung. Lesen und Schreiben sind immer beeinträchtigt, die Fehlleistungen sind den Paralexien und Paragraphien erwachsener Aphasiker ähnlich, nicht den Fehlern von Legasthenikern.

Ab der Pubertät gleicht die Aphasie der Jugendlichen derjenigen der Erwachsenen.

Ursachen. Auftreten bei ausgedehnten Läsionen in beiden (rechts oder links) Großhirnhemisphären, da sprachliche Dominanz noch nicht voll ausgebildet:

- Contusio cerebri;
- Akute Meningoenzephalitis;
- Akute Enzephalopathie;
- Gefäßerkrankungen;
- Hemisphärentumoren;
- Akute infantile Hemiplegie.

Differentialdiagnose. Es müssen abgegrenzt werden:
- Vollkommene, aber vorübergehende Stummheit infolge Sprachhemmung bei akut entstandenem Stottern nach Schreck oder Unfall. Kann Stunden, Tage oder Wochen dauern; geht dann in schweres tonisches Stottern über.
- Landau-Kleffner-Syndrom. Es handelt sich um eine besondere Form erworbener Kinderaphasie: Zuerst zunehmende rezeptive Sprachstörung, dann expressive Sprachstörung, bis der Zustand einer globalen Aphasie erreicht ist; epileptische Anfälle, Ätiologie unbekannt.
- Hysterische Aphasie: Keine Aphonie, keine völlige Stummheit. Einige Silben und Wörter werden laut ausgesprochen.
- Mutismus: Völlige Stimm- und Sprachlosigkeit.
- Elektiver Mutismus: Schweigen ist an bestimmte Personen oder Situationen gebunden.
- Stummheit bei Schizophrenie.
- Allmählicher Sprachverlust bei infantiler Demenz.

Therapie. Zunächst Üben von Vokalen und vom Mund gut ablesbarer Konsonanten (p, b, f, w, t, d, l, sch, s) vor einem Spiegel.

Prognose. Rasche und gute Rückbildungsfähigkeit. Viele Kinder reagieren auf die Sprachstörung mit zusätzlichem Mutismus und erscheinen lange Zeit völlig stumm. Frühester Behandlungsbeginn ab 3. Lebensjahr.

22.6.8
Aphasie bei Mehrsprachigen (Polyglotten)

Als polyglott gilt, wer seine Gedanken unmittelbar in einer anderen Sprache als seiner Muttersprache ausdrücken kann und diese Sprache ebensogut versteht.

Eine klare Trennung zweier Sprachsysteme erfolgt erst bei Erlernen einer Zweitsprache ab dem 7. Lebensjahr. Bei Polyglotten treten in allen Sprachen, die sie beherrschen, die gleichen Aphasietypen auf. Die zuletzt erlernte Sprache ist am stärksten beeinträchtigt. Dies wird erklärt durch das Regressionsgesetz: Spät erworbene Gedächtnisinhalte werden zuerst und am stärksten von einer Störung des Gedächtnisses betroffen.

Ribot übertrug das Regressionsgesetz auf den Sprachverlust von mehrsprachigen Aphasikern.

Regel von Ribot: „Das Neue stirbt vor dem Alten".

Die sprachliche Restitution mehrsprachiger Aphasiker erfolgt nach der Regel von Pitres: Zuerst wird die Sprache wieder verstanden, die dem Aphasiker am vertrautesten war. Er kann sie jedoch nicht sprechen. Als nächstes kehrt die Fähigkeit zurück, sich in dieser Sprache auszudrükken. Dann erst kehrt das Verständnis anderer Sprachen zurück.

Die vertrauteste Sprache ist meist die Muttersprache. Es kann sich jedoch auch um die vor Erkrankungsbeginn meistbenutzte Sprache, d. h. die Verkehrssprache, handeln.

Die Behandlung soll in der Sprache durchgeführt werden, welche in der kommenden Zeit die Hauptsprache sein wird.

Anmerkung: Bei Polyglotten werden beim Auftreten einer Aphasie monoglotte und polyglotte Reaktionen unterschieden:
- Von monoglotter Reaktion spricht man, wenn eine Sprache (Muttersprache) das absolute Übergewicht erlangt hat.
- Polyglotte Reaktionen können in folgenden Reaktionsweisen auftreten:
- Frühere Rückbildung einer Fremdsprache vor der Muttersprache;
- Mischung mehrerer Sprachen. In verschiedenen Stadien der Rückbildung können verschiedene Sprachen in den Vordergrund treten. Meist setzt sich dann die Sprache durch, welche für den Patienten in der gegebenen Situation die notwendigste ist;
- Umschaltstörungen von einer Sprache in die andere;
- Dissoziation zwischen willkürlicher und automatisierter Sprache.

22.6.9
Paroxysmale Aphasie

Diese kommt bei folgenden Erkrankungen vor:
- Fokale epileptische Anfälle.
  - Psychomotorische Anfälle, vom Temporallappen ausgehend, können mit sensorischer Aphasie beginnen oder enden.
  - Bei Jackson-Anfällen, von der Zentralregion ausgehend, kann eine flüchtige motorische Aphasie als Aura vorausgehen oder sie auch überdauern.
- Migräne oder Migräne-Äquivalente;
- Als Folge vorübergehender Hirngefäßspasmen.

Paroxysmale Aphasien machen meist expressive Störungen. Eine Kombination mit Dysarthrie ist möglich.

Differentialdiagnose zur Dysarthrie: Prüfung des Sprachverständnisses, des Schreibens und Lesens.

22.6.10
Aphasie bei Linkshändern

Aphasie tritt unabhängig von der Seite der Läsion auf. Ihre Intensität ist geringer, oft nur vorübergehend. Meist besteht eine motorische Störung. Amnestische Aphasie, sensorische Aphasie und Alexie sind selten, Agraphie ist häufiger.

22.7
Prognose der Aphasien

22.7.1
Syndromwandel

Der Syndromwandel besteht in einem Wechsel zu einer niedrigeren Schweregradstufe. Er kommt überwiegend in der Gruppe der nichtflüssigen Aphasien vor: totale Aphasie — gemischte Aphasie — motorisch-amnestische Aphasie.

Es gibt keinen Syndromwandel der flüssigen Aphasien (sensorisch-amnestische und sensorische Aphasien) untereinander. Ein Syndromwandel zur Gruppe der nichtflüssigen Aphasien ist selten.

Der Syndromwandel ist bei den flüssigen Aphasien nur gering ausgeprägt. Bei den nichtflüssigen Aphasien kann die Sprachverständnisstörung verschwinden. Der Syndromwandel läuft auch ohne logopädische Behandlung ab.

Syndromwandel bei der Einteilung der Aphasien nach POECK:
- Globale Aphasie → Broca-Aphasie
- Wernicke-Aphasie → Aphasie
- Broca-Aphasie → Amnestische Aphasie

Veränderungen nach der Akutphase kommen dadurch zustande, daß Sprachfunktionen von anderen intakt gebliebenen Anteilen des Sprachzentrums übernommen werden. Grundlage dafür ist die mehrfache Lokalisation von Funktionen sowie eine Umorganisation im Netzwerk des Sprachzentrums. Zusätzlich begrenzte Kompensationsmöglichkeit in Strukturen der rechten, intakten Hirnhälfte.

Schwere Perseverationsneigung und schwere Echolalie, die länger als 2 Monate anhalten, weisen auf eine ungünstige Therapieprognose hin.

Gut erhaltenes Nachsprechen spricht für eine günstige Prognose.

Eine Übernahme der Sprachfunktion durch die gesunde subdominante Hemisphäre ist bei erwachsenen Aphasikern nicht möglich.

22.7.2
Rückbildungsdauer einer Aphasie

Aphasien mit anfangs rascher Rückbildungstendenz haben eine günstige Prognose: Zunächst steil aufsteigende Besserungskurve, dann Plateau-Bildung, auf der die bisher reaktivierte Sprache gefestigt wird; dann nur noch langsamere Besserung.

Auch ohne logopädische Behandlung bilden sich die aphasischen Symptome in den ersten 6 Monaten nach dem Insult zurück, am ausgeprägtesten in den ersten 2–3 Monaten. Die erste Woche ist von größter Bedeutung. Nach 4 Monaten flacht die Kurve der spontanen Besserung ab. Nach 7 Monaten folgen nur noch geringfügige Besserungen.

Bei traumatisch bedingten Aphasien erstreckt sich die spontane Besserung über einen längeren Zeitraum. Durch logopädische Behandlung kann der spontane Rückbildungsprozeß beschleunigt werden. Bei traumatisch bedingten Aphasien können über mehrere Jahre Besserungen erzielt werden. Sie haben eine bessere Prognose als insultbedingte Aphasien.

Ansonsten ist die Rückbildung einer Aphasie über ein Jahr möglich, in Ausnahmefällen auch über einen längeren Zeitraum. Ein geringer Sprachdefekt bleibt meist bestehen. Aussagen über die Rehabilitationsfähigkeit können erst 12–14 Wochen nach Eintritt der Erkrankung gemacht werden. Bei 20% der logopädisch behandelten Patienten ist eine berufliche Rehabilitation möglich. Die Besserung einer Aphasie kann auf zweifache Weise erfolgen:
- Besserung bei gleichbleibender Aphasieform;
- Besserung durch Wechsel der Aphasieform, den sog. Syndromwandel.

22.7.3
Weitere Hinweise zur Prognose (Tab. 22-4)

Die Therapieerfolge bei den nichtflüssigen Aphasien sind besser als bei den flüssigen. Bei den flüssigen Aphasien folgt eine mangelhafte Besserung des Sprachverständnisses. Andererseits haben die flüssigen Aphasien (Wernicke-Aphasie, anmnestische Aphasie) wegen der besseren

Tabelle 22-4:
Kriterien für die Prognose der Aphasien

Günstige Prognosekriterien:	Ungünstige Prognosekriterien:
– Unilaterale Läsion	– Bilaterale Läsionen
– Gedeckter Hirnschaden	– Offene Hirnverletzungen
– Erweichung infolge Ischämie	– Hirninfarkt
– Vordere Hirnregion (motorische Aphasie)	– Hintere Hirnregion (sensorische Aphasie)
– Linkshänder, Ambidexter	– Alter über 50 Jahre (besonders bei arteriosklerotisch vorgeschädigtem Gehirn, bei Hypertonie, bei Diabetes)
– Alter bis 50 Jahre	
– Guter Allgemeinzustand	
– Erhaltene Persönlichkeit	– Schlechter Allgemeinzustand
– Guter Bildungsstand	– Veränderte Persönlichkeit (Kritikschwäche, Rededrang, Jargon)
– Positive Motivation zur Mitarbeit	
– Ausreichende Belastbarkeit	– Prämorbider Schwachsinn
– Günstige soziale Einbettung	– Ungünstige soziale Bedingungen

22.7 Prognose der Aphasien

Kollateralgefäßversorgung des Läsionsortes hinter der Sylvischen Furche eine bessere Spontan-Prognose als die nichtflüssigen Aphasien.
- Traumatisch entstandene aphasische Syndrome haben bessere Prognosen als solche aufgrund von Hirndurchblutungsstörungen.
- Die Prognose bei leichten und mittelschweren Aphasien ist besser als die der globalen Aphasien und schweren Aphasien.
- Periphere und zentrale Sehstörungen sind ein schwerwiegendes Hindernis für die effektive Durchführung einer logopädischen Behandlung.
- Die Restitution traumatischer Aphasien verläuft bei gedeckten Hirnschäden besser als bei offenen Hirnverletzungen.
- Die Prognose vaskulär bedingter Aphasien ist bei Erweichungen günstiger als bei Infarkten.
- Bei Emboliefolge ist die Prognose besser als bei Zerebralsklerose.
- Mit zunehmendem Alter läßt die Rückbildungstendenz nach.
- Linkshänder haben eine bessere Prognose, da oft keine Dominanz vorhanden ist.
- Je ausgeprägter die Rechtshändigkeit ist, desto schlechter die Rückbildungstendenz, da Sprachregionen dann nur in einer Hirnhälfte lokalisiert sind.
- Prognostisch ungünstig sind Paraphasien aller Art.

Eine Verschlechterung der Aphasie ist selten, z. B. bei wachsendem Gehirntumor. Vorübergehende Verschlechterung bei Müdigkeit, Depression oder seelischen Belastungen.

Die Behandlungsergebnisse sind unbefriedigend bei:
- Progredienz einer Hirngefäßerkrankung;
- Persönlichkeitsveränderungen bei schweren Hirntraumen;
- Zusätzlichen organischen Erkrankungen, besonders des Herz- und Gefäßsystems;
- Mangelnder Behandlungsbereitschaft von seiten des Kranken oder seiner Angehörigen.

Die Testierfähigkeit muß für jeden Aphasiker durch Untersuchung seines Geisteszustandes beurteilt werden.

22.8
Untersuchung bei aphasiologischen Syndromen

22.8.1
Geprüfte Leistungen

Die Untersuchung dient der orientierenden Beantwortung der Frage, ob eine Aphasie vorliegt und ggf. welche Form. Beurteilung durch einfache Aufgaben zum Benennen, Nachsprechen und Sprachverständnis sowie durch Überprüfen der schriftsprachlichen Leistungen. Folgende Leistungen werden geprüft:
- Spontanes Sprachverhalten: Satzbauveränderungen, Paraphasien.
- Sprachverständnis: Ausführen von Befehlen, Auswahl unter mehreren vorgelegten Bildern, Satzverständnistest.
- Wortfindung: Benennen von Abbildungen, Gegenständen; bei Wernicke-Aphasikern Fehlbenennungen ohne erkennbare Bedeutungsrelation zum Zielwort; bei Broca-Aphasikern Fehler beim Benennen infolge großer Sprachanstrengung, Artikulationsschwierigkeiten oder Auftretens von phonematischen Pharaphasien.
- Nachsprechen.
- Reihensprechen: Zählen, Wochentage.
- Schreiben: Spontanschreiben, Diktat, Kopieren. Das Ergebnis hängt vom Bildungsstand ab. Erschwerung der Prüfung durch Hemiparese und Apraxie.
- Lesen: Identifizierung von Wörtern und Sätzen durch Abbildungen im Multiple-choice-Verfahren. Erschwerung der Prüfung durch Hemianopsie.
- Körperschemaprüfung: Zeigen von Körperteilen (Autotopagnosie).
- Farberkennung: Durch Benennen von Farben Erkennen einer reinen Alexie und Farbbenennungsstörung.
- Psychische Grundstimmung.
- Dysgrammatismusprüfung.
- Dysarthrieprüfung: Artikulation.
- Agnosieprüfung: auditiv, visuell, taktil, kinästhetisch.
- Hörfunktion.
- Benennen von gezeigten Gegenständen oder gezeichneten Handlungsabläufen.
- Zeichen: Zeichnenlassen geometrischer Figuren und von Gegenständen zum Ausschluß konstruktiver Störungen.

- Rechnen: Prüfung der Grundrechenarten schriftlich oder, bei Agraphie, im Kopf ausrechnen lassen.
- Kategoriales Symbolerkennen: Vorlegen eines Wortes, in welchem anstelle eines Buchstabens eine Zahl steht, ein Satzzeichen oder ein umgekehrter Buchstabe.
- Reihenlegen: Ungeordnete Buchstaben in alphabetische Reihenfolge legen lassen.
- Innere Sprache: Untersuchung innersprachlicher Vorgänge, z. B. mit dem semantischen Kategorisierungstest von HEILMAN, TUCKER und VALENSTEIN.
- Rechts-links-Unterscheidung: Sie wird im Rahmen der Autotopagnosieprüfung gleichzeitig mitgeprüft.
- Fingeragnosie: Zeigenlassen einzelner Finger beider Hände.
- Apraxieprüfung: Prüfung auf bukkofaziale und Gliedmaßenapraxie. Prüfung getrennt an beiden Armen. Durchführenlassen von Handbewegungen, die man bei Störung des Sprachverständnisses selbst vormacht.
- Hemineglect: Prüfung, ob Minderwahrnehmung einer Seite des Raumes vorliegt.
- Orientierung.
- Merkfähigkeit.
- Urteilsfähigkeit.
- Begriffsfindung.
- Bewußtseinslage.
- Antrieb.
- Beurteilung der Grundstimmung.

Anmerkung: Bei Ableitung langsamer Rindenpotentiale bei Reizung des rechten Ohres finden sich deutliche Differenzen im Potentialverlauf bei motorischer Aphasie und Aphasie mit sensorischer Komponente. Akustisch evozierte Potentiale können somit zur Untersuchung rezeptiver Sprachstörungen verwendet werden. Rechts-links-Vergleiche müssen vorgenommen werden.

22.8.2
Probe der drei Papiere (Drei-Blatt-Test) nach MARIE (1883)

Der Test dient der Prüfung des Sprachverständnisses. Drei unterschiedlich große Papierblätter werden dem Patienten vorgelegt. Er wird aufgefordert, das große Blatt dem Untersucher zu geben, das mittelgroße Blatt in die eigene Tasche zu stecken und das kleine Blatt auf den Fußboden zu werfen.

22.8.3
Token-Test

Von DE RENZI und VIGNOLO entwickelt; von ORGASS für das Deutsche standardisiert. Eine abgewandelte Form ist der Drei-Figuren-Test von PEUSER.

Der Test beruht auf der Erkenntnis, daß bei allen Aphasieformen Sprachverständnisstörungen, jedoch in verschiedenem Ausmaß, vorliegen. Die Feststellung des Schweregrades einer Aphasie ist mittels dieses Tests möglich. Es handelt sich jedoch nicht um einen reinen Sprachverständnistest. Ca. 10% falsch-positive und falsch-negative Zuordnungen von normalen Patienten und Aphasikern sind innerhalb eines Grenzbereichs möglich. Der Test erlaubt keine Trennung aphasischer von dementen Patienten.

Vor Beginn des Tests muß eine periphere Schwerhörigkeit ausgeschlossen werden. Innenohrschwerhörigkeit oder Sprachdiskriminationsstörungen infolge Altersschwerhörigkeit können einen pathologischen Ausfall des Tests vortäuschen.

Der Test besteht aus Teil I–V. Das Testmaterial besteht aus 20 kleinen und großen, runden und rechteckigen Plättchen in 5 Farben (Tokens = farbige Plättchen). Mit diesen sich nach Größe, Form und Farbe unterscheidenden Plättchen müssen nach verbaler Anweisung Aufgabengruppen mit steigendem Schwierigkeitsgrad durchgeführt werden. Die Steigerung des Schwierigkeitsgrades erfolgt durch Hinzufügen von Größen, Adjektiven, Konjunktionen und Präpositionen: 91% der Aphasiker werden richtig identifiziert; 5% der nicht aphasisch Hirngeschädigten werden fälschlich als aphasisch klassifiziert.

Die Kurzform des Tests, die sich auf den Teil V beschränkt, dauert ca. 15 Minuten; sie verändert die Zuverlässigkeit nur geringfügig: 89% richtige Identifikation. Testteil V genügt zur Auslese aphasischer Patienten, jedoch nicht für den Schweregrad.

Mit Hilfe des Tests erfolgt die Unterscheidung zwischen Aphasikern einerseits und Hirngesunden sowie nicht aphasischen Hirnverletzten andererseits. Der Test gibt weiterhin durch die Fehlerzahl ein Maß für den Schweregrad der Störung ab. Klassifizierung der aphasischen Syndrome ist nicht möglich.

Die durchschnittliche Fehlerzahl ist bei motorischer und amnestischer Aphasie niedriger als bei sensorischer und globaler Aphasie. Nach Ansicht der Testautoren sollen die Ergebnisse des Token-Tests mit Sprachverständnisleistungen eng korrelieren.

Ein Ansteigen der Fehlerzahl von Teil I zu Teil IV, d. h. eine Zunahme der Sprachverständnisstörung, ist nicht durch eine vermehrte sprachliche Komplexität bedingt, sondern durch Anwachsen der Gedächtnisbelastung. Der Token-Test prüft somit das Sprachverständnis und das verbale Kurzzeitgedächtnis.

Anders in Teil V. Hier werden neue Satzstrukturen eingefügt und damit die syntaktische Komplexität des Testteils vermehrt.

Der Token-Test ist nicht geeignet zur Trennung aphasischer von dementen Patienten.

Kritik. Es wurde beim Token-Test auch eine Korrelation zu expressiven Störungen und Störungen des Objektbenennens festgestellt. Somit prüft der Test nicht nur das Sprachverständnis, sondern einen dahinterstehenden „allgemeinen Sprachfaktor" und damit indirekt den Schweregrad der jeweiligen Aphasieform.

Nach neueren Untersuchungen prüft der Test eine supramodale Störung in der Verarbeitung von Sprache. Die verbale Merkfähigkeit spielt keine entscheidende Rolle. Da kein Lerneffekt auftritt, eignet sich der Test auch für Verlaufsuntersuchungen.

22.8.4
Drei-Figuren-Test (DFT) nach Peuser

Der Test ermöglicht die Feststellung des Schweregrades von Sprachverständnisstörungen bei Aphasikern und die Zuordnung zu klinischen Aphasieformen. Weiterhin die Unterscheidung von lexikalen und syntaktischen Fehlern.

Im Unterschied zum Token-Test ist eine Unterscheidung von Aphasikern und Hirnverletzten ohne Aphasie nicht möglich.

Die Durchführung des Tests dauert 10–15 Minuten. Der Test besteht aus 20 Farbtafeln mit je 4 Bildern und 20 Instruktionskarten mit Testsätzen. Der Patient muß den jeweiligen Testsatz verstehen und das zugehörige Bild aus den 4 Bildern der jeweils gezeigten Farbtafel auswählen. Der DFT beruht also auf dem Mehrfachwahlverfahren.

Mit dem DFT ist eine Zuordnung der Aphasiker zu den fünf klinischen Hauptformen der Aphasie nach Leischner möglich. Ausgegangen wird dabei von der gesamten Fehlerzahl, d. h. der Anzahl falsch gezeigter Bilder. Die Befunde nach den klinischen Hauptformen:
- Amnestische Aphasie: Wortfindungsstörungen, Sprache flüssig.
- Motorisch-amnestische Aphasie: Sprache verlangsamt, stockend; Wortfindungs- und Satzbildungsstörungen (Agrammatismus, Telegrammstil).
- Sensorisch-amnestische Aphasie: Sprache flüssig, gelegentlich überhastet (Logorrhö), Verwendung von Redewendungen. Wortfindungsstörungen, insbesondere für Substantive (Anomie), Satzbildungsstörungen (Paragrammatismus), phonematische Paraphasien.
- Gemischte Aphasie: Sprache verlangsamt und stockend; Wortfindungs- und Satzbildungsstörungen (Ein- und Zwei-Wort-Sätze).
- Totalaphasie: Starke Störung bis Aufhebung aller Sprachfunktionen. Sprachliche Automatismen, häufig in Form sinnloser Silben.

Von der amnestischen Aphasie bis zur Totalaphasie nimmt die rezeptive Störung, d. h. die Fehlerzahl im DFT, zu.

Die motorisch-amnestische und die sensorisch-amnestische Aphasie lassen sich nicht voneinander unterscheiden, da die sensorische Störung bei der sensorisch-amnestischen Aphasie nicht stärker als bei der motorisch-amnestischen Aphasie ausgeprägt ist. Unterscheidung dieser beiden Aphasieformen daher nur durch Analyse des expressiven Sprachverhaltens.

Durch die Modifikation des Tests nach Roth ist auch die Trennung zwischen sensorisch-amnestischer und motorisch-amnestischer Aphasie möglich.

22.8.5
Aachener Aphasie-Test (AAT)

Es handelt sich um den einzigen deutschsprachigen standardisierten Aphasie-Test (neurolinguistisches Untersuchungsverfahren).

Der AAT erlaubt eine Auslese aphasischer Patienten aus einer Population von hirngeschädigten Patienten ohne Aphasie. Er ermöglicht die Differenzierung der aphasischen Patienten in die 4 großen Standard-

syndrome nach Poeck, die Erfassung der Störungen in den einzelnen sprachlichen Modalitäten und die Bestimmung des Schweregrades. Geprüft werden:
- Spontansprache.
- Token-Test. Dieser erlaubt mit hoher Sicherheit die Unterscheidung zwischen aphasischen und nicht aphasischen Hirngeschädigten; weiterhin ist durch ihn eine Beurteilung der Schwere der aphasischen Störung möglich.
- Nachsprechen von Lauten, einsilbigen Wörtern, Fremdwörtern, zusammengesetzten Wörtern und Sätzen. Es werden 4 Punktwerte vergeben von 0–3. 0 = keine Ähnlichkeit mit der Zielform, keine Reaktion, Automatismen, Perseveration. 3 = keine Störung.
- Schriftsprache. Lautes Lesen, schreiben nach Diktat.
- Benennen von Objekten, Farben, Situationen, Handlungen.
- Sprachverständnis. Geprüft werden das auditive Verständnis und das Lese-Sinn-Verständnis für Wörter und Sätze.

Die Ergebnisse der individuellen Auswertung des Tests können durch ein Computerverfahren (automatisches Klassifizierungs-Verfahren) überprüft werden. Hierdurch lassen sich Auffälligkeiten (Dissoziationen) im sprachlichen Verhalten des einzelnen Patienten feststellen. Zwecks Erfassung solcher Dissoziationen wurden Supplemente zum AAT entwickelt, z.B. multimodales Zuordnen und Benennen, lexikalisches Diskriminieren, Diagnose von Dyslexien, syntaktische Konstruktionen.

Der Test ist auch als Grundlage für die Therapieplanung geeignet. Er kann ca. 6 Wochen nach Aphasiebeginn eingesetzt werden.

Der Test wurde unter der Annahme konstruiert, daß aphasische Störungen stets in mehreren sprachlichen Modalitäten nachweisbar sind. Es werden nur sprachsystematische Merkmale untersucht.

22.8.6
Tübinger Luria-Christensen Neuropsychologische Untersuchungsreihe (TÜLUC) (Hamster et al.)

In diesem Testverfahren werden sprachliche neben vielen anderen Funktionen in drei Testabschnitten untersucht: rezeptive Sprache, expressive Sprache, Schreiben und Lesen.

Die Testabschnitte sind hierarchisch gegliedert. Jede Aufgabe wird auf einer 16stufigen Skala nach Porch bewertet, die nach Verhaltenskriterien aufgebaut ist, nicht nach sprachlichen Symptomen. Durch Bildung arithmetischer Mittelwerte kommt man auf jeder Hierarchie-Ebene zu einem Punktwert bis hin zu einem Gesamtwert, der einen Testabschnitt repräsentiert. Aus den Werten für alle Testabschnitte (z. B. akustisch-motorische Organisation, höhere hautkinästhetische Funktionen, mnestische Prozesse, Denkprozesse usw.) wird ein Kreisprofil erstellt und der TÜLUC-Gesamtwert gebildet.

Die Klassifikation der Aphasien mit diesem Test erfolgt nach dem Schweregrad der aphasischen Störungen. Quantitative und qualitative Analyse der Störungen sowie Aufdeckung auch nur noch geringgradig ausgeprägter Restsymptome möglich. Kleinste Veränderungen im Leistungsbild des Patienten können während der Therapie objektiviert werden.

22.8.7
Basel-Minnesota-Test zur Differentialdiagnose der Aphasien von SCHUELL (BMTDA)

Der Test besteht aus 69 Untertests. Aufgaben zur Prüfung der Sprachleistungen, Untertests zur Feststellung von auditiven Differenzierungsstörungen, visuellen oder Lesestörungen, visuomotorischen oder Schreibstörungen sowie zur Prüfung des Rechnens und der Orientierung am Körper.

Der Test gibt Anhaltspunkte zur Differentialdiagnose der Aphasie, zur Prognose der Aphasie, zur Planung der Therapie, zur Kontrolle des Therapieverlaufs.

22.8.8
Aphasie-Test von GOODGLASS und KAPLAN

Alle sprachlichen und einige nichtsprachliche Modalitäten werden in einer Vielzahl von Aufgabengruppen untersucht, die zu 32 Variablen führen; deutschsprachige Version von HARTROTT et al.

22.9
Differentialdiagnose der Aphasien

Im akuten Stadium einer globalen Aphasie müssen von dieser abgegrenzt werden: Anarthrie, artikulatorische Apraxie, traumatischer Mutismus, Bewußtseinstrübung, Demenz, Absence, Stupor.

Im chronischen Aphasiestadium Abgrenzung zwischen Aphasien als Teilleistungsstörungen und Demenzen als allgemeinen Leistungsdefiziten. Weiterhin: reine Alexie, konstruktiv apraktische Störungen der Schriftsprache, Kommunikationsstörungen bei Psychosen (schizophrener Jargon), frontale Hirnschädigung mit geschraubter, bzw. manierierter Sprache, gesteigertem Rededrang, plötzlichem Themawechsel, Benutzung vieler Fremdwörter und komplexer Sätze; oder Störung der Sprachinitiierung (Adynamie) nach frontaler Hirnschädigung und Reduzierung der Wortflüssigkeit.

Momentane Anomie. Sie ist physiologisch infolge Ermüdung oder Nachlässigkeit.

Demenz. Die geistige Fähigkeit ist gleichmäßig reduziert (allgemeine Leistungsstörung). Zunächst Wesensveränderung und Merkschwäche, dann schleichende Entwicklung der Sprachstörung. Die Zahl der Begriffe und der Umfang ihres Inhalts sind vermindert, bei ungestörtem Zugang zu diesem begrenzten Wissen. Orientierung, Urteilsfähigkeit, Verhalten und Gedächtnis sind gestört.

Abgrenzung zur Aphasie: Die Zahl der Begriffe und der potentielle Inhalt sind nicht vermindert, auch nicht der potentielle Wortschatz, jedoch ist der aktuelle Zugang zu den Begriffen und sprachlichen Symbolen in spezifischer Weise gestört. Bei Aphasikern kommen häufiger phonematische Paraphasien vor als bei dementen Patienten. Bei schweren Aphasien (Totalaphasie und sensorische Aphasie) ist eine Kombination mit Demenz möglich.

Bei schweren expressiven Störungen der Sprache ist die Prüfung der Orientierung und Merkfähigkeit problematisch; hier sind Verhaltensstörungen bei Demenz diagnostisch wichtig.

Dysarthrie. Aphasie und Dysarthrie treten getrennt oder kombiniert auf. Kombination von Aphasie und Dysarthrie kommt vor, wenn ein

Hirnprozeß sich nicht auf das Versorgungsgebiet der A. cerebri media beschränkt, sondern weitere Gebiete der motorischen Region umfaßt. Die Abgrenzung mit neurologischen Methoden ist schwierig; bei Dysarthrie sind die Ausfälle nicht an Läsionen der dominanten Hemisphäre gebunden; extrapyramidale, zerebellare oder pontine Begleitsymptome; Abgrenzung mit linguistischen Methoden unmöglich, d. h. aufgrund phonetischer Analyse der literalen Paraphasien und dysarthrischen Artikulationsstörungen. Die Kombination Aphasie und Dysarthrie wird auch als „phonematische Aphasie" bezeichnet.

Bei Dysarthrie sind intakt:
- Schriftlicher Ausdruck (eventuell Schwierigkeiten im mechanischen Schreibvorgang; bei Prüfung dann Verwendung von Buchstabentäfelchen zur Wortbildung).
- Innere Sprache (Satzbau). Mit Buchstabentäfelchen ist ein fehlerloses Zusammensetzen der Wörter möglich.
- Sprachverständnis.
- Wortwahl.

Bei Dysarthrie gibt es keine Paraphasien. Die Unterscheidung zwischen literalen Paraphasien und Artikulationsstörungen ist schwierig. Artikulationsstörungen betreffen alle Wörter; Steigerung bei Konsonantenhäufungen; bei wiederholten Sprechversuchen immer falsche Artikulation in gleicher Weise. Bei Aphasie werden die gleichen Wörter störungsfrei wechselnd mit literalen Paraphasien ausgesprochen; nicht spontan hervorzubringende Wörter werden in automatisierten Redewendungen mühelos artikuliert.

Eine Abgrenzung von motorischer Aphasie ohne Schreibstörung ist besonders schwierig.

Aphasische und dysarthrische Symptome können sich überlappen, wenn ein Hirnprozeß sich nicht auf das Versorgungsgebiet der A. cerebri media beschränkt, sondern weitere Gebiete der motorischen und prämotorischen Region erfaßt hat.

<u>Verlauf</u>: Bei Kombination von Dysarthrie und Aphasie bleiben dysarthrische Störungen länger bestehen als aphasische Störungen, zuletzt als alleinige Resterscheinung.

22.9 Differentialdiagnose der Aphasien

Mutismus. Durch Antriebsmangel bedingte Sprachschwierigkeiten bei *Stirnhirnverletzten*. Der Antriebsmangel kann sich auf die Sprache oder das Denken beziehen (spontane oder Namensstummheit). Häufig ist eine Kombination mit Denkstörung (alogische Denkstörung). Für Sprachschwierigkeit durch Antriebsmangel sprechen gleichzeitiger Bewegungsmangel und Verlangsamung im Denken.

Bei Wesensänderung infolge von Enthemmungserscheinungen findet sich ein ungehemmter Sprachfluß, psychomotorische Unruhe. Bei Stirnhirnverletzungen, die bis an den Hirnstamm reichen, kommen sprachliche Zwangsphänomene vor.

Schizophrenie. Abgrenzung zur sensorischen Aphasie. Bei Schizophrenie bestehen Störungen des Gedankenablaufes, des Affektes, der Willensäußerung, Neologismen, Veränderung der Satzbildung infolge zerfallenen Gedankenganges. Verwendung eines neuen sprachlichen Kodes (Neokode), keine Desorganisation des Kodes selbst wie bei Aphasie; geschraubter Stil des sprachlichen Ausdrucks.

Die Flüssigkeit der Sprache ist bei sensorischer Aphasie und Schizophrenie gesteigert; die Sprache wird bei Psychose jedoch anders verwendet. Bei Schizophrenie finden sich semantische Anomalien ähnlich dem Jargon der sensorischen Aphasie.

Optische Agnosie. Abgrenzung zur amnestischen Aphasie. Bei optischer Agnosie kann ein in die Hand genommener Gegenstand benannt werden, bei amnestischer Aphasie auch dann nicht.

Akustische Agnosie oder verbale Agnosie nach zerebralem Insult. Abgrenzung zur sensorischen Aphasie. Bei der akustischen Agnosie sind die übrigen Sprachleistungen intakt.

Apraxie. Abgrenzung zur amnestischen Aphasie. Bei Apraxie kann ein Gegenstand nicht benannt und auch der Gebrauch nicht gezeigt werden.

Schwachsinn. Auch hier ist die auditive Diskrimination vermindert.

Sprechzerfall bei progredienter infantiler Demenz.

Psychoorganisches Syndrom bei organischen zerebralen Krankheitsprozessen, die die Sprachregion ergreifen. Allgemeine Minderung der geistigen und Leistungsfähigkeit mit leichten aphasischen Symptomen. Nur die Beobachtung des nichtsprachlichen Verhaltens erlaubt Schlüsse, ob die Gedankenwelt wie beim psychoorganischen Syndrom oder nur die Sprache des Patienten wie bei der Aphasie verworren ist.

Exogene Psychose. Falsche Gedanken werden formal korrekt ausgedrückt im Gegensatz zur Aphasie, wo richtige Gedanken formal von der Standardsprache abweichend geäußert werden. Patienten mit exogener Psychose sind nicht zugewandt. Kein Eingehen auf den Gesprächspartner. Produktion sprachlicher Äußerungen über psychotische Inhalte in großer Flüssigkeit; daher oberflächliche Ähnlichkeit mit der Sprachproduktion bei Wernicke-Aphasie. Der Wernicke-Aphasiker paßt sich jedoch dem äußeren Ablauf eines Gespräches mit Rede und Gegenrede an.

22.10
Psychologische Gesichtspunkte

Aphasische Patienten haben oft ein unausgeglichenes Intelligenzprofil. Umschriebene visuomotorische und visuell-perzeptive Störungen bei einigen normalen Einzelleistungen.

Die Frage der Beteiligung intellektueller Störungen an der Aphasie ist immer noch ungeklärt. Es wird davon ausgegangen, daß primär keine intellektuellen Defekte vorhanden sind. IQ-Bestimmungen können jedoch das Problem nicht lösen.

Nach Poeck führt dagegen jede Hirnschädigung zu einer Minderung der Intelligenzleistungen. Je ausgeprägter die Hirnschädigung, desto größer die Beeinträchtigung der Intelligenzleistungen; daher ist die Intelligenzminderung bei der globalen Aphasie am stärksten ausgeprägt. Die übrigen Aphasiesyndrome unterscheiden sich diesbezüglich nicht voneinander. Für die aphasische Symptomatik hat die generelle Intelligenzminderung nur eine geringe Bedeutung.

Semantische Störungen (Störungen des Situationserkennens) sind erfaßbar durch den Untertest „Bilder ordnen" der Wechsler-Tests (Zusammensetzen von Bildtafeln zu Geschichten) oder im Untertest „Kombination" des Snijders-Oomen-Intelligenztests.

Störung der Aktualgenese. Es gibt verschiedene Aspekte eines Begriffes, z. B. Baum (Eiche, markantes Gebilde der Landschaft, Bestandteil des Waldes, Produkt der Forstwirtschaft). Der aktuelle Inhalt des Begriffes wechselt ständig und muß beim Sprechen und Verstehen stets neu entwickelt werden (Aktualgenese). Die Aktualgenese ist auch bei nichtsprachlichem, begrifflichem Denken erforderlich. Prüfung mittels der Handlungstests (Performance-Tests). Aphasiker zeigen Minderleistungen, die eine gestörte Aktualgenese erkennen lassen.

Störung der Sprache bei der Aphasie infolge Störung der beim Sprechen und Sprachverstehen ablaufenden aktualgenetischen Ausformung der Begriffe.

Aphasische Störungen der Sprachhandlung und gestörte Aktualgenese stellen zwei verschiedene Aspekte des gleichen Sachverhalts dar.

Eine Therapie mit Sprachübungen ist daher nutzlos, da die Voraussetzung des Sprechens, d. h. die Aktualisierung, gestört ist. Es wird also mit der Aktualgenese von Begriffen an nichtsprachlichen Aufgaben in Gestalt von Handlungstests oder Spielen geübt.

22.11 Therapie der Aphasien

22.11.1 Allgemeine Hinweise

Es gibt keine echte Therapie der Wahl, sondern nur eine Reihe allgemeiner Grundsätze.

In der Regel wird bei Erwachsenen nur eine Besserung der Aphasie, aber keine Heilung erzielt. Setzt die Therapie später als 6 Monate nach der Schädigung ein, besteht fast keine Erfolgsaussicht mehr. Die Behandlungsdauer erstreckt sich über Monate, d. h. solange es der Patient selbst wünscht und solange er Fortschritte macht. Erst nach 4 Monaten Behandlung ist eine Entscheidung über die Erfolglosigkeit der Behandlung möglich.

Das Wiedererwerben der sprachlichen Fähigkeiten beim Erwachsenen ist nicht mit dem Spracherwerb des Kindes zu vergleichen. Teilweise ist nur der Zugriff zum Sprachwissen erschwert, das sprachliche Wissen selbst ist ungenau und lückenhaft. Das sprachliche Lernen läuft auch nicht so ab wie das Erlernen einer Fremdsprache beim Sprachgesunden, denn dieser kann auf den vollen Kenntnissen seiner Muttersprache aufbauen. Grundlage des sprachlichen Lernens bei Aphasie ist die allmähliche Reorganisation des gestörten Sprechsystems.

Therapieformen, die sich an einer bestimmten sprachlichen Störung orientieren, sind erfolgreicher als unspezifische Therapieformen, die lediglich eine allgemeine Stimulierung der sprachlichen Tätigkeit bewirken. Dies gilt nicht für die Therapie im Initialstadium. Hier kann eine allgemeine sprachliche Aktivierung wirksam sein.

Nach Ablauf der ersten Monate sind Verbesserungen nicht mehr allgemein, sondern nur noch auf einzelne sprachliche Funktionen begrenzt.

Die einzelnen Therapiemethoden sind nur in bestimmten Therapiephasen und bei bestimmten Störungsbildern anwendbar. Es gibt keine Methode, die auf alle Patienten zu jeder Zeit angewendet werden kann. Es gibt aber einige Prinzipien, die der Anwendung all dieser Methoden und der gesamten Therapie zugrunde liegen.

Prinzipien
- Das therapeutische Vorgehen darf nur in Einzelschritten erfolgen (Lernprinzip der kleinen Schritte).
- Variierte Wiederholung alles Gelernten, bis es automatisiert ist.
- Eine noch besser funktionierende sprachliche Modalität muß zuerst geübt und vor eine schwerer gestörte gespannt werden (Deblockierung).
- Therapieziel ist nicht fehlerloses Deutsch, sondern funktionierende Kommunikation.
- Keine sinnlosen Silben oder sinnlose grammatische Formen üben lassen, sondern in Verbindung mit Bildern, Objekten usw.
- Entspannte Konzentration. Sobald die Aufmerksamkeit vom Sprechen weggerichtet ist, fallen gesunden und aphasischen Patienten die gesuchten Wörter ein. Daher Ablenkung auf nonverbale Aufgaben.

Man unterscheidet 3 Phasen der Aphasietherapie: Aktivierungsphase, störungsspezifische Übungsphase, Konsolidierungsphase.

Hierarchie der Aphasietherapie. Zuerst Therapie des Sprachverständnisses. Bei der Behandlung expressiver Störungen Behandlung von Störungen der Semantik vor der Therapie syntaktischer oder phonematischer Defizite.

Evtl. Einübung sprachersetzender, d. h. nichtsprachlicher Kommunikationsmittel.

Für die Anbahnung erster Sprachäußerungen bei nichtflüssiger Spontansprache eignen sich die melodische Intonationstherapie, die auditive Stimulierung und die Deblockierungsmethode.

Die Behandlungsmethoden sind noch problematisch. Ziel ist, Sprachprozesse zu stimulieren, nicht Wörter oder Aussprache zu lehren. Die Therapie beinhaltet Erwecken und Erhalten der Motivation, Auswählen sprachlicher Stimuli auf dem dem Patienten am besten zugänglichen Wege, Festigung neu erweckter Fähigkeiten durch Wiederholung. Gearbeitet wird mit der am besten erhaltenen sprachlichen Modalität, sei es akustisch, optisch oder auch taktil. Dabei wird die Rehabilitationsarbeit in drei Zeitphasen eingeteilt:
– Unmittelbar nach der Erkrankung Ruhe und Erholung;
– Sprachliche Behandlung, Physiotherapie, Beschäftigungstherapie;
– Soziotherapie und Wiedereingliederung ins Alltagsleben.

Wichtig ist nicht die Übung der Wortproduktion an sich, sondern die Methode, mit der die Bahnung eines Wortes erreicht wird.

Aufklärung des Aphasikers auch bei Verständigungsschwierigkeiten über das Krankheitsbild der Aphasie.

Kurzdauernde Übungen mehrmals täglich sind am zweckmäßigsten.

Die Therapie beginnt 2–3 Wochen nach Auftreten der Aphasie. Empfohlen werden drei Behandlungen pro Woche über wenigstens 6 Monate oder 2–3mal pro Woche bis zu einem Jahr. Im Anfangsstadium sowie bei globaler Aphasie und schwerer Wernicke-Aphasie keine Gruppentherapie. Ziel der Gruppentherapie ist die Einübung sprachlicher Interaktionen, z. B. beim Rollenspiel.

Therapieziel bei Aphasien ist nicht eine Normalisierung der Sprache, sondern die Wiedererlangung einer Verständigungsmöglichkeit in Gesprächssituationen mit den wiedererlangten, aber z. T. reduzierten Ausdrucksmöglichkeiten. Größere Effekte werden mit Behandlungsformen erzielt, die auf die Art der Sprachstörung ausgerichtet sind, als mit einer unspezifischen Stimulierung.

22.11.1.1
Formen der Aphasietherapie. Stimulierende und deblockierende Methoden
Sie dienen der Aktivierung sprachlicher Äußerungen über auditive und visuelle Modalitäten, z. B. mittels der auditiven Stimulierung nach

SCHUELL, der melodischen Intonationstherapie nach SPARKS oder der Deblockierungsmethode nach WEIGL.

Sprachorientierte Methoden. Direktes Arbeiten an den sprachlichen Schwierigkeiten und möglichen Kompensationsstrategien auf der Grundlage linguistisch orientierter Behandlungsverfahren. Folgende sprachliche Ebenen werden im wesentlichen berücksichtigt: Wort-, Satz-, Textbedeutung, Wortfindung, Grammatik, Differenzierung und Bildung von Einzellauten und Lautverbindungen.

Kompensatorische, nichtsprachliche Methoden. Ziel ist, die nicht wieder erlernbaren sprachlichen Fähigkeiten bei schwerer Aphasie durch andere kommunikative Ausdrucksmöglichkeiten zu ersetzen. Es werden visuelle und gestische Ersatz- und Hilfssprachen (z.B. Gebärdensprache) gemeinsam mit den Angehörigen erarbeitet.

22.11.1.2
Gliederung der Therapie
Es werden drei Phasen bei der Aphasietherapie unterschieden.
Aktivierungsphase
Grundlagen: Im akuten Stadium von Aphasien vaskulärer Ätiologie breitet sich um das zerstörte Hirngewebe ein Hirnödem aus. Damit geht eine Aufhebung vorübergehender Funktionsstörungen und Blockierung anderer Hirngebiete einher. Erleichterung und Unterstützung dieses spontanen Rückbildungsprozesses durch sprachliche Aktivierung. Durch früh einsetzende Sprachtherapie werden unökonomische Umwegleistungen und sekundäre psychische Störungen verhindert.

Behandlungsmethoden: Nutzung von Funktionen der ungestörten nichtdominanten Hirnhälfte, z.B. ganzheitliches sprachliches Verhalten, emotionale und automatisierte Inhalte.

Bei Patienten mit nichtflüssiger Spontansprache wird mit der Aktivierung des Wortverständnisses begonnen. Dann folgt die Provokation erster Spontanäußerungen durch affektiv anregendes Bildmaterial oder über Vor- und Mitsprechen.

Bei Patienten mit flüssiger, inhaltsarmer und mit enthemmter Spontansprache werden Methoden zur Erleichterung der Sprachkontrolle eingesetzt, z.B. Diskriminationsübungen. Förderung sprachersetzender und -begleitender Mimik und Gestik.

Störungsspezifische Übungsphase mit analytischer Vorgehensweise
Grundlagen: Infolge irreversibel geschädigter Hirngebiete kristallisiert sich ein stabiles aphasisches Störungsbild heraus. Je nach Ausmaß der Läsion können die gestörten Funktionen restituiert, substituiert oder kompensiert werden.

Behandlungsmethoden: Man unterscheidet drei Ansätze:
- Indirekte stimulierende Methoden: Stimulierung über intakte Modalitäten.
- Direkte, linguistisch orientierte Methoden: Gearbeitet wird an den sprachlichen Schwierigkeiten und möglichen Kompensationsstrategien.
- Kompensatorische Methoden: Die irreversibel gestörte Laut- und Schriftsprache wird durch andere kommunikative Zeichensysteme ersetzt oder ergänzt.

Konsolidierungsphase mit Erhalt des erreichten Sprachniveaus und weiterer sozialer Integration des Patienten.
Grundlagen: Nach der dynamischen Rückbildungsphase ist nun ein chronisches Stadium erreicht. Auch durch intensive Sprachtherapie können keine oder nur noch geringfügige Verbesserungen erzielt werden. Behandlungsschwerpunkt ist daher die soziale Integration der Aphasiker (Selbsthilfegruppen, Gesprächskreis). Nur noch Gruppentherapie oder zusammen mit der Familie, keine Einzeltherapie mehr.

22.11.2
Therapiemethoden

Kompensatorischer Einsatz intakter kommunikativer Fähigkeiten, z. B. Gestik, Mimik, Körperhaltung oder schriftsprachliche Mittel.

Direkte Behandlung der Grundstörung. z. B. bei Syntaxstörungen wiederholt Darbietung von Anwendungsbeispielen linguistischer Kombinationsregeln oder bei gestörter Phonemdiskrimination durch Übungen zum Erfassen der bedeutungsunterscheidenden Funktion eines Phonems.

Reaktivierung gestörter Sprachfunktionen über stimulierende und deblockierende Verfahren. Das Behandlungsprinzip dieser Methode ist es, nicht verfügbare Sprachfunktionen über intakte Leistungen zu stimulieren.

Stimulationsmethoden. Versuch, durch weitschichtige allgemeine Anregungen unter Nachahmung lebensnaher Situationen den unterbrochenen Sprachprozeß wieder in Gang zu bringen, z. B. Methoden von WEPMAN und SCHUELL.

Programmierte Methoden. Versuch, nach bestimmten Grundsätzen Lernprogramme zu entwerfen, nach denen dann vorgegangen wird und deren Erfolge meßbar sind: z. B. Deblockierungsmethode von WEIGL.

Präventive Methode von BEYN. Ziel ist es, die Ausbildung unerwünschter Fixierungen pathologischer Mechanismen wie sprachlicher Automatismen oder die eines Telegrammstils zu verhindern.

Methode von KOTTEN zur Behandlung der nichtflüssigen Aphasien: Ziel ist der Erwerb der gebräuchlichsten Satzmuster. Anwendung auch nichtverbaler Kommunikationsmittel.

Methode nach BRAUN zur Behandlung der flüssigen Aphasien: Es handelt sich um empirisch entwickelte Anweisungen. Gesangstherapie.

Language-Master. Tonwiedergabegerät, welches standardisierte Karten abspielt. Diese enthalten Bilder von Gegenständen und Handlungen, ihre schriftliche Bezeichnung und ein Tonband mit dem dazugehörigen Wortklang. Auf diese Weise wird die Assoziation von Gegenstand, Wort und Text hergestellt.

Musiktherapie. Mit der gesungenen Darbietung und Imitation von Wörtern und Redefloskeln kann der Zugang zu sprachlichen Klanggestalten in Gang gebracht werden.

Modalitätsspezifische Methoden
Melodic Intonation Therapy nach ALBERT und SPARKS. Ziel ist die Aktivierung der expressiven lautsprachlichen Leistungen bei Patienten, die nahezu keine Sprachäußerungen hervorbringen.

Mittels rhythmisch-melodischer Muster, die Sprachäußerungen zugrunde liegen, Anbahnung des Sprechens von Wörtern, Redefloskeln und Sätzen. Zunächst Einübung des rhythmisch-melodischen Musters durch Handklopfen und Summen. Dann werden sprachliche Äußerungen dem rhythmisch-melodischen Muster zugrunde gelegt und im Sprechgesang eingeübt.

Die Methode ist erfolgreich bei Patienten mit gutem Sprachverständnis. Die Methode beruht auf der Überlegung, daß die Verarbeitung von Prosodie eine Funktion der intakten rechten Hemisphäre ist, die durch entsprechende Stimulierung einen positiven Einfluß auf die expressiven lautsprachlichen Leistungen haben kann.

Die melodische Intonationstherapie wurde als Therapieprogramm für Patienten mit einer Broca-Aphasie entwickelt. Sie ist für Patienten geeignet, die folgende Symptome aufweisen: Nicht flüssige Sprechweise, Sprachverständnis mittelschwer gestört bis normal, verbales Gedächtnis mittelschwer gestört bis normal, selten adäquate spontane Äußerungen, mühsame Versuche, die richtige Mundstellung zu finden, Artikulation schlaff, phonematische Paraphasien, Benennung und Nachsprechen kaum möglich.

Die Patienten müssen über Fehlerbewußtsein und Selbstkritik verfügen.

Auditive Stimulierung nach SCHUELL. Ausgangspunkt ist die Vorstellung, daß sprachliche Verarbeitung von der auditiven Perzeption abhängig ist. Gestörte sprachliche Funktionen sind daher am wirkungsvollsten durch auditive Stimulierung zu reaktivieren.

Ziel der Stimulationstherapie nach SCHUELL ist eine Steigerung der rezeptiven Fähigkeiten. Als Folge wird zusätzlich eine Verbesserung der expressiven Leistungen erwartet.

Deblockierungsmethode von E. und I. WEIGL. Siehe Abschnitt 22.11.3.4.

Linguistisch orientierte Methoden: Mittels der linguistisch orientierten Therapiemethoden ist eine Überprüfung des Therapieerfolges möglich.

Die Behandlung semantischer und lexikalischer Störungen. Üben in semantischen Feldern. Hierbei lernt der Patient, semantisch ähnlich klingende Wörter lexikalisch zu differenzieren. Die Erarbeitung satzsemantischer Beziehungen erfolgt durch Lückensätze, deren Lücken durch Inhaltswörter gefüllt werden, die zum Subjekt des vorgegebenen Satzes eine logisch-klassifikatorische oder eine situativ-propositionelle

Beziehung aufweisen, z.B.: Das Kamel ist ... (ein Lasttier, ein Kriechtier, ein Nagetier, ein Raubtier).

Die Behandlung von syntaktischen Störungen durch Satzvervollständigungsaufgaben, Satzlegeaufgaben, sprachliches Ergänzen von vorgegebenen kommunikativen Kontexten.

Die Behandlung phonematischer Störungen durch Lippenlesen und Hilfestellung durch Vorsprechen.

Gruppentherapie. Sie beinhaltet kommunikative Übungen sowie die Erarbeitung von sprachbezogenen Alltagssituationen. Eine Gruppentherapie darf nur neben der Einzelbehandlung zur Anwendung kommen. Eine Gruppe soll nicht mehr als 5–6 Patienten umfassen. Die Zusammensetzung der Gruppe wird nicht durch die Art der Aphasie, sondern durch Aufgaben, die für die Patienten besonders wichtig sind, bestimmt. Durchführung von Sprachspielen.

Visuell Aktion Therapy (VAT). Es handelt sich um ein nonverbales Behandlungsprogramm für Patienten mit schwerer globaler Aphasie. Die Patienten lernen, symbolische Gesten für nicht vorhandene Gegenstände einzusetzen.

Promoting Aphasics' Communicative Effectiveness (PACE). Die Methode wurde von DAVIS und WILCOX entwickelt. Ziel der Therapiemethode ist die Verbesserung der Fähigkeit von Aphasikern, in natürlichen Unterhaltungssituationen zu kommunizieren. D.h., kommunikative Kompetenz soll erreicht werden; kein Trainieren bestimmter sprachlicher Strukturen. Kommunikationserfolg heißt dabei das wirkliche Hinüberbringen der Information mit allen verfügbaren Hilfsmitteln, nämlich:
– Sprachliche Äußerung (Umschreibung)
– Mimisch-gestische Darstellung
– Auf referierende Objekte zeigen (z.B. Gegenstände im Raum)
– Aufschreiben
– Zeichnen.

Die 4 PACE-Prinzipien lauten folgendermaßen: Therapeut und Patient sollen:
– Gleichberechtigte Rolle des Sprechers und Hörers übernehmen.

- Informationen austauschen, die vorher nicht bekannt sind.
- Die Patienten sollen frei wählen, welche verbalen und/oder nonverbalen Modalitäten sie benutzen.
- Die Therapeuten sollen den Patienten in natürlichen Rückmeldungen mitteilen, ob und wie erfolgreich sie Informationen mit ihren Äußerungen vermittelt haben.

Computerunterstützte Aphasietherapie. Man spricht von einem Generalisierungseffekt, wenn der Patient Verbesserungen auf Wort- und Satzebene auch bei nicht geübtem Material zu zeigen beginnt. Generalisierungseffekte beruhen auf der Verflechtung sprachlicher Strukturen untereinander sowie auf der Fähigkeit des Aphasikers, Ähnlichkeiten zwischen sprachlichen Strukturen wiedererkennen und ordnen zu können.

Lese- und Bildmaterial sollte immer auf der der Lähmung entgegengesetzten Seite angeboten werden wegen der Möglichkeit des Vorliegens einer Hemianopsie.

22.11.3
Therapie der verschiedenen Aphasieformen

22.11.3.1
Therapie der motorischen Aphasie

Ziel der Behandlung ist, daß die Aphasiker sich wieder semantisch-pragmatisch adäquat äußern können, nicht vorrangig grammatikalisch korrekt. Es werden z. B. die Signalmethode nach LURIA und TSETKOVA oder Satzübungen mit sog. Ablenkkarten eingesetzt. Bei ganzheitlicher Sprechapraxie gestische und visuelle Hilfen.

Die Therapie bei motorischer Aphasie ist wegen des ausreichenden Sprachverständnisses leichter; durch Einsicht in den Zweck der Maßnahmen kann der Patient zu größerer Aktivität angeregt werden.

Die Sprachtherapie beginnt mit Substantiven, da diese in der Ontogenese den ersten sprachlichen Besitz des Kindes bilden und daher bei der Aphasietherapie am besten ekphorierbar sind. Die Wortfindung erfolgt hierbei nach dem Prinzip der dynamischen Stereotype, d. h. ein Reiz löst die ganze Kette sprachlicher Reflexe aus und bewirkt die Ekphorierung eines unter anderen Umständen nicht verfügbaren Wortes. Diese Form der sprachlichen Belebung bewegt sich auf der Ebene des 2. Signalsystems (sekundäre Hirnfunktionen). Falls sich kein Erfolg zeigt, werden die sprachlichen Abläufe mit sensorischen und motorischen Abläufen aus dem 2. Signalsystem (primäre Hirnfunktionen) gekoppelt. Einbeziehung sprachdynamischer, optischer, taktiler und motorischer Reizqualitäten; die Wortfindung erfolgt hierbei ohne Zuwendung der Aufmerksamkeit des Patienten.

Gemeinsames lautes Lesen von Satzfolgen, die anhand einer Geschichte in Bildern zusammengestellt wurden. Bei der Formulierung der Sätze ist folgende Grundregel zu beachten: einfache Satzbildung (Subjekt, Prädikat, Objekt oder adverbiale Bestimmung) mit einer klaren Aussage. Das Formulierte muß auf dem Bild sichtbar sein. Anschließend Übungen des Nachsprechens von Wörtern oder Sätzen. Nachsprechübungen sind anfangs ein Mitsprechen des Patienten.

Der Aphasiker erlernt die Wortarten in folgender Reihenfolge: Substantive, Verben, Adjektive, Adverbien, Artikel, Präpositionen, Konjunktionen.

Bei vollständigem Sprachverlust zuerst mit der Erlernung der Mundbewegungen für die Aussprache der einzelnen Vokale und Konsonanten beginnen, dann Sprachübungen.

Bei schwerer Aphasie, deren phonische Expression auf eine stereotype Neophasie reduziert ist, kann die Prosodie, unterstützt von Gestik und Mimik, die kommunikative Funktion der Sprache teilweise übernehmen.

22.11.3.2
Therapie der sensorischen Aphasie

Ziel ist, die Patienten zu lehren, die Sprachvorstellung wieder als zu gewissen Lautklangbildern gehörig zu erkennen.

Die Behandlungsschwerpunkte liegen im semantischen und phonologischen Bereich sowie in einer Verbesserung der Sprachkontrolle. Differenzierungsübungen zwischen Wörtern, Heraushörenlassen des lexikalisch-pragmatischen Subjekts aus vorgesprochenen Sätzen. Erarbeiten von semantischen Beziehungen mittels Lückensätzen. Bremsen der sprachlichen Überproduktionen. Übungen zum Sprachverständnis, z. B. durch Erarbeiten einer korrekten Zuordnung zwischen Wort und Bild. Förderung des Ablesens vom Mund, Hörübungen. Vorgesprochenes muß mit und ohne Ablesen nachgesprochen werden.

Vorgehen nach Luria
– Herstellen einer Beziehung zwischen einem Laut und seiner Artikula-

tion durch Absehen vom Mund durch Vorlage des entsprechenden Buchstabens und eines Bildes, das ein Objekt mit diesem Anfangsbuchstaben zeigt.
- Finden des jeweils ersten Buchstabens eines vorgesprochenen Wortes; das entsprechende Bild sowie 2–3 verschiedene tastbare Buchstaben werden vorgelegt.

Die erste oben genannte Übung führt vom Buchstaben zum Laut, die zweite vom Laut zum Buchstaben.

Der Patient vergleicht bei der ersten Übung seine Mundstellung mit der des Logopäden im Spiegel.

Die beiden Übungen beteiligen alle intakten Analysatoren: Audiovisuelle Perzeption durch Hören und Absehen vom Mund, taktile Perzeption durch Tasten, kinästhetische und visuelle Kontrolle beim Artikulieren vor dem Spiegel.

Der Therapeut soll keine unnatürliche Sprechweise (besonders langsames oder betontes Sprechen) anwenden; sonst keine Entsprechung zum gewohnten Sprachstereotyp und Erschwerung des Wiedererkennens.

Nach Wiederherstellung des Verständnisses der Laute und Wörter wird zu analytischen und synthetischen Übungen mit Sätzen übergegangen. Der Patient soll z. B. die Anzahl der Wörter eines vorgesprochenen Satzes angeben; er soll zerschnittene Sätze richtig ordnen. Zur Unterstützung dienen Bilder, die die entsprechenden Handlungen zeigen.

Anschließend folgen Übungen wie bei der Behandlung motorisch-aphasischer Störungen: Übungen im Benennen von Objekten, Nachsprechen von Wörtern und Sätzen, Lesen, Lückentexte, Frage- und Antworttechnik, Nacherzählen, Schreiben.

Die Therapie bei sensorischer Aphasie ist schwieriger, da sensorisch gestörte Patienten sich der Störung nur wenig bewußt sind. Bei der Sprachbehandlung eines Linkshänders ist die Sprache meist in kurzer Zeit wiederhergestellt.

22.11.3.3
Therapie der amnestischen Aphasie

Der Therapieschwerpunkt liegt im lexikalisch-semantischen Bereich. Anwendung von wort- und satzsemantischen Übungen und Deblockierungstechniken. Die Entwicklung von Self-cueing-Strategien wird gefördert, da der lexikalische Zugriff manchmal durch die Ausführung einer sprachersetzenden Geste, einer sprachlichen Umschreibung oder durch sprachliches Annähern oder Ausschließen gelingt.

22.11.3.4
Therapie bei globaler Aphasie

Sie ist keine formal-linguistische Therapie, da sie zu hohe Anforderungen an die sprachanalytischen Fähigkeiten stellt. Man beginnt mit Summ- und Singübungen, die leichter gelingen als Sprachübungen.

Die Fähigkeit, Lieder zu singen, gehört zur automatisierten Sprache, Erlernen von Sprache durch Singen ist nicht möglich.

Die Therapie geht von der Vorstellung aus, daß sprachlich automatisierte Fähigkeiten reaktivierbar sind. Neuropsychologisch wird dies damit erklärt, daß automatisierte sprachliche Fähigkeiten nicht nur im Sprachzentrum der linken Hemisphäre, sondern auch rechts repräsentiert sind.

Die zu erarbeitenden Äußerungen werden in drei Gruppen eingeteilt:
- Begrüßungsformen;
- Äußerungen von Wünschen;
- Äußerungen von Zuständen („Ich bin müde").

Der Therapeut spricht die Äußerungen vor, dann sprechen Therapeut und Patient gemeinsam. Vorher Stimulierung durch Vorgabe eines Situationszusammenhanges. Anschließend artikuliert der Therapeut nur leise mit, dann spricht der Therapeut mit verdecktem Mundbild (Vorsprechen ohne Labiolexie), dann spricht der Patient nach Vorgabe des Situationszusammenhanges allein.

Förderung des kompensatorischen Einsatzes aller noch verfügbaren sprachlichen und nichtsprachlichen Ausdrucksmöglichkeiten. Eventuell Vermittlung visueller oder gestischer Ersatz- bzw. Hilfssprachen, z. B. Bliss-Symbole, Gebärdensprache.

Methode der Deblockierung nach Weigl. Nach Luria werden bei lokalen Hirnschädigungen zwei Typen von Störungen der Funktion unterschieden: Zellzerstörungen mit Funktionsschwund und eine langsam abklingende Ödembildung der Zellen in der Umgebung, welche zu einer physiologischen Inaktivität der Zellen führt (siehe auch Abschn. 22.5). Die Deblockierungsmethode soll die durch diese Inaktivität verursachten Hemmungen oder Blockierungen beseitigen.

22.11 Therapie der Aphasien

Die Feststellung, daß bei einer Reihe von Patienten die Reproduktion von Wörtern oder Sätzen auf bestimmten Kanälen (Nachsprechen, Abschreiben usw.) intakt, hingegen auf anderen Kanälen gestört sein kann, beweist, daß es sich in diesen Fällen nicht um einen Verlust der gespeicherten lexikalischen Einheiten bzw. der syntaktischen Regeln, sondern lediglich um eine selektive Störung der Abrufbarkeit handelt. Durch Untersuchung wird die Selektivität der Störungen festgestellt. Somit liegt kein Verlust der gespeicherten lexikalischen Einheiten und der Regeln der Sprache vor, sondern diese sind lediglich im Rahmen bestimmter Sprachfunktionen nicht realisierbar, d.h. nicht abrufbar. Aphasische Störungen sind somit kein Verlust bestimmter Funktionen, sondern zerebral bedingte Blockierungen bestimmter Zugänge zum Speicher. Hauptaufgabe der Therapie ist daher die Reaktualisierung momentan nicht verfügbarer Potenzen, nicht aber deren Neuerwerb.

Gestörte Sprachfunktionen werden also über leichter zugängliche oder intakte Leistungen deblockiert. Manchen Patienten mit Wernicke-Aphasie gelingt es nämlich, Gegenstände verständlich zu benennen, nachdem sie die entsprechenden Wörter unmittelbar vorher laut gelesen haben. Durch das intakte laute Lesen soll das Sprachsystem vorerregt werden und die gestörte Benennung deblockieren.

Kettendeblockierung nach Weigl. Gestörte Sprachfunktionen können durch das vorherige Stimulieren mehrerer weitgehend intakter Sprachfunktionen deblockiert werden. Lesen eines Wortes wird z.B. über das intakte Verstehen, Nachsprechen und Abschreiben des Zielwortes erreicht.

Neurophysiologisches Korrelat des Deblockierens: In der älteren Aphasieforschung wurden die sprachlichen Defizite von Aphasikern durch die Unterbrechung der anatomischen Bahnen zwischen zwei Zentren erklärt. Man kann aber nur die totale Störung einer Modalität, wobei keine linguistischen Einheiten (z.B. Lexeme) mehr verfügbar sind, als Unterbrechung anatomischer Bahnen erklären.

Kann jedoch der Aphasiker einige Einheiten immer oder auch nur gelegentlich realisieren, dann handelt es sich um eine funktionale Störung, die als Blockierung aufzufassen ist.

Unter Blockierung versteht man die Erhöhung der Reizschwelle innerhalb des neurodynamischen Netzwerks der Lexikoneinträge. Die Erregung einer Stelle des Netzwerkes überträgt sich auf das gesamte

System. Auf dieser neurophysiologischen Gegebenheit beruht die therapeutische Methode des Deblockierens.

Therapiebeginn und -fortsetzung: Nach Abklingen der bewegtesten Phase spontaner Besserung — also ca. 6 Monate nach Eintritt des Hirnschadens — beginnt man mit der gezielten Deblockierung der restlichen Hemmungserscheinungen.

Über den günstigsten Zeitpunkt des Therapiebeginns der Deblockierung besteht keine einheitliche Vorstellung.

Wenn diese Therapie keine Ergebnisse mehr bringt, dann Maßnahmen zur Ersetzung der durch die Zellzerstörung verlorengegangenen Hirnfunktionen (Wiedererlernen, Umwegleistung). Trainieren durch ein programmiertes Sprechtraining in der Vorstellung, daß die rechte Hemisphäre die Funktion der linken übernehmen kann; d. h. Erwerb neuer Wörter oder grammatischer Regeln.

Voraussetzungen für den systematischen Aufbau des Therapieprogramms der Deblockierung sind:
- Die Funktions- und Komponentenanalyse. Alle Sprachfunktionen werden auf den Grad ihrer Intaktheit untersucht:
- Wortverständnis;
- Mitsprechen;
- Nachsprechen: Die verboauditiv perzipierte phonetische Struktur wird in das entsprechende verbomotorische (artikulatorische) Muster transkodiert;
- Diktatschreiben: Auf den verboauditiven (phonetischen) Perzeptionsprozeß folgt die Transkodierung in das entsprechende graphomotorische (graphemische) Muster;
- Laut Lesen: Umsetzung einer verbooptisch (graphemisch) perzipierten in die entsprechende verbomotorische (artikulatorische) Struktur;
- Lese-Sinnverständnis;
- Transponieren;
- Mündliches Benennen: Umsetzung einer optisch-gnostisch perzipierten Bedeutung in die korrespondierende verbomotorische (artikulatorische) Struktur;
- Schriftliches Benennen: Transkodierung einer optisch-gnostisch perzipierten Bedeutung in die entsprechende graphomotorische (graphemische) Struktur.
- Der zweite Ausgangspunkt der Deblockierungsmethode ist die Vor-

22.11 Therapie der Aphasien

stellung, daß durch Kopplung von intakten Leistungen (z. B.Mitsprechen — Nachsprechen) eine Deblockierung von gestörten Funktionen erreicht werden kann.
- Der dritte Ausgangspunkt ist die Vorstellung, daß bei aphasischen Störungen eine Beeinträchtigung des gesamten sprachfunktionalen Systems vorliegt. Das bedeutet, daß man das gesamte sprachfunktionale System stimulieren muß, um gestörte Leistung zu reaktivieren.

Die Methodik der Deblockierung ist daher die Stimulierung des gesamten desorganisierten sprachfunktionalen Systems durch permanente Kopplung beeinträchtigter mit entsprechenden intakten Leistungen.

Man unterscheidet:
- Einfache Deblockierung: Eine intakte Funktion wird vor eine gestörte Funktion geschaltet.
- Kettendeblockierung: Mehrere intakte und gestörte Funktionen werden unmittelbar hintereinandergeschaltet.

Der Deblockierungseffekt kommt nur unter folgenden Voraussetzungen zustande:
- Es muß eine oder mehrere intakte oder weitgehend intakte Funktionen geben: Die intakte Funktion muß der gestörten unmittelbar vorangeschaltet werden.
- Die Leistungen der intakten und gestörten Funktionen sollen identisch sein oder zumindest aus dem gleichen semantischen Feld stammen; z. B. bewirkt das korrekte Lesen eines Wortes die Deblockierung des zuvor nicht verstandenen Wortes.

Folge: Aufhebung der Blockierung durch Bahnung von Umwegen innerhalb des funktionalen Sprachsystems. Andere bereits präformierte Wege werden wieder aktiviert. Der Deblockierungseffekt wird auf eine Verstärkung der pathologisch geschwächten verbalen Stimuli durch die Aktivierung des gesamten Sprachsystems zurückgeführt.

Das Deblockierungsprogramm umfaßt drei Etappen.
<u>Gliederung des Deblockierungsprogramms:</u>
- Semantisch-lexikalische Ebene. Deblockierung von lexikalischen Einheiten aus einem bestimmten semantischen Feld.
  - Semantische Irradiation. Steuerung der Abrufbarkeit nicht deblokkierter Wörter aus dem entsprechenden semantischen Feld.
  - Funktionelle Irradiation. Realisierung deblockierter und nicht deblok-

kierter Wörter auf Kanälen (Sprachfunktionen), die nicht in die Ketten einbezogen waren.
- Semantisch-syntaktische Ebene. Deblockierung von einfachen Sätzen aus einem bestimmten semantischen Feld.
  - Semantisch-syntaktische Irradiation. Steuerung der Substitutionen lexikalischer Einheiten innerhalb der deblockierten Sätze.
  - Funktionelle Irradiation. Realisierung der betreffenden Sätze auf Kanälen (Sprachfunktionen), die nicht in die Kette einbezogen waren.
- Syntaktische Transformation. Deblockierung von komplexen Satzstrukturen.
  - Syntaktische Irradiation. Steuerung der syntaktischen Transformationen der deblockierten Sätze.
  - Funktionelle Irradiation. Willkürliche Transformationen aufgrund unterschiedlicher Instruktionen.

22.11.3.5
Aphasie-Therapie bei Kindern

Bei jüngeren Kindern mit unilateraler Läsion verlagert sich die Sprachdominanz in die gesunde Hemisphäre. Bei älteren Kindern ist die Kompensation des Zerfalls des kortikalen Sprechapparates nur durch Reorganisation des Gesamtsystems möglich.

Man unterscheidet verschiedene Perioden innerhalb des Remissionsverlaufes, die unterschiedliche logopädische Maßnahmen erfordern:
- Zunächst keine Sprache fordern, sondern unter Verwendung altersgemäßer Materialien allgemeine sensorische (emotional, akustisch, optisch, taktil) Stimulierung. Dabei affektive sprachliche Äußerungen des Kindes.
- Beginnt das Kind nachzusprechen, dann Nachsprechenlassen einfacher Wörter oder Sätze zu Bildern oder Bilderfolgen. Kein vokabularisches Üben von Einzelwörtern.
- Üben des Beantwortens von Fragen. Die Frage ist so zu stellen, daß das Kind die in der Frage angebotenen Wörter bei der Antwort mitverwenden kann.
- Hat das Kind den Übergang zur initialen Spontansprache vollzogen, dann ist die Übungstherapie die gleiche wie bei verzögerter Sprachentwicklung.

Nach Wiedergewinnung des vor der Erkrankung erworbenen Sprachvermögens sind weitere, besonders schulische Fortschritte, erschwert.

Entsprechend den Ausfällen erfolgt die Eingliederung in eine Sonderschule für Sprachbehinderte, Körperbehinderte oder Lernbehinderte.

Bei Kindern mit Aphasie wird ein Sprachheilunterricht durchgeführt, da Neues hinzugelernt werden muß. Bei Erwachsenen erfolgt eine Sprachheilbehandlung, d. h. Wiederherstellung eines früheren Zustandes.

Eltern sollen langsam, in kurzen, einfachen Sätzen, mit zugewandtem Gesicht sprechen.

22.11.3.6
Aphasie-Therapie bei Polyglotten

Die Therapie einer Sprache führt zu einer wesentlichen Besserung auch in der nicht geübten Sprache. Ursache ist eine therapeutische Induktion von einer zur anderen Sprache. Bei mangelhaften Deutschkenntnissen ist es daher möglich, eine Sprachtherapie auf Deutsch durchzuführen und damit indirekt auch eine Besserung der jeweiligen Muttersprache zu erzielen.

22.11.4
Therapie nichtsprachlicher Symptome bei Aphasikern

22.11.4.1
Behandlung bei Halbseitenlähmung rechts

Lagerung der gelähmten Hand: Beim Sitzen verhindert der aufgestützte Unterarm, daß die Schulter nach unten gezogen wird. Beim Stehen verhindert die Delta-Schlinge, daß die herunterhängende Hand die Schulter durch ihr Gewicht mit nach unten zieht. Infolge Schiefstellung der Wirbelsäule Schmerzen im Rücken- und Schulterbereich. Bei spastischer Verkrampfung der Hand Lockerung durch Bewegen. Leichte Beugung nach hinten vom Handgelenk aus, während die Hand ein Glas oder eine feste Kartonrolle umfaßt; dadurch wird verhindert, daß die Hand sich nach innen zieht und noch mehr verkrampft. Besser ist die Auflage auf einen Holzklotz oder Stecken der einzelnen Finger in einen Schaumgummiblock mit fünf Löchern.

Durch Massage oder krankengymnastische Behandlungen an Mund und Zunge kommt es zu keiner Verbesserung der Sprachfähigkeit des Aphasikers, falls keine Nervenlähmungen vorliegen.

22.11.4.2
Betätigungstherapie

Förderung aller nichtsprachlichen Leistungen, besonders bei parietalen Ausfällen (konstruktive, apraktische, optisch-gnostische, optisch-räumliche Störungen).

Anmerkung: Vor Therapiebeginn Abklärung des Hörvermögens und evtl. Anpassung eines Hörgerätes, da zusätzlich oft Innenohrschwerhörigkeit vorhanden. Die Hörprüfung muß bei sensorischen Störungen mehrmals im Laufe der Monate wiederholt werden, um exakte Werte zu bekommen. Die monaurale Sprachaudiometrie mit Bestimmung des Diskriminationsvermögens eignet sich zur Verlaufskontrolle bei sensorischer Aphasie. Bei Besserung Zunahme der Diskriminationsfähigkeit.

22.11.4.3
Behandlung der Agraphie

Ansätze. Voraussetzung ist die Wiederherstellung elementarer rezeptiver und expressiver Leistungen:
- Vorhandensein einer optischen Vorstellung: Der Patient muß wissen, welches Graphem dem Phonem entspricht.
- Graphomotorische Vorstellung: Der Patient muß wissen, wie das Graphem zu schreiben ist.

Es gibt zwei Auffassungen bzgl. der Frage, mit welcher Hand geschrieben werden soll.

Das linksseitige Schreibenlernen beim rechtsseitig Gelähmten wird mit der Begründung empfohlen, daß dabei die rechte Hemisphäre bei der Übernahme ihrer vikariierenden Funktionen unterstützt werde.

LEISCHNER vertritt die entgegengesetzte Auffassung: Mit speziell konstruierten Schreibgriffen wird das Schreiben mit der rechten (gelähmten) Hand geübt. Begründung: Die erkrankte linke Hemisphäre wird geübt, gleichzeitig Übungstherapie des peripheren motorischen Handapparates.

Durchführung. Zunächst nicht Schreibenlassen, sondern es werden vorgelegte Objekte benannt. Die dem Wort entsprechenden Buchstaben werden in willkürlicher Ordnung hingelegt; sie werden dann vom Patienten richtig geordnet und vorgelesen. Später Abschreiben des gelegten Wortmaterials. Nur in Einzelfällen müssen dem Kopieren von Buchstaben grobmotorische Übungen (Schreiben des Buchstabens mit dem Finger in der Luft oder auf dem Tisch) vorangestellt werden.

Die ersten Schreibübungen werden in Schreibschrift, nicht mit Druckschrift, ausgeführt. Andererseits erleichtert Druckschrift die Selbstkontrolle.

Als Übergangsstufe vom Kopieren zum Schreiben nach Diktat wird das vom Patienten selbst gelegte Wort abgedeckt; der Patient soll es aus dem Gedächtnis schreiben. Das Schreiben nach Diktat setzt die Lautanalyse des Wortes und die Kenntnis der entsprechenden Grapheme voraus. Verwendung der beim Telephonieren üblichen Buchstabiertafel. Damit gelingt es, den Patienten wieder zu einer Klangvorstellung des Buchstabens zu führen sowie ihm beim Diktat- und Spontanschreiben zu helfen. Nach den Diktatübungen mit Einzelwörtern werden kurze Sätze zu Situationsbildern geschrieben.

Als Vorstufe zum spontanen Schreiben werden schriftliche Fragen beantwortet, die so gestellt sind, daß der Patient einen Teil der mit der Frage gegebenen Wörter zunächst zur mündlichen, dann zur schriftlichen Beantwortung mitverwenden kann.

Dann folgen Bildbeschreibungen ohne Vorübungen, schriftliche Nacherzählungen, initiative schriftliche Berichte.

Das Ergebnis der Therapie liegt meist unter dem prämorbiden Niveau.

Auch nach folgendem Schema kann vorgegangen werden:
- Abschreiben des Alphabets in Druckbuchstaben zur Anregung der graphischen Aktivität;
- Schreiben von ertasteten Buchstaben;
- Diktatschreiben des Alphabets;
- Einsetzen von Buchstaben;
- Abschreiben und Diktatschreiben von Wörtern mit gleichem Anfangsbuchstaben;
- Silbendiktat.
- Wörter
- Abschreiben;
- Nachzeichnen vorgegebener Wörter;
- Abschreiben unter eine Vorlage;
- Abschreiben nach dem Gedächtnis;
- Vertikales Abschreiben;
- Wortdiktat mit visueller Hilfe;
- Diktat von Wörtern mit gleichem Anfangsbuchstaben;
- Diktat von Wörtern mit gleicher Anfangssilbe.

- Wortfindung
- Schriftliche Benennung bei vorgegebenem Initial: Dem Patienten wird ein Bild und zugleich der Anfangsbuchstabe des entsprechenden Wortes vorgelegt. Der Rest des Wortes wird aus dem alphabetisch geordneten Buchstabeninventar (Bimbo) ergänzt.
- Wortfindung mit und ohne Bildvorlage;
- Schriftliche Benennung von Körperteilen;
- Ergänzen von Lückensätzen;
- Ergänzen von Lückenwörtern innerhalb eines Satzes;
- Korrigieren von Fehlwörtern;
- Satzbildung aus Einzelwörtern.

22.11.4.4
Behandlung der Alexie

Jede Form der Alexie hat ihre eigene Struktur und erfordert ein entsprechendes System von Therapiemethoden. Die jeweils angewandte Methode zur Entwicklung eines neuen funktionalen Systems auf der Grundlage der intakt gebliebenen Analysatoren muß die Nutzung unbeschädigter Aktivitäten einbeziehen.

Möglichkeiten der Behandlung einer Alexie sind:
- Ausschneiden vorgezeichneter Buchstaben. Hierdurch Förderung der für die Differenzierung und amnestische Fixierung von Buchstaben wichtigen Kinästhetik und Motorik.
- Zuordnung von Worttäfelchen zu Bildern oder Objekten.
- Auffinden genannter Wörter, die auf Worttäfelchen vorliegen.
- Auffinden genannter Überschriften in Zeitungen.
- Übungen mit Holzstäbchen zur Wiederherstellung der Beziehungen zwischen Buchstabenbild und dem dazugehörigen Laut; zunächst Verwendung der Vokale a, e, o und der Konsonanten m, b, l, s.
- Zeigen und wenn möglich auch Sprechen genannter Buchstaben.
- Auffinden von Buchstaben im Lesekasten oder in großen Zeitungsüberschriften, dann Nachsprechen, Benennen und Schreiben.
- Lesen von gedruckten Wörtern mit gleichen Anfangsbuchstaben. Lesen von Präpositionen und Konjunktionen von Wörtern, welche optisch ähnliche und leicht zu verwechselnde Buchstaben enthalten.
- Textverständnisübungen.

Lautes Lesen stellt sich bei sensorischen Aphasien eher wieder ein als bei motorischen Aphasien; hier muß lautes Lesen über das Nachsprechen angebahnt werden.

22.11.5
Umgang mit Aphasikern

- Aphasiker nicht als Kinder oder Geistesschwache behandeln.
- Nicht für den Aphasiker sprechen, nicht ins Wort fallen, längere Pausen ertragen, nicht mit Wörtern aushelfen, solange der Aphasiker noch überlegt.
- Nicht überrumpeln, immer vorher von vorn ansprechen.
- Wörter des Aphasikers nicht auf die Goldwaage legen.
- Redeschwall freundlich bremsen.
- Nicht schreien. Gespräche in ruhiger Umgebung führen.
- In kurzen, einfachen Sätzen sprechen mit normaler Geschwindigkeit und Tonfall (Sprachmelodie wird in der rechten Hirnhälfte bearbeitet; daher erkennt der Aphasiker, was sie ausdrückt).
- Beim Sprechen immer wieder Blickkontakt aufnehmen.
- Wenn der Aphasiker nicht versteht, nicht mehrmals hintereinander dasselbe sagen. Den Sinn auf andere Weise zu übermitteln versuchen (Mimik, Gestik, Objekte, Bilder.)

23
Sprachstörungen bei neurologischen Erkrankungen

23.1
Dysglossien

Als Dysglossien werden Störungen der Aussprache infolge von organischen Veränderungen an den peripheren Sprechorganen bezeichnet. Ihre Ursachen, Entstehung und Einteilung sind in Tabelle 23-1 wiedergegeben.

Die Dysglossien gehören somit eigentlich zu den Dyslalien, denn die sie verursachenden Schädigungen machen Stammelfehler. Es handelt sich also um isolierte Aussprachefehler infolge von Veränderungen an den Artikulationsorganen und/oder den zugehörigen peripheren Hirnnerven (infranukleärer Anteil). Bei infranukleären Schädigungen (also peripheren Schädigungen) resultiert eine periphere, d. h. schlaffe Lähmung. Der Sitz der infranukleären Schädigung ist intra- oder extrakraniell entlang des peripheren Nervenverlaufes unterhalb der motorischen Kerne der Medulla oblongata. Die hierbei auftretenden Sprachstörungen werden als Dysglossien, gelegentlich aber auch als periphere Dysarthrien bezeichnet.

Der Sitz der nukleären Schädigungen liegt in der Medulla oblongata (verlängertes Rückenmark). Die Folge ist auch eine schlaffe Lähmung eines oder mehrerer peripherer Nerven. Die hierbei auftretenden Sprachstörungen werden aber als Dysarthrien bezeichnet, z. B. bei Bulbärparalyse, amyotrophischer Lateralsklerose, multipler Sklerose, Syringobulbie.

Isolierte nukleäre Lähmungen der Nn. glossopharyngeus, vagus, accessorius und hypoglossus sind selten, da ihre Kerngebiete in der Medulla oblongata eng benachbart sind. Das gleiche gilt für infranukleäre Schädigungen im Bereich der Schädelbasis, da die Austrittsstellen der Hirnnerven dicht beieinander liegen. Im weiteren extrakraniellen Nervenverlauf dagegen meist isolierte Nervenschädigungen.

Die vom X. und XII. Hirnnerven versorgten Muskeln haben, wie alle Muskeln der Mittellinie, eine bilaterale kortikale Innervation. Zentrale

Tabelle 23-1:
Übersicht der Ursachen, Entstehung und Einteilung der Dysglossien

Ursachen	Entstehung	Einteilung
– Lähmungen der Sprechmuskulatur infolge infranukleärer Schädigungen bestimmter Hirnnerven (Abb. 23-1). Es handelt sich hierbei um schlaffe Lähmungen mit Atrophie der Muskulatur – Operationsfolgen an Lippen, Zunge, Unterkiefer, harter und weicher Gaumen – Muskelerkrankungen	– kongenital – traumatisch – operativ – paralytisch – hormonal (Myxödem) – infolge einer Dermatomyositis – durch Tumoren der Schädelbasis – entzündlich (Polyneuritis cranialis, basale tuberkulöse Meningitis)	– labial – dental – mandibulär – maxillär – lingual – palatal – pharyngeal – velar – nasal

Lähmungen können daher bis zu einem gewissen Grade kompensiert werden. Doppelseitige zentrale Zungenlähmungen kommen immer gemeinsam mit supranukleärer Parese der übrigen kaudalen motorischen Hirnnerven vor.

23.1.1
Schädigung des N. trigeminus (V)

Innervation

Motorische Innervation: M. masseter, M. temporalis und M. pterygoideus medialis für den Kieferschluß. M. pterygoideus lateralis für das Vorschieben des Unterkiefers.

Sensible Innervation: Haut des Gesichtes, Augen, Schleimhaut von Nase, Mund, Gaumen, Nebenhöhlen; Zähne.

Symptome: Einseitige Parese der Mm. pterygoidei: Abweichen des Unterkiefers beim Öffnen zur gelähmten Seite, da die M. pterygoidei nicht nur Senker, sondern auch Adduktoren (siehe Abschn. 1.2.6) des Unterkiefers sind. Fällt der nach innen gerichtete Gegenzug auf einer

Seite fort, zieht der kontralaterale M. pterygoideus den Unterkiefer beim Öffnen zur gelähmten Seite hinüber. Bei Atrophie des M. temporalis und M. masseter eingesunkene Schläfengrube sowie Einsinken der Region über dem aufsteigenden Ast der Mandibula.

Anmerkung: Adduktion bedeutet hier: Bewegung zur Mitte hin.

Untersuchung: Während kräftigen Aufeinanderbeißens der Zähne Palpation der Anspannung der Masseteren und der Temporalismuskeln.

Anmerkung: Lähmung des N. lingualis nach Tonsillektomie macht Sensibilitätsstörungen der Zunge und damit Einschränkung der Lageempfindung in der Mundhöhle. Daher können ein Sigmatismus addentalis und eine leichte Dysglossie auftreten.

Ursache sind tiefe Narbenzüge, postoperatives Hämatom, Spateldruck, Lokalanästhesie, operative Verletzung der Schleimhaut, Druck des bei der Tonsillektomie verwendeten und schief eingesetzten Spatels des Mundsperrers gegen den Unterkiefer, postoperative Entzündung.

Der N. lingualis verläuft relativ oberflächlich unter der Schleimhaut am Unterkieferast neben dem Weisheitszahn vor der Tonsille. Da er auch die Fasern der Chorda tympani aufnimmt, können zusätzlich Geschmacksstörungen in den vorderen zwei Dritteln der Zunge auftreten.

23.1.2
Lähmung des N. facialis (VII)

Eine periphere (nukleär und infranukleär) Schädigung der Gesichtsnerven führt zu schlaffen Lähmungen der Stirn-, Lid- und Lippenmuskulatur, des Platysma, des M. stapedius, M. stylohyoideus und des hinteren Bauches des M. biventer.

Die Kerne des N. facialis liegen im kaudalen Anteil der Brücke (Pons), die Kerne der Hirnnerven IX—XII in der Medulla oblongata.

Bei nukleärer Schädigung (Medulla oblongata) besteht eine gleichzeitige Abduzensparese (Kerne benachbart).

Bei supranukleärer (zentraler) Schädigung ist der Stirnast infolge bilateraler Rindeninnervation intakt. Die zentralen Fasern für die Muskulatur der Stirn ziehen nicht nur gekreuzt, sondern auch ungekreuzt zum gleichseitigen Fazialiskern.

Geburtstraumatische Schädigungen und das Moebius-Syndrom

(Kernschwund der Fazialis- und Augenmuskelkerne) bewirken ein- oder beidseitige periphere Lähmungen. Apoplexie führt zu zentraler Lähmung.

Symptome
Symptome der peripheren Fazialislähmung: Die Stirn ist verstrichen und kann nicht gerunzelt werden. Das Auge wird durch die Lider nicht oder nur unvollständig verschlossen. Der Mundwinkel steht tiefer, ist geöffnet und kann nicht nach oben gezogen werden.

Symptome der zentralen Fazialislähmung: Runzeln der Stirn ist möglich. Im übrigen Symptome wie bei der peripheren Lähmung. Jedoch keine schlaffe Lähmung, sondern entweder nur erniedrigter Muskeltonus oder Tonuserhöhung und Spastik (Vorkommen im Rahmen der Aphasien). Es gibt somit verschiedene Formen zentraler Lähmungen. Eine zentrale Fazialisparese ist also nie total.

Zentrale mimische Fazialisparese: Sie ist nur bei unwillkürlichen mimischen Bewegungen vorhanden, also beim Lachen oder Weinen, nicht beim willkürlichen Zähnezeigen. Die umgekehrte Situation tritt gelegentlich bei extrapyramidalen Bewegungsstörungen auf, evtl. sogar mit einer Überinnervation einhergehend; man spricht dann von einer striären Fazialisparese.

Einseitige periphere und zentrale Fazialislähmungen haben außer subjektiven Beschwerden beim Sprechen nur Störungen des Sch-Lautes zur Folge. Beim Trinken läuft Flüssigkeit aus dem gelähmten Mundwinkel.

Wechsel von schlaffen zu spastischen Fazialislähmungen im Krankheitsverlauf möglich.
Bei mit Aphasie einhergehenden Fazialisparesen stehen Tonuserhöhung und Spastik im Vordergrund.
Beidseitige periphere und zentrale Fazialislähmungen bewirken artikulatorische Störungen der Labiallaute: B klingt wie w, das p geht in f über, m wird durch n ersetzt, die Aussprache von sp ist schwierig (labiale Dysglossie).

Ein kleiner motorischer Ast des N. facialis zieht in Begleitung der Chorda tympani zum M. levator veli palatini. Bei Fazialislähmung sieht man daher eine diskrete Parese des Gaumensegels der betroffenen Seite.

Ursachen: Schädeltrauma (laterobasale Frakturen), plötzliche zerebrale Durchblutungsstörung (zentrale Lähmung), otogen, nach Parotisoperation, selten nach Tonsillektomie.

Die doppelseitige Lähmung des N. facialis, das Moebius-Syndrom, kann mit Ausfällen des N. abducens, N. trigeminus, N. trochlearis, N. oculomotorius oder N. hypoglossus auftreten. Manchmal findet sich auch eine Schwerhörigkeit, Taubheit oder Ohrmuschelmißbildung.

Anmerkung: Eine passagere Fazialisparese ist nach Tonsillektomie möglich. Sie ist meist durch das Lokalanästhetikum bedingt, selten durch Narbenzüge.

Therapie. Früher wurde direkt mit Exponentialstrom elektrisiert. Dadurch verzögert sich die Umwandlung der nicht innervierten Muskulatur in Bindegewebe. Die Rückkehr der Nervenfunktion wird nicht beschleunigt. Evtl. über eine Reizung des N. trigeminus. Eine Elektrotherapie bei Fazialislähmungen wird heute nicht mehr durchgeführt. Weiterhin wird jedoch mit Massage und Wärme sowie logopädisch behandelt, PNF-Technik (propriorezeptive neuromuskuläre Faszilitation).

Prognose. Die artikulatorischen Fehler bei der Bildung der Labiallaute können durch logopädische Behandlung gebessert oder normalisiert werden.

23.1.3
Lähmung des N. glossopharyngeus (IX)

Vorwiegend sensibel-sensorischer Nerv. Die Rami pharyngei bilden mit dem N. vagus den Plexus pharyngeus.

Innervation. Sensible Versorgung des obersten Teiles der Pharynx.

Sensorisch leitet der Nerv die Geschmacksempfindungen vom hinteren Zungendrittel (Rami linguales) und vom Gaumen.

Motorische Fasern (Rami pharyngei) für die Innervation der oberen Anteile der Rachenmuskulatur (oberer Schlundschnürer). Die motorische Innervation des M. stylopharyngeus ist ohne Bedeutung. Bei Lähmung des N. glossopharyngeus keine motorischen Störungen wegen Mitinnervation durch andere Nerven.

23.1 Dysglossien

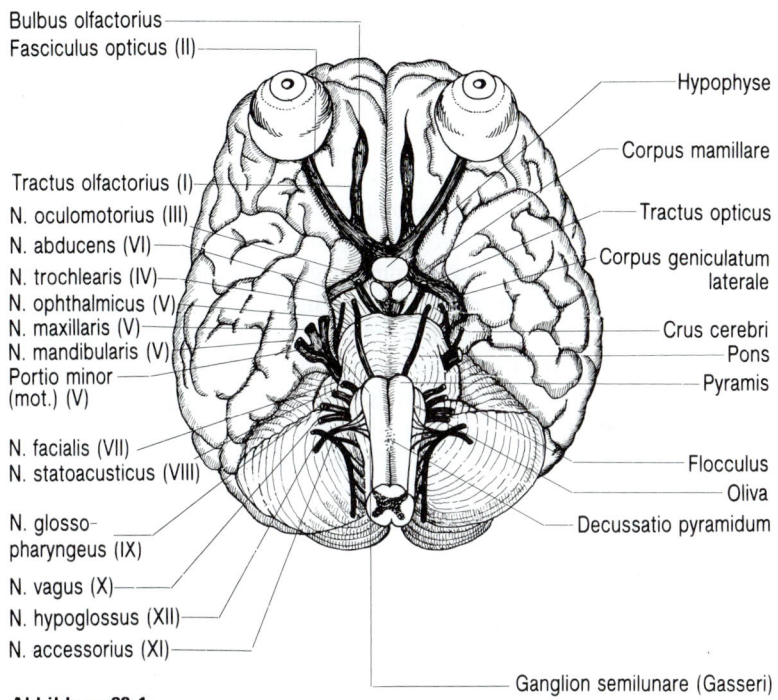

Abbildung 23-1:
Darstellung der Hirnbasis mit den Hirnnerven

Labels: Bulbus olfactorius, Fasciculus opticus (II), Tractus olfactorius (I), N. oculomotorius (III), N. abducens (VI), N. trochlearis (IV), N. ophthalmicus (V), N. maxillaris (V), N. mandibularis (V), Portio minor (mot.) (V), N. facialis (VII), N. statoacusticus (VIII), N. glossopharyngeus (IX), N. vagus (X), N. hypoglossus (XII), N. accessorius (XI), Hypophyse, Corpus mamillare, Tractus opticus, Corpus geniculatum laterale, Crus cerebri, Pons, Pyramis, Flocculus, Oliva, Decussatio pyramidum, Ganglion semilunare (Gasseri)

Untersuchung. Mit einem Tupfer prüft man die Berührungsempfindung im Rachen, mit dem Spatel löst man die reflektorische Hebung des Gaumensegels und den Würgreflex aus. Hypästhesie und Anästhesie mit fehlendem Würgreflex können auch auf psychogener Hemmung beruhen.

Erhaltene Berührungsempfindung und fehlenden Gaumensegelreflex findet man bei Lähmung des motorischen Anteils des N. vagus (X).

Isolierte nukleäre Lähmungen der Nn. glossopharyngeus, vagus, accessorius und hypoglossus sind seltener, da ihre Kerngebiete in der Medulla oblongata eng benachbart sind.

Anmerkung: Geschmacksstörung nach Tonsillektomie im hinteren Zungendrittel möglich. Der N. glossopharyngeus verläuft dicht unter dem unteren Wundpol des Tonsillenbettes. Das Abtragen des unteren Tonsillenpoles mit der Brünings-Schlinge verhindert eine Verletzung. Direkte Traumatisierung des Stammes des N. glossopharyngeus ist durch tiefgreifende Unterbindung möglich, da er im Spatium parapharyngeum zwischen Tonsille und den großen Halsgefäßen nahe der Pharynxwand verläuft.

Verletzung des Nerven im Rahmen der Umstechung bei der Blutstillung in der Tiefe des kaudalen Tonsillenpoles.

Weiterhin ist eine einseitige Gaumensegelparese nach Tonsillektomie möglich mit Schluckstörungen, nasalem Reflux, offenem Näseln sowie völligem Geschmacksverlust, Sensibilitätsstörungen. Meist Rückbildung nach 1—2 Jahren. Bleibende Schäden möglich. Häufigkeit 0,1 %. Ursache ist eine direkte Traumatisierung oder Irritation des Nerven durch das Lokalanästhetikum im Spatium parapharyngeum.

23.1.4
Lähmung des N. vagus (X)

Innervation. Innervation des velopharyngealen Verschlusses wahrscheinlich durch den N. vagus (X), den N. glossopharyngeus (IX), den N. trigeminus (V) und den N. facialis (VII), evtl. auch durch den Sympathikus = Plexus pharyngeus.

Motorische Versorgung des Gaumensegels, der oberen Speisewege und der Kehlkopfmuskulatur.

Sensible Innervation: unterer Schlund, Larynx, Trachea, Speiseröhre.

Symptome: Bei peripherer schlaffer Gaumensegellähmung Unbeweglichkeit des Gaumensegels beim Anlauten und bei Auslösung des Würgreflexes.

Ein Fehlen der reflektorischen Hebung des Gaumensegels und des Würgreflexes kann auch auf psychogener Hemmung oder gleichzeitiger Lähmung des N. glossopharyngeus beruhen.

Bei zentralen Schädigungen (Tractus corticobulbaris) Gaumensegellähmung nur beim Anlauten. Bei Auslösung des Würgreflexes hebt sich das Gaumensegel (siehe auch Abschn. 1.2.1).

Schlucken kaum beeinträchtigt und nur vorübergehend. Bei stärkeren Schluckstörungen Mitbeteiligung des N. glossopharyngeus.

Proximale Vagusläsionen bewirken gleichartige Symptome wie eine Glossopharyngeusparese (Gaumensegellähmung).

Untersuchung. Prüfung der Beweglichkeit des Gaumensegels durch Sprechenlassen des Vokales a oder Auslösung des Würgreflexes.

Bei einseitiger Lähmung des Gaumensegels Abweichen des Zäpfchens zur nicht gelähmten Seite. Bei zusätzlicher Lähmung der Schlundmuskulatur Zug der hinteren Rachenwand zur gesunden Seite (Kulissenphänomen).

Anmerkung: Einseitige Rekurrensparese kann nach Tonsillektomie auftreten. Ursache ist wahrscheinlich ein allergisch-toxisches Geschehen.

Therapie. Schlucktherapie bei Schlucklähmung: Kurze Eisauflagerungen auf den Hals zur Erhöhung der Muskelspannung. Hochdrücken des Zungengrundes durch Mundbodenimpression von außen. Tapping auf der Zunge. Evtl. Eßtherapie nach BOBATH.

23.1.5
Lähmung des N. hypoglossus (XII)

Der N. hypoglossus versorgt motorisch die Zungenmuskulatur.

Bei peripheren Zungenlähmungen (nukleär oder infranukleär) finden sich eine Atrophie der betreffenden Zungenseite und fibrilläre Zuckungen. Infranukleäre Lähmungen sind oft einseitig (Hemiglossoplegie). Die im Mund liegende Zunge weicht zur nicht gelähmten Seite ab; die herausgestreckte Zunge (M. genioglossus) weicht zur gelähmten Seite ab. Isoliertes Abweichen der Zunge ohne Atrophie darf nur als fraglich pathologisch verwertet werden, da Asymmetrien als häufige physiologische Variante vorkommen.

Nukleäre Schädigungen im Bereich der Medulla oblongata sind oft beidseitig (enge Nachbarschaft beider Hypoglossuskerne). Die atrophische Zunge liegt unbeweglich im Mund (totale Glossoplegie).

Zentrale Schädigungen bewirken keine Atrophie der Zunge; man findet z. B. eine spastische Lähmung. Doppelseitige zentrale Zungenlähmungen sind immer mit supranukleären Paresen der übrigen kaudalen motorischen Hirnnerven kombiniert, z. B. bei arteriosklerotischer Pseudobulbärparalyse infolge Basilarisinsuffizienz. Es gibt verschiedene zentrale Lähmungsformen.

Symptome. Bei Lähmung des peripheren Nerven (infranukleär) entsteht eine linguale Dysglossie. Bei zentraler (oberhalb der Kerne gelegener) oder nukleärer Lähmung entsteht eine Dysarthrie.

<u>Einseitige periphere Zungenlähmung.</u> Manchmal besteht eine geringe Artikulationsstörung. Nur Zungenspitzenlaute sind betroffen: d, t, l, n, s, z, sch, vorderes ch, Zungenspitzen-R. Manchmal Sigmatismus lateralis (in der Regel sonst funktionell bedingt). Die hinteren Zungenlaute (Gaumenlaute) sind selten betroffen: g, k und ihre Verbindungen mit r und l. Schlucken kaum beeinträchtigt.

<u>Doppelseitige periphere Lähmung.</u> Schwere Sprachstörung; die Sprache ist kloßig, verwaschen. Betroffen sind vorwiegend die Zungenlaute d, t, l, n, r, g, k, s, sch sowie die Vokale e und i (normale Bildung mit gehobener Zunge; bei Lähmung wird durch Hebung des Unterkiefers versucht, die Zunge an die richtige Artikulationsstelle zu bringen). S und sch sind durch laterales Rasseln entstellt. Kauen und Schlucken sind stark erschwert.

Ursachen. Periphere Ursachen sind in Tabelle 23-2 wiedergegeben. Die Entstehung nach Tonsillektomie ist nicht sicher geklärt; angenommen werden:
- Alteration des Nerven infolge der Lokalanästhesie;
- Abnormer Verlauf des Nerven;
- Druck des Intubationsspatels, Mundsperrers oder des Bronchoskopie-

Tabelle 23-2:
Periphere Ursachen einer Lähmung des N. hypoglossus (XII)

- Operation im oberen Halsbereich
- Bulbärparalyse
- Amyotrophische Lateralsklerose
- Multiple Sklerose
- Syringomyelie
- Ischämie
- Infiltrierende Gliome im Kerngebiet
- Fehlbildungen der okzipitovertebralen Gelenke
- Nach Intubation, direkter Laryngoskopie, Bronchoskopie und Tonsillektomie

rohres auf den seitlichen Zungenrand oder bei Verknöcherung des Ligamentum stylohyoideum Quetschung des Nerven oberhalb des Zungenbeines, da das Gewebe infolge der knöchernen Fixierung des Zungenbeines mit der Schädelbasis dem Druck beim Einführen des Rohres nicht nachgeben kann.
Oder die Folge ist eine Dehnung des Nerven. Die Dehnung ist um so stärker, je mehr der Kopf nach hinten gebeugt ist. Nur teilweise Funktionsrückkehr.
– Folge einer postoperativen Entzündung im parapharyngealen Gebiet. Direkte Verletzung des N. hypoglossus durch den Operateur bei Gaumenmandelentfernung ist nicht möglich.
Zentrale Ursache ist eine Pseudobulbärparalyse.

Anmerkung: Defekte der Zunge. Bei Verletzungen der Zungenspitze entstehen ähnliche Sprechstörungen wie bei einseitiger Hypoglossusparese.

Bei Hemiglossektomie oder Glossektomie ist verständliches Sprechen möglich. Die Zungenbewegungen werden hierbei durch andere Mundteile ersetzt.

Bei Aglossie (nach Glossektomie) werden neue Artikulationsmechanismen entwickelt. Laute der 3. Artikulationszone werden hinten im Rachen gebildet: T, d und n werden durch Einziehen der Unterlippe und Druck gegen den Alveolarrand des Oberkiefers artikuliert. L wird gebildet durch Heben des Mundbodens; dies ist durch Reste des M. genioglossus möglich. R wird durch laryngeales r ersetzt.

Gaumenverstärkerprothese. Nach Zungenresektion Beeinträchtigung beim Sprechen und Schlucken (orale Phase des Schluckaktes). Ursache ist der fehlende Kontakt der Zunge mit Zähnen, Alveolarkamm sowie hartem und weichem Gaumen. Korrektur durch Augmentationsprothese des harten Gaumens. Dadurch Verringerung des freien Raumes zwischen Dach und Boden der Mundhöhle. Die Zunge kann dann während der oralen Schluckphase kräftiger nach vorn gestoßen werden und bei der Artikulation besser Kontakt mit dem Gaumen bekommen. Die Augmentationsprothese besteht aus einer Prothesen-Grundplatte, welche im Zahnbogen des Oberkiefers getragen wird, und einer individuell geformten Gaumenplatte, welche an der Grundplatte befestigt wird. Voraus geht ein zahnärztlicher Abdruck und Abguß des Oberkieferbogens, an den die prothetische Grundplatte aus Methylmethacrylat angepaßt wird. Nach Anpassung der Grundplatte werden durch Zahnprothetiker und Logopäden zahnärztliches Wachs auf den Gaumen der Gebißplatte aufgetragen, um sie der Restzunge des Patienten anzupassen. Während des Sprechens kann der Kontakt der Zunge mit dem Wachs beurteilt werden und eine Korrektur mit Wachs erfolgen, bis eine verständliche Aussprache erreicht ist.

Therapie
Logopädische Therapie: Visuelle Übungen vor einem Spiegel erforderlich wegen der mangelhaften kinästhetischen Kontrolle. Übung von Zungenbewegungen mit Konsonanten- und Vokalbildung.

Elektrotherapie nur bei peripheren Lähmungen. Der motorische Punkt des N. hypoglossus liegt oberhalb des Zungenbeinhornes (Anode). Die zweizinkige Kathode kommt unter die Zunge. Bewegungsübungen.

23.1.6
Myopathien

23.1.6.1
Myasthenia gravis pseudoparalytica

Definiton. Infolge Störung des Muskelstoffwechsels Störung der neuromuskulären Erregbarkeit mit krankhaft gesteigerter Ermüdbarkeit der quergestreiften Muskulatur.

Die Erkrankung gehört in die Gruppe der Myasthenien (abnorme Ermüdbarkeit der Willkürmuskulatur bei Belastung). Autoimmunkrankheit.

Frühsymptome. Sprech- und Schluckstörungen, Doppeltsehen, Ptosis (Herabhängen des Oberlides infolge Lähmung des M. levator palpebrae superioris), offenes Näseln (Rhinophonia aperta organica).

Nach muskulärer Belastung Zunahme der Störungen. Artikulation wird beim Sprechen immer undeutlicher, Stimme immer leiser und monotoner bis zur Unverständlichkeit = linguale und labiale Dysglossie; Dyslalie, Dysphonie.

Diagnose. Zur Feststellung einer latenten Sprachstörung laut und rasch von 100 bis 200 zählen lassen. Prostigmintest oder Tensilontest: Nach

Injektion von Prostigmin oder Tensilon sofort Normalisierung der Artikulation.

Therapie. Prostigmin oder Mestinon.

23.1.6.2
Progressive Muskeldystrophie

Fortschreitender, symmetrischer Muskelschwund. Oft kombiniert mit geistiger Entwicklungsstörung.

Ursache. Unbekannt; hereditär.

Verlaufsformen. Man unterscheidet verschiedene Verlaufsformen.

Infantile pseudohypertrophische Form. Beginn mit einer Muskelschwäche der Oberschenkel- und Rumpfmuskulatur. Später wird die Gesichts- und Zungenmuskulatur ergriffen. Artikulatorische Störungen. Die Stimme bleibt normal.

Myotonische Dystrophie. Dyslalie und Rhinophonie können Frühsymptome sein.

Die fazio-skapulo-humerale Form der Muskeldystrophie, die zwischen dem 10. und 25. Lebensjahr beginnt, kann mit einer dysglossischen Sprechstörung beginnen.

Weitere Krankheitsbilder, die mit einer muskulären Dysglossie einhergehen:
- entzündliche Muskelerkrankungen wie Polymyositis (erworbene entzündliche Erkrankung der Muskulatur mit schmerzhafter Muskelschwäche) und Kollagenosen,
- metabolische Myopathien,
- okulopharyngeale Muskeldystrophie. Sie geht mit einer Zungenatrophie einher.

23.2
Dysarthrophonien (Dysarthrien)

23.2.1
Definition

Störungen der Aussprache (Sprechstörung), der Stimmgebung und der Atmung, hervorgerufen durch Erkrankungen zerebraler Zentren, zentraler Bahnen und der Kerne der am Spechvorgang beteiligten Hirnnerven.

Dysarthrien kommen durch zentrale oder nukleäre (periphere) Lähmung, Schwäche oder durch Koordinationsstörungen der am Sprechen beteiligten Sprechmuskulatur zustande.

23.2.2
Allgemeine Symptome

Dysarthrien stören im Gegensatz zu den Dysglossien den gesamten Sprechvorgang, d. h. Artikulation, Stimmgebung, Atmung (Dysarthrophonie). Man findet:
- Verwaschene, undeutliche *Artikulation;*
- Veränderung der *Stimmqualität* und der musischen Sprachelemente (der Lautstärke, der Sprechmelodie und des Sprechtempos), Störungen des Rhythmus und der Dynamik, offenes Näseln;
- Beeinträchtigung der *Sprechatmung.*

Der Schweregrad des Dysarthrie-Syndroms hängt von den Lippen-, Zungen-, Gaumensegel- und Kehlkopfmotilitätsstörungen ab.

Wortwahl, Satzbau, Leseverständnis und Schreiben sind intakt. Eine Kombination mit Dysphasie oder Dysglossie ist möglich, z. B. nach Unfällen. Vollständiges Sprechunvermögen *(Anarthrie).*

Von der Stärke der Dysarthrie kann nicht auf das Ausmaß der Schluckstörung geschlossen werden.

23.2.3
Ursachen

Wichtig ist die Lokalisation der Schädigung, weniger die Krankheitsursache.

Sitz der Schädigung: Kortikale, pyramidale, extrapyramidale und zerebellare Hirnareale sowie die motorischen Hirnnervenkerne in der Brücke (Pons) und der Medulla oblongata (verlängertes Rückenmark).

Art der Schädigung: Frühkindliche Hirnschäden, Geburtstraumen, Durchblutungsstörungen (siehe Abschn. 1.4), Entzündungen, Intoxikationen, Tumoren, besondere neurologische Erkrankungen, Schädel-Hirn-Verletzungen.

23.2.4
Differentialdiagnose

Dysarthrien. Eine Unterscheidung der Dysarthrien ist nur durch die entsprechende Symptomatologie der Körpermuskulatur unter Zugrundelegung der neurologischen Befunde möglich.

Dysglossie. Beeinträchtigung der Aussprache nur der Laute, deren Artikulation durch Lähmung des dazugehörigen Nervs oder Erkrankung der Muskulatur, Verletzungen der Lippen, Zahnanomalien, Kieferanomalien behindert ist. Ursache einer Lähmung des peripheren Neurons, das im bulbären Kern entspringt, ist eine periphere Schädigung hauptsächlich außerhalb der Schädelhöhle. Hierbei kommt es immer zu schlaffer Lähmung mit Atrophie der Muskulatur.

Innervation der Lippen durch den N. facialis, der Zunge durch den N. hypoglossus, des Gaumensegels hauptsächlich durch den N. vagus, der Muskulatur für die Kieferbewegungen durch den N. trigeminus.

Dysphasie. Störung im Umgang mit der Sprache, d. h., Störung der Wort- und Satzbildung sowie des Wort- und Satzverständnisses. Der Patient weiß nicht, wie das Wort oder der Satz ausgesprochen werden.

Dyspraxie. Beeinträchtigung in der Auswahl der motorischen Elemente einer Bewegung und der Ausführung komplexer Handlungsfolgen. Die Sprechmuskulatur ist zu bestimmten Zweckbewegungen nicht fähig, obwohl kein organpathologischer Befund nachweisbar ist.

Kombinationen: Dysarthrien können mit Dysphasien kombiniert sein, in sie übergehen oder umgekehrt.

Dysarthrien können auch mit Dysglossien oder Dyspraxien kombi-

Tabelle 23-3:
Differentialdiagnose zwischen Sprechapraxie und Dysarthrie (n. GASSER u. LAHOVARY)

Sprechapraxie	Dysarthrie
– Artikulation erschwert	– Artikulation vereinfacht
– Lautposition wesentlich	– Lautposition unwesentlich
– Nachsprechen schlechter als Spontansprache	– Nachsprechen besser als Spontansprache
– Ausspracheschwierigkeiten inkonstant	– Ausspracheschwierigkeiten konstant
– Suchen nach Artikulationsort	– Kein Suchen nach Artikulationsort
– Automatisiertes Sprechen besser als willentliches Sprechen	– Automatisiertes Sprechen und willentliches Sprechen gleichrangig
– Motorische Programmierung gestört	– Motorische Programmierung ungestört
– Nur bei Läsion der sprachdominanten Hemisphäre	– Auch bei Läsion der nicht sprachdominanten Hemisphäre
– Nur mit Aphasie kombiniert	– Isoliert oder mit Aphasie kombiniert

niert sein. Bezüglich der Differentialdiagnose zwischen Sprechapraxie und Dysarthrie siehe Tabelle 23-3.

Hysterische Dysarthrie (siehe auch Abschn. 26.9). Symptome sind Verziehen der Lippen, paradoxe Zungenbewegungen, verwaschene Artikulation, gestörte Sprechatmung, gestörte Sprechmelodie, inkonstantes offenes Näseln.

Eine **Einteilung** der Dysarthrien bzw. Dysarthrophonien kann erfolgen:
– Erstens nach funktionellen Gesichtspunkten: hypotone (schlaffe), hypertone (spastische), hypokinetische (rigide), hyperkinetische (choreatische oder dystonische), ataktische und spastisch hypertonische Bewegungsstörungen.
– Zweitens nach hirnarchitektonischen Gesichtspunkten. Diese Einteilung geht davon aus, daß motorische Sprachstörungen auf jeder Ebene des Nervensystems entstehen können, auf der Motorik organisiert wird.

Bei den einzelnen Dysarthrieformen werden Symptome bezüglich Sprechatmung, Stimmgebung, Resonanz, Artikulation, Sprechgeschwindigkeit, Sprachrhythmik und Sprechmelodie unterschieden.

Einteilung der Dysarthrien nach hirnarchitektonischen Gesichtspunkten:

23.2.5
Hemisphärendysarthrie (kortikale Dysarthrie)

Einseitige Funktionsstörung in den motorischen Bahnen, die von der Hirnrinde zum Hirnstamm zu den dort liegenden Kernen der motorischen Hirnnerven ziehen.

Eine Sonderform ist die *frontale Dysarthrie*. Hierbei besteht zusätzlich ein Frontalhirnsyndrom (Antriebsstörung, überhastete Artikulation).

Sitz der Schädigung. Läsion im motorischen Kortex (Repräsentationsfeld der Gesichts- bzw. Artikulationsmuskulatur rechts oder links), d. h. im unteren Anteil der vorderen Zentralwindung (unterster Anteil des Gyrus praecentralis) in unmittelbarer Nähe zum Brocaschen Sprachzentrum oder subkortikale Läsion der Projektionsbahnen aus den entsprechenden Hirnrindenfeldern rechts oder links (kortikobulbäre, kortikopontine, kortikospinale Bahnen).

Ursache. Ischämische Durchblutungsstörung im Versorgungsgebiet der A. praerolandica aus der A. cerebri media am Fuß des frontalen Operkulums, Tumoren, evtl. Trauma.

Symptome. Abgehacktes Sprechen, Betonen jeder Silbe, zögernder, stockender Sprachfluß, Artikulation verwaschen infolge mangelnder Ausformung der bilabialen und dentalen Laute. Phonematische Paraphasien vom Typ der Elision und Substitution. Die Sätze sind kurz, aber nicht agrammatisch.

Die Stimme ist schwach und heiser. Atemkoordinationsstörungen, Schluckstörung mit Verschlucken in die Trachea, kein Regurgitieren durch die Nase.

Dysdiadochokinese (Erschwernis der Feinbewegung bzw. schneller Folgebewegungen der Gesichtsmuskulatur). Überschießende, nicht angebrachte Mitbewegung der mimischen Muskulatur infolge Ersatzes der beeinträchtigten Feinmotorik durch Massenbewegungen. Kombination mit bukkofazialer Apraxie oder Broca-Aphasie ist möglich bei Sitz des Krankheitsherdes in der sprachdominanten Hemisphäre. Muskeltonus hyperton (spastisch).

Prognose. Liegt ursächlich eine Durchblutungsstörung zugrunde, erfolgt die Rückbildung in wenigen Tagen; keine logopädische Therapie erforderlich. Anders bei Kombination mit Aphasie.

23.2.6
Pyramidale (kortikobulbäre oder pseudobulbäre) Dysarthrie

Zur Begriffserläuterung: Bulbus (Zwiebel) bedeutet eine Anschwellung im anatomischen Sinne.

23.2.6.1
Die Pyramidenbahn

Sie besteht aus dem Tractus corticospinalis und Tractus corticobulbaris (Abb. 23-2) und kortikopontinen Bahnen.

Ursprung: Zu 30% aus dem Gyrus praecentralis (Area 4), zu 30% aus der davor gelegenen „prämotorischen" Area 6, zu 40% aus den hinter dem Gyrus praecentralis gelegenen Feldern 3, 1 und 2 des Parietallappens.

Verlauf: Durch die Capsula interna, in den Hirnschenkeln durch das Mittelhirn, durch die Brücke, durch die Medulla oblongata und durch das Rückenmark (Abb. 23-3).

Ende: Die Pyramidenbahn endet an den motorischen Vorderhornzellen des Rückenmarkes (Tractus corticospinalis) und den motorischen Hirnnervenkernen (Tractus corticobulbaris).

Die Pyramidenbahn besteht aus zentralen Neuronen.
Als Pyramiden werden die Vorwölbungen der vorderen, d. h. ventralen rechten und linken Seite der Medulla oblongata durch die Pyramidenbahnen bezeichnet. Unterhalb der Pyramiden im kaudalen Abschnitt der Medulla oblongata liegt die Pyramidenkreuzung (Decussatio pyramidum) (Abb. 23-4).

Drei Viertel oder mehr der Fasern ziehen von da ab als gekreuzter oder lateraler Pyramidentrakt durch das Rückenmark. Der Rest verläuft als

Abbildung 23-2:
Schematische Darstellung der kortikobulbären Bahnen und ihrer bulbären Kerngebiete in Zusammenhang mit dysarthrischen Sprachstörungen (n. MUMMENTHALER und VASSELLA)

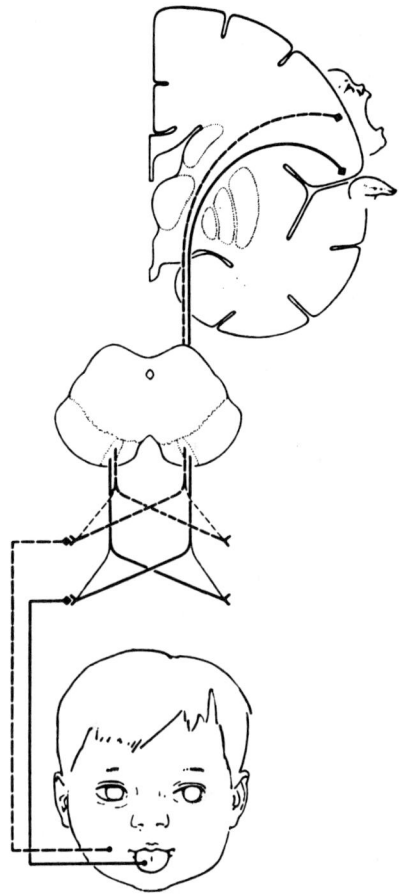

direkter oder ventraler Pyramidentrakt. Die Stimmlippe einer Seite wird wegen Keuzung der kortikobulbären Bahnen oberhalb der Vaguskerne von beiden Hemisphären innerviert.

Die Nervenzelle des peripheren motorischen Neurons liegt im Vorderhorn des Rückenmarks. Der Neurit des peripheren motorischen Neurons verläuft über Vorderwurzel, Spinalnerv, Plexus und peripheren Nerv zum zugehörigen Muskel; diesen innerviert er über die motorische Endplatte.

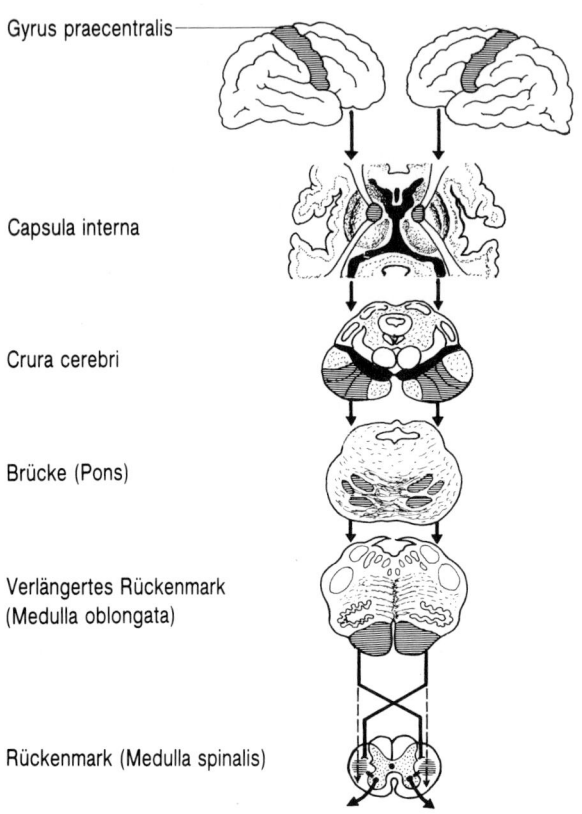

Abbildung 23-3:
Die wichtigsten Stationen der Pyramidenbahn (n. Voss und Herlinger)

Die Pyramidenbahn ist bei der Geburt noch nicht markreif; die Reifung ist erst mit dem 2. Lebensjahr abgeschlossen, daher undifferenzierte Massenbewegungen im Säuglingsalter. Erst nach Ausreifung der Pyramidenbahn sind feinmotorische Leistungen möglich.

23.2.6.2
Pyramidale Bewegungsstörungen

Pyramidenbahnschädigungen führen zu zentralen Lähmungen. Es han-

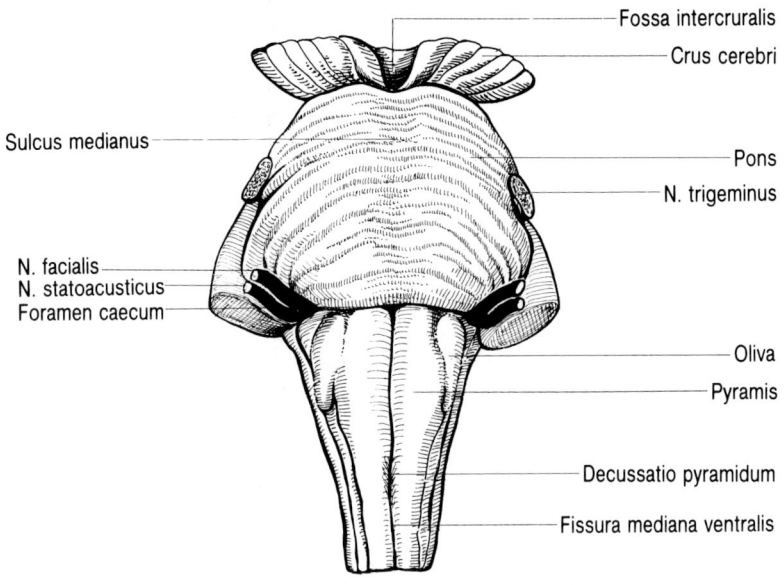

Abbildung 23-4:
Ventrale Fläche der Brücke (Pons) und des verlängerten Rückenmarkes (Medulla oblongata)
(n. Voss und Herlinger)

delt sich dabei um schlaffe Lähmungen mit Beeinträchtigung oder Verlust der Feinmotorik, Massenbewegungen, Hypotonie.

Keine Atrophie, allenfalls Inaktivitätsatrophie. Pyramidale Bewegungsstörungen kommen klinisch nur sehr selten vor, weil extrapyramidale (parapyramidale) Fasern stets mitbetroffen sind. So besteht z. B. zunächst ein schlaffer Muskeltonus in den ersten Tagen oder Wochen nach schweren akuten Hirn- oder Rückenmarksschädigungen; dieser wird danach aber stets spastisch (Bastian-Gesetz).

Durch zusätzliche Schädigung von sog. parapyramidalen (extrapyramidalen) Bahnen, d. h. von Bahnen, die die Pyramidenbahn begleiten und in der Regel gleichzeitig mitbetroffen werden, resultiert eine spastische Lähmung infolge Überwiegens des Einflusses dieser extrapyramidalen Bahnen. Diese begleitenden Bahnen, die nicht durch die Pyramiden laufen, also in einem erweiterten Sinne des Wortes „extrapyramidal" sind, gehen aus von präzentralen Rindenfeldern, vom Gyrus cinguli, teilweise auch von den Stammganglien, der Formatio reticularis und dem Vestibulariskerngebiet. Sie schalten in der Formatio reticularis des Hirnstammes synaptisch um und ziehen zum Rückenmark.

Zur Pathophysiologie der Spastik gibt es zwei neuere Theorien. Die eine besagt, daß es durch Läsion von Bahnen, die von präzentralen Rindenfeldern, vom Gyrus cinguli, teilweise auch von den Stammganglien, von der Formatio reticularis und von den vestibulären Kernen ausgehen, zu einem Ungleichgewicht zwischen fördernden und hemmenden Einflüssen auf die segmentale Aktivität im Rückenmark kommt. Diese Theorie kann aber nicht alle Phänomene der Spastik erklären, insbesondere nicht die langsame Entwicklung der Spastik bei gleichzeitiger Rückbildung von Schwäche und Störung der Feinmotorik. Deshalb wird auch die Hypothese vertreten, daß es unterhalb einer Läsion der absteigenden motorischen Bahnen durch Aussprossung von segmentalen Afferenzen zu einer Veränderung der „segmentalen Architektonik" auf spinaler Ebene komme, durch welche die freigewordenen synaptischen Kontakte absteigender Bahnen übernommen werden. Dabei käme es durch vermehrten synaptischen Zufluß aus den Muskelfasern zu einer gesteigerten Aktivität der Alphamotoneurone, ohne daß dieser eine vermehrte Muskelspindelaktivität zugrunde liegen muß. Diese zweite Theorie erklärt eine Reihe von klinischen und und elektrophysiologischen Befunden bei chronischer Spastik. Wenn Muskelspindelafferenzen aussprossen und freigewordene synaptische Kontaktstellen besetzen, führt eine Akitivierung der Muskelspindelafferenzen durch Dehnung des Muskels zu einer verstärkten Aktivierung der Vorderhornzellen. Auch die Beugereflexe nach taktiler Stimulation lassen sich auf diese Weise erklären.

Eine Lähmung infolge Schädigung der Pyramidenbahn ist daher spastisch. Sie ist charakterisiert durch:
- Spastische Erhöhung des Muskeltonus; diese erfolgt nur bei Bewegungen. In Ruhe keine Muskelhypertonie (extrapyramidaler Rigor ist im Gegensatz zur Spastik auch in Ruhe vorhanden).
- Masseninnervationen. Evtl. Mitbewegungen der gelähmten Muskelgruppen (z. B. Beugesynergien des gelähmten Armes beim Gähnen) und sog. spiegelbildliche Mitbewegungen (die gelähmten Extremitäten beteiligen sich an den Bewegungen der gesunden Seite mit).
- Beeinträchtigung oder Verlust der Feinmotorik.

Keine neurogenen Muskelatrophien. Keine schlaffen Lähmungen.

23.2.6.3
Pyramidale (kortikobulbäre oder pseudobulbäre) Dysarthrie

Doppelseitige Schädigung des *Tractus corticobulbaris* der Pyramidenbahn, d. h. der supranukleären Bahnen für die Hirnnerven. Die pyramidale Dysarthrie kommt nur bei der vaskulären Pseudobulbärparalyse und bei der amyotrophischen Lateralsklerose vor. Die Atmung ist laut, unkoordiniert. Keine Gaumensegelbewegung bei Phonation; nur reflektorische Bewegung bei Auslösung des Würgreflexes. Ebenso ist die Störung der Zungenbeweglichkeit beim Sprechen bei unwillkürlichen Vorgängen (Schlucken) nicht vorhanden. Manchmal Lähmung beider Stimmlippen.

Die Ganglienzellen in den bulbären Kerngebieten sind zentral bilateral innerviert wegen der teilweisen Kreuzung der Pyramidenbahn. Bei einseitiger pyramidaler Läsion daher nur vorübergehender Funktionsausfall. Bei beidseitiger Läsion spastische Lähmung. Auftreten primitiver Reflexe, z. B. Saugreflex. Keine Muskelatrophie oder Faszikulation.

Pseudobulbärparalyse bei Erwachsenen (früher Suprabulbärparalyse).

Ursache: Infolge arteriosklerotisch (d. h. einer Hirnarteriosklerose) bedingter *Basilarisinsuffizienz* Schädigung des Tractus corticobulbaris der Pyramidenbahn. Die Schädigung liegt also oberhalb der motorischen Hirnnervenkerne. Sie muß beiderseits vorhanden sein, da die motorischen Hirnnervenkerne von der Rinde beider Hemisphären versorgt werden.

Symptome: Bei kompletter spastischer Lähmung sind Lippen (M. orbicularis oris), Zunge (keine Atrophie), Gaumensegel (offenes Näseln) und Kaumuskulatur (Mm. pterygoidei, festes Zusammenbeißen der Zähne nicht möglich) betroffen. Bis zum Klonus gesteigerter Masseterreflex. Keine EMG-Veränderungen.

Besonders ist die Konsonantenbildung gestört. Speichelfluß. Manchmal ein- oder doppelseitige Stimmlippenlähmung (Heiserkeit). Dissoziierte Gaumensegelparese. Wiederauftreten primitiver Reflexe, z. B. Saugreflex. Zwangslachen (und Zwangsweinen). Bei einseitiger Läsion nur vorübergehender Funktionsausfall der betroffenen Muskelgruppen.

Therapie: Madopar 2 x 1 Kapsel bis zu 7 Tagen.

Differentialdiagnose: Extrapyramidale Pseudobulbärparalyse. Unterschied zur Hemisphärendysarthrie: Bei der pyramidalen (pseudobulbären) Dysarthrie Beeinträchtigung der Sprechatmung und gepreßte Phonation, welche bei der Hemisphärendysarthrie nicht vorliegen.

Pseudobulbärparalyse bei Kindern.
Ursache: Prä-, peri- oder postnatale Hirnschädigungen mit oder ohne zerebrale Bewegungsstörungen.
Als komplettes oder inkomplettes Syndrom bei zerebralen Bewegungsstörungen im Kindesalter. Ein komplettes Syndrom kann Sonderform der zerebralen Bewegungsstörungen sein. Die inkompletten Syndrome treten als Begleiterkrankungen der pyramidalen oder extrapyramidalen zerebralen Bewegungsstörungen auf. Das inkomplette Syndrom kommt auch als isolierte rudimentäre Erscheinungsform einer prä-, peri- oder postnatalen Erkrankung ohne weitere klinische Ausfälle vor.

Kombinationen: Pseudobulbärparalyse kann kombiniert sein mit:
– Läsionen der bulbopontinen Neurone;
– Läsionen der pontozerebellaren Neurone;
– Läsionen der kortikopontinen Neurone;
– Läsionen des striären Systems.
Im klinischen Syndrom lassen sich entsprechende Symptome jeweils dominierend unterscheiden.

Symptome: Störungen des Brustsuch-, Saug- und Schluckreflexes; verminderte Beweglichkeit.
Affektiv bedingtes und reflektorisches Schreien hat eine verringerte Lautstärke und eine Abschwächungstendenz. Späteres Einsetzen des willkürlichen Schreiens und Phonierens. Lallmonologe erst mit 2 bis 3 Jahren oder überhaupt nicht.
Willkürliche Bewegungen im mimischen und Mundbereich sind gestört (normal ab 6. Lebensmonat). Einschränkung oder Aufhebung der Lippenbeweglichkeit. Vergröberung des Lachens, verlangsamte Zungenbewegungen.
Beim kompletten Syndrom zentrale Gaumensegellähmung mit offenem Näseln. Im Gegensatz zur peripheren Parese bei Emotionen (Weinen, Lachen) oder reflektorischen Reizen (Brechreiz) Kontraktion des Gaumensegels. Verspätetes Sprechenlernen (nach dem 3. Lebens-

jahr), das Sprachverständnis ist altersgerecht. Sprachakzente und Sprachmelodie sind verändert.

Zurückbleiben im Laufenlernen, Speichelfluß infolge fehlenden Lippenschlusses und Störung des Schluckaktes.

Differentialdiagnose: Zentrales Stammeln als einziges Symptom einer Pseudobulbärparalyse ist gegenüber peripherem Stammeln durch eine neurologische Untersuchung abgrenzbar.

Sprachliche Apraxie bei erhaltener willkürlicher Beweglichkeit im Bereich der Sprechmuskulatur.

Therapie: Erstreckt sich über Jahre.
– Atem-, Beiß-, Kau-, Saug-, Schluck-, Lutsch-, Blas-, Phonations- und Artikulationsübungen;
– Rhythmisch-musikalische Bewegungstherapie;
– Valium® (Tonussenkung);
– Atropin gegen Speichelfluß (2 x täglich 5 Tropfen 0,1%ige Lösung Atropinum sulfuricum) oder Bellergal®.

23.2.7
Störungen des extrapyramidalen Systems

23.2.7.1
Die Stammganglien (extrapyramidales System)

Als Stammganglien bezeichnet man folgende sechs subkortikale Kerngebiete:
– Thalamus
– Linsenkern (Nucleus lenticularis). Er besteht aus Putamen und Pallidum externum und internum (auch Globus pallidus genannt);
– Schweifkern (Nucleus caudatus);
– Roter Kern (Nucleus ruber);
– Schwarzer Kern (Nucleus niger oder Substantia nigra genannt);
– Luys-Körper (Corpus Luys = Nucleus subthalamicus des Zwischenhirns).

Nucleus ruber und Nucleus niger liegen im Mittelhirn; sie haben einen erhöhten Eisengehalt.

Putamen und Schweifkern werden wegen der entwicklungsgeschichtlichen und funktionellen Verwandtschaft als Corpus striatum oder als Striopallidum bezeichnet.

Früher wurden drei motorische Systeme unterschieden:
- Pyramidales System (Steuerung der willkürlichen Motorik);
- Extrapyramidales System (Steuerung der unwillkürlichen Motorik);
- Zerebellares System.

Diese Unterteilung entspricht nicht mehr den heute bekannten anatomischen und physiologischen Tatsachen. Anatomisch sind die Stammganglien (Zentrum des extrapyramidalen Systems) durch Faserzüge mit dem pyramidalen System verbunden. Nur ein kleiner Teil der Nervenfasern aus den Stammganglien zieht direkt zum Rückenmark. Eine Trennung zwischen willkürlicher und unwillkürlicher Motorik ist daher nicht möglich. Die Feinmotorik (pyramidales System) wird zum größten Teil automatisch und reflektorisch vollzogen. Andererseits werden bei Krankheit der Stammganglien (extrapyramidales System) nicht nur die willkürlichen, sondern auch die intendierten Bewegungen beeinträchtigt. Nach dem gegenwärtigen Stand der Erkenntnisse kann man jedoch lediglich die Funktionsstörungen nach Läsionen in den Stammganglien als „extrapyramidale Bewegungsstörung" beschreiben.

23.2.7.2
Extrapyramidale (subkortikale) Dysarthrie (Stammgangliendysarthrie)

Ursache sind Krankheiten der Stammganglien mit Degenerationen im extrapyramidalen System.

Die Umsetzung des vom Willen gelenkten und kortikal gesteuerten Bewegungsentwurfes in die ausführende Handlung ist gestört. Dysarthrie kann erstes Symptom einer Erkrankung sein. Es treten hypotone oder hypertone sowie hypokinetische oder hyperkinetische Bewegungsabläufe auf. Die musischen Sprachelemente sind besonders deutlich gestört.

In den folgenden Abschnitten werden die Stammgangliensyndrome (extrapyramidale Bewegungsstörungen) behandelt.

Parkinson-Syndrom. Ursache sind Zelluntergänge im Nucleus niger. Der hemmende Einfluß auf das Corpus striatum fällt weg.

Das Corpus striatum sendet als Enthemmungssymptom in pathologisch verstärkter Weise Impulse auf die prämotorische Area der Hirnrinde. Von hier gelangen diese in die Vorderhornzellen des Rückenmarkes.

Symptome: Hypertonisch-hypokinetisches Syndrom:
- Akinese (Bewegungsarmut);
- Rigor (Erhöhung des Muskeltonus, besonders bei Bewegungen);

– Tremor (Zittern). Sistiert direkt vor und während der Ausführung einer Intensionsbewegung.
Die Kraft ist gemindert; keine schlaffen Lähmungen.

Sprechen: Verwaschene undeutliche Artikulation infolge mangelnder Bewegung der Lippen und des Unterkiefers, Mikrophonie (leises Sprechen), Monotonie (gleichförmiges Sprechen), Bradyarthrie (verlangsamtes Sprechen infolge Verlangsamung der muskulären Entspannung und Erschwerung der Innervationsbereitschaft), offenes Näseln im Wechsel mit geschlossenem Näseln (Fehlinnervation). Artikulationsbewegungen versiegen während des Sprechens immer mehr. Amimie.

Stimme: Adduktion der Stimmlippen ist erschwert oder nur teilweise möglich = Aphonie; rasches Auseinanderweichen, langsame Näherung. Tremor der Stimmlippen permanent, intermittierend oder fehlend. Der Tremor kann gleichzeitig Epiglottis, Zunge und Gaumensegel befallen. Verkürzte Phonationsdauer. Die Stimme wird im Verlauf der Rede immer leiser.

Atmung: Koordinationsstörungen der Atembewegungen. Unkoordiniertes Zusammenspiel der Respirations-, Phonations- und Artikulationsmuskulatur. Physiologischer Asynchronismus zwischen den thorakalen und abdominalen Atembewegungen fehlt.

Zum Parkinson-Syndrom gehören:
– Idiopathische Parkinson-Krankheit (Paralysis agitans). Ursache ist ein erblicher degenerativer Prozeß.
– Postenzephalitischer Parkinsonismus nach Encephalitis lethargica.
– Durchblutungsstörung.
– Symptomatische Formen, z. B. durch Psychopharmaka (Neuroleptika, Thymoleptika, Ataraktika), halbseitiger Parkinsonismus im Jugendalter als Restsymptom nach frühkindlicher Hirnschädigung. Folgen akuter Mangeldurchblutung des Gehirns nach Trauma, Narkosezwischenfall, CO- und Manganvergiftung. Selten tritt an Stelle des akinetisch-hypertonen Syndroms ein dyskinetisch-hypertones Syndrom auf mit athetotischer oder choreatischer Dysarthrie.
– Supranukleäre Lähmung (Steele-Richardson-Syndrom): Parkinsonismus, supranukleäre Ophthalmoplegie (Blicklähmung), Demenz.
– Olivo-ponto-zerebelläre Atrophie: Geht mit Parkinsonismus einher.

- Jakob-Creutzfeld-Krankheit: Kortikostriatospinale Degeneration mit fortschreitender Demenz, Parkinsonismus.
- Wilson-Krankheit: Lentikuläre (Linsenkern) Degeneration und Leberzirrhose infolge Störung des Kupferstoffwechsels mit Kupferablagerung in Gehirn und Leber.

Therapie des Parkinson-Syndroms: Medikamentös oder stereotaktische Operationsverfahren mit Hochfrequenzkoagulation. Ausschaltungen in der Basis der ventrolateralen Kerne des Thalamus, in der subthalamischen Zona incerta und im Campus Forel.

Komplikationen bei der Operation: Bei Ausschaltungen in der dominanten Hemisphäre kommt es bei ca. 2% der Patienten zu leichten dysarthrischen Störungen im Sinne einer verwaschenen Artikulation.

Differentialdiagnose: Essentieller Tremor. Eine Abgrenzung der zitternden Stimme beim Parkinson vom essentiellen Tremor ist erforderlich. Bei dieser familiären Erkrankung können ebenfalls die Kehlkopfmuskeln mitbetroffen sein. Psychogener Tremor.

Choreatisches Syndrom. Ursache ist eine Schädigung des Corpus striatum (Putamen und Nucleus caudatus). Durch Wegfall hemmender Einflüsse des Corpus striatum auf das Pallidum und den Nucleus niger werden alle Bewegungsimpulse ungehindert in die Vorderhornzellen weitergegeben.

Symptome: Rasche Zuckungen einzelner Muskeln = schnelle Hyperkinesen, Muskeltonus herabgesetzt. Gegenbild zum Parkinson-Syndrom.
- Chorea minor (Sydenham): Vorkommen im Kindesalter. Folge einer rheumatischen Gehirnentzündung oder eines rheumatischen Fiebers, einer Endokarditis, Angina oder frühkindlichen Hirnschädigung, Symptom einer subakuten Enzephalitis oder Auftreten während der Gravidität (Schwangerschaftschorea). Prognose gut.
- Symptome: Unregelmäßige, zuckende Bewegungen der Sprechmuskulatur; Grimassieren der Gesichtsmuskulatur. Wellenförmige Zungenbewegungen. Unwillkürliche Aktionen der Stimmlippen mit Phonationsstörungen. Stimme heiser, tief, rasche Ermüdung.
- Chorea Huntington: Autosomal dominanter Erbgang. Manifestation zwischen 35. und 50. Lebensjahr. Verlauf chronisch-progressiv.

– Symptome: Plötzlich einschießende, kurz dauernde, unwillkürliche Bewegungen. Die Hyperkinesen sind gröber und dystonischer als bei der Chorea minor. Echolalie, explosionsartige Sprechweise, stakkatoähnliches Sprechen. Werden die Muskeln, die von den kaudalen Hirnnerven versorgt werden, besonders stark betroffen, kommt es zur sogenannten extrapyramidalen Pseudobulbärparalyse. Die Sprache ist verwaschen und undeutlich, schließlich kaum noch artikuliert, der Sprachablauf stakkatoähnlich oder verlangsamt. Stimme heiser und leise, monoton. Rasche Stimmermüdung, Grimassieren der mimischen Muskulatur, Demenz.

Differentialdiagnose: Isolierte Chorea der Zunge (Chamäleonzunge) als rudimentäres Syndrom einer frühkindlichen Hirnschädigung. Schwangerschaftschorea. Symptomatische Chorea nach Enzephalitis. Isolierte Athetose der Zunge.

Therapie: Sie beruht auf optischer Selbstkontrolle nach dem Schema von FRÖSCHELS.

Athetose. Ursache ist eine Schädigung (Degeneration) des Corpus striatum und Pallidum. Dadurch ist der Erregungszufluß zur präfrontalen motorischen Rinde gestört. Es handelt sich um die Folge einer umschriebenen frühkindlichen Hirnschädigung oder Infektionskrankheit mit zerebraler Beteiligung.

Symptome: Unwillkürliche, träge, wurmförmige Hyperkinesen (Zuckungen, die kontinuierlich ineinander übergehen). Die Artikulation ist schwer gestört, da die athetotischen Impulse eine Koordination der Sprech- und Atemmuskeln verhindern. Der Muskeltonus ist herabgesetzt oder wechselnd erhöht.

Therapie: Krankengymnastische Übungsbehandlung nach Bobath.

23.2.8
Bulbäre Dysarthrie

23.2.8.1
Progressive Bulbärparalyse

Es handelt sich um eine *amyotrophische Lateralsklerose,* die mit einer reinen Bulbärparalyse beginnt. Die Patienten entwickeln hierbei wegen des nach ca. einem Jahr eintretenden Todes manchmal keine schlaffen oder spastischen Extremitätenlähmungen mehr.

Ursache: Unbekannt. Degeneration der im Hirnstamm gelegenen Ganglienzellen der kaudalen bulbären motorischen Hirnnervenkerne (Medulla oblongata und Brücke), d. h. Schädigung der peripheren motorischen Neurone. Die Zelldegeneration beginnt im Kerngebiet des N. hypoglossus, dann des N. facialis und des N. vagus sowie des N. trigeminus (motorisch).

Symptome: Atrophische Lähmung der Lippen-, Zungen-, Schlund- und Kehlkopfmuskulatur. Frühsymptom Sprechstörung. Schlaffe Lähmung der Zunge mit Atrophie und Faszikulation. Sprechweise schleppend. Artikulation für Labiale (b, p, s. w) und Linguale (r, l) erschwert. Monotonie, Bradyarthrie. Offenes Näseln durch schlaffe Gaumensegellähmung. Auch reflektorisch (Würgreflex) kein Anheben des Gaumensegels im Gegensatz zur Pseudobulbärparalyse. Schluckstörungen. Stroboskopisch zeigen sich anfangs zentral bedingte Einbrüche in den Schwingungsablauf der Stimmlippen. Später ein- oder doppelseitige schlaffe oder straffe Vagusparese. Heiserkeit. Keine Aphonie. Zuletzt Anarthrie. EMG-Veränderungen.

Die bulbäre Dysarthrie macht eine akustisch ähnliche Sprechstörung wie die pyramidale Dysarthrie.

Familiäre infantile progressive Bulbärparalyse (Fazio-Londe-Syndrom). Dysarthrie, Abduzens- und suprabulbäre Fazialislähmung. Oft mit amyotrophischer Lateralsklerose kombiniert.

23.2.8.2
Amyotrophische Lateralsklerose

Ursache: Degeneration der Pyramidenbahnen, motorischen Hirnnervenkerne und Vorderhornzellen.

Symptome: Kombination von atrophischen und spastischen Lähmungen. Pseudobulbäre Dysarthrie.

Im Verlauf der Krankheit entwickelt sich auch ein bulbäres Syndrom. Die bulbären Symptome treten in 20% der Fälle auf. Deshalb kann bei einer amyotrophischen Lateralsklerose eine Dysarthrie mit atrophischen Lähmungen der Lippe, der Zunge, des Gaumensegels, der Schluckmuskulatur und des Kehlkopfes auftreten.

Charakteristisch ist, daß der Beginn des Sprechens Schwierigkeiten bereitet. Der Mund bleibt beim Sprechbeginn offen und wird nicht geschlossen. In den Recessus piriformes ist infolge der Schluckstörung reichlich Schleim vorhanden.

Therapie: Nicht erfolgversprechend.

23.2.8.3
Syringomyelie

Es handelt sich um eine Entwicklungsstörung des Rückenmarkes mit Höhlenbildung. Prozeßhaftes Fortschreiten von einem bestimmten Alter an. Verlust des Temperatur- und Schmerzsinnes steht im Vordergrund.

Bei der *Syringobulbie* (bulbäre Verlaufsform der Syringomyelie) Ausfall des N. trigeminus, N. vagus, N. glossopharyngeus und des N. hypoglossus. Fazialis- und Abduzensbeteiligung ist selten. Atrophische Paresen durch Läsion der Vorderhörner.

Symptome: Lähmungen der Stimmlippen (Heiserkeit), des Rachens, des Gaumensegels und der Zunge, Kau- und Schluckstörungen.

Therapie: Eine Sprachtherapie ist sinnvoll, da chronisch-protrahierter Verlauf mit Perioden des Stillstandes.

Weiterhin kommt eine bulbäre Dysarthrie vor bei Poliomyelitis, Tumoren im Bereich des Hirnstammes und bei vertebrobasilärer Insuffizienz.

23.2.9
Störungen des Kleinhirns

Das Kleinhirn steht u. a. mit den Stammganglien in Verbindung. Efferenzen fließen sowohl der motorischen Hirnrinde als auch dem Rückenmark zu.

Funktionen des Kleinhirns:
- Koordination der Motorik;
- Mitwirkung bei der Gleichgewichtserhaltung;
- Regulation des Muskeltonus, d. h., Regulation der Zielsicherheit und der flüssigen Abfolge von Bewegungen.

Symptome zerebellarer Bewegungsstörungen:
Ataxie: Störung der Gleichgewichtsregulation und Bewegungskoordination. Zielbewegungen überschießend (Hypermetrie), ruckartig, verwakkelt.

Dysdiadochokinese: Erschwerung der Feinbeweglichkeit (schneller Folgebewegungen) infolge Störung der Koordination und Tonusregulierung.

Kleinhirnhypotonie: Muskeltonus herabgesetzt.

Intentionstremor: Bei jeder beabsichtigten Bewegung tritt Zittern mit Crescendo-Charakter auf.

Nystagmus.

23.2.9.1
Zerebellare Dysarthrie

Ursache: Kleinhirnerkrankungen (Tumoren), Verletzungen, familiäre Erkrankungen, frühkindliche Hirnschädigungen, Überdosierung von Barbituraten (Schlafmittel), Antiepileptika und Alkohol, multiple Sklerose, spino-ponto-zerebellare Atrophie. Durchblutungsstörungen der A. cerebelli inferior.

Symptome: Die Sprechstörung kommt durch eine Ataxie (Unordnung) der Atemmuskulatur und der bukkofazialen Muskulatur zustande. Die ataktische Sprechweise zeichnet sich durch eine gestörte Akzentuierung mit falschen Pausen zwischen Silben und Wörtern — das Skandieren — aus. Jede einzelne Silbe wird betont. Sprechen langsam, mühsam, stockend. Lautdehnungen.

Die unregelmäßige Atmung und unkoordinierte Sprechweise führt zur sog. Stakkatosprache, wobei die sakkadierte Atmung zu gelegentlichem jauchzenden Luftholen an falscher Stelle führt.

Die Löwenstimme mit zuviel Luftverschwendung beim Sprechen ist Folge einer überschießenden Innervation. Tonhöhen- und Lautstärkeänderungen.

Zu langsames oder zu rasches Sprechtempo; letzteres kann dem Poltern ähneln. Gepreßte, gequetschte, rauhe Stimme.

Eine andere Form zerebellärer Sprechstörung äußert sich in verwaschener Artikulation. Bei familiären Kleinhirnerkrankungen ist zusätzlich die Sprachentwicklung infolge Intelligenzdefektes verzögert. Bei frühkindlicher Hirnschädigung ist keine isolierte Kleinhirnstörung vorhanden. Unterscheidung von der durch Hemisphärenläsion verursachten Dysarthrie: Dysdiadochokinese ohne Ersatz durch Massenbewegungen.

23.2.9.2
Friedreich-Ataxie

Ursache: Degeneration der spinozerebellaren Bahnen. Rezessiv erblich.

Symptome: Beginn vor der Pubertät. Die Dysarthrie entsteht durch Dyskoordination der Artikulationsbewegungen. Im oralen Bereich unzweckmäßige Kontraktionen beim Sprechen. Willkürliche Bewegungen der Zunge sind nach allen Richtungen möglich. Skandierende Sprache mit explosionsartigem Hervorstoßen einzelner Silben, Hypotonie. Zerebellare Ataxie (Dysdiadochokinese, Intentionstremor, Nystagmus). Zusätzliche Ausfälle des N. cochlearis und N. vestibularis, oder pyramidale und extrapyramidale Sprachsymptome können auftreten.

23.2.9.3
Zerebelläre Heredoataxie (Nonne-Pierre Marie)

Ursache ist eine Kleinhirnrindenatrophie. Dominanter Erbgang.

Symptome: Die Erkrankung beginnt um das 35. Lebensjahr. Sprachstörungen sind ausgeprägter als bei der Friedreich-Ataxie. Die sprachliche Verständigungsmöglichkeit kann vollkommen erloschen sein. Die als „Löwenstimme" bezeichnete Stimme ist tief, laut und rauh mit verwaschener, langsamer, stoßweiser und explosiver Sprachartikulation (Sprechen mit Luftverschwendung). Keine Hypotonie.

23.2.9.4
Multiple Sklerose

Die Ursache ist unbekannt. Es handelt sich um eine chronische Erkrankung des zentralen Nervensystems mit Entmarkungsherden (Auflösung der Markscheiden) und anschließender Sklerose in sämtlichen Hirnarealen (Rückenmark, verlängertes Rückenmark, Brücke, Großhirn, Kleinhirn).

Symptome der Sprachstörung: Skandieren, d. h. durch zerebellare Koordinationsstörung bedingte Veränderung der rhythmischen und zeitlichen Akzente mit schleppender, buchstaben- und silbenmäßig abgehackter Sprechweise, Wortfolgen werden durch Atemzüge zerhackt, stoßartiges Sprechen.

Ermüdung beim Sprechen; Näseln infolge zentraler spastischer Gaumensegellähmung; ein- oder beidseitige Stimmlippenlähmung; Monotonie, d. h. Veränderung des melodischen Akzentes.

Atemvorschieben vor der Phonation wie beim Stottern, Luftverschwendung. Zittern der Stimmlippen nur bei Beginn der Phonation im Gegensatz zum Parkinson-Syndrom (Intentionszittern), ruckartige, in Absätzen erfolgende Stimmlippenbewegungen, Tonhaltedauer verkürzt. Bei Mitbeteiligung des N. hypoglossus erschwerte Bildung der Zungenlaute.

Die Aphonia spastica ist selten, ebenso Inspiration bei angenäherten Stimmlippen ohne Phonation (jauchzende Inspiration).

Weitere Symptome: Aphasie, paroxysmale Aphasie, paroxysmale Dysarthrie (täglich mehrmals einsetzende Anfälle von bulbärer Dysarthrie), paroxysmale Dysbasie.

23.2.10
Neurologische Krankheitsbilder, die mit Dysarthrien einhergehen

Von der Art der Sprach- und Stimmstörung lassen sich keine Rückschlüsse auf die zugrundeliegende neurologische Erkrankung ziehen.

23.2.10.1
Hirntumoren

Der phoniatrische Befund läßt keine Rückschlüsse auf die Lokalisation eines Hirntumors zu.

Symptome: Kontralaterale Hirnnervensymptome bei Tumorsitz oberhalb der Kerngebiete der Hirnnerven. Ipsilaterale Hirnnervensymptome bei Sitz im unteren Hirnstamm, d. h. im Kerngebiet oder unterhalb der Kerngebiete. Hirnnervenausfälle sind meist Folge nukleärer und infranukleärer Schäden, seltener bei supranukleären Schädigungen.

Sprachliche Symptomatik: Kortikale, extrapyramidale, zerebellare oder bulbäre Dysarthrie. Veränderungen der musischen Sprachelemente.

Aphasie. Je nach Lage des Tumors finden sich:
- Temporallappen: Bei Tumoren der dominanten Hemisphäre Wernicke- oder amnestische Aphasie.
- Parietallappen: Amnestische Aphasie. Dyslexie, Dyspraxie für beide Hände.
- Frontallappen: Motorische Aphasie.
- Kleinhirn: Dysarthrie.

23.2.10.2
Epilepsie

Unter endogener (genuiner) oder symptomatischer (z. B. nach Hirnverletzung) Epilepsie versteht man eine Gruppe verschiedener Erkrankungen mit zerebralen Krampfanfällen. Wesensveränderungen und Demenz (Folge von Hirnparenchymschäden durch Anfälle.)

Der Epileptiker stößt oft zu Beginn des epileptischen Anfalles einen Schrei *(Initialschrei)* aus und stürzt hin. Der Initialschrei kommt zustande durch Kontraktion der Atemmuskulatur bei anfangs geschlossener Stimmritze.

Transitorische (vorübergehende) Verlaufsform
Symptome der Sprachstörung: Auftreten vor und nach den Anfällen. Im allgemeinen tritt amnestische Aphasie auf. Motorische Aphasie seltener und in der Regel vor dem Anfall. Vereinzelt Dysarthrie. Verlangsamung des Sprechens, Echolalie, Haften- und Klebenbleiben an immer gleichen Worten (Perseveration), Stammeln, spastische Dysphonie. Im Intervall kann auch Stottern auftreten. Die Störungen sind reversibel.

Speech arrest siehe die Anmerkung am Endes dieses Abschnitts.

Ursache: Sie liegt in dem Gesamtzustand der Bewußtseinstrübung und den zerebralen Durchblutungsstörungen des epileptischen Anfalles. Die Sprachstörungen weisen auf epileptische Entladung in der Frontotemporalregion der dominanten Hemisphäre hin.

Differentialdiagnose: Aphasische oder dysarthrische transitorische ischämische Attacke bei Karotisstenose oder Karotisverschluß.

Chronische Verlaufsform
Symptome der Sprachstörung: Die Sprachstörung hängt von der Lokalisation der Epilepsie (Kortex, Subkortex) ab.

Dysphasische, dysarthrische und dysgrammatische Sprachstörungen. Sprachliche Stereotypien insbesondere bei Temporallappenepilepsie der linken Seite. Aphasie (besonders amnestische Aphasie), Störungen der musischen Sprachelemente, Monotonie, Bradyarthrie. Perseverationen, Auslassen grammatischer Bestandteile, Silbenstolpern, Flickwörter, Ersatz eines präzisen Ausdruckes durch unbestimmte Redensarten, schwerfälliger Gedankengang, Hängenbleiben an einer Silbe (Häsitieren).

Dysarthrie und Stottern sind selten. Epilepsie und Stottern findet sich kombiniert bei frühkindlichen Hirnschädigungen.

Folgen medikamentöser Therapie. Phenytoin (Phenhydan®, Zentropil® und Epanutin®) können eine zerebellare Dysarthrie oder Störungen der linguodentalen Artikulation (mechanisches Stammeln) machen durch Gingivitis (Entzündung und Verdickung des Zahnfleisches) infolge allergischer Reaktion (abhängig von Behandlungsdauer, Dosis und Mundpflege).

Die Dauerveränderungen der Sprache als Ergebnis des Demenzprozesses sind nichts spezifisch Epileptisches. Spezifisch sind nur die Perseverationen und die Monotonie.

Ursache der Sprachstörung: Progessive ischämische (infolge mangelnder Blutzufuhr) Zelluntergänge.

Sprachtherapie. Sie ist nur bei Epilepsie im Kindesalter sinnvoll.

Anmerkung: Speech arrest. Es handelt sich um plötzlich einsetzende, vorübergehende aphasische Störungen. Vorkommen bei Absencen oder sonstigen Anfällen. Eine paroxysmale Aphasie kann als Aura vor epileptischen Anfällen auftreten oder epileptischen Anfällen nachfolgen. Sie kann auch epileptisches Äquivalent sein, d. h. Ersatz für einen epileptischen Anfall. Paroxysmale Aphasien sind meist expressiver Art. Keine Satzbildung mehr möglich, evtl. Paraphasien oder Automatismen. Kombination mit Agraphie und Alexie möglich.

Während einer Aura Wortfindungs- oder Sprachverständnisstörungen; dann Fokus im Bereich der linken Hemisphäre bzw. im Bereich der sprachdominanten Hemisphäre.

Bei rolandischer Epilepsie Sprechunvermögen. Die Sprechstörung dauert nach Abklingen des Anfalles noch weiter an.

Landau-Kleffner-Syndrom. (Erworbene) Aphasie und Epilepsie im Kindesalter.
Beginn mit verbaler akustischer Agnosie, dann Verlust der Spontansprache (Aphasie), dann epileptische (klonische) Anfälle. Bei 90% der Kinder bereits EEG-Veränderungen vor Einsetzen der Anfälle. Knaben doppelt so häufig betroffen wie Mädchen. Nach Normalisierung des EEG durch Medikamente erlangen 1/3 der Kinder wieder eine normale Sprache (transitorische Sprachstörung). Ursache unbekannt. Das Syndrom gehört zu den Epilepsien.

ESES-Syndrom: Epilepsie einhergehend mit Sprachentwicklungsstörung (electrical state epileptical in sleep).

Bei allen Kindern mit verzögerter Sprachentwicklung, für die keine Ursache zu finden ist, deren Sprachentwicklung sistiert oder rückläufig ist, muß daher immer ein EEG im Schlaf angefertigt werden.

23.2.10.3
Commotio cerebri (Hirnerschütterung) und Contusio cerebri (Hirnquetschung) nach Schädeltrauma

Nach einer Hirnerschütterung folgt keine Dysarthrie, es sei denn psychogen, ebenso kein Mutismus, es sei denn psychogen.

Mögliche Symptome nach Hirnquetschung:
- Dysarthrie (iterative Dysarthrie, dysarthrisches Stottern);
- Dyspraktische Störung der Zungenbewegung;
- Poltern;
- Silbenstolpern;
- Aphasie;
- Konstruktive Apraxie.

Weitere mögliche Störungen nach Schädeltrauma:
- Traumatischer Mutismus nach schwerer Hirnstammschädigung;
- Postkommotioneller Mutismus (psychogen);
- Traumatisches (psychoneurotisches) Syndrom;
- Dysphasische Störung;
- L-R-Symptom: L und r werden als erste Laute bei einer beginnenden aphasischen oder dysarthrischen Läsion gestört. Während der Erholung bleibt die L-R-Störung am längsten bestehen.
- Hör- und Gleichgewichts-, Geruchs- und Sehstörungen; abnorme Reflexe, Parästhesien, Nervenlähmungen.

23.2.11
Untersuchungen bei Verdacht auf Dysarthrie

Tab. 23-4 zeigt die Untersuchungen bei einem Verdacht auf Dysarthrie. Ein standardisiertes und validiertes Verfahren ist der Frenchay Test (ENDERBY, 1983). Dieses Verfahren stützt sich auf die Erfassung von Begleitsymptomen durch Inspektion der Artikulationsorgane, unabhängig vom Sprechen. Beobachtet werden:
- Die spontane Reflexaktivität der Muskeln beim Schlucken und bei der Steuerung des Speichelflusses.
- Die Ruheatmung.
- Die Beweglichkeit von Lippen, Unterkiefer, Zunge und Gaumensegel.
- Die Stimmleistung (Tonhöhen- und Lautstärkeumfang).
- Sprechrhythmus, Sprechmelodie, Sprechgeschwindigkeit.
- Die Verständlichkeit der Spontansprache beim Nachsprechen.

Mit diesem Verfahren können differentialdiagnostisch unterschieden werden:
- Spastische Dysarthrie
- gemischte Dysarthrie
- hypokinetische Dysarthrie
- ataktische Dysarthrie
- schlaffe Dysarthrie.

Tabelle 23-4:
Untersuchungen bei Verdacht auf Dysarthrie

- Untersuchungen der mimischen Muskulatur, insbesondere der Lippenbeweglichkeit	- Beurteilung der Atmung (Ruheatmung, Sprechatmung)
- Prüfung der Zungenmotorik (herausstrecken, Führen in beide Mundwinkel, kreisförmig im Uhrzeigersinn und entgegengesetzt um die Lippen führen)	- Beurteilung der Sprechstimme, Sprechstimmklang, Sprechstimmlage, Stimmeinsätze, Stimmlautstärke
- Prüfung des velopharyngealen Verschlusses	- Beurteilung der Singstimme (Stimmumfang, Singstimmqualitäten)
- Untersuchung der Artikulation (Vokale, Konsonanten, Artikulationsgeschicklichkeit, Schnellsprechsätze)	- Untersuchung des Sprechablaufs (Sprachakzente, Redefluß)
	- Sensibilitätsprüfung (Gesichtshaut, Gaumen, Mundhöhle, Zunge)
	- Prüfung der Kieferbewegungen

23.2.12
Therapie bei Dysarthrien

Die Artikulationsfähigkeit wird verbessert durch:
- Betontes, langsames Sprechen;
- Silbe-um-Silbe-Aussprache;
- Gezielte Übungen mit besonders schwierigen Phonemen;
- Aktivierung der Ausdrucksfähigkeit (prosodisches Training);
- Laut-leise-Koordinationsübungen;
- Atemübungen mit dem Ziel der Verlängerung der Ausatmung und eines gleitenden, nicht stockenden Atemstroms.

23.2.12.1
Vorgehen nach EISENSON
Kontrolle der Artikulationsfähigkeit durch *visuelle Nachahmung:*
- Direkt vom Therapeuten absehen;
- Im Spiegel die eigenen Artikulationsbewegungen und die des Therapeuten beobachten;
- Anwendung von Videorecorder-Aufzeichnungen.

Ausgehend von Vokalen Üben von Konsonant-Vokal-Kombinationen. Dabei Verwendung unterschiedlicher Laute bzgl. der Artikulationsstellung (keine Kombination von p und m). Bei Anarthrie Erlernung von Lauten, die am leichtesten ausführbar sind.

23.2.12.2
Vorgehen nach DARLEY, ARONSON und BROWN
Herabsetzung der Sprechgeschwindigkeit, Silbe-für-Silbe-Sprechen, stark hervorgehobene Artikulation der Konsonanten, Üben schwieriger Phoneme (Konsonanten, welche die gehobene Zungenspitze als artikulierendes Organ benötigen), Senken und Heben des Unterkiefers, Lippenbewegungen, Zungenbewegungen bei gleichzeitiger Spiegelkontrolle.

Übungen der Phonation: Wiederherstellung der physiologischen mittleren Sprechstimmlage, Training der normalen Lautstärke, Üben einer exakten Stimmlippenadduktion.

Resonanzübungen: Durch Perzeptionstraining Anpassung des Sprechmechanismus an eine physiologische orale Resonanz.

Prosodieübungen: Betonung bestimmter Silben und Wörter erfolgt durch eine unterschiedliche Lautstärke, Sprechstimmlage und Wechsel zwischen langen und kurzen Silben.

23.2.13
Zerebrale Bewegungsstörungen (infantile Zerebralparesen)

23.2.13.1
Definition

Es handelt sich um zerebral bedingte neuromuskuläre Störungen im Bewegungsablauf mit oder ohne Intelligenzdefekt infolge einer prä-, peri- oder postnatal erworbenen, nicht progressiven Hirnschädigung.

Die Bewegungsstörungen sind je nach Sitz und Ausdehnung der Hirnschädigung (zentrale Bahnen und Kerne) unterschiedlich. Auch die Ätiologie der zerebralen Schädigung ist uneinheitlich. Krankheitsspezifische phoniatrisch-pädaudiologische Allgemeinsymptome gibt es daher nicht. Somit können gleiche Ursachen verschiedene Symptome hervorrufen, und verschiedene prä-, peri- und postnatale Ursachen können die gleichen Symptome zur Folge haben.

Besonders betroffen sind die zentralen Kerne und die Leitungsbahnen der am Sprechvorgang beteiligten Hirnnerven: N. trigeminus, N. facialis, N. glossopharyngeus, N. hypoglossus.

Folge: Pyramidale, extrapyramidale, zerebellare Dysarthrie oder Mischformen; z. B. extrapyramidale Schädigung der orofazialen Muskulatur bei pyramidaler Schädigung der Extremitäten.

23.2.13.2
Formen der Zerebralparesen

Es gibt fünf Hauptformen der Zerebralparesen: Spastik, Athetose, Ataxie, Hypotonie und Mischformen. Am häufigsten sind Spastizität und Athetose.

Bei Läsionen des pyramidalen Systems kommt es zur Steigerung primitiver oraler Reflexe (Saug-, Würg-, Zungen- und Kaureflex) und längerem Erhaltenbleiben bis zum 3. — 5. Lebensjahr. Sprechbewegungen werden auf diesen pathologischen Reflexen aufgebaut und damit fehlentwickelt.

Kombination mit Pseudobulbärparalyse oder Athetose ist möglich. Die Pseudobulbärparalyse ist meist inkomplett. Oft Kombination von Athetose und Ataxie.

Die motorische Störung wird erst in den ersten Lebensjahren manifest. Sie erscheint progressiv, da primitive Reflexe persistieren und abnorme Bewegungsmuster entstehen. Häufigkeit 1–2%.

Ursachen sind meist Asphyxie, Frühgeburt, weiterhin Gestose, Geburtstrauma, Infektionen, Kernikterus.

Je geringfügiger die Hirnschädigung, desto später werden die Symptome erkannt. Oft erscheint nur die statistische Entwicklung verzögert.

Wichtige Verdachtszeichen für die Frühdiagnose (soll in den ersten 6 Monaten gestellt werden):
– Saug- und Schluckschwierigkeiten;
– Steifmachen beim Füttern und Baden;
– Ablehnen der Bauchlage;
– Schlechte Kopfkontrolle;
– Dauernd asymmetrische Haltung;
– Abnorme Schreckhaftigkeit;
– Bewegungsarmut;
– Ständig geschlossene Fäuste.

Spastische Formen der zerebralen Bewegungsstörungen. Die spastische Bewegungshemmung ist ein Enthemmungsphänomen; die von Hirnstamm, Vestibularapparat und Rückenmark gesteuerten primitiven Reflexe (tonische Reflexe, Haltungsreflexe) wirken sich infolge Ausfalls der übergeordneten zentralen Koordination und Kontrolle ungehemmt aus. Beim Neugeborenen und beim ganz jungen Säugling sind diese primitiven Reflexe wegen der Unreife des Gehirns physiologischerweise noch vorhanden.

Die Stimme klingt gepreßt, monoton, offenes Näseln. Die Atmung ist oberflächlich, wird beim Sprechen oft angehalten, evtl. inspiratorisches Sprechen. Mimik starr. Zunge wird an die Zähne gepreßt. Artikulation verkrampft.

Frühsymptome: Opisthotonus (retroflektierter Kopf), Adduktorenspasmus (Überkreuzen der Beine in aufrechter Stellung), mangelhafte Kopfkontrolle, Persistieren des Moro-Umklammerungsreflexes nach dem 3. Monat, flektierte Finger mit eingeschlagenem Daumen nach dem 3. Monat usw.

Ursache: Läsionen des pyramidalen Systems.

Diplegia spastica infantilis (Little-Krankheit). Spastische Paresen beider Beine mit geringer Mitbeteiligung der Arme. Alleiniges Befallensein der Beine = Paraplegie. Gestreckte und infolge von Adduktorenspasmen gekreuzte Beine, Spitzfußstellung der Füße, gesteigerte Eigenreflexe, nur bei Innervation Spastizität, in Ruhe schlaffe Extremitäten.

Ursache: Meist fötale oder neonatale Asphyxie; Hirnblutung.

Hemiplegia spastica. Gehäuft epileptische Anfälle. Die Intelligenz ist weniger als bei der Diplegia spastica beeinträchtigt. Das Bein ist weniger befallen als der Arm, der an den Thorax adduziert und im Ellbogen gebeugt ist, die Hand in Geburtshelferstellung. Der Arm, besonders die Hand, bleibt beim Wachstum zurück. Innervation der Gesichtsmuskulatur meist mitbetroffen. Diagnose vor dem 2.–3. Monat nicht möglich.

Ursache: Traumatische Geburtsschädigung, postnatale Enzephalitis, vaskuläre Prozesse.

Konnatale beidseitige Hemiplegie. Starke, meist ungleiche Beteiligung der Arme, stärkerer Grad des Intelligenzdefektes. Kombination mit extrapyramidalen Störungen möglich. Bereits bei der Geburt manifest.

Ursache: Geburtstraumen.

Athetose. Zunächst besteht Hypotonie, später pallidäre Rigidität. Die Athetose beginnt während oder nach dem 2. Lebensjahr.

Ursache sind Läsionen des extrapyramidalen Systems. Häufig durch Kernikterus infolge Rh-Inkompatibilität.

Die Lautstärke der Stimme schwankt zwischen Makro- und Mikrophonie. Die Atmung schwankt zwischen oberflächlich und tief, schnell und langsam. Die Mimik wechselt mit Grimassieren, die Artikulation zwischen deutlich und verwaschen.

Ataktische Formen. Koordinationsstörung mit Kopf-, Rumpf- und Extremitätenataxie. Intentionstremor, Dysmetrie. In den ersten Lebensmonaten Bewegungsarmut und Muskelhypotonie. Kopfkontrolle, Sitzen,

Gehen, Stehen und Sprechen entwickeln sich stark verzögert. Meist Intelligenzdefekt.

Die Stimme ist leise, monoton, abgehackt. Artikulation verwaschen, langsam, dysrhythmisch. Atmung oberflächlich, kurz. Mimik starr.

Ursache sind Schädigungen des Kleinhirnsystems infolge von Apnoe-Anfällen unmittelbar nach der Geburt; Krämpfe in der Neugeborenenperiode.

Hypotone Formen. Sie kommen isoliert als Übergangsformen bei Athetose oder in Kombination mit Ataxie bei den ataktischen Formen der zerebralen Bewegungsstörungen vor. Hypotone Kinder neigen zu Mittelohrergüssen.

Mischformen. Gleichzeitige Schädigung des pyramidalen, zerebellaren und extrapyramidalen Systems: z. B. extrapyramidale Schädigung der orofazialen Muskulatur bei pyramidaler Schädigung der Extremitäten.

Weitere Symptome bei zerebralen Bewegungsstörungen. Bei den zerebralen Bewegungsstörungen kann dysphasisches und dysarthrisches Stottern (Iterationen) vorkommen. Es unterscheidet sich vom gewöhnlichen Stottern durch das Fehlen der subjektiven Sprechangst und durch die gleichmäßige Ausprägung der Störung während aller Sprachleistungen (Spontan-, Nachsprechen, Lesen, Aufsagen).

Weiterhin finden sich verzögerte Sprachentwicklung, sensorisches oder motorisches Stammeln, Sigmatismus, Dysgrammatismus und Entwicklungsstörungen.

Hörstörungen bestehen bei 20% der Patienten mit zerebralen Bewegungsstörungen; bei Athetosen 40%.

Differentialdiagnose. Verzögerte Sprachentwicklung, Stammeln, Dysgrammatismus, Stotter-Syndrom.

Pyramidale, extrapyramidale und zerebellare Dysarthrien sind nicht immer exakt voneinander zu trennen.

23.2.13.3
Diagnose zerebraler Bewegungsstörungen

Die Diagnose einer Zerebralparese unter 4 Monaten ist sehr schwierig, sogar noch mit 6 Monaten, wenn die Schädigung gering ist. Die Differentialdiagnose (d. h. die Bestimmung des Typs der Zerebralparese) ist in den ersten 6 Monaten kaum möglich. Viele Säuglinge mit schlaffen Lähmungen werden später athetotisch oder ataktisch oder leiden an einer anderen Erkrankung. Spastische Diplegien werden erst durch eine Verzögerung im Sitzen bemerkt. Abnorme Verhaltens- und Bewegungsmuster entwickeln sich erst, wenn das zerebralparetische Kind aktiver wird. Sie verändern sich, wenn das Kind sie zu funktionellen Aktivitäten adaptieren will. Diese Änderungen erfolgen nach vorhersehbaren Regeln. Sie unterscheiden sich bei den verschiedenen Typen der Zerebralparese. Manchmal verschwinden frühe abnorme Zeichen wieder, und die Kinder entwickeln sich normal. Manchmal gibt es jedoch später Schwierigkeiten bei Feinbewegungen und Perzeptionsprobleme im Schulalter.

Es gibt keine klare Trennlinie zwischen den leicht abnormen Zeichen eines Hirnschadens und den primitiven normalen Bewegungsmustern eines 3 oder 4 Monate alten Säuglings. Abnorme motorische Muster treten zu keiner Zeit der Entwicklung eines normalen Säuglings auf. Primitive Muster und abnorme motorische Muster werden in allen Fällen von Zerebralparese gefunden mit einer folgenden Retardierung oder mit Stillstand der motorischen Entwicklung. Bei jungen Säuglingen und bei den leichter betroffenen älteren Kindern primitive Muster, bei den älteren und schwerer betroffenen Kindern abnorme Muster.

Nur wenige Kinder sind von Geburt an spastisch oder rigide. Aus anfänglicher Rigidität kann später eine Hypotonie resultieren. Meist allmähliche Entwicklung der Spastik.

Bei Kindern mit Zerebralparese hindert die Beugespastizität von Rumpf und Armen in Bauchlage das Kopfheben.

Bei Liegenbleiben auf dem Rücken verstärkt sich die Extensionsspastizität des Rumpfes, die Beine strecken sich in Adduktion, Innenrotation und Plantarflexion der Füße. Bei unterstütztem Aufstellen des Kindes nimmt die Spastizität der Füße und Zehen zu.

Bei unterstütztem Sitzen Kopfneigung nach vorn und Beugung des Rückens. Das Muster der Beugespastizität überlagert dann das ursprüngliche Extensorenmuster, d. h. es mischen sich zwei abnorme Muster (Beugung der Wirbelsäule mit in Retraktion gebeugten Armen, Hemiflexion der Hüften und Beine mit Adduktion und Innenrotation). Bei Kopfhebung Streckung von Rumpf und Hüften, Strecken der Knie, Zunahme der Adduktion evtl. mit Überkreuzen der Beine, Zurückfallen auf den Rücken.

Intermittierende Spasmen treten bei zunächst schlaffen Kindern auf. Plötzliche Extensorenstöße gehen mit starrer Extension von Hals, Wirbelsäule und Hüften einher. Im Gegensatz zu den spastischen Kindern, die Beuge- mit Streckmustern kombinieren, plötzlicher Wechsel zwischen totaler Beugung und totaler Extension.

Normale orale Reflexe des Säuglings und ihre Untersuchung.
Saug- und Schluckreflex. Er tritt zuallererst auf, bereits der Fötus saugt ab dem 4. Lebensmonat am Daumen. Der Saug- und Schluckreflex bleibt bis zum 5. oder 6. Lebensmonat erhalten, wird dann allmählich abgebaut und durch die nun einsetzende Löffelfütterung von den willentlich gesteuerten Kau-Schluckbewegungen abgelöst (Willkürmotorik).

Saugreflex. Auslösung führt die Lippen und die Zungenspitze zu reflektorischen Einnehmbewegungen. Gesaugt wird mit der Zunge. Dabei wird mit dem Zungengrund der Weg zum Pharynx geschlossen; dadurch entsteht eine Sogwirkung im Mundinnenraum. Die nervöse, afferente Versorgung erfolgt über den N. facialis und den N. trigeminus, die efferente über den N. facialis und N. hypoglossus.

Schluckreflex. Auslösung beim Transport von Speichel oder Nahrung auf der Zunge über die sensiblen Fasern am Zungengrund. Während des Schluckaktes Anhalten der Atmung.

Rooting- oder Einstell-Reflex (Suchreflex). Er tritt sofort nach der Geburt auf. Prüfung durch leichtes Antippen oder Streichen der Wangen direkt neben den Mundwinkeln. Bei positivem Reflex dreht sich das Kind mit seinem Mund sofort zu dieser Stelle hin, um die vermeintliche Nahrungsquelle zu suchen. Auslösung dieses Reflexes durch Reizung der sensiblen Äste des N. facialis, des Kopfdrehens durch den N. accessorius, des Mundöffnens über den N. trigeminus.

Beißreflex. Auslösung bei Berührung der Zahnleiste. Er zeigt sich durch mechanisches, rhythmisches Öffnen und Schließen des Kiefers. Er dient ebenfalls der unwillkürlichen Nahrungsaufnahme, tritt bald nach der Geburt auf und bleibt bis zum 4.–6. Lebensmonat erhalten.

Würgreflex. Auslösung durch taktile Berührung im hinteren Mundbereich. Kontraktion des weichen Gaumens bei gleichzeitigem Vorstoßen der Zunge mit erhöhtem Tonus. Je länger das Kind bei der Flaschennahrung belassen wird, desto länger bleibt der Würgreflex. Er wird mit dem 6.–7. Monat nach dorsal verlagert.

Pathologische orale Reflexe des Säuglings bei infantiler Zerebralparese.

Pathologische Mundmotorik. Ungenügend wirkendes, abnorm gesteigertes oder fehlendes orofaziales Reflexbild infolge neurologischer Krankheitsbilder.

Die pathologische Mundmotorik umfaßt die Koordinationsbereiche der Respirations-, Kehlkopf- und Mundhöhlenmotilität.

Bei einem zerebral geschädigten Säugling können die oralen Reflexe nur schwach ausgeprägt, überhaupt nicht vorhanden oder hyperaktiv (enthemmt) sein. Bei pathologischen rhythmischen Kieferbewegungen (lutschähnliche Bewegungen) spricht man vom *Schnappreflex*. Dieser pathologische Reflex kann über Jahre den Hauptanteil der Artikulationsbewegungen ausmachen. Hierbei erfolgt kein aktiver Mundschluß, keine richtige Gaumensegelfunktion. Die Zunge liegt mit nach oben gewölbtem Zungenrücken und abgeflachten Zungenrändern im Mund, gegenläufig zur normalen physiologischen Zungenbewegung ständiges undosiertes Vorstoßen der Zunge mit oder ohne Tonuserhöhung.

Externe Kieferextension durch Streckung im Nacken nach hinten oder eine Hyperflexion durch Beugung nach vorn mit oder ohne Tonuserhöhung ergibt eine ungenügende Tonusvoraussetzung im orofazialen Bewegungsbereich. Daher keine Koordination der Gesichts- und Lippenmuskulatur. Aufgrund dieser Neuropathologie wird das Entwicklungssystem auf anderer Ebene aufgebaut, d.h. fehlgeleitet. Der Versuch des Kindes, die ungewollten abnormen Bewegungsmuster durch gewollte kompensatorische Bewegungen aufzuheben, schlägt fehl.

Einschießende Spasmen mit Tonuserhöhung in den oberen Extremitäten machen eine Schulterretraktion sowie eine Kopf- und Kieferextension, die zu einer Änderung der Atemmechanik zwingt (forcierte Hochatmung), evtl. mit Hyperventilation. Die Ventilationsgröße entspricht nicht dem muskulären Kraftaufwand. Erhöhter Luftverbrauch bei der Phonation. Artikulationsbewegungen sind nur bei extremer Kieferöffnungsweite möglich. Beim Artikulationsversuch Verstärkung des pathologischen Würgreflexes, Stillegung der Gaumensegelfunktion. Der Zungenbewegung fehlen die Gegenspieler, sie ist zu einem Klumpen in den hinteren Mundraum zurückgezogen oder stößt unmotiviert mit gehobenem Zungenrücken zwischen den Lippen hervor. Steigerung bis zur Rigidität der Artikulationsmuskeln möglich. Durch mangelnde Speichelkontrolle Ansammlung von Speichel über der Epiglottis; Folge sind ziehende, feuchte Atemgeräusche.

Stimmliche Äußerungen klingen kurz, gepreßt, kehlig, nasal; die Lautstärke ist erhöht.

Bei extrem hypotoner Haltung im Bereich des Schultergürtels und der oberen Extremitäten hängt der Kopf zur Seite der momentanen Fallrichtung. Das Kind macht einen apathischen, antriebslosen Eindruck. Atmung flach, Atemfrequenz vermindert, verlängerte Inspirationsdauer. Zwischen Ex- und Inspiration wird die kurze physiologische Atempause ausgelassen. Verminderung der oralen Reflexe. Unbeweglichkeit des Gaumensegels. Es bestehen größte Schwierigkeiten, einen Schluckmechanismus zu erreichen. Die Kinder bewegen sich kaum, zeigen kein Interesse an der Umgebung, seltenes Schreien oder Lautieren, welches leise, monoton und weinerlich klingt.

Anmerkung: Bewegungsbehinderte Kinder haben aufgrund ungenügender Kopfkontrolle *folgende Orientierungsschwierigkeiten:*
- Unzureichende visuomotorische Koordination;
- Mangelhaftes Körperschema;
- Gestörtes Raumlageempfinden.

23.2.13.4
Sprachtherapie (Dysarthrietherapie) bei zerebralen Bewegungsstörungen
Man unterscheidet drei Behandlungsstufen:
- Tonusnormalisierung; Bahnung normaler automatischer Reaktionen. Jede automatisch erzielte normale Bewegung hemmt pathologische Bewegungsabläufe.
- Überführung der normalen automatischen Reaktion in Bewegungen, die auch willentlich eingesetzt werden können.
- Normale Bewegungsabläufe ohne Hilfe. Bewußte Nachahmung von Lautbildungsmustern.

Krankengymnastik. Eine Bewegungstherapie kann erreichen:
- Beeinflussung des Muskeltonus,

- Bewegungsfaszilitation,
- Mutter- und Kindinteraktion,
- körperliche und psychische Stimulation,
- Stabilisation der Persönlichkeit,
- Frustrationstoleranz.

Vorstufen.
Anbahnung der Schluck- und Kaufunktion durch Eß- und Trinktherapie: Fütterung in der richtigen Lage.

Beim Füttern mit dem Löffel Druck der Zunge mit dem Mittelfinger der linken Hand unter dem Kinn nach vorn. Dadurch Reduktion der Spastizität der Zunge und Erreichen einer Öffnung des Mundes. Der Zeigefinger reguliert die Bewegungen des Unterkiefers von der Seite her. Der Daumen leitet in Oppositionsstellung zum Mittelfinger knapp unter der Unterlippe die Öffnung des Mundes sowie rotierende Kaubewegungen ein. Anschließend Einführung des Löffels; dieser wird auf die Zungenspitze gebracht und mehrere Sekunden lang kräftig nach unten gedrückt, bis die Lippen schließen, um die Nahrung vom Löffel zu nehmen. Nun Zurückziehen des Löffels, wobei die Oberlippe die Nahrung vom Löffel abstreift (nicht die oberen Schneidezähne). Sofort anschließend fester Mundschluß, bis der Schluckakt vollzogen ist. Das Herunterdrücken der Zunge leitet die Koordination von Lippen-, Kiefer- und Zungenbewegungen ein. Entgegenwirken der reflektorischen Überstreckung des Kopfes, indem man mit der flachen Hand auf die Brust des Kindes drückt.

Bei Schluckschwierigkeiten möglichst bald Absetzen von der Flasche, da das Trinken aus der Flasche jede Einflußnahme auf die Zungenbewegungen ausschaltet. Trinkenlassen aus einer Schale mit Schnabel. Zunächst passiver Mundschluß, dann wird der Schnabel an die Unterlippe gebracht; nicht zwischen die Zähne schieben, da sonst der Beißreflex ausgelöst wird. Dieser ist bei zerebralparetischen Säuglingen zwischen dem 4. und 6. Monat noch aktiv. Nach Aufnahme der Flüssigkeit festes Verschließen des Mundes.

Reduktion der Überempfindlichkeit der Mundschleimhaut, die Auslöser für pathologische Reflexe ist, durch Massage der Kieferschleimhaut. Massage jeweils vor dem Füttern, da dadurch Verminderung der

Bereitschaft zu spastischen Verkrampfungen aufgrund der Übersensitivität.

Beeinflussung der Atmung: Bei passivem Mundschluß leichtes Beugen des Kopfes; dadurch tiefere und rhythmischere Atmung. Bei Schwierigkeiten mit der Einatmung: Rückenlage. Bei Schwierigkeiten mit der Ausatmung: Bauchlage. Beginn einer passiven Atemtherapie mit leichtem Druck auf die Brust des Kindes und den Rücken während der Ausatmung. Die Ausatmung wird in die Länge gezogen, um die Atmung zu vertiefen und zu rhythmisieren. Während des Drückens intoniert der Therapeut einen langgezogenen Vokal. Durch derartige weiche und entspannte Phonationen kommt man der eigenen Lautgebung des Kindes zuvor; eine verkrampfte Stimmgebung wird dadurch ausgeschaltet. Auf diese Weise Anbahnung der richtigen Koordination von Lautgebung und Atmung. Einleitung der Vokalisation des Kindes durch Variation von Frequenz und Stärke des Druckes.

Übung der Gesamtmotorik: Durch Wiegen, Auf- und Abschaukeln des Kindes in der Hüfte, leichtes Stoßen und Klopfen am Rumpf und an den Gliedern Stimulation zum Lallen. Besserung auch der Koordination der Bewegungen und Unter-Kontrolle-Bringen anfangs unwillkürlicher Bewegungen.

Weitere Funktionsübungen der Sprechwerkzeuge: Massageübungen nach ZIMMERMANN. Massage des Zungenbodens unter dem Kinn. Mit den Fingern wird zum Hals hin gestrichen und umgekehrt, das Kinn wird auf- und ab-, seitlich hin- und her, vor- und rückwärtsbewegt. Klopfbewegungen an Lippen und Wangen; dieselben werden nach vorn gezogen. Ausübung eines Druckes auf den Zungenboden von unten her. Aufeinanderpressen der Lippen des Kindes und damit Vermittlung der Nasenatmung. Während der Massage echoartiges Nachahmen von Lall-Lauten der Kinder.

Methode von JOSEF und BÖCKMANN: Massage durch Kitzeln der Lippen und durch Bewegungsanregung von Zunge und Lippen mit Hilfe von Zucker. Funktionsverbesserung bei hypotoner Muskulatur, Straffung des Tonus der Lippen und des Unterkiefers; damit Einschränkung des Speichelns. Übergang zu aktiven Übungen durch:
– Lecken: Honig wird auf die Oberlippe, die Unterlippe oder an die

Mundwinkel geschmiert, dadurch Training der Zungenmuskulatur.
- Saugen: Erweiterung des Saugreflexes zur visuellen Wahrnehmung, indem das Kind aus verschieden weiten Plastikröhrchen Flüssigkeit saugt. Dabei wird das Sinken des Flüssigkeitsniveaus im Röhrchen beobachtet.
- Kauen: Stimulierung der Mundschleimhaut durch Betupfen mit Salzstangen.
- Blasen.

Physiotherapeutische Behandlungsmethode nach Vojta. Es handelt sich um eine entwicklungskinesiologische Behandlung. Ziel ist die Wiederherstellung des angeborenen (reflektorischen) Kriechens und Drehens durch Druck an Auslösezonen und durch Widerstände gegen entstehende Reaktionen. Die Methode beruht auf folgenden zwei Prinzipien:
- Nachlassen einer pathologischen Hypertonie, wenn Kinder eine bestimmte Bewegung gegen Widerstand im Bereich des Axisorgans (Rumpf, Kopf) und der Gliedergürtel (Schulter-, Beckengürtel) durchgeführt haben. Ausführung der Bewegungen in der Bauch- oder Seitenlage.
- Bahnung des Reflexkriechens und des Reflexumdrehens. Vojta sieht diese Reflexbewegungen als Basis der normalen motorischen Entwicklung an. Auslösung dieser Reflexe mit Hilfe von Druck und Widerstand von entsprechend benannten Hauptzonen und Hilfszonen.

Nachteil der Methode. Die Durchführung der Übungen ist mehrmals täglich erforderlich; Mindestdauer 20 Minuten. Hineinzwängen des Säuglings in eine bestimmte Haltung.

Grundlagen der Methode nach Vojta: In der zerebralparetischen Entwicklung bestehen nach Vojta Mängel in dem Koordinationskomplex der reflexveranlagten Fortbewegung. Sie ist entweder phylogenetischen (Reflexkriechen) oder ontogenetischen (Reflexumdrehen) Ursprungs. Gelingt es, durch Anwendung der reflexveranlagten Fortbewegung die mangelnden Koordinationselemente einzuschalten, so werden diese als Baumaterial in der höheren Motorik auch tatsächlich gebraucht. Die Bahnung der reflexveranlagten Fortbewegung bringt bei ZP-Risiko-Kindern eine grundsätzliche Wende oder sogar eine Vorbeugung der ZP-Entwicklung. Spätester Zeitpunkt für einen Therapiebeginn ist die optische Vertikalisierung (Aufrichtung); beim gesunden Kind erfolgt diese Ende des 8. Monats.

Die automatische Steuerung der Körperlage durch die Lagereflexe macht eine Beurteilung der Entwicklungsstufe des zentralen Nervensystems möglich. Bleibt dieselbe Art der abwegigen Reflexantwort eines Lagereflexes monatelang bestehen, so verharrt auch die automatische Steuerung der Körperlage in bezug auf diesen bestimmten Lagereflex.

Diese Abnormität beweist jedoch noch nicht unbedingt eine sichere anatomische Störung des zentralen Nervensystems. Die automatische Steuerung der Körperlage wird durch Auslösung der reflexveranlagten Fortbewegung aktiviert. Ist die automatische Steuerung der Körperlage gestört, so wird sie bei der Bahnung der reflexveranlagten Fortbewegung ebenfalls gebahnt.

Die Frühbehandlung der zerebralparetischen Entwicklung besteht in einer Aktivierung der blockierten Funktionen oder in einer Vorbeugung der drohenden pathologischen Motorik.

In der normalen Entwicklung korrespondieren die Phasen von *sieben Lagereflexen* mit der erreichten Entwicklungsstufe der phasischen Motorik und der erreichten Stufe der lokomotorischen Ontogenese (Fortbewegungsentwicklung). Sie geben also Auskunft über das Entwicklungsalter des Kindes. Name der Reflexe:
- Vojta-Reflex (Phase 1–3);
- Traktionsversuch;
- Kopfabhangversuch nach PEIPER;
- Kopfabhangversuch nach COLLIS;
- Horizontalabhangversuch nach COLLIS;
- Landau-Reaktion;
- Axillarhängeversuch.

Durch die Aktivierung der reflexveranlagten Fortbewegungen (Reflexkriechen und Reflexumdrehen) kommen neue Koordinationseigenschaften zustande. Beim Reflexkriechen werden neue Funktionen in die Haltungsstereotypie der tonischen Nackenreflexe eingebaut. So wird die tonische Nackenreflex-Koordination in eine höhere Koordination integriert.

Beim Reflexkriechen ist die Ausgangslage die Bauchlage. Der Arm an der Gesichtsseite wird nach vorn geschoben, während der Arm an der Hinterhauptseite in Pronation nach hinten gehalten wird. Beide Beine sind halb gebeugt und im Hüftgelenk nach außen rotiert. Die Auslösungszonen befinden sich an den Extremitäten, die Hilfszonen am Gürtel jeder Extremität und an der Hinterhauptseite des Rumpfes unterhalb des unteren Schulterblattwinkels.

Beim Reflexumdrehen wird die Haltungsstereotypie der tonischen Nakkenreflexe direkt aufgelöst.

Ein gesunder Säugling kann sich nach einem halben Jahr spontan vom Rücken auf den Bauch drehen. Auslösungszone ist die Brust in der Mamillarlinie am Ansatz des Zwerchfells auf der Gesichtsseite. Der Auslösungsreiz erfolgt durch Druck. Als Reflexantwort dreht sich der Kopf zur anderen Seite. Der Oberkörper streckt sich. Es kommt zur Adduktion der Schulterblätter. Der Unterkörper und die Beine beugen sich. Der Gesichtsarm wird in einer Moro-artigen Bewegung abgestreckt, der Hinterhauptarm wird abduziert, der Ellenbogen gebeugt.

Die Anwendung der reflexveranlagten Fortbewegung (Reflexkriechen und Reflexumdrehen) bei symptomatischen Risikokindern kann die Entwicklung der Zerebralparese verhindern, falls es sich nicht um schwere kombinierte Störungen (z. B. zusätzliche Perzeptions- und Verhaltensstörungen) handelt.

Behandlungsdauer maximal 12 Monate. Der Schweregrad des Befundes läßt sich nach dem abwegigen Verlauf der Lagereflexe beurteilen; etwa die Hälfte der symptomatischen Risikokinder wird umsonst behandelt.

Neurophysiologische Entwicklungstherapie nach Bobath. Es handelt sich um ein entwicklungsneurologisches Konzept. Ziel ist eine Normalisierung des Haltetonus, d. h. Erreichen einer mobilen Stabilität
– durch Hemmung pathologischer Muster
– durch Nutzung entwicklungsgeschichtlicher Reaktionen (Stellreflexe, Gleichgewichtsreaktionen, Abstützfähigkeit, Rotation)
– durch Anbahnung physiologischer Abläufe.
Die Methode der Bewegungstherapie wurde von Frau Bobath empirisch gefunden, von Herrn Bobath theoretisch untermauert.

Bei zerebralparetischen Kindern Beginn mit der Behandlungsmethode nach Vojta. Ab 12 Monaten Beginn mit der Behandlungsmethode nach Bobath, da die Behandlungsmethode nach Vojta die Voraussetzungen für die Methode nach Bobath übt.

Bei Zerebralparetikern ist auch das Empfindungsvermögen gestört. Beginn im 1. Lebensjahr u. a. an Spastikerzentren, ehe pathologische Bewegungsabläufe sich anbahnen. Die Therapie geht von der Annahme eines Mangels an hemmender Rindenkontrolle aus.

Ziel ist die Entwicklung von normalen Haltungen und Bewegungsabläufen bei Normalisierung des Muskeltonus, daher sollen Körperstellungen erlernt werden, in denen die primitiven tonischen Reflexe möglichst wenig wirksam sind (Einnahme von Reflexhemmungsstellungen = Inhibition). Die Reflexhemmungsstellen sind den gewohnten abnormen Reflexhaltungen genau entgegengesetzt. In diesen Stellungen werden aktive Reflexbahnungsmethoden *(Fazilitation) ange*wandt. Hierbei Erlernen von Bewegungsmustern nach dem Vorbild der normalen motorischen Entwicklung unter aktiver Mitarbeit des Kindes. Anschließend Atmungs- und Sprechübungen.

Zur Erläuterung:
- Inhibition: Hemmung der die Sprachentwicklung verhindernden oder störenden Reflexe, d.h. Saug-Schluck-, Beiß-Würg-Reflex, Zungenstoß.
- Fazilitation: Bahnen von Bewegungsmustern, die die normale neuromuskuläre Entwicklung der Sprechmuskulatur ermöglichen, d.h. Kauen, Lallen, Phonieren.

Beginn der logopädischen Behandlung im sprachvorbereitenden Bereich, wenn das Kind ein oder zwei reflexhemmende Stellungen einnehmen kann. Ziel der Behandlung ist nicht die perfekte Artikulation, sondern die Fähigkeit, ohne übermäßige körperliche Anstrengung zu sprechen. Die Therapie besteht aus:
- Mundbehandlung, d.h. Kieferkontrolle, Normalisierung der Sensibilität im äußeren und inneren Mundbereich, Erzielen eines Mundschlusses, Bahnung der Schluckkoordination.
- Atem- und Stimmbehandlung: Normalisierung der Atmung; durch Anwendung von Vibrationen auf Brustbein und Brustkorb während der Ausatmungsphase kommt es zu Lautäußerungen.
- Auf der Grundlage der Lautäußerungen erfolgt der Aufbau des Phonemsystems unter Anwendung der reflexhemmenden Stellungen.

Da Eß- und Sprechorgane gemeinsame Funktionen haben, wird zuerst die Mundmotorik durch Eß- und Trinktherapie gefördert. Hemmung überaktiver oder pathologischer Reflexe (Beiß- und Würgreflex), Bahnung von Schlucken und Kauen.

Die Verbesserung der Kopf-Rumpf-Kontrolle ist eine wichtige Ausgangsbasis zur Schaffung der mundmotorischen Voraussetzungen für die Sprachtherapie.

Für die Bildung einzelner Laute oder Lautgruppen bzw. Artikulationszonen werden spezielle *Reflexhemmungsstellungen* angewandt. Laute dürfen nicht verbessert, sondern müssen neu angebildet werden. Die Behandlung wird durch Bobath-Therapeuten durchgeführt.

Zunächst werden Körperstellungen erlernt, in denen die primitiven tonischen Reflexe möglichst wenig wirksam sind. Danach Erlernen von Bewegungsmustern nach dem Vorbild der normalen motorischen Entwicklung unter aktiver Mitarbeit des Kindes. Anschließend Atmungs- und Sprechübungen.

Folgende Auffälligkeiten deuten auf eine Störung der motorischen oralen Entwicklung hin:
- Bestehenbleiben der oralen Reflexe über den physiologischen Zeitraum hinaus;
- Hyper- oder Hyposensibilität im Mundbereich;
- Keine rhythmischen Saug- und Schluckbewegungen beim Trinken;
- Stark verzögerte Schluckbewegungen, Hinunterlaufen der Nahrung in den Schlund ohne Beteiligung der Mundmuskulatur;
- Beeinträchtigung des Zusammenspiels von Kiefer, Lippen und Zunge beim Schlucken und Kauen durch einen Zungenstoß oder unvollständigen Mundschluß.

Während der normalen Entwicklung werden primitive Reflexe durch zunehmende Hemmung abgebaut, weiterentwickelt und in reifere motorische Muster mit zunehmender willkürlicher Kontrolle neu zusammengefügt. Beim zerebralparetischen Kind bleiben primitive Reflexe unverändert bestehen und beherrschen das motorische Verhalten.

Vor Beginn der Behandlung Überprüfung des motorischen Verhaltens zwecks Feststellung der Stufe, auf der es von nicht behinderten Kindern abweicht; d.h. welche Reaktionen normal, welche pathologisch und welche zwar primitiv, aber trotzdem normal sind; welche Bewegungen willkürlich und welche nur als Reflexbewegung ausgeführt werden können.

Die im wesentlichen *taktil-propriozeptive Behandlungsmethode* nach BOBATH hat das Ziel, die potentiell vorhandenen höheren Bewegungsmechanismen zu aktualisieren. Dies geschieht durch:
- Normalisierung des Muskeltonus. Dieser wird durch die Einnahme reflexhemmender Stellungen erreicht (Inhibition). Zerebralparetiker werden aus ihrer typischen Haltung in genau entgegengesetzte Stellungen gebracht: Beugung in Streckung, Pronation in Supination, Adduktion in Abduktion usw., d. h. reflexhemmende Haltungen. Hierbei Vermeiden von totaler Streckung oder totaler Beugung.
- Fazilitieren der Bewegungen. Nach Erlernen der Fähigkeit, die eigene Reflextätigkeit in einer reflexhemmenden Haltung zu hemmen, besteht die nächste Stufe der Behandlung in der Anbahnung normaler automatischer Bewegungen. Diese gehen in der Entwicklung den willkürlichen Bewegungen voraus, d. h. Anbahnung der früheren automatischen Stellreflexe. Das Kind wird derart bewegt, daß die Stell- und Gleichgewichtsreaktionen zwangsläufig auftreten müssen. Gleichgewichtsreaktionen werden ebenfalls in reflexhemmenden Stellungen ausgelöst und fazilitiert.

Zur Begriffserläuterung: Fazilitieren bedeutet Bahnen, Erleichtern, Ermöglichen; Stimulierung und Anbahnung von Bewegungen. Im Sinne von BOBATH: Manuelle Stimulierung, Führung und Übung.

Inhibieren des abnormen Reflexverhaltens: Nach Einnahme einer reflexhemmenden Stellung beginnt man, das pathologische oder primitive (einer früheren Entwicklungsstufe entsprechende) Reflexverhalten zu inhibieren, soweit es mit den Sprechbewegungsabläufen zusammenhängt. Man beginnt zunächst bei der Grobmotorik, wie etwa den Bewegungen von Kopf, Hals und Schultern. Dann geht man zu differenzierteren Bewegungen über, etwa solchen des Unterkiefers, der Lippen und der Zunge. Dabei zielt die Therapeutin darauf ab, das Kind darin zu üben, Schultern, Hals und Kopf unabhängig voneinander zu bewegen. Zunächst müssen die primitiven synergischen Bewegungen im Kopf-Schulter-Bereich aufgelöst und gehemmt werden. Um das zu erreichen, eignet sich eine reflexhemmende Stellung, bei der das Kind auf dem Behandlungstisch oder auf einer Liege in Rückenlage gebracht wird mit Beugung der Beine in den Hüft- und Kniegelenken und mit den Armen neben dem Rumpf. Die Logopädin greift dann mit ihrem Arm unter dem Rücken durch und bringt das Kind dazu, seinen Kopf locker und entspannt über ihren Arm nach hinten fallen zu lassen. Durch Vorbeugen der Schultern bei gestrecktem Hals kann die Logopädin die Synergien der totalen Beugung oder Streckung auflösen.

Eine andere Möglichkeit besteht darin, das Kind in Rückenlage zu legen, bei der die Beine jedoch über den Rand des Behandlungstisches herabhängen. Jetzt können die Haltungen von Schultern und Hals umgekehrt werden, d. h. die Schultern können zurückgestreckt und der Kopf könnte nach vorn gebeugt werden.

Zunächst wird die Therapeutin anstelle des Patienten die Synergien inhibieren und feinere, relativ selbständige Teilbewegungen fazilitieren müssen. Auf allen Behandlungsstufen wiederholt sich derselbe Vorgang:
- Passive Hemmung der primitiven Reflexe;
- Allmählicher Übergang zur Eigenkontrolle durch den Patienten selbst;
- Bahnung der in der neuromuskulären Entwicklung nächstfolgenden, reiferen Bewegungsformen durch die Therapeutin;
- Übernahme dieser Bewegungsformen unter Eigenkontrolle durch den Patienten selbst.

Abbau der Überempfindlichkeit im Mundbereich. Nach Hemmung der Synergien von Schulter und Kopf und der Möglichkeit des Patienten, unabhängig voneinander diese zu bewegen, erfolgt eine Desensibilisierung des Sprechapparates. Der Therapeut berührt alle überempfindlichen Stellen und bewegt diese leicht, während sich das Kind in einer reflexhemmenden Stellung befindet. Man beginnt hierbei mit den mundfernsten Teilen und nähert sich allmählich dem Mundbereich. Schließlich wird das Kind die Berührung aller am Sprechvorgang beteiligten Organe zulassen, ohne darauf mit Spasmen zu reagieren. Der erste Schritt auf dem Wege zu normalem Sprechen besteht in der Herbeiführung eines normalen Gesichtsausdruckes.

Fehlender Mundschluß und abnorme Schluckbewegungen: Schnellt die Zunge während des Schluckvorganges nach vorn, so wird der Speichel in diese Richtung gestoßen und läuft aus dem Mund. Eine andere Ursache des Speichelflusses ist offener Mund mit nach vorn geschobener Zunge. Eine weitere Ursache liegt darin, daß sich manche Kinder nie daran gewöhnt haben, den Mund geschlossen zu halten. Dies führt dazu, daß sich der Schluckreflex nicht normal entwickeln konnte. Das Sabbern kann aber auch aus einem unvollständigen Verschluß des Mundes infolge einer Gebißanomalie resultieren. Athetotiker haben überwiegend einen frontal-offenen Biß — Spastiker einen unilateralen Kreuzbiß, während Ataktiker verschiedenste Anomalien aufweisen.

Die Behandlung besteht im wesentlichen darin, den Patienten darin zu üben, seine Zähne geschlossen zu halten und die Zungenspitze während des Schluckens gegen die Innenseite des Zahndammes zu drücken, wobei die Therapeutin das Auftreten assoziierter Bewegungen von Lippen und Wangen verhindert.

Erlernen einer normalen Mundstellung: Nach Beseitigung eines abnormen Schluckmusters und wenn keine Gebißanomalie vorliegt, wird auf eine lockere Mundhaltung hingearbeitet. Die Therapeutin hält eine Hand locker unter das Kinn und schiebt mit der anderen Hand Wangen und Lippen nach vorn. Dann verringert die Therapeutin den stützenden Druck ihrer Hand unter dem Kinn, damit das Kind mehr und mehr die Kontrolle selbst übernimmt. Ist der Mundschluß gelungen, so wird er in den verschiedensten Körperstellungen ausgeführt.

Fazilitieren der Saug- und Beißreflexe: Der normale Säugling entwickelt im 4. Monat die Fähigkeit, die primitiven Saug- und Beißreflexe zu hemmen, obgleich er noch viel längere Zeit willkürlich auf alles Mögliche beißt und daran saugt. Der Würgreflex ist mit 4 Monaten noch immer positiv, und erst mit der Entwicklung des Kaureflexes, ungefähr zwischen dem 7. und 11. Monat, beginnt seine Hemmung.

Bei schwer geschädigten zerebralparetischen Kindern können die sehr primitiven Saug-, Beiß- und Schluckreflexe fehlen. Diese Reflexe müssen dann zunächst erst einmal fazilitiert und dann später wieder inhibiert werden. Beim normalen Säugling wird der Saugreflex dann ausgelöst, wenn die Lippen den Sauger berühren oder eine leichte Berührung in der Nähe des Mundes stattfindet. Den Beißreflex stimuliert man, indem man die Zähne des Kindes leicht berührt und zu gleicher Zeit mit der anderen Hand den Kiefer zu rhythmischen Beißbewegungen anregt. Ist auf diese Weise eine Konditionierung gelungen, so kann der Reiz allmählich reduziert werden.

Inhibieren des Saug- und Beißreflexes: Inhibieren des früheren und primitiveren Saug- und Beißreflexes und Entwicklung des reiferen Kaureflexes. Zur Hemmung des Saugreflexes muß das Kind wieder in eine reflexhemmende Stellung gebracht werden. Stimulierung der Lippen mit den Fingern oder mit einem Trinkhalm und zugleich Verhinderung der Einnahme der Saugstellung der Lippen.

Die Hemmung des Beißreflexes erfolgt auf genau dieselbe Art und Weise. Dieser starke Zahnverschluß beim Zubeißen blockiert die Entwicklung des Kaureflexes, bei dem ein maßvolles Öffnen und Schließen des Kiefers erforderlich ist. Um den Beißreflex zu hemmen, hält die Therapeutin mit festem Griff den Kiefer des Kindes geschlossen und stimuliert zu gleicher Zeit den Reflex durch Berührung des Mundes oder der Zähne mit den Fingern.

Fazilitieren des Kaureflexes: Dieser Reflex bildet in Verbindung mit den Saug- und Schluckbeschwerden eine Voraussetzung für das Sprechen. Beim Kauen sind die Kieferbewegungen noch verhältnismäßig grob, obwohl die Mitbewegungen der Zunge bereits auf einer höheren Entwicklungsstufe stehen, als dies noch bei den Saugbewegungen der Fall war.

Um die Entwicklung des Kaureflexes zu fazilitieren, wird Schokolade von der Seite her in Richtung des harten Gaumens gedrückt. Gleichzeitig werden Zahnfleisch und Zähne mit dem Finger in leicht drehender Bewegung massiert. Sobald sich Kaubewegungen einstellen, wird mit den leicht drehenden Bewegungen aufgehört.

Saugen oder Trinken: Spricht ein Kind überhaupt noch nicht oder nur sehr wenig, so sollte es alle Getränke durch einen Trinkhalm saugen, denn beim Saugen kräftigt es die Muskeln, derer es auch beim Sprechen bedarf. Spricht das Kind bereits ein wenig, dann kann das Trinken aus einer Tasse gelehrt werden. Ganz allgemein sollte ein Kind mit schweren Sprachstörungen so lange alle Getränke mit einem Trinkhalm saugen, bis es mit dem Sprechen begonnen und größere Kontrolle über seine Sprechwerkzeuge erlangt hat.

Kieferbewegungen: Entweder öffnen die Kinder beim Sprechen die Kiefer zu weit oder pressen sie zu fest zusammen. Zwischenstellungen, die für das normale Sprechen nötig sind, gelingen nicht. Aufgabe der Therapeutin ist es, die Entwicklung abnormer Zungenbewegungen und damit verbundener Kieferabweichungen beim Erarbeiten des Saugens, Schluckens, Beißens und Kauens zu verhindern. Normaler Kieferschluß wird erarbeitet nach Einnahme einer reflexhemmenden Stellung. Zum Beispiel kann das Kind in eine Seitenlage gebracht werden. Dann kann die Therapeutin damit beginnen, den Unterkiefer auf- und abzubewegen. Dabei sollen eher kleine, ziemlich rasche Bewegungen als große geübt werden, da die letzteren eine zu große Ähnlichkeit mit den abnormen Bewegungsmustern aufweisen.

Weitere reflexhemmende Stellungen, in denen passive Kieferbewegungen durchgeführt werden können, sind:
– Rückenlage mit Beugung der Beine;
– Bauchlage, wobei sich der Patient auf seine Ellenbogen stützt und den Kopf erhoben hält;
– Rückenlage, wobei die Beine über den Rand des Behandlungstisches herunterhängen, mit retrahierten Schultern, aber vorgebeugtem Kopf;
– Sitzen mit über den Rand des Behandlungstisches herabhängenden Beinen, die Arme seitlich neben dem Körper gestreckt, den Kopf gerade haltend, zurück- oder nach vorn gebeugt.

Fazilitieren unabhängiger Zungenbewegungen: Um den Kindern zu unabhängigen Bewegungen mit der Zungenspitze in Richtung hinter den oberen Schneidezähnen ohne gleichzeitige Kieferbewegungen zu verhelfen, kann die Logopädin die Kiefer des Kindes etwas geöffnet halten und fordert dann die Kinder auf, die Zungenspitze zu heben und einen der Laute: D, t, l oder n zu bilden durch Anlegen der Zungenspitze an den oberen Zahndamm.

Fazilitieren des G-Lautes: Am günstigsten ist eine reflexhemmende Stellung in Rückenlage. Dabei werden die Beine entweder zur Brust hochgezogen und in Beugung gehalten oder sie hängen über den Rand des Behandlungstisches herab. Die Therapeutin schiebt dann ihren Arm unter den Rücken des Patienten, streckt den Rücken durch Anheben etwas und bringt das Kind dazu, seinen Kopf über ihren Arm nach hinten fallen zu lassen. Der Patient wird nun ermuntert, Stimme zu geben; dabei wird wiederholt mit der Hand sanft der Mundboden vor dem Unterkieferwinkel nach oben gedrückt; so wird der Patient unterstützt, den Zungenrücken zum Gaumen hochzuheben, wie das für die Bildung des G-Lautes erforderlich ist. Gleichzeitig sollte die Logopädin auch diesen Laut bilden. Manchmal ist das g bei einem zerebralparetischen Patienten der am leichtesten zu fazilitierende Laut.

Erreicht man mit dieser Methode kein Ergebnis, so gießt man dem Kind wenige Tropfen Wasser in Rückenlage in den Mund. So hebt sich der Zungenrücken reflektorisch gegen das Velum, um ein Verschlucken zu verhindern. Da das Wasser das Anheben des Zungenrückens stimuliert, wird es für die Logopädin leicht, die G- und K-Laute zu fazilitieren.

Fazilitieren der Lippenlaute: Für die Labiale b, p oder w eignet sich eine reflexhemmende Stellung in Rückenlage. Der Kopf darf sich dabei in normaler Mittellage befinden. Die Logopädin drückt mit ihren Fingern die Ober- und Unterlippe in einer Folge von raschen und leichten Bewegungen zusammen und läßt dabei selbst ihre Stimme hören; so beginnen die Kinder zu vokalisieren und kommen zur Bildung des b.

Fazilitieren der Zungenrandlaute: Zunächst Vermittlung des Gefühls für die Zungenspitze. Man erreicht dies durch leichtes Berühren der Zungenspitze mit dem Finger oder einem Spatel. Die Logopädin kann dem Kind zu diesem Zweck aber auch einen Lutscher anbieten, oder sie steckt ein weiches Bonbon auf die Zähne, hält den Kiefer etwas geöffnet und läßt es versuchen, mit der Zungenspitze daran zu lecken. Dann soll das Fazilitieren des D- oder T-Lautes versucht werden. Dazu muß eine Stellung eingenommen werden, bei der der Kopf nach vorn gebeugt ist, da in dieser Stellung die Wahrscheinlichkeit groß ist, daß die Zunge eine für diese Laute annähernd korrekte Lage einnimmt, d.h. der vordere Zungenrand sich gegen die Hinterseite — d.h. gegen den Alveolarrand der oberen Schneidezähne — hebt. Die Logopädin drückt, während das Kind Stimme gibt, von unten gegen das Kinn und spricht ihm dabei den D-Laut vor.

Folgende reflexhemmende Stellungen können zur Fazilitierung des D- oder T-Lautes eingenommen werden: Sitzen, Rückenlage oder Bauchlage.

Fazilitieren der Zischlaute: Ein Strohhalm wird vor die geschlossenen Zähne des Kindes gebracht, und es wird aufgefordert, hineinzuzischen, wobei die Logopädin den Laut gleichzeitig selbst bildet und dadurch stimuliert. Es besteht bei zerebralparetischen Kindern die Neigung, einen lateralen Sigmatismus zu entwickeln.

Stimmgebung: An der Stimmgebung soll so indirekt wie nur möglich gearbeitet werden, und erst in dem Moment, in dem das Kind erfolgreich war, sollte man es auf die Tatsache aufmerksam machen, daß es Stimme produziert hat.

23.2 Dysarthrophonien

Bewegung und Stimme. Über Bewegung kommt man am leichtesten zur Lautproduktion. Diese Tatsache findet ihre physiologische Begründung darin, daß das Neugeborene beim Schreien ein instinktives Bedürfnis zeigt, sich zu bewegen. Erst auf einer späteren Entwicklungsstufe lösen sich Stimme und grobmotorische Bewegung aus dieser gegenseitigen Verbindung. Die Krankengymnastin sollte, während sie Bewegungen fazilitiert, singen. Dann ist die Wahrscheinlichkeit groß, daß auch das Kind Laute von sich gibt. Denn der Wechsel von einer Stellung in die andere bedeutet ihm eine neue und angenehme Erfahrung, und es ist daher möglich, daß es seiner Freude in lautlichen Äußerungen auf eine natürliche Weise spontan Ausdruck verleiht.

Anwendung der Vibration. Treten stimmliche Äußerungen nicht spontan auf, so muß die Stimmgebung fazilitiert werden. Der wirksamste Weg ist der Gebrauch der Vibration. Während das Kind ausatmet, erzeugt die Logopädin mit Hilfe ihrer gespreizten Hand möglichst schnelle Vibrationen an Zwerchfell, Brust, Rücken, Kehlkopf oder im Gebiet des Zungenbeins. Dabei verstärkt sie die Stimulation dadurch, daß sie gleichzeitig ihre eigene Stimme vibrieren läßt. Man kann folgende reflexhemmende Stellungen dabei versuchen: Seitenlage, Rükkenlage, Bauchlage, Fersensitz.

Atmung und Stimme. Atmung und Stimme werden gleichzeitig geschult, d. h. es werden keine reinen Atemübungen durchgeführt.

Beim tiefen Einatmen streckt sich der ganze Körper und ist beim Zerebralparetiker mit Streckspastizität verbunden. Der Zerebralparetiker kann daher nach tiefem Einatmen nicht mehr ausatmen, um Stimme zu geben. Tiefes Ausatmen kann einen Beugespasmus auslösen, so daß er willkürlich nicht mehr einatmen kann. Bei Einnahme reflexhemmender Stellung wird eine Normalisierung der Atmung erreicht. Wenn trotz der Einnahme einer reflexhemmenden Stellung falsche Atemmuster fortbestehen, so können sie durch die Logopädin manuell korrigiert werden. Die Logopädin muß zuerst die Muskelkontraktion des Brustkorbs beim Ausatmen und bei der Stimmbildung zu verhindern versuchen und gleichzeitig die Kontraktion der Bauchmuskulatur zu fazilitieren versuchen. Sie kann dies mit ihren Händen tun, indem sie mit der einen Hand hemmt, mit der anderen Hand aber fazilitiert.

Näseln. Näseln kann durch die Hemmung des Reflexverhaltens — also durch Einnahme einer reflexhemmenden Stellung und der damit verbundenen zeitweiligen Ausschaltung der Spastizität — bedeutend verbessert werden. Eine Stellung, bei welcher der Kopf des Patienten zurückgeneigt ist, bewirkt, daß das Näseln weitgehend ausgeschaltet wird. Zu Beginn empfiehlt sich eine reflexhemmende Stellung in Rückenlage, wobei die Therapeutin mit ihrem untergeschobenen Arm den Rücken streckt und den Kopf über ihren Arm nach hinten überhängen läßt. Die Beine des Patienten können dabei entweder in den Hüft- und Kniegelenken gestreckt bleiben oder, wenn es sich um einen Patienten mit einem ausgeprägten Streckmuster handelt, über den Rand des Behandlungstisches herabhängen.

Vokale. Zerebralparetische Kinder finden es leichter, Vorderzungenvokale zu bilden als Hinterzungenvokale, und oft wird auch wie beim normalen Neugeborenen der Laut ä als erster gebildet. Der Laut i macht oft Schwierigkeiten, ei sollte vermieden werden, da er mit einem leichten Streckspasmus einhergeht, wobei der Kopf zurückgeworfen und die Lippen auseinandergezogen werden. Aus diesem Grund sollte dieser Laut bei Patienten mit ausgeprägter Streckspastizität zunächst vermieden werden. Die Fröschels-Methode (Kaumethode) ist hier hilfreich. Die Aufforderung, während des Kauens Stimme zu produzieren, ist ein relativ einfacher Weg, zwischen Stimmbildung und Kieferbewegungen eine Assoziation herzustellen.

Aushalten eines Tones. Wenn das Zutrauen des Kindes in seine Lautierfähigkeit zunimmt, muß man es dazu ermutigen, zuerst lang andauernde Töne zu produzieren und auch bei einmaligem Ausatmen von einem Vokal zum anderen überzuwechseln. Dies dient der Vorbereitung des späteren Sprechens.

Rhythmisierung der Stimmgebung. Ist es dem Patienten gelungen, den Stimmton während einer Ausatmung auszuhalten, dann muß er lernen, den Stimmton immer wieder kurzfristig zu unterbrechen. Die Logopädin ermöglicht dem Kind die Wahrnehmung dieser Rhythmisierung durch Vibrationen am Zwerchfell oder Kehlkopf im rhythmischen Wechsel von Stimmfazilitierung und Stimmpause, beispielsweise in Reihen wie ha und ho.

Weitere Therapiemöglichkeiten

Medikamentöse Therapie: Die Wirkung von Methylphenidat (Ritalin®), Piracetam (Nootrop® bzw. Normabrain®) sowie Pyritinol-dihydrochlorid (Encephabol®) ist umstritten.

Gegen Speichelfluß werden Atropin-Tropfen (2 x tgl. bis zu 5 Tropfen einer 1%igen Lösung Atropinum sulfuricum) gegeben.

Bewegungstherapie: Vom 3. und 4. Lebensjahr ab rhythmisch-musikalische Bewegungstherapie.

Kommunikationsgeräte und Zeichensprachen: Bei bleibender Anarthrie Erweiterung des Sprachverständnisses und des Wortschatzes.

Betätigung elektrischer Kontakte an speziellen Kommunikationsgeräten wie z.B. am Canon Communicator. Dieses Gerät druckt sechs Buchstaben pro Sekunde nach Betätigung der Buchstabentasten.

Erlernen einfacher Zeichensprachen, z.B. der Bliss-Sprache mit semantischen Symbolen.

Elektronische Sprechhilfen: Ihre Handhabung kann je nach Situation verändert werden. Sie werden bedient, indem auf etwas gezeigt wird. Entweder direkt mit dem Finger oder mit Hilfe eines am Kopf befestigten Zeigestabes, mit den Augen oder unter Verwendung spezieller Schalter, die mit der Hand oder dem Fuß bedient werden. Der Output kann in gedruckter Form, durch visuelle Anzeige oder durch eine künstliche Stimme erfolgen. Es gibt auch Sprechhilfen, die mehrere Formen des Outputs kombinieren.

Vor der Versorgung ist eine gründliche und kritische Testung der Eignung der Geräte bezüglich der intellektuellen und manuellen (körperlichen) Fähigkeiten des Patienten erforderlich. Weiterhin muß die Umgebung bereit sein, über den betreffenden Kanal mit dem Patienten zu kommunizieren. Intensives Training zur Benützung der elektronischen Sprechhilfe ist erforderlich.

Orofaziale Regulationstherapie: Die orofaziale Regulationstherapie wurde von CASTILLO-MORALES entwickelt für die Behandlung funktioneller Mund- und Gesichtsanomalien bei Kleinkindern mit Down-Syndrom. Inzwischen wurde die Methode modifiziert für die Behandlung mundmotorischer Störungen bei Kindern mit Zerebralparesen, Moebius-

Syndrom (Kernaplasie des N. facialis und der Augenmuskelkerne) und Folgen eines Hirntraumas.

Mundmotorische Störungen äußern sich in Kau-, Schluck- und Sprechstörungen. Sie führen zu Wachstumsdeformationen des Unter- und Mittelgesichts. Die Therapiemethode schließt Wirkprinzipien der Therapie nach Bobath (Inhibition und Fazilitation) und Funktionsorthopädie ein.

Funktionelle Diagnostik:
- Prüfung von Tonus, Kraft und Symmetrie der Kopf- und Halsmuskulatur;
- Prüfung speziell des Tonus der Lippenmuskulatur und der Form der Lippen;
- Prüfung der Zungenlage, der Beweglichkeit der Zunge und des Schluckaktes;
- Untersuchung des Bisses, der Zähne, der Kiefer, des Gaumens.

Übungen:
- Die sog. Castillo-Übung wirkt auf den gesamten orofazialen Komplex ein. Sie dient als Vorbereitung der Muskulatur für die Funktionen des Essens, Trinkens und Sprechens. Sie darf nur während Hemmung pathologischer Bewegungsmuster durchgeführt werden. Ziele der Übung sind die Orientierung der Zunge im Mund, Lagewechsel der Zunge und deren Wahrnehmung, Aktivierung des Gaumensegels durch Dehnung des Halses;
- Übungen um und im Mund;
- Atemübungen.

Anwendung von Gaumenplatten. Durch apparative Stimulation von Zunge, Lippen und Wange werden pathologische Bewegungsrichtungen gebremst und umgelenkt und neue Bewegungsrichtungen eingeübt. Verwendet werden hierzu Gaumenplatten mit Stimulationsvorrichtungen (Knopf, Perle, Leiste, Noppen, Zungenperle, Oberlippenperlen).

Die Behandlung beginnt im 1. Lebenshalbjahr.

Durch die orofaziale Regulationstherapie gelingt es z.B. beim Down-Syndrom, die Zungenlage weitgehend zu normalisieren, damit einen Mundschluß herzustellen und Speichelfluß zu vermeiden.

23.2 Dysarthrophonien

Myofunktionelle Therapie (MFT): Die myofunktionelle Therapie wurde von GARLINER entwickelt.

Indikationen für eine myofunktionelle Therapie:
- Abnorme Muskelgewohnheiten im Bereich der Zungen-, Kiefer- und Gesichtsmuskulatur (orofaziale Muskulatur) können zu Fehlstellungen der Zähne oder Abweichungen im Knochenwachstum von Unter- und Oberkiefer führen; z. B. falscher Schluckvorgang mit Zungenstoß nach vorn gegen oder zwischen die Zahnreihen;
- Sicherung der Behandlungsergebnisse vor oder nach Einsetzen einer Zahnspange wegen Vorstehens der Vorderzähne;
- Sigmatismus interdentalis, multiple Interdentalität;
- Schlechter Sitz einer Zahnprothese infolge falscher Funktion der Gesichtsmuskulatur;
- Dysarthrie, Kinder mit Zerebralparesen;
- Zungenbrennen, Luftschlucken, Globusgefühl.

Ursachen myofunktioneller Störungen:
- Stark vergrößerte Gaumenmandeln und Rachenmandel können zu Zungenfehlfunktionen führen.
- Durch Flaschenernährung werden Zungen-, Kiefer- und Gesichtsmuskulatur unzureichend trainiert.
- Nasenscheidewandverbiegungen mit behinderter Nasenatmung machen infolge erforderlicher Mundatmung eine abnorme Zungenruhelage erforderlich.
- Zu kurzes Zungenbändchen.
- Lutschen.

Ruheposition der Zunge: Das vordere Drittel der Zunge hat einen leichten Kontakt mit dem harten Gaumen. Hierbei ist nur Nasenatmung möglich. Der Mund ist geschlossen.

Ablauf des korrekten Schluckvorganges (willentlich steuerbarer Anteil):
- 1. Phase: Die Zunge übt mit ihrem vorderen Anteil Druck (mit je 1–2 kp Kraft) gegen den Alveolarknochen aus; sie benötigt also die Zähne nicht.
- 2. Phase: Die Zähne gehen in Kontakt, da der Unterkiefer als stabile Grundlage für den Schluckvorgang benötigt wird. Der M. masseter und der M. temporalis kontrahieren sich hierbei.

- 3. Phase: Der mittlere Anteil der Zunge hebt sich gegen den harten Gaumen.
- 4. Phase: Der hintere Anteil der Zunge hebt sich gegen den weichen Gaumen (k-Stelle).

Ablauf des anormalen Schluckaktes:
- 1. Phase: Das vordere Drittel der Zunge bewegt sich gegen oder zwischen die Frontzahnreihen oder die Zungenränder drücken sich zwischen die Seitenzähne (Zungenpressen oder Zungenstoß).
- 2. Phase: Die Zahnreihen sind geöffnet, keine Kontraktion des M. masseter und des M. temporalis. Der Mund ist offen, die Lippen sind schlaff, die Lippenkraft ist reduziert; oder die Lippen sind stark angespannt (die Oberlippe kann durch mangelhafte Funktion verkürzt sein). Der M. mentalis wird bei Mundschluß stark kontrahiert, da er beim Mundschluß mithelfen muß (Nadelkissenbildung). Siehe auch Abschn. 1.2.3–1.2.6.

Diagnose:
- Beobachtung des Schluckvorganges bei auseinandergehaltenen Lippen;
- Palpation des M. masseter und M. temporalis beim Schlucken;
- Messung der Lippenkraft mit der Federwaage;
- Beim Schlucken Palatographie zwecks Darstellung der Zungenposition;
- Prüfung der Zungenbeweglichkeit unter Beachtung eventueller gleichzeitiger Unterkiefermitbewegungen;
- Beobachtung des M. mentalis bei Prüfung der Lippenbewegungen und beim Schluckvorgang.

Myofunktionelle Therapie:
- Vor Therapiebeginn eventuell Tonsillektomie, Adenotomie oder Nasenscheidewandoperation zur Verbesserung der Nasenatmung.
- Zungenübungen, um die richtige Ruheposition der Zunge zu finden.
- Lippenübungen, damit die geschlossenen Lippen gerade so viel Druck auf die Zähne ausüben, daß sie in ihrer Stellung bleiben.
- Übungen für den Mittelteil der Zunge, z. B. Ansaugen der Zunge an die höchste Stelle des Gaumens.
- Übungen für den hinteren Zungenteil; z. B. den hinteren Zungenteil nach hinten oben drücken (k-Stelle).

24
Apraxie (Dyspraxie)

24.1
Ideomotorische Apraxie

24.1.1
Definition

Es handelt sich um eine Störung in der sequentiellen Anordnung von Einzelbewegungen zu Bewegungsfolgen oder von Bewegungen zu Handlungsfolgen. Die Programmierung und sequentielle Anordnung von Bewegungen ist gestört. Die elementare Beweglichkeit (Beweglichkeit der Artikulationsorgane) ist erhalten.

24.1.2
Ursachen

Zentrale Erkrankungen, z. B. frühkindliche Hirnschädigungen, zerebrale Zirkulationsstörungen, diffuse hirnatrophische Prozesse oder ererbte Verzögerungen der psychomotorischen Reife können eine Apraxie verursachen.

Apraxie tritt nur nach Läsionen der sprachdominanten Hemisphäre bzw. der Kommissurenfasern (zwischen den beiden Hemisphären im vorderen Teil des Balkens verlaufend) aus dieser Hemisphäre auf (Abb. 24-1). Liegt die Sprachregion rechts, kommt es nach rechtsseitiger Hirnschädigung zur Apraxie. Läsionen der Parietalregion können eine Apraxie beider Hände bewirken. Bei motorischer Aphasie infolge Schädigung der linken Hemisphäre kann eine rechtsseitige Hemiplegie zusätzlich bestehen. Durch zusätzliche Schädigung der Kommissurenfasern kann es zur Apraxie allein der nicht gelähmten linken Hand kommen *(sympathische Dyspraxie)*.

Aphasie und Apraxie können unabhängig voneinander variieren; die Aphasie kann bestehen bleiben, während die Apraxie sich zurückbildet. Sprache und Praxie sind als unabhängige Funktionen in derselben (linken) Hirnhemisphäre organisiert.

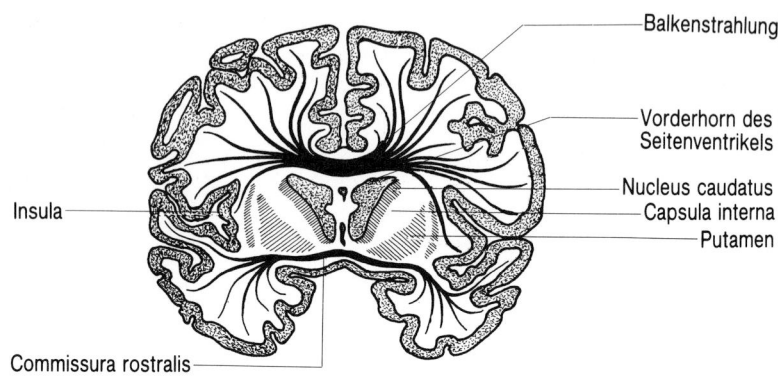

Abbildung 24-1:
Frontalschnitt des Großhirns in Höhe der vorderen Kommissur. Die Balkenstrahlung und der Faserverlauf in der Commissura rostralis sind halbschematisch dargestellt (n. Voss und Herrlinger)

24.1.3
Symptome

Die ideomotorische Apraxie kommt in 3 Formen vor:
– Gesichtsapraxie (bukkofaziale Apraxie),
– bilaterale Gliedmaßenapraxie,
– einseitige, meist linksseitige Gliedmaßenapraxie.

Der Bewegungsablauf ist zögernd, bleibt auf halbem Wege stehen. Die Bewegung ist amorph, eine wesentliche Teilbewegung innerhalb des Handlungsablaufs unterbleibt oder geht in eine nicht beabsichtigte Bewegung über. Imitatorisch gelingen die Bewegungsabläufe besser als nach verbaler Aufforderung. Die Beziehungen zwischen sprachlichem Denken und Handeln, d. h. zwischen Aphasie und Apraxie, sind jedoch noch nicht geklärt.

Typisch sind Parapraxien, d. h. vollständige Entgleisung oder Auftreten fehlerhafter Bewegungselemente beim Ablauf einer komplexen Bewegungsfolge, z. B. Zungezeigen statt Augenschließen. Allein aufgrund ungeschickter oder nicht zu Ende geführter Bewegungen kann die Diagnose Apraxie nicht gestellt werden. Bei dyspraktischer Sprachschwäche ist zusätzlich eine Störung der Direktionalität und Lateralität vorhanden.

Bestimmte Zweckbewegungen (z. B. Bewegungen der Lippen, der Zunge) sind auf Aufforderung willentlich nicht möglich, obwohl die elementare Beweglichkeit erhalten, d. h. die Motorik nicht gestört ist. Im Affekt regelrechter Bewegungsvollzug. Häufig ist ein Ausweichen in semantisch ähnliche Bewegungen, Ausführen von Überschußbewegungen, fragmentarische Bewegungen oder Perseverieren einer richtigen oder falschen Bewegung.

Fehlergruppen:
- Substitutionen. Die verlangte Bewegung wird durch eine andere ersetzt; z. B. Naserümpfen statt Mundspitzen.
- Überschußbewegungen. Ausführen zusätzlicher Bewegungen.
- Auslassungen. Sie bestehen in einem Ausbleiben oder fragmentarischer Ausführung der Reaktion.
- Perseverationen.

Keine Lähmung, Koordinationsstörung, Sensibilitätsstörung oder Sprachverständnisstörung vorhanden. Neben den apraktischen Symptomen können dysphasische oder dysarthrische Störungen vorliegen.

24.1.4
Schema der Apraxie-Untersuchung

Die Apraxieprüfung erfolgt durch verbale Aufforderung und auch imitatorisch wegen eventueller Sprachverständnisstörung. Durch mündlichen Befehl oder durch Gesten wird der Patient zu verschiedenen Handlungen aufgefordert:
- Prüfung elementarer Bewegungen: Schließen der Faust, Spreizen der Finger, Runzeln der Stirn, Vorstülpen des Mundes, In-die-Hände-Klatschen;
- Reflexive Bewegungen: Zeigen von Nase, Ohr, Augen;
- Ausdrucksbewegungen: Drohen, Winken;
- Markieren von Objektbewegungen, z. B. zeigen, wie man Kaffee mahlt;
- Nachahmenlassen vorgemachter Bewegungen;
- Durchführen von Objektbewegungen, z. B. sich kämmen, Zigarette anzünden;
- Zeichnen geometrischer Figuren und Legen von Stäbchen oder Streichhölzern.

Folgende Fehler können bei der Untersuchung auftreten:
- Fragmentarische Ausführung. Wesentliche Bewegungselemente werden ausgelassen; die Bewegung wird vorzeitig abgebrochen.
- Amorphe Bewegungen. Die Anlage der Bewegung ist im großen erhalten; die Ausführung aber nicht voll ausdifferenziert.
- Perseverationen: Elemente vorausgegangener Bewegungen gehen in den motorischen Bewegungsablauf mit ein. Bei starker perseveratorischer Tendenz kann die Diagnose Apraxie nicht gestellt werden.
- Nachweis außerdem durch psychomotorische Tests nach OSERETZKY, LUCHSINGER, CLARK.

24.1.5
Therapie und Prognose

Beim Sprachaufbau muß auf die frühesten und emotional am tiefsten verankerten Schichten zurückgegriffen werden. Anregungen zu affektgetragenen Ausrufen, Produktion von Tierlauten; Vorsprechen- und Nachsprechenlassen ist zwecklos.

Verfahren zur Besserung apraktischer Störungen sind nicht bekannt.

Prognose ist besser als bei akustischer Agnosie.

24.1.6
Bukkofaziale Apraxie

Sonderform der ideomotorischen Apraxie ist die bukkofaziale oder faziobukkolinguale Apraxie. Nur die Gesichts- und die Mundmuskulatur sind betroffen (Amimie). Ursache ist eine Läsion des motorischen Assoziationscortex der Gesichtsmuskulatur oder der dorthin führenden Assoziationsfasern.

Gesichtsapraxie ist bei 80% aller Aphasiker nachweisbar bei allen Aphasietypen mit gleicher Häufigkeit. Oft Kombination mit phonematischen Paraphasien.

Die Untersuchung erfolgt durch verbale Aufforderung und imitatorische Nachahmung, da Sprachverständnisstörungen für apraktische Störungen gehalten werden können.

Tabelle 24-1:
Prüfungen zur Untersuchung einer ideomotorischen Apraxie

- Pfeifen
- Zähnefletschen
- Oberlippe lecken
- Backenaufblasen
- Schmatzen mit rundem Mund
- Schnalzen wie Pferdegalopp
- Räuspern
- Saugen an einem Strohhalm
- An einer Blume riechen
- Naserümpfen
- Zunge herausstrecken
- Unterlippe lecken
- Schmatzen
- Schmatzen mit breitem Mund
- Mund spitzen
- Streichholz ausblasen
- Pusten

Prüfung. Den Patienten zum Backenaufblasen oder Mundspitzen auffordern. Falls dies nicht gelingt, wird ein brennendes Feuerzeug vor seinen Mund gehalten. Bei apraktischer Störung kann die Flamme ausgeblasen werden. Prüfungen vgl. Tabelle 24-1.

Differentialdiagnostisch muß ein Stammeln ausgeschlossen werden.

24.2 Konstruktive Apraxie

Diese Form der Apraxie ist definiert als Störung gestaltender Handlungen, die unter visueller Kontrolle ausgeführt werden, ohne daß eine Parese oder eine Apraxie der Einzelbewegungen vorliegt.

Das Zusammenfügen einzelner Elemente zu einem räumlichen Gebilde ist nicht möglich, z. B. Zusammensetzen einer Figur aus Streichhölzern. Keine Apraxie der Einzelbewegungen vorhanden.

Auf der rezeptiven Seite entspricht der konstruktiven Apraxie die Störung der optisch-räumlichen Orientierung. Patienten verlaufen sich; Zimmer im Krankenhaus wird nicht mehr gefunden. Schwierigkeiten beim Ankleiden, da die räumliche Struktur der Kleidungsstücke nicht erfaßt und diese nicht zum Körper des Patienten in Beziehung gesetzt werden kann.

Lesen und Schreiben ist wegen des Zeilenverlustes erschwert.

Ursache einer konstruktiven Apraxie ist eine Läsion der rückwärtigen Parietalregion meist auf der rechten Seite.

24.3
Ideatorische Apraxie

Diese Form der Apraxie ist definiert als Störung der Handlungsfolge.

Es gibt Fehler im sequentiellen Handlungsablauf, z. B. beim Anzünden einer Zigarette: Zuerst wird statt der Zigarette ein Streichholz aus der Schachtel genommen und angezündet.

Die ideatorische Apraxie ist immer mit Wernicke- oder globaler Aphasie kombiniert. Umgekehrt haben nur wenige aphasische Patienten eine ideatorische Apraxie.

25
Störungen der Sprache bei psychiatrischen Erkrankungen

25.1
Störungen der Sprache bei Hirnerkrankungen

25.1.1
Morbus Pick

Definition. Systemerkrankung. Präsenile Atrophie der Stirn- und Schläfenhirnrinde. Entstehung im 6. Lebensjahrzehnt.

Frühsymptome. Verfall der Sprache (Schläfenlappen-Pick) oder Persönlichkeitsveränderungen. Zuerst amnestische Aphasie, dann sensorische Aphasie oder Jargon-Aphasie (= stehende Redewendungen), später totale Aphasie.

Ursache. Unbekannt.

Differentialdiagnose: Alzheimersche Krankheit und senile Demenz.

25.1.2
Morbus Alzheimer

Definition. Systemerkrankung. Präsenile, hochgradige Hirnatrophie. Geringeres Ausmaß als beim Morbus Pick. Entstehung im 5. oder 6. Lebensjahrzehnt.

Symptome
Frühsymptome: Störung der Merkfähigkeit und Orientierung. Amnestische und sensorische Aphasie, Apraxie. Gut erhaltene Persönlichkeit.

Spätere Symptome: Paraphasien (Wortentstellungen), rhythmische, sinnlose Silbenwiederholungen (Logoklonien), Perseverationen, Echolalie, Neologismen. Zuletzt völlige Unverständlichkeit.

Die Funktionsstörung ist teilweise reversibel, sie geht erst später bei mangelndem Training in Atrophie über.

Ursache. Glukose- und O_2-Stoffwechselstörung.

Therapie. Glukoseinfusionen; eine Aphasietherapie ist erfolgversprechend.

25.1.3
Senile Demenz

Definition. Mit Hirnatrophie einhergehende Altersdegeneration des Hirns.

Symptome. Beginn zwischen dem 70. und 80. Lebensjahr. Reduktion aller sprachlichen Leistungen. Besonders amnestische Aphasie und Dysarthrie (Sprache klingt verwaschen, monoton, skandierend, verlangsamt), Echolalie, senile Stummheit.

Ursache. Durch Zirkulationsstörungen hervorgerufene Erweichungsherde im Bereich verschiedenster Hirnregionen, hierdurch innervatorische Schädigungen der Sprechmuskulatur.

25.1.4
Apallisches Syndrom

Klinisch handelt es sich um eine funktionelle Trennung von Hirnmantel und Hirnstamm. Man unterscheidet Initialstadium, Vollstadium und Remissionsstadium.

Symptome. Anarthrie oder schwerste pyramidale Dysarthrie. Das Sprachverständnis ist erhalten, manchmal Kombination mit Mutismus; gelegentlich Aphonie, Aphasie.

Therapie. Nach Entfernung der Nasensonde und Décanulement Aufbau der Sprachfunktion mit Hilfe vorgezeigter Bilder und Objekte. Vor- und Nachsprechen. Einbeziehung von Schreiben, Lesen und Rechnen.

25.1.5
Psychoorganisches Syndrom

Es handelt sich um eine psychopathologische Veränderung.

Symptome. Beeinträchtigung von Merkfähigkeit, Aufmerksamkeit, Konzentration und Umstellungsfähigkeit.

Bei allgemeiner Minderung der geistigen Leistungsfähigkeit finden sich zusätzlich leichte aphasische Symptome. Sie entsprechen nicht dem Vollbild der aphasischen Syndrome, da z. B. nicht bestimmte Gefäßterritorien betroffen sind. Folgende Symptome sind charakteristisch:
- Wortfindungsstörungen. Ersatz durch inhaltsleere Stellvertreterwörter oder semantisch naheliegende Paraphasien;
- Paragrammatische Fehlkonstruktionen;
- Perseverationen;
- Echolalie;
- Logoklonien (ununterbrochene Aneinanderreihungen von Silben oder Wörtern, die keine kommunikativen Inhalte mehr vermitteln).

Ursache. Psychoorganische Syndrome treten bei allen diffusen Hirnerkrankungen auf.

25.2
Störungen der Sprache bei Psychosen (Dysphrasien)

Zur Begriffserläuterung: Phasis = Sprache; Phrasis = Ausdrucksweise.

Die phoniatrischen Symptome bei Psychosen sind durch Persönlichkeitsstörungen zu erklären. Man trennt:
- Endogene Psychosen: Schizophrenie, manisch depressive Erkrankung;
- Endogene (symptomatische) Psychosen bei progressiver Paralyse, Intoxikationen (Alkoholismus), Enzephalitis, Trauma, Arteriosklerose oder Stoffwechselstörungen (Urämie, Eklampsie).

25.2.1
Endogene Psychosen

25.2.1.1
Schizophrenie

Sie ist definiert als Psychose unbekannter Ätiologie mit Zersplitterung und Aufspaltung des Denkens, Fühlens und Wollens, d. h. Verlust des inneren Zusammenhanges der Seelenvorgänge.

Typisches Symptom sind akustische *Halluzinationen* (Stimmenhören).

Formen der Schizophrenie:
- Hebephrene Schizophrenie: Nicht klassifizierbare Formen.
- Katatone Schizophrenie: Eigenarten der Motorik stehen im Vordergrund.
- Paranoide Schizophrenie: Wahnideen und Halluzinationen stehen im Vordergrund.
- Schizophrasie (Sprachverwirrtheit) oder Kataphasie: Sprachstörungen stehen im Vordergrund.

Kindliche Schizophrenie. Nach normaler Entwicklung findet man folgende Symptome:
- Verminderte Sozialisierung: Eigenbrötelei, Kinderscheu, Verlust der Stuhlreinheit.
- Absonderliche Spielgewohnheiten: Gesteigerte Musikfreude, rituelles Springen, Faszinierung durch drehende Objekte.
- Neurophysiologische Störungen: Selbstschlagen, Schaukel- und Kreiselbewegungen.
- Leerstarrendes Gesicht, verkrampfte Körperhaltung, unharmonisch wirkende Bewegungsmuster.
- Schizophrene Sprechweise: Keine einheitliche Symptomatik. Es kommen vor: Verzögerte Sprachentwicklung, Stummheit (Aphrasie), Phonographismus (Gesprochenes wird genau erfaßt und später grammophonartig — auch im Tonfall identisch — wiedergegeben), bizarre Wortneubildungen, Selbstgespräche, Halluzinationen, Stottern, affektierte Verschrobenheiten der Reden, Manierismus, Rededrang, Modulationsverlust der Stimme (monoton, kreischend, laut, derb), Denkablaufstörungen. Keine Intelligenzminderung.

25.2 Sprachstörungen bei Psychosen

Differentialdiagnose. Es müssen abgeklärt werden:
- Taubheit: Bei Schizophrenie geht Nichtreagieren auf akustische Reize mit Kontaktlosigkeit einher. Taube und organisch hirngeschädigte Kinder gewinnen dagegen leicht Kontakt;
- Angeborene Sprachschwäche: Eine Trennung der dysphrasischen Elemente von der unfertigen Kindersprache ist schwierig;
- Mutitas oligophrenica (Schwachsinn);
- Anarthrie;
- Autistische Aphrasie;
- Mutismus;
- Elektiver (partieller) Mutismus;
- Umschriebene Hirnschädigungen;
- Aphasie. Es bestehen keine Störungen des Gedankenablaufes. Das Verhalten der Umgebung gegenüber ist normal, die Handlungen sind situationsentsprechend. Keine Wahnideen oder Halluzinationen. Der innere Textentwurf ist intakt, es gelingt nicht, ihm die zutreffende Sprachgestalt zu geben. Bei Schizophrenen bestehen keine Störungen des Sprachverständnisses und der Syntax, die Satzbildung ist jedoch verändert. Der sprachliche Ausdruck hat einen geschraubten Stil. Der innere Textentwurf ist gestört.

Schizophrenie bei Erwachsenen. Sprachliche Verwirrtheit; Störung der Rede, d. h. Störung des Gesprächs. Eine Sprachtherapie ist erfolglos.

Symptome der schizophrenen Sprache:
- Neologismen (Wortneubildungen).
- Kontaminationen (Wortverdrehungen).
- Glossolalie: Kunstsprache (eigene Fremdsprache, Privatsprache), die nur für den Kranken einen Sinn hat.
- Neophasie oder Neologie: neugebildete, bedeutungshaltige Sprache mit festem Vokabular und klarer Grammatik.
  Ursache der schizophrenen Privatsprache: Die normale Sprache reicht nicht aus, um die abnormen Erlebnisse der Schizophrenen zum Ausdruck zu bringen. Deswegen wählt er eine neue Sprache.
- Selbstgespräche mit stereotypen Wiederholungen (Iterationen) von sinnvollen oder sinnlosen Laut- und Wortkomplexen.
- Manieriertheit: gezierte, geschraubte und künstliche Redeweise infolge übertriebener melodischer und dynamischer Akzente (Dyspro-

sodie, d. h. Abweichungen im musischen Unterbau der Sprache).
- Aphrasie (Stummheit).
- Logorrhö (Rededrang). Bei rasendem monotonen Sprechtempo (= Robotersprechen).
- Akataphasie (Veränderungen der Syntax).
- Dysgrammatismus.
- Dyslalie (Veränderungen der Artikulation).
- Paraphonie: Der Ausdruck der Sprechstimme entspricht nicht dem Gesagten.
- Verbigerationen: Automatisches Wiederholen unmittelbar vorher richtig gebrauchter Ausdrücke.
- Psychotische Echolalie oder Echophrasie, d. h. papageienartiges Wiederholen von Äußerungen des Gesprächspartners; auch Psittazismus oder Papageiensprache genannt.
- Verbale Paraphrasie: fehlerhafte Wahl ganzer, aber in sich richtig gebildeter Worte.
- Literale Paraphrasien: Verwirrung in der Reihenfolge einzelner Laute, d. h. Verstümmelungen und Einschiebungen von Lautfolgen.
- Brust- und Kopfregister wechselnd getrennt benutzt.
- Fehlende Melismen: Stimmfunktionen, die Willensäußerungen des Sprechens unterstreichen, werden nicht benutzt.
- Verminderte Nasenresonanz.
- Veränderungen im Bereich der Wortsemantik, d. h. Lockerungen zwischen Wortleib und Wortbedeutung.

Bei Anwendung linguistischer Methoden findet man, daß Schizophrene gegen viele Arten von Sprachregeln verstoßen. Witz, Reklamesprache und moderne Lyrik begehen dieselben Regelverletzungen oder setzen sie als Stil- und Ausdrucksmittel ein. Es gibt keine Regelverletzung, die nur von Schizophrenen begangen wird. Andererseits werden die gefundenen Regelverletzungen nie von allen Schizophrenen begangen, und auch der einzelne Schizophrene verletzt die Regeln nicht regelhaft. Es lassen sich immer Textstellen finden, in welchen die Regel, welche vorher verletzt worden war, ganz korrekt angewendet wird.

Schizophrene Texte lassen sich von nicht-schizophrenen Texten unterscheiden (auch wenn auf den ersten Blick eine große Ähnlichkeit oder gar Ununterscheidbarkeit besteht), wenn man den Text und die Sprachsituation, in welcher ein schizophrener Sprachfehler vorkommt, mit berücksichtigt und zur Interpretation benutzt.

Man findet folgende spezifischen Abwandlungen der Sprachstruktur bei Schizophrenen:
- Satzfeldstörung (Veränderungen im Bedeutungshof eines gesprochenen oder gehörten Satzes),
- Wortfeldstörung (Veränderungen im Bedeutungshof eines gesprochenen oder gehörten Wortes),
- Zerfahrenheit.

Schizophrenie ist eine Krankheit des Wortes, eine Logopathie; alle phänomenologisch aufgezeigten Merkmale der menschlichen Sprache sind dabei auf spezifische Weise gestört.

25.2.1.2
Manisch-depressive Erkrankung

Sie ist definiert als endogene Psychose mit in unregelmäßigen Abständen auftretenden manischen und depressiven Phasen.

Die Veränderungen des Sprechvorganges und der Stimmqualität bei Manien und Depressionen sind Ausdruck der Emotionen.

Manische Phase. Symptome:
- Logorrhö (Rededrang): Aneinanderreihen der Worte in oberflächlichem Zusammenhang. Der Inhalt des Gesagten ist dem Redenden unwichtig. Der Sprechantrieb ist größer als der Einfallsreichtum (Sprachschablone).
- Ideenflucht (leicht ablenkbare Rede- und Denkvorgänge).
- Akzentveränderungen: infolge gesteigerten Affektes Veränderungen der dynamischen, melodischen und zeitlichen Akzente.
- Auffällige Tonhöhenbewegungen (Sprechmelodie) mit An- und Abschwellen der Lautstärke (Dynamik).
- Stimme kräftig, ausdrucksvoll.
- Verlangsamungen und Silbendehnungen zur besonderen Betonung.

Depressive Phase. Symptome:
- Monotonie infolge Ähnlichkeit des melodischen Baues der Sätze (regelmäßige Wiederholung derselben abwärts gleitenden Intervalle).
- Leise, jammernde Stimme.
- Zögernde, ängstliche Sprache. Der Mund wird wenig geöffnet.
- Stereotypien (Klagerufe).
- Silbenweises Skandieren durch häufig eingeschobene Inspirationen.
- Stupor (bewegungsloser Zustand); Sprechantrieb erloschen.

25.2.2
Exogene Psychosen

25.2.2.1
Progressive Paralyse

Es handelt sich um das Endstadium einer luischen Infektion. Chronische Entzündungen des zentralen Nervensystems vorwiegend im Bereich des Stirn- und Temporalhirns.

Größenwahn und Persönlichkeitsveränderungen, Sprachstörungen treten auf als kortikale, extrapyramidale, bulbäre oder zerebellare Dysarthrie mit psychischen Ausfällen.

Symptome einer progressiven Paralyse:
- Störungen der Sprache und Schrift.
- Silbenstolpern (Silbenstottern): Wiederholungen und Auslassungen von Lauten, einzelner oder mehrerer Silben und Satzfetzen, Entgleisungen bei der Satzkonstruktion infolge mangelnden Überblicks über die Gesamtgestalt des Satzes.
- Paralytische Dysarthrie: verwaschene Artikulation besonders beim Nachsprechen und Lesen.
- Auslassen von Wortteilen.
- Störung der Auffassung.
- Störung der melodischen Akzente.

Diagnose. Eine latente Artikulationsstörung wird erkannt durch Nachsprechenlassen schwieriger Testwörter: Potsdamer Postkutscher, Elektrizitätswerksdirektor, schleimige Schellfischflossen, dritte reitende Artilleriebrigade, Brautkleid bleibt Brautkleid, Krautkopf bleibt Krautkopf.

25.2.2.2
Akuter Alkoholrausch

Symptome sind zerebellare Dysarthrie; Versprechen und Verwechslungen von Lauten und Worten.

25.2.2.3
Delirium tremens

Es handelt sich um einen durch chronischen Alkoholmißbrauch bedingten Erregungszustand mit Halluzinationen.

Symptome eines Delirium tremens:
- Telegrammstil;
- Dysarthrie infolge zerebellarer Koordinationsstörung (Ataxie);
- Silben- und Wortwiederholungen;
- Koprolalie (zwanghaftes Aussprechen unflätiger Worte);
- Veränderungen der musischen Sprachelemente mit Überbetonung der melodischen, dynamischen, rhythmischen und zeitlichen Akzente.

25.2.2.4
Korsakow-Syndrom

Es handelt sich um eine durch chronischen Alkoholmißbrauch entstandene Psychose mit Gedächtnisstörungen.

Symptome eines Korsakow-Syndroms:
- Perseverationen: Haftenbleiben, mehrfaches Wiederholen desselben Wortes;
- Konfabulationen: Ausfüllen von Gedächtnislücken durch Erzählen von Vorgängen, die nur in der Phantasie existieren, wobei der Erzählende von der Richtigkeit überzeugt ist.

25.3
Autismus

25.3.1
Definition

Autismus ist ein Syndrom, welches eine Gruppe abnormer Verhaltensweisen und gestörter Hirnfunktionsleistungen umfaßt und mit einer schweren Störung des affektiven Kontaktes einhergeht. Somit handelt es sich um ein organisches Syndrom, genauer um eine Entwicklungsstörung, nicht um eine Psychose. Die Veränderung liegt im Entwicklungsprozeß selbst, d. h., die Entwicklung ist qualitativ verändert im Gegensatz zur quantitativen Entwicklungsverzögerung bei geistiger Behinderung. Nach anderer Auffassung ist Autismus kein Syndrom, sondern ein Verhaltensspektrum.

Beim Autismus soll es sich um eine Verhaltenstriade handeln, welche sich aus Aspekten der Verhaltenstriade und des kognitiven Funktionsniveaus zusammensetzt. Während die Symptome der Verhaltenstriade zu den autismusspezifischen Störungsaspekten zählen, beeinflussen die kognitiven Faktoren vor allem die Ausprägung der Symptomatik. Unter 10.000 Menschen gibt es 4–6 Autisten. Verhältnis Jungen zu Mädchen 4 : 1.

Nach dem multiaxialen Klassifikationsschema für psychiatrische Erkrankungen bei Kindern und Jugendlichen handelt es sich um ein Syndrom, das entweder von Geburt an besteht oder fast ausschließlich in den ersten 30 Lebensmonaten beginnt.

25.3.2
Ursache

Die Ursache ist multifaktoriell. Genetische Disposition plus Hirnschädigung. Es braucht kein Defekt am Hirn selbst vorhanden zu sein. Neurologisch konnten jedoch Mikrosymptome und Abweichungen nachgewiesen werden. Eine Hirnfunktionsstörung liegt vor. Die Erkrankung wird nicht durch das Verhalten der Eltern verursacht. Folgende Faktoren sind an der Ätiologie und Genese beteiligt:
- Störung früher kognitiver Prozesse;
- Störung der zentralen Aktivierung;
- Wahrnehmungsstörungen;
- Hirnschädigungen und neurologische Ausfälle; bei 50% der Kinder nachweisbare Hirnschäden, bei $2/3$ der Kinder pathologische EEG-Befunde;
- Genetische Einflüsse; eineiige Zwillinge sind häufig beide autistisch.
- Biochemische Besonderheiten; Hyperserotoninämie, Vorhandensein von serotoninen Antikörpern. Höhere Glukoseauswertung in verschiedenen Hirnregionen;
- Chromosomenabnormität; Fragile-X-Syndrom.

Vierzig bis sechzig Prozent der Kinder zeigen im Schulalter neurologische Befunde. Dreißig Prozent der Kinder entwickeln in der Adoleszenz eine Epilepsie.

25.3.3
Symptome

Die qualitativen Veränderungen im Entwicklungsprozeß zeigen sich in der sog. Verhaltenstriade:

25.3 Autismus

- einer schweren Beeinträchtigung der zwischenmenschlichen Interaktion
- der non-verbalen sozialen Kommunikation und der Vorstellungskraft sowie
- in einem Muster an Aktivitäten, die beherrscht sind von wiederholten, stereotypen Routinen.

70% der autistischen Kinder sind geistig behindert. Häufig zusätzlich generelle Entwicklungsverzögerung. Während des autistischen Entwicklungsprozesses findet man einen intelligenzunabhängigen Wandel der Verhaltenssymptomatik, der 3 Typen autistischer Kinder charakterisiert: sozial zurückgezogene, sozial passive und sozial aktive, aber sonderbare Kinder.

Ein Autismus ist an folgenden Symptomen erkennbar:
- Verzögerte Sprachentwicklung mit starker Echolalie-Tendenz, auffallend verspätetem Gebrauch des Wortes „ich", allgemein falscher Verwendung der Pronomina; einfache grammatikalische Struktur mit auch noch später groben Fehlern in Satzbau und Grammatik; Unfähigkeit, abstrakte Begriffe zu gebrauchen.
- Sprache wird nicht zur Kommunikation verwandt; es kommen nur stereotype Fragen. Sprache ist somit in ihrer Beziehungsfunktion und sozialen Bedeutung beeinträchtigt, nicht die artikulatorischen Fähigkeiten.
- Die reflektorische Echolalie entwickelt sich zur Stereotypie einer Echophrasie, die Satzteile oder ganze Sätze umfaßt.
- Auffälligkeiten beim Sprechen bezgl. Lautstärke, Tonhöhe, Betonung, Geschwindigkeit, Rhythmus, Intonation.
- Auffälligkeiten in Form und Inhalt des Sprechens. Verwendung von „Du", wenn „Ich" gemeint ist.
- Beeinträchtigung der Fähigkeit zum Anknüpfen oder Führen einer Konversation mit anderen, trotz ausreichenden Sprechvermögens.
- Sprachliches Denken nicht möglich.
- Schwer beurteilbares Sprachverständnis, da auf sprachliche Aufforderungen entweder überhaupt keine Reaktion erfolgt oder mit negativistischer „Bosheit" das Gegenteil des Gewünschten getan wird. Geräuschempfindlichkeit oder Geräuschängste. Die Kinder wenden sich oft ab, wenn man sie anspricht.
- Es besteht ein grundlegender Mangel an Reaktion auf andere Menschen (Autismus).

- Abnorme Reaktionen auf akustische und manchmal auch auf visuelle Eindrücke.
- Schwierigkeiten hinsichtlich des Sprachverstehens.
- Kontaktstörungen mit gestörtem Blickkontakt, Störung der zwischenmenschlichen Bindungen und des kooperativen Spielens mit anderen Kindern.
- Bizarre Reaktionen auf verschiedene Aspekte der Umgebung; rituelles Verhalten, abnorme Gewohnheiten, Widerstand gegen Veränderungen, Bindung an seltsame Objekte, stereotype Spielmuster.
- Die Fähigkeit zum abstrakten oder symbolischen Denken und zum phantasiereichen Spielen ist herabgesetzt.
- Die Intelligenz ist durchschnittlich bis schwer beeinträchtigt.
- Wahnphänomene, Halluzinationen, Zerfahrenheit fehlen.
- Allgemeine oder partielle motorische Ungeschicklichkeit, die sich auch sprachmotorisch auswirkt.
- Motorische Stereotypien aller Art: Wiegen des Oberkörpers oder des Kopfes, Schüttelbewegungen mit den Händen, Trippeln auf den Zehenspitzen, Hüpfen und unmotiviertes Lachen. Auch zahlreiche sprachliche Stereotypien werden neben der Echolalie gebraucht.
- Zwanghaftes Bedürfnis nach Gleicherhaltung der dinglichen Umwelt.
- Nichtentwicklung des mitmenschlichen Kontaktes. Jeder Versuch zur Kontaktaufnahme wird mit starker Abwehr beantwortet.
- Kreiseln von Dingen.
- Ideomotorische und ideatorische Apraxie (gestörter Bewegungsentwurf).

Keine Reaktion auf Schallreize ab dem 10. bis 12. Lebensmonat, Echolalie (auch verzögerte Echolalie), Zuhalten der Ohren bei bestimmten Schallreizen ab 3. bis 4. Lebensjahr, paradoxe Reaktionen auf Sinnesreize (Ohrenzuhalten bei Lichtreizen, Augenbedecken bei Geräuschen), Verwechslung klang- oder bedeutungsähnlicher Wörter, singendes Sprechen in gleicher Sprechstimmlage.

25.3.4
Einteilung

Man unterscheidet drei Schweregrade des Autismus:
- Kinder mit ausgeprägtem Autismus;
- Kinder mit leicht bis mittelgradigen autistischen Verhaltensweisen;

25.3 Autismus

- Kinder mit Kommunikationsstörungen ohne autistisches Verhalten.

Für die Klassifizierung des Autismus gibt es zwei internationale und ein europäisches System:
- DSM (Diagnostic and Autistical Manual of Mental Disorders) der American Psychiatric Association, ISD-10 der WHO.
- Guidelines for Autism-Criteria for the Description of Autism.
- Europäisches Grundsatzdokument der IAAE.

Einteilung der autistischen Syndrome in 4 Gruppen:
- psychogener Autismus
- Asperger-Syndrom
- Kanner-Syndrom
- somatogener Autismus.

Das Asperger- und Kanner-Syndrom bilden die beiden Kerngruppen.

Psychogener Autismus. Ursache: anhaltende emotionale Frustration bei autistischer Disposition. Bei Zuwendung schneller Ausgleich der emotionalen Verkümmerung.

Somatogener Autismus. Ursache: schwere hirnorganische Schädigungen. Retardierung der gesamten kindlichen Persönlichkeit, keine psychische Regression bei partiell intakten Persönlichkeitsanteilen.

Typ Kanner. Ursache: hereditäre Belastung + hirnorganischer Schaden. Häufigkeit 4 bis 5 Kinder auf 10.000. Mit dem Kanner-Syndrom kommen überzufällig häufig vor: Rötelnembryopathie, unbehandelte Phenylketonurie, tuberöse Sklerose und Marker-X-Syndrom. Intellektuelle Defekte; 60% der Kinder sind geistig behindert (IQ unter 50).

Symptome
- Abnorme Lautäußerungen bereits während des Lallstadiums oder überhaupt kein Schreien, kaum Lallen.
- Fehlender Blickkontakt, Ausbleiben der Reaktion des Lächelns.
- Kardinalsymptom fehlende oder **verzögerte Sprachentwicklung** mit starker Echolalie-Tendenz, auffallend verspätetem Gebrauch des Wortes „ich", allgemein falscher Verwendung der Pronomina und mit auch noch später groben Fehlern in Satzbau und Grammatik.
- Sprache wird nicht zur Kommunikation verwandt; nur stereotype Fragen. Sprache ist somit in ihrer Beziehungsfunktion und sozialen Bedeutung beeinträchtigt, nicht die artikulatorischen Fähigkeiten.
- Reflektorische Echolalie entwickelt sich zur Stereotypie einer Echophrasie, die Satzteile oder ganze Sätze umfaßt.

- Schwer beurteilbares **Sprachverständnis**, da auf sprachliche Aufforderungen entweder überhaupt keine Reaktion erfolgt oder mit negativistischer „Bosheit" das Gegenteil des Gewünschten getan wird. Geräuschempfindlichkeit oder Geräuschängste. Die Kinder wenden sich oft ab, wenn man sie anspricht.
- Allgemeine oder partielle **motorische Ungeschicklichkeit,** die sich auch sprachmotorisch auswirkt.
- Motorische Stereotypien aller Art: Wiegen des Oberkörpers oder des Kopfes, Schüttelbewegungen mit den Händen, Trippeln auf Zehenspitzen, Hüpfen und unmotiviertes Lachen. Auch zahlreiche sprachliche Stereotypien werden neben der Echolalie gebraucht.
- Zwanghaftes Bedürfnis nach Gleicherhaltung der dinglichen Umwelt.
- Nichtentwicklung des mitmenschlichen Kontaktes. Jeder Versuch zur Kontaktaufnahme wird mit starker Abwehr beantwortet.
- Kreiseln von Dingen.
- Ideomotorische und ideatorische Apraxie (gestörter Bewegungsentwurf).

Typ Asperger (autistische Psychopathie). Typ Kanner und Typ Asperger sind keine getrennten Krankheitsbilder, sondern verschieden ausgeprägte Zustände des Autismus. Markantester Unterschied zum Typ Kanner ist, daß die Sprache sich frühzeitig entwickelt und eine gute Sprache bzgl. Wortwahl und Grammatik resultiert. Das Asperger-Syndrom wird zu den schizoiden Persönlichkeitsstörungen gerechnet. Wahrscheinlich handelt es sich bei dem Asperger-Syndrom um eine relativ milde Form des Autismus bei recht intelligenten Kindern.

Definition. *Konstitutionelle (auch aus der Heredität ableitbare) Störung im Gefühls- und Instinktbereich, die seit Beginn des Lebens besteht und bestehen bleibt (Charaktervariante).*

Symptome
- Kinder hochintelligent.
- Sprachliche Frühentwicklung, wortschöpferische Sprache: Diese äußert sich:

In einem auffallend frühen Sprachbeginn, oft lange vor den ersten selbständigen Schritten oder einem verspäteten Einsetzen mit einer „fertigen Sprache"; durch Neubildung, Umformung und Vereinigung von Wörtern zu originellen, meist treffsicheren Wortproduktionen, mitunter aber auch zur provokativen Koprolalie; durch eine früh reifende Begabung für Grammatik und Satzbau, wobei gerade schwierige Konstruktionen am liebsten produziert werden; durch frühen Gebrauch der Adjektive, besonders der „schmückenden", und manchmal relativ späten Verwendung der Personalpronomina; durch gesteigerten Ausdrucksgehalt des Gesprochenen, drastisch-lautmalerische Erzählkunst, posenhaft-lauter Betonung einzelner Wörter, Übergang ins Geflüster, wenn etwas Heimliches oder Unheimliches dargestellt werden soll, ferner ein markantes Verhältnis zu freiwilligem oder unfreiwilligem Humor.

Denken autistisch, eigenständig, apart, mit den Realitäten nur in losem Zusammenhang stehend. Rasches Durchdringen intellektueller

Tabelle 25-1:
Einige differentialtypologische Kriterien des Asperger- und des Kanner-Syndroms
(nach Nissen, 1989)

Merkmal	Asperger-Syndrom	Kanner-Syndrom
Erste Symptome	Vom 2.—3. Lebensjahr an	In den ersten Lebensmonaten
Art der Kontaktstörung	Mitmenschen werden als störend empfunden	Mitmenschen werden nicht in ihrer Existenz erfaßt
	Blickkontakt fehlt bzw. ist selten	Blickkontakt möglich, aber kurz
Geschlechtsverteilung	Fast ausschließlich Knaben	Knaben und Mädchen, mit höherer Prävalenz von Knaben
Sprachliche und motorische Entwicklung	Kind spricht, bevor es läuft: häufig motorische Retardierung	Kind läuft, bevor es spricht: häufig Sprachentwicklungshemmung
Intelligenz	Durchschnittlich und überdurchschnittlich	Oft unterdurchschnittlich
Aszendenz	Väter autistische Züge	Väter und Mütter autistische Züge

Probleme. Finden abstrakter Methoden. Ideomotorische und ideatorische Apraxie. Mangelnder Instinkt. Nichtsannehmen von außen. Kreiseln von Dingen. Sprache monoton, gestörte Ausdruckserscheinungen. Kinder reden für sich, gleichgültig, ob jemand zuhört oder nicht. Reden ohne Anpassung an den Zuhörer, lange Selbstgespräche. Sprachmelodie eintönig oder überspitzt, theatralisch.

Prognose. Gut. Vorkommen exzeptioneller Leistungen.

25.3.5
Psychodiagnostik des kindlichen Autismus

Die Untersuchung mit testpsychologischen Methoden ist schwierig. Verbale und nichtverbale Intelligenzleistungen liegen unter dem Durchschnitt. Die Gedächtnisfunktion und musikalischen Fähigkeiten sind gut. Eine Intelligenzprüfung muß mit nichtverbalen Verfahren durchgeführt werden, die keine Interaktionen von Patient und untersuchendem Psychologen erfordern, z. B. mit Bilderpuzzles, Mosaiktests, Raven-Test (Untersuchung des abstrakten Denkens).

25.3.6
Differentialdiagnose

Gegenüber folgenden Erkrankungen und Störungen ist der Autismus abzugrenzen:
- Schizophrenie: Beginnt nach normaler Entwicklung mit schweren Angst- und Wahnsymptomen; später Persönlichkeitsabbau, Autismus ist von Anfang an vorhanden; Dauerzustand.
- Kindlicher Schwachsinn: Bei Autismus ist das Gesicht fein gezeichnet. Bleibt die Lernunfähigkeit bei Autismus bestehen, dann sekundärer Schwachsinn.
- Psychogener Autismus: Reaktiver Autismus bei hospitalisierten Kindern.
- Hirnorganisch bedingte Persönlichkeitsstörungen mit autistischem Verhalten nach Enzephalitis, bei Stoffwechselstörungen, Zöliakie (schwere chronische Verdauungsinsuffizienz durch Unverträglichkeit von Gliadin in der Nahrung).
- Taubheit: Bei Tauben besteht keine Kontaktstörung, keine eingeengte Aktivität.

- Zentrale Sprachentwicklungsstörungen.
- Elektiver (partieller) Mutismus.

25.3.7
Therapie und Prognose

Sprachtherapie

Erste Behandlungsphase: Herstellen einer positiven Beziehung zwischen Kind und Therapeuten durch körperliche Berührung.

Erreichen und Festigen der präverbalen Verständigungsebene durch Imitationstraining. Nachahmen der vom Therapeuten vorgemachten Bewegungen; evtl. Ausführen der Bewegungen mit Nachhilfe. Gelingt die Imitation, dann Nachahmung von Vokalen usw., kombiniert mit Handgesten. Auf diese Weise Erlernen der Echolaliesprache.

Zweite Behandlungsphase: Training der Aussagesprache und des Sprachverständnisses; Benennen von Gegenständen; Trainieren des Wortverständnisses durch Zeigen auf benannte Gegenstände.

Dritte Behandlungsphase: Erlernen der Kommunikationssprache; Äußern von Wünschen. Jedoch oft trotz vorhandener Sprachfähigkeit Nichtanwendung im täglichen Leben.

Benutzung immer des gleichen Therapieraumes: Nur wenige klar erfaßbare Gegenstände dürfen vorhanden sein.

Andere Therapieformen. Ein Autismus wird weiterhin behandelt durch:
- Wahrnehmungstraining. Anbahnung intermodaler Verbindungen, Lokalisation von Reizen, Herstellung von Blickkontakt.
  Nachahmungsstufe: Erlernen einer sinnvollen Benutzung der Gegenstände.
  Semiotische Leistungen: Bildlich dargestellte Fähigkeiten werden in die Wirklichkeit übertragen.
- Integrierung in Klassen mit andersgearteten Lernbehinderten.
- Tiefenpsychologische Programme;
- Heilpädagogische Programme.

– Reinlichkeitserziehung, Training des Kontakt- und Sozialverhaltens, des Eßverhaltens. Reduzierung des aggressiven und selbstzerstörenden Verhaltens.

Eine *Pharmakotherapie* ist nicht bekannt.

Prognose. Die Prognose eines Autismus ist zweifelhaft. Der Höhepunkt der Symptomatik liegt zwischen dem 5.–10. Lebensjahr; nicht progredient. Dem Status der Sprachentwicklung kommt eine zentrale Rolle in bezug auf die Prognose zu.

Anmerkung: Es ist zweifelhaft, ob sich beim Autismus das Asperger-Syndrom vom Kanner-Syndrom abgrenzen läßt.

26
Psychogene, neurotische (Logoneurosen), hysterische und psychopathische (Dysphrenien) Störungen der Rede

26.1
Erläuterung der Begriffe

Psychogene Störung. Es handelt sich um eine plötzlich einsetzende Störung auf der Grundlage eines Konfliktes bei vorher psychisch unauffälliger Persönlichkeit.

Neurose. Sie ist eine besondere Form der psychogenen Störung:
Krankhafte Störung der Erlebnisverarbeitung mit Symptomen abnormen Erlebens, Verhaltens und (oder) gestörter somatischer Funktionsabläufe. Der Störung liegen eine infantile Persönlichkeitsstruktur, eine Fehlentwicklung und konflikthafte Fehlhaltungen zugrunde, die dem Leidenden unzureichend einsichtig sind und deren ätio- und pathogenetische Bedingungen bis in die Kindheit zurückreichen. Die Störung ist primär psychogen, überwiegend umweltbedingt. Sie wird also nicht durch hirnorganische Veränderungen oder Überwiegen krankhafter Erbanlagen hervorgerufen.

<u>Definition nach Bräutigam:</u> Neurosen sind eine Gruppe von seelisch bedingten Krankheiten chronischen Verlaufs, die sich in bestimmten Symptomen (Angst, Zwang, traurige Verstimmung, hysterische Zeichen) oder in bestimmten Eigenschaften (Hemmung, Selbstunsicherheit, emotionale Labilität, innere Konflikthaftigkeit) äußern.
Durch Verdrängung wird eine Scheinlösung des Konflikts erreicht.

Hysterie. Sie ist eine besondere Form der Neurose. Bei der Neurose finden sich unscheinbare Symptome; bei der Hysterie demonstrative Symptome.
Es gibt keine Hysterie als eigentliches Krankheitsbild, sondern nur hysterische Formen der seelischen und körperlichen Reaktion.
Ein Stimmverlust kann nur als hysterisch bezeichnet werden, wenn sich eine bestimmte Wunschrichtung als fixierendes Moment wirksam zeigt.

Prognostisch sind psychogene Störungen der Rede günstiger zu beurteilen als neurotische Störungen.

Definition psychosomatischer Erkrankungen: Störungen, die mit einer körperlichen Symptomatik und einem körperlichen Befund einhergehen, bei denen jedoch psychische Einflüsse als Ursache, Teilursache oder den Krankheitsprozeß aufrechterhaltende Faktoren vorliegen.

Von den Organneurosen unterscheiden sich psychosomatische Erkrankungen dadurch, daß sie mit einem faßbaren organischen Befund einhergehen. Psychosomatische Erkrankungen können sich an allen Organen oder Funktionen manifestieren.

26.2
Mutismus

26.2.1
Totaler Mutismus

Definition: Vollständiges Nichtsprechen bei Menschen, die über eine weitgehend abgeschlossene Sprachentwicklung sowie über eine physiologische Funktion der Sprechwerkzeuge verfügen (funktioneller Sprachverlust).

Totaler Mutismus tritt häufiger im Kindesalter und bei Knaben auf als im Erwachsenenalter.

Infantiler Mutismus. Er setzt am häufigsten im 5. bis 6. Lebensjahr ein.

Erster Häufigkeitsgipfel (Frühmutismus) 3. und 4. Lebensjahr. Zweiter Häufigkeitsgipfel (Spätmutismus, Schulmutismus) 5. bis 7. Lebensjahr. Das gehäufte Auftreten im 3. Lebensjahr wird als Zeichen der altersspezifischen Trotzneigung gewertet. Der Spätmutismus wird ursächlich mit der Einschulung und der damit verbundenen Auseinandersetzung mit der extrafamiliären Gemeinschaft in Zusammenhang gebracht. Lösung von der vertrauten familiären Umgebung.

Adulter Mutismus. Auftreten im Rahmen eines katatonschizophrenen Syndroms, als Hemmungssymptom bei Depression, aufgrund von Wahnideen, Halluzinationen bei paranoiden Zuständen oder in Verbindung mit einer hysterischen Symptomatik. Bei Erwachsenen ist also der Mutismus häufiger ein psychotisches Begleitsymptom.

26.2 Mutismus

Symptome
- Verlust jeder phonischen Sprechleistung;
- Stimmhafte Sprache fehlt = Aphonie;
- Flüstern fehlt = Apsithyrie; bei psychogener Aphonie vorhanden;
- Negativismus, Trotzigkeit, Apathie, Verhaltensstörung;
- Kein Lachen;
- Kein Husten (bei psychogener Aphonie vorhanden).

Fakultative Symptome
- Enuresis nocturna;
- Pavor nocturnus;
- Nägelknabbern;
- Daumenlutschen;
- Geistige Entwicklungsstörung;
- Mehrfachschädigung.

Folgen: Absinken der Leistungen, da die Sprache als wichtigstes Mittel zum Wissenserwerb fehlt. Die Sprachentwicklung kann zum Stagnieren kommen.
 Sprechangst mit Lampenfieber (Logophobie) kann zurückbleiben.

Ursachen
- Meist neurotisch, selten psychotisch. Psychoneurotische Störung der Gesamtpersönlichkeit. Psychische Störung, verursacht durch starke Affekte, traumatisch wirkende Ereignisse.
- Nichtbewältigung schwerer seelischer Konflikte.
- Erziehungsfehler und Milieustörungen.
- Erbliche Einflüsse sind umstritten.
- Sprachstörungen in Verbindung mit Fehlreaktionen der Umwelt.
- Oft geht verzögerte Sprachentwicklung oder Stottern voraus.
- Keine Trotzreaktion des Kindes; keine dem freien Willen unterliegende Verhaltensweise.

Therapie
- Psychologische Verfahren;
- Milieuwechsel;
- Kindergartenbesuch;
- Nichtbeachtung des Krankheitsbildes;
- Sprachbehandlung.

Überreden zum Sprechen ist zwecklos, da eine psychische Barriere besteht. Im Spiel (Kasperltheater, Rollenspiel) treten manchmal erste Zurufwörter auf; das Kind muß jedoch in der Zuschauerschar unbeachtet bleiben. Nichtbeachtung der ersten wiedergekommenen Wortäußerungen. Die Aufnahme in eine Gruppe ist empfehlenswert (Kindergartenbesuch). Evtl. Aufnahme in einer kinderpsychiatrischen Abteilung; Milieuwechsel. Förderung des Ausdrucks von Affekten; Verhaltenstherapeutische Verfahren (operante Verfahren).

Nach Abbau der abnormen Reaktionen können sprachliche Fehlleistungen (Dyslalie, Dysgrammatismus) wieder deutlich hervortreten; diese müssen dann intensiv behandelt werden.

Differentialdiagnose
- Traumatischer Mutismus als Folge einer schweren Hirnstammschädigung;
- Taubheit;
- Akustische (auditive) Agnosie;
- Schizophrenie;
- Autismus;
- Depression;
- Geistige Behinderung; Mutismus ist hier meist psychogen durch Antriebsstörungen verursacht; kein direkter Zusammenhang mit dem Schwachsinn;
- Gelegentlich Hirnläsionen oder Abbauprozesse; hierbei meist psychogene Überlagerung, da oft noch Kommunikationsreste vorhanden sind.

Prognose: Ist oft ungünstig. Manchmal jahrelange Krankheitsdauer.

Mutismus bei Erwachsenen: Erzielung von Aufmerksamkeit und Zuwendung oder zwecks Vermeidens unangenehmer Situationen.

Anmerkung: Apallisches Syndrom (akinetischer Mutismus). Es gehört zu den Dezerebrationssyndromen.

Ursache: Hirntrauma, Enzephalitis, Sauerstoffmangel (Herzstillstand, Narkosezwischenfall), Thrombose der A. basilaris.

Symptome: Die Dezerebrationssyndrome setzen sich zusammen aus motorischen, okulomotorischen, vegetativen Symptomen und Verminderung der Wachheit. Eine Störung des Wachbewußtseins kann sich in

einem apallischen Syndrom äußern. Dabei besteht eine Bewußtseinslage, bei der die Augen des Patienten geöffnet sind, der Blick geht ins Leere. Gegenstände werden nicht fixiert, auf sensorische Reize wird der Blick nicht zugewandt (a-pallisch = ohne Hirnmantel).
Therapie: Versuch einer Musiktherapie.

26.2.2
Elektiver (partieller) Mutismus

Definition: Psychogene Sprachstörung mit partiellem Schweigen einem (unbewußt) ausgewählten, fest umschriebenen, meist fremden Personenkreis gegenüber. Auftreten bei seelisch überempfindlichen Kindern infolge schwerer Gemütshemmung.

Symptome: Erstes Auftreten zwischen 4. und 7. Lebensjahr; oft bei Schuleintritt, wenn das Kind in furchtauslösende Situationen mit sprachlichen Anforderungen gerät. Das Schweigen entwickelt sich allmählich. Zur Kompensation werden kommunikative Hilfsmittel eingesetzt wie Mimik, Gestik, schriftliche Aufzeichnungen. Man findet:
- Auffälliges Gesamtverhalten;
- Ängstlichkeit, Gehemmtheit, Überempfindlichkeit;
- Eigensinn, negativistisches Verhalten;
- Schwächliche Kinder;
- Vegetative Störungen;
- Verkrampfte Motorik;
- Bettnässen;
- Grimassieren;
- Eßschwierigkeiten;
- Schulphobie;
- Die Intelligenz ist normal;
- Die Kinder sprechen öfters nur mit ausgesuchten Personen (Verwandten, Freunden);
- Kombination mit Stammeln oder Stottern ist möglich.

Psychodiagnostik
- Untersuchung des emotionalen Bereiches und der Persönlichkeitsentwicklung.
- Nichtverbale projektive Tests (Szeno-Test, graphische Gestaltungen: Mann-Zeichnung, Baum-Zeichnung; Wartegg-Zeichentest).

Ursachen
- Neurotische Reaktionen, verursacht durch negative Milieueinflüsse, Fehlhaltungen und Erziehungsfehler der Eltern.
- Erbliche Belastung, charakterliche Veränderungen (Angst, Verschlossenheit, Trotz, Minderwertigkeitsgefühl).
- Gesteigerte Reaktionsform der an sich physiologischen Scheu bei Kindern vor fremden Erwachsenen.
- Pathologische Fixierung eines frühest infantilen Abwehrreflexes.
- Unterstützender Faktor häufig aktiver Trotz.

Differentialdiagnose
- Autismus, kindliche Schizophrenie, Schwachsinn;
- Zentrale Sprachentwicklungsstörungen, sprachliche Vernachlässigung.

Therapie
- Milieuwechsel, heilpädagogische Beratung;
- Keine Sprachübungen;
- Bei gestörtem Mutter-Vater-Kind-Verhältnis Elternberatung;
- Aufdeckung von Erziehungsfehlern;
- Spieltherapie.

Prognose: gut.

26.3
Depressionsdemenz (Pseudodebilität)

Ursachen und Symptome. Depressionsdemenz ist schwerwiegender als Mutismus und Sprechangst. Es handelt sich um eine anaklitische Depression (Gefühlsmangelkrankheit des Säuglings durch Entzug der mütterlichen Affektzufuhr) im Säuglingsalter gegen Ende des 1. Lebensjahres bei plötzlicher Trennung von der Mutter. Durch Nahrungs- und Kontaktverweigerung entsteht ein lebensbedrohlicher Zustand. Psychogen bedingte Herabsetzung der geistigen Leistungsfähigkeit und Stagnation der sprachlichen Entwicklung sind Ausdruck des Ausweichens gegenüber einer unerträglichen Situation oder Folge einer schweren Frühverwahrlosung, die die psychische Entwicklung hemmt.

Therapie: Spieltherapie, heilpädagogische und kinderpsychiatrische Behandlung.

Differentialdiagnose: Schizophrenie.

26.4
Surdomutismus

Symptome sind der Verlust von Gehör, Sprache, Artikulation und Stimme. Lippenablesen wird scheinbar rasch erlernt. Surdomutismus kann mit Agraphie (Verlust des Schreibens), Alexie (Verlust des Lesens) und Akalkulie (Verlust des Rechnens) kombiniert sein.

26.5
Elektive Aphonie (freiwilliges Flüstern)

Definition: Als Stimmstörung erscheinende Sprechhemmung bei Kindern durch Verzicht auf den Gebrauch der vorhandenen stimmhaften Sprache.

Symptome: Tonloses Flüstern, manchmal Stammeln. Bei Laryngoskopie ist die Stimme oft klar.

Diagnose: Ausschluß einer Stimmlippenlähmung und sonstiger organischer Veränderungen am Kehlkopf.

Ursache: Folge einer hartnäckigen und lange bestehenden Gemütsstörung. Manchmal ist die elektive Aphonie Folge früheren Stotterns, wenn flüsternd besser geredet werden konnte.

Therapie: Stimmbehandlung, Psychotherapie.

Prognose: gut.

26.6
Logophobie (inneres Stottern, Lampenfieber)

Definition: Erwartungsneurotische Störung mit leichten Hemmungen der Rede infolge subjektiver Sprechfurcht (inneres Stottern). Es liegen die gleichen seelischen Hemmungen wie beim Stottern vor.

Symptome: Plötzliche Stockung während des Redeflusses. Das Gespräch wird auf ein anderes Thema gelenkt.

Ursache: Bei psychisch labilen Personen auftretende Erwartungsangst, bei bestimmten sprachlichen Situationen zu versagen. Infolge übermäßiger Fixierung der Aufmerksamkeit auf die sprachlichen Ausführungsorgane treten Hemmungen in den Funktionen der sonst gesunden Organe auf. Nervöse Veranlagung, vegetative Labilität.

Therapie: Psychotherapie, Atem-, Phonations- und Artikulationstherapie, Verhaltenstherapie.

Prognose: meist gut. Die Logophobie kann jedoch in reguläres Stottern übergehen.

26.7
Logasthenie

Definition: Infolge von Gedächtnisstörungen auftretende Unterbrechung des Redeflusses.

Symptome: Wortfindung unbeholfen, Unterbrechungen des Redeflusses, mangelhafte Assoziationsleistung, paraphrasische Störungen infolge Nichtübersehens der grammatischen, syntaktischen und inhaltlichen Gliederung des Satzbaues. Schwerfällige und undeutliche Artikulation. Manchmal Stammelfehler, offenes Näseln. Nach längerem Sprechen übermäßige Ermüdbarkeit der Artikulationsbewegungen und phonasthenische Symptome. Zwangsvorstellungen, nervöser Husten.

Ursache: Erbbedingte und angeborene abnorme psychophysische Konstitution.

Differentialdiagnose: Ausschluß organischer Nervenleiden wie multipler Sklerose, bulbärer Prozesse, progressiver Paralyse und amnestischer Aphasie.

Therapie: Psychotherapie, Sprachübungsbehandlung.

Prognose: Rückfälle möglich oder Symptomenwechsel.

26.8
Hysterische Aphasie

Symptome: Im Gegensatz zum Mutismus fehlen Aphonie und völlige Stummheit. Laute Stimme; Sprachreste (für einige Silben oder Wörter) sind vorhanden.

Differentialdiagnose: Motorische Aphasie.

26.9
Hysterische Dysarthrie

Symptome sind eine verwaschene Artikulation, Störungen der Sprechmelodie und Wortfindung sowie wälzende Zungenbewegungen. Ferner finden sich ein Vorziehen der Lippen und des Mundes, offenes Näseln und Grimassieren. Siehe auch Abschnitt 23.2.4.

26.10
Hysterisches Stottern

Symptome: Hysterisches Stottern unterscheidet sich vom gewöhnlichen Stottern
- durch den plötzlichen Eintritt nach heftigen Gemütserregungen,
- durch den Übergang aus Mutismus oder psychogener Aphonie und
- durch die optische Auffälligkeit der Stotter-Symptome.

(Siehe auch Abschn. 20.14.4).

Differentialdiagnose:
- Traumatisches Stottern: Akuter neurasthenischer Zusammenbruch bei vorher psychosomatisch gesunden Personen.
- Hysterisches Stottern: Vegetativ labile Personen mit konstitutionell psychopathischen Zügen.

Therapie: Psychiatrische Maßnahmen, Hypnose, Narkohypnose. Zusätzliche Atem-, Stimm- und Sprachtherapie.

27
Störungen der Sprache bei Schwachsinn (Dyslogien)

27.1
Definition der Dyslogie und des Begriffs der geistigen Behinderung

Definition der Dyslogie. Unvollständige Entwicklung aller Sprachfunktionen infolge Schwachsinns (Oligophrenie).

Sprachlosigkeit wird als Mutitas oligophrenica bezeichnet.

Als geistig behindert gilt, wer infolge einer Schädigung des zentralen Nervensystems oder anderweitig bedingter Beeinträchtigungen der Intelligenzfunktionen in seinem Lernverhalten ein dauerndes Vorherrschen des anschauend-vollziehenden Aufnehmens, Verarbeitens und Speicherns zeigt und in seiner seelisch-geistigen Gesamtentwicklung trotz regulärer Erziehungsbemühungen im Verhältnis zur lebensaltersgemäßen Durchschnittserwartung wesentlich, d.h. mehr als 40–50%, zurückbleibt.

Definition „geistig behinderte Schüler". Die geistig-seelische Förderung bleibt überwiegend auf praktische Vollzüge angewiesen. Eine Einführung in die Kulturtechniken des Lesens, Schreibens und Rechnens ist für sie nur in Ausnahmefällen sinnvoll. Die geistig-seelische Entwicklung erreicht bis zum Schulabschluß die Stufe der 5- bis 7jährigen, zuweilen werden lediglich Fortschritte auf Entwicklungsstufen der frühesten Kindheit erzielt.

In Abgrenzung zu Schülern der *Lernbehindertenschule* handelt es sich bei Schülern der *Sonderschulen für geistig Behinderte* um Schüler, bei denen angenommen werden muß, daß sie in den Klassen 5 und 6 der Schule für Lernbehinderte nicht erfolgreich mitarbeiten können.

Das Lernverhalten geistig behinderter Kinder ist charakterisiert durch: sachverhaftete Ansprechbarkeit, sensomotorische Aufnahmebereitschaft, spezielle Führungsbedürftigkeit, gestörte Lerndynamik und dauernde Anregungsbedürftigkeit.

In der früheren Bundesrepublik Deutschland waren 0,6% der Bevölkerung geistig behindert.

Man findet Dyslogien bei:
- Debilität in 86,5% der Fälle (IQ 69–50);
- Imbezillität in 95,4% der Fälle (IQ 49–20);
- Idiotie in 100% der Fälle (IQ 19–0).

Die schwersten organischen Sprachstörungen finden sich bei einem IQ unter 40.

Statt Debilität, Imbezillität und Idiotie jetzige Bezeichnung: Oligophrenie oder geistige Unterentwicklung leichten, mittleren und schweren Grades. Die ICD differenziert in leichten, deutlichen, schweren und hochgradigen Schwachsinn.

Debile besuchen die Sonderschule für Lernbehinderte (Förderschule), Imbezille die Sonderschule für Geistigbehinderte, Idioten sind pflege- oder anstaltsbedürftig.

Die Häufigkeit der Oligophrenien nimmt mit zunehmendem Schweregrad der Oligophrenie ab. Die stärkeren Schwachsinnsgrade sind stets krankheitsbedingt. Debilität ist dagegen überwiegend bloße Variation und nur zum geringen Teil Krankheitsfolge.

Geistige Behinderung bedeutet Mehrfachbehinderung. Sie kann mit Seh-, Hör-, Milieustörungen, Dysarthrie, Näseln, Poltern und Stottern kombiniert sein.

Eine weitere Ursache für die Sprachretardation geistig Behinderter liegt in der motorischen Ungeschicklichkeit und damit auch der Ungeschicklichkeit der Sprechwerkzeuge. Außerdem besteht eine geringe Fähigkeit, Artikulationsbewegungen nachzuahmen.

Anmerkung: Oligophrenie = angeborene Intelligenzminderung; Demenz = erworbene Intelligenzminderung.

27.2
Symptome

Frühverhalten geistig Behinderter: Fötaldasein nach der Geburt, kein Saugen, kein Schreien, dauerndes Schlafen, rein vegetatives Verhalten in den ersten 3 Lebensjahren. Kein Lächeln im 2. Monat. Freie Kopfhaltung im 4. Monat ist nicht möglich. Sitzen, Laufen, Sprechbeginn sind verzögert.

Bei Idiotie wird nicht das Stadium des Sprachbeginns erreicht. Keine Reaktion auf Hunger, Kälte, Schmerz. Bei Lautäußerungen handelt es sich nicht um Ausdrucksäußerungen, sondern um stereotype psychomotorische Entladungen. Produktion von Urlauten wie Heulen, Schnurren, Brummen, Grunzen, Schreien. Eventuell Reaktion auf Zuruf ohne Sprachverständnis. Bei weniger hochgradigem Schwachsinn ist ein von Gebärdenverständnis unterstütztes geringes Sprachverständnis vorhanden.

Der Grad des Intelligenzmangels und das Ausmaß der Sprachstörung stehen nicht miteinander in Beziehung. Rückschlüsse vom Ausmaß der Sprachstörung auf die Intelligenz sind daher nicht möglich. Das Sprachverständnis hängt jedoch vom Intelligenzgrad ab. Meist ist auch Rechnen und Lesen gestört. Es gibt aber auch geistig Behinderte mit normalem Sprechvermögen.

Die Feststellung einer Parallelität zur Intelligenzentwicklung ist nicht sinnvoll, da sprachliche Fähigkeiten einen wesentlichen Teil der Intelligenzfunktionen ausmachen.

Die Sprachentwicklung bleibt auf einer normalen, aber primitiven Sprachstufe stehen (evtl. lebenslänglicher Dysgrammatismus).

Daher machen die unterschiedlichen Schwachsinnsformen keine unterschiedlichen Formen der verzögerten Sprachentwicklung.

Der Grad der Sprachentwicklung hängt ab vom Grad der organischen Schädigung und der Intensität der sprachlichen Frühförderung.

Bei der Beurteilung der Bildungsfähigkeit muß der intellektuelle Entwicklungsstand, aber auch die Form des Schwachsinns (torpid oder versatil) berücksichtigt werden. Weiterhin muß die Gefühlssphäre des Kindes, die Entwicklung seines Willens und seiner Fähigkeit zur gesellschaftlichen Einordnung in Betracht gezogen werden. Diese persönlichen Eigenschaften sind oft wichtiger als das Wissensniveau.

Bei den debilen Kindern ist gewöhnlich die Sprachentwicklung verzögert, und es findet sich zusätzlich ein Stammeln. Debile Kinder erreichen die sprachliche Entwicklungsstufe 14- bis 15jähriger.

27.2 Symptome

Bei den imbezillen Kindern verzögert sich die Sprachentwicklung. Später kann sich bei einigen die Artikulation der Sprache sehr gut entwickeln. Häufig bleibt allerdings ein hartnäckiges Stammeln zurück. Der Sprachinhalt ist arm. Imbezille Kinder erreichen die Stufe eines sieben- bis neunjährigen normalen Kindes. Sie können einige abstrakte Begriffe verstehen.

Die torpiden Idioten nehmen langsamer wahr, behalten aber die Wahrnehmung fester als die erethischen Idioten. Sie lernen nur einige Wörter sprechen, mit deren Hilfe sie kurze agrammatische Sätze bilden. Die Entwicklung der Sprache und des Verstandes bleibt auf der Entwicklungsstufe eines normalen zweijährigen Kindes stehen. Es finden sich Defekte in der Gefühlssphäre, fehlende Aufmerksamkeit und Assoziationsfähigkeit, fehlendes Gedächtnis für Sinneswahrnehmungen und Bewegungen, jedoch Empfänglichkeit für Musik, Nachahmen von Melodien. Bei den versatilen Formen kommt Echolalie vor, d. h. es werden unartikulierte Laute oder eingelernte Wörter ohne Sinnbezug ausgestoßen.

Bei apathischen Idioten findet sich trotz ungünstigerer Ausgangssituation infolge besserer Umgänglichkeit und Verhaltens eine bessere Sprachausbildung als bei erethischen Idioten (Tab. 27-1).
Der Saugreflex ist schwach ausgebildet, Kaufaulheit. Somit fehlen motorische und kinästhetische Muster, auf denen sich später die Artikulation aufbauen kann. Analytisch-synthetische Fähigkeiten sind herabgesetzt.

Tabelle 27-1:
Unterschiede der Sprachentwicklung bei apathischen und erethischen Idioten

Apathische (Torpide)	Erethiker (Versatile)
– Sehr spätes Einsetzen der Lallphase	– Einsetzen der Lallphase leicht verzögert
– Lallphase verlängert (wenig und mit Mühe)	– Lallphase verlängert (Nachahmen des Tonfalles)
– Ausbildung einer einigermaßen deutlichen Sprache	– Ausbildung einer einigermaßen deutlichen Sprache erst spät

Bei manchen geistig Behinderten besteht bei vorhandener Sprachlosigkeit eine Reaktion auf Sprache und Geräusche, ein Situations- und Gebärdenverständnis, manchmal ein Sprechen bei Aufregung und beim Singen. Echolalie, Gestensprache. Die Zeit der Sprachlosigkeit kann die ersten 4–6 Jahre und darüber hinaus andauern.

Infolge enger Beziehungen zwischen Sprache, Denken und Intelligenz ist der Sprachaufbau behindert.

Bei 73–100% der geistig Behinderten finden sich Sprachauffälligkeiten. Infantile Sprachbegriffe werden beibehalten. Ein Dysgrammatismus mit Stammeln bleibt bestehen. Kurze Sätze mit wenigen mehrsilbigen Wörtern werden gesprochen. Das Vokabular umfaßt evtl. nur ein Wort (Monophasie). Bradylalie.

Echolalie, besonders bei Erethikern: Der Geistesschwache steht der Situation des Angesprochenseins hilflos gegenüber; er erkennt nicht die Gesprächsabsicht und wiederholt deshalb mechanisch eine Aufforderung oder Frage. Situationseingewöhnung, Einstellung auf den Untersucher und dessen Sprechweise führen zu einer Verringerung der Echolalie. Einschränkung des Wortschatzes selbst im konkreten Bereich.

Vermehrtes Auftreten von meist klonischem Stottern und Poltern. Ob beim Stottern geistig Behinderter nur organische Ursachen in Frage kommen oder auch Fehlerziehungswirkung, erschwerte Kontaktbedingungen usw., d.h. psychische Momente, ist noch nicht geklärt.

Ferner lassen sich folgende Symptome feststellen:
- Infolge der Sprachschwäche sind die Gegenstandserfassung sowie das Sprechen und Urteilen über Gegenstände behindert.
- Aufmerksamkeit, Konzentrations- und Merkfähigkeit sind herabgesetzt.
- Wortstammeln ist stärker als das Stammeln von Einzellauten; hier sind besonders Zischlaute und R-Laut betroffen; g und k werden durch d und t ersetzt.
- Schwierige Laute werden durch einfachere ersetzt oder ausgelassen.
- Beschränkter Wortschatz, fehlerhafter Gebrauch abstrakter Begriffe, verspäteter Erwerb von Gattungsbegriffen, generalisierend angewandte Verben treten als Ersatz für Begriffe ein, z.B. „zum Essen" statt Kuchen. Logorrhö bei fehlenden Hemmungen.
- Eingeschränktes Sprachverständnis als Ausdruck einer Wahrnehmungs- und Verarbeitungsschwäche.

- Verminderte Wahrnehmungsfähigkeit beim Sehen, Hören und Tasten.
- Beeinträchtigung folgender sprachlicher Leistungsbereiche:
- Verwendung detaillierender und abstrakter Bezeichnungen. Gebrauch schwieriger, besonders außerhalb der Sprachgewöhnung liegender Formen (2. und 3. Fall beim Hauptwort, 1. Vergangenheit, Leideform, Möglichkeitsform beim Zeitwort) und Satzbaumodelle (Nebensätze, Satzgefüge);
- Geschlossenheit einer mehrgliedrigen Aussage (Folgerichtigkeit der Sätze);
- Sinnverdeutlichung durch Sprachakzente (Dynamik, Melos, Rhythmus, Tempo): Je nach Reaktionsbereitschaft wird ohne Bindung an den Redeinhalt laut oder leise gesprochen; eine Nuancierung und Dosierung fehlt. Sinnwidrige melodische Akzentuierung. Monotonie. Rhythmusstörungen infolge beliebiger Atmung, z. B. mitten im Wort und nicht sinngemäß. Daher ist eine Verwechslung mit skandierender Sprache bei Dysarthrie möglich;
- Stimme: Leise, matt, weinerlich, schwach, monoton, heiser oder laute, hohe, schrille, krächzende, rauhe, dumpfe Stimme, offenes oder geschlossenes Näseln. Dumpfe Färbung der Stimmgebung soll auf Dominanz des Affektbereiches hinweisen;
- Atemstörungen: Oberflächliche Atmung oder überdosierte Luftabgabe mit explosiv klingender Stimme.
- Ansprechen auf Musik; dazu rhythmische, tanzartig, oft plumpe Bewegungsformen. Imitation von Melodien. Ungezielte Zuwendung zur Umwelt.
- Offenstehender Mund mit schlaffer Gesamthaltung als Ausdruck von Antriebs- und Willensschwäche.

27.3
Sprachprüfung bei geistiger Behinderung

Zur Unterscheidung von Sprachgebrauchsstufen und Sprachverständnisstufen siehe Tabelle 27-2.

Zur Bestimmung des Sprachniveaus bieten einige Aufgaben aus dem Bühler-Hetzer-Test auch altersmäßige Anhaltspunkte:
- Nr. 2, II: Verstehen eines Befehls, Altersstufe 1,6–2,0;
- Nr. 3, II: Benennen von Gegenständen, Altersstufe 1,6–2,0;
- Nr. 4, III: Sprechen von abwesenden Dingen, Altersstufe 2,0–3,0;

Tabelle 27-2:
Sprachgebrauchsstufen und Sprachverständnisstufen

Sprachgebrauchsstufen	Sprachverständnisstufen
– Ungezielter Stimm- und Lautgebrauch (ungezieltes Schreien) – Gezielter Stimm- und Lautgebrauch – Ein-Wort-Satz – Mehr-Wort-Satz – Formungsansätze – Formgerechte, einfache Sätze – Erweiterte Satzbaumodelle; Satzverbindungen, Satzgefüge	– Ansprechbarkeit durch Stimme und Mimik – Situationsverständnis – Wortverständnis – Verständnis von mehrgliedrigen Sätzen

– Nr. 4, IV: Sprachliche Formulierung von Plänen, Altersstufe 3,0–4,0.
Bei Erfüllung einer Aufgabe wird man das Erreichen der höheren Altersstufe vermerken.

27.4
Therapie bei geistiger Behinderung

Bei geringer geistiger Behinderung mit sprachlichem Rückstand wird vorrangig die Sprache gefördert. Diese hat günstige Auswirkungen auch auf die geistigen Fähigkeiten. Bei schwerem geistigen Defekt sind sonderpädagogische Maßnahmen wichtiger als sprachtherapeutische.

Wegen Mehrfachbehinderung weitere Therapiemaßnahmen:
– Anregungen im Wahrnehmungsbereich: Fühlen, Tasten, Sehen, Hören;
– Anregungen im Motorikbereich;
– Anregungen im Sozial- und Gefühlsbereich: Hautkontakt, Blickkontakt, Hörkontakt, Fingerspiele;
– Spracheintrittsvorbereitung durch die Eltern;
– Beginn des Sprachaufbaus bei Einsetzen der Zuwendungsfähigkeit;
– Kontaktaufnahme durch Körperberührung, Streicheln, Ansprache, Anblicken;
– Förderung der motorischen Entwicklung durch Anregung der Strampelbereitschaft; Einnehmen der Bauchlage, damit Anregung zum

Heben des Kopfes, Krabbeln, Kriechen (Krabbeln normalerweise mit 1/2–3/4 Jahr. Kriechen gegen Ende des 1. Lebensjahres).

Sensomotorisch-sprechmotorische Anregung. Lauterweckung durch akustische Weckstöße (Glocke). Aktivierung von Geräusch- und Antlitzzuwendung. Artikulatorische Vorschulung durch Bestreichen der Lippen. Massieren der Kiefer- und Mundmuskulatur, Anregung der Zungenaktivität durch Hin- und Herstreichen unter dem Kinn am Zungenboden, Auf- und Zu-Bewegungen des Kinns.

Verbinden von Sprache und Versorgungshandlungen (Anziehen). Hierdurch werden Sprache und Situationsanforderung konditioniert. Vorsprechen in Zwei-Wort-Sätzen. Stimmliche Reaktionen werden in ähnlicher Weise beantwortet. Nur knappe und gleichlautende Anweisungen an das Kind geben. Fehlende Reaktionen und Antworten selbst erbringen.

Training von Lippen, Kiefer, Gaumensegel und mimischer Muskulatur durch gründliches Kauen, richtiges und vollständiges Schlucken, Saugen, Mundspülen mit Wangenaufblähen und Festhalten des Spülwassers, Luftballon Aufblasen, Zähneklappern, Gesichterschneiden.

Seherziehung. Beim Ansprechen wird der Blick des Kindes auf den Mund des Sprechers gelenkt.

Die eigentliche Sprachbehandlung erfolgt nun durch Logopäden und Sprachheilpädagogen mit zusätzlich erworbener Qualifikation für den Bereich Geistig-Behinderten-Pädagogik.

27.4.1
Sprachaufbau

Der Sprachaufbau erfolgt durch ganzheitliche Verfahren; es werden sinnvolle Wörter geübt, nicht Einzellaute. Die Therapie wird in Räumen mit wenig Störreizen durchgeführt. Man arbeitet auf dem Boden oder an einem niedrigen Tisch. Bei den Therapiesitzungen wird eine gleichbleibende Situation eingehalten und so die Einstellung auf die spezifische Lernsituation erleichtert.

Das Kind wird bei allen Übungen nach den Prinzipien der Verhaltenstherapie belohnt.

Die ersten anzubahnenden Wörter werden unter Berücksichtigung ihrer emotionalen Attraktivität und des phonemischen Schwierigkeitsgrades ausgewählt. Das Wort wird vorgesprochen und der jeweilige Gegenstand konkret dazu präsentiert. Erarbeitete Wörter müssen in der häuslichen Situation und im Kindergarten immer wieder in passende Situationen eingebaut werden.

Der Sprachaufbau wird auf verschiedenen Wegen gefördert:
- Gestaltung der Redeabsichten (Begrüßen, Verabschieden); Übung grammatischer (Ein- und Mehrzahl, Gegenwart, Vergangenheit) und syntaktischer Fähigkeiten (ungebeugte, gebeugte, Zwei- und Mehr-Wort-Sätze, Satzverbindungen). Ein allgemein verbindliches Wortschatzprogramm gibt es nicht. Der Weg des Sprachaufbaues verläuft vom Sprachverständnis zur sprachlichen Darstellung. Die Abfolge orientiert sich genau an der des unbehinderten Kindes.
- Anbildung fehlender Sprachlaute.
- Auditive Differenzierungsübungen: Unterscheidung von Straßengeräuschen, Instrumenten, Stimmen, Werkzeugen; Unterscheidung von hoch–tief, laut–leise, weit–nah. Unterscheidung von richtig oder falsch vorgesprochenen Wörtern und Lauten.
- Therapie bei Sprachbehinderung auf höherem Sprachniveau: Beziehungsverdeutlichung und Festigung von Sprachfügemustern durch Tonbandgeräte. Übungen zur Aussageerweiterung und Sprachgestaltung.
- Stimmtherapie, Atemtherapie.
- Beeinflussung der passiven Allgemeinhaltung mit offenem Mund, des oberflächlichen Atmens und der überdosierten Luftabgabe durch Stimmbildung, Singen, Körperschulung, rhythmische Gymnastik, Blasübungen.
- Physiotherapie, Ergotherapie, Musiktherapie.

Besondere Probleme bieten schwerhörige geistig Behinderte, zerebral gelähmte geistig Behinderte und geistig Behinderte mit Epilepsie.

Bei geistiger Retardierung wird der Behandlungsplan nach Frostig angewendet. Er bietet bei diesen Kindern eine Therapie visueller Wahrnehmungsstörungen und der hiermit zusammenhängenden motorischen, sensorischen und kognitiven Schwächen. Bei geistig behinderten oder geistig retardierten Kindern sollte das Ausgangsintelligenzalter zu Therapiebeginn in einem Altersbereich zwischen 3 und 5 Jahren liegen. Zusätzlich muß eine logopädische Therapie erfolgen.

Die Behandlung kann in Sonderschulen für Lernbehinderte, Tagesbildungsstätten für geistig Behinderte (Lebenshilfe), oder in Sprachheilheimen durchgeführt werden.

Medikamentös kann Encephabol® versucht werden, gegebenenfalls Sedierung.

Siehe auch Therapie bei verzögerter Sprachentwicklung, Abschnittt 10.6.

27.5 Differentialdiagnose

Verzögerte Sprachentwicklung infolge peripherer Schwerhörigkeit, akustischer Agnosie, psychogener Hörstörung, kindlicher Schizophrenie, Autismus, motorischer Störung, Hirndegeneration, Intelligenzhemmung durch seelisch bedingte (neurotische oder affektive) Denk-Leistungshemmungen (Pseudodebilität), endogene Depression. Abgrenzung leichter Schwachsinnszustände von:
– Teilleistungsschwächen wie Legasthenie durch spezielle Schulleistungstests.

– Lernbehinderung und Schulversagen trotz ausreichender Intelligenz infolge ungünstiger Familienverhältnisse, emotionaler Konflikte, Schulangst als Folge von Trennungsproblemen, Schwierigkeiten mit Lehrern und Mitschülern, fehlende Leistungsmotivation, neurotische Leistungshemmung.

Sprache ist in den höheren Schichten (Abstraktion, Satzgefüge) mehr Funktion der Intelligenz als in den niederen Schichten. Sprachmängel der höheren Schicht bei geringfügigen Fehlleistungen der Einzellautung und der Artikulation sprechen für eine Intelligenzschwäche und weniger für eine Sprachschwäche.

Im Schulalter ist es ein Hinweis auf *Intelligenzschwäche*, wenn in freier Rede bei Nichtbehinderung der Einzellautung und Lautverbindung der Anteil drei- und mehrsilbiger Wörter 8% unterschreitet. Bei zentralen Einzellautungs- und Artikulationsschwierigkeiten sind zusätzliche Leistungsschwächen in höheren Sprachschichten nicht als intelligenzbedingt, sondern als sprachschwächebedingt anzusehen.

27.6
Ursachen des Schwachsinns

I. Schwachsinn als Folge einer Variation der Verstandesbegabung.

II. Schwachsinn als Krankheitsfolge kann durch drei Ursachenkomplexe verursacht sein:
- Endogen-hereditär
  - Gewöhnlicher (genuiner) Schwachsinn; X-chromosomal erblicher Schwachsinn.
  - Metabolische Schwachsinnsformen (Stoffwechselstörungen): Phenylketonurie; rezessiv vererbbar, Fehlen eines Enzyms, Behandlung mit phenylalaninarmer Diät. Morbus Wilson. Ahornsirupkrankheit, Galaktosämie, Mukoviszidose, Hypothyreose, familiäre amaurotische Idiotie, Leukodystrophien:
  - Erbliche Hirn- und Schädelmißbildungen: Mikrozephalie, Makrozephalie.
  - Generalisierte Neurofibromatose.
- Exogen (erworben)
  - Pränatal: Röteln, Anoxie (Sauerstoffmangel), Hypothyreose.
  - Perinatal.
  - Postnatal: Kernikterus, Enzephalitis, Trauma.
- Chromosomal
  - Trisomie 21 (Down-Syndrom);
  - Ullrich-Turner-Syndrom;
  - Triplo-X-Syndrom;
  - Doppel-Y-Syndrom;
  - Klinefelter-Syndrom;
  - Cri du chat-Syndrom.

Läßt sich keine bekannte spezifische Ursache für die schwere geistige Behinderung ermitteln, so besteht dennoch in diesen Familien ein Wiederholungsrisiko von etwa 3–5%. Wenn bereits 2 geistig behinderte Kinder geboren worden sind, kann sich dieses Risiko auf 25% erhöhen. Bei einem betroffenen Elternteil rechnet man mit 10% Risiko für eine unspezifische geistige Behinderung. Wenn beide Eltern geistig behindert sind, ist mit 50% betroffenen Kindern zu rechnen.

Anmerkung: Die Intelligenz wird auch durch Retardierung, fehlende Zuwendung und Förderung beeinträchtigt.

Störung von Einzelfunktionen der Intelligenz. Wahrnehmungsstörungen, Gedächtnisstörungen, Denkstörungen, Werkzeugstörungen (Störungen der integrierenden sog. höheren Hirnleistungen, die die Erkenntnis- und Handlungsfähigkeit und damit auch die geistige Leistungsfähigkeit insgesamt beeinträchtigen. Beispiele sind Aphasien, Apraxien und Agnosien).

27.6.1
Endogen-hereditär bedingter Schwachsinn

X-chromosomal erblicher Schwachsinn mit brüchiger Stelle am X-Chromosom:
- Symptome bei den homozygoten männlichen Individuen: schwere geistige Behinderung, starke Sprachentwicklungsverzögerung, ausgeglichenes, freundliches Wesen.
- Symptome bei heterozygoten weiblichen Individuen: meist klinisch unauffällig, manchmal leichte geistige Retardierung.

27.6.2
Chromosomal bedingter Schwachsinn

Schwachsinn infolge von Anomalien der Geschlechtschromosomen:
- Turner-Syndrom: Keine Sprachstörungen bekannt.
- Triplo-X-Syndrom: Die Hälfte der betroffenen Mädchen hat eine verzögerte Sprachentwicklung, ein Drittel eine verzögerte Entwicklung der motorischen Koordination.
- XYY-Syndrom: Vermindertes Intelligenzniveau (IQ durchschnittlich 90). Unterstützende Sprachtherapie wird für erforderlich gehalten.
- Klinefelter-Syndrom: Mehr als ein X in allen oder einem Teil der Zellen. Durchschnittlich etwas niedrigerer IQ als normal infolge eines herabgesetzten Verbal-IQ. Bei der Hälfte der Knaben verzögerte Sprachentwicklung. Verzögerte grobmotorische Koordination.

27.6.2.1
Down-Syndrom (Trisomie 21, Mongolismus)

Häufigkeit 1 : 1500; bei über 40jährigen Eltern 1 : 1600; 5–10% aller Schwachsinnigen haben ein Down-Syndrom.

Ursachen. Erbfaktoren in 5% der Fälle von Down-Syndrom; vorwiegend die Translokationen und die seltenen Mosaikstrukturen sind erblich bedingt. Die übrigen 95% der Fälle von Down-Syndrom (sporadisches Auftreten der Trisomie 21) bleiben ungeklärt.

Trisomie 21 ist bei 95% der Kinder Ursache des Down-Syndroms. Ursache der Chromosomenstörung sind ionisierende Strahlen, mutagene Chemikalien, Viren, Vitaminmangelzustände und fortgeschrittenes Gebäralter der Mutter ($2/3$ der Kinder von Müttern über 30 Jahren, nur $1/3$ von Müttern unter 30 Jahren).

Normalerweise 46 Chromosomen; 22 Paare von Autosomen und 1 Paar Geschlechtschromosomen (Heterosomen, männlich XY, weiblich XX). Die Chromosomen werden in 7 Untergruppen A–G unterteilt, denen jeweils 2–8 Chromosomen zugeordnet sind.

Die Trisomie 21 entsteht, indem das paarig angelegte Chromosom 21 der G-Gruppe während der 1. Reifungsteilung vor der Befruchtung aus im einzelnen unbekannten Gründen nicht auseinanderweicht (Nondisjunction). Es ist daher in der einen Tochterzelle dreifach vorhanden, und es gibt insgesamt 47 Chromosomen.

Mosaik-Trisomie. Sie entsteht bei Non-disjunction während der 1. Zellteilung nach der Befruchtung. Auf diese Weise entstehen Trisomen, Monosomen und normale Zellen. Die monosomen Zellen sterben ab. Die Kinder haben daher Zellen mit Trisomie 21, d. h. 47 Chromosomen und Normalzellen. Daher abgeschwächtes Krankheitsbild. Die betreffenden Kinder werden „Mosaike" genannt.

Translokation. Es handelt sich um Translokation eines überzähligen Chromosoms 21 oder eines wesentlichen Stückes davon an ein anderes Chromosom, meist der D- oder G-Gruppe. Daher haben diese Kinder nur 46 Chromosomen. Neben der D-G-Translokation, der Verbindung des Chromosoms 21 mit dem Chromosom 15, gibt es zusätzlich drei verschiedene Formen der G-G-Translokation, die für die humangenetischen Familienberatungen von Bedeutung sind, nämlich eine 21/22-Translokation, eine 21/21-Translokation und ein 21-Isochromosom. Bei 2% der Kinder mit Down-Syndrom findet man Translokationsbefunde.

Partielle Trisomie 21. Es handelt sich um seltene Fälle von Down-

Syndrom, bei denen nur ein kleiner, jedoch wesentlicher Teil des Chromosoms 21 dupliziert ist, z. B. nur der terminale Abschnitt des langen Armes des Chromosoms 21. So kann eine umfassende genetische Fehlinformation wirksam werden, wenn sich dieses Chromosomenstück mit einem anderen Chromosom verbindet.

Leitsymptome (charakteristische Gesichtsmerkmale) des Down-Syndroms:
- Mongolenfalte (Epikanthus) an der Innenfläche der Augenwinkel;
- Schrägstellung der Lidachse von außen oben nach innen unten;
- Hypertelorismus (Vergrößerung des Abstandes zwischen den medialen Augenwinkeln);
- Eingesunkene Nasenwurzel (Sattelnase);
- Makroglossie, dicke Zunge mit tiefen Querfurchen (Lingua scrotalis);
- Hängende, breite Unterlippe mit querverlaufenden Rissen;
- Fliehendes Kinn.

Weitere Symptome:
- Rundes Gesicht oder schmale, ovale Kopfform, Bradyzephalie (Kurzschädel); Oberkiefer und Mittelgesicht hypoplastisch; Gesamtlänge des Unterkiefers ist reduziert;
- Gedrungener Körperbau;
- Unterentwicklung des Os ethmoidale (Siebbein);
- Hypoplasie oder Aplasie der Stirnhöhlen;
- Geringe Differenzierung der Ohrmuscheln;
- Kiefer- und Zahnanomalien; verspäteter Zahndurchbruch;
- Kurze, abgebogene Finger, 4-Finger-Furche am Handteller zwischen 2.–5. Finger;
- Sandalenfurche (weiter Abstand zwischen 1. und 2. Zehe);
- Muskelhypotonie;
- Kombination mit Mehrfachbehinderungen: Bei 75% der Kinder Herzfehler; Magen-Darm-, Skelettmißbildungen, endokrine Veränderungen, Hörstörungen (Schalleitungsschwerhörigkeit infolge Seromukotympanon oder Mißbildungen), Sehstörungen;
- Gaumen hoch, eng;
- Hypertrophie der Zungenpapillen ab dem 2. Lebensjahr; Rissigwerden der Zunge ab 4 Jahren. Die Zunge tritt infolge des engen Mundraumes, der Hypotonie der Zungen- und Lippenmuskulatur oder einer Makroglossie hervor;
- Durch den Bradyzephalus ist die Zugrichtung des M. tensor veli

palatini verändert. Folge ist eine Tubenventilationsstörung mit Mittelohrerguß. Oder Tubenfunktionsstörung durch Hypotonie der Muskulatur;
- Sensorische Behinderung;
- Nach der Geburt ist das Kind ruhig, passiv, Saugen bereitet Schwierigkeiten (wird von weniger als 10% erlernt). Verspätetes Sitzenlernen (mit 1 Jahr), verspätetes Laufenlernen (mit 1–3 Jahren), verspäteter Sprechbeginn (mit 3–4 Jahren). Durch Frühförderung nicht beeinflußbar wegen verlangsamter Reifungsprozesse;
- Die Stimme ist belegt, dumpf, heiser, tief, rauh. Stimmumfang eingeschränkt. Unregelmäßigkeiten der Stimmlippenschwingungen. Phonetische Untersuchungen ergaben: Hervortreten des Grundtones bei Selbstlauten, Verringerung der höheren Formanten, durch erhöhten Phonationsdruck vermehrte Geräuscherscheinungen. Kaum stimmliche Äußerungen im 1. Lebensjahr;
- Vorzeitiges Altern infolge geistigen Abbaues;
- Verfrühter Pubertätseintritt;
- Paukenergüsse infolge velarer Hypotonie;
- Rachenmandelhyperplasie;
- Fehlbildungen an den Augen und Einschränkung des Sehvermögens bei 30% der Kinder;
- Vermehrtes Auftreten einer submukösen Gaumenspalte sowohl im harten als auch im weichen Gaumen. Bei Kontraktion des Gaumensegels dann Muldenform in der Mitte;
- Milchzahndurchbruch über $1/2$ Jahr verzögert. Durchbruch der bleibenden Zähne 2 Jahre verzögert. Bei 35–55% der Kinder;
- Mikrodontie. Fehlende Zähne kommen 4–5mal häufiger vor;
- Sekundär offener Biß mit protrudierten Frontzähnen infolge der hypoton und auch aktiv vorverlagerten Zunge sowie des mangelnden Unterlippendruckes;
- Relative Makroglossie. Mißverhältnis von hypotoner und vorverlagerter Zunge zur zu kleinen Mundhöhle;
- Zungendiastase infolge mangelnder Ausbildung der scherengitterartigen Sehnen- und Muskelfaserkreuzung im Septumbereich der Zunge; beim Herausstrecken der Zunge Vorwölbung der Mittellinie. Dieser mediale Wulst ist gesäumt von 2 Längsfurchen. Vorkommen bei 80% aller Kleinkinder mit Down-Syndrom. Kein Grund für therapeutische Intervention;
- Vordere Quermulde. Falls vorhanden, Modifikation der Gaumen-

platte; statt Anbringung eines runden Knopfes dann querovaler Knopf;
- Stufengaumen. Entstehung durch den stufenförmigen Übergang hervorspringender Tektalwälle in das Gaumendach. Tektalwälle sind Weichteilwülste an der Innenseite des Alveolarkammes. Sie bilden sich beim gesunden Neugeborenen aber in den ersten beiden Lebensjahren zurück;
- Zusätzlich oft M-förmiger Gaumen infolge eines medianen Wulstes (Torus palatinus).

Geistige Entwicklung. Es besteht immer geistige Behinderung. Debilität 5%, Imbezillität 75%, Idiotie 20%. Der Mittelwert des IQ wird einerseits als zwischen 25–49 liegend angegeben, andererseits wird ein durchschnittlicher IQ von 45 genannt. Als Höchstgrenze wird ein IQ von 70 angegeben.

Die geistige Entwicklung Imbeziler bleibt auf der Stufe 6- bis 7jähriger Kinder stehen. Debile erreichen die Stufe 14- bis 15jähriger, Idioten die von 2jährigen Kindern.

Der IQ sinkt mit zunehmendem Alter ab, wahrscheinlich schon von Geburt an. Größter Lernzuwachs bis zum 15. Lebensjahr, Lernzuwachs bis zum 30. Lebensjahr möglich. Die Schulleistungen bleiben unter den Anforderungen einer Lernbehindertenschule.

Schwächen im Bereich der Denk- und Abstraktionsfähigkeit, relativ bessere Merkfähigkeit sowie mimische und gestische Ausdrucksmöglichkeiten. Auswendiglernen und Sprechen von Fremdsprachen mit begrenztem Vokabular möglich. Rechnen ist unmöglich.

Nachahmung von Handlungen wie Schreiben oder Lesen von Büchern täuschen über den niedrigen IQ hinweg; dabei possierlicher Eindruck; Grimassieren, Hang zur Clownerie (clownartige Rötung der Wangen, rote Flecken), freundlich, gutmütig, Freude an Musik und rhythmischen Bewegungsformen. Gutes Melodiegedächtnis.

<u>Unterschiede zwischen Kindern mit Down-Syndrom und anderen Geistigbehinderten:</u> Kinder mit Down-Syndrom sind besser in Musiktests und im Lesen, schlechter jedoch im Hinblick auf ihre ungeschicktere und verlangsamtere Motorik sowie auf ihre schlechtere visuell-motorische Koordination.

Motorische Entwicklung. Anfangs dauerndes Schlafen. Die Kinder sind unsensibel gegenüber Berührungen an Backen und Lippen. Monatelanges Füttern erforderlich, bis das willkürliche Saugen beginnt; 2jähriges Säuglingsstadium; Bewegungsarmut.

Sitzen um den 12. Lebensmonat (4–6 Monate später als im Normalfall), Laufen mit 2–3 Jahren. Stadium der Überaktivität zwischen dem 3. und 7. Lebensjahr.

Sprachliche Entwicklung. Es gibt keine typische Sprachstörung. Während der in unterschiedlichem Alter auftretenden Lallphase nur geringer Lautreichtum, rauhe, überlaute Stimmgebung. Lautgebärden, Lautsermone und Aktionslaute (intendierte, auf das Geschehen in der Umwelt gerichtete Lautkundgabe).
- Sprechbeginn bei ¼ der Kinder vor dem 4. Lebensjahr, bei ¾ während des 4.–7. Lebensjahres.
- Dysgrammatismus: Schwerer Dysgrammatismus kann isoliert als einziges dyslogisches Symptom vorliegen.
- Stammeln, manchmal reine Vokalsprache; besonders betroffen sind die Laute: r, k, g, d, l, s. Begünstigung der Artikulationsstörung durch Hypotonie der Zungenmuskulatur und mangelnde Koordinationsfähigkeit der Bewegungen. Silben-, Wort- oder Satzstammeln.
- Poltern, Stottern. Häufigkeit des Stottersymptoms nimmt angeblich mit zunehmendem Grad der geistigen Entwicklung ab. Stereotypien.
- Die Stimme ist tief, heiser, rauh, laut infolge chronischer Laryngitis, Veränderungen der Stimmbandelastizität, Myxödems mit Verdickung der Schleimhäute infolge Schilddrüseninsuffizienz, unterentwickeltem Kehlkopf im Rahmen der allgemeinen Unterentwicklung.
- Reduzierter Stimmumfang.
- Störung der musischen Sprachelemente.

Entsprechend dem Intelligenzprofil verharren die Kinder auf einer primitiven, aber normalen Stufe der Sprachentwicklung bis ins Erwachsenenalter.

Sprachtherapie bei Down-Syndrom. Entwicklungstherapie anhand des Entwicklungsprofils durch den Psychologen und die Mutter, später logopädische Maßnahmen. Eine medikamentöse Zusatzbehandlung ist umstritten. Die Therapie beginnt in den ersten Wochen.

Wegen der Reizunempfänglichkeit werden verstärkt Reize angeboten: Massage der Kiefer- und Mundmuskulatur, Kitzeln der Lippen und

27.6 Ursachen des Schwachsinns

Zunge. Wecken der Sensibilität der Lippen durch Betasten, Streicheln, Massieren, Beklopfen, Ziehen an den Lippen. Mehrmals täglich, jedoch nur ganz kurz. Dadurch Straffung der Muskulatur und Erleichterung des Mundschlusses.

Rhythmische Übungen werden einbezogen. Vibration fördert die Lall-Laute. Bei auf dem Rücken liegenden Säuglingen wird auf den Brustkorb im Atemrhythmus Druck ausgeübt, bei gleichzeitigem Lallen der Mutter.

Zungenaktivierung durch Druck auf den Mundboden oder durch Antippen der Zungenspitze fördert die Bildung der Laute k und l. Anschließend Übungen in der Bauchlage; hier ist der Mundschluß schwerer zu erreichen.

Atmungsförderung durch Streicheln und Zusammenführen der Lippen zwecks Erzielung eines Lippenschlusses, der zur Nasenatmung zwingt.

Im Alter von 7–9 Monaten wird der Kauvorgang angebahnt. Nahrungsteile werden zwischen Zahndamm und Wange gelegt; die Zunge muß diese dann zwischen die Zähne führen. Gleichzeitig werden von außen Kaubewegungen ausgeführt.

Verlängerung der Atemphasen, Rhythmisierung der Sprechbewegungen, Blas- und Pusteübungen bewirken Training der Lippenmuskulatur. Geschicklichkeitsübungen für Lippe, Zunge und Gaumensegel.

Hörübungen, Spieltherapie zur Steigerung des Konzentrationsvermögens.

Perzeptionstraining durch Training der visuellen Wahrnehmung, der akustischen Wahrnehmung; Training der Motorik.

Nach dem 14. Lebensjahr ist keine Vergrößerung und Festigung des Wortschatzes mehr möglich, lediglich noch Dressurerfolge.

Allgemeine Therapie beim Down-Syndrom. Eine operative Zungenverkleinerung kann das Herausrutschen der Zunge beim Sprechen verhindern, jedoch nicht den Mundschluß bewirken. Eine Verbesserung der Lautbildung ist jedoch möglich, z.B. werden d und t nicht mehr interlabial gebildet. Durch Herunterstreichen seitlich der Nase rechts und links mit den Fingern erfolgt eine Senkung der hochgezogenen Oberlippe. Anhebung der Unterlippe durch Druck mit dem Daumen im Bereich des Grübchens unter der Unterlippe.

Anwendung eines kieferformenden Gummisaugers (Schnuller). Bereits einige Wochen nach der Geburt wird mit einer Massagebehandlung unter Einbeziehung von Vojta-Techniken im Mundbereich begonnen. Streichen über die Zungenränder zur Förderung der schwierigen seitlichen Bewegungen der Zunge, die Voraussetzungen für normales Kauen sind.

Anbahnung des Rollens, Krabbelns, Kriechens, der Kopfkontrolle, des Aufrichtens, Förderung der Hand-Motorik.

Krankengymnastik nach BOBATH oder VOJTA: Sie bringt das Kind in Lagerungen bzw. Positionen mit erhöhtem Muskeltonus, aus denen es sich nur mit seinem Alter entsprechenden Bewegungsreaktionen herausbewegen kann. Die Tonuserhöhung wird meist durch eine Rotation der Körperachse zwischen Schulter- und Beckengürtel hervorgerufen. Abbau der typischen Überstreckung des Halses bei Einnahme der Bauchlage und beim Sitzen. Denn durch die Überstreckung des Halses Zug auf den Unterkiefer. Die Folge ist eine Öffnung des Mundes und ein Heraustreten der Zunge.

Plastisch-chirurgische Behandlung (in der Reihenfolge der häufigsten Notwendigkeit). Durchführung nur in besonderen Fällen:
– Durch Zungenresektion Ermöglichung des Mundschlusses, Verbesserung der Artikulation, Reduzierung der Racheninfektionen. Zungenresektion zwischen dem 2. und 4. Lebensjahr; dann logopädische Behandlung. Sonstige Operationen ab dem 6.–8. Lebensjahr.
– Anhebung der Sattelnase durch Implantat, dadurch Verstreichen der Mongolenfalten.
– Korrektur der schräg stehenden Lidachse durch Resektion eines dreieckigen Anteiles aus dem M. orbicularis oculi mit dem Septum orbitale; dieses wird am Periost des äußeren unteren Orbitawinkels verankert.
– Korrektur des fliehenden Kinns durch Einsetzen einer Siliconprothese oder durch Transposition eines subkutanen Fettlappens vom Hals her.
– Korrektur der hängenden Unterlippe durch sagittale Keilexzision oder durch eine innere quere Schleimhautexzision.
– Eventuell Korrektur abstehender Ohren.
– Korrektur des zu starken Halses durch Entfernung überflüssiger Fettpolster.

- Durchtrennung der parasympathischen sekretorischen Fasern zu den Glandulae submandibulares und den Ohrspeicheldrüsen mittels transtympanaler Durchtrennung der Chorda tympani und des Plexus tympanicus zwecks Reduzierung der Speichelsekretion.

Prognose: Die Lebenserwartung betrug früher 20–25 Jahre, jetzt 50 Jahre.

27.7
Prüfung der Intelligenz

27.7.1
Definition der Intelligenz

Intelligenz bedeutet die Fähigkeit, zweckvoll zu handeln, vernünftig zu denken und sich wirkungsvoll mit seiner Umgebung auseinanderzusetzen (Wechsler).

Intelligenz ist das Produkt aus einer Reihe hochspezialisierter Fähigkeiten, die z. T. angeboren, z. T. angelernt sind. Es handelt sich um eine nicht direkt beobachtbare und meßbare Größe.

Piaget vertritt im Gegensatz zu anderen Forschern die Ansicht, die Entwicklung der Intelligenz sei nicht von der Sprache abhängig.

Es gibt 2 Aspekte, unter denen man Intelligenz betrachten muß:
a) Ein kleines Set von Basis-Prozessen zum Erwerb von Kenntnissen. Solche Basisprozesse sind angeboren, abhängig von der Intaktheit des Hirnapparates und durchgehend durch alle Altersstufen zu denken.
b) Das gesamte Repertoire von Kenntnissen und Fertigkeiten, die jemand als das kumulative Resultat der Aktion jener Basisprozesse und unter dem Einfluß der umgebenden dinglichen und sozialen Umwelt erworben hat.

27.7.2
Intelligenztests

Intelligenztests bewerten das momentane Wissen und die Sprach- und Denkfähigkeit.

Die im täglichen Leben erbrachten Leistungen stehen nicht mit der Höhe des Intelligenzquotienten in Zusammenhang. Intelligenz ist keine

einheitliche Fähigkeit, sie setzt sich vielmehr aus unterschiedlichen Begabungen zusammen.
Ein gutes Gesamtergebnis beim Intelligenztest schließt nicht aus, daß dennoch Teilleistungsstörungen vorliegen. Sie sind jedoch bei schwacher Begabung häufiger. Intelligenztests messen nur die gezeigte Leistung, Begabung kann nicht direkt gemessen werden.
Zu den von Intelligenztests geprüften psychologischen Funktionen gehören:
- Tatsachenwissen, Sprache,
- die Fähigkeit, aufmerksam zu sein,
- Assoziationen herstellen zu können,
- zu klassifizieren,
- Informationen zu verstehen und zu speichern,
- Probleme zu lösen,
- logisch zu denken,
- Beziehungen wahrzunehmen,
- zu urteilen,
- korrekt zwischen Alternativen zu wählen,
- sich etwas bildlich vorzustellen,
- sich zu erinnern,
- Sprache als Denkhilfe zu verwenden und
- mit graphischen Symbolen umzugehen.

Intelligenztests prüfen Fähigkeiten, die das Resultat des Zusammenwirkens von angeborenem Potential und Umwelteinflüssen sind. Die Ergebnisse, d.h. der IQ, können sich daher während des Lebens verändern. Bei für die geistige Entwicklung positiver oder negativer Umgebung folgt somit eine Zunahme oder Abnahme des IQ.

Der Intelligenzbegriff PIAGETS hebt dagegen mehr die Prozesse der Denkoperationen und der geistigen Entwicklung hervor. PIAGET unterscheidet vier miteinander in Beziehung stehende Faktoren, die an dem Zustandekommen der Intelligenz beteiligt sein sollen:
- Vererbung,
- Umwelt,
- soziale Interaktion und
- eine Balance zwischen zwei Prozessen: der Akkommodation, d.h. Anpassung der kognitiven Strukturen an neue Umweltanforderungen, und der Assimilation, d.h. Angleichung der Umwelt an das Individuum.

27.7 Prüfung der Intelligenz

Das allgemeine Intelligenzniveau wird durch die Bestimmung des IQ ermittelt. Angewandt wird bei Erwachsenen der HAWIE oder dessen Kurzform, der reduzierte Wechsler-Intelligenztest (WIP). Besser ist das Leistungsprüfsystem (L-P-S) oder der Intelligenz-Struktur-Test (I-S-T).

Die speziellen Intelligenzleistungen werden mittels Untertests der oben genannten Testverfahren, z. B. der visuellen Auffassungsgeschwindigkeit, räumlichen Orientierungs- und Vorstellungsfähigkeit geprüft.

Das Gedächtnis (Kurzzeitgedächtnis speichert bis zu 60 Sekunden) wird mit dem Lern- und Gedächtnistest (LGT-3) oder dem Wechsler-Gedächtnistest (Wechsler-Memory-Scale), deutsche Bearbeitung von BÖCHER, geprüft.

Gedächtnis. Während der frühen pränatalen Entwicklung wird eine genetisch bestimmte Grundverschaltung der Neurone angelegt. Die Nervenzellen sind über Vorläufersynapsen verknüpft. Bei wiederholter Stimulation tritt eine Bahnung der Synapse ein. Impulse können daher wesentlich schneller weitergeleitet werden als über nichtgebahnte Synapsen. Mit jedem Lernprozeß läuft das Phänomen der Bahnung erneut ab, so daß immer mehr gebahnte, komplex vernetzte Neuronenketten entstehen. Einem Erinnerungsvorgang entspricht die Aktivierung einer zuvor gebahnten Kette von Neuronen. Wird eine Neuronenkette nicht mehr trainiert, verschwindet die Bahnung; ein Vorgang wird vergessen.

Kritik an den Intelligenztests. Hohe Werte im Intelligenztest (hoher IQ) garantieren nicht glattes Vorankommen in der Schule. Niedrige IQ-Werte machen dagegen schlechte Schulleistungen wahrscheinlich.

27.7.2.1
Bestimmung des Entwicklungsstandes

Eine Orientierung über den Entwicklungsstand erfolgt durch Erfragung des Verlaufes der statomotorischen und sprachlichen Entwicklung:
– Kopfheben, Sitzen, Stehen, Laufen.
– Lallphase, Nachahmungsphase, Ein- und Mehr-Wort-Sätze.
– Kontakt- und Spielverhalten des Kindes, Sauberkeitsentwicklung (Zeitpunkt der willkürlichen Beherrschung von Blasen- und Darmfunktion).

Die Münchener Funktionelle Entwicklungsdiagnostik für das 2. und 3. Lebensjahr (HELLBRÜGGE-KOFFER) beurteilt u. a. die Statomotorik, das Kontaktverhalten, die Selbständigkeit.

27.7.3
Bestimmung des Intelligenzquotienten (IQ)

27.7.3.1
Frühere Bestimmung des IQ

Historisch wird der IQ nach folgender Formel bestimmt:

$$IQ = \frac{\text{Intelligenzalter}}{\text{Lebensalter}} \times 100$$

Der IQ ist ein Maß für einen relativen Leistungsstand, den ein Individuum beim Testen im Vergleich zur Gesamtpopulation Gleichaltriger erarbeitet.

Der IQ bleibt in der Regel während des Lebens konstant. Durch Förderung bestimmter Leistungen kann sich der IQ jedoch ändern.

Ein IQ von 100 bedeutet den Median, also die Leistung bei mittlerer Ausprägung der Intelligenz: 50% der Gesamtbevölkerung erarbeiten IQ-Werte über 100, die anderen 50% liegen unter 100. Die IQ-Werte verteilen sich nach der Gaußschen Normalkurve:
- 25% der Bevölkerung liegen über IQ 109.
- 5% der Bevölkerung liegen über IQ 121.
- 1% der Bevölkerung liegt über IQ 130.
- 3% der Bevölkerung liegen unter IQ 66 (Schwachsinn).

Durchschnittlicher Normal-IQ bei Tauben und Schwerhörigen ist 94–96.

Gute durchschnittliche Intelligenz ist bei IQ 100–120 vorhanden (IQ von Einstein: 172). Der IQ sagt nichts über Kreativität aus. Die genannten Werte gelten für den meistgebrauchten Test, den Wechsler-Test. Das Maximum intellektueller Leistungsfähigkeit liegt um das 25. Lebensjahr.

27.7.3.2
Heutige IQ-Bestimmung

Der IQ wird heute im Sinne von Wechsler berechnet als standardisierte und transformierte Abweichung der persönlichen Testleistung vom Populationsmittelwert der gleichen Altersgruppe (Abweichungsquotient) anstelle des historischen Quotienten, der das Intelligenzalter (die Leistungen in speziell für jede Altersstufe entwickelten Aufgaben) im Verhältnis zum Lebensalter betrachtete.

27.7 Prüfung der Intelligenz

Transformieren bedeutet: Die erzielten Prozentwerte werden in vergleichbare Skalen umgerechnet, die den Durchschnitt der jeweiligen Altersgruppe berücksichtigen.

Beim Wechsler-Intelligenztest beträgt der mittlere IQ für jede Altersstufe 100 und die Standardabweichung 15. Dies bedeutet, daß ein gemessener Wert von z. B. 100 zwischen 85 und 115 IQ-Punkten liegen kann (mittlerer Populationswert von 100). IQ-Werte von 85–100 werden als untere Durchschnittsintelligenz bezeichnet, IQ-Werte von 100–115 als obere Durchschnittsintelligenz. Diese Einteilung ist jedoch sehr grob, da allein im IQ-Bereich von 85–115 68% der Bevölkerung liegen.

Die Bewertung des IQ ergibt sich aus nachfolgender Aufstellung und aus Tabelle 27-3:
- Durchschnittliche Intelligenz: IQ 85–114;
- Niedrige Intelligenz (unterdurchschnittliche Intelligenz/Grenzdebilität): IQ 70–84;
- Leichte intellektuelle Behinderung (Debilität): IQ 50–69;
- Mäßige Intelligenzbehinderung (Imbezilität): IQ 34–49;
- Schwere intellektuelle Behinderung (ausgeprägte Imbezillität): IQ 20–34;
- Schwerste intellektuelle Behinderung (Idiotie): IQ unter 20.

Leichte intellektuelle Unterentwicklung, d. h. Debilität, wird aus schulorganisatorischen Aspekten als *Lernbehinderung* bezeichnet. Der Begriff „Geistesschwäche" wird bei mittleren und schweren geistigen Entwicklungsstörungen verwendet.

Tabelle 27-3:
Bewertung des Intelligenzquotienten

IQ	Bewertung
≤ 66	– extrem niedrige Intelligenz (Schwachsinn)
67– 79	– sehr niedrige Intelligenz
80– 90	– niedrige Intelligenz
91–109	– durchschnittliche Intelligenz
110–120	– hohe Intelligenz
121–134	– sehr hohe Intelligenz
> 135	– extrem hohe Intelligenz

Der Intelligenzquotient kann keine Aussagen über die weitere Intelligenzentwicklung machen. Ebenso sagt das Ergebnis des Intelligenztests nichts über die effektive Leistungsfähigkeit im täglichen Leben aus.

Die Ergebnisse der Intelligenzprüfung werden in einem *Leistungsprofil* dargestellt. Zur Absicherung der Ergebnisse sind Parallelprüfungen und Kontrolluntersuchungen notwendig.

Die Intelligenzstruktur-Tests (HAWIK und HAWIE) differenzieren im Gegensatz zu den globalen Intelligenztests die intellektuellen Funktionen hinsichtlich verschiedener qualitativer Aspekte. Es wird in der Auswertung unterschieden zwischen einem „Handlungsteil" und einem „Verbalteil".

27.7.4
Verbale Intelligenztests (Entwicklungstests)

Zur Verfügung stehen der Bühler-Hetzer-Test und der Schenk-Danzinger-Test. Von den gleichen Autoren sind zusätzliche sprachfreie Entwicklungstestreihen erschienen.

27.7.5
Nichtverbale Intelligenztests für sprachgestörte Kinder und Jugendliche

Das Intelligenzniveau Hör- und Sprachgestörter muß oft mit Hilfe nichtverbaler sogenannter Performance-Tests (Handlungstests) ermittelt werden. Schwächen im verbalen Intelligenzbereich brauchen keine primären Intelligenzdefekte zu sein, sondern es kann sich um die Folgen mangelhafter Sinneseindrücke oder Kommunikationsmöglichkeiten handeln.

Eine vollständige Ausklammerung sprachlicher Einflüsse ist aufgrund der engen Verknüpfung der Sprache mit Denkprozessen jedoch nicht möglich.

Wegen der Schwierigkeiten, die Intelligenz Sprachbehinderter adäquat zu beurteilen, werden immer zwei Intelligenztests angewendet.

Bei psychisch verursachten Sprachbehinderungen beeinträchtigen unter dem Druck der Testsituation emotionale Komponenten die Testleistung und führen zu einer Fehleinschätzung des Intelligenzniveaus. Im Zweifelsfall daher Durchführung von verbalen und nonverbalen Tests und vergleichende Interpretation der Ergebnisse. Bei stark eingeschränkter Sprach- und Ausdrucksfähigkeit stehen nur wenige für deutsche Verhältnisse standardisierte Performance-Tests zur Verfügung. Bei ausländischen Tests ist aus testtheoretischen Gründen nur eine Schätzung der intellektuellen Leistungsfähigkeit möglich.

Bei rezeptiven Sprachstörungen besteht die Möglichkeit, daß es bei verbalen Instruktionen des zu Untersuchenden aufgrund von Informationsmängeln zu einer Fehleinschätzung des Intelligenzniveaus kommt.

Für Hörgeschädigte wurde wegen der Informationsproblematik sprachfreies Testmaterial konstruiert (z. B. SON).

Bei sprachgestörten Kindern im Vorschulalter findet z. B. der Progressive Matrizen-Test (ab dem 5. Lebensjahr) oder der Snijders-Oomen nichtverbale Intelligenztest (ab dem 3. Lebensjahr) Anwendung.

27.7.5.1
Snijders-Oomen nichtverbale Intelligenzreihe (SON)
Es gibt 2 Testserien des SON. Eine Serie für den Altersbereich 2 1/2 bis 7 Jahre (5 Untertests) und den Altersbereich 5 1/2 bis 17 Jahre (7 Untertests).

An Hörenden und Gehörlosen standardisiertes Testverfahren. Die Instruktionen des zu Untersuchenden erfolgen weitgehend sprachfrei. Sprachliche Äußerungen des zu Untersuchenden sind nicht erforderlich. Geprüfte Fähigkeiten:
– Formauffassung (Mosaiklegen, Nachzeichnen geometrischer Figuren);
– Erfassen anschaulicher Zusammenhänge (Zusammensetzspiele, Ergänzen, Bilderreihenlegen);
– Abstraktion (Reihenlegen mit farbigen Stäbchen nach einer Regel; Sortieren nach Farbe, Form);
– Unmittelbares Gedächtnis (Bilder).

Quantitative Auswertung nach Punkten ergibt ein achtstelliges Testprofil. Dadurch ist die Berechnung von Intelligenzalter und IQ möglich. Ergänzung durch qualitative psychologische Interpretation.

27.7.5.2
Baars sprachfreie Entwicklungstests

Nichtverbale Paralleltestserie zu den sprachlichen Testreihen für Bühler und Hetzer sowie Schenk und Danzinger, geeignet für taube, schwerhörige und sprachgestörte Kinder.

Anwendungsalter: Von 0 bis 1 Jahr Kleinkindertest nach Bühler-Hetzer, von 1 bis 7 Jahren Baar-Test.

Mit dem Test werden folgende Fähigkeiten geprüft:
– Sinnesrezeption auf optischem und akustischem Gebiet;
– Körperbeherrschung;
– Soziale Reife;
– Gedächtnis in anschaulich-praktischer und sprachlicher Hinsicht;
– Materialbetätigung (nachahmendes Bauen und Zeichnen);
– Praktische Intelligenz;
– Sprachliche Intelligenz.

Der Test ist zusammengesetzt aus Intelligenztests wie z. B. Verwendung natürlicher Gebärden anstelle einfacher sprachlicher Verständigung. Zuordnen bzw. Gruppieren von Dingen. Denken an Hand von Bildern. Gedächtnistests.

Die Auswertung des Baar-Tests erfolgt qualitativ und quantitativ. Bestimmung von Entwicklungsalter und IQ. Darstellung eines Entwicklungsprofils.

27.7.5.3
Peabody Picture Vocabulary Test

Anwendungsalter 2 1/2 – 18 Jahre. Sprachfreie Untersuchung der verbalen Intelligenz (des Wortschatzes und Sprachverständnisses). Zur Lösung dieses Wortschatzes ist nur Deuten auf entsprechende Bilder erforderlich. Der Test setzt normales Hörvermögen voraus. Er ist besonders geeignet bei motorischer Hörstummheit und motorischer Aphasie. Die Lösungen werden in den quantitativen Ausdrücken des Intelligenzalters und IQ zusammengefaßt. Test nur in englischer Sprache.

27.7.5.4
Progressiver Matrizen-Test (PMT) von J. C. Raven

(die Children's Colored Progressive Matrices für Kinder zwischen 5 und 11 Jahren und die Standard Progressive Matrices ab 10 Jahren).

Untersuchung des abstraktiven Denkens. Besonders niedrige Testergebnisse finden sich bei zerebral geschädigten Kindern mit perzeptiv-motorischen Störungen.

Bei hirnorganisch bedingten Sprachbehinderungen sind wegen der allgemeinen Gestaltungsschwäche der Hirnorganiker keine zuverlässigen Rückschlüsse auf das Intelligenzniveau möglich.

Der Test besteht aus geometrischen Figuren, die in bestimmter Weise als Gruppe geordnet sind und miteinander in Beziehung stehen. In eine Lücke ist die einzige passende Figur einzuordnen, die aus einem Vorrat weiterer Figuren ausgelesen werden muß.

27.7.5.5
Grundintelligenztest CFT (Culture Fair Test) 2 Skala 2 (R. B. Cattell und R. Weiss)
Anwendungsalter 9–15,6 Jahre und bei Erwachsenen mit einfacher Schulbildung. Ein gutes Sprachverständnis ist jedoch Voraussetzung, da die Instruktionen sprachlich vorgegeben werden. Die Anwendung ist bei Sprachgestörten möglich, da die Bearbeitung der Testitems sprachfrei erfolgt. Für Prognosen im Schulbereich ist der Test nur bedingt geeignet.

Für 5- bis 9jährige steht der CFT 1 zur Verfügung.

27.7.5.6
CMM 1–3 (Columbia Mental Maturity Scale)
Anwendungsalter 6–9 Jahre. Der Test überprüft die Denkfähigkeit, Abstraktionsfähigkeit, das logisch-schlußfolgernde Denken. Er ist vor allem für Kinder mit motorischen Problemen geeignet.

27.7.5.7
FBIT (French-Bilder-Intelligenz-Test)
Anwendungsalter 4–8 Jahre. Untertests: Bilderwortschatz, Formunterscheidung, Information und Verständnis, Ähnlichkeiten, Zahl und Größe, Kurzzeitgedächtnis. Eine verbale Beantwortung der Testaufgaben ist nicht notwendig.

27.7.5.8
Merrill-Palmer Scale of Mental Tests
Anwendungsalter 18 Monate bis 6 Jahre. Die im Test enthaltenen verbalen Aufgaben können bei der quantitativen Berechnung des Intelligenzalters und des IQ weggelassen werden. Als Leistungstest schätzt er die visuell-motorische Reife und neuromuskuläre Koordination ab. Nur auf Englisch.

27.7.6
Kombinierte, d.h. nichtverbale und verbale Intelligenztests

27.7.6.1
Wechsler Preschool and Primary Scale of Intelligence (WPPSI)
Anwendungsalter 4 1/2 – 6 Jahre.

27.7.6.2
Hamburg-Wechsler-Intelligenztests für Erwachsene (HAWIE)
Anwendungsalter ab 10 Jahren.

Die Wechsler-Tests enthalten verbale und Performance-Testaufgaben. Verbal-IQ, Handlungs-IQ und Gesamt-IQ werden getrennt berechnet und interpretiert. Der Vergleich von verbalem IQ und Handlungs-IQ und die Analyse der Einzelleistungen unterstützen die Differentialdiagnose zerebraler Störungen und zentraler Sprachstörungen, z.B. bei Stammeln, Poltern, Stottern, Legasthenie.

Beim HAWIK und HAWIE erfolgt die Berechnung des Intelligenzquotienten nicht aufgrund des Intelligenzalters. Die Leistungen werden zur Normverteilung der Leistungen der entsprechenden Altersstufe in Beziehung gesetzt.

Der Intelligenztest ist auch bei Sprachbehinderten anwendbar. Bei der Interpretation des Verbalteils muß die sprachliche Ausdrucksfähigkeit des Kindes berücksichtigt werden.

Die Bedeutung der Intelligenztests liegt im Rahmen der Einschulungsdiagnostik, da hier aufgrund der Ergebnisse Hinweise für die Beschulung in der Lernbehinderten- bzw. in der Sprachbehindertenschule abgeleitet werden können.

Bei Sprachgestörten mit zerebralen Schädigungen und visuellen Perzeptionsstörungen (periphere Sehstörungen müssen ausgeschlossen werden) fallen die nichtverbalen Intelligenzleistungen schlechter aus als die verbalen Leistungen.

Das Testprofil setzt sich beim Wechsler-Test u.a. aus folgenden Untertests zusammen: Rechnerisches Denken, Zahlengedächtnis, Zahlensymboltest, Mosaiktest, Figurenlegen, Situationserfassen, Bilderordnen.

Bei Sprachgestörten sollte auch ein Vergleich von verbalen und nichtverbalen Intelligenzprüfungen vorgenommen werden.

Bei psychogen bedingten Sprachbehinderungen mit eingeschränkten Ausdrucks- und Verständigungsmöglichkeiten findet sich ein zu niedriger Gesamt-IQ im Vergleich zu anderen Intelligenztests, vorwiegend beim Verbal-IQ; der Handlungs-IQ ist verläßlicher. Der Vergleich von Verbal- und Handlungs-IQ ermöglicht eine Abschätzung des Ausmaßes der durch die Sprachbehinderung beeinträchtigten intellektuellen Leistungen.

27.7.6.3
Hamburg-Wechsler-Intelligenztest für Kinder (HAWIK)
Der Test wird für die Intelligenzuntersuchung 6–15jähriger eingesetzt.

Untertests des Verbalteils: Allgemeines Wissen, allgemeines Verständnis, rechnerisches Denken, Zahlennachsprechen, Gemeinsamkeiten finden, Wortschatztest.

Untertests des Handlungsteils: Zahlen-Symbol-Test, Bilderergänzen, Mosaiktest, Bilderordnen, Figurenlegen.

Untertest „Bilderergänzen": Die Aufgabe für das Kind besteht darin, aus den dargebotenen Bildern ein fehlendes und für die Gesamtform entscheidendes Detail herauszufinden.

„Mosaik-Test": Er erfaßt die Fähigkeit zur Analyse und zur Synthese visueller Muster. Diese Fähigkeit ist notwendig beim Buchstabieren, beim Lesen, bei der Erfassung geometrischer Sachverhalte usw.

Untertest „Bilderordnen": Hier wird die Fähigkeit getestet, eine Beziehung zwischen einzelnen Bildern herzustellen, logische Verbindungen aufzuzeigen, in Abfolgen zu denken und menschliche Beziehungen zu beurteilen.

Untertest zur „Objekt-Zusammenstellung (Figurenlegen)": Dieser erfordert, daß man nach einem Plan vorgeht und fähig ist, visuelle Inhalte zu vervollständigen, z.B. die Vervollständigung eines visuellen Musters, einer Abfolge oder eines bildlich dargebotenen bedeutungsvollen Ganzen.

Ferner gibt es noch den *HAWIVA für das Vorschulalter* (für 4–6 $^{1}/_{2}$jährige).

Weiterhin kommen in Frage: HAWIE-R und HAWIK-R (= revidierte Fassung). Anwendungsalter des HAWIE-R 16–74 Jahre. Er besteht aus 11 Untertests (6 Verbaltests und 5 Handlungstests), die den klassischen Wechslerskalen entsprechen. Der Test eignet sich zur Einschätzung des allgemeinen geistigen Entwicklungsstandes und der Untersuchung von Alters-, Milieu- oder krankheitsbedingten Leistungsbeeinträchtigungen in bestimmten Bereichen. Durchführungszeit: 60–90 Minuten.

Anwendungsalter des HAWIK-R 6 Jahre bis 15 Jahre und 11 Monaten. Für jede 4. Monatsgruppe wurden gesonderte Normen berechnet. Der Test ist nicht anwendbar bei schwer körperbehinderten und geistigbehinderten Kindern. Einsatzbereich: gesunde Kinder, Sonderschüler, Lernbehinderte und Kinder mit solchen Krankheiten, von denen man annehmen kann, daß sie die geistige Entwicklung nicht beeinflussen. Der Test umfaßt einen Handlungs- und einen Verbalteil. IQ-Werte können sowohl für die Gesamtleistung als auch gesondert für den Verbal- und Handlungsteil bestimmt werden. Möglichkeit der Erstellung eines Leistungsprofils in 11 verschiedenen Untertests. Neben der allgemeinen Begabung können bildungsabhängige Einflüsse geprüft werden wie: Belastbarkeit, Gedächtnis, Wahrnehmungsvermögen, psychomotorische Geschwindigkeit, visuell motorische Koordination und Beobachtungsgenauigkeit.

27.7.7
Intelligenztests bei schwerer geistiger Behinderung

27.7.7.1
Testbatterie für geistig behinderte Kinder (TBGB) (C. BONDY und Mitarb.)
Altersstufe 7–12jährige geistig Behinderte. Ein Teiltest daraus wird zusätzlich in Kurzform angeboten:
Lincoln-Oseretzky-Skala (Kurzform: LOS KF) 18. Bereich: Kinder von 5–13 Jahren. Es handelt sich um einen Motorik-Test.

Geistige Behinderung liegt vor, wenn der Intelligenzquotient 3 Standardwerte unterhalb der Norm liegt (IQ < 55/60).

Kinder mit einem IQ zwischen 70 und 85 sind lernbehindert und nicht in der Lage, dem Unterricht in einer Grund- oder Hauptschule zu folgen. Sonderschule für Lernbehinderte. Kinder mit einem IQ zwischen 30 und 65 sind geistig behindert. Sonderschule für geistig Behinderte.

27.7 Prüfung der Intelligenz

Sonderschulbedürftigkeit ist nicht durch einen exakten Grenzwert-IQ festzulegen.

Bei der Festlegung der Sonderschulbedürftigkeit kommt es nicht allein auf den IQ des Kindes an. Bei der Vorauslese sonderschulbedürftiger Kinder wird von einem IQ-Wert um 80 ausgegangen; 6% der Kinder mit einem IQ zwischen 70 und 80 können in der Grundschule bleiben.

Bei schwererer geistiger Behinderung Untersuchung mit der Testbatterie für geistig behinderte Kinder (TBGB). Bei geistig schwerstbehinderten Kindern Anwendung informeller Tests.

Die IQ-Messung kann keine Aussage darüber machen, ob Kinder am Bildungsangebot der Schule für lernbehinderte Kinder noch teilnehmen können oder nicht.

Hierbei spielen noch ökologische, sozial- und persönlichkeitspsychologische Bedingungen der Behinderung eine Rolle.

Wichtig ist die Beurteilung der „sozialen Kompetenz". Der Beurteilung werden Wahrnehmung, Motorik, emotionales Verhalten, Umweltorientierung, Umweltbewältigung, Lernverhalten, Sprache und Sozialverhalten zugrundegelegt.

Die geistige Entwicklungsreife wird mit einem Entwicklungstestverfahren z. B. nach GESELL, BÜHLER-HETZER oder BINET-KRAMER geprüft.

Bei motorisch gestörten Kindern mit Sprachstörungen kann das motorische Defizit die Lösung der Testaufgaben beeinträchtigen.

Bei zerebralparetischen Kindern wird die *Columbia Mental Maturity Scale* angewandt. Diese erfordert nur ein Minimum an motorischer Reaktion.

C
Anhang

28
Begutachtung

28.1
Begutachtung im Rahmen des Versorgungswesens, der gesetzlichen und privaten Unfallversicherung sowie der Rentenversicherung

Entscheidend für eine Begutachtung ist der Beruf des Begutachteten.

Vermehrter Stimmbelastung (Sprechberufe) ausgesetzt sind: Lehrer, Kindergärtnerinnen, Sänger, Schauspieler und Pfarrer; ferner Angehörige eines Berufes mit Publikumsverkehr, z. B. Angestellte im öffentlichen Dienst und Verkäufer und Arbeiter, die im Lärm sprechen müssen. Insbesondere Lehrer sollten sich vor Beginn des Studiums einer phoniatrischen Eignungsuntersuchung unterziehen.

Phoniatrische Erkrankungen, die das Ergreifen eines Sprechberufes ausschließen, sind in Tabelle 28-1 wiedergegeben.

Ergreifen eines Sprechberufes kann nicht empfohlen werden bei
- allergischer Rhinitis,
- chronischer hyperplastischer Kieferhöhlenentzündung,
- Nasenpolypen,
- allergisch bedingtem Asthma bronchiale.

28.1.1
Rechtliche Grundlagen und Fragestellung in der Rentenversicherung der Arbeiter und Angestellten

„Erwerbsunfähig ist ein Versicherter, der infolge Krankheit oder anderen Gebrechen oder von Schwäche seiner körperlichen oder geistigen Kräfte auf nicht absehbare Zeit eine Erwerbstätigkeit in gewisser Regelmäßigkeit nicht mehr ausüben oder nicht mehr als nur geringfügige Einkünfte durch Erwerbstätigkeit erzielen kann."

Prozentuale Angaben einer Minderung der Erwerbsfähigkeit (MdE) gibt es in der Rentenversicherung nicht.

„Berufsunfähig ist ein Versicherter, dessen Erwerbsfähigkeit infolge von Krankheit oder anderen Gebrechen oder Schwäche seiner körperli-

Tabelle 28-1:
Phoniatrische Erkrankungen, die das Ergreifen eines Sprechberufes ausschließen (nach Böhme)

- Kehlkopfmißbildungen
- Sulcus glottidis
- Irreversible ein- oder beidseitige Stimmlippenlähmung
- Rezidivierende Stimmlippenknötchen
- Rezidivierende Stimmlippenpolypen
- Kehlkopfpapillome
- Therapieresistente postmutationelle Stimmerkrankungen
- Rezidivierende, therapieresistente hyperfunktionelle oder hypofunktionelle Dysphonie
- Taschenfaltenstimme
- Rezidivierende und therapieresistente psychogene Dysphonie oder Aphonie
- Spastische Dysphonie
- Chronische therapieresistente Laryngitis
- Irreversible Veränderungen der Stimme durch Kehlkopfverletzungen
- Gaumensegellähmung mit fehlender Kompensation
- Submuköse Gaumenspalte
- Offene und operierte Lippen-Kiefer-Gaumenspalte
- Stottern, Poltern
- therapieresistente Sigmatismen besonders bei Kiefer-Zahnstellungsanomalien oder Hörstörungen
- Mittelgradige oder stärkere Schalleitungs- oder Schallempfindungsschwerhörigkeit beiderseits

chen oder geistigen Kräfte auf weniger als die Hälfte derjenigen eines körperlich und geistig gesunden Versicherten mit ähnlicher Ausbildung und gleichwertigen Kenntnissen und Fähigkeiten herabgesunken ist."

Bei Berufsunfähigkeit wird davon ausgegangen, daß der Versicherte zu seiner Rente noch etwas hinzuverdienen kann, da ihm eine gewisse Erwerbsfähigkeit erhalten geblieben ist. Die Erwerbsunfähigkeit schließt dagegen immer auch die Berufsunfähigkeit mit ein.

Dem ärztlichen Gutachter wird also die Frage gestellt, welche Arbeiten ein Versicherter auf Grund der ihm verbliebenen Kräfte nach Schwere und Dauer noch und welche er nicht mehr verrichten kann. Dabei muß die einen Schaden teilweise kompensierende Wirkung einer Prothese, z. B. eines Elektrolarynx, mitberücksichtigt werden oder auf stimmverbessernde Operationen hingewiesen werden. Ferner muß im ärztlichen Gutachten aufgeführt werden, welche Maßnahmen zur Erhaltung, Besserung oder Wiederherstellung der Erwerbstätigkeit in Betracht kommen.

Für die Beantwortung dieser Fragen sind nur die Art, Schwere und Prognose einer Gesundheitsstörung sowie ihre Auswirkungen im Hinblick auf die speziellen Berufsanforderungen des Versicherten von Bedeutung. Ihre Ursache braucht im allgemeinen nicht erörtert zu werden. Die Träger der Rentenversicherung haben die Möglichkeit, vor Bewilligung einer Rente Maßnahmen zur Erhaltung, Besserung und Wiederherstellung der Erwerbsfähigkeit durchzuführen. Hierher gehört z. B. eine Umschulung in einen Nicht-Sprechberuf, sofern zumutbar. Eine Operation ist unzumutbar, wenn sie einen erheblichen Eingriff in die körperliche Unversehrtheit bedeutet.

Bei der *Schadensbemessung* handelt es sich um eine „Alles-oder-Nichts-Entscheidung". Wenn der Tatbestand der Berufsunfähigkeit oder der Erwerbsunfähigkeit erfüllt ist, erhält der Versicherte die volle Rente. Andernfalls erhält er nichts. Zwischenstufen gibt es in der Rentenversicherung nicht.

28.1.2
Rechtliche Grundlagen und Fragestellung im Versorgungswesen

Voraussetzung für Versorgungsansprüche ist eine gesundheitliche Schädigung während des militärischen oder militärähnlichen Dienstes. Ursächlicher Zusammenhang zwischen schädigendem Vorgang, gesundheitlicher Schädigung und gegenwärtigem Zustand muß wahrscheinlich sein. Die Höhe der Minderung der Erwerbsfähigkeit (MdE), aus der sich die Beschädigtenrente bemißt, wird bestimmt. Schwerbeschädigter: ab MdE von 50%.

Als wirkliche Ursache eines Leidens kann versorgungsrechtlich ein Ereignis nur dann gelten, wenn ohne sein Eintreten der Leidenszustand überhaupt nicht oder nicht in gleicher Schwere und Schnelligkeit eingetreten wäre.

Der ursächliche Zusammenhang kann gegeben sein:
a) im Sinne der Entstehung;

b) im Sinne der Verschlimmerung, und zwar
- der vorübergehenden Verschlimmerung (sie ist zeitlich begrenzt und beeinflußt den allgemeinen schicksalhaften Ablauf der Krankheit nicht nachhaltig);
- der anhaltenden, aber abgrenzbaren Verschlimmerung (sie bedeutet eine schubartige Verschlechterung der Krankheit, die jedoch danach weiter ihrem schicksalhaften Lauf folgt);
- der richtunggebenden Verschlimmerung (wenn die vorhandene Krankheit in ihrem schicksalhaften Verlauf durch den schädigenden Vorgang eine andere, ungünstigere Richtung nimmt).

28.1.2.1
Zum Begriff der Verschlimmerung

Ein schädigendes Ereignis ist eine wesentliche Mitursache eines Leidens, wenn es auf einen schon bestehenden krankhaften Zustand eingewirkt und diesen verschlechtert hat oder wenn es eine Krankheit zum Ausbruch gebracht hat, für deren Manifestation noch andere Bedingungen, meist endogener Art, gleich wirksam waren. Es ist dann der ursächliche Zusammenhang im Sinne der Verschlimmerung gegeben.

28.1.2.2
Schadensbewertung

Sie erfolgt nach der MdE. Es ist eine abstrakte Schadensbewertung, d. h. nach der potentiellen Einschränkung der Fähigkeiten unabhängig davon, ob sie ohne Eintritt der Schädigung verwertet worden wären. Die MdE wird höher bewertet, wenn der Beschädigte in seinem vor der Schädigung ausgeübten, begonnenen, derzeitigen oder nachweislich angestrebten Beruf besonders betroffen ist. Eine Rente wird gewährt, wenn die MdE wenigstens 30% beträgt, wobei allerdings eine MdE von 25% der MdE von 30% gleichgesetzt wird.

Die Feststellung, ob ein besonderes berufliches Betroffensein vorliegt und in welchem Umfang die MdE höher zu bewerten ist, trifft nicht der ärztliche Gutachter, sondern die Versorgungsverwaltung. Den Begriff der besonderen beruflichen Betroffenheit gibt es nur im sozialen Entschädigungsrecht.

28.1.3
Rechtliche Grundlagen und Fragestellung in der gesetzlichen Unfallversicherung

Als Arbeitsunfall gilt auch eine Berufskrankheit. Kehlkopfschädigung durch berufliche Belastung ist bisher keine Berufskrankheit, obwohl ursächlicher Zusammenhang gesichert ist. Es liegt in solchen Fällen lediglich eine Minderung der Berufsfähigkeit vor, jedoch keine Minderung der Erwerbsfähigkeit. Stimmerkrankung kann beim Lehrer zur Berufsunfähigkeit führen. Er bleibt trotzdem erwerbsfähig, da er einen anderen, nicht an die Sprechorgane gebundenen Beruf ausführen kann. Bei einem laryngektomierten Lehrer besteht zusätzlich noch eine Minderung der Erwerbsfähigkeit.

Berufskrankheiten des Kehlkopfes:
– Stimmbandlähmung bei berufsbedingten Lungen- und Bronchialerkrankungen, z. B. Chromkarzinom, Silikose, Silikotuberkulose;
– Kehlkopftuberkulose bei Berufstuberkulose;
– Kehlkopfkarzinom nur in extrem seltenen Fällen, z. B. durch Arsen, Benzpyren (Teerkocher), Zementstaub.

28.1.3.1
Schadensbewertung

Sie erfolgt wie im Versorgungswesen (siehe Abschn. 28.1.2).

28.1.4
Rechtliche Grundlagen und Fragestellung in der privaten Unfallversicherung

Die in den Personenversicherungen gebräuchlichen Begriffe haben teilweise den gleichen Wortlaut wie die in der Sozialversicherung üblichen, unterscheiden sich aber in ihrer Bedeutung erheblich.

Arbeitsunfähigkeit besteht, wenn der Versicherte seine berufliche Tätigkeit vorübergehend in keiner Weise ausüben kann, sie tatsächlich nicht ausübt und keiner anderen Erwerbstätigkeit nachgeht. Bei Selbständigen sind diese Voraussetzungen erst erfüllt, wenn der Versicherte gesundheitlich auch nicht in der Lage ist, mitarbeitend, leitend oder aufsichtsführend tätig zu sein.

Berufsunfähig ist, wer im bisher ausgeübten Beruf auf nicht absehbare Zeit mehr als 50% erwerbsunfähig ist.

Dem ärztlichen Gutachter kommt die Beurteilung der Unfallfolgen hinsichtlich der Art, Schwere und Auswirkung auf die Arbeitsfähigkeit zu. Als Dauerschaden gilt nur der Schaden, wie er sich längstens 4 Jahre vom Unfalltage an ergibt bzw. erkennen läßt. Für alle Spätkomplikationen, die später als 4 Jahre auftreten, besteht keine Entschädigungspflicht. Andererseits werden auch später eintretende Besserungen nicht berücksichtigt.

28.1.4.1
Schadensbewertung

Der *Invaliditätsgrad* nach Unfall bestimmt sich nach der sog. Gliedertaxe. Bei mehreren unfallbedingten Beeinträchtigungen werden die sich jeweils anteilig ergebenden Invaliditätsgrade addiert (nicht wie im sozialen Entschädigungsrecht, im gesetzlichen Unfallversicherungsrecht oder Schwerbehindertenrecht integriert), jedoch nie über einen Grad von 100% hinaus.

– Bei gänzlichem Verlust des Gehörs auf beiden Ohren 60%
– auf einem Ohr 15%
– Sofern jedoch das Gehör auf dem anderen Ohr vor Eintritt
  des Versicherungsfalles bereits verloren war 45%

Die vollständige Gebrauchsunfähigkeit eines Körperteils oder Sinnesorgans wird nach dem für den Verlust geltenden Satz bemessen. Bei teilweisem Verlust oder teilweiser Gebrauchsunfähigkeit wird der entsprechende Teil des Satzes angenommen.

Die *teilweise Gebrauchsunfähigkeit* einer Gliedmaße oder eines Sinnesorgans wird in der privaten Unfallversicherung nicht durch einen Prozentsatz, sondern durch eine *Bruchzahl* ausgedrückt, also $1/20$, $1/10$, $1/5$ usw. Bei Hörstörungen kann man den nach den Tabellen von BOENNINGHAUS u. RÖSER ermittelten prozentualen Hörverlust direkt in der entsprechenden Bruchzahl angeben, z.B. Hörverlust 20% = teilweise Gebrauchsunfähigkeit von $1/5$.

Ein Beispiel für die Berechnung: Abgeschlossene Summe für Gesamtinvalidität 100000 DM. Unfallbedingte mittelgradige Schwerhörigkeit eines Ohres mit Hörverlust von 50%, d.h. die Gebrauchsfähigkeit eines Ohres ist um $1/2$ gemindert. Eine einseitige Taubheit wäre nach der Gliedertaxe mit 15% zu bemessen. Da die Gebrauchsfähigkeit des Ohres nur um $1/2$ herabgesetzt ist, wird auch nur die Hälfte des Prozentsatzes angenommen, also 7,5%. Das bedeutet bei der abgeschlossenen Summe für die Gesamtinvalidität 7500 DM.

Für den Gutachter lautet die Frage jedoch nur, auf welchen Bruchteil oder Prozentsatz die Gebrauchsfähigkeit eines Organs herabgesetzt ist.

28.1.5
Rechtliche Grundlagen und Fragestellung bei Haftpflichtansprüchen

Die Anerkennung des Zusammenhanges muß hier mit an Sicherheit grenzender Wahrscheinlichkeit erfolgen.

Die Schadensbewertung erfolgt für den Ausfall an Verdienst, den der Geschädigte infolge Minderung der Erwerbsfähigkeit wirklich erleidet, also nicht auf die abstrakte MdE des Versorgungs- und Versicherungswesens bezogen. Der Gutachter muß darlegen, welche Arbeiten der Geschädigte noch und welche er nicht mehr ausführen kann.

28.1.6
Grad der Behinderung (GdB) bei Sprach-, Sprech- und Stimmstörungen nach den Anhaltspunkten für die ärztliche Gutachtertätigkeit im sozialen Entschädigungsrecht und nach dem Schwerbehindertengesetz 1983

Es gelten folgende Prozentsätze:
- Schwere Funktionsstörung der Zunge durch Gewebsverlust, narbige Fixierung oder Lähmung je nach Umfang und Artikulationsstörung   30–40 v. H.
- Kieferklemme mit Notwendigkeit der Aufnahme flüssiger Nahrung und entsprechenden Sprechstörungen   50 v. H.
- Verlust eines Teiles des Unterkiefers mit schlaffer Pseudarthrose
  - ohne wesentliche Beeinträchtigung der Kaufunktion und Artikulation   0–10 v. H.
  - mit erheblicher Beeinträchtigung der Kaufunktion und Artikulation   20–50 v. H.
- Verlust eines Teiles des Oberkiefers
  - ohne wesentliche kosmetische und funktionelle Beeinträchtigung   0–10 v. H.
  - mit entstellender Wirkung, wesentlicher Beeinträchtigung der Nasen- und Nebenhöhlen (Borkenbildung, ständige Sekretion)   20–40 v. H.

- Verlust erheblicher Teile des Alveolarfortsatzes mit wesentlicher, prothetisch nicht voll ausgleichbarer Funktionsbehinderung   20 v. H.
- Ausgedehnter Defekt des Gaumens mit gutsitzender Defektprothese   30 v. H.
- Verlust des Gaumens ohne Korrekturmöglichkeit durch geeignete Prothese (Störung der Nahrungsaufnahme)   50 v. H.
- Lippen-, Kiefer-, Gaumenspalte je nach Schluck- und Sprechstörung und Entstellung   20–50 v. H.
- Verlust des Kehlkopfes
  – bei guter Speiseröhrensprache und ohne Begleiterscheinungen außerhalb des Halsbereichs (z. B. Bronchitis), unter Mitberücksichtigung der Beeinträchtigung der körperlichen Leistungsfähigkeit (fehlende Bauchpresse)   70 v. H.
  – sonst   80 v. H.

  Anhaltende schwere Bronchitiden und Beeinträchtigungen durch Nervenlähmungen im Hals- und Schulterbereich sind ggf. zusätzlich zu berücksichtigen.

  – Bei Verlust des Kehlkopfes wegen eines *malignen Tumors* ist fünf Jahre nach der Beseitigung der Geschwulst eine Heilungsbewährung abzuwarten; GdB während dieser Zeit   100 v. H.
- Teilverlust des Kehlkopfes
  – je nach Sprechfähigkeit und Beeinträchtigung der körperlichen Leistungsfähigkeit   20–50 v. H.
  – Bei Teilverlust des Kehlkopfes wegen eines *malignen Tumors* ist fünf Jahre nach der Beseitigung der Geschwulst eine Heilungsbewährung abzuwarten; GdB während dieser Zeit
  – – bei Geschwulstentfernung im Frühstadium (T1 N0 M0)   50–60 v. H.
  – – sonst   80 v. H.
- Dauerkanülenträger nach Luftröhrenschnitt
  – reizlos oder mit geringen Reizerscheinungen (Tracheitis, Bronchitis) und mit guter Sprechstimme   40 v. H.
  – mit erheblichen Reizerscheinungen und/oder erheblicher Beeinträchtigung der Sprechstimme bis zum Verlust der Sprechfähigkeit (z. B. bei schweren Kehlkopfveränderungen)   50–70 v. H.

- Trachealstenose
  - mit geringer Atembehinderung — auch bei Belastung .... 0–10 v.H.
  - mit stärkerer Atembehinderung .... 20–40 v.H.
  - mit erheblicher Atembehinderung bereits in Ruhe .... 50 v.H.
  - mit Notwendigkeit, eine Dauerkanüle zu tragen .... 40–50 v.H.
- Rekurrenslähmung
  - einseitig
    - - kompensiert, mit guter Stimme .... 0–10 v.H.
    - - mit dauernder Heiserkeit .... 20 v.H.
    - - mit Aphonie .... 30 v.H.
  - beidseitig
    - - je nach Atembehinderung und Stimmfunktion .... 30–50 v.H.
    - - mit Notwendigkeit, eine Dauerkanüle zu tragen .... 40–50 v.H.
- Artikulationsstörungen
  durch Lähmungen oder Veränderungen in Mundhöhle oder Rachen
  - mit gut verständlicher Sprache .... 10 v.H.
  - mit schwer verständlicher Sprache .... 20–40 v.H.
  - mit kaum verständlicher Sprache .... 50 v.H.
- Stottern
  - leicht .... 0 v.H.
  - mittelgradig
    - - auf bestimmte Situationen begrenzt .... 10 v.H.
    - - nicht situationsabhängig .... 20 v.H.
  - schwer .... 30 v.H.

  Außergewöhnliche psychoreaktive Störungen sind ggf. zusätzlich zu berücksichtigen (siehe Nummer 18 Absatz 8, S.26)
- Stimmstörungen
  - mit Heiserkeit bei Belastungen .... 0–10 v.H.
  - mit dauernder erheblicher Heiserkeit .... 20 v.H.
  - mit Aphonie .... 30 v.H.
- Hirnpathologische herdbedingte Ausfälle (z.B. Aphasie, Apraxie, Agnosie)
  - leicht (z.B. Restaphasie) .... 30–50 v.H.
  - mittelgradig (z.B. mittelgradige, kombinierte Aphasie) .... 60–80 v.H.
  - schwer (z.B. fast totale bis totale kombinierte Aphasie) .... 100 v.H.

- Periphere Fazialisparese
- – einseitig
- – – kosmetisch nur wenig störende Restparese 0–10 v. H.
- – – ausgeprägtere Restparese oder Kontrakturen 20 v. H.
- – – komplette Lähmung oder entstellende Kontraktur 30 v. H.
- – beidseitig komplette Lähmung 50 v. H.
- Angeborene oder in der Kindheit erworbene Taubheit oder an Taubheit grenzende Schwerhörigkeit (geringer Hörrest) mit Sprachstörungen
- – angeboren oder bis zum 7. Lebensjahr erworben (wegen der schweren Störung des Spracherwerbs) 100 v. H. (lebenslang)
- – später erworben mit schweren Sprachstörungen (schwer verständliche Lautsprache, geringer Sprachschatz) 100 v. H.
- – sonst je nach Sprachstörung 80–90 v. H.
- Legasthenie
- – leicht, ohne wesentliche Beeinträchtigung der Schulleistungen 0–10 v. H.
- – sonst bis zum Ausgleich 20–30 v. H.
- Einschränkung der geistigen Leistungsfähigkeit mit Bildungsfähigkeit nur in Sonderschulen, beruflicher Eingliederung nur in einfache, sog. ungelernte Tätigkeiten, leichteren Störungen der Sprachentwicklung, Intelligenzrückstand entsprechend einem I. A. von etwa 10–12 Jahren bei Erwachsenen (I. Q. von etwa 70 bis 60)
- – je nach Erfolg der Sonderschule (ggf. weiterer Bildungsfähigkeit nach Sonderschulabschluß), Störungen der Persönlichkeitsentwicklung, Fähigkeit zu selbständiger Lebensführung und sozialer Einordnung 30–70 v. H.
- Schwerer Intelligenzmangel mit stark eingeengter Bildungsfähigkeit, erheblichen Mängeln im Spracherwerb, Intelligenzrückstand entsprechend einem I. A. unter 10 Jahren bei Erwachsenen (I. Q. unter 60)
- – bei relativ günstiger Persönlichkeitsentwicklung und sozialer Anpassungsmöglichkeit (Teilerfolg in einer Sonderschule, selbständige Lebensführung in einigen Teilbereichen und Einordnung im allgemeinen Erwerbsleben mit einfachen motorischen Fertigkeiten noch möglich) 80–90 v. H.

– bei stärkerer Einschränkung der Eingliederungsmöglichkeiten mit hochgradigem Mangel an Selbständigkeit und Bildungsfähigkeit, fehlender Sprachentwicklung, Beschäftigungsmöglichkeit auf Dauer nur in einer Werkstatt für Behinderte (beim Down-Syndrom fast immer)   100 v. H.

28.1.7
Begutachtung von Kehlkopflosen

Ein bis zwei Jahre nach der Operation ist die Arbeitsfähigkeit, manchmal die Berufsfähigkeit wieder gegeben. Die Ausübung von Tätigkeiten mit leichter körperlicher Belastung ist möglich. Ein fehlender Glottisschluß hat keine Auswirkungen auf die Leistungsfähigkeit beim Heben und Tragen (siehe auch Abschn. 28.2.3).

28.1.8
Begutachtung bei Teilresektion des Kehlkopfes

Die prozentuale Berechnung der Ausfallserscheinungen wird individuell vorgenommen.

28.1.9
Begutachtung bei Stimmlippenlähmung nach Strumaoperation

Die Häufigkeit einer Stimmlippenlähmung liegt nach der Erstoperation bei 1–5%, nach Rezidivoperationen bei 15–30%. Die Aufklärung muß immer, nicht nur bei Sprechberufen, auch vor der Erstoperation erfolgen. Phoniatrisch wird hinsichtlich einer Dauerschädigung erst nach 12 Monaten begutachtet, die Stimmlippenbeweglichkeit kehrt später nicht mehr zurück; Nachbegutachtung nach einem Jahr, da ein Stellungswechsel der gelähmten Stimmlippe oder Anpassung und Gewöhnung eintreten können. Bei Fixation einer Stimmlippe in Intermediärstellung oder Exkavation einer Stimmlippe ist eine Operation zur Stimmverbesserung zumutbar.

Fahrlässigkeit des Operateurs ist bei Auftreten einer Stimmlippenlähmung nach Strumaoperation praktisch immer zu verneinen. Meist ist unklar, ob eine Verletzung von Kehlkopfnerven überhaupt stattgefunden hat (z. B. beidseitige Stimmlippenlähmung nach einseitiger Rezidivoperation).

28.1.10
Begutachtung bei Stottern

Stottern spielt in der Begutachtung dann eine Rolle, wenn ein schweres Schreckerlebnis in der Kindheit eine ursächliche Rolle spielt. Es ergibt sich dann die Frage nach dem ursächlichen Zusammenhang und dem Stellenwert des äußeren Ereignisses im Verband des multifaktoriellen Geschehens. Ob es sich um ein tonisches oder klonisches Stottern handelt, ist für die Beurteilung der Zusammenhangsfrage nicht relevant.

Folgende Voraussetzungen sollten erfüllt sein für die Annahme, daß ein Schreckerlebnis der bestimmende ursächliche Faktor für das Stottern war:
– Der Stotterer muß vor dem Ereignis eine normale, altersentsprechende Sprache gehabt haben.
– Es muß sich um ein ganz außergewöhnliches Schreckerlebnis gehandelt haben.
– Das Ereignis muß sofort zur Sprachstörung geführt haben.
– Es dürfen keine hirnorganischen Veränderungen oder allgemeine neurologisch-pathologische Befunde vorliegen.

Stottern kann gelegentlich als sog. aphasisches Stottern als Folge eines schweren Hirntraumas in Zusammenhang mit einer Aphasie oder auch isoliert auftreten (siehe auch Abschn. 28.2.4).

Einziehung zum Militärdienst. Die Tauglichkeit des Wehrpflichtigen hängt vom Schweregrad des Stotterns ab. Die Beurteilung ist international unterschiedlich. Stotterer sind für große kommunikative und emotionale Belastungen ungeeignet.

28.2
Begutachtung im Rahmen des Schwerbehindertengesetzes

Rechtsgrundlagen nach dem Schwerbehindertengesetz. Es handelt sich um das „Gesetz zur Sicherung der Eingliederung Schwerbehinderter in Arbeit, Beruf und Gesellschaft". Nach den „Anhaltspunkten für die ärztliche Gutachtertätigkeit im sozialen Entschädigungsrecht und nach dem Schwerbehindertengesetz" von 1983 sind „Schwerbehinderte im Sinne dieses Gesetzes Personen, die körperlich, geistig und seelisch behindert und infolge ihrer Behinderung in ihrer Erwerbsfähigkeit nicht

28.2 Begutachtung im Rahmen des Schwerbehindertengesetzes

nur vorübergehend (d.h. mehr als 6 Monate) um wenigstens 50% gemindert sind". Die Ursache der Behinderung ist gleichgültig.

Nach dem ersten Gesetz zur Änderung des Schwerbehindertengesetzes vom 24.7.1986 ist Behinderung die Auswirkung einer nicht nur vorübergehenden Funktionsbeeinträchtigung, die auf einem regelwidrigen körperlichen, geistigen oder seelischen Zustand beruht.

Die Begutachtung erfolgt nach den „Anhaltspunkten für die ärztliche Gutachtertätigkeit im sozialen Entschädigungsrecht und nach dem Schwerbehindertengesetz". Siehe Abschn. 28.1.6.

Nach der letzten Novellierung von 1986 sind die Versorgungsämter gehalten, auf Antrag den jeweiligen Grad der Behinderung (GdB) festzustellen. Personen, die um wenigstens 30 von Hundert gemindert sind, sollen den Schwerbehinderten vom Arbeitsamt gleichgestellt werden, wenn sie infolge ihrer Behinderung ohne diese Hilfe einen geeigneten Arbeitsplatz nicht erlangen oder nicht behalten können.

28.2.1
Taubheit

Grad der Behinderung (GdB). Angeborene und bis zum Ende des 7. Lebensjahres erworbene Taubheit oder an Taubheit grenzende Schwerhörigkeit bedingt wegen der schweren Störung beim Spracherwerb stets einen GdB von 100 v.H., und zwar lebenslang. Bei später erworbener Taubheit ist der GdB auch dann noch auf 100 v. H. einzuschätzen, wenn neben der Taubheit Sprachstörungen in einem solchen Umfang bestehen, daß diese für sich allein einen GdB um wenigstens 50 v.H. bedingen. Ansonsten beträgt der GdB bei Kindern bei Taubheit je nach Sprachstörung 80–90 v.H. Eventuelle Ohrgeräusche, Schmerzen oder Schwindel sind ggf. noch zusätzlich zu bewerten.

Gdb von 100 v.H., wenn Ertaubung bis zum 7. Lebensjahr erworben wurde.

GdB von 70 v.H., wenn Ertaubung nach dem 7. Lebensjahr.

GdB 80–100 v.H. bei an Taubheit grenzender Schwerhörigkeit je nach Ausmaß der Sprachstörung, wenn diese seit Geburt oder bis zum 7. Lebensjahr erworben wurde.

Die Festlegung des Grades der Schwerhörigkeit und des Grades der Behinderung (GdB) nach dem Schwerbehindertengesetz erfolgt nach einer der beiden Tabellen (Tabelle 28-2 oder Tabelle 28-3) von RÖSER zur Ermittlung des prozentualen Hörverlusts aus dem Tonaudiogramm.

Tabelle 28-2:
Zur Ermittlung des prozentualen Hörverlustes aus dem Tonaudiogramm bei regelmäßigem Verlauf der Tongehörkurve (nach Röser, 1973)

	Tonhörverlust bei 1000 Hz										
dB	0	10	20	30	40	50	60	70	80	90	100
0	0	0	5	15	25	35					
10	0	0	10	20	30	40	50				
20	0	5	15	25	35	45	55	65			
30	0	10	20	30	40	50	60	70	80		
40	5	15	25	35	45	55	65	75	85	93	
50	10	20	30	40	50	60	70	80	90	95	100
60	15	25	35	45	55	65	75	85	93	95	100
70	20	30	40	50	60	70	80	90	95	100	100
80	25	35	45	55	65	75	85	93	95	100	100
90	30	40	50	60	70	80	90	95	100	100	100
100	35	45	55	65	75	85	93	95	100	100	100

(Zeilenbeschriftung: Tonhörverlust bei 3000 Hz)

Nach Tabelle 28-4 wird dann aus den prozentualen Hörverlusten für beide Ohren die GdB bzw. MdE (Minderung der Erwerbsfähigkeit) bestimmt. Außerdem kann aus dieser Tabelle auch der Grad der Schwerhörigkeit für jedes Ohr abgelesen werden.

Im Vergleich mit der Bestimmung des Grades der Schwerhörigkeit aus dem Tonschwellenaudiogramm nach der Einteilung von Biesalski (siehe Abschn. 10.5.8.4) erhält man bei Anwendung der Tabellen von Röser höhere Schwerhörigkeitsgrade. Letztere stimmen mit den klinischen Gegebenheiten nicht voll überein.

Hilflosigkeit. Bei Taubheit und an Taubheit grenzender Schwerhörigkeit ist Hilflosigkeit nach Vollendung des 1. Lebensjahres und dann in der Regel bis etwa zum 16. Lebensjahr (Beendigung der Gehörlosenschule) anzunehmen.

Anmerkung: Im Einzelfall, z.B. bei erheblich verzögerter Reifung, kann auch die Annahme von Hilflosigkeit über diesen Termin hinaus in Betracht kommen.

Tabelle 28-3:
Zur Ermittlung des prozentualen Hörverlustes aus dem Tonaudiogramm bei unregelmäßigem Verlauf der Tongehörkurve. Der prozentuale Hörverlust ergibt sich durch Addition der 4 Teilkomponenten (nach Röser, 1973)

Tonhörverlust dB	500 Hz	1000 Hz	2000 Hz	4000 Hz
10	0	0	0	0
15	2	3	2	1
20	3	5	5	2
25	4	8	7	4
30	6	10	9	5
35	8	13	11	6
40	9	16	13	7
45	11	18	16	8
50	12	21	18	9
55	14	24	20	10
60	15	26	23	11
65	17	29	25	12
70	18	32	27	13
75	19	32	28	14
80	19	33	29	14
ab 85	20	35	30	15

Nachteilsausgleiche

Für bestimmte „Nachteilsausgleiche" macht das Gesetz weitere gesundheitliche Merkmale zur Voraussetzung. Von Geburt an Gehörlose oder vor dem Spracherwerb gehörlos gewordene können bis zum Ende ihres Studiums oder ihrer Berufsausbildung das Schwerbehindertenkennzeichen „H" in Anspruch nehmen. Gehörlose und Hilflose (Merkzeichen „H") sind im Nahverkehr freifahrtberechtigt.

Bei an Taubheit grenzend schwerhörigen und gehörlosen Kindern (GdB mindestens 80 v. H., aber auch Spätertaubten mit einer GdB von nur 70 v. H.) sind die Voraussetzungen für das Merkzeichen „G" (Schwerbehinderte, die infolge ihrer Behinderung in ihrer Bewegungsfähigkeit im Straßenverkehr erheblich beeinträchtigt sind) erfüllt bis zur

Tabelle 28-4: Zur Ermittlung der MdE aus den Schwerhörigkeitsgraden für beide Ohren

Rechtes Ohr		Normalhörigkeit	Geringgradige Schwerhörigkeit	Mittelgradige Schwerhörigkeit	Hochgradige Schwerhörigkeit	An Taubheit grenzende Schwerhörigkeit	Taubheit
	Hörverlust in %	0–20	20–40	40–60	60–80	80–95	100
4 m	0–20	0	0	10	10	15	15
1 m	20–40	0	15	20	20	30	30
0,25 m	40–60	10	20	30	30	40	40
	60–80	10	20	30	45	50	50
a.c.	80–95	15	30	40	50	60	60
∅	100	15	30	40	50	60	70
	Hörweite für Umgangssprache	Normalhörigkeit	Geringgradige Schwerhörigkeit	Mittelgradige Schwerhörigkeit	Hochgradige Schwerhörigkeit	An Taubheit grenzende Schwerhörigkeit	Taubheit
			4 m	1 m	0,25 m	ac	∅
						Linkes Ohr	

Diagonale Werte (zusammengefasste MdE-Stufen): 10, 20, 35, 50, 65

Vollendung des 16. Lebensjahres bzw. bis zum Verlassen der Schwerhörigen- und Gehörlosenschule.

Voraussetzung für das Merkzeichen „B" (kostenlose Begleitung) liegt vor, wenn „G" zuerkannt wurde und zusätzliche Orientierungsmängel auftreten wie z. B. Fehlen des räumlichen Hörens, schwer zu ortende Schallquellen und Gefahrenquellen im Straßenverkehr. Um dieser Unsicherheit begegnen zu können, ist von den Betreffenden ein ständiges, gesteigertes Umherschauen im Straßenverkehr erforderlich, welches äußerlich sichtbar ist.

RF Rundfunkgebührenbefreiung und Telefongebührenermäßigung bei GdB von mindestens 80 v. H.

G Freifahrten bei einer GdB von mindestens 80, Spätertaubte, die nur eine GdB von 70 haben, sind ebenfalls berechtigt.
Steuererleichterungen.

Medizinische Rehabilitation

Heil- und Hilfsmittel: Ablesekurse, Baby-Rufanlage, Telefonverstärker, Infrarothörer, Lichtwecker, Vibrationswecker, Mikroport-Anlage, optische Licht-Klingel, evtl. Schreibtelefon. Nicht anerkannt von den Krankenkassen wird eine Telefonlichtklingel.

Von Geburt an Gehörlose oder vor dem Spracherwerb gehörlos gewordene können bis zum Ende ihres Studiums oder ihrer Berufsausbildung das Schwerbehindertenkennzeichen „H" in Anspruch nehmen.

28.2.2
Geistige und seelische Behinderung

Grad der Behinderung (GdB). Bei geistiger Behinderung im Kindesalter ergibt sich bei der Beurteilung des GdB kein Unterschied zur Beurteilung bei Erwachsenen, d. h. die GdB-Einschätzung ist stets sowohl vom Intelligenzquotienten als auch von der Art und dem Ausmaß der Persönlichkeitsstörung abhängig zu machen. Bei nachgewiesenem Down-Syndrom (Mongolismus) ist stets ein GdB um 100 v. H. anzunehmen, zumal stets neben einer schweren geistigen Behinderung auch noch andere Schäden vorliegen. Bei Verhaltensstörungen von Kindern kommen GdB-Grade zwischen 30 und 80 v. H. in Betracht. Bei Autismus infantium beträgt der GdB stets 100 v. H.

Hilflosigkeit. Als hilflos ist derjenige anzusehen, der infolge von Gesundheitsstörungen für die gewöhnlichen und regelmäßigen Verrichtungen im Ablauf des täglichen Lebens in erheblichem Umfang fremder Hilfe dauernd bedarf. Bei einem GdB von 100 v. H. allein wegen geistiger Behinderung und ebenso beim Down-Syndrom liegt stets Hilflosigkeit vor. Bei einem GdB unter 100 v. H. wegen geistiger Behinderung kommt, anders als bei Erwachsenen, auch häufig noch Hilflosigkeit in Betracht, und zwar besonders dann, wenn das Kind wegen gestörten Verhaltens ständiger Überwachung bedarf.

28.2.3
Maligne Neubildungen

Bei bösartigen Geschwulstleiden muß neben der GdB-Schätzung für den Organschaden die *Heilungsbewährung* berücksichtigt werden. Deshalb steht jedem Laryngektomierten für die ersten 5 Jahre nach der Operation ein Schwerbehindertenausweis und ein GdB von 100 v. H. zu. Danach ist die GdB-Schätzung nach dem Organschaden (70 v. H.) vorzunehmen.

Der GdB für die Heilungsbewährung beträgt also 2 Jahre lang 80 v. H., dann 3 Jahre lang 50 v. H. Nach Ablauf von 5 Jahren ist nur noch der verbliebene Organschaden maßgeblich. GdB-Bemessung für Heilungsbewährung:
- 1. und 2. Jahr 50 v. H. (bei günstiger Prognose), 80 v. H. bei relativ ungünstiger Prognose;
- 3.–5. Jahr 30 v. H. (relativ günstige Prognose), 50 v. H. bei relativ ungünstiger Prognose.

Die Grenze von günstig und ungünstig liegt im Schwerbehindertenrecht bei der 75%igen 5-Jahres-Heilung. Die meisten Tumoren des HNO-Fachbereiches haben nach dieser Definition eine relativ ungünstige Prognose (z. B. Stimmband T3, T4, supraglottische Tumoren, Hypopharynxtumoren; Stimmband T2 Grenzfall). Stimmband T1 hat eine gute Prognose.

28.2.4
Stottern

Im Sinne des Schwerbehindertengesetzes kann Stottern bei schwerster Sprechhemmung und starker psychischer Beeinträchtigung mit einem GdB bis zu 100 v. H. eingestuft werden. Sonst gilt:

- Leichtes Stottern 0 v. H.
- Mittelgradiges Stottern
  - auf bestimmte Situationen begrenzt 10 v. H.
  - nicht situationsabhängig 20 v. H.
- Schweres Stottern 30 v. H.

Außergewöhnliche psychoreaktive Situationen sind ggf. zusätzlich zu berücksichtigen.

28.3
Begutachtung im Rahmen des Bundessozialhilfegesetzes

Körperlich wesentlich Behinderte im Sinne des Gesetzes sind Personen, bei denen infolge einer körperlichen Regelwidrigkeit die Fähigkeit zur Eingliederung in die Gesellschaft in erheblichem Umfang beeinträchtigt ist. Die Voraussetzung ist erfüllt bei folgenden Gruppen:

– Personen mit erheblichen Spaltbildungen des Gesichts oder mit abstoßend wirkenden Entstellungen vor allem des Gesichts;
– Personen, die gehörlos sind oder denen eine sprachliche Verständigung über das Gehör nur mit Hörhilfen möglich ist;
– Personen, die nicht sprechen können, Seelentaube und Hörstumme;
– Personen mit erheblichen Stimmstörungen;
– Personen, die stark stammeln, stark stottern oder deren Sprache stark unartikuliert ist.

28.4
Wichtige Grundbegriffe

Krankheit im Sinne der gesetzlichen Krankenversicherung: Jeder regelwidrige körperliche oder geistige Zustand, der eine Heilbehandlung notwendig macht und zugleich oder ausschließlich Arbeitsunfähigkeit zur Folge hat.

Wesentlicher Bestandteil dieses Begriffs ist die *augenblickliche Behandlungsbedürftigkeit.* Darin unterscheidet er sich von dem rein medizinischen Begriff der Krankheit und insbesondere der krankhaften Anlage.

Gebrechen: Von der Regel abweichender körperlicher oder geistiger Zustand mit dessen Dauer für nicht absehbare Zeit zu rechnen ist.

In der Rentenversicherung werden Krankheit und Gebrechen als gleichwertig nebeneinander aufgezählt.
Bei anlagebedingten Mißbildungen oder Gebrechen liegt Behandlungsbedürftigkeit im Sinne der Sozialversicherung vor, wenn der gegenwärtige Zustand zwar noch keine Schmerzen oder Beschwerden bereitet, durch ärztliche Behandlung im Frühstadium aber eine wesentliche Besserung oder gar Beseitigung des Leidens und damit eine günstige Wirkung auf die spätere Erwerbsfähigkeit erreicht werden kann.

Arbeitsunfähigkeit ist im Sinne der Krankenversicherung: Arbeitsunfähig sind Personen, die nicht oder nur mit der Gefahr einer unmittelbaren Verschlimmerung der Krankheit imstande sind, die bisherige Tätigkeit auszuüben, fortzuführen oder wiederaufzunehmen.

Dienstunfähigkeit: Begriff aus dem Beamtengesetz. Dienstunfähig ist, wer infolge eines körperlichen Gebrechens oder wegen Schwäche seiner körperlichen oder geistigen Kräfte zur Erfüllung seiner Dienstpflicht dauernd unfähig ist.

Anmerkung: Arbeitsunfähigkeit bezeichnet einen vorübergehenden, Dienstunfähigkeit für den Beamten einen dauernden Zustand. Die Dienstunfähigkeit des Beamten ist vergleichbar der Berufsunfähigkeit der Arbeiter und Angestellten in der Rentenversicherung.

Minderung der Erwerbsfähigkeit (MdE): Die Erwerbsfähigkeit ist ein abstraktes Maß der Gesundheit, die Minderung der Erwerbsfähigkeit ein abstraktes Maß der Einbuße an Gesundheit. Sie hat nichts mit der konkreten Erwerbsminderung zu tun. Die Höhe der MdE ändert sich nicht, wenn der Körperschaden durch eine Prothese, z.B. ein Hörgerät, kompensiert werden kann.

28.4 Wichtige Grundbegriffe

Behandlung: Medizinisch ärztliche Leistung, um einen krankhaften Körperzustand zu bessern und zu heilen.

Rehabilitation: Maßnahmen zur Eingliederung. Sie werden vom Sozialhilfeträger bezahlt nach dem BSHG.

Die Rehabilitation verfolgt das Ziel, körperlich, geistig oder seelisch Behinderte möglichst auf Dauer in Arbeit, Beruf und Gesellschaft einzugliedern; die drohende Behinderung steht der bereits eingetretenen Behinderung rechtlich gleich.

Behinderte im Sinne der beruflichen Rehabilitation sind körperlich, geistig oder seelisch behinderte Personen, deren Aussichten, beruflich eingegliedert zu werden oder zu bleiben, infolge der Behinderung nicht nur vorübergehend wesentlich gemindert sind und deshalb der besonderen Hilfe bedürfen.

Mitteilung von Behinderungen: Der Arzt hat der Krankenkasse des Behinderten unverzüglich Mitteilung zu machen, wenn er festgestellt hat, daß eine Behinderung besteht oder einzutreten droht. Die Mitteilung ist auch dann gegenüber der Krankenkasse abzugeben, wenn für die Beratung des Behinderten und die Gewährung der Rehabilitationsleistungen nicht die Krankenkasse, sondern ein anderer Leistungsträger zuständig ist.

Die Mitteilung hat zu unterbleiben, wenn der Behinderte oder sein Personensorgeberechtigter trotz ärztlicher Beratung über die Notwendigkeit und Zweckmäßigkeit einer Rehabilitation dieser Mitteilung ausdrücklich widerspricht. Hält der Arzt zum Zeitpunkt der Beratung des Behinderten bereits bestimmte Rehabilitationsmaßnahmen für angezeigt, so soll er die Krankenkasse hierüber im Rahmen der obengenannten Mitteilung unterrichten.

Für die Mitteilung einer Behinderung oder die Anregung von Rehabilitationsmaßnahmen ist der Vordruck Muster 22 zu verwenden.

29
Anwendung des Bundessozialhilfegesetzes bei Stimm- und Sprachstörungen

Nach § 39 Abs. 1 BSHG wird Personen, die durch eine Beeinträchtigung der Sprachfähigkeit nicht nur vorübergehend wesentlich behindert oder von einer solchen Behinderung bedroht sind, Eingliederungshilfe gewährt.

Nach § 39 Abs. 3 ist es Aufgabe der Eingliederungshilfe, eine drohende Behinderung zu verhüten oder eine vorhandene Behinderung oder deren Folge zu beseitigen oder zu mildern und dabei dem Behinderten die Teilnahme am Leben in der Gemeinschaft zu ermöglichen oder zu erleichtern. Hierzu gehört vor allem, dem Behinderten die Ausübung eines angemessenen Berufs oder einer sonstigen angemessenen Tätigkeit zu ermöglichen oder ihn wenigstens unabhängig von Pflege zu machen.

Nach § 125 müssen die Ärzte die Personensorgeberechtigten wie die Behinderten über die nach Art und Schwere der Behinderung geeigneten ärztlichen und sonstigen Eingliederungsmaßnahmen beraten und sie auf die Möglichkeit der Beratung durch das Gesundheitsamt und, wenn berufliche Eingliederungsmaßnahmen in Betracht kommen, durch das Arbeitsamt hinweisen; sie haben ihnen ein amtliches Merkblatt auszuhändigen, das über die Möglichkeit gesetzlicher Hilfe einschließlich der Berufsberatung und über die Durchführung von Eingliederungsmaßnahmen, insbesondere ärztlicher, schulischer und beruflicher Art unterrichtet.

Nach § 125 Abs. 2 haben die Ärzte die ihnen bekannt werdenden Behinderungen ohne Namensnennung der Behinderten oder Sorgeberechtigten dem Gesundheitsamt mitzuteilen, damit die Gesundheitsbehörden der Länder Grundlagen für ihre Planungen in die Hand bekommen.

Nach § 125 Abs. 3 muß der Arzt das Gesundheitsamt benachrichtigen, wenn der Behinderte trotz wiederholter Aufforderung die zur Eingliederung erforderlichen ärztlichen Maßnahmen nicht durchführen läßt oder vernachlässigt. Dies gilt jedoch nur für ärztliche Maßnahmen. Bei Vernachlässigung nichtärztlicher Eingliederungsmaßnahmen hat der Arzt das Recht einer Meldung an das Gesundheitsamt, ist jedoch nicht dazu verpflichtet.

Nach § 124 Abs. 1 müssen Eltern oder Vormünder, die bei einer ihrer Personensorge anvertrauten Person eine Behinderung wahrnehmen oder durch die in Abs. 2 genannten Personen hierauf hingewiesen werden, den Behinderten unverzüglich dem Gesundheitsamt oder einem Arzt zur Beratung über die geeigneten Eingliederungsmaßnahmen vorstellen.

Nach § 124 Abs. 2 müssen u. a. Lehrer, Sozialarbeiter, Jugendleiterinnen, Kindergärtnerinnen, Hortnerinnen und Heimerzieher, die bei Ausübung ihres Berufes bei den in Abs. 1 genannten Behinderten eine Behinderung wahrnehmen, die Personensorgeberechtigten auf die Behinderung und auf ihre Verpflichtung zur Vorstellung beim Gesundheitsamt oder einem Arzt hinweisen. Stellen die Personensorgeberechtigten auch nach wiederholtem Hinweis auf ihre Verpflichtung den Behinderten nicht dem Gesundheitsamt oder einem Arzt zur Beratung vor, so müssen die obengenannten Personen das Gesundheitsamt benachrichtigen.

Sobald bei der ärztlichen Untersuchung eine Behinderung festgestellt worden ist, veranlaßt der Arzt die erforderlichen Maßnahmen, die Rezeptierung, Meldung beim Gesundheitsamt usw. Mit dem ärztlichen Rezept und entsprechenden Kostenvoranschlägen wendet sich der Behinderte oder Sorgeberechtigte an seine Krankenkasse. Von dort wird ihm die Höhe der Kostenerstattung durch die Krankenkasse mitgeteilt. Bleiben dabei noch zu deckende Restkosten, so stellt der Arzt mit Hilfe eines Formblattes Antrag auf Vollzug des BSHG. Der Behinderte oder Sorgeberechtigte reicht diesen Antrag bei seinem zuständigen Sozialamt ein. Die Anträge gehen dann über den Bezirk dem Landesarzt für Hör- und Sprachbehinderte zur Stellungnahme zu.

Die Sozialhilfe tritt bis zu festgelegten Einkommensgrenzen in Kraft. Bei höheren Einkommen kann der Betroffene in angemessener Weise an den Kosten der Eingliederungsmaßnahmen beteiligt werden. Leistungen, die Behinderten oder von Behinderungen bedrohten Personen auf Antrag gewährt werden, sind z. B. ambulante oder stationäre Behandlung, sonstige ärztliche oder ärztlich verordnete Maßnahmen, die zur Verhütung, Beseitigung oder Milderung der Behinderung dienen.

Das BSHG kann in Anspruch genommen werden, wenn die Krankenkassen die Kosten für die Hörgeräteversorgung oder logopädische Therapie nicht voll übernehmen.

30
Kostenübernahme logopädischer Behandlungen und Hörgeräteanpassungen von den gesetzlichen Krankenkassen

Nach den vom Bundesausschuß der Ärzte und Krankenkassen zum 1.10.1992 in Kraft getretenen Richtlinien zur Verordnung von Heilmitteln und Hilfsmitteln kann gemäß Abschnitt C „Sprachtherapie" die Verordnung von Stimm-, Sprech- und Sprachbehandlungen nur durch einen Kassenarzt erfolgen, der über besondere Kenntnisse auf dem Gebiet der Sprachtherapie verfügt und die erforderliche differenzierte Diagnostik vornehmen kann (Träger der Teilgebietsbezeichnung, neuerdings Gebietsbezeichnung, Phoniatrie-Pädaudiologie und der Zusatzbezeichnung Stimm- und Sprachstörungen sowie Hals-Nasen-Ohrenärzte und Kinderärzte, die die o.g. Kriterien erfüllen). Die Verordnung von Sprach- und Sprechbehandlungen bei Aphasien und Dysarthrien ist auch durch Neurologen möglich.

Die Sprachtherapie ist, soweit sie nicht von Kassenärzten durchgeführt wird, Aufgabe von staatlich anerkannten Logopäden sowie staatlich anerkannten Sprachtherapeuten (sprachtherapeutischen Assistenten), soweit sie Verträge mit den Trägern der gesetzlichen Krankenversicherung abgeschlossen haben. Dabei sind sprachtherapeutische Assistenten überwiegend auf dem Gebiet der Behandlung von Sprech- und Sprachstörungen bei Kindern und Jugendlichen tätig. Angehörige anderer Berufe können auf Verordnung des Arztes mit der Durchführung von Sprachtherapie betraut werden, soweit bei entsprechender Qualifikation — ggf. unter Beschränkung des Tätigkeitsfeldes auf die Behandlung bestimmter Störungen — Verträge mit den Trägern der gesetzlichen Krankenversicherung abgeschlossen sind.

Auf die Begutachtungsanleitung bei Stimm-, Sprech- und Sprachstörungen des medizinischen Dienstes der Spitzenverbände der Krankenkassen, Rellinghauser-Str. 93–96, 45128 Essen, wird hingewiesen.

Bei der Verordnung von Sprachtherapien muß die genaue Bezeichnung, die Anzahl der Maßnahmen, Einzel- oder Gruppenbehandlung sowie, ob Behandlung in der Wohnung des Patienten erforderlich ist, hervorgehen. Für die Behandlung notwendige Befunde und Angaben sind gesondert beizufügen, soweit sie nicht aus der Verordnung hervorgehen (Muster 14 [10.1991]).

Darüber hinaus sollen nicht nur das Symptom, sondern auch — als medizinische Begründung — die pathologischen Zusammenhänge angegeben sein, zum Beispiel familiäre Disposition, Hörvermögen, organischer und funktioneller Befund der Sprechwerkzeuge, sensorische, integrierende und motorische Funktion des zentralen Nervensystems, organische und funktionelle Störungen im Kehlkopfbereich, psychischer Zustand, allgemeine körperliche und geistige Entwicklung.

Als Indikationen zur Behandlung von Stimm-, Sprech- und Sprachstörungen können insbesondere in Frage kommen:

I. Stimmstörungen: a) organische Ursachen, b) funktionelle Ursachen, c) hormonelle Ursachen, d) psychische Ursachen.

II. Sprech- und Sprachstörungen: a) verzögerte Sprachentwicklung, b) Stammeln (Dyslalie), c) Näseln (Rhinophonien), d) Dysgrammatismus, e) Aphasien, Dysphasien, f) Dysarthrien, g) Stottern (Balbuties), h) Poltern, i) Sprachstörungen bei später Ertaubung.

Vor einer Zweitverordnung hat der Arzt aufgrund des bisherigen Therapieverlaufs sorgfältig zu prüfen, ob die Fortsetzung der gewählten Therapiemethode einen weiteren Therapieerfolg verspricht.

Bei verzögerter Sprachentwicklung sind beim Besuch von vorschulischen und schulischen Einrichtungen für Sprachbehinderte weitergehende medizinische Maßnahmen zur Behandlung der Sprachbehinderung für diese Kinder nicht erforderlich. Nur in besonders gelagerten Fällen können zeitlich begrenzte medizinisch-phoniatrische Therapiemaßnahmen erforderlich sein. Ist die Ursache der verzögerten Sprachentwicklung Folge einer mangelnden sprachlichen Anregung, ist in der Regel eine phoniatrische bzw. logopädische Behandlung nicht erforderlich. Hier sind allein sprachbehindertenpädagogische Maßnahmen indiziert.

Die Behandlung des Dysgrammatismus erfolgt im Rahmen von Förderungsmaßnahmen im pädagogischen Bereich. Tritt er in Zusammenhang mit auditiven oder zentralen Störungen auf, bedarf er einer phoniatrischen bzw. logopädischen Therapie.

Bei Legasthenie ist keine medizinische Behandlung erforderlich. Legasthenie ist keine Krankheit im Sinne der RVO.

Einzelheiten bezüglich der Beurteilung der Kostenübernahme logopädischer Behandlungen von den gesetzlichen Krankenkassen ergeben sich aus der Begutachtungsanleitung bei Stimm-, Sprech- und Sprachstörungen der Arbeitsgemeinschaft für Gemeinschaftsaufgaben der Krankenversicherung.

Bezüglich der Eignung der Berufsgruppen für die Durchführung von Sprachtherapien finden sich Richtlinien im ergänzbaren Handbuch „Heilmittel und Hilfsmittel", erschienen im Deutschen Ärzte-Verlag, Köln, 2. Auflage unter dem Buchstaben C „Sprachtherapie", Kennzahlen 1560, 1564, 1568, 1572, 1576, 1580.

Hörhilfen

Allgemeine Grundsätze: Bei auditiver Kommunikationsbehinderung kann die Verordnung von Hörgeräten angezeigt sein. Wird die vom Patienten angegebene Behinderung durch ärztliche Untersuchung bestätigt, ist zu prüfen, ob sie durch Hörgeräte wirkungsvoll gemindert werden kann. Die Hörgeräteversorgung soll wie folgt ablaufen:

Indikationsstellung: Untersuchung durch einen Arzt für Hals-Nasen-Ohren-Krankheiten einschl. Erhebung der Anamnese sowie ton- und sprachaudiometrischer Bestätigung der Kommunikationsbehinderung.

Der tonaudiometrische Hörverlust beträgt auf dem besseren Ohr 30 dB oder mehr in mindestens einer der Prüffrequenzen zwischen 500 und 3000 Hz, und die Verstehensquote für einsilbige Wörter ist auf dem besseren Ohr bei 65 dB nicht größer als 80% (bei sprachaudiometrischer Überprüfung mit Kopfhörern). Bei einseitiger Schwerhörigkeit muß der tonaudiometrische Hörverlust bei 2000 Hz oder bei mindestens 2 Prüffrequenzen zwischen 500 und 3000 Hz mindestens 30 dB betragen.

Feststellung, ob der Patient überhaupt in der Lage ist, das Hörgerät zu bedienen, ggf. nach einer Anpaßphase in Zusammenarbeit mit einem Hörgeräte-Akustiker.

Entschluß des Patienten, das Hörgerät tragen zu wollen.

Verordnung: Die Verordnung erfolgt auf dem dafür vereinbarten Vordruck. Das Formblatt ist vollständig auszufüllen aufgrund ärztlich erhobener Befunde. Die audiometrischen Untersuchungen müssen in einem Raum mit einem Störschallpegel von nicht mehr als 40 dB (A) durchgeführt werden.

Soweit bei den Prüfungen ohne Hörgerät ein Punkt maximalen Einsilbenverstehens noch zu registrieren ist, sollte mit dem Hörgerät im freien Schallfeld das Einsilbenverstehen bei 65 dB diesem Punkt möglichst nahekommen. Ist bei 65 dB ohne Hörgerät noch ein Einsilbenverstehen zu registrieren, soll der Gewinn mit Hörgerät im freien Schallfeld bei gleichem Pegel mindestens 20 Prozentpunkte betragen. Bei einseitiger Schwerhörigkeit muß durch das Hörgerät das Sprachverstehen im Störgeräusch um mindestens 10 Prozentpunkte steigen oder das Richtungshören verbessert werden.

Versorgung: Die Versorgung kann beidohrig erfolgen, wenn
– die auditive Kommunikationsbehinderung beidseitig effektiv versorgbar ist, und
– zu erwarten ist, daß beide Hörgeräte durch den Patienten gleichzeitig benutzt werden können, und
– die Fähigkeit zur sachgerechten Bedienung von zwei Hörgeräten beim Patienten vorhanden ist, und
– durch die beidohrige Versorgung gegenüber der einohrigen Versorgung das Sprachverstehen im Störgeräusch um mindestens 10 Prozentpunkte steigt oder das Richtungshören verbessert wird.

Bei einseitiger Versorgung annähernd seitengleichen Gehörs können zwei Ohrpaßstücke verordnet werden, damit der Patient das Hörgerät wechselseitig tragen kann.

Bei einseitiger Versorgung deutlich seitendifferenten Gehörs ist im Einzelfall zu prüfen, welches der beiden Ohren zu versorgen ist.

In der Regel wird die Versorgung mit HdO-Geräten durchgeführt. Die Versorgung mit Im-Ohr-Geräten kann erfolgen, wenn:
– eine medizinische Indikation besteht (zum Beispiel Ohrmuschelanomalie),
– nach vergleichender Anpassung mit HdO-Geräten mindestens derselbe Verstehensgewinn erzielt wird. Gegenüber einem HdO-Gerät anfallende Mehrkosten sind vom Versicherten zu tragen,
– durch den verordnenden Arzt bestätigt wird, daß die genannten Erfordernisse erfüllt sind.

Sonderversorgung: Taschengeräte (ein- oder zweikanalig) sind angezeigt, wenn ein HdO-Gerät nicht getragen oder nicht bedient werden kann.

Hörbrillen: Knochenleitungs-Hörbrillen kommen nur bei besonderen Indikationen in Frage, zum Beispiel bei chronischer Ohrsekretion oder

Gehörgangsatresie. Anstelle von Luftleitungs-Hörbrillen sind möglichst HdO-Geräte mit Brillenadaptern zu verordnen.

CROS-Geräte (Contralateral Routing of Signals = Leitung des Schallsignals von einer Kopfseite zur anderen). Die CROS-Vesorgung erfordert in jedem Fall eine enge Zusammenarbeit zwischen HNO-Arzt und Hörgeräte-Akustiker. Ihre Verordnung bedarf einer besonderen medizinischen Begründung.

Die Verordnung anderer (drahtloser und drahtgebundener) schallverstärkender Geräte (zum Beispiel drahtlose Übertragungsanlagen, Handmikrophon, Kinnbügelhörer) bedarf einer besonderen Begründung.

Auswahl des Hörgerätes und Anpassung: Hat der Hörgeräte-Akustiker aufgrund einer ärztlichen Verordnung ein Hörgerät angepaßt, muß sich der verordnende HNO-Arzt durch sprachaudiometrische Untersuchung vergewissern, daß
- die vom Hörgeräte-Akustiker vorgeschlagene Hörhilfe den angestrebten Verstehensgewinn nach Nr. 63.2 erbringt,
- die selbst erhobenen Meßwerte mit denen des Hörgeräte-Akustikers übereinstimmen,
- bei Im-Ohr-Geräten laut den im Anpaßbericht dokumentierten Meßwerten mindestens derselbe Verstehensgewinn wie mit dem am besten geeigneten HdO-Gerät erreicht wird.

Bei Ausländern, die die deutsche Sprache nicht ausreichend beherrschen, erfolgt die Untersuchung mittels vergleichender Tonschwellenaudiometrie und Sprachabstandsmessung oder speziellen Fremdsprachentests.

Besonderheiten der Hörgeräte-Versorgung im Kindesalter

Allgemeines: Bei Kindern kann die Hörstörung in Abhängigkeit von Alter, Grad der Hörstörung und Stand der Sprachenentwicklung häufig nur geräusch- und tonaudiometrisch beziehungsweise mit Hilfe der Impedanzmessung oder der Elektrischen Reaktionsaudiometrie (ERA) gesichert werden. Sprachaudiometrische Untersuchungen sind nur bei entsprechendem passivem und aktivem Wortschatz mit speziellen Sprachverständnistests für Kinder durchführbar. Auswahl oder Einsatz dieser Tests sind nur nach genauer Wortschatzprüfung möglich. Die Hörgeräteversorgung bei Säuglingen und Kleinstkindern soll möglichst in einer klinisch-pädaudiologischen Einrichtung durchgeführt werden.

Indikation und Verordnung: Unter besonderen Umständen ist eine Hörgeräte-Versorgung auch schon bei geringgradiger Schwerhörigkeit erforderlich, zum Beispiel dann, wenn das Sprachverständnis bei Störgeräuschen in der Umgebung deutlich eingeschränkt ist.

Eine Hörgeräte-Versorgung ist auch dann vorzunehmen, wenn keine oder nur geringe Hörreste feststellbar sind. Selbst wenn jegliche Hörreste fehlen, soll die Versorgung als Therapieversuch erfolgen.

Wenn die Hörstörung einen mittleren Grad erreicht oder übersteigt, sind grundsätzlich Hörgeräte mit Audio-Eingang anzupassen.

Wiederverordnung: Die Wiederverordnung von Hörgeräten vor Ablauf von 5 Jahren bei Kindern und 6 Jahren bei Jugendlichen und Erwachsenen bedarf einer besonderen Begründung. Medizinische Gründe können zum Beispiel fortschreitende Hörverschlechterung oder Ohrsekretion sein. Technische Gründe ergeben sich aus dem Gerätezustandsbericht des Hörgeräte-Akustikers.

Literatur

1. BAUER, H.: Klinik der Sprachstörungen. In: BIESALSKI, B., BÖHME, G. u. a. (Hrsg.): Phoniatrie und Pädaudiologie. Georg Thieme Verlag, Stuttgart 1973
2. BENNINGHOFF, A.: Lehrbuch der Anatomie des Menschen, Bd. II/1, 4. Aufl., J. F. Lehmann Verlag, München 1949
3. BERENDES, J.: Einführung in die Sprach- und Stimmheilkunde. Springer-Verlag, Berlin-Heidelberg 1987
4. BIESALSKI, P., FRANK, F. (Hrsg.): Phoniatrie, Pädaudiologie, 2. Aufl. Georg Thieme Verlag, Stuttgart-New York 1993
5. BOENNINGHAUS, H.-G.: Hals-Nasen-Ohren-Heilkunde, 8. Aufl. Springer Verlag, Berlin-Heidelberg-New York 1990
6. BÖHME, G.: Stimm-, Sprech- und Sprachstörungen. Gustav Fischer Verlag, Stuttgart 1974
7. BÖHME, G.: Therapie der Sprach-, Sprech- und Stimmstörungen. Gustav Fischer Verlag, Stuttgart-New York 1980
8. FELDMANN, H.: Das Gutachten des Hals-Nasen-Ohrenarztes, 2. Aufl. Georg Thieme Verlag, Stuttgart 1984
9. FERNAU-HORN, H.: Die Sprechneurosen. Hippokrates Verlag, Stuttgart 1969
10. FIEDLER, P. A., STANDOP, R.: Stottern. Fortschritte der klinischen Psychologie 15. Urban & Schwarzenberg, München-Wien-Baltimore 1986
11. FOIX, C., LEVY, M.: Les ramollissements sylviens. Syndromes lésions en foyer du territoire de l'artère sylvienne et de ses branches. Rev. neurol. 2, 1 (1927)
12. FREUND, H.: Pathopsychologisches zum Stotterproblem. Mschr. Ohrenheilk. 71, 685 (1937)
13. FREYSTEDT, A. in: TRENDELENBURG, F.: Einführung in die Akustik, 2./3. Aufl. Springer Verlag, Berlin 1950/1961
14. FULL-SCHARRER, G.: Was leistet das BSHG bei Hör-, Stimm- und Sprachstörungen? Münchner Med. Wschr. 41, 1749 (1974)
15. GÖPPERT, E.: Kehlkopf und Trachea. In: BOLK, L., GÖPPERT, E., KALLIUS, E., LUBOSCH, W. (Hrsg.): Handbuch der vergleichenden Anatomie der Wirbeltiere, Bd. III. Urban & Schwarzenberg, Berlin und Wien 1937, S. 801 u. 817

16. GRÜTZNER, P.: Physiologie der Stimme und Sprache. In: HERMANN, L.: Handbuch der Physiologie, Bd. 1, Teil 2. F. C. W. Vogel, Leipzig 1879, S. 1
17. KRUSE, E.: Zentrale Sprachentwicklungsstörungen — Differentialdiagnose und Therapie. Die Sprachheilarbeit 25, 205–212 (1980)
18. LEHNHARDT, E.: Praxis der Audiometrie, 6. Aufl. Georg Thieme Verlag, Stuttgart-New York 1987
19. LEISCHNER, A.: Aphasien und Sprachentwicklungsstörungen. Georg Thieme Verlag, Stuttgart-New York 1987
20. LUCHSINGER, R., ARNOLD, G. E.: Handbuch der Stimm- und Sprachheilkunde, 3. Aufl., Bd. 2: Die Sprache und ihre Störungen. Springer-Verlag, Wien-New York 1970.
21. LULLIES, H.: Stimme und Sprache. In: DUNKER, E. u. a.: Hören, Stimme, Gleichgewicht. Sinnesphysiologie 2, Bd. 12. Urban & Schwarzenberg, München-Berlin-Wien 1972
22. MUMMENTHALER, M. Hexagon Roche, Basel 1974
23. PASCHER, W., BAUER, M.: Differentialdiagnose von Sprach-, Stimm- und Hörstörungen. Georg Thieme Verlag, Stuttgart 1984
24. POECK, K.: Neurologie, 8. Aufl. Springer-Verlag, Berlin-Heidelberg-New York 1992
25. POECK, K., KERSCHENSTEINER, M., STACHOWIAK, F.-J., HUBER, W.: Die Aphasien. Aktuelle Neurologie 2, 159 (1975)
26. SCHILLING, A.: Sprach- und Sprechstörungen. In: J. BERENDES, R. LINK, F. ZÖLLNER (Hrsg.): Handbuch der Hals-Nasen-Ohrenheilkunde. Bd. 4/1: Kehlkopf I. Georg Thieme Verlag, Stuttgart 1982
27. SCHULZE, H., JOHANNSEN, H.: Stottern bei Kindern im Vorschulalter. Hrsg.: Phoniatrische Ambulanz Ulm, 1986
28. SEEMAN, M.: Sprachstörungen bei Kindern. Verlag Volk und Gesundheit, Berlin 1974
29. SEIDEL, Ch.: Klinische Psychologie der Hör- und Sprachstörungen. In: BIESALSKI, P., BÖHME, G. u. a. (Hrsg.): Phoniatrie und Pädaudiologie. Georg Thieme Verlag, Stuttgart 1973
30. SZAGUN, G.: Sprachentwicklung beim Kind. Urban & Schwarzenberg, München 1983
31. VOSS, H., HERRLINGER, R.: Taschenbuch der Anatomie. Gustav Fischer Verlag, Stuttgart 1988
32. WÄNGLER, H.: Physiologische Phonetik. N. G. Elwert Verlag, Marburg 1972
33. WIRTH, G.: Stimmstörungen, 3. Aufl., Deutscher Ärzte-Verlag, Köln 1991

Sachverzeichnis

A

Aachener Aphasie-Test 616
Ablenkreaktionen, Prüfung 256
Abschluß, velopharyngealer 423
Absehtraining 286
Adenotomie 436
Adiadochokinese 671
Adjunktionen 318
Affrikaten 153, 158
Aglossie 329, 653
Agnosie
– akustische 376, 621
– auditive 381
– optische 621
– verbale 199, 385
Agraphie 583, 640
A-I-Probe 439
Akalkulie 584
Akinese 668
Aktualgenese, Störung 622
Akzent
– dynamischer 166
– melodischer 166
– rhythmischer 167
– temporaler 167
Akzente der Sprache 166
Akzentmethode nach Smith 534
Albers-Schönberg-Syndrom 216
Alexie 584
– Behandlung 642
– optisch-agnostische 584
Alkoholrausch, akuter 722
Allophon 135
Alport-Syndrom 217
Alström-Hallgren-Syndrom 217
Alzheimer-Krankheit 602, 715
Amusie 84, 586
Anaptyxis 318
Anarthrie 656
Anblasetheorie nach Hermann 141
Ankyloglossie 329
Anomie, momentane 619
Ansatzrohr 37
Antizipationen 563
Apallisches Syndrom 716
Aphasien 68, 82, 558, 575, 657
– Aktivierungsphase 626
– auditive Stimulierung nach Schuell 618
– bei Kindern 605
– bei Linkshändern 608
– bei Mehrsprachigen 606
– computerunterstützte Therapie 631
– Differentialdiagnose 619
– Einteilung 592
– – nach Leischner 592
– – nach Luria 604
– – nach Poeck 594
– globale 601
– Gruppentherapie 630

- Händigkeit 577
- hysterische 741
- Melodic Intonation Therapy nach ALBERT 628
- Musiktherapie 628
- paroxysmale 608, 678
- Prognose 609
- psychologische Gesichtspunkte 622
- semantische 592
- Stimulationsmethode 628
- Symptome 579
- Syndromwandel 608
- Test von GOODGLASS und KAPLAN 618
- Therapie 623
- – bei Kindern 638
- – bei Polyglotten 639
- – der amnestischen 633
- – der gobalen 634
- – der motorischen 631
- – der sensorischen 632
- – linguistisch orientierte Methoden 629
- – nach LURIA 632
- – nichtsprachlicher Symptome 639
- transkortikale motorische 603
- transkortikale sensorische 603
- Untersuchung 612
- Ursachen 591
- – nach LURIA 592
- Visuell Action Therapy 630

Aphonie, elektive 739
Apraxie 587, 601, 621, 709
- bukkofaziale 596, 712
- fazio-bukko-linguale 322
- ideatorische 714
- ideomotorische 709
- konstruktive 713

Arteria
- basilaris 69
- carotis 68
- cerebri media 69
- praerolandica 70
- rolandica 70
- tempolaris posterior 70
- vertebralis 69

Artikulation 136
- Prüfung 227

Artikulationsbehandlung nach VAN RIPER und IRWIN 347
Artikulationsfehler, kontextuelle 317
Artikulationstherapie 164
Artikulationszonen 154
Assimilation 134
Assoziationsmethode nach MCGINNES 271, 349
Asymbolie 588
Athetose 671, 684
Auskultationsprobe 439
Autismus 723
Automatismen 580
Autophonie 423, 448
Autotopagnosie 589

B

Basel-Minnesota-Test von SCHUELL 618
BAUER, H. 451
Begutachtung 777
Behandlungsmethode, physiotherapeutische, nach VOJTA 692
Behaviorismus 97
Behinderung
- geistige 192, 745

– – Begutachtung 793
– Grad bei Hörstörungen 790
Beinigkeit, Prüfung 87
Beißreflex 687
Bewegungsstörungen
– pyramidale 662
– zerebellare 674
– zerebrale 192, 682, 685
– – Sprachtherapie 689
Bildertests von Schilling und Schaefer 238
Boenninghaus, G. 440
Broca-Aphasie 596
Bulbärparalyse, progressive 671

C

Chorea Huntington 670
Chorea minor 670
Choreatisches Syndrom 670
Cochlea-Implantat 301
Cogan-Syndrom 217
Commotio cerebri 679
Contusio cerebri 679
Crouzon-Syndrom 217
Czermak-Probe 439

D

Debilität 743
Deblockierungsmethode nach Weigl 634
De L'Epée, Abbe, Gebärdensprache 284
Delirium tremens 722
Demenz 619
– infantile 621
– senile 716
Dentalzeichen 138

Denver-Entwicklungstest 231
Diallinas-Amalric-Syndrom 217
Didmoad-Syndrom 217
Dienstunfähigkeit 797
Differenzierungsschwäche, phonematische 321, 384
Diphthonge 142
Direktionalität 80
Diskriminationstest, dichotischer, nach Uttenweiler 340
Dissimilation 134
Dominanz, zerebrale 76, 81
Down-Syndrom 753
– Therapie 759
Drei-Blatt-Test nach Marie 613
Drei Figuren-Test nach Peuser 615
Dysarthrie 61, 69, 558, 571, 619, 656
– bulbäre 671
– Differentialdiagnose 657, 658
– extrapyramidale 668
– frontale 659
– hysterische 61, 741
– kortikale 658
– kortikobulbäre 660
– pseudobulbäre 660
– pyramidale 660, 665
– subkortikale 668
– Therapie 681
– Untersuchungen 680
– zerebellare 674
Dysarthrien, Differentialdiagnose 657
Dysarthrophonie 656
Dysdiadochokinese 675
Dysfunktion, minimale zerebrale 189
Dysglossie 61, 325, 571, 644, 657
– Ursachen 645

Dysgrammatismus 389
Dyslalie 314
Dyslexie 400, 405
Dyslogien 747
Dysphonie, spastische 559
Dysphrasien 717
Dysphrenie 733
Dyspraxie 657, 709
– kongenitale 569

E

Echolalie 110, 111, 383, 725, 745
Edwards-Syndrom 220
Einwortsätze 121
Eletric Response Audiometry 258
Electrocochleographie 261
Elektrotherapie bei Hypoglossuslähmung 654
Embolophrasie 580
Emotionaler Bereich, Untersuchung 232
Empfinden, taktil-kinästhetisches, Untersuchung 234
Engelaute 152, 156
Entwicklung, kindliche, nach PIAGET 102
Entwicklungspoltern 567
Entwicklungsstammeln 319
Entwicklungsstottern 500, 519
Entwicklungstest, psycholinguistischer 253
Entwicklungstherapie, neurophysiologische, nach BOBATH 694
Entwicklungsverzögerung, allgemeine körperliche 185
Epilepsie 677
– Dysarthrie 679
– Sprachstörungen 677

Erwerb der Wortkategorien 121
Erwerbsfähigkeit, Minderung 783
Eßtherapie 690
Explosivlaute 152, 156
Extrapyramidales System 667

F

Fanconi-Anämie 221
Farbagnosie 590
Faszilitation, propriorezeptive neuromuskuläre (PNF) 372
Fazialislähmung 586
– periphere 646
– Ursachen 648
– zentrale 647
Fazilitieren 697
Feedback-Methode nach MYSAK 349
Feinmesser-Zelig-Syndrom 217
Feinmotorik, Entwicklung 188
Fingeragnosie 589
Fingeralphabet nach LORM 285
Finger-Motorik, Entwicklung 188
Formanten 139
– Lage 149
Franceschetti-Syndrom 221
Friedreich-Ataxie 675
Frikative 152, 156
Frühreife, sprachliche 171

G

Gammazismus 375
Gardner-Turner-Syndrom 217
Gaumen
– Anatomie 452
– Entwicklungsgeschichte 452
– kurzer 431

- primärer 452
- sekundärer 452

Gaumenbogen 45
Gaumenlaute, Veränderungen 325
Gaumenmandeloperation 436
Gaumensegel 418
- Funktion 46, 422
- latente neuromuskuläre Insuffizienz 440
- Muskulatur 45

Gaumensegellähmung 48, 428, 650, 665
- periphere 432
- zentrale 433

Gaumenspalten 296
- Einteilung 453
- Häufigkeit 455
- logopädische Therapie 465
- operative Therapie 468
- Sprache 452
- submuköse 455

Gebärdensprache 283
Gebiß 39
Gedächtnisabrufstörung 324
Gegenwörter 135
Gehirn, Blutversorgung 68
Gehör, Untersuchung 254
Gehörlose, Sprachanbildung 282
Gehörlosensprache 208
Generalisierungen 126
Gerstmann-Syndrom 589
Glossektomie 653

Grammatik
- Entwicklung 119
- Erwerb 115, 396
- - psycholinguistisches Modell 396
- evolutive, nach GIPPER 100

- kindliche 125

Graphem 134
Gregg-Syndrom 218
Grundfrequenz 139
Grundton 139

H

Halbvokale 144
Hamburg-Wechsler-Intelligenztest
- für Erwachsene (HAWIE) 770
- für Kinder (HAWIK) 771

Handdominanztest 80
Händigkeit, Prüfung 78, 80
Harmonische Teiltöne 139
Heidelberger Sprachentwicklungstest 252
Hemianopsie 486
Hemiplegie 588
Hemisphäre, Entfernung 84
Hemisphärendominanz 76
Hemisphärendysarthrie 597, 659
Hemmlaute 151
Heredoataxie, zerebellare 675
Herrmann-Aguilar-Sacks-Syndrom 218
Hervorhebungszeichen 137
Heterotopie 564
Hirnblutung 590
Hirnembolie 590
Hirnerkrankungen, Störungen der Sprache 715
Hirnerschütterung 679
Hirngefäßthrombose 590
Hirnquetschung 679
Hirnreifung, globale Beeinträchtigung 185
Hirnschaden, frühkindlicher 189

Hirntumoren 676
Hochlautung 139
Hölzeln 356
Hören
- dichotisches 86
- Entwicklung 288
Hörgedächtnisspanne 382
- Prüfung 245
Hörgeräte 297
- Anpassung 289
- - Indikation 291
- - Kontraindikation 296
- Typen 297
- Versorgung 289
- Zubehör 307
Hörprüfung
- objektive Verfahren 256
- subjektive Verfahren 256
Hörschlauch 357
Hörstörung, zentrale 588
Hörstummheit, psychologische 111
Hörtest, dichotischer, nach Feldmann 408
Hörvermögen, Entwicklung 204
Hörzentrum 68, 74
Hyperaktivitätssyndrom 190
Hyperrhinophonie 427
Hypoglossuslähmung 55
- Elektrotherapie 654
- Ursachen 652
Hypopharynx 37
Hyporhinophonie 447
Hysterie 733

I

Imbezilität 743
Impedanzmessung 255

Inhibieren 697
Innenohrschwerhörigkeit 331
- genetische Beratung 224
- Progredienz 212
- sprachliche Symptome 206
- Stimmveränderungen 208
- Syndrome 216
- Untersuchungen 214
- Ursachen 211
- Veränderungen der Sprechatmung 210
- Vererbungsregeln 221
Intelligenz, Prüfung 335, 761
Intelligenzmangel 192
Intelligenzquotient 764
Intelligenztests 761
- nichtverbale 766
Intentionstremor 674
Iterationen 563

J

Jervell-Lange = Nielsen-Syndrom 218

K

Kappazismus 376
Kaumethode nach Fröschels 533, 671
Kaumuskulatur 61
- Lähmung 61
Kearn-Sayre-Syndrom 221
Kehlkopfklang, primärer 139
Kehlkopflose, Begutachtung 795
Kettendeblockierung nach Weigl 635
Kindersprache 73
Klangfarbe, Vokale 139

Kleinhirn, Störungen 673
Klippel-Feil-Syndrom 218
Koartikulation 132
Kognitive Fähigkeiten, Untersuchung 232
Kombinationslaut 158
Kommunikation, totale 284
Kompetenz 225
Konsonanten 151
- Bildung 151, 155
- Einteilung 152, 154, 155
- Entstehung 109
- Formanten 159
- Phoneme 137
- phonetische Beschreibung 159
- Qualitätsunterschiede 159
Konsonantismus 113
Konstruktionen, hierarchische 126
Kontamination 218
Kopfdrehsymptom nach Nadoleczny 440
Körpersprache 73
Korsakow-Syndrom 723
Kulissenphänomen 441
Kurzspeicher 323

L

Labio-faziales Funktionstraining 444
Lähmung, spastische 664
Lallen, instinktives 109
Lallperiode 109
- erste 109, 205
- zweite 110
Lampenfieber 558, 739
Landauer Sprachentwicklungstest 227
Landau-Kleffner-Syndrom 606, 678
Längenzeichen 138
Language-Master 628
Langzeitgedächtnis, Prüfung 246
Lateralengelaute 152, 157
Lateralität
- Störung 78
- Unterdrückung 176
Lateralsklerose, amyotrophische 671, 672
Lateralzeichen 138
Lautagnosie
- partielle 200, 320, 384
- - Untersuchungsmethoden 337
- Prüfung 337
- - nach Deuster 338
Lautbestand, Untersuchung 226
Lautbildung, linguolabiale 52
Lautcharakter 135
Lauterwerb
- entwicklungsphonetische Reihenfolge nach Jakobson 112
- nach Rieder 115
- nach Schultze 115
Lautsprache 283
Lautsprachprinzip nach Heinicke 282
Lautsystem 74
Lauttreppe nach Möhring 333
Lawrence-Moon-Biedel-Syndrom 218
Legasthenie 85, 399
Leistungsdominanz 80
Leitungsaphasie 600
Leopard-Syndrom 218
Leselehrmethoden 413

Lese-Rechtschreibschwäche 85, 399
Leseschwäche 85
Linkshändigkeit 78, 482
Lippen-Kiefer-Gaumen-Spalten
- primäre 454
- sekundäre 454
Lippenlaute, Veränderungen 325
Liquidae 144
Lispeln 352, 355
Little-Krankheit 684
Logoklonien 559
Logoneurosen 733
Logophobie 509, 558, 739

M

Makroglossie 328
McNeil-Platte 446
Mehrsprachigkeit 178
Mehrwortsätze 122
Metathesis 318
Migraine accompagnée 593
Minimalpaare 134
Moebius-Syndrom 218, 646
Morbus Alzheimer 715
Morbus Hallgren 218
Morbis Pick 715
Morphem 133
Morphologie 74, 134
Motorik
- Prüfung der serialen 239
- Training 280
- Untersuchung 235
Motortheorie der Sprachwahrnehmung (LIBERMANN) 111
Multiple Sklerose 675
Münchener Funktionelle Entwicklungsdiagnostik 231

Mundhöhle 39, 41
Mundmotorik
- Apraxie 187
- pathologische 688
Musculus
- buccinator 65
- constrictor pharyngis superior 50
- digastricus 56
- genioglossus 52
- geniohyoideus 58
- hyoglossus 54
- levator veli palatini 46
- masseter 62
- mylohyoideus 57
- omohyoideus 59
- palatoglossus 47
- palatopharyngeus 48
- pterygoideus 63
- salpingopharyngeus 47
- sternohyoideus 58
- styloglossus 54
- stylohyoideus 57
- stylopharyngeus 51
- temporalis 62
- tensor veli palatini 47
- thyreohyoideus 58
- uvulae 47
Musikalität, Untersuchung 233
Muskeldystrophie, progressive 655
Muskulatur, mimische 64
Mutismus 559, 602, 621, 679, 734
- elektiver 182, 737
Myasthenia gravis pseudoparalytica 654
Myopathien 654

N

Nasalierung 419
Nasalierungszeichen 138
Nasalität 419
Nasallaute 157, 418
Nasalvokale 142
Nase
– Funktion 43
– Funktionsprüfung 44
Näseln 418
– alternierendes 434
– gemischtes 450
– – spektralanalytische Merkmale 451
– geschlossenes 48, 447
– – Diagnose 449
– – funktionelle Ursachen 448
– – spektralanalytische Merkmale 448
– offenes 48, 51, 427, 457, 654, 665, 672
– – Diagnose 439
– – erworben, Ursachen 435
– – funktionelle Ursachen 437
– – operative Maßnahmen 445
– – organische Ursachen 431
– – Phonetik 428
– – spektralanalytische Merkmale 430
– – Symptome 428
– – Therapie 443
Nasendurchschlag, Messung 442
Nasenhaupthöhle 42
Nasenlaute 152
Nasenmißbildungen bei Gaumenspalten 463
Nasennebenhöhlen 44
Nasenresonanz, Verhinderung 46
Nasenversuch 359
Nasopharynx 38
Neglectionsretardierung 181
Nervus
– facialis 66, 646
– glossopharyngeus 648
– – Lähmung 540
– hypoglossus 58, 651
– – Lähmung 651
– trigeminus 654
– vagus 650
Neugeborene, Hörprüfung 256
Neurose 733
N-Indikator 442
Nuscheln 559, 570
Nystagmus 674

O

Obertontheorie nach HELMHOLTZ 141
Öffnungslaute 139
Ohrigkeit 81
Ohrtrompete, offenstehende 448
Oralvokale 142
Oropharynx 37

P

Palatolalie 452, 457
Palatopharyngoplastik 474
Palatophonie 457
Palilalie 559, 580
Palpation
– Methode 440
– retrovelare 441
Paralexie 585
Paraphasien 580
Paraphrasien, literale 134

Parkinson-Syndrom 668
Partialtöne 139
Passavant-Wulst 50
Patau-Syndrom 211
Paukenerguß 462
Pendred-Syndrom 212, 219
Performance 225
Permutation 318
Perseverationen 579
Pfaundler-Hurler-Syndrom 219
Pharynx 37
Phi-Test 86
Phone 135
Phonem 133
Phonendoskop 439
Phonologie 74
Pitres-Regel 607
Pivot-Grammatik 123
PNF-Technik 373
Poltern 483, 556, 562, 679
– Charakter 570
– Differentialdiagnose 570
– Formen 566
– ideogenes 566
– paraphrasisches 566
– physiologisches 567
– Prognose 571
– situationsbedingtes 567
– Stottern 556, 570
– Symptome 563
– Therapie 571
– Untersuchung 568
– Ursache 568
Präferenzdominanz 80
Pseudoalexie 585
Pseudobulbärparalyse 665
Pseudodebilität 193
Psychosen
– exogene 622
– Störungen der Sprache 717
Push-back-Operation 446, 470
Pyle-Syndrom 219
Pyramidenbahn 660

R

Rachenmandelhyperplasie, kompensatorische 436, 463
Rachenmandeloperation 436
Rachenmuskulatur 48
Rechenstörung 417
Rechtshändigkeit 78
Rechts-links-Unterscheidung, Störung 589
Reflexaudiometrie 254
Reflexhemmungsstellungen 695
Refsum-Syndrom 219
Regulationstherapie, orofaziale, nach CASTILLO-MORALES 372, 705
Reibelaute 152, 156
Repräsentation, innere 74
Resonantes 157
Resonanz 48, 139, 421
Resonanztheorie nach HELMHOLTZ 141
Rhinolalie 418
Rhinomanometrie 44
Rhinophonie 418
Rhotazismus 376
Ribot-Regel 607
Rich-Interpretation nach BLOOM 124
Richtungsgehör, Prüfung 263
Rigor 668
– extrapyramidaler 664
R-Laut, normale Bildung 376
Robin-Syndrom 219
Rückverschiebungsmethode 470

S

Satzbau, Untersuchung 228
Saugreflex 687
Schalleitungsschwerhörigkeit 331
– Syndrome 220
– Ursachen 220
Schetismus 374
Schizophrenie 621, 718
– kindliche 182
– sprachliche Symptome 791
Schlesinger-Probe 442
Schluckakt 51, 56
Schlucklähmung 51
Schluckreflex 52, 687
Schluckstörung 707
Schlucktherapie 651
Schluckvorgang 60, 364, 707
– falscher 365
Schnarchen 473
Schnarren 376
Schreiben, Analyse nach LURIA 402
Schreiblehrmethoden 414
Schulen für Sprachbehinderte 273
Schwachsinn 621
– Sprachstörungen 742
– Ursachen 752
Schwerbehindertengesetz 794
Schwerhörigensprache 206
Schwerhörigkeit
– einseitige 308
– Einteilung der Stärke 264, 790
– Sonderschulbedürftigkeit 310
Schwinglaute 152, 157
Segment 134
Sehbehinderung 183
Sigmatismen, Therapie 361
Sigmatismus 352
– addentalis 356

– Formen 354
– interdentalis 326, 355
– laryngealis 360, 459
– lateralis 356
– lateroflexus 326, 357
– nasalis 358
– palatalis 358
– pharyngealis 360
– stridens 357
– Ursachen 354
– velaris 359
Silbe 134
Silbenschnelligkeitstest nach
 SEEMANN 238
Silbentonhöhenzeichen 138
Silbigkeitszeichen 138
Small-Syndrom 219
Snijders-Oomen nichtverbale
 Intelligenzreihe (SON) 767
Sonanten 153
Sonagramm 132
Spätertaubung 332
– Veränderung der Sprache 211
Speech-Bulb 446
Speichelfluß 667
Spiegelprobe 439
Spielaudiometrie 261
Spiranten 152
Spirometrie 442
Sprachanlage 74
Sprachaufbau, apparativer 165
Sprache
– Akzente 166
– Definition 74
– Entstehung 73
– kindliche 89
– Physiologie 74
– Prüfung bei geistiger Behinderung 747

- Tiere 72
- Untersuchung 252

Sprachebenen 126
Sprachentwicklung 89
- anlagebedingte Faktoren 91
- - nach Chomsky 93
- - nach Lenneberg 96, 115
- - nach McNeill 96
- Störung 172
- umweltbedingte Faktoren 97
- - nach Skinner 97, 396
- verzögerte 172, 559, 744
- - Diagnostik 224
- - Differentialdiagnose 751
- - Einteilung 175
- - Prognose 313
- - Symptome 174
- - Therapie 267
- - Ursachen 176
- Vorbedingungen 105, 106
- - nach Meumann 105, 106
- - nach Wygotsky 100
- Vorstufen 108
- zeitlicher Ablauf 129

Spracherwerb
- lerntheoretisches Modell 396
- Theorien 98
- verzögerter 172

Sprachgestaltungsschwäche 184
Sprachkontrolle, akustische 482
Sprachlaute 135
- Beschreibung und Darstellung 133
- dinstinktive Merkmale 136
- Notation 137
- Physiologie 132

Sprachregion 578
- sensorische 74

Sprachschwäche 83
- angeborene 569

Sprachschwächetypus, familiärer 184
Sprachstörungen, phonologische 134
Sprachvermittlung, kutane 290
Sprachverständnis 111
- Untersuchung 229

Sprachverständnisalter, Untersuchung 231
Sprachverstehen 83
Sprachzentren 66
Sprechalter, Untersuchung 231
Sprechapraxie 658
Sprechbeginn 172
Sprechen 74
- Entwicklung 112

Sprechorgane, periphere, Erkrankungen 180
Stammeln 82, 313, 570
- audiogenes 331
- Diagnostik 333
- Einteilung 314
- funktionelles 318
- konditioniertes 322
- mechanisches 325
- motorisches 322
- - Ursachen 323
- physiologisches 318
- sensorisches 320
- Therapie 340
- bei infantilen Zerebralparesen 350
- Ursachen 318

Stammganglien 667
Stenographie 586
Stereotypien 579
Stimmgattung, Bestimmung 148
Stimmhaftigkeitszeichen 138

Sachverzeichnis

Stimmlippenlähmung, Begutachtung 785
Störungen
- feinmotorische 188
- semantische 622
- taktil-kinästhetische 188

Stoßübungen nach Fröschels 443
Stottermodelle 498
Stottern 82, 475, 570
- aphasisches 558, 583
- atemtechnische Hilfen 528
- Auslösungsmechanismen 499
- Beginn 499
- Begutachtung 785, 788
- chronisches 502
- Desensibilisierung 542
- Differentialdiagnose 552
- direkte Therapieansätze 517
- dysarthrisches 558, 583
- Elternberatung 520
- Entstehungstheorien 476
- Entwicklung 500
- Erwachsenentherapie 527
- Folgen 551
- Formen 504
- Häufigkeit 475
- hysterisches 557, 740
- indirekte Therapieansätze 518
- individualpsychologische Erklärungsversuche 492
- inneres 509, 558, 739
- lerntheoretische Erklärungsversuche 484
- medikamentöse Behandlung 551
- Mehrsprachigkeit 494
- neuropsychologische Erklärungsversuche 496
- Neurosetheorien 492
- Persönlichkeit 508
- Prognose 560
- psychische Erklärungsversuche 493
- psychologische Erklärungsversuche 484
- reflexhafter Kehlkopfkrampf 489
- Spieltherapie nach Axline 522
- Sprechübungsverfahren 529
- Stadien 503
- striäres 558
- Symptome 504
- Therapie 515
- – bei Jugendlichen 525
- – biokybernetische 537
- – nach Fernau-Horn 531
- – nach Schoenaker 536
- – nach Seeman 534
- – nach Van Riper 544
- – nach Wendlandt 543
- – nach Westrich 537
- traumatisches 494, 556
- Untersuchung 509
- verhaltenstherapeutische Behandlung 538

Stridulationsapparat 72
Substitution 134, 318
Syndrom, psychoorganisches 588, 621, 717
Syntax 74, 134
- Erwerb 115

Syringomyelie 673
Syrinx 72

T

Tachistoskopie 86
Tachylalie 559, 563, 570

Takayasu-Syndrom 219
Taubblindheit 285
Taubheit 204
Tefloninjektion 445
Teilleistungsschwächen
- Einteilung nach AFFOLTER 196
- Einteilung nach GRAICHEN 198
- Therapie 276
Teilleistungsstörungen 193
- auditive 195
- - Diagnostik 241
- visuelle 203
Therapie, myofunktionelle 363
- nach GARLINER 371, 707
Therapieprogramm nach FROSTIG 272
Tiersprache 72
Token-Test 597, 614
Tonsillektomie 436
- Folgen 646, 649, 650
Transformationen, grammatische 126
Transformationsgrammatik, generative 115, 396
Transienten 132
Treacher-Collins-Syndrom 221
Trinktherapie 690
Tubenfunktionsstörungen 461
Tubenkatarrh 462
Tübinger Luria-Christensen Neuropsychologische Untersuchungsreihe 617

U

Überbehütung 181
Ultrakurzspeicher 323
Ultrakurzzeitgedächtnis, Prüfung 246
Unaufmerksamkeit, akustische 385
Unterkiefer
- Abweichung 61
- Bewegungen 63
Untersuchung, okulographische 86
Untersuchungsverfahren, logopädische 226
Usher-Syndrom 220
Uvula bifida 431

V

Van-Buchem-Syndrom 217
Van-der-Hoeve-Syndrom 221
Velopharyngometer 441
Velopharynxplastik 446, 471
Velumspalten 455
Velumtrainer 468
Verhaltensaudiometrie 257
Verschlußengelaute 158
Verschlußlaute 152, 156
Verwirrtheit 601
Vibrantes 157
Vokal
- diffuse Merkmale 148
- kompakte akustische Merkmale 148
Vokaldreieck nach HELLWAG 142
Vokale 139
- Bildung 139, 150
- Einteilung 141
- Entstehung 110
- Formanten 146
- - Lage 146
- Formantfrequenzen 148
- Frequenzspektrum 147
- Klangfarbe 145

- Nasalierung 142
- phonetische Beschreibung 140, 145
Vokalismus 113
Vokalphoneme 136
Vokaltheorien 141
Vokalviereck 142
Von-Graefe-Sjögren-Syndrom 218
Vorhangphänomen 440

W

Waardenburg-Syndrom 220
Wada-Test 85
Wahrnehmung, auditive
- Schulung 348
- Training 277
- Untersuchung 241
Wahrnehmung, visuelle
- Training 279
- Untersuchung 247
Wahrnehmungsstörungen, zentrale 197
Wallenberg-Syndrom 71, 433
Wernicke-Aphasie 598
Wildervanck-Syndrom 220
Wortblindheit, reine 410
Wortfeld 134
Wortfindungsstörungen 582
Wortkategorien, Erwerb, nach C. und W. Stern 121
Wortschatz, Untersuchung 227
Worttaubheit 600
Würgreflex 48, 649, 650, 672, 688

Z

Zähne 39
Zahnentwicklung 326
Zahnstellung, Abweichungen 327
Zahnstellungsanomalien 326
Zäpfchen-R 376
Zeichenkörper 135
Zerebralparesen, infantile 192, 682
Zitterlaute 152, 157
Zunge
- Abweichung 55
- Funktion 52
Zungenbändchen 41, 329
- verkürztes 41, 180, 329
- - Durchtrennung 330
Zungenbeinmuskulatur 55
Zungenkonsonanten 52
Zungenlähmung 651
Zungenmuskulatur 52
- innere 54
Zungenpressen 365
Zungenspitzen-R 376
Zungenstoß 368, 707
Zungenversuch 358
Züngigkeit, Prüfung 87